Textbook of
Assisted Reproduction

辅助生殖学

原著 [阿联酋] Gautam Nand Allahbadia　　[土耳其] Baris Ata　　[美] Steven R. Lindheim
　　　[英] Bryan J. Woodward　　[美] Bala Bhagavath
主译 于浩天　郭新宇　卢伟英

中国科学技术出版社
·北京·

图书在版编目（CIP）数据

辅助生殖学 / (阿联酋) 高塔姆·兰德·阿拉巴迪亚 (Gautam Nand Allahbadia) 等原著；于浩天，郭新宇，卢伟英主译.
— 北京：中国科学技术出版社，2024.1
书名原文：Textbook of Assisted Reproduction
ISBN 978-7-5236-0175-4

Ⅰ. ①辅… Ⅱ. ①高… ②于… ③郭… ④卢… Ⅲ. ①生殖医学 Ⅳ. ① R339.2

中国国家版本馆 CIP 数据核字 (2023) 第 233989 号

著作权合同登记号：01-2023-3931

策划编辑	靳　婷	孙　超
责任编辑	靳　婷	
文字编辑	方金林	
装帧设计	佳木水轩	
责任印制	李晓霖	

出　　版	中国科学技术出版社
发　　行	中国科学技术出版社有限公司发行部
地　　址	北京市海淀区中关村南大街 16 号
邮　　编	100081
发行电话	010-62173865
传　　真	010-62179148
网　　址	http://www.cspbooks.com.cn

开　　本	889mm×1194mm　1/16
字　　数	1065 千字
印　　张	43.5
版　　次	2024 年 1 月第 1 版
印　　次	2024 年 1 月第 1 次印刷
印　　刷	北京盛通印刷股份有限公司
书　　号	ISBN 978-7-5236-0175-4/R·3149
定　　价	498.00 元

译校者名单

主　译　于浩天　郭新宇　卢伟英
副主译　郭一帆　张巧玉　黄　岩　周　知　马　宁
译校者　（以姓氏笔画为序）

于浩天　中国人民解放军总医院第八医学中心 / 中国人民解放军总医院海南医院

万邦贝　海南省妇女儿童医学中心

马　宁　海南省妇女儿童医学中心

王安国　海南省妇女儿童医学中心

王瑛琪　中国人民解放军总医院海南医院

王婷婷　海南省妇女儿童医学中心

尹煜鹏　中国人民解放军南部战区总医院

卢　惠　海南省妇女儿童医学中心

卢伟英　海南省妇女儿童医学中心

卢智勇　海南省妇女儿童医学中心

白娇娇　河北北方学院

成争先　中国人民解放军总医院第八医学中心

吕思睿　中国人民解放军总医院第八医学中心

阮海玲　海南省妇女儿童医学中心

孙　晖　福建省厦门市海沧区妇幼保健院

李　微　中国人民解放军总医院第八医学中心

李佳璐　南方医科大学

李娇生　南方医科大学

杨　艳　中国人民解放军南部战区总医院

吴亚妹　海南省妇女儿童医学中心

吴香仪　中国人民解放军总医院海南医院

吴婷婷　中国人民解放军南部战区总医院

何姝葶　安徽医科大学

何晓清　中国人民解放军总医院第八医学中心

汪红梅　中国人民解放军总医院第八医学中心

沈　兰　中国人民解放军总医院第八医学中心

宋艳琴　海南省妇女儿童医学中心

张巧玉　中国人民解放军总医院第八医学中心

张秀芬　中国人民解放军总医院海南医院

陈　琳　海南省妇女儿童医学中心

陈小燕　中国人民解放军南部战区总医院

陈世钦　中国人民解放军南部战区总医院

陈振波　中国人民解放军总医院第八医学中心

范　敏　中国人民解放军总医院第八医学中心

林德伟　中国人民解放军南部战区总医院

欧　莹　中国人民解放军南部战区总医院

周　知　海南省妇女儿童医学中心

周　璟　海南省妇女儿童医学中心

冼业星　中国人民解放军南部战区总医院

赵立强　海南省妇女儿童医学中心

胡达明　中国人民解放军南部战区总医院

胡嘉嘉　海南省妇女儿童医学中心

相轩璇　中国人民解放军总医院海南医院

钟静静　海南省妇女儿童医学中心

宫许诺　安徽医科大学

高　妍　中国人民解放军南部战区总医院

郭一帆　中国人民解放军总医院海南医院

郭翌晨　海南省妇女儿童医学中心

郭新宇　中国人民解放军南部战区总医院

黄　岩　中国人民解放军南部战区总医院

程　怡　中国人民解放军南部战区总医院

温　娜　中国人民解放军总医院第八医学中心

黎业娟　海南省妇女儿童医学中心

滕　伟　中国人民解放军南部战区总医院

学术秘书　李娇生

内容提要

本书引进自 Springer 出版社，由阿联酋、土耳其、美国及英国等国家生殖医学专家共同编写，是一部教科书级别的生殖医学著作。全书共九篇 91 章，从评估、促排卵和卵子获取、特殊情况下的医学辅助生殖、改善医学辅助生殖的结果、第三方辅助生殖、生育力保存、咨询、基因检测、体外受精实验等方面进行了系统阐述，旨在帮助读者深入了解生殖学和相关治疗方案，以及如何让低生育力与不孕不育症患者取得最佳成本效益及最好的结果。本书内容翔实，图文并茂，科学理论与临床应用并重，体现了医学人道主义和人文关怀，对生殖医学与内分泌学领域的研究生、住院医师和主治医师有启发和帮助作用。

补 充 说 明

书中参考文献条目众多，为方便读者查阅，已将本书参考文献更新至网络，读者可扫描右侧二维码，关注出版社医学官方微信"焦点医学"，后台回复"9787523601754"，即可获取。

主译简介

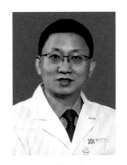

于浩天

博士，主任医师，博士研究生导师，中国人民解放军总医院第八医学中心妇产科主任医师兼任中国人民解放军总医院海南医院生殖医学中心主任。享受军队优秀专业技术人才岗位津贴，入选首批海南省"百个"人才团队工程计划。海南省医学会生殖医学分会副主任委员，中国研究型医院学会妇产科专业委员会常务委员。长期从事妇产科学和生殖医学临床、教学和科研工作，擅长生殖内分泌疾病诊治、宫腹腔镜生殖外科微创手术治疗和不孕不育辅助生殖技术的应用。主持国家重大专项、国家自然科学基金、军队及省部级重点科技计划项目6项。以第一作者或通讯作者身份发表SCI收录论文10篇，影响因子累计27.74；副主编和参编论著3部。获得海南省科技进步一等奖2项，军队科技进步奖二等奖3项和三等奖2项。获得发明专利2项，实用新型专利4项，计算机软件著作权1项。

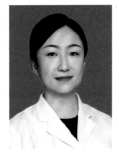

郭新宇

医学博士，副主任医师，中国人民解放军南部战区总医院生殖医学中心负责人，全国辅助生殖技术管理专家库成员，广东省医疗行业协会生殖医学管理分会副主任委员，广东省医学会生殖医学分会常务委员、遗传学分会委员。从事辅助生殖技术20余年，曾负责国家自然科学基金青年基金、广东省自然科学基金面上项目等课题5项。参与编译专著3部，在国内外期刊发表学术论文20余篇。

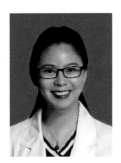

卢伟英

二级主任医师，教授，硕士研究生导师，海南省妇女儿童医学中心生殖医学中心首席专家。海南省优秀专家，国务院特殊津贴专家，海南省领军人才，海南省政府重点联系专家。中华医学会计划生育委员会委员，海南省医学会计划生育分会主任委员、生殖医学分会副主任委员，海南省中西医结合学会生殖医学分会副主任委员，中国针灸学会妇科生殖专业委员会第一届委员会副主任委员，中国妇幼保健协会生育力保存协会常务委员，海南省妇幼保健协会生育力保存专业委员会主任委员。擅长不孕症相关临床与基础研究，对不孕症相关疾病特别是多囊卵巢综合征有较深的科研见解和造诣。主持课题5项，其中3项已顺利结题，在研海南省重大课题1项、国家自然科学基金1项；参与国家自然科学基金1项，省级课题多项；获得专利2项。近5年来获得省部级奖项4项，国家级奖励3项。参编专著1部。近5年来共发表论文18篇，其中SCI收录论文8篇、共同第一作者1篇、通讯作者7篇；国内专业刊物10篇，均为通讯作者。

副主译简介

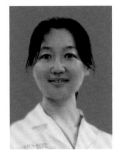

郭一帆

副主任医师，中国人民解放军总医院海南医院生殖医学中心临床负责人。海南省医学会生殖医学专业青年委员会副主任委员。中国人民解放军医学院、香港大学辅助生殖医学专业联合培养博士研究生，熟悉生殖内分泌的基础理论及生殖实验室操作，对促排卵药物的临床应用做到个体化，熟练掌握超声技术、宫腹腔镜微创手术及取卵移植手术技术。参与国家自然科学基金面上项目1项、军队课题1项。获省部级奖励1项。副主编专著1部，发表论文10余篇。

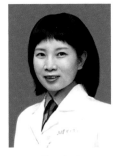

张巧玉

副主任医师，中国人民解放军总医院妇产医学部派驻第八医学中心妇产科主任。中国医药教育协会委员，北京市医学会妇科内镜分会委员，中国人民解放军妇产科学专业委员会妇科内镜学组委员及肿瘤学组委员，中国研究型医院学会机器人与腹腔镜专业委员会委员。承担和参与多项省部级以上课题。获重庆市科技进步二等奖1项，获军队医疗成果二等奖1项。主编和参编专著各1部，发表专业论文30余篇，其中SCI收录论文3篇。

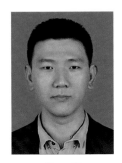

黄　岩

医学博士，副主任技师，中国人民解放军南部战区总医院生殖中心胚胎培养室骨干。擅长IVF胚胎实验室管理，实验室数据质控、胚胎受精、移植、冷冻等操作技术。近5年主持国家自然科学基金青年项目1项，广州市科技计划1项。以第一作者或共同第一作者身份发表SCI收录论文6篇。

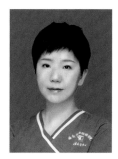

周　知

医学博士，主任医师，硕士研究生导师，海南省妇女儿童医学中心生殖医学中心主任。海南省拔尖人才，海南省南海名家青年人才，中国性学会女性生殖分会委员，中国优生优育协会生育健康与出生缺陷防控专业委员会委员，中国医药教育协会生殖内分泌专业委员会委员，中国民族卫生协会卫生健康技术推广专家委员会（生殖医学）委员，中国妇幼保健协会生殖免疫专业委员会委员，中国医疗保健国际交流促进会妇产微生态医学分会委员，海南省医学会科学普及专业委员会青年委员会副主任委员，海南省医学会生殖医学专业委员会常委，海南省中医药学会生殖医学专业委员会常委、海南省医学会医学遗传学专业委员会常委，海南省辅助生殖质控中心委员。作为项目负责人主持和完成 7 项生殖与遗传相关省市级科研项目，获软件著作权 1 项，专利 3 项。参编专著 2 部，发表专业论文 30 余篇，其中以第一作者身份发表 SCI 收录论文 9 篇。

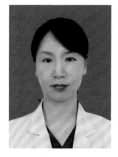

马　宁

医学硕士，副主任医师，海南省妇女儿童医学中心生殖医学中心临床组主任。海南省高层次人才，海南省科普专家库专家。中国妇幼保健协会生育力保存专业委员会委员，中国优生优育协会生育力保护与修复专业委员会委员，海南省医学会生殖医学分会青年委员会副主任委员、计划生育专委会青年委员会副主任委员，海南省妇幼保健协会生育力保存专业委员会副主任委员、生育保健专业委员会常务委员。主持海南省重点研发项目、高层次人才项目各 1 项，参与生殖与遗传相关重大科研课题多项。参编论著 2 部，发表专业论文多篇。

原著者简介

Gautam Nand Allahbadia 负责千禧医疗中心 MMC IVF 事务，DHCC 的生殖内分泌和体外受精顾问。世界闻名的印度孟买生育诊所"人类生殖中心"的创始人和学术带头人，世界著名超声引导胚胎移植权威。他是东南亚第三方生殖的先驱之一，是印度 *Journal of Obstetrics and Gynecology* 和 *IVF Lite* 期刊的名誉编辑。他编写了超过 150 部同行评审的出版物，参与编撰了 142 个图书章节及 31 种教科书，同时担任多种国际期刊的编委。本书为 Springer 出版社新出版的两种图书之一。他被选为世界生殖医学协会 (WARM，总部设在罗马) 副主席，并通过同行提名程序当选为 2012 年"孟买顶级医生"。

Baris Ata MD, MSc，土耳其伊斯坦布尔 Koç 大学医学院妇产科教授、妇产科学系主任，Koç 大学医院辅助生殖中心主任。他参与撰写了同行评议的出版物及不孕症、辅助生殖和子宫内膜异位症相关著作的 100 多个章节，是业内多种知名期刊的编委；在临床实践和研究方面获得成果奖多项，是土耳其生殖医学学会副主席、欧洲人类生殖与胚胎学会执行委员会委员。

Steven R. Lindheim 美国俄亥俄州代顿市赖特州立大学 Boonshoft 医学院妇产科学教授，生殖内分泌和不孕症中心主任。现任美国生殖外科医生协会主席，*Fertility and Sterility* 期刊副主编。Lindheim 博士发表了 200 多篇同行评议的文章和图书章节，并在其职业生涯中多次被评为"最佳医生"。

Bryan J. Woodward BSc, MMedSci, PhD, FRCPath，生殖医学专家。1995 年受邀指导英国莱斯特 BUPA 医院的辅助生殖中心实验室，在非洲、亚洲和加勒比地区帮助建立了许多辅助生殖中心。曾任职于布莱恩特大学、临床胚胎学家协会（ACE）和生物医学男科学协会（ABA）执行委员会，致力于培养生殖医学人才，目前是 ESHRE 胚胎学认证委员会的协调员。

Bala Bhagavath MD，美国威斯康星大学麦迪逊分校的妇产科学（CHS）教授，曾在布朗大学和罗切斯特大学任教。他不仅擅长辅助生殖技术，还是一位卓有成就的生殖外科医生，曾担任美国生殖外科医生协会主席。

原 书 序

60 多年前，我们掌握了激活卵巢和睾丸的技术，40 年多年前，又引入了体外受精。将这两项技术与促性腺激素、促性腺激素释放激素激动药与拮抗药共同应用于临床，我们帮助超过 1100 万对夫妇生育了子女。

然而，要使更多不孕不育症患者解决生育问题，前方仍有漫漫长路。世界卫生组织调研数据显示，全球有 4850 万对夫妇经过 5 年的尝试仍无法生育。这就需要建立更多的治疗中心，培养更多治疗不孕不育症的临床医生。

如果能通过宣传教育让患者在 35 岁之前寻求治疗，并充分利用已有的医学方法和药品，超过 90% 的不孕不育夫妇将有望拥有子女。本书意在帮助生殖医学和内分泌学领域的学生、执业医师与专家来实现这一目标。

本书由本领域具有丰富经验的世界各地知名专家联合编撰，旨在帮助读者深入了解生殖医学及其相关治疗药物，以及如何使低生育力与不孕不育症患者取得最佳、最具成本效益的结果。

全书共 91 章，涵盖了从不孕不育症的基本诊断到病因追溯，从多囊卵巢到卵巢早衰等相关内分泌方面内容。同时，对医学辅助生殖进行了由简单到复杂的探讨，涉及医学辅助生殖、治疗类型、生育力保存、相关遗传学、伦理及实验室技术等。

本书由来自全球三大洲的学者联合推出，能为此书作序，本人深感荣幸。希望此书能对生殖医学与内分泌学领域的研究生、执业医师、教师和专家有所启发及帮助。希望它能促进基础研究者与临床医生及妇产科医生与生殖内分泌专家的持续对话，并推动新研究的开展。也希望此书未来出现更多版本。最后，期待早日拥有此书。

Bruno Lunenfeld
Prof Emeritus of the Faculty of Life Sciences
Bar-Ilan University
Ramat Gan, Israel

译者前言

自古以来，生命令人敬畏，生殖繁衍一直是物种延续的亘古主题，得益于医学知识和技术的伟大进步，1978 年诞生了首例体外受精婴儿，揭开了人类辅助生殖研究的序幕。随着经验的积累，辅助生殖技术成功率逐年提高，每年为全球增加了 50 万例分娩，全球有 800 多万例妊娠通过体外受精及其改良技术实现。在美国和欧洲，现有 1%～3% 的活产儿通过辅助生殖技术出生。

相比于西方国家，我国辅助生殖起步晚，1988 年我国首例试管婴儿在北京大学第三医院成功诞生，吹响了国内生殖医学的号角。近年来，国内生殖医学发展迅速，各项辅助生殖技术与不孕症诊治水平逐渐与国际接轨，不过仍有一定差距。医学博大精深，在辅助生殖学方面，我国仍需更权威、更全面的参考书籍供读者学习。

由国际生殖医学专家 Gautam Nand Allahbadia 等联合编写的这部 *Textbook of Assisted Reproduction* 汇聚和展示了国际辅助生殖学的最新治疗观念和临床经验，从评估、促排卵和卵子获取、特殊情况下的医学辅助生殖、改善医学辅助生殖的结果、第三方辅助生殖、生育力保存、咨询、基因检测、体外受精实验等多个角度进行阐述，涵盖了辅助生殖学的几乎全部内容，翔实丰富、图文并茂，是一部临床应用与科学理论并重，且体现医学人道主义和人文关怀的专著，为帮助业内同仁理解最新诊治理念、判断最佳治疗决策、掌握最佳诊治技术，提供了全面的参考依据，这也是我们抱着学习态度翻译此书的初衷。

本书由国内多位资深生殖医学专家翻译并审校，忠实表达原著理念，图文结合，贴合中文特点。希望通过该译本的知识传播，我国生殖医学医师可以获取当前人类辅助生殖理论和技术的最新及最系统的知识，提高专业素养及学术境界，有效指导并协助解决临床实际问题，助力我国生殖医学的进步与发展。

由于中外语言表达习惯差异，书中偶有疏漏和不恰当之处，恳切希望广大同仁及时指正，以利我们学习改进。

中国人民解放军总医院第八医学中心 于浩天
中国人民解放军总医院海南医院

原书前言

设定目标是将无形变成有形的第一步。

——Tony Robbins

编写本书的想法来自我的同事兼联合主编 Gautam Nand Allahbadia 博士脑海中一闪而过的火花。对于那些不了解 Gautam 的人来说，他是一位来自印度孟买的妇科医生和企业家。Gautam 的脑海中经常会有很多火花闪现，甚至有点像烟花派对，但世界正是因为他的这些火花变得更加美好。

Gautam 的火花点燃了导火索，他联系了 Baris Ata 教授（土耳其伊斯坦布尔）、Bala Bhagavath 教授（美国纽约州罗切斯特）和我（英国莱斯特）。我们应邀参加了 Gautam 组织的一次会议，即 2015 年 9 月在塞舌尔举行的第三届世界诱导排卵和卵巢刺激方案大会（WOOSP）。正是在这里，我们与 Springer 出版社的编辑会面并商议了编写本书的内容和结构。我们知道，设置 90 余章的内容将是一项艰巨的任务，所以 Springer 出版社的编辑对我们挑战的规模感到担忧是可以理解的。然而，在印度洋上被阳光亲吻着的塞舌尔，我们对这个千载难逢的项目拥有极大的热情，因此我们同意致力于这项任务。由于章节数量众多，我们觉得团队还需要一名成员。显而易见，Steven R. Lindheim 教授（美国俄亥俄州代顿）是最佳选择，幸运的是他也同意加入我们。

有 5 位来自不同地区的国际学者联合组织该项目，使我们有幸会见了辅助生殖技术（ART）领域的一些顶尖专家。因此，当我们提出篇章主题时，我们能够邀请这些专家专门为其擅长的领域编写相关内容。我们非常幸运地收到了所有专家学者的积极回应，他们不仅提供了精彩的篇章，还将所有工作结合在一起，并付出了足够的耐心和大量的时间。

编写本书的目的是面向整个 ART 从业人员，包括临床医生、胚胎学家、生殖生物学家、生殖护士和所有其他通过 ART 帮助人们受孕的工作人员，提供整个 ART 领域所有学科的最新知识，以直截了当的方式提出克服不孕症挑战的最佳实践方法。你可以全文阅读本书，也可以把本书作为参考资料。

本书涵盖了从诊断阶段到健康婴儿分娩的各个方面。我们将篇章分为特定部分，以帮助读者浏览感兴趣的主题；从对男性和女性初步评估开始，然后讨论卵巢刺激和卵子获取的话题；最新的超促排卵方案与自然周期体外受精方案一起被讨论；还探讨了 ART 的各个方面，涵盖了从肥胖和自身免疫的影响到治疗跨性别者的各种主题。然后，我们来看看目前可用于改善 ART 结果的选项。自 Steptoe、Edwards 和 Purdy 帮助孕育世界上第一个体外受精婴儿以来，辅助生殖成功率显著提高，但还有很多东西需要学习，如通过改善患者途径治疗不孕症。我们还研究了涉及第三方的 ART 现在如何帮助人们实现他们成为父母的梦想，不仅通过配子捐赠，还可以通过子宫移植。

随着配子和胚胎冷冻保存方法的改进，我们专门撰写了关于生育力保存（FP）的部分。这为青春期前儿童和性腺组织提供了 FP 的办法。接下来是关于咨询和基因检测的部分，其重要性正日益得到认可。最后一篇则着眼于体外受精（IVF）实验室，共 19 章，专门介绍了建立和成功管理 IVF 实验室的所有方面。

将这些篇章结合在一起是一次非常大的冒险。根据 Tony Robbins 的名言，一旦我们成功地迈出了设定目标的第一步，我们就能够将无形变为有形。在某种程度上，我们帮助患者时采取了类似的方法。我们先将肉眼看不见的配子变成囊胚，然后通过超声扫描看到胎儿心脏搏动，最终在他们的孩子出生时感到同样喜悦和好奇。我们总是对我们在帮助自然受孕方面的作用感到谦卑，我们既谦卑又荣幸能在书中为读者呈现相关见解。

我希望您喜欢阅读和学习本书，像我与几位主编喜欢各位编写稿件的专家一样。我们非常感谢 Margaret Burns，她从图书编写角度提供了丰富的专业见解，让我们步入正轨。最后，我们感谢家人和朋友的支持和耐心。本书在经过构思和酝酿 4 年后呈现到大家面前，真心希望您能喜欢这本书。

Bryan J. Woodward

Leicester, UK

原书致谢

感谢所有无私奉献的医护人员，你们的工作备受瞩目，在这场抗击 COVID-19 的斗争中，你们是真正的英雄。谨以本书献给在抗击 COVID-19 斗争一线辛勤工作的医护人员。

目 录

第五篇　第三方辅助生殖

第六篇　生育力保存

第一篇 评 估
Assessment

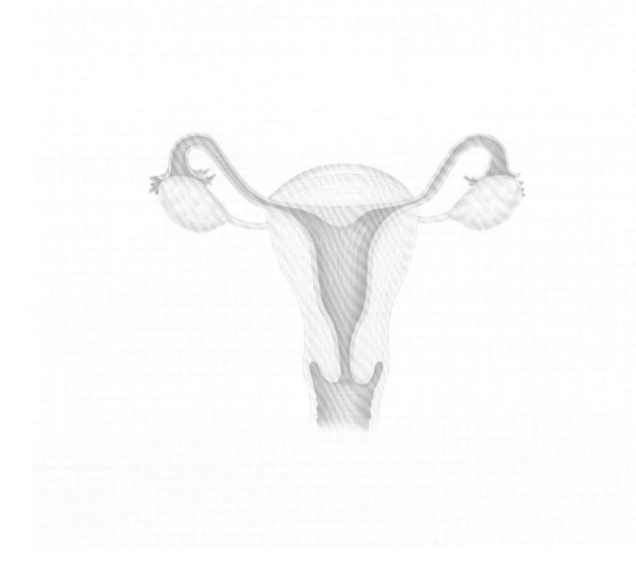

第1章　输卵管通畅性评估
Assessment of Tubal Patency

Erin M. Masaba　著

温　娜　译　张巧玉　校

一、输卵管因素不孕

输卵管是连接卵巢和子宫的主要通道，它为受精卵和卵裂期胚胎提供运输通道和生理支持。输卵管损伤可分为外源性损伤或内源性损伤，其可导致受精卵运输功能障碍。对输卵管疾病的评估在确定女性生殖潜力方面起着重要作用。

世界卫生组织将不孕不育定义为"生殖系统的一种疾病，定期无保护措施性交 12 个月或更长时间后仍未实现临床妊娠"[1]。美国生殖医学学会建议 35 岁及以上女性在 6 个月后进行评估[2]。输卵管疾病占所有不孕病例的 25%～30%，包括近端梗阻和远端梗阻，以及输卵管狭窄和扩张，也包括改变输卵管内部结构而改变输卵管功能及引起正常输卵管结构受损的外部病因。输卵管疾病的原因包括感染、既往的腹部/盆腔手术和子宫内膜异位症。感染引起输卵管疾病通常是由盆腔炎引起的输卵管炎所致。其他可能导致输卵管损伤的感染/炎症过程包括结核病和胃肠道疾病（如阑尾炎、克罗恩病）。近端输卵管阻塞存在于 10%～25% 的输卵管疾病女性中，可由输卵管痉挛、输卵管碎片引起，或者由子宫内病理堵塞（子宫内膜息肉、黏膜下肌瘤和宫内粘连）及由感染性或子宫内膜异位症性纤维化引起[3]。

诊断性检测应兼具低成本和微创性，同时保持相对较高的敏感性和特异性[4]。目前输卵管评估的"金标准"是腹腔镜检查术加输卵管通液术联合或不联合宫腔镜检查术。不过，子宫输卵管造影（hysterosalpingogram，HSG）已成为评估输卵管通畅[2] 的一线诊断方法。本章旨在回顾可用于评估输卵管通畅的不同诊断方法，逐一讨论各项诊断措施的技术流程及风险、优势和效用。

二、衣原体抗体检测

输卵管炎被认为是超过 50% 的输卵管因素不孕病例的原因。下生殖道逆行感染会导致输卵管上皮细胞破坏。由感染引起的输卵管阻塞最常见于间质部和伞端。沙眼衣原体是引起性传播疾病的主要细菌。

衣原体抗体检测（chlamydia antibody tests，CAT）为评估输卵管疾病提供了一种低成本、无创性的方法。检测衣原体抗体有 4 种不同的血清学方法，即微免疫荧光（microimmunofuorescence，MIF）、免疫荧光（immunofuorescence，IF）、免疫过氧化物酶（immunoperoxidase，IP）测定和酶联免疫吸附（enzymelinked immunosorbent assay，ELISA）。唯一能特异性检测沙眼衣原体的方法是 MIF。其他方法不具有特异性，假阳性率高。一项以腹腔镜手术为标准比较 CAT 与子宫输卵管造影的 Meta 分析显示，MIF 的敏感性小于 75%，特异性大于 75%[5]。在最近的一项研究中，有学者发现，ELISA 检测衣原体抗体与 HSG 和腹腔镜相比，具有更特异的诊断准确性。在预测输卵管疾病方面，ELISA 检测的敏感性为 45%，特异性为 83%。

在该项研究中发现，子宫输卵管造影的诊断准确性可与腹腔镜相媲美[6]。

衣原体抗体检测的局限性包括其他细菌交叉反应而导致的假阳性结果，以及无法评估子宫和子宫颈的形态。一些人认为，它最适合将女性归类为输卵管疾病的低风险组或高风险组。高危组的女性会继续行进一步的检查诊断，而低危组的女性可以避免有创性手术。目前，CAT 检测并没有明确的作用[7]，不能诊断除衣原体感染外的输卵管疾病。

三、子宫输卵管造影

1910 年，为了诊断一位年轻女性是否妊娠，Rindfleisch 将"铋"注入子宫腔，得到的 X 线片显示了子宫腔和左侧输卵管。1913 年，Rubin 和 Cary 将银盐（Collargal）注入子宫腔，通过延迟（X 线）成像显示双侧输卵管通畅。1925 年，第一种碘制剂——碘油问世了。油基对比剂在整个 20 世纪 60 年代仍然很受欢迎，因为它能产生高质量的延迟图像。X 线透视技术变得更加广泛，使得高质量的实时成像成为可能，人们开始转而使用水基对比剂。

关于 HSG 是否能提高生育力，以及碘油对比剂是否具有更大的治疗作用，文献中一直存在争议。最近 Cochrane 的一篇综述发现了 5 项对比油基对比剂和水基对比剂的研究。这些研究中只有 2 项以活产儿为主要终点[8]。Rasmussen 等报道使用油基对比剂时活产率更高，而 Spring 等则发现两组间无差异[9, 10]。Watson 等的一项 Meta 分析得出结论，在评估的所有 4 项随机对照试验（randomized controlled trials，RCT）中，使用油基对比剂的妊娠率始终较高。然而，只有一项随机对照试验具有统计学意义。这一益处在不明原因的不孕患者中最大[11]。

由于有报道称油基对比剂会增加油栓塞和过敏反应的风险，油基对比剂不再受欢迎。此外，油基对比剂的一个缺点是吸收慢，被发现会导致

家兔[12]肉芽肿和粘连形成。水基对比剂被认为更安全、更便宜，因其具有增强输卵管黏膜皱襞和壶腹皱襞[13]的优点。然而，与油基对比剂[13]相比，水基对比剂也与手术过程中的疼痛增加有关。油基和水基对比剂都含有碘。应询问患者既往是否有碘过敏。如果没有严重的碘过敏，可在腔内灌注前预先给患者服用类固醇和（或）抗组胺药。

HSG 是通过将套管（Cohen 或 Jarcho）或球囊导管放入子宫颈管来进行的。然后将一种油基或水基的不透明放射对比剂经子宫腔注入。放置套管或导管前应冲洗，以避免气泡进入子宫腔。采用间歇性透视的方法可以看到子宫腔及输卵管形态。如果出现对比剂逆流，可以在子宫颈前唇放置子宫颈钳，以确保全面评估子宫腔。为了获得子宫颈管和子宫下段的显像，应将窥器去除。如果使用球囊，则应在研究结束时将其放气，以便评估整个子宫腔。该项检查应在卵泡期进行，以防止早期妊娠中断。

关于 HSG 准确性的研究很多。该类研究的局限性在于腹腔镜检查加输卵管造影这一金标准本身并不是一个完美检查，也不是评估输卵管通畅的理想标准。一项 Meta 分析报道称，与腹腔镜加输卵管造影相比，HSG 的敏感性为 65%，特异性为 85%；同时研究还得出 HSG 在诊断输卵管周粘连方面不可靠。此外，近端输卵管阻塞的发现并不完全准确，因为其可能继发于输卵管痉挛（20%）或碎片堵塞管道（40%）[14]。

当遇到近端梗阻时，选择输卵管造影和输卵管再通术是确定输卵管梗阻的有效方法。这种诊断检测通常在介入放射学诊室中进行，并辅以静脉麻醉。导管通过子宫颈进入近端输卵管开口，然后在透视引导下注射对比剂。该过程也可以在宫腔镜下同时进行腹腔镜观察[15]，再通成功率为 85%，再闭塞发生率约为 30%。未成功再通的输卵管的组织学检查显示，93% 的[16]标本存在输卵管疾病。因此，如果尝试再通未成功，则可能存在原发输卵管疾病和闭塞。

输卵管造影的主要并发症是感染，感染发生率为 1%～3%。目前不建议使用多西环素进行经验性抗生素预防，除非患者有盆腔感染史。如果在子宫输卵管造影时发现输卵管积水，则应在手术后使用多西环素，常规剂量为 100mg，每日 2 次，连续 5 天。其他并发症包括对比剂过敏反应和疼痛，可在手术前 0.5～1h 注射非甾体抗炎药来减轻疼痛。

四、生理盐水灌注超声 / 生理盐水超声子宫造影

学者注意到，有经血时子宫腔的超声图像优越，其导致了向子宫腔内灌注生理盐水可以更好地描绘子宫内膜的想法。盐水灌注超声（saline instillation sonography，SIS）或者盐水超声宫腔镜（saline sonohysterography，SSH）是由 Nannini 在 1981 年[17] 描述的。该手术需要经子宫放置导管以注射生理盐水。为了更好地发现宫腔缺损，这种灌注是在经阴道超声连续显示下进行的。子宫内膜应是对称的，并包围无回声、膨胀的宫腔。这种诊断测试有助于确定腔内病变是来自子宫内膜还是来自黏膜下。

虽然经阴道超声和 SIS/SSH 是评估子宫腔和卵巢结构的良好诊断工具，但它在输卵管评估方面的效用不大。输卵管病理状态，如输卵管积水，可以通过经阴道超声显示，具有很高的准确性[18]。然而，正常的输卵管并不能提供超声显像所必需的明确轮廓。为了更好地显示输卵管，可以使用高回声对比剂来扩张子宫腔，然后就可以看到这种对比剂在输卵管内流动。这种方法被称为 HyCoSy 或子宫输卵管声学造影（sono-HSG），于 1986 年首次被描述。输卵管超声成像的另一种方法是在宫腔内注入含气泡的盐水。FemVue® Sono 的输卵管评估系统是美国食品药品管理局（Food and Drug Administration，FDA）批准的设备，可以同时输送生理盐水和空气，以可视化输卵管。

子宫输卵管超声检查是一种时间短、耐受性良好的门诊手术。与传统输卵管造影相比，它的优势为在检测宫内病理方面具有更高的敏感性和特异性，并能同时评估子宫附件。用这种方法不存在碘过敏或暴露于电离辐射中。一项 Meta 分析得出的结论：在检测输卵管阻塞[19]方面，sono-HSG 和 HSG 与腹腔镜输卵管通液相比，在统计学上没有显著差异。尽管如此，在临床实践中，sono-HSG 并没有被广泛接受，HSG 仍然是评价子宫腔和输卵管通畅度的最常用的检查。

五、腹腔镜检查与输卵管造影

被最广泛接受的评估输卵管通畅方法是腹腔镜检查联合输卵管造影。目前，它被认为是评估输卵管通畅的"金标准"。腹腔镜检查通常需要全身麻醉。患者摆膀胱截石位，使用无菌技术进行准备和贴膜。使用 CO_2 向腹膜腔充气。然后，套管针通常放置在脐及左右下象限或耻骨中线位置。接着使用 0° 或 30° 腹腔镜镜头，经子宫颈导管注入亚甲蓝染料的同时行插管术。显影剂通过宫腔，经输卵管进入腹腔，腹腔镜可以看到。腹腔镜检查可以对整个腹腔和盆腔进行评估，其允许同时诊断和治疗各种输卵管和盆腔病理；可以同时进行宫腔镜检查，以评估宫内病理，并在发现近端输卵管堵塞时协助输卵管插管。

腹腔镜检查是最常用的妇科手术，被认为是相对安全的。在荷兰的一项前瞻性试验中，观察到妇科腹腔镜手术的并发症发生率约为 0.6%，最常见的并发症是血管和肠道损伤。诊断性腹腔镜和手术性腹腔镜的并发症发生率有差异（分别为 0.3% vs. 1.8%）[20]。一项类似的回顾性研究考察了全球范围内的妇科腹腔镜手术，结果显示总体并发症发生率为 0.2%～10.3%，其中只有 20%～25% 在手术时被确诊发现[21]。尽管腹腔镜手术的并发症发生率较低，但其在不孕症评估中的作用一直存在着广泛的争议。历史上，腹腔镜检查被认为是不孕症的一线诊断工具。然而，随着创伤更小、

成本更低检查方法的引入，以及人工生殖技术的进步，其并不是理想的一线筛查试验。在正常HSG 或单侧输卵管梗阻患者中不考虑使用腹腔镜检查，因为很少有患者会根据手术结果改变治疗计划。对于输卵管造影发现双侧输卵管阻塞的患者，建议采用腹腔镜检查。约 1/3 的患者在进行腹腔镜[22] 时可能有输卵管未闭。

六、结论

输卵管通畅性的评估在确定女性生育潜力方面起着重要作用。输卵管疾病占所有不孕病例的25%～30%。诊断性检查应准确、经济、可靠，同时应具有微创性和低风险特征。在本章中，我们回顾了目前用于评估输卵管疾病的不同影像学和实验室技术。虽然子宫输卵管超声似乎提供了最全面的检查，可有效评估宫腔、输卵管及子宫附件，但它目前仍没有被广泛使用。除非特殊说明，一线检查均应采用 sono-HSG 或 HSG。当这些检查提示输卵管疾病时，应进行腹腔镜检查以确定诊断和进行可能的治疗。

第 2 章 子宫解剖评估及副中肾管疾病和获得性子宫病变对生育的影响
Assessment of Uterine Anatomy and Implications of Müllerian Disorders and Acquired Uterine Lesions on Fertility

Adrienne Gentry　Kelly Pagidas　著

温　娜　译　　张巧玉　校

一、解剖学和生理学

子宫性不孕是一种相对少见的女性不孕原因，发病率低于 5%。已有的关于子宫性不孕的报道可分为后天性和先天性两种。虽然子宫因素可能在不孕检查中被诊断出来，但同时也应该对不孕的其他原因进行彻底检查和处理。

解剖学、生理学和子宫功能的知识对于了解先天性副中肾管疾病和获得性子宫病变的发展及其对生育潜在影响至关重要。简而言之，子宫是一种厚壁的肌性结构，其唯一的功能是允许发育好的胚胎着床，随后在妊娠期间充当发育中胎儿的孵育室。因此，一个发育正常的子宫是每一个女性生殖潜力的关键因素。子宫由三个主要部分组成，即子宫体、子宫峡部和子宫颈（图 2-1）。子宫体主要有三层[1]。第一层，也是最内层（即子宫内膜），形成三角形宫腔的内层。这一层由分泌黏液的柱状上皮组成。生殖活跃期女性的子宫内膜受激素调节，月经周期分为增殖期、分泌期两个阶段。在增殖期，卵巢产生的雌激素促进柱状上皮的生长、血管生成和腺体的发育。在分泌期，在黄体酮的作用下产生排卵后的卵巢黄体，其特征是子宫内膜腺体分泌物质，以便为胚胎提供最佳着床时机。如果胚胎没有着床，孕激素水平下降，最终使子宫内膜脱落，导致月经来

潮。子宫体的第二层是子宫肌层。子宫肌层包含平滑肌，负责在分娩过程中子宫收缩活动。第三层也是子宫体的最外层，是浆膜层，相当于腹膜。子宫峡部是子宫体最下面的部分，与子宫颈相邻，在子宫颈内口的正上方。子宫颈位于子宫的最低处，长约 4cm，连接子宫和阴道。子宫颈可以运输精子进入子宫，使经血从子宫排出，分娩时扩张变薄，让胎儿通过。子宫的血管高度发达，以支持植入的胚胎和生长中的胎儿，其主要的血液供应是子宫动脉。子宫动脉起源于髂内动脉的前分支。

在子宫、子宫颈和阴道的胚胎发育过程中，在结构上和超微结构上发生了一系列有序分裂，

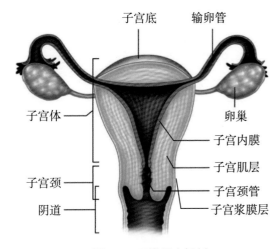

▲ 图 2-1　正常子宫解剖

从而形成正常大小的子宫、子宫颈和阴道，能够支持胚胎着床，并作为妊娠足月分娩的产道。该过程中的任何不利因素都可能导致子宫结构和（或）超微结构改变，导致一系列先天性副中肾管疾病，可能影响妊娠的能力和（或）妊娠足月的能力。产后，子宫也容易受到各种后天子宫病变的影响，其可能会损害生育力和（或）影响妊娠结局。

二、先天性副中肾管疾病

为了充分了解副中肾管疾病（也称先天性子宫异常）的解剖学，了解子宫的胚胎学发展很重要。有一些分类系统被用来描述存在的简单和复杂异常副中肾管发育，最常用和被广泛接受的分类是美国生育协会（现为美国生殖医学学会）（American Fertility Society，AFS）分类方案[2]。AFS 方案根据子宫[2]的胚胎学发展对子宫异常进行分类。其他最近提出但尚未被广泛接受的分类系统包括欧洲人类生殖与胚胎学会 / 欧洲妇科内镜学会（European Society for Human Reproduction and Embryology/European Society for Gynecologic Endoscopy，ESHRE/ESGE）分类和专家先天性子宫畸形（congenital uterine malformation by experts，CUME）分类。

女性生殖道约在妊娠第 22 周完全发育完成。它起源于泌尿生殖嵴，在妊娠第 6 周开始发育，产生成对的副中肾管（müllerian），最终产生输卵管、子宫体、子宫颈和阴道上段。该发育过程是有序完成的，包括副中肾管导管延伸、融合、分化和纵隔吸收。该过程中受到任何破坏都会导致先天性副中肾管（子宫）异常。AFS 分类根据副中肾管系统发生胚胎发育异常的阶段，将先天性副中肾管异常分为 7 类，即 Ⅰ～Ⅶ类（图 2-2）。这些类别可以进一步分为三大类，即副中肾管导管发育不全（属 Ⅰ 类和 Ⅱ 类）；副中肾管导管的非融合异常（属 Ⅲ 类和 Ⅳ 类）；副中肾管导管的非再吸收异常（属 Ⅴ 类、Ⅵ 类）。

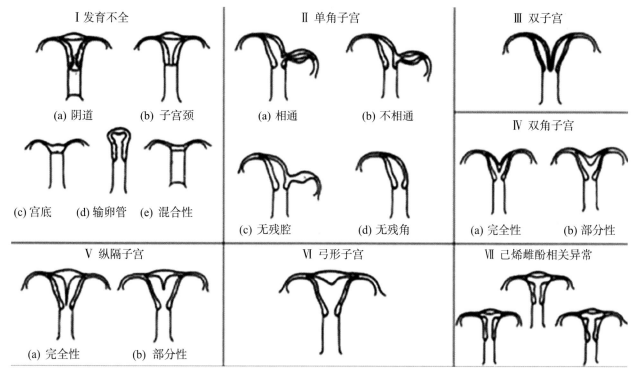

▲ 图 2-2　美国生育协会使用的副中肾管异常分类

经许可引自 American Fertility Society classifications of adnexal adhesions, distal tubal occlusion, tubal occlusion secondary to tubal ligation, tubal pregnancies, mullerian anomalies and intrauterine adhesions. Fertil Steril 1988;49(6):944–955.

三、先天性副中肾管疾病的诊断、治疗及对生育的影响

据文献报道，副中肾管导管异常的患病率约为 1%，然而，随着诊断成像技术的发展，现估计在普通人群中的患病率接近 5.5%[3,4]。此外，据报道复发性流产的女性患病率高达 13%[3,4]。副中肾管异常通常不易被发现，因为一些患有子宫异常的女性症状很轻，甚至没有症状，通常只有在妊娠期间或因为不孕行检查时才会被发现。

子宫异常是否会对女性生殖潜能产生负面影响，如果有，哪种治疗方法可能会有好处，这仍然没有定论。最近的系统评价和 Meta 分析表明，先天性子宫畸形的手术与预防治疗，在提高生殖潜能方面仍然缺乏足够有力、设计良好的随机对照试验。

子宫异常的类型决定了它与女性不孕和（或）妊娠足月相关。因此，对不孕或复发性流产的女性进行宫腔评估至关重要。过去认为，先天性子宫异常的诊断金标准是诊断性宫腔镜和腹腔镜，因为它可以直接显示子宫外部和内部轮廓。目前，在副中肾管异常的诊断中，影像学已经处于领先地位。最常用的影像学检查包括超声、超声引导下宫腔镜或盐水灌注超声（saline infusion sonography，SIS）、子宫输卵管造影（HSG）和磁共振成像（magnetic resonance imaging，MRI）。对于特定的先天性子宫异常，一种成像方式可能比其他方式更合适，其目的在于从无法手术的子宫异常中识别出可通过手术矫正的异常。总体而言，超声通常被用作诊断先天性子宫异常的初始方式，其准确性约为 90%[5,6]。经阴道超声（transvaginal sonography，TVUS）优于经腹超声，因为它提供了具有更高分辨率的图像，因为女性生殖器官位于骨盆较低的位置，因此阴道换能器更接近要成像的结构。此外，三维（3D）超声比二维（2D）超声产生了更高程度的准确性。然而，临床认为，MRI 是诊断子宫异常的金标准，因为

它可以区分可手术纠正的子宫异常和不可手术纠正的子宫异常[6,7]。MRI 诊断先天性子宫异常的准确性接近 100%[6]。MRI 在识别与某些类型的子宫异常相关的肾脏异常方面还具有更多优势，这些异常在副中肾管异常中占 11%~30%。通过 MRI，T_2 加权序列可获得副中肾管系统解剖结构的传统图像对比，还可获得一个视野更大的单次快速自旋回声图像，并使肾脏[6]可视化。最近的报道指出，与腹腔镜和宫腔镜相比，灌注盐水的 3D 超声在诊断纵隔子宫、双角子宫和弓形子宫[8]方面的准确率为 100%。此外，盐水灌注超声结合 3D 超声已被证明能诊断副中肾管异常，其敏感性、特异性和准确性与诊断性宫腔镜相同[9,10]。3D 技术可显示子宫冠状面，有助于准确评估子宫轮廓和子宫肌层/纵隔凹陷程度（如果存在）[11-13]。3D/4D 超声技术的迅速发展将很快成为诊断先天性副中肾管疾病的新的临床影像学金标准（目前还没有）。

为了帮助准确诊断子宫异常的分类[6]，任何影像学检查都需要确定 3 个关键的解剖要素，以下为具体内容。

- 子宫是存在还是缺失的，如果存在，是正常还是变小？
- 如果有子宫，子宫底外轮廓形态正常（凸）吗？
- 如果子宫显示子宫底轮廓异常，子宫肌层/纵隔凹陷入子宫腔的程度是否小于或大于 1cm？

副中肾管异常的分类

1. Ⅰ类

当成对的副中肾管导管未能发育或不完全发育，导致子宫、子宫颈和上阴道缺失或发育不全时，就会导致发育不全[1,6]。这是第一阶段发育失败的结果。副中肾管发育不全的特点是不同程度的子宫和阴道不发育。据报道，由于该结构的单独胚胎起源，90%~95% 的患者阴道和子宫完全缺失，但存在正常的输卵管和卵巢。AFS 分类中，Ⅰ类是副中肾管疾病中最罕见的类型，占子宫异常的 4%。在Ⅰ类中，Mayer-Rokitansky-Kuster-Hauser

综合征最常见。

　　子宫发育不全的患者通常表现为原发性闭经，可能伴有性交困难。它是性腺发育不良引起闭经的第二大常见原发性病因。常用的初始影像学检查是超声，可见典型的子宫缺失或发育不全，没有正常子宫显像，还可见阴道上 2/3 也缺失或闭锁[6]。该诊断不需要依据 MRI，如果超声不能明确诊断，建议继续行 MRI，对女性腹部和骨盆进行完整详细的评估，因为在 I 类中超过 50% 的病例也有其他先天性肾脏异常[14]。

　　I 类子宫疾病与生殖完全失能相关（表 2–1）。目前，对于 I 类子宫异常还没有手术治疗方案，最近在子宫移植手术方面有希望取得进展。即使不进行子宫移植，子宫发育不全或子宫未发育的女性也可以拥有自己的后代，因为她们的卵巢不受影响，可以通过辅助生殖技术及妊娠载体获得自己的生物学后代。

　　2. II 类

　　单角子宫是一侧副中肾管导管未发育或发育不完全的结果，留下一侧正常发育的子宫，同侧卵巢功能正常[1, 6]。患者可以有一个与单角子宫相通或不相通的对侧发育不全的宫角。这是第一阶段发育失败的结果，是两侧副中肾管融合缺陷的结果。单角子宫约占子宫畸形的 4.4%[15]。

　　单角子宫的患者可能没有症状，通常在不孕检查时被诊断。然而，如果伴有一个不通且有功能的残角，即存在子宫内膜腔，患者可能会经历痛经、子宫内膜异位症等问题。异位妊娠可发生在相通的残角，也可能发生在不相通的子宫角[16]。

　　最初的影像学检查常包括子宫输卵管造影，因为它是不孕症规范检查的项目之一。子宫输卵管造影、超声检查和 MRI 检查，以梭状"香蕉状"的子宫内膜腔为特征，宫腔向一侧移位。诊断时，建议进行 MRI 检查，以评估是否存在发育不全的残角，以及是否存在肾脏异常。同侧肾脏异常通常与这种异常一起出现，特别是正常子宫角对侧肾发育不全最常见。

　　在最近的一项 Meta 分析中，II 类子宫异常[17]女性自然妊娠或辅助生殖技术后妊娠的概率没有显著差异。单角子宫与妊娠并发症和不良产科结局相关，包括畸形和早产，但对生育力的影响，即植入和实现妊娠的能力没有影响。然而，没有可选择的手术来改善单角子宫的子宫大小 / 体积，通常选择保守治疗，并在妊娠时进行谨慎的产前护理。如果单角子宫伴有功能不全的残角，需谨慎实施手术，手术的目的是减轻残角梗阻相关症状，并将异位妊娠的风险降至最低。发育不全的残角子宫妊娠治疗时需要通过剖腹手术或腹腔镜

副中肾管 异常分类	诊断影像	对生育力的 影响	早期妊娠 流产风险	不良妊娠 结局风险	手术修复 子宫
I 类	超声、磁共振	+	NA	NA	−
II 类	子宫输卵管造影、超声、磁共振	−	−	+	−
III 类	超声、磁共振	−	−	+	−
IV 类	超声、超声造影、磁共振	−	−	+	−
V 类	超声、超声造影、磁共振	−	+	+	+
VI 类	超声、超声造影、磁共振	−	−	+	−
VII 类	子宫输卵管造影	+			−

表 2–1　先天性子宫异常

超声指 2D/3D 超声成像

紧急切除。如果伴有无症状、功能不全、不相通的残角，可以不进行治疗。

3. Ⅲ类

当双侧副中肾管融合失败，形成 2 个分离的子宫和 2 个子宫颈（图 2-3）[1, 6] 时，就会发生双子宫。副中肾管导管阴道部分融合失败较为常见，导致在 75% 的双子宫中可伴阴道纵隔。双子宫约占子宫异常的 11%，也可出现阴道斜隔，可导致 OHVIRA 综合征（obstructed hemivagina and ipsilateral renal agenesis，OHVIRA），即阴道斜隔综合征（半阴道阻塞，同侧肾发育不全）。

影像学检查可以做出诊断，包括经阴道超声和 MRI。输卵管造影也可以进行诊断，但如果不能识别是否存在 2 个宫颈时，可能会导致误诊为单角子宫，因此需要对 2 个宫颈都进行插管。Ⅲ类子宫畸形最常与肾发育不全相关。因此，一旦确诊，建议 MRI 排除任何同时存在的肾脏异常。

由于不影响妊娠，双子宫经常未被发现，且鲜有文献报道双子宫同时妊娠的病例。近期的一项 Meta 分析显示，在 Ⅲ 类子宫畸形 [17] 的女性中，自然妊娠和辅助生殖技术后妊娠概率没有显著性差异。双子宫可正常实现妊娠和很好的维持妊娠。因此，没有手术融合 2 个子宫的指征。没有数据支持手术矫正双子宫 [18] 非融合部分的益处。因此，

大部分双子宫采取期待治疗，并在妊娠期间进行充分监测。

4. Ⅳ类

当副中肾管导管的下半部分正确融合，上半部分未能融合就会发生双角子宫（图 2-4）。子宫上 - 中部分融合不足导致明显的子宫底裂（> 1cm）[1, 6]。其特点是子宫呈心形，在子宫底部有外沟，子宫内肌肉发达的纵隔将子宫分隔开。双角子宫约占确诊副中肾管疾病的 46%，通常在剖宫产手术时被发现 [15]。

双角子宫可选择的影像学检查有经阴道超声或 MRI。超声和 MRI 均可检测到子宫底子宫裂 > 1cm，子宫角呈发散状。虽然子宫输卵管造影可能是不孕症检查的初始影像学检查，子宫角的角增宽（> 105°）和角增宽（> 4cm）提示双角子宫，但不能排除纵隔子宫，因为子宫外部轮廓无法用子宫输卵管造影评估 [1]。

双角子宫的患者通常也是无症状的。双角子宫如果伴有子宫纵隔，则与妊娠并发症和不良结局有关，如畸形、流产、早产和早期妊娠失败，但总体而言，产科结局要比单角子宫好得多。普通人群中 Ⅳ类子宫发育异常的生育率似乎无显著降低 [3, 15]。在最近的一项 Meta 分析中，Ⅳ类子宫发育异常患者 [17] 的自然妊娠或辅助生殖技术后妊娠的概率没有显著差异。

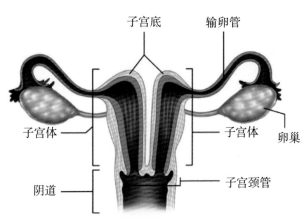

▲ 图 2-3 Ⅲ类先天性子宫畸形，双侧副中肾管融合失败，形成 2 个分离的子宫和 2 个子宫颈

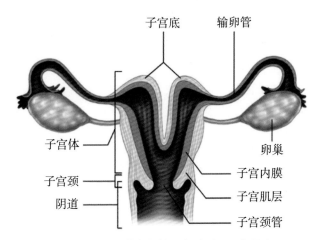

▲ 图 2-4 Ⅳ类先天性子宫畸形，双角子宫

在 20 世纪初，Strassmann 博士开发了一种外科技术，称为 Strassmann 双角子宫矫形术，以纠正双角子宫。Strassmann 双角子宫矫形术先行剖腹手术，将子宫角的内侧楔形切除，然后再进行缝合成型，产生一个单独的子宫腔。由于修复后的产科结局变化很小，只是改善了早产儿的结局[19]，这种手术不再被推荐。Bret-Palmer 描述的其他双角子宫矫形术也一般通过剖腹手术进行。双角子宫唯一可能进行手术治疗的情况是，如果它与子宫纵隔有关，并且患者经历了没有其他原因的早期复发性流产。即使伴有不孕症，双角子宫矫形手术也没有适应证。目前，没有任何数据支持手术矫正双角子宫未融合部分[18]的益处。因此，妊娠期间推荐期待治疗，同时进行密切监测。

5. Ⅴ类

双侧副中肾管在发育早期融合后，血管分化不良的纤维肌隔吸收失败就会形成纵隔子宫[1, 6]。由于中隔部分被吸收或完全没有被吸收，纵隔子宫可以是部分性的或完全性的。它是与早期妊娠流产相关最常见的先天性子宫异常，约占诊断副中肾管发育异常[15]的 22%。纵隔子宫的诊断标准是子宫宫底轮廓正常（凸出）或微凹（<1cm），而子宫肌层 / 纵隔压痕或内陷入宫腔为 >1.5cm[20, 21]。当中隔未到达子宫颈时称为部分性纵隔子宫（图 2-5），当中隔到达子宫颈外口时称为完全性纵隔子宫。纵隔的长度和宽度都可以有变化。也可出现纵向的阴道隔。

辅助区分纵隔子宫、弓形和双角子宫的决定因素是子宫肌层 / 纵隔压入子宫腔的程度，这可以通过 3D 超声或 MRI 来完成。通过画一条连接子宫角的线来确定，然后沿着可见的子宫肌层或纤维纵隔的压痕画一条垂线，测量这条线与压痕的距离[20]。如果压痕测量值<1cm，则为弓形子宫，如果测量值为>1.5cm，则为纵隔子宫（图 2-6 和图 2-7）[20]。

在过去，诊断纵隔子宫，特别是鉴别双角子

宫的金标准是诊断性宫腔镜和腹腔镜。虽然子宫输卵管造影通常是不孕症的初始检查，但它在区分纵隔子宫、双角子宫或弓形子宫方面的诊断准确率较低。目前，考虑到超声技术的显著进步，一些此类疾病可以通过有创性较低的超声检查进行诊断。超声在诊断纵隔子宫方面已处于领先地位。3D 经阴道超声的使用已经能够区分双角子宫和纵隔子宫，其准确性和再现性与 MRI 相同，灵敏度高达 100%[11-13]。此外，经 3D 超声检查的盐水灌注超声诊断副中肾管异常的灵敏度和特异性与诊断性宫腔镜相同[9]。3D 技术可显示子宫冠状面，有助于准确测量子宫纵隔（如果存在），并

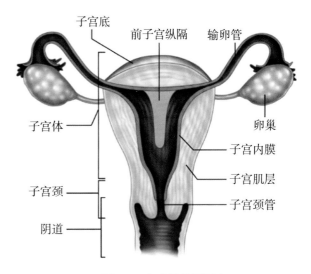

▲ 图 2-5　部分性纵隔子宫

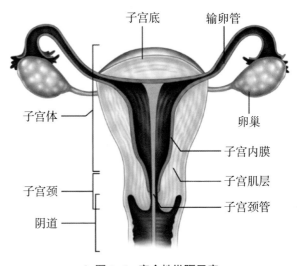

▲ 图 2-6　完全性纵隔子宫

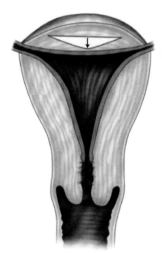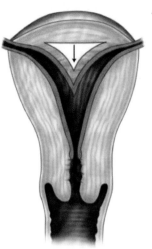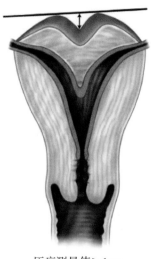

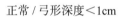

正常 / 弓形深度＜1cm　　　纵隔深度＞1.5cm　　　压痕测量值＞1cm

◀ 图 2-7　ASRM 对Ⅳ类（双角型）、Ⅴ类（纵隔型）和Ⅵ类（弓形）先天性子宫畸形的定义

确定子宫底轮廓[11-13]。另一篇报道指出，与腹腔镜和宫腔镜相比，灌注盐水的 3D 超声在诊断纵隔子宫、双角子宫和弓形子宫[8]方面的准确率为100%。总体而言，MRI 是诊断子宫异常的一种准确方法，但对纵隔子宫[20]的诊断准确率仅为 70% 左右。使用 MRI 的另一个优势是获得了关于纵隔组成的信息，在薄的纤维纵隔可见低 T_2 信号，在厚的子宫肌纵隔[1]可见中间信号。综上所述，3D超声、子宫腔声学造影和 MRI 是区分双角子宫和纵隔子宫的良好诊断检查，腹腔镜 / 宫腔镜不应最开始使用。进一步说，如果使用宫腔镜诊断纵隔子宫，则不再建议同时使用腹腔镜，但可以考虑同时使用经腹超声引导。

关于纵隔子宫及其与女性不孕症的关系，文献报道不一致[12, 22-24]。虽然有更明确的证据表明复发性妊娠流产确实与纵隔子宫有关，但确切的导致这种流产的病因确实是未知的，仍然存在争议。然而，观察到的纵隔子宫流产率增加的最常见机制可能是纵隔血液供应不足，为植入胚胎和胎儿生长提供不了理想的支持。

有纵隔子宫的女性不孕发生率并不高。原发性不孕症在有纵隔子宫的女性中也不像对照组那么常见[25]。对现有资料的回顾显示，纵隔子宫女性的累积妊娠率或月生育力与正常子宫腔[17]的女性没有差异。迄今为止，所有的证据均不支持纵隔子宫与不孕存在关联。

虽然一些纵隔子宫女性的生育史并不复杂，但纵隔子宫与流产和不良产科结局有关。目前还没有随机对照试验（RCT），但小型观察研究表明，与对照组相比，纵隔子宫与较高的流产率和早产率有关。据报道，纵隔子宫患者早期妊娠流产的发生率高达 42%，而有正常宫腔的患者早期妊娠流产的发生率为 12%（$P<0.01$），但中期妊娠流产或早产的发生率没有差异[21]。一项 Meta 分析指出，与对照组相比，纵隔子宫的流产率更高，RR 为 2.65（95%CI 1.39～5.06）[17]。其他不良结局包括早产、畸形、胎儿宫内生长受限（intrauterine growth retardation，UGR）和胎盘早剥。迄今为止的证据均提示纵隔子宫可能导致流产和早产，并可能增加不良产科结局的风险。根据纵隔[20]的大小（长度或宽度）来预测不同产科结局的研究数据较为缺乏。

此外，关于纵隔子宫手术治疗指征也一直存在争议，主要是由于缺乏随机对照试验。手术治疗的主要指征是患者有纵隔子宫和复发性流产史。无论如何，对于只经历过一次纵隔子宫流产或诊断为原发性不孕症的患者，一些医生会通过手术矫正纵隔，这被称为"预防性纵隔子宫成形术"。目前还没有 RCT 评估纵隔子宫对于≥2次流产的女性是否存在显著性差异。然而，一系列病例报道显示，流产率在术前和术后分别有改善，分别为 100% 和 13%，产科结局（如分娩能力）在术前和术后也分别有改善，分别为 14% 和 55%。总共 466 例宫腔镜纵隔分割术患者的综合数据显示，总的足月率和早产率、流产率和活产率分别为 76.2%、6.8%、16.4% 和 83.2%，接近没有子宫畸形女性的比率[26]。在一项包含不孕、流产和（或）复发性流产女性混合人群的 Meta 分析中，纵隔分割后的总妊娠率和活产率分别为 63.5% 和 50.2%。另一项观察子宫纵隔分割术对妊娠结局影响的 Meta 分析指出，与未进行纵隔分割的女性相比，进行纵隔分割女性发生自然流产的概率显著降低（RR=0.37，95%CI 0.25～0.55）[17]，而有些研究则不支持纵隔分割后生殖结局的改善[20, 27]。

几项小型前瞻性研究表明，宫腔镜纵隔分隔术与不孕女性（包括接受 IVF-ET 的女性）临床妊娠率的提高有关。一项对三组接受胚胎移植女性进行的回顾性配对对照研究报道显示，与对照组相比，完全性纵隔子宫女性的妊娠率和活产率显著降低，分别为 12.4% vs. 29.2% 和 2.7% vs. 21.7%[28]。此外，子宫纵隔分割组的妊娠率高于未分割组（OR=2.507，95%CI 1.539～4.111），子宫纵隔分割组的流产率显著高于对照组，分别为 77.1% vs. 16.7%[28]。手术后的活产率与子宫正常的女性相当。手术治疗更多的争议存在于偶然发现的完全性纵隔子宫是否需要分割，除非它与流产或产科结局差[29]有关。由于切除后存在妊娠期宫颈功能不全的潜在风险，争议进一步延伸到是否应该对纵隔子宫的子宫颈部分进行分割，而这一决定往往留给手术医生自行判断。

纵隔子宫的外科治疗被称为子宫纵隔成形术，最初是通过腹部入路（Tompkins 子宫纵隔成形术和 Jones 子宫纵隔成形术）进行的，现在已经发展为使用宫腔镜经子宫颈途径的微创入路。两种主要的宫腔镜技术是使用切除式宫腔镜或配合手术式宫腔镜[30]。最近，有人建议使用宫腔镜粉碎器进行子宫成形术，然而其成效和结局尚未得到评估。目前还没有一种特定的技术适合用于宫腔镜纵隔分割。无论使用什么器械进行纵隔分割，手术处理的目的都是恢复一个正常的宫腔，将纵隔从下顶点开始，向上推进，直到两个输卵管口在同一平面上可见，同时不损害子宫底的完整性。

综上所述，关于纵隔子宫的处理，目前还没有达成共识。我们在此得出的结论是，基于有限的数据，通过宫腔镜分割纵隔子宫可以降低流产率并改善复发性流产女性的活产率。不孕女性也可以从纵隔分割中获益。因此，对于不孕、流产史或产科结局不佳的女性，在咨询了手术的潜在风险和获益后，考虑进行纵隔分割较合理。

6. Ⅵ类

弓形子宫仍被认为是正常的，但这是由于纵隔上端吸收不完全，在子宫底留下局灶性隆起[1, 6]（图 2-8）。弓形子宫是纵隔子宫的一种不那么严重的类型。子宫的子宫底轮廓正常，子宫底的肌层凹陷很小。压痕进入子宫内膜腔的深度＜1～1.5cm 的弓形子宫约占确诊副中肾管发育异常的 15%。如果一个子宫腔在子宫底水平有平滑宽阔的子宫肌层凹陷（＜1cm）和正常的子宫宫外轮廓，这些特征需要超声或 MRI 检查特别关注。弓形子宫发生率尚不清楚，也与对生育力或临床结局（如妊娠失败）的不利影响有关，尽管关于这一点也存在一些争议。弓形子宫是一种正

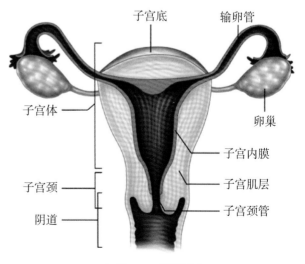

▲ 图 2-8　弓形子宫

常的变异，具有弓形子宫的女性不能从手术矫正中获益。

7. Ⅶ类

发育不良、T 形、己烯雌酚 [（ diethylstibestrol，DES）一种非甾体雌激素] 相关的子宫异常见于母亲在妊娠期间摄入 DES 的女性。输卵管造影是首选的检查手段，因为经典的 T 形子宫和缩短的不规则输卵管轮廓很常见。子宫内暴露于 DES 的女性患Ⅶ类副中肾管畸形的概率更高。同时，儿童期暴露于 DES 的女性可出现不孕。目前还没有任何医疗或手术方式来纠正这种疾病。考虑到 DES 主要在 20 世纪 40 年代至 70 年代使用，这类副中肾管异常在育龄女性中正在逐渐消失，但需要关注那些使用自体预存的配子 / 胚胎接受辅助生殖技术的 40 岁后期或 50 岁早期女性是否存在这类子宫畸形。

综上所述，AFS 分类方案定义的每一类副中肾管异常都可以追溯到副中肾管系统捕获的阶段。这个分类体系内的三个主要类别可以分为不发育障碍，即Ⅰ类和Ⅱ类；非融合障碍，即Ⅲ类和Ⅳ类；非变性异常，即Ⅴ类和Ⅵ类。虽然副中肾管畸形的类型通常决定了影像学检查的选择，总体而言，MRI 和 3D 超声是诊断副中肾管畸形特定的临床选择。目前缺乏证据支持副中肾管Ⅱ～Ⅵ类畸形（Ⅰ类除外）对生育的不利影响。因此，唯一可以通过手术干预改善临床结果的副中肾管类畸形是Ⅴ类，即纵隔子宫（表 2-1）。

四、获得性子宫病变的诊断、治疗和对生育的影响

获得性子宫病变与先天性子宫异常不同，获得性子宫病变在出生时不存在，最常见的是 20 岁以后发生。获得性子宫病变的病因来源多样，临床表现多样。一些获得性病变完全无症状，另一些可能与盆腔不适、异常子宫出血有关，也可能与不孕、流产有关（表 2-2）。

（一）子宫肌瘤

最常见的获得性子宫病变之一是子宫肌瘤或子宫平滑肌瘤，又称子宫纤维瘤。子宫肌瘤是一种良性的、雌激素依赖的平滑肌病变，起源于子宫的肌层。肌瘤的大小、位置和数量各不相同。20%～40% 的育龄女性患有子宫肌瘤[31, 32]。肌瘤可以发生在子宫的任何部位，最常用的亚型分类系统是由国际妇产科联合会（International Federation of Gynecology and Obstetrics，FIGO）制订的[33]。肌瘤主要分为以下 4 型。

1. 黏膜下（0～Ⅱ型）：分类依据是完全在宫腔内[0]、<50% 的肌壁内（Ⅰ）和≥50% 的肌壁内（Ⅱ）成分。

2. 肌壁内（Ⅲ～Ⅳ型）：100% 在肌壁内（紧贴子宫内膜，Ⅲ）和 100% 在肌壁内（未紧贴内膜，Ⅳ）。

3. 浆膜下（Ⅴ～Ⅶ型）：≥50% 肌壁内（Ⅴ），

表 2-2 获得性子宫病变				
获得性子宫病变		诊断影像	对生育力的影响	手术切除
子宫内膜息肉		HSG±、US、SIS	±	+
子宫粘连		HSG、US、SIS	+	+
子宫肌瘤	肌壁内肌瘤不伴空洞变形	US、MRI	-	-
	肌壁内肌瘤伴空洞变形	HSG±、US、SIS、MRI	+	+
	黏膜下肌瘤	HSG、US、SIS、MRI	+	+
	浆膜下肌瘤	US、MRI	-	-

HSG. 子宫输卵管造影；US. 超声；SIS. 盐水灌注超声；MRI. 磁共振检查

<50% 肌壁内（Ⅵ）和带蒂（Ⅶ）。

4. 其他（Ⅷ型）：如宫颈肌瘤[33]（图 2-9）。

子宫肌瘤定位的最佳检查手段是经阴道超声（TVUS）。在超声检查中，肌瘤表现为局灶性异质肿块，内部可同时存在低回声和高回声区域。TVUS 可通过子宫腔分离识别肌瘤。然而，3D 技术和子宫输卵管造影（SIS）在确定肌瘤位置及子宫腔变形程度方面的灵敏度和特异度都是 100%[34]。子宫输卵管造影可在充盈早期鉴别肌瘤，但它并不特异，很难确定准确的位置及其对子宫内膜的影响。MRI 也可有所帮助，但肯定不是必要的，除非需要在术前定位中进一步确定子宫肌瘤的位置、数量和范围[32, 35]。

当所有其他选择都无效时，肌瘤的手术治疗被认为可以缓解肌瘤相关症状，如异常子宫出血和（或）盆腔压迫症状、疼痛或不适。然而，鉴于现有数据的质量有限，对于不孕不育和（或）复发性流产且无其他症状的女性切除肌瘤的治疗建议尚不明确。对于 0～Ⅰ型肌瘤，可以通过宫腔镜进行肌瘤的手术切除（myomectomy）；对其他类型肌瘤，腹腔镜或剖腹入路是最好的。

大部分评估子宫肌瘤切除术对育龄女性生育结局或妊娠流产的影响数据来自于观察性研究，这些研究与选择偏差和混杂变量有内在联系，最

重要的是，缺乏适当的对照组[35]。一项基于唯一 RCT 的系统综述发现，基于子宫肌瘤切除的位置，子宫肌瘤切除对临床妊娠率没有显著影响[35, 36]。

对现有文献的系统回顾得出结论，没有足够的证据表明切除肌壁内或浆膜下肌瘤可以改善不孕女性（包括接受 ART 治疗的女性）的生育力和生殖结局[34, 35, 37]。此外，在唯一的随机对照试验中，与未进行干预组相比，接受子宫肌瘤切除术的壁内或浆膜下肌瘤患者的临床妊娠率并没有得到改善（分别为 56.5% 和 63.6%）。评估子宫肌壁内或子宫浆膜下肌瘤切除术对 ART 妊娠率影响的观察队列研究，与非手术组相比，无论手术途径如何，临床妊娠率都没有改善[39, 40]。然而，如果进行子宫肌瘤切除术，似乎不会损害 ART[41] 术后的活产率。

在唯一的随机对照试验中，被随机分为手术组和不手术组的肌壁内或黏膜下肌瘤患者的流产率没有差异。一项系统综述显示，子宫肌瘤切除组与未干预组的流产率没有差异[34, 36]。同样，腹腔镜与剖腹子宫肌瘤切除术后的流产率也没有差异。综上所述，子宫肌瘤切除术降低流产率的证据不足[34-37]。

关于切除黏膜下肌瘤的好处，数据更有利于支持手术切除。在一项小型随机对照试验中，接受手术女性的临床妊娠率比未接受手术女性高（分别为 43.3% 和 27.2%，P<0.05）[38]。此外，一项对宫腔镜黏膜下肌瘤切除术女性进行的系统综述显示，与未切除黏膜下肌瘤患者相比，接受子宫肌瘤切除术的女性临床妊娠率更高（RR=2.03，CI 1.08～3.82）（P=0.028）[34]。然而，在同一篇综述中，不能证明流产率的改善[34]。

综上所述，肌瘤对实现和维持妊娠的影响尚不清楚。基于合理的证据，当存在引起子宫腔变形的肌瘤时，宫腔镜肌瘤切除术似乎有可能提高临床妊娠率。目前尚不清楚在这些病例中，子宫肌瘤切除是否有可能改善早期妊娠流产率或提高活产率。对于没有造成宫腔变形的肌瘤，不建议

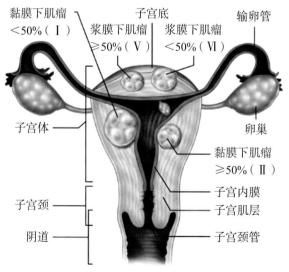

▲ 图 2-9　子宫肌瘤的亚分类

对无症状的不孕女性进行肌瘤切除术。在特殊情况下，如在卵母细胞提取过程中，如果肌瘤引起严重骨盆解剖扭曲，会危及安全[35]，可考虑子宫肌瘤切除术。

（二）子宫内膜息肉

子宫内膜息肉是一种常见的、通常是良性的、病因不明的后天性子宫病变。其特点是子宫内膜腺体和间质在起源于螺旋动脉的血管蒂周围发生局灶性子宫内膜过度生长（图 2-10）。子宫内膜息肉有 3 种类型，即与子宫内膜增生相似且有患子宫内膜癌风险的肥厚性息肉，绝经后患者发现的萎缩性息肉，以及与月经周期[32]相关的功能性息肉。子宫内膜息肉的真实发病率未知，因为它们通常无症状，一般在影像学检查中偶然发现。如果有症状，最常见的表现是异常子宫出血。子宫内膜息肉与生育力低下相关性仍存在争议。

子宫内膜息肉影像学检查选择经阴道超声。子宫内膜息肉通常表现为子宫腔内具有规则轮廓的局灶性高回声病变。使用 3D 超声或彩色血流多普勒可进一步提高 TVUS 对息肉的诊断能力。在彩色血流多普勒检查中，子宫内膜层内的单一供血血管对于子宫内膜息肉的存在是非常典型的。根据息肉的大小和位置，盐水灌注超声联合或不联合 3D 成像比单纯 TVUS 的检出率更好，并进一步

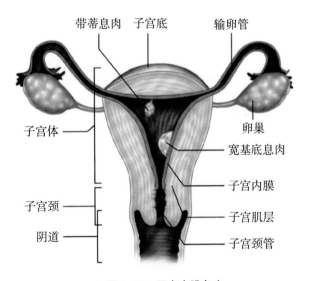

▲ 图 2-10　子宫内膜息肉

提高息肉的诊断准确性[42]。在 SIS 成像上，息肉表现为光滑、高回声的子宫腔内病变，其柄或宽基底被液体包围。子宫输卵管造影并不是区分息肉和肌瘤的最佳方法，MRI 只用于子宫内肿块类型的病例。

宫腔镜息肉切除术是该病治疗的黄金标准，它只需要最短的恢复时间，可以作为门诊手术，或在手术室进行。然而，保守治疗是可以接受的，特别是对于小的、无症状的息肉，因为它们可能会自行消退。

子宫内膜息肉常见于不孕不育和流产的女性，但其病理生理学尚不清楚，因此尚不确定其在病因学中是否具有因果关系。观察性研究很少，评估息肉切除对不孕的影响只有一项随机对照试验。在该 RCT 中，宫腔内人工授精（intrauterine insemination，UI）周期前接受宫腔镜息肉切除术组的累积妊娠率为 63.4%，而对照组为 28.2%（P<0.001），但未报道活产率[43]。值得注意的是，息肉切除组中 65% 的妊娠发生在第一次 UI 前。此外，两项对照研究发现小的子宫内膜息肉对体外受精（in vitro fertilization，IVF）结果没有影响。如果在体外受精 - 胚胎移植（in vitro fertilization-embryo transfer，IVF-ET）周期之前进行宫腔镜息肉切除术，患者可以在下次月经期间进行卵巢刺激，不影响 IVF-ET 结局[44]。

子宫内膜息肉可能对生育产生不利影响，尽管缺乏进一步的临床证据，但在任何生育治疗包括 IVF-ET 周期之前将其切除已被广泛应用，并有利于改善生育结局和提高活产率[45, 46]。目前缺乏其他设计良好的随机对照试验，也没有高质量数据支持在接受 ART（如 IVF）的女性中常规切除子宫内膜息肉。此外，该手术是微创的，风险低，并为组织学诊断提供了机会。

（三）子宫粘连

子宫粘连又称宫内粘连（intrauterine adhesions，IUA），是子宫内膜腔的永久性粘连（图 2-11）。假定任何对子宫内膜有破坏作用的原因，包括

子宫局部感染，都可能导致子宫粘连。常见的原因包括子宫感染、流产漏诊、既往妊娠和刮宫。Asherman 最早描述了子宫粘连的发生频率及与该情况相关的病因症状，因此这种情况被称为 Asherman 综合征。IUA 的确切发生率并不明确，但估计患病率为 1.5%。最常见的表现是月经紊乱，严重者可出现闭经。IUA 可能与不孕不育和复发性流产有关。如果发生妊娠，往往会并发异常胎盘。

根据病理部位、子宫粘连程度，甚至月经模式（AFS 分型）[2]，对 IUA 有多种分类系统的描述。粘连松解后有可再生的活性子宫内膜存在与月经相关，并可能具有预后意义。根据 AFS 分类方案，粘连可分为 3 个阶段，即 Ⅰ～Ⅲ期。Ⅲ期表示子宫腔完全闭塞（表 2-3）。

诊断子宫粘连的影像学选择是子宫输卵管造影（HSG）。HSG 的经典发现是不规则、明确、角状和（或）线性的子宫腔充填缺损。如果粘连广泛，可导致子宫内膜腔部分或完全闭塞。盐水灌注超声在诊断子宫粘连方面与 HSG 一样有效，并开始取代 HSG 作为首选的影像学检查[47]。不过，单纯的经阴道超声还不足以做出诊断。轻度粘连往往是无症状的，仅在影像学检查时被发现，而中度至重度粘连可能与月经异常（少经或闭经）、复发性流产或不孕相关。

早期发现 IUA 是一个关键的预防措施，因为早期粘连是薄膜状的、细的和无血管的，很容易进行粘连松解。建议通过宫腔镜手术清除粘连和瘢痕，以恢复正常子宫腔。有研究表明，手术处理后的妊娠率取决于术前粘连程度[48]。此外，有时需要 2 次或 2 次以上的手术才能恢复正常子宫腔，实现月经正常，提高妊娠率[49]。尽管有这样的干预措施，但中重度患者 IUA 的改进率仍然很高。

已有大量研究报道宫腔镜下 IUA 粘连松解的结果，但没有 RCT 存在。总体而言，与不孕女性相比，复发性流产女性的生育结局似乎有所改善，分娩率有所提高。此外，与Ⅲ期相比，Ⅰ期和Ⅱ期 IUA 女性的分娩率最高。Ⅲ期 IUA 预后严重，可考虑选择使用妊娠载体。在一项包含 332 例希望生育女性的大型系列研究中，对生育结局的平均随访时间为 27 个月，宫腔镜粘连松解术后的总

表 2-3　美国生育协会子宫粘连分期系统		
描 绘		评 分
	<1/3	1 分
子宫腔受累程度	1/3～2/3	2 分
	>2/3	4 分
	疏松	1 分
粘连类型	薄而致密	2 分
	致密	4 分
	正常	0 分
月经模式	月经过少	2 分
	闭经	4 分
	Ⅰ期（轻度）	1～4 分
预测分期 [a]	Ⅱ期（中度）	5～8 分
	Ⅲ期（重度）	9～12 分

a. 预测分期未涉及子宫输卵管评分（所有粘连指的是致密的粘连）和子宫镜检查评分

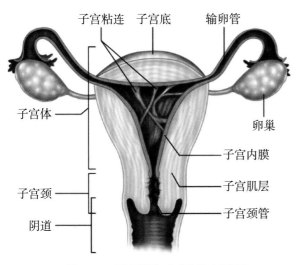

▲ 图 2-11　子宫粘连（或称宫内粘连）

体妊娠率为 48.2%。妊娠率随着 IUA 严重程度的增加而下降（轻度，60.7%；中度，53.4%；重度，25%）[50]。在较小的 IUA 和不孕女性队列研究中，宫腔镜粘连松解术后的整体妊娠率为 40.4%，其中轻度妊娠率最高，轻度、中度和重度妊娠率分别为 58%、30% 和 33%[51]。需要重复粘连松解的女性均未发生妊娠。

处理 IUA 的关键是早期发现和手术治疗。中度至重度的粘连，以及任何粘连阻塞输卵管口，都应及时用宫腔镜松解处理。对于没有其他原因导致不孕或复发性流产的情况，当发现子宫腔轻度粘连时，应尽量手术治疗。达到并维持正常妊娠所需的最小子宫内膜面积仍不清楚。

（四）子宫腺肌症

最后一个值得一提的获得性病变是子宫腺肌症。子宫腺肌症通常出现在 30—40 岁女性。它是一种以子宫内膜腺体和间质侵袭肌层为特征的良性病变，可呈弥漫性或局灶性（腺肌瘤）。

首选的初始影像学检查是经阴道超声[52]。超声图像显示子宫内膜 – 子宫肌层交界区消失，可见扩大的球形子宫[52]。MRI 也能同样有效地诊断弥漫性增大的交界区，边缘界限不清，小而明亮的 T_2 加权信号强度投射到肌层，与子宫内膜腺体一致。此外，MRI 在区分子宫肌瘤和腺肌瘤[52] 方面也有额外的价值。

一般情况下，患者会出现异常的子宫出血和痛经，在子宫腺肌瘤切开术或子宫切除术之前，激素治疗可能会起到缓解此类症状的作用。目前还缺乏高质量的证据表明子宫腺肌症与不孕症相关，尽管一些人主张通过手术治疗子宫腺肌症，但手术并不被广泛推荐用于不孕症的治疗。

总的来说，获得性子宫病变的首选影像学检查是经阴道超声，最好是 3D 成像和（或）SIS，只有在需要进一步术前定位时，才选择 MRI 检查。获得性子宫病变的类型决定了其对生育力的潜在不利影响。目前，手术干预可能有利于切除压迫宫腔变形的肌瘤、子宫粘连，以及可能的子宫内膜息肉，提高临床妊娠率，但是否改善活产率仍有待明确。

第 3 章　卵巢储备的评估及其对生育的影响
Assessment of Ovarian Reserve and Its Implications on Fertility

Caitlin Dunne　Jon Havelock　著

李娇生　译　　白娇娇　校

不孕症患者的目标是获得一个足月健康的活婴。在开始针对该结果治疗之前，能够向患者提供有关其建议治疗的预后信息是非常宝贵的。为了实现这一目标，人们开发了可预测生育治疗成功概率的卵巢储备试验（ovarian reserve tests，ORT）。尽管这些试验在预测生育治疗成功（活产）的黄金标准方面价值有限，但医生或患者在临床没有明确了解结果的情况下，通常会进行这些试验。此外，一些 ORT 现在被提倡作为目前尚无妊娠意愿女性生育潜力的预测指标，用于大规模筛查。在不符合有效筛查试验适应证的情况下，通过 ORT 对生育潜力进行广泛的测试，会导致对个人进行的不必要干预，即在没有证据表明需要进行生育治疗的情况下，可能会被建议考虑生育治疗[1]。

一、卵巢储备试验

虽然文献描述了大量的 ORT，但有一些是最常用的，包括女性年龄、月经第 3 天的基础卵泡刺激素（follicle-stimulating hormone，FSH）、窦卵泡计数（antral follicle count，AFC）、抗米勒管激素（anti-Müllerian hormone，AMH）。了解它们在生育方面的作用，重要的是了解它们在生育人群对自然受孕的预测价值，在生育治疗中对活产的预测价值，以及在体外受精中预测卵巢反应的价值。在对 ORT 进行排序和解释时，重要的是在这些特定情况下解释这些试验。

二、年龄与卵巢储备试验

从字面和形象的意义上讲，女性年龄是最古老和最被广泛接受的 ORT。自发和治疗相关的生殖衰老并不比实际年龄有更大的影响（图 3-1）。在 20 岁时，无法活产的比例约为 2.4%，在 40 岁和 50 岁时，生育力显著下降（35% 的女性在 40 岁时无法活产，50% 的女性在 41 岁时无法活产，90% 的女性在 45 岁时无法活产）[2]。在减少意外无子或无法实现预期孩子数量方面，没有什么比在年轻时尝试妊娠更有效的了。然而，以降低受孕年龄为目标而采取的主要干预措施（即通过实施临床生育评估）的效果仍然不明[3]。

女性生育年龄的提高是不可改变的，并且与疾病患病率的增加有关。因此，更多高龄患者随后会经历不孕症，并寻求辅助生殖技术（assisted reproductive technology，ART）或医疗辅助生殖（medically assisted reproduction，MAR），以弥补自然生育力的缺失。可以通过使用 MAR 提高达到所需家庭规模的概率。如果女性患者愿意接受 IVF 治疗和 90% 的概率拥有 1 个、2 个或 3 个孩子，她可以推迟生育 3～5 年（表 3-1）[4]。然而，该预测模型估计患者愿意接受最多 3 个完整的体外受精周期。在 2014 年美国开始的每个使用非捐献者卵子的体外受精周期中，35 岁以下的女性活产率为 37%，35—37 岁的女性为 30%，38—40 岁为 19%，41—42 岁为 10%，43—44 岁为 4%，45

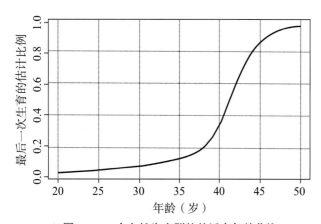

▲ 图 3-1　6 个自然生育群体的活产年龄曲线

经许可转载，引自 Eijkemans MJC, van Poppel F, Habbema DF, Smith KR, Leridon H, Velde te ER. Too old to have children? Lessons from natural fertility populations. Human Reproduction. 2014 Jun;29(6):1304–12.

表 3-1　实现一孩、二孩、三孩的概率与女性年龄			
实现概率	一孩家庭	二孩家庭	三孩家庭
不行体外受精			
50%	41 岁	38 岁	35 岁
75%	37 岁	34 岁	31 岁
90%	32 岁	27 岁	23 岁
行体外受精			
50%	42 岁	39 岁	36 岁
75%	39 岁	35 岁	33 岁
90%	35 岁	31 岁	28 岁

经许可转载，引自 Habbema JDF, Eijkemans MJC, Leridon H, Velde te ER. Realizing a desired family size: when should couples start? Human Reproduction. 2015 Sep;30(9):2215–2221.

岁及以上女性为 1%[5]。虽然妊娠率下降的部分原因是年龄增长带来的卵巢反应不良（poor ovarian response，POR）的高发病率所致周期取消和胚胎移植取消的增加，但未能实现活产的主要因素是持续胚胎植入失败。综合染色体筛查数据表明，虽然囊泡发育率随年龄的增长而降低，但最大的因素是随着女性年龄的增长，胚胎非整倍体的患病率愈来愈高（图 3-2）[6]。

　　虽然活产仍然是最重要的 IVF 结局，但 POR 是一个重要的替代结局，因为 POR 与 IVF 活产的低概率有关。使用传统的卵巢刺激方案，接受 IVF 的 30 岁以下女性中，约有 15% 会出现周期取消或回收 3 个或 3 个以下卵母细胞，40 岁后会增加到 50%[7]。在缺乏其他 ORT 的情况下，可以初步估计周期取消或卵母细胞产量不理想的概率，导致 IVF 治疗成功的可能性降低。

三、卵泡刺激素

　　FSH 是一种垂体前叶产生的二聚体糖蛋白，分别作用于支持细胞和颗粒细胞上的同源受体，负责睾丸精子发生和卵巢卵泡生成。40 多年前，首次有文献记录了卵泡早期（基础期 / 月经周期第 2~4 天）FSH 升高与生殖衰老[8]。通过观察不良反应者 IVF 周期的内分泌特征，发现早期卵泡

期的 FSH 水平经常升高[9]。FSH 是最普遍和公认的 ORT 方法。然而，它是一种具有显著局限性的 ORT，在大多数情况下应作为预后辅助手段，而不是排除性方法。

　　FSH 的产生和分泌受性腺性类固醇和抑制素 B（另一种价值有限的 ORT，现在很少使用）的控制。绝经期性腺功能的丧失通过中断下丘脑 - 垂体 - 卵巢轴的经典内分泌负反馈环路，导致 FSH 显著升高。绝经期 FSH 升高是实验室的必备结果，因此，绝经期 FSH 的测量在诊断中没有临床价值。一些临床医生的目标是确定 FSH 的阈值，以预测生育治疗的成功或失败结果，并在一定程度上预测自然受孕。

　　关于基础 FSH 检测在预测自然受孕中价值的研究一直很有限，因为早期生育研究和检测主要是针对疾病治疗而非预防。迄今为止，最大一项关于自然妊娠中基础 FSH 水平研究是对 3519 名生育力低下女性进行的检查，发现 FSH 水平为 8U/L 与在随后 12 个月内尝试受孕的自然妊娠可能性降低有关（风险比为 0.93U/L）[10]。然而，该项研究

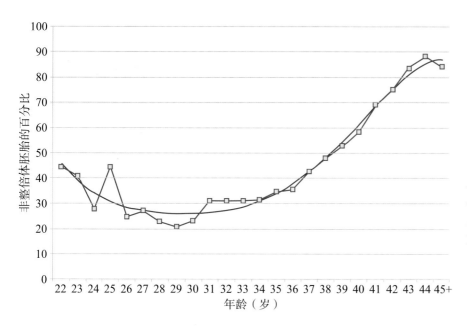

◀ 图 3-2　经体外受精获得的胚胎在滋养层活检中非整倍体患病率与女性年龄的关系
经许可转载，引自 Franasiak JM, Forman EJ, Hong KH, Werner MD, Upham KM, Treff NR, et al. The nature of aneuploidy with increasing age of the female partner: a review of 15,169 consecutive trophectoderm biopsies evaluated with comprehensive chromosomal screening. Fertility and Sterility. 2014 Mar;101(3):656–663.e1.

是在原因不明的低生育力人群中进行的，随后的 12 个月内持续妊娠率仅为 16%，这表明过去的低生育力是未来低生育力的最大预测因素。

两项大型随机对照试验的高质量证据表明，21—42 岁女性在接受控制性促排卵和宫内人工授精（controlled ovarian stimulation and intrauterine insemination，COH/UI）时，基础 FSH 水平的中度升高（10～15U/L）和第 3 天雌二醇水平的轻度升高（40～100pg/ml）与无效结局有关[11]。在一项对 603 例患者的研究中，19 例患者（58 个 COH/UI 周期）的活产率为 0%，接受 IVF 时的活产率为 33%。在接受 COH/UI 时，与 FSH 水平＜10U/L 的女性相比，FSH 水平为 10～15U/L 且第 3 天雌二醇水平低于 40pg/ml 的女性具有相似的活产率。第 3 天雌二醇值与 FSH 结果相结合，有助于确定卵泡早期 FSH 水平的适当时机，并有效地排除因功能性卵巢囊肿而导致的人为低基础 FSH。然而，这项研究表明，即使卵泡期雌二醇水平适度升高，加上 FSH 水平适度升高，也可能通过负反馈进一步抑制本来较高的 FSH 水平，这两项 ORT 结果的结合可为指导患者 / 夫妇进行更密集但成功的治疗（IVF）提供参考。最近对 2019 个使用丈夫精子的 UI 周期分析显示，FSH 水平≤7U/L 与妊娠的优势比为 1.4 相关[12]。

基础 FSH 检测在预测 IVF 结局方面似乎有着最大的效用。不幸的是，它是一项非常不敏感的检测（正常结果很难确定 IVF 是否成功），但确实具有良好的阳性预测价值（positive predictive value，PPV）——升高的 FSH 水平对确定 IVF 不成功方面很有帮助。2004 年的一项 Meta 分析发现，接受生育治疗（主要是 IVF）患者的基础 FSH 临界值为 11～25U/L，其检测敏感性为 6.6%，当患病率为 40% 时，PPV 为 92%[13]。基础 FSH 检测具有明显的周期间变异性，因此在基础 FSH 较低的周期内尝试 IVF 和卵巢刺激是合理的。迄今为止，规模最大的一项研究观察了接受多个 IVF 周期女性的重复基础 FSH 水平，发现总体最高 FSH 水平对 IVF 周期取消率的预测优于当前周期 FSH 水平[14]。当与先前最高 FSH 值＞13U/L 的周期和 FSH 水平持续升高的 IVF 周期相比，随后 FSH 水平正常的 IVF 周期增加了 0.5 个 MⅡ卵母细胞，而妊娠率没有相应增加。因此，使用改善的、当前的基础 FSH 水平作为开始治疗的指标，似乎没有多少支持性证据。相反，通过重复的基础 FSH 检测来确定最大基础 FSH 水平的 OPT 似乎是一种适度提高基础 FSH 检测灵敏度的方法。然而，这种筛查策略可能导致治疗延迟，当 FSH 阈值水平高于 13U/L 时，将导致在疾病潜伏阶段失去充分的治疗干预能力。

基础 FSH 的最佳用途似乎是使用阈值水平预测 IVF 成功率（活产率）。按年龄分层时，基础 FSH<7U/L 似乎与最高活产率相关，而基础 FSH>18U/L 与活产率<2% 相关（图 3-3）[15]。FSH 水平在任何年龄段都不能令人放心，任何高于 7U/L 的患者都应引起关注。此外，FSH 水平在 7U/L 以上的进行性升高应引起更多关注。

四、窦卵泡计数

自然生育力的下降与卵巢衰老导致的原始卵泡耗竭相平行。当这些生长中的卵泡形成直径为 2mm 充满液体窦腔时，选择原始卵泡向生长中卵泡池过渡，可通过经阴道超声直接显示。虽然无法直接测量原始卵泡，但手术切除卵巢的组织学研究表明，原始卵泡数与经阴道超声测量的卵巢窦卵泡数存在良好的相关性[16]。窦卵泡计数(antral follicle count，AFC) 测量能够作为 ORT，其基本原理正是这种相关性。

AFC 测量作为 ORT 存在一定的局限性。AFC

需要通过≥7MHz 频率的二维经阴道超声对两例卵巢进行充分可视化，以确定总 AFC。如果存在卵巢病变（即卵巢子宫内膜异位症或其他卵巢肿块），AFC 结果可能不精确。AFC 最好在卵泡早期进行，最好不要在口服避孕药（oral contraceptive，OCP）期间进行，因为 OCP 使用者的 AFC 可能会适度减少[17]。每个卵巢中所有直径在 2～10mm 的卵泡都应被计数，并且应通过结合每个卵巢的 AFC[18] 来确定总 AFC。即使试图标准化 AFC 测量过程，AFC 仍具有显著的观察者内和观察者间变异性，由同一操作员进行 2 次测量时，AFC 的一致性限制在 +8 和 -7 个卵泡数，相似的结果亦出现在由两个不同操作员进行测量时[19]。此外，超声分辨率的提高导致预测卵巢反应不良的 AFC 临界值升高。这种差异可能会妨碍 AFC 作为 ORT 的性能特征。尽管存在这些局限性，但测量连续月经周期的 AFC 时，周期间的变异性似乎最小，其类间系数为 0.71[20]。AFC 仍然是一种很有吸引力的 ORT，因为它是一种简单的即时检测，还可以在女性生育力检查中提供有用的解剖信息。

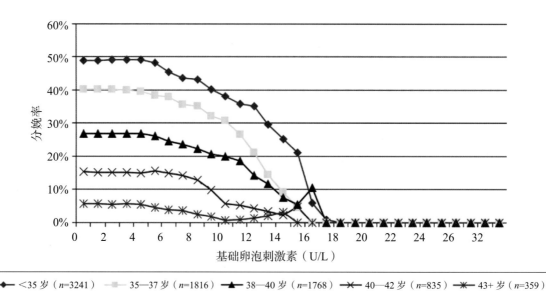

▲ 图 3-3　基础卵泡刺激素水平的大于效率曲线计算，以 1U/L 为增量计算。效率曲线包括在每一个可能的阈值下的连续计算分娩率，从 1U/L 开始并向上移动到群体中的最高水平

经许可转载，引自 Scott RT, Elkind-Hirsch KE, Styne-Gross A, Miller KA, Frattarelli JL. The predictive value for in vitro fertility delivery rates is greatly impacted by the method used to select the threshold between normal and elevated basal follicle-stimulating hormone. Fertility and Sterility. Elsevier; 2008 Apr;89(4):868–878.

在经证实具有自然生育力的女性中，随着年龄的增长，卵巢 AFC 明显下降，37 岁之前 AFC 每年下降 4.8%，之后每年下降 11.7%[21]。此外，这种下降在不孕人群中也以相似的速度发生。然而，在 40 岁以下能生育女性和不孕女性中，AFC 似乎没有可测量的差异性，这表明在育龄期不应使用单一的 AFC 来预测未来的不孕症[22]。对卵巢反应差不孕女性的观察可能仅仅代表了预期的、与年龄相关的下降，如果能生育女性接受控制性促排卵，这种下降将以同等比例出现。当控制年龄不变时，AFC 不能预测卵母细胞的质量，在接受治疗性供者人工授精的女性中，其临床妊娠率和流产率相似[23]。总之，这些研究结果表明，偶然发现的或在生育力调查过程中发现的低 AFC，不应成为加速 IVF 治疗的动机。

AFC 作为 ORT 的价值在于其对卵巢反应的预测价值。在对 5705 例接受 IVF 女性进行的个体患者数据（individual patient data，IPD）Meta 分析中，虽然年龄是卵巢反应不良的最佳预测因素[受试者 – 操作特征曲线下面积（area under receiver-operating characteristic curve，AUC）为 0.61]，但 AFC 改进了预测模型（AUC 0.76）。在 AFC 和年龄的基础上增加 AMH 并不能改善对不良反应的预测，并且 AMH 与年龄、AFC 与年龄具有等效的 AUC[24]。预测卵巢反应不良的最佳 AFC 阈值尚无准确定义，AFC 阈值为 <3～12[25]。除预测卵巢反应不良外，一些回顾性和前瞻性观察研究表明，高 AFC 可预测卵巢高反应（＞15～20 个卵母细胞）。预测卵巢高反应最常用的 AFC 阈值为 14[25]，取卵超过 20 个的 PPV 为 58%[26]。将 AFC 临界值增加到 18 个将使 PPV 提高到 71%。AFC 在预测 IVF 结局方面似乎没有任何增量价值，年龄是最好的预测因素[24]。

五、抗米勒管激素

（一）抗米勒管激素的历史

早在被标榜为 ORT 的"圣杯"之前，Albert

Jost 教授就已经描述了抗米勒管激素在性别分化中的作用[27, 28]。他在 20 世纪 40 年代的一系列实验表明，支持细胞衍生的 AMH，也称为米勒管抑制物质（Müllerian-inhibiting substance，MIS），需要与睾丸的睾酮结合，以使中肾管、泌尿生殖窦和外生殖器男性化，同时诱导米勒管退化，形成男性胎儿[27]。数十年后，母鸡成年卵巢颗粒细胞产生的 AMH 表明，即使在米勒管消失后，该激素对正常生殖生理也很重要[29]。

AMH 是一种分子量为 140kD 的二聚体糖蛋白，由 19 号染色体短臂上的一个基因编码[30]。它是转化生长因子 –β（transforming growth factor-beta，TGF-β）家族的成员[31]。AMH 在男性和女性中的表达存在显著差异，无论是浓度还是时间。在男性中，支持细胞在胎儿时维持高浓度的 AMH，出生后不久达到峰值，然后在青春期急剧下降[32]。在女性中，颗粒细胞在胎儿时产生极低水平的 AMH，然后在新生儿期出现短暂的峰值。随后，激素浓度在整个青春期稳步上升，在 20 多岁时达到峰值，随后下降，直到绝经期无法检测到[33]。血清 AMH 浓度的列线图已在整个生命周期内得到验证（图 3–4)[33, 34]。

AMH 的早期临床应用包括双性障碍的诊断检查、隐睾症和无睾症的鉴别及性索间质瘤的临床监测[32, 35]。近年来，AMH 被越来越多地用于评估女性的卵巢储备。它可以用来评估化疗、盆腔放疗和卵巢手术等对卵巢储备不利治疗方法的效果。更常见的是，AMH 用于计划的 IVF 周期中控制性促排卵。

（二）抗米勒管激素与卵巢储备功能试验

女性真正的"卵巢储备"包括在胎儿期形成的卵原细胞，然后滞留在原始卵泡中。抗米勒管激素被描述为"卵泡看门人"，它限制了每个月对垂体促性腺激素产生反应的群体规模[36, 37]。AMH 仅由从原始卵泡发育来的窦前卵泡和小窦卵泡产生，因此可能更适合称为"功能性"ORT

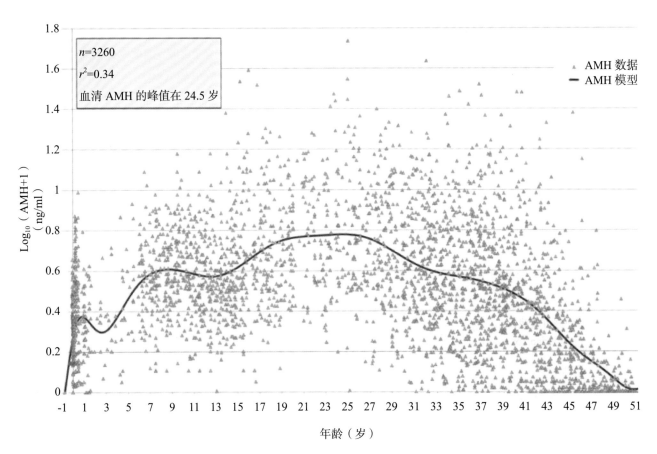

▲ 图 3-4　血清右上角为 AMH 数据；红线是最适合 **3260** 个数据点的模型，显示为三角形；决定系数 *r²* 为 **0.34**，表明 **34%** 的血清 AMH 浓度变化仅由年龄引起；血清 AMH 的峰值是在 **24.5 岁**

AMH. 抗米勒管激素

经许可转载，引自 Kelsey TW, Wright P, Nelson SM, Anderson RA, Wallace WHB. A validated model of serum anti-müllerian hormone from conception to menopause. Vitzthum VJ, editor. PLoS ONE. Public Library of Science; 2011;6(7):e22024.

（图 3-5）[38]。然而，由于随着女性年龄的增长，真实卵巢储备和功能性卵巢储备同时下降，AMH 是一种对女性剩余卵子数量的精确、间接的激素评估[39]。

优势卵泡和黄体均不分泌 AMH。因此，AMH 水平在整个月经周期中保持相对稳定[36, 40]。尽管可能不足以进行重复测量，AMH 在月经周期中存在少量的个体变异[41]。年轻女性在月经周期间的 AMH 变化似乎更为明显，并且这种波动随着年龄的增长而减少[42]。

已经确定了可能影响 AMH 的患者特征和生活方式因素。通过对 887 例寻求生育力评估的女性进行线性回归分析，发现口服避孕药者的 AMH 比未服用者低 19%（95%CI 9.1%～29.3%），这与年龄、体重指数、吸烟状况和绝经年龄无关[17]。AMH 水平在妊娠期和围产期也会下降[43]。种族可能会影响 AMH，一项研究发现非裔美国女性（25%）和西班牙裔女性（24%）的 AMH 水平低于白种人女性[44]。在一些研究中，AMH 的降低与肥胖和体重指数（body mass index，BMI）增加有关，而另一些研究则没有显示出差异[36, 45]。吸烟与绝经期提前有关[46]，但不与较低的 AMH 值相一致[47]。尽管卵巢储备对生殖潜能很重要，但不孕症病史本身似乎不会影响 AMH。一项针对 40 岁以下女性的前瞻性研究将 382 例不孕症女性与 350 例对照组的 AMH 水平进行了比较，发现两组中 AMH 水平非常低（<0.7ng/ml）的患者不孕症发生率相似[22]。维生素 D 缺乏、体育锻炼、饮酒、

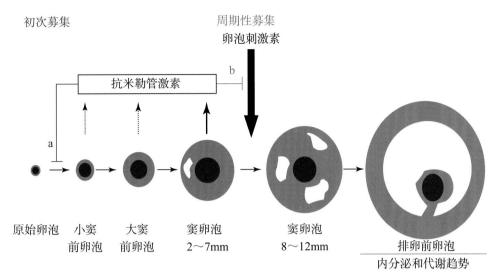

初次募集　　　　　　　　周期性募集
　　　　　　　　　　　　卵泡刺激素

抗米勒管激素

b

a

原始卵泡　　小窦　　大窦　　窦卵泡　　　窦卵泡　　　　排卵前卵泡
　　　　　前卵泡　前卵泡　2～7mm　　8～12mm
　　　　　　　　　　　　　　　　　　　　　　　　内分泌和代谢趋势

▲ 图 3–5　抗米勒管激素仅由从原始卵泡发育来的窦前卵泡和小窦卵泡产生

经许可转载，引自 Broekmans FJ, Visser JA, Laven JSE, Broer SL, Themmen APN, Fauser BC. Anti-Müllerian hormone and ovarian dysfunction. Trends Endocrinol Metab. 2008 Nov;19(9):340–347.

初潮年龄和社会经济状况似乎都不会对 AMH 产生影响[48, 49]。

（三）抗米勒管激素作为临床工具

抗米勒管激素作为预测自然绝经年龄的工具效果并不理想。遗传、家庭和生活方式因素的复杂相互作用促成了绝经年龄[36]。最近发表的一项长期观察研究，通过 AMH 的间隔测量及评估月经状况的问卷调查等方法跟踪了 1983—2001 年在三种不同环境中招募的女性，回归分析表明，AMH 是绝经时间的独立预测因子（HR=0.70，95%CI 0.56～0.86，$P<0.001$）。然而，随着受试者年龄增长，到了 40 岁晚期和 50 岁早期，其预测效果显著下降[50]。这些结果与之前的报道一致，即 AMH 可以预测绝经期，但置信区间较宽且在女性间存在显著差异[36, 51]。除了绝经年龄，AMH 似乎还可以提高绝经预测模型的准确性，但要使其在临床上发挥作用还需要进一步完善[52]。AMH 和 AMH 受体Ⅱ（AMH receptor Ⅱ，AMHR2）基因变异被认为通过控制卵泡募集的信号通路影响自然绝经的开始[53]。矛盾的是，一项关于 AMH 和 AMHR2 多态性研究未能发现卵巢早衰与 AMH 信号转导通路的联系[54]。AMH 和 AMHR2 多态性也与卵巢反应或控制性促排卵周期的结局无关[55]。

与 AMH 水平正常的年轻女性相比，AMH 水平低（<1.96ng/ml）的年轻女性自然生育力并未降低[56]。高 AMH（5.6～25.6ng/ml）与妊娠率降低有关，即使调控了不规则周期也是如此[56]。在有复发性流产史的女性中，无论是低 AMH（<1ng/ml）还是高 AMH（>3.5ng/ml），均与非辅助受孕的生育力无关[57]。临床和生化妊娠丢失也被发现与 AMH 无关[58]。

（四）辅助生殖技术中的抗米勒管激素

2002 年，Seifer 等发表了一篇报道，证明了血清 AMH 水平与回收的卵母细胞数量存在关联[59]。自该文章发表以来，AMH 在辅助生殖技术中的临床应用得到了深入研究和完善。

AMH 可以用于在控制性促排卵周期中对促性腺激素的高反应预测。卵巢刺激前高 AMH 的女性可以产生同样高数量的卵细胞[60, 61]。一项生殖医学医师达成共识的结论提出，当 AMH 高于 3ng/ml 或窦卵泡计数（AFC）高于 14 个时，高反应是一种风险[62]。一项将患有卵巢过度刺激综合征的患者与正常反应对照组进行比较的回顾性研究发现，过度反应者的 AMH 显著高于正常反应者（AMH=3.62ng/ml vs. AMH=0.63ng/ml，$P=0.0036$）[63]。AMH 有助于个体化控制性促排卵治疗。一项含 538 例受试者的前瞻性队列研究发现，AMH 可以作为一种工具，根据 AMH 将过度反应高风险的患者（AMH>2.1ng/ml）分配到拮抗药方案治疗组，而 AMH 正常的患者（0.7~2.1ng/ml）可以用长激动药方案治疗。作者认为这种方法有助于最大限度地降低临床风险和治疗负担，同时保持妊娠率[60]。

AMH 非常低的女性预测可以通过控制性促排卵产生少量卵细胞。这些信息有助于指导 IVF 方案和促性腺激素剂量的选择，并提供一个客观、可预期的衡量标准。例如，当 AMH<0.7ng/ml 时，有 63% 的概率出现窦卵泡计数少于 8 个[64]。Bologna 标准要求以下三项条件中至少包含两项方可定义为卵巢反应不良（poor ovarian response，POR），即高龄产妇（≥40 岁）或存在任何其他 POR 风险因素、POR 病史（使用常规刺激方案≤3 个卵细胞）、卵巢储备功能异常（即 AFC<5~7 个或 AMH<0.5~1.1ng/ml）[7]。因此，一名 40 岁以上的女性，如果 AMH 偏低，即使既往没有刺激史，也应被告知存在卵子数量低下的可能。低 AMH（<0.5~1.1ng/ml）被认为比 AFC（<5~7 个）和基础 FSH（>10~15U/L）更能预测控制性促排卵的不良反应（≤3 个卵细胞）[7]。一些辅助生殖机构可能会将 AMH 值低或无法检测作为不提供自体卵母细胞体外受精的依据。然而，由于 IVF 在这些情况下并非普遍无效，有人认为事先拒绝治疗是不合理的[36]。

AMH 比月经第 3 天的 FSH 更具优势。FSH 有高度的时间依赖性，且需结合雌二醇进行解释。FSH 容易出现月经周期波动，在临床某些情况下被认为无效，如正在服用激素避孕药的女性[65]。进入围绝经期，小卵泡分泌的抑制素 B 减少，垂体前叶释放越来越多的 FSH，这使得 FSH 成为卵巢耗竭的一个相对较晚的标志物。2002 年，有关 AMH 与 IVF 的成熟卵母细胞数量关联的出版物发现，第 3 天高 FSH 的相关性（$r=0.48,P<0.0005$）明显弱于低 AMH（$r=0.26,P<0.005$）。

有几项研究比较了 AFC 和 AMH 在卵巢储备检测和预测价值方面的差异。超声上可见的 2~9mm 卵泡构成了窦卵泡，这些卵泡来源于产生大部分 AMH 的窦前卵泡和小窦卵泡（1~2mm 卵泡）。从逻辑上讲，这两种生物标志物的相关性应该很强。对于文献中为什么存在偏向其中一种的研究，有两个原因可以作为参考。首先，AFC 不能考虑卵泡的健康状况。因此，闭锁卵泡可能会影响 AFC，但不太可能产生正常数量的 AMH[36]。其次，AFC 依赖于超声操作者，与 AMH 相比，它包含的卵泡大小范围广泛（2~9mm）[36]。最近一篇报道将 AMH 和 AFC 分开并结合临床特征进行了比较，以创建一个预测 IVF 活产的模型。报道称，当结合临床特征和 AMH 时，其预测能力最高。受试者工作特征曲线（receiver operating characteristic，ROC）分析显示，AMH 的曲线下面积为 0.716，而增加 AFC 没有提供额外价值[66]。作为 2013 年美国生殖学会年会的后续报道，2015 年发表的一篇综述论文总结了 AMH 和 AFC 用于辅助生殖的预测能力[49]。AFC 对回收的卵母细胞数量、对促性腺激素的反应、不良反应和周期取消具有预测价值[49]。AMH 对卵母细胞数量和不良反应有类似的预测能力，并有可能改善关于胚胎质量、临床妊娠和活产的结果[49, 61]（图 3-6）。这些作者认为这两种检测都有优点，但"客观性、不定时采样的便利性以及 AMH 水平的潜在标准化使其成为大多数女性卵巢储备评估的首选方法"[49]。

最近，AMH 已被证实为一种生物标志物，以优化和个体化 IVF 治疗女性的卵巢能力。在一项随机对照试验（RCT）中，将促卵泡素 δ［采用

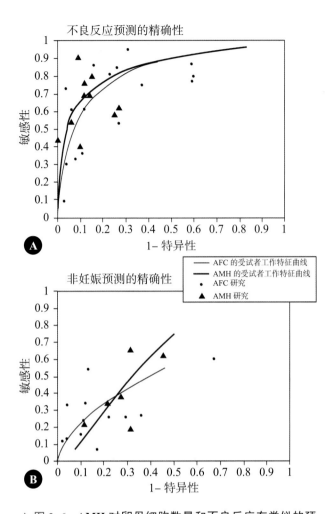

▲ 图 3-6　**AMH** 对卵母细胞数量和不良反应有类似的预测能力，并有可能改善胚胎质量、临床妊娠和活产的结果

AFC. 窦卵泡计数；AMH. 抗米勒管激素

经许可转载，引自 Broer SL, Mol BWJ, Hendriks D, Broekmans FJM. The role of antimullerian hormone in prediction of outcome after IVF: comparison with the antral follicle count. Fertility and Sterility. Elsevier; 2009 Mar;91(3):705-714.

Elecsys 的 AMH 免疫分析法（Roche 诊断国际公司），根据体重和血清 AMH 水平来确定每日固定剂量］与卵泡素 α（150U/d）进行比较（随后临床医生基于卵巢反应进行剂量调整），揭示了相似的持续妊娠率（30.7% vs. 31.6%）[67]。然而，由 AMH 决定的促卵泡素 δ 剂量会导致个别的不良反应（AMH＜15pmol/L 的女性的卵母细胞数＜4 个）（11.8% vs. 17.9%）和过度反应（AMH≥15pmol/L 的女性的卵母细胞数≥20 个）（10.1% vs. 15.6%），以及更少的预防卵巢过度刺激的措施。通过这项 RCT 验证使用的 AMH 依赖、标准化和固定的促性腺激素给药方案，将改善 MAR 结果并优化卵巢刺激。

六、结论

尽管在预测卵巢储备方面有许多卵巢生物标志物，但女性年龄仍然是预测生育力的最佳指标。显著升高的基础 FSH 水平（使用效率曲线法确定阈值）可以提供接近 100% 的无活产率的高预测价值。虽然在回顾性和观察性试验中，AFC 和 AMH 在预测卵巢反应性方面具有相似的预测价值，但最近的 RCT 试验表明，AMH 是预测和个体化促性腺激素剂量以获得适当卵巢反应性的最佳 ORT，并将卵巢不良反应和过度反应降到最低。

第 4 章　抗米勒管激素与医学辅助生殖
AMH and Medically Assisted Reproduction

Valentina Grisendi　Antonio La Marca　著

李娇生　译　　白娇娇　校

一、控制性促排卵的个性化

在辅助生殖技术（assisted reproductive technology，ART）或者医学辅助生殖（medically assisted reproduction，MAR）中，控制性超促排卵（controlled ovarian stimulation，COS）疗法是获得良好卵母细胞的起点。近年来，为了寻求患者在妊娠和活产方面的最佳结局、最大限度地减少医源性风险和因无反应或过度反应而导致的周期取消率，已经在各种类型的患者身上进行了几种治疗方案的研究和测试。因此，出现了从"一刀切"到"个性化"治疗的演变。这也带来了更多的好处，包括降低成本和 ART 项目的退出率，这种退出率通常是由失败、身体和心理负担造成的[1]。如果考虑患者可能面临的风险[2, 3]，标准 COS 处方甚至可能被认为是不道德的。

卵巢反应预测是个体化治疗的第一步。卵巢对 COS 的反应首先取决于女性的卵巢储备，其次取决于卵巢功能活动的每月变化，最后取决于刺激方案本身。因此，通过卵巢储备标志物对个体卵巢储备进行精确分析至关重要。尤其是血清抗米勒管激素（AMH）和超声窦卵泡计数（AFC）已被证明是最可靠的标志物。建议基于前一个体外受精（IVF）周期结果制订治疗策略，而在缺乏前一个周期的情况下，粗暴地根据年龄、体重指数（BMI）、既往病史（如前一次卵巢手术）或周期特点制订治疗方案是不谨慎的。

以意大利为例，意大利临床医生对卵巢储备标志物的使用达成共识，即用 AMH 和 AFC 来确定女性的卵巢储备，并预测她对促排卵的可能反应，从而实现促排卵的个体化治疗[4]。

当然，COS 方案的选择可能不是一个简单的临床决定，因为现在可以获得的药物种类繁多。此外，卵泡刺激素（FSH）起始剂量的选择对周期的结果十分重要[2, 5-9]。在本章中，我们将对这些问题进行深入讨论。

二、文献检索

我们使用关键词"ovarian reserve markers" "AMH" "Anti-Müllerian hormone" "poor/high response" "IVF" 在 Medline、Cochrane 和 Web of Science 搜索有关卵巢储备标志物，尤其是 AMH 及其在 MAR 中的作用的论文。

从纳入研究的参考书目中确定了其他期刊文章，其中包括截至 2017 年 2 月的文献。

三、卵巢储备标志物的预测价值

（一）FSH

血清 FSH 是最早被提出用于临床实践的卵巢储备标志物之一，但 FSH 有几个局限性。首先，它需要在月经周期的 3～5 天与雌二醇结合一起进行解读。其次，只有当卵巢储备严重受损时，血清中的 FSH 才会开始上升。最后，由于其低敏感性和特异性，它不能用于 IVF 的卵巢反应预测和个体化治疗。这些限制了 FSH 的用途。

（二）AMH 和 AFC

血清 AMH 和超声 AFC 是卵巢储备最新和最直接的标志物，因为它们可以精确测量两侧卵巢中存在的小窦卵泡。由于窦卵泡与原始卵泡的总数量有关，AMH 和 AFC 被认为能够反映卵母细胞数量，因此具有高度相关性[10]。

MAR、AMH 和 AFC 在对控制性促排卵的卵巢反应和回收卵母细胞数量方面具有最佳的预测能力[11-20]。在文献中，有几项研究支持 AMH 作为卵巢反应的最强预测因子，但未能发现 AFC 与卵母细胞产量之间的独立关联，而其他研究则证明了 AFC 具有更强的预测价值[21-26]。

毫无疑问，关于 AMH 的数据来自比其他标志物更大的队列，进一步促进了 AMH 作为预测工具的稳健性。血清 AMH 的优点是周期内和周期间的变异性很小，AMH 剂量自动化测试的引入克服了以前实验室间剂量可靠性和重复性低的问题。另外，AFC 以其周期内的可变性而闻名，并且它受到一个重要的观察者内和观察者间可变性的阻碍，该可变性源于技术限制和 AFC 方法的差异。专家们仍在讨论什么样的窦卵泡可能更好地与获卵数（2～5mm、4～6mm 或 5～10mm）相关。然而，在临床实践中，计数所有直径为 2～10mm 的可识别窦卵泡似乎是最简单和最准确的方法[27-29]。最近，发现将三维（3D）超声技术应用于 AFC 上减少了观察者内和观察者间的变异性[30]，因此我们希望这项技术在未来能够广泛的应用。

这两种标志物都可以用于定制 IVF 患者的刺激方案和 FSH 起始剂量[10, 23, 31, 32]。在固定 FSH 起始剂量的情况下，血清 AMH 似乎能够有效预测刺激第 6 天的调整剂量需要[33]。

关于活产的结果，AFC 的预测价值反而不那么明确，而几项研究报道了 AMH 与活产率之间呈正相关性[23, 34, 35]，因此一些作者认为 AMH 水平甚至可以预测胚胎质量。AMH 似乎可以用于夫妇关于活产机会的咨询，而不是 AFC。

四、基于标志物的 FSH 起始剂量的选择

在对单个患者进行控制性促排卵（COS）时，不能仅将女性年龄作为预测卵巢反应的充分标准，因为相似年龄的女性可能在卵巢储备和卵巢反应本身方面有很大的差异性[36]。

卵巢储备标志物在这方面发挥了重要作用。虽然使用标志物是大多数专家一致同意的方法，但文献中仍然缺乏实用的算法来帮助临床医生制订正确的治疗方案。很少有研究提出基于单一标志、AFC 或 AMH 的个体化治疗。

关于 AFC，一项大型随机对照研究正在研究促性腺激素起始剂量个体化与标准剂量后的活产率和成本效益[37]。

已有两项研究报道了仅基于 AMH 的促性腺激素剂量选择的预测模型[2, 38]。在 Nelson 的前瞻性非随机研究中，根据血清 AMH 选择治疗方案（标准长激动药或拮抗药方案）和 FSH 起始剂量可减少过度反应和取消周期[2]。

Yates 的一项回顾性研究比较了基于血清 AMH 与基于 FSH 水平的 COS，证实基于 AMH 的治疗降低了卵巢过度刺激综合征（ovarian hyperstimulation syndrome，OHSS）的发病率并降低了费用，此外，它显著增加了妊娠率和活产率[38]。

最近的一项试点研究为了确定 348 例女性促排卵的重组 FSH（recombinant FSH，rFSH）起始剂量，对两种策略的有效性和安全性进行比较（一种是基于 AMH，另一种是基于 AFC）。两组在临床妊娠率、多胎妊娠率和流产率方面没有差异，但在 AFC 组，注意到高反应的比例很大[39]。

建立 FSH 起始剂量的复杂算法

卵巢反应可能是不同变量共同作用的结果，这一事实促使一些专家根据多个变量设计了预测算法[40-43]。

第一种算法包括年龄、AFC、卵巢体积、超声多普勒卵巢评分和吸烟状况[40]，但其中一些变量太复杂，该模型不能广泛应用于临床。随后，提出了一个基于年龄、BMI、第 3 天血清 FSH 和 AFC 的模型[44]，该模型随后在 CONSORT 研究[45] 和另一项最近针对 197 名女性的前瞻性研究[46] 中进行了测试。这些研究表明，预测的促性腺激素起始剂量通常低于临床规定的剂量，并导致医源性不良反应。此外，临床医生无法使用该模型，因为计算算法的系数从未公布[46]。

另一项回顾性研究建立了一个基于年龄、AFC 和第 3 天血清 FSH 的简单模型，并表明 AFC 是最显著的卵巢反应预测因子[47]。例如，一名 30 岁的女性，第 3 天 FSH 为 4U/L，AFC 为 16 个，最合适的 FSH 起始剂量为 150U/d。该模型似乎很有用，但需要在独立队列中进行验证。

关于 AMH，研究者开发了一个简单的算法，包含 AMH、年龄和第 3 天血清 FSH[48]。该模型将为 30 岁、第 3 天 FSH 为 4U/L、血清 AMH 为 4ng/ml 的女性开出 150U/d 的促性腺激素剂量。该模型的疗效后来在意大利两个体外受精中心的患者群体中进行了回顾性测试，证实了使用该列线图会产生比实际剂量更合适的 FSH 起始剂量，可以获得最佳卵巢反应[49]。

基于 AMH 的 COS 个体化治疗的可靠性在于：一种新的重组促性腺激素（促卵泡素 δ）的剂量是基于患者的 AMH 和体重。与传统的 rFSH 相比，这种新药具有相似的活产率，不良反应和过度反应更少[50]。

五、卵巢反应预测和管理

根据卵巢储备标志物个体化 FSH 起始剂量似乎是正确的方法。此外，标志物可用于刺激方案的选择。COS 的目标是最佳取卵，即回收 5～15 个卵母细胞，这将保证患者以最小的风险获得最高的妊娠机会。事实上，少于 5 个卵母细胞的取卵可能会以数量少且质量差的胚胎告终。提取超过 15 个卵母细胞会使患者面临 OHSS 的风险，甚至危及生命。

因此，对于反应预测正常者，临床医生应采用最大化的方法，而对于高反应者，促排卵必须谨慎和安全。对于反应预测不良者，不存在优化的治疗方案，临床医生应选择对患者压力较小的治疗方案。

（一）卵巢低反应的预测

卵巢低反应被定义为标准 IVF 方案下获得＜4 个卵母细胞[51]。IVF 中卵巢反应不良的发生率为 10%～20%，并且随着女性年龄的增长而增加。

卵巢低反应有多种原因，只有很少一部分原因是可逆的。在下一个周期中，增加 FSH 剂量可以很容易地恢复由次优 FSH 起始剂量引起的医源性不良反应。功能性卵巢囊肿引起的不良反应可能不会在下一个周期中重复，但在大多数情况下，这种情况是由年龄增长、既往卵巢手术和遗传缺陷导致的卵巢中卵母细胞严重耗竭。因此，目前还没有刺激疗法可以实现良好的卵泡募集并获得最佳卵母细胞。研究表明，增加 FSH 剂量对改善这些患者的卵子收集并无益处[20]，随后难以获得好的胚胎进行移植，从而降低了妊娠率，因此 MAR 通常对卵巢低反应患者无效。

识别不良反应患者的标准基于既往评估（年龄、月经周期缩短、既往卵巢手术史、既往周期结果）和卵巢储备评估。尽管文献中预测不良反应的标志物临界值差异很大，但由于标志物测量方法的可变性以及卵巢不良反应的定义不同，参考范围是可以确定的。介于 0.7～1.3ng/ml 的 AMH 临界值拥有了良好的敏感性和特异性[17, 42]。另外，最常报道的预测不良反应的 AFC 临界值在＜5～＜7[28, 52]。

对这些患者的卵巢储备进行评估，首先有助于治疗前的咨询工作。预先意识到可能的周期取消和低成功率对于这些夫妇是有用的，一方面有助于限制负面结果造成的心理影响，另一方面也有助于减少治疗的退出。专家建议不要把预测为不良反应的女性排除在 IVF 项目之外，因为卵巢储备标志物的预测准确率不是 100%，尤其是患者在妊娠时[6, 7]，年轻女性存在妊娠的可能性[53]。只有预后非常差的患者，临床医生才能推荐异源 IVF 周期和卵子捐赠。

根据既往报道，目前没有一种比 COS 方案更好的方案可以保证这些患者有积极的生殖结果。几项研究比较了旧的促性腺激素释放激素（gonadotrophin releasing hormone，GnRH）长激动药方案和 GnRH 短拮抗药方案，前者在卵泡募集期有很强的抑制作用，但结果表明，两种方案的取卵率和妊娠率是相当的[54, 55]。在相同的生殖结局下，GnRH 拮抗药方案可能是首选，因为它对患者更友好，并且可以通过降低促性腺激素的消耗来减少成本。

在这种情况下，一种使用 GnRH 拮抗药的温和促排卵方案被提了出来，并与标准的长方案进行了比较。持续妊娠率在 2 种方案中没有差异（95%CI 0.57～1.57），而在温和促排卵方案中，促排卵的卵巢刺激持续时间和促性腺激素用量显著降低[56]。

总之，预测卵巢不良反应可以在患者依从性和降低成本方面产生积极的结果，但似乎并不能显著改善 IVF 结局[53, 57, 58]。

（二）预测卵巢正常和高反应

术语"卵巢高反应"是指标准 COS 方案下获得卵母细胞数超过 15 个[6, 7, 17]。它涉及 7% 的 MAR 周期，并随着女性年龄的增长而减少。

可能卵巢高反应的提示来自临床标准和既往特征评估，如年轻、月经周期长、多囊卵巢综合征症状和前一周期的高反应[59, 60]。不过，卵巢储备的精确预测似乎是基于可靠的标志物。AMH 血清水平＞3.5ng/ml[23, 31] 或 AFC＞16 个似乎能够识别大多数高反应患者[15]。

卵巢高反应预测是有价值的。首先，它可以让夫妇们准确地了解通过 MAR 实现妊娠的可能性，以及与治疗有关的潜在风险，如 OHSS。其次，可以根据预测的反应不断地修改治疗，在这些患者中，COS 个体化治疗至关重要，因为它确实可以改善 IVF 结局，避免 OHSS 这一主要并发症。

COS 个体化的第一步是 FSH 起始剂量的选择。对于高反应患者，FSH 起始剂量过低会导致医源性不良反应，而剂量过高会导致 OHSS。如前所述，使用基于卵巢储备标志物的算法可以有效地计算出适当的 FSH 起始剂量[47, 48]。

在 COS 方案中，GnRH 拮抗药方案似乎最适合被预测为高反应的女性，因为其可以显著性降低 OHSS 的发生率、周期取消风险、住院风险及成本[2, 38, 61, 62]。最近，一项包含 1050 个首次 IVF 周期的大规模的随机对照试验表明，GnRH 拮抗药组的重度 OHSS（5.1% vs. 8.9%；P=0.02）和中度 OHSS（10.2% vs. 15.6%；P=0.01）的发生率显著降低于激动药组，而两组的妊娠率相似[61]。

GnRH 拮抗药方案还有另一个优点，即可以单次静脉注射 GnRH 类似物而不是传统的人绒毛膜促性腺激素（human chorionic gonadotrophin，hCG）诱导卵母细胞成熟。该方案在预防 OHSS 方面有很好的效果，但因其对子宫内膜容受性的不利影响和诱导早期黄体溶解，所以它与新鲜 IVF 周期的低妊娠率息息相关[59, 63]。另外，研究表明，植入率、临床妊娠率、持续妊娠率和冻融胚胎存活率与所用的刺激方案无关，表明 GnRH 拮抗药方案加 GnRH 激动药扳机不会影响卵细胞质量[64]。

为降低 GnRH 激动药扳机的不利影响，研究者提出了如下几种策略。首先，建议在扳机后 35h 或 5 天内增加低剂量（1500U）hCG 单次快速注射，但对这种方法能否消除严重 OHSS 存在疑问[65]。另一个可能的选择来自玻璃化冷冻技术的改进，即 IVF 周期分割。它包括冷冻新鲜周期中产生的所有胚胎，以便在随后的循环中进行冻融胚胎移植。这似乎是降低 OHSS 风险并保持较高妊娠率的成功策略[66, 67]。

六、结论

任何年龄段的女性，个体卵巢储备状况的预后和卵母细胞回收对活产率都有影响。临床医生的任务是通过对患者的所有既往病史因素进行全面评估，并结合卵巢储备标志物为患者制订最合适的 COS 方案，获取最佳的卵母细胞。根据文献来看，从预测的卵巢不良反应到预测的高反应者都已经有一些指征来指导对患者的正确管理，但是仍需要做大量的工作来降低医源性风险并改善 IVF 结局。

第5章　男性生育力评估
Assessment of the Male Partner

Michael W. Witthaus　Jeanne O'Brien　著

王瑛琪　译　　吴香仪　校

不孕不育症在 20% 的夫妇中完全由男性因素造成，另外 30% 也与男性因素有关[1]。不孕不育症的定义是指在经过 12 个月的规律同房后女方未受孕。研究发现不孕症男性有潜在危及生命的风险，这使得评估更加重要[2]。

从事不育症治疗的泌尿科医生主要来自妇科医生和初级保健医生。大多数医学中心都有这样的泌尿科医生提供诊断和治疗服务，并与生殖内分泌专家和妇科医生一起合作，提供协同、专业的医疗服务。辅助生殖技术（ART）或医学辅助生殖（MAR）和显微外科技术的进步，使不育症的患者能够孕育后代。

男性不育症可由睾丸前性、睾丸性和睾丸后性病因引起。病史、体格检查、内分泌检查和放射检查可以帮助诊断和治疗。

一、评估

（一）病史和体格检查

男性生育力的影响因素包括勃起功能、精子发生、内分泌和射精情况。想要受孕必须要在排卵期同房，精子可在宫颈黏液中存活约 5 天[3]。为了确保女性生殖道中有足够的精子，建议患者在排卵期每 48 小时同房一次[4]。

焦虑和压力通常与不育症相关，男性患者通常会存在某种程度的勃起功能障碍，而无法妊娠的压力会使这种情况更加严重[5]。勃起功能障碍也可能继发于各种疾病或生活习惯，包括糖尿病、动脉粥样硬化、吸烟或吸毒、使用类固醇类药物，或有化疗和放疗史。既往的泌尿生殖道癌或骨盆手术病史也可能导致勃起功能障碍。

精子发生需要 2～74 天[6]。所以要在精液分析中反映疾病 / 损伤或治疗的结果，至少需要 52～72 天。

卵泡刺激素（FSH）作用于睾丸的间质细胞，间质细胞分泌睾酮，作用于精原细胞，刺激正常精子发生。FSH 水平升高表明睾丸功能异常。FSH 水平升高的原因有睾丸衰竭、基因异常和毒性暴露（包括放疗、化疗和高温）。以前，人们认为如果 FSH 是正常水平的 2 倍，很难在睾丸活检中发现精子[7]。这种情况随着新的显微手术技术［包括睾丸取精术（microscopic testicular sperm extraction，TESE）］的出现发生了改变[8]。FSH 仍被用作预测预后的指标。睾酮对性欲、勃起、精子发生都很重要，也用于指导治疗和评估治疗结果。

全面的病史应包括所有过去和当前与生殖功能相关的问题，包括既往全部妊娠史。从未使女性伴侣妊娠的男性患有原发性不育症，性伴侣有过妊娠史的男性患有继发性不育症。理想的同房频率是隔一天一次[9]。使用人工润滑剂，即使是水溶性或天然物质提取的，都可能会影响精子的活力[10]。

接触杀虫剂、化学品、有机溶剂或高温（日光浴者、厨师和铸造工人）可能是男性不育的重要原因。吸烟（烟草或毒品）可导致精子浓度降低（少精子症），并影响精子活力[11]。服用非法药物和酗酒会破坏下丘脑－垂体轴，继而损害睾丸功能。类固醇类药物滥用可抑制下丘脑－垂体－性腺轴，导致睾丸萎缩和少精子症或无精子症[12]。现已发现一些药物能影响精子的浓度和活力。有潜在危害的处方药和非处方药清单见表5-1。采集病史时应询问这些药物的使用情况。

表 5-1 导致不孕症的药理和环境因素	
己烯雌酚（DES）	钙通道阻滞药
辐射	铅
睾酮	香烟
化疗	乙醇
酮康唑	可卡因
高热	大麻
呋喃妥因	磺胺类药物
杀虫剂	溶剂

手术史应包括隐睾、尿道下裂、腹股沟疝和恶性肿瘤。隐睾症可导致少精子甚至无精子。尿道下裂、阴茎下弯畸形、疝修补的手术，以及膀胱颈、尿道、直肠或骨盆的任何手术，均可引起精液分析结果异常，并可损伤交感神经导致射精障碍。尿路狭窄和性传播疾病可能导致尿道和生殖道阻塞，从而减少精子数量。某些恶性肿瘤，包括霍奇金淋巴瘤和睾丸癌，通常与不育症和精子数量减少[13, 14]有关，这可能与疾病本身或与化疗、放疗和腹膜后淋巴结清扫等治疗相关。

系统回顾（review of systems，ROS）可以揭示男性不育的不常见原因。糖尿病可能与部分射精或逆行性射精、多发性硬化症伴射精受损、脊髓损伤伴勃起功能障碍相关。反复呼吸道感染可能提示患有原发性纤毛运动障碍（Kartagener 综合征），该疾病与不活动精子有关。嗅觉障碍可能表明性腺激素减退（Kallmann 综合征）。

男性泌尿生殖系统的全面检查至关重要。体格检查应在温暖的房间中以站立位进行，同时记录男性第二性征。男性乳房发育患者应询问吸毒史，并可由此排除催乳素瘤。正常睾丸大小在15～20ml，质地紧实，与大鱼际隆起接近[15]。睾丸体积测量模型可以更准确地评估睾丸大小[16]。触诊时发现附睾和输精管增厚都可能提示患有梗阻性不育症。排查精索静脉曲张应采取站立位检查。理论上，精索静脉曲张会通过增加睾丸温度或肾上腺代谢物逆流影响精子质量[17]。精索静脉曲张作为不育症的病因是有争议的，因为15% 生育力正常的男性都存在精索静脉曲张，高达70%的继发性不育症的男性也存在精索静脉曲张[18, 19]。78%～93% 的精索静脉曲张发生在左侧[20]。精索静脉曲张主要通过体格检查来分级，但如果触诊无法诊断也可以通过超声检查来辅助诊断。同样，也可以通过触诊来确诊输精管缺如[21]。输精管缺如可以是单侧也可以是双侧的，同时可能伴随其他泌尿生殖系统异常，如同侧肾脏缺如或附睾发育不完全[22]，因为这些结构均由中肾管发育演变而来。囊性纤维化（cystic fibrosis，CF）是双侧输精管缺如（congenital bilateral absence of the vas deferens，CBAVD）最常见的病因（80%），与先天性肾或附睾缺如无关[21, 23]。CBAVD 患者及其伴侣应接受有关 CF 基因突变的检测和咨询。

（二）实验室检查

精液分析是评估男性不育必须做的检查。WHO 建议对 2 次间隔 2 周，禁欲 2 天或 3 天的标本进行比对分析[24]。在用手淫法收集标本时不能使用润滑剂。正常精液标准参考《世界卫生组织人类精液分析实验室技术手册》（第 5 版）（表5-2）[19]。观察到多个参数异常是很常见的。精液量少的患者应及时取射精后几分钟内的尿液样本，观察尿液中是否存在精子。如果病史未提示梗阻但是尿液中存在精子则高度怀疑为逆行性射精。精液量少，同时射精后尿液中未发现精子可能提示射精管阻塞或射精管缺如。患者可行经直肠超声检查是否存在精囊扩张。

表 5-2 精液分析（WHO 标准）	
少精子症	精子＜2000 万 /ml
无精子症	精液中未见精子
畸形精子症	正常形态精子＜4%
弱精子症	前向运动精子＜40%
白细胞精液症（脓性精液症）	白细胞＞100 万 /ml

少精子症是指每次射精精子总数＜1000 万，无精子症是指精液中没有精子[19]。患有少精子症或无精子症的男性应进行激素检查，以明确精子量少的病因，病因有以下几种：①睾丸前性病因，下丘脑 – 垂体轴病变；②睾丸性病因，原发性睾丸功能衰竭；③睾丸后性病因，梗阻或生殖道缺失。治疗方案最终取决于三种病因的鉴别。一些患者无法明确病因，此类患者被诊断为特发性男性不育症（idiopathic male infertility，IMI），约占不育症患者的 30%[15]。IMI 患者一般采用经验性治疗，给予激素、抗氧化药或辅助生殖技术治疗[25]。

弱精子症提示精子活力差，常伴有其他精子异常情况[19]。非前向运动的精子可能是精子上附着有抗精子抗体或精子发生了凝集。精液分析中携带抗精子抗体的夫妇需要进行精子洗涤或宫腔内人工授精（intrauterine insemination，IUI）或体外受精（IVF）/卵质内单精子注射（intra cytoplasmic sperm injection，ICSI）[26]。

畸形精子症是指精子的形态异常，正常形态精子少于 4%[19]。这些精子会使卵子受精率降低。白细胞精液症（脓性精液症）只有在明确存在感染时才能使用抗生素治疗。如果精液分析结果未发现异常，还有一些检查可以评估精子功能，如使用电子显微镜观察不活动精子。常规不进行这类检查，一般这类情况会选择进行 IVF/ICSI 辅助生殖。

对男性不育症的全面评估应包括完整的诊疗和生殖病史、泌尿科医生（最好是男性生殖专科医生）的体格检查，以及至少 2 次的精液分析。

激素的结果需要结合病史和体格检查进行分析。近年来，激素检查成为诊断不育症的常规项目，包括 FSH、LH 和睾酮水平。这些检查有助于区分睾丸前性不育症和睾丸性不育症，但内分泌原因不是不育症的常见病因。对男性不育症患者的评估总结见图 5-1。

（三）放射学检查

如果检测到睾丸肿块，应提醒临床医生可能是癌症，应迅速地进行超声检查，不育可能是结肠癌的症状[27]。如前所述，经直肠超声提示精液量低，触诊时输精管正常。扩张的精囊＞AP 直径1.5cm 表示部分或完全阻塞[28]。未触及的精索静脉曲张临床意义不大，不需要行阴囊超声[29]。

异常的睾丸检查应提示立即进行阴囊超声检查，以消除可能预示癌症的睾丸肿块。

二、治疗

以体格检查、实验室评估和精液分析指导治疗。一些可以通过体格检查诊断的，如 CBAVD，可从患者的病史中分析逆行性射精的可能，并通过精液分析和射精后的尿液分析进行诊断。超声也可支持这一诊断，但不是金标准。精索静脉曲张可通过体格检查诊断，但 15% 的育龄男性均患有精索静脉曲张，所以有临床意义的精索静脉曲张需要结合精液分析诊断。男性不育症的鉴别诊断见表 5-3。

无精子症是指精液中不含精子，可由睾丸前性、睾丸性和睾丸后性三种病因引起。睾丸前性病因通过内分泌分析进行诊断[19]。高睾酮和低FSH、LH 可能与类固醇类药物使用相关[30]。低

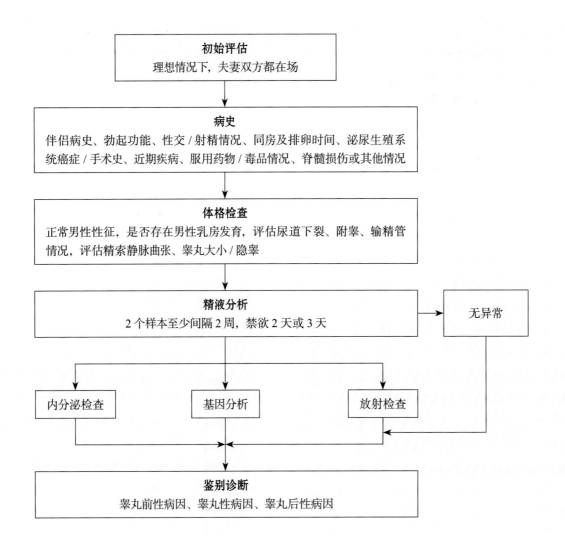

▲ 图 5-1 男性不育症评估

FSH、LH 和睾酮、催乳素可能提示为催乳素瘤，需要进行磁共振成像（MRI）评估。睾丸性病因可能是隐睾症、病毒性睾丸炎、创伤、感染和毒素中毒。根据患者的病史及体格检查进行鉴别诊断。治疗方案依赖于诊断，但睾丸原因除外。除精索静脉曲张外，睾丸性病因几乎无法治疗。当不能通过体格检查、精液分析和内分泌检查进行诊断时，可以进行睾丸活检。

许多夫妇都需要先进的医疗辅助生殖（MAR）技术才能成功妊娠。精索静脉曲张的手术可以治疗 55% 的无精子症[31]。所有程度的精索静脉曲张术后妊娠率可高达 40%，Meta 分析数据显示，可触及的精索静脉曲张和至少一个精液参数异常的患者成功率最高[32, 33]。存在生殖道梗阻的无精子症患者，激素检查及睾丸检查均正常。精液分析、内分泌检查和体格检查有助于诊断。虽然经直肠超声（transrectal ultrasound，TRUS）可以诊断生殖道梗阻，但不绝对[34]。这些患者可行手术治疗，手术方式包括输精管吻合术、睾丸显微取精术（micro TESE）、活检术或附睾穿刺抽吸取精术。

三、预后评估

在任何药物或手术治疗后 3 个月，应复查精液分析。若手术后 1 年、药物治疗后 1～2 个精子发生周期没有改善，临床医生应建议不孕夫妇尝试 ART、供者精子或领养。

表 5-3　男性不育症的鉴别诊断	
睾丸前性病因	• 低促性腺激素性性腺功能减退症 • Kallmann 综合征 • 单纯卵泡刺激素缺乏症 • 类固醇类药物 • 过量催乳素 • 其他药物 / 环境因素
睾丸性病因	• Klinefelter 综合征 • Noonan 综合征 • 囊性纤维化特征 / 疾病 • 唯支持细胞综合征 • 肌强直性营养不良 • 外染色体微缺失 • 性腺毒素 • Kartagener 综合征 • 病毒性睾丸炎 • 抗精子抗体 • 睾丸癌 • 特发性（占不育症 25%）
睾丸后性病因	• 生殖道梗阻 　- 双侧输精管缺如 　- 射精管梗阻 　- 输精管切除术后 • 逆行性射精 　- 既往手术史（RPLND） 　- 多发性硬化 　- 糖尿病 • 射精障碍 　- 脊髓损伤 　- RPLND 　- 肌强直性营养不良 　- 糖尿病

四、治疗不育症的其他内外科方法

逆行性射精通常通过拟交感神经药物试验（麻黄碱、伪麻黄碱）进行治疗，还可以通过口服碳酸氢钠碱化尿液，随后从尿液样本中提取精子用于 MAR。

脊髓损伤所致射精障碍可通过电刺激阴茎龟头或前列腺 / 精囊进行治疗。影响生育的尿道狭窄需要通过狭窄消融或尿道重建修复进行治疗。

第二篇　促排卵和卵子获取
Ovarian Stimulation and Egg Retrieval

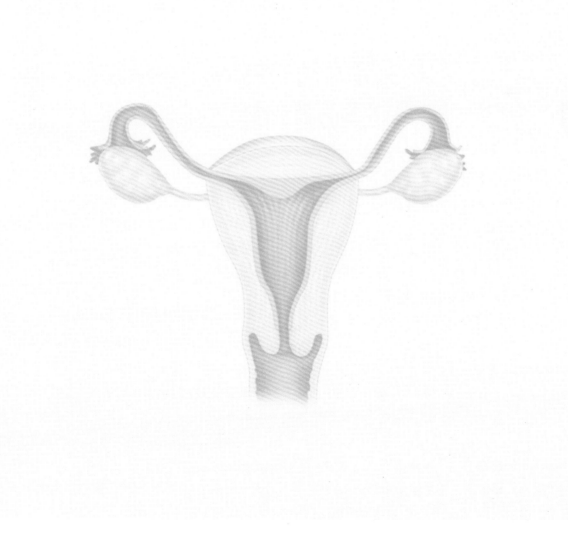

第6章 对宫腔内人工授精结果的分析与改进方法
Analyses and Approaches to Improve IUI Outcome

Gulam Bahadur Roy Homburg Mariusz Łukaszuk Kanna Jayaprakasan 著

王瑛琪 译   吴香仪 校

1962 年出现了采用宫腔内人工授精（intrauterine insemination，IUI）治疗不孕不育[1]。IUI 治疗的成本比体外受精（IVF）更低，而且治疗的有创性更小，每个周期的成功率也在可接受范围内。许多生殖医生因成功率较低和收益较少忽视了 IUI，权威经济数据表明将 IUI 作为初始治疗方案是性价比最高的[2,3]。

对于需要接受人工辅助生殖的患者来说，IUI 比 IVF 费用更低。比较每个成功周期的平均费用，IUI 为 5070 欧元，IVF 为 7187 欧元，每个成功周期 IVF 的成本效益为 43 375 欧元[3]。2016—2017 年，英国患者和英国护理委员会（Care Commissioning Group，CCG）花在每个 IVF 周期的成本为 3800～6500 英镑，而每个 IUI 周期成本为 800～1300 英镑。

如果提升精子质量，那么每对夫妇整个 IUI 周期和促排卵的花费能节省 645～7500 欧元。IUI 极大地减轻了患者的经济负担。尽管适用于 IUI 治疗的精液要求是"精液优化后活动精子数量＞100 万"[5]，但 IUI 对于精液优化后活动精子数量＞300 万的患者来说性价比更高。当患者精液中活动精子总数（total motile sperm count，TMSC）＞300 万[6] 时更适合选择 IUI，TMSC＞500 万时效果更好[7]。

欧洲每年启动超过 144 000 个 IUI 周期，帮助了约 32 000 对不孕不育夫妇（2000—2002 年），每年可节省治疗费用超过 2000 万欧元[4]。因此，有必要优化当前指南的进展和实施[4]。

当前关于促性腺激素和氯米芬（clomiphene citrate，CC）的使用存在误解。CC 的价格更低，但还需要计算成功活产过程中更多的花费（会诊、基线检查、多次超声检查和排卵监测）。除了心理压力，还要考虑多胎、胎儿异常和周期失败的花费。

英国牛津大学循证医学中心的一位非生殖专家独立进行的循证研究报道显示了自然周期中 IUI 对活产率的影响：在 396 对夫妇的对照研究中，与自然受孕和促排卵相比，IUI 优势比为 1.95，（95%CI 1.10～3.44）[8]。这与对活产率的影响形成了对比，例如与第 2～3 天无损伤相比，子宫内膜搔刮的相对风险为 1.42（95%CI 1.08～1.85）[8]。与子宫内膜搔刮相比，IUI 在临床中更有优势，但尽管如此，人们还是更倾向于实践支持不足的 IVF 附加技术。

一、宫腔内人工授精治疗指征

在考虑进行医学辅助生殖（MAR）时，有必要在高妊娠率的同时提供可接受的低多胎妊娠率，以降低卵巢过度刺激综合征（OHSS）的风险。为了避免伤害患者或胎儿还需要进行个体风险评估。

方案可以灵活调整，最重要的是采用最优的选择，但评估的难点在于没有 IUI 的标准操作规程。为了确保患者安全，在任何治疗前，应告知患者他们可做的选择和存在的风险。

一个 IUI 周期最好促排 2 个卵泡，此时妊娠率可比单卵泡周期增加 3.4 倍[9]。精确的卵泡监测可以分别降低单卵泡生长和多卵泡生长的多胎妊娠率至 0.3% 和 2.8%[10]。促排卵刺激 2 个、3 个和 4 个卵泡，多胎妊娠率分别增加了 6%、14% 和 10%[10]。

IUI 治疗旨在提高健康精子以最佳浓度到达输卵管壶腹部的可能性，以便成功完成授精。对于怀疑有宫颈黏液问题的女性患者，IUI 可以规避宫颈因素影响。IUI 之前常用于不明原因、轻度男性因素和轻度子宫内膜异位症患者，是女性至少有一侧输卵管通畅常且男性精液 TMSC>300 万 /ml 患者的初始治疗方案。IUI 的禁忌证包括双侧输卵管梗阻、中度至重度少弱精子症、宫颈炎或子宫内膜炎。

二、宫腔内人工授精流程和授精方法

（一）授精方式

人工授精的主要目标是将高度活动的精子尽可能近地输送到排卵部位。宫颈内人工授精（intra-cervical insemination，ICI）很少用于有不孕症病史的患者。

IUI 主要使用优化处理过的精子样本，用软尖导管并不会增加 IUI 活产率[11]。

（二）促排卵方法

现有多种 IUI 治疗的促排卵方案，但目前尚不清楚哪种方案或剂量最经济可行。根据 Cochran 的一篇综述，虽然缺乏强有力的证据，但提示使用促性腺激素促排卵可能是最可行的[12]。虽然建议使用低剂量方案来降低 OHSS 和多胎妊娠风险，但对于需要提前终止促排卵的个性化诊疗的作用如何，目前证据不足[12]。

CC 是一种常用的促排卵药物。与 CC 相比，IUI 中使用人类绝经期促性腺激素（human menopausal gonadotropin，hMG）的妊娠率和活产率都更高[13, 14]，hMG 的相对足月妊娠率为 2.10

（95%CI 0.77～5.73）[13]。用来曲唑或 CC 促排卵，以减少 IUI 前促性腺激素的剂量，可以降低促排卵方案的费用[15]。

研究表明 IUI 使用 hMG 促排卵相比于使用 CC，妊娠率显著升高（OR=0.44，95%CI 0.19～0.99）。CC 方案每个周期的平均妊娠率为 8%，促性腺激素方案为 25%[17]。每个周期使用 75～150U hMG 或 CC 的妊娠率分别为 13%～20% 和 4%～7%[16, 18, 19]。

另一项前瞻性研究[20] 表明，使用促性腺激素释放激素（GnRH）拮抗药对活产率有积极的影响，特别是多卵泡促排卵时[20]。这一组报道的每个周期的总活产率为 11.4%（各中心之间的比率范围为 8.4%～17.6%），实际差异源自 GnRH 拮抗药的使用（使用的为 15.2%，未使用的为 9.4%）和成熟卵泡募集的数量（1 个为 9.4%，2 个为 15.2%），两者对分娩率均有统计学上的显著影响[20]。

（三）促性腺激素超促排卵

低剂量促性腺激素（50～75U/d）促排卵能够控制卵巢过度刺激，尤其是双促排，可达到高妊娠率的同时降低多胎妊娠风险。IUI 的双促排周期可能会提高妊娠率，其中妊娠率与成熟卵泡募集的数量成正比（募集 1 个为 9.4%、募集 2 个15.2%）[20]。

一些中心所使用的促性腺激素的剂量高于卵巢促排卵的标准剂量。最近在我们一个中心对 170 个周期的回顾显示，使用 150U hMG（隔日）+ 50mg CC（每日）促排单个卵泡（31.5%）、2 个卵泡（46%）和 3 个卵泡（22.5%）的周期，妊娠率分别为 18%、18%（三组双胞胎）和 26%（无多胞胎）。发育的卵泡数量取决于 BMI 和年龄因素。多卵泡环境对 IUI 更有利。

在对 27 项研究的回顾中，发现进行 IUI 和促性腺激素促排卵后，每个周期的妊娠率从 8% 提高到 18%[21]。在另一项试验中，IUI 提高了 CC 与促性腺激素联合促排卵周期中的生育力[22]。联合方案促排卵在解决一些不明原因不孕症时颇有优势。

在我们最近的 35—40 岁女性的 67 个周期中，使用方案为 150～225U hMG+50mg CC，每个周期的妊娠率为 27%。

（四）芳香化酶抑制药

在一项 RCT 中，促性腺激素、CC 和来曲唑方案的临床妊娠率分别为 35.5%、28.3% 和 22.4%，活产率分别为 32.2%、23.3% 和 18.7%。使用来曲唑的妊娠率低于使用促性腺激素或 CC（P=0.003）或单独使用促性腺激素（P<0.001）的妊娠率，但不低于单独使用 CC 的妊娠率（P=0.10）[23]。

芳香化酶抑制药可以抑制雌激素合成，诱导雌激素产生负反馈，从而导致内源性 FSH 分泌增加。此外，通过抑制雄激素转化为雌激素，积累的雄激素可能会增加卵泡对 FSH 的敏感性。这种方案有可能降低 FSH 的治疗成本，并用于那些需要高剂量 FSH 促排卵的低反应患者[24]。

三、什么是有效的

在专注于 IUI 的中心，每个周期的持续妊娠率可达 32.6%（43/132）[25]。在大多数常规治疗的不孕症亚组中，使用 hMG-IUI 治疗后的妊娠率接近 IVF。因此，作者建议大多数不孕症患者应在转诊 IVF 之前先接受 hMG-IUI 治疗[25]。一项使用重组人促卵泡激素（rFSH）的多中心 RCT 证明，我们需要为患者量身订制治疗方案[26]。

在这项研究中，患者被给予"个体化"剂量（n=113）或"标准"剂量（n=115）（分别为 50～100U/d rFSH 和 75U/d rFSH）。"个体化"剂量是基于患者的 BMI 和窦卵泡数绘制的列线图而制订的，最终 70% 的患者发育出 2～3 个卵泡，相比之下，"标准"剂量组中 56% 的患者发育出 2～3 个卵泡（95%CI 2～26，P=0.03）。多卵泡发育的患者中，2 个卵泡发育者在"个体化"组中占 58%，在"标准"组中占 53%（P=0.54）。"个体化"组和"标准"组的持续妊娠率分别为 20% 和 18%，多胎妊娠率分别为 1% 和 4%（P=0.21）。因此，相

较于标准剂量，根据列线图制订个体化的给药剂量是有益的[26]。

（一）黄体支持

促排卵联合 IUI 是一种方便的治疗不孕症的方法，成功率为每周期 11%。方案常规使用黄体支持，尽管证据有限。在接受促性腺激素促排卵时，黄体支持显著增加 IUI 术后的活产率，在接受 CC 诱导排卵的周期效果不明显[27]。

在最近对 2842 例接受 4065 个周期的患者进行的系统回顾中，IUI 周期中黄体支持对使用促性腺激素进行促排卵（OI）的患者是有利的。黄体支持对接受 CC 或 CC 联合促性腺激素促排卵的患者无效。接受促性腺激素治疗的患者补充黄体酮的临床妊娠率（RR=1.56，95%CI 1.21～2.02）和活产率（RR=1.77，95%CI 1.30～2.42）更高。这些结果在每个 IUI 周期的活产率分析中持续存在（RR=1.59，95%CI 1.24～2.04）。对于使用 CC（RR=0.85，95%CI 0.52～1.41）或 CC 联合促性腺激素（RR=1.26，95%CI 0.90～1.76）促排卵方案的患者，补充黄体酮没有意义。

在高反应患者的刺激周期中使用 GnRH 激动药扳机，促进卵泡最终成熟，可收获良好的妊娠结局并且不发生 OHSS[28]，但容易导致多胎妊娠。因此，在 IUI 之前需要进行风险评估[29]。

使用醋酸亮丙瑞林（leuprolide acetate，LA）可导致促性腺激素激增，FSH 促排卵患者使用 LA 方法可以改善 IUI 结局。一项研究观察到，当发现一个直径≥16mm 的卵泡时，使用 2 支 LA 皮下注射（s.c.）或 7500U 人绒毛膜促性腺激素（hCG）肌内注射（i.m.）后，观察出现至少一个直径为 18mm 的卵泡，同时每个卵泡雌二醇水平达到 120pg/ml。每个周期开始的妊娠率分别为 17.3%（hCG）和 27.3%（LA）（P=0.0007），流产率分别为 22.2%（hCG）和 4.5%（LA）[30]。

（二）宫腔内人工授精操作的异质性

同时使用低剂量的 r-FSH 和 CC 性价比较高，

还能预防发生多胎妊娠[31]。在使用 rFSH 的方案中（75U/d 与 150U/d），使用 150U/d 剂量的患者明显妊娠率更高，而多胎妊娠率和 OHSS 率均没有显著上升。多卵泡发育与 150U/d 的用量相关[32]。抗米勒管激素（AMH）在 IUI 中的应用较少，但可作为调整药物刺激剂量的基础[33]。

欧洲人类生殖与胚胎学会（ESHRE）关于 IUI 的研究，给予用 CC 促排卵的 IUI 总体否定的评价，其每个周期的平均妊娠率为 7%[5]。FSH 促排卵的 IUI 治疗效果仅稍好一些，每个周期的妊娠率为 12%，但多胎出生率平均为 13%。这项研究得出的结论是，IUI 的治疗效果中规中矩，多胎妊娠率高，这意味着它只不过是 IVF 治疗的低质量替代品。然而，本研究的问题在于，样本包含 >3 个卵泡的 IUI 治疗周期患者，本身就是多胎妊娠的高风险人群。此外，大多数数据均来自没有动力改进 IUI 程序的 IVF 中心[5]。

（三）周期数量

在停止 IUI 或改为进行 IVF 之前，要连续进行多少个 IUI 周期，至今无定论。许多中心建议进行 6 个周期[11, 34]，一份报道显示，他们大多数都在第 5 个周期妊娠［10.8%（95%CI 6.6~17）］。有必要通过增加促性腺激素的剂量来实现双卵泡或三卵泡[34]。因此，提供 6 个周期的 IUI 是合理的。

（四）授精的时间

IUI 成功最重要的决定因素是排卵扳机和实际 IUI 治疗的时间。

尽管最佳的 IUI 时间为扳机后 30h，但大多数 IUI 在扳机后 32~36h 进行[7]。根据优势卵泡直径的不同，CC 周期和 hMG 周期扳机的时间也不同。例如，在 CC 周期中，优势卵泡直径达 20mm 时是 hCG 扳机的最佳时间，而在 hMG 周期中，扳机的最佳时间为优势卵泡直径达 18mm 时[35]。

在 25%~30% 的 IUI 促排卵周期中，可能会过早出现黄体生成素（LH）高峰，干扰进行 IUI 的时间选择[36]。LH 高峰是黄体化、卵母细胞正常成熟和排卵所必需的。虽然 GnRH 拮抗药可用于防止过早黄体化，但在某些情况下，当卵泡达 17mm 时，IUI 应延迟到下周进行，在 IUI 周期中常规使用 GnRH 拮抗药不会增加妊娠率[37]。

（五）时机和促排卵

在没有任何药物刺激的情况下，应每天监测 LH 水平，以获得更高的妊娠率[38]。一旦检测到 LH 升高，IUI 应在第 2 天进行，而不是 2 天后进行，两者达到临床妊娠的风险比为 1.78（95%CI 1.11~2.88），妊娠率分别为 20.5% 和 12.2%[38]。利用这些数据，通过在 LH 上升后的第 2 天进行 IUI 治疗，而不是 2 天后，每 12 个 IUI 周期可以获得一次额外的临床妊娠。

一项针对 1257 个 COH-IUI 周期[39]的前瞻性 RCT 随机将患者分为"单"IUI 组（hCG 给药后 34h 接受单次授精）和"双"IUI 组（hCG 给药后 18~24h 和 36~48h 接受 2 次授精）。双 IUI 组中男性不育因素的妊娠率明显优于单 IUI 组（19.9% vs. 11.1%，$P < 0.05$）[39]。

另一项比较了使用促性腺激素促排卵方案或者存在排卵功能障碍和男方不育因素的研究，印证了双 IUI 治疗的好处[40]。在本报道中，999 个单 IUI 周期中的 508 对夫妇产生了 110 例临床妊娠（妊娠率为 11.0%），而 277 个双 IUI 周期中的 174 对夫妇产生了 45 例临床妊娠（16.2%，$P < 0.004$）。根据诊断类别，其中注明了单 IUI 组和双 IUI 组的生育力差异（排卵障碍，12.9% vs. 19.5%，$P < 0.048$；男性因素，7.9% vs. 17.5%，$P < 0.030$）和排卵方案（CC-Gn-hCG，13.0% vs. 21.3%，$P < 0.031$；L-Gn-hCG，4.2% vs. 25.0%，$P < 0.002$）[40]。

（六）连续射精在宫腔内人工授精中的应用

我们引入了一种特殊的方法来克服男性因素的问题，即"连续射精"，这与"连续 IUI"不同。事先告知男方适合做 IUI，然后实验室对精子样本进行处理，以便为 IUI 提供 >500 万个活动精子。

基于之前优化后精液中活动精子的数量，可

以预测未优化的精液是否能提供 IUI 所需的最少精子量。在预期不足的情况下时，可以要求男方立即再进行一次射精获取精液[7]。最简单的方法是确定精液中含有的活动精子是否≤1000 万。在这种情况下，就需要进行连续射精。

这样那些原本被认为适合 IVF/ICSI 的患者实际上也适合进行 IUI。这一方法从未被公开提出过，但其是解决男性因素不育症的一种非常强大和独特的方法。

在这些案例中，受孕的唯一的障碍是男方精液中没有足够数量的活动性精子，因此，如果能够克服这一限速步骤，女方会很快受孕。最初的报道表明，连续射精的应用能使少精子症的男性的精液达到正常精液水平。

从我们的研究来看，单次射精组的妊娠率为23%，而连续射精组的妊娠率为 19%，总体妊娠率为 20.5%。表 6-1 和表 6-2 突出显示了连续射精的精液参数差异，与经典教学案例不同，令人惊讶。

认识到连续射精的价值是我们深入了解和治疗男性不育症的一项重大飞跃。建议对连续射精进行常规分析，特别是对受精很重要的快速前向运动精子的百分比。

表 6-1 宫腔内人工授精中低生育力男性首次和连续射精精液的精子质量和妊娠率		
参 数	平 均		成对差异
	样品 1	样品 2	平均值 ±SEM
禁欲	4.4 天	0.65h	—
体积（ml）	2.7	1.1	1.61±0.14
浓度（×10⁶/ml）	17.8	19.7	1.9±1.7
黏度（% High）	25%	39%	14%±5.6%
正常形态	6.1%	7.3%	1.1%±0.8%
快速运动	8.8%	26.5%	17.8±1.6*

样品 1 为首次射精精液；样品 2 为连续射精精液
*. P<0.001

表 6-2 连续和单次射精的妊娠率				
	未妊娠		妊 娠	
单次射精	37	77%	11	23%
连续射精	56	81%	13	19%
总体	93	79.50%	24	20.50%

Pearson chi²=0.2884; P=0.591
单次射精组妊娠率为 23%，连续射精组妊娠率为 19%，总妊娠率为 20.5%

（七）宫腔内人工授精的周末管理

IUI 的周末管理将影响整体结果。因此，对于没有提供 7 天服务的中心，就会存在周末进行 IUI 的问题，以及要考虑如何避免。

对于促排卵的 IUI 周期，当周五超声发现一个或多个直径为 15～16mm 的卵泡，应在 72h 后（周末）进行授精时，在注射 hCG 之前可以一直给予 GnRH 拮抗药。这样就可以周一再进行 IUI 了。

通过回顾标准组 IUI 和"无周末"组 IUI 的成功率，已经证实了这种方法[41]。无周末妊娠组（15.7%）和标准组（16.5%）的每周期妊娠率相似，且 OHSS 和多胎妊娠率无差异。由于延长了使用促排卵药物的时间，相比之下"无周末"组雌二醇水平较高。

因此，GnRH 拮抗药可以控制卵泡生成，从而避免周末进行 IUI，而不明显降低妊娠率[41]。在一项研究中，分别在 hCG 注射后 26～28h 和 36～38h 进行 IUI。两组患者建议在 12～18h 内定时同房[42]。经对比，两组患者直径>17mm 的卵泡数没有显著差异（23.6% 和 23.4%）。

这两种方案实施 IUI 的时间不同，但结局相似，这为临床医生提供了选择余地。在促排卵的 IUI 周期中，选择适宜的方案可以避免在周末和节假日安排不必要的临床和实验室工作。

（八）单侧输卵管堵塞

存在单侧输卵管堵塞时，如果卵巢排卵后，由对侧输卵管释放，才可能妊娠[43]。单侧输卵管堵塞的患者实施 3 个 IUI 周期后的累计妊娠率（cumulative pregnancy rate，CPR）为 26.3%（10/38），而输卵管正常者的 CPR 为 44.7%（55/123）（P=0.043）。

另一项促排卵的 IUI 周期研究显示，单侧输卵管堵塞组（17.3%）和对照组（18.9%）每个周期的妊娠率没有显著差异。如果患者有近端输卵管堵塞（21.7%）、中远端输卵管堵塞（12.5%）或不明原因的不孕症（18.9%），则妊娠率没有统计学意义[44]。

（九）宫腔内人工授精的授精量

宫腔内的授精量至今仍未得到充分研究，但这是成功最重要的因素之一，对明确实施 IUI 优化后的精液的可损失量及宫腔容纳量有重要意义。在输卵管精子灌注（fallopian tube sperm perfusion，FSP）时，可以灌注 4ml，而在 IUI 时，通常注射量为 0.2~0.5ml。

一项 FSP 研究将女方随机分配到 1 组（用 Foley 导管行 FSP 灌注 4ml）和 2 组（标准 IUI 注射 0.5ml）（两组均为 60 例）[45]。结果衡量的主要指标是 CPR。第 1 组的 CPR 明显高于第 2 组［16 例（26.7%）和 7 例（11.7%）；P<0.04］。虽然 FSP 似乎是一种治疗轻度至中度男性不育症的有效方法，但明显 FSP 需要更大的灌注量。我们一般使用 1ml，缓慢小心地实施授精以减少溢出和倒流。以往失败的周期提示我们关注保留和倒流量。使用 IUI 后建议卧床休息 15min[45]。

四、总结

由于从未分析过 CC 促排 IUI 周期的最佳扳机时间，直到最近才发现 hMG 和 CC 促排卵周期卵泡大小的差异。

生殖中心需要一个数据库来实时查看进展。IUI 成功最重要的因素是，患者治疗周期的方案和安排，治疗周期中每个方面都应该有详细的规划和记录。我们应该回顾 IVF 是如何发展起来的，

它依赖于大量的 IUI 病例快速同步给 IVF，这对患者是不公平和不道德的。

有许多研究有很好的 CPR，我们应该学习。150U hMG 和 10 000U hCG 促排卵方案的每个周期似乎有较高的 CPR，在 13%~20%，而 CC 促排卵周期的 CPR 不高，可能与缺少方案优化有关。在未来，AMH 应用在 IUI 周期，来衡量促性腺激素的用量。

对于子宫内膜较薄（<8mm）的 IUI 患者，低剂量阿司匹林疗法可以获得更高的 CPR（使用后 18.4% 和未使用 9.0%）[46]。超声引导下的 IUI 似乎没有什么益处[47]。实验室的精液制备是至关重要的，因为这将决定是否有足够的活动精子用于 IUI，处理不当会使精液中精子量减少。

当前我们需要建立最有效的精液处理流程。这包括最佳禁欲时间[7]、射精和精子处理之间的间隔时间、制备方法、精子制备和授精之间的间隔时间、离心时的温度、离心速度、离心管的负荷量和等待授精时精液的储存温度等。

精液收集与授精、精液收集与处理，以及精液处理与授精之间的时间间隔不同，它们所产生的影响，需要进一步评估和研究[48, 49]。与较长的时间间隔相比，在精液收集后的 90min 内实施 IUI 的周期的 CPR 更高（对比 91~120min 和＞120min）[48]，但另一项研究报道两者没有差异[49]。在高效的 IUI 中心，精子制备在液化后立刻开始，在 0.5h 内实施 IUI，最多不超过制备后的 1h。在等待实施 IUI 时，样品应保存在 37℃的培养箱中。

五、结论

如果每个 IUI 周期能得到不断优化，IUI 的未来是有希望的，特别是大多数 hMG 促排卵周期一般会促排 2 个卵泡，而如果出现超过 3 个及以上成熟卵泡，则应严格终止，以减少多胎妊娠。没有证据表明多胎妊娠归咎于 IUI，因为其活产报道很少。反而大多数多胎妊娠是由 IVF 产生的。

"连续射精"是一个新的概念。这表明，男性

生育力较低可用更简单的方法解决，夫妻双方也可根据意愿，选择治疗方案。虽然很少有证据支撑应该实施黄体支持，但它是无害的，而且经常在治疗中使用。

评估结果的标准越来越明确，关注 IUI 的成功率以及重新关注和优化 IUI 程序具有重要的社会意义。为了使患者可更好地接受 IVF 治疗，存在严重的 IUI 排斥现象。

对于 35—40 岁的患者，联合使用 hMG 和 CC 值得提倡，这种方案每个周期的 CPR 为 27%。对于患者来说，最受益的是有创性最小、心理压力最低的手术，它可使全球更多低生育力人群受益。

第7章　来曲唑在生育治疗方面的应用
Letrozole in Fertility Therapy

Monique Marguerie　Mohamed Bedaiwy　著

李佳璐　译　　李娇生　校

排卵障碍是世界范围内不孕不育的主要原因。我们在通过诱导排卵来促孕这一研究方向上做出了重大努力。40多年来，抗雌激素药物氯米芬（clomiphene citrate，CC）[1]一直被认为是促排卵的金标准用药。CC已被证实能诱导60%～80%的接受治疗的女性成功排卵[2]。然而，据观察，只有累计20%～30%的女性成功妊娠[3,4]。氯米芬的不足被认为是由于其对子宫内膜和宫颈黏液的抗雌激素作用及其引起的黄体期异常[5]。这促使人们寻找新的替代品来替代CC。

来曲唑是一种第三代芳香化酶抑制药（aromatase inhibitor，AI），是一种较新的、安全的口服药物，且有大量证据表明它在促排卵（ovulation induction，OI）和实现妊娠方面的效果优于氯米芬。第三代芳香化酶抑制药最初被用于绝经后乳腺癌的治疗，现在已获得美国食品药品管理局（FDA）批准作为治疗雌激素受体阳性乳腺癌[6]的一线辅助治疗。尽管阿纳曲唑也在上述类似的背景下被研究，但来曲唑用于促排卵方面的研究报道更多，更为大众所熟知[7,8]。

2001年，Mitwally和Casper首次提出，来曲唑可作为一种可行的促排卵药，因为他们发现之前接受过皮下CC治疗的患者的子宫内膜明显变薄[9]。他们也是第一个证明，在未接受系统治疗患者和对CC耐药患者中，来曲唑无效[5-10]。

尽管有大量证据支持来曲唑用于促排卵（OI）的有效性和安全性，但在临床应用初期，来曲唑的应用推行十分缓慢。这其中的部分原因可能是来曲唑在OI治疗过程中药物禁忌证的过早提出[11]。来曲唑目前已被证实具有很强的安全性，这些趋势正在慢慢开始改变。2017年3月，加拿大生殖与男科协会（Canadian Fertility and Andrology Society，CFAS）和加拿大妇产科医师协会（Society of Obstetricians and Gynaecologists of Canada，SOGC）在其联合立场声明称：来曲唑是氯米芬的安全有效的替代品[12]（表7-1）。这一声明取代了2017年早些时候的一项声明，即唯一的是氯米芬制造商已经停止生产该药物，他们的供应可能会在2017年底前耗尽。由于临床实践面临这些压力，来曲唑将在未来几年更多地融入临床实践。

当夫妇们与不孕症做斗争时，他们有许多不同的治疗方案可选择。一般来说，第一种治疗方案是诱导排卵，若失败则可以进行宫腔内人工授精（intrauterine insemination，IUI），然后进行体外受精（in vitro fertilization，IVF）或卵质内单精子注射（intracytoplasmic sperm injection，ICSI）。不孕症可能是许多原因的结果，包括无排卵性不孕症，如多囊卵巢综合征（polycystic ovarian syndrome，PCOS）、子宫内膜异位症，或不明原因引起的不孕症。来曲唑已经在上述提到的所有情况下都进行了相关研究，它可以作为单一治疗或与其他药物联合治疗（图7-1）。本章的目的是回顾来曲唑在促排卵和生育治疗中的潜在应用。

表 7-1 来曲唑用于辅助生殖的声明和指南			
机 构	年 份	标 题	陈述摘要 / 相关要点
加拿大卫生部[11]	2005	绝经前女性服用来曲唑禁忌证的重要安全信息	• 绝经前女性、孕妇和哺乳期女性禁用来曲唑。因为它有胎儿和母体毒性，并有发生胎儿畸形的风险
阿姆斯特丹欧洲人类生殖与胚胎学会 / 美国生殖医学学会赞助的 PCOS 共识研讨会小组[13]	2008	多囊卵巢综合征（PCOS）相关不孕症治疗共识	• PCOS 患者的一线治疗药物是氯米芬（CC） • 二甲双胍只能用于患有葡萄糖不耐受的 PCOS 患者 • 虽然初步研究表明来曲唑可能与 CC 一样有效，但没有足够的证据推荐使用芳香化酶抑制药（AI）诱导 PCOS 患者排卵 • 如果了解了所有风险和益处，也可以考虑超适应证使用
加拿大妇产科医师协会[14]	2010	加拿大妇产科医师协会临床实践指南第 242 号：多囊卵巢综合征的排卵诱导研究	• 减肥和改变生活方式是 PCOS 患者的一线治疗方案 • CC 是诱导排卵的一线治疗方案，也是促性腺激素二线治疗方案 • 研究表明应用 AI 很有希望成为新的药物治疗方案，但在获得加拿大卫生部批准之前，应谨慎使用 AI
英国国家健康与护理卓越研究所[15]	2013	生育问题：评估和治疗临床指南第 156 号	• 不明原因不孕症患者不推荐应用 CC、来曲唑等卵巢刺激药物 • 对子宫内膜异位症进行药物治疗并不能提高生育力，也不应该提供该项治疗 • CC、二甲双胍或两者联合是世界卫生组织 II 组排卵障碍的一线治疗方案 • 与 CC 相比，来曲唑并不会导致更多的单胎出生 • 来曲唑导致的临床妊娠明显多于 CC • 在接受来曲唑与 CC 治疗的患者中，多胎妊娠和流产的数量没有显著差异
欧洲人类生殖与胚胎学会[16]	2014	欧洲人类生殖与胚胎学会指南：子宫内膜异位症女性的管理	• AI 可用于治疗对内科、外科以及其他激素治疗无效的已引起疼痛症状的子宫内膜异位症患者 • 不推荐应用激素疗法来抑制子宫内膜异位症患者卵巢功能以改善其生育力，因为没有证据表明激素对子宫内膜异位症有任何益处 • 激素治疗不推荐作为子宫内膜异位症手术的辅助治疗，因为没有足够的证据表明这对增加自发性妊娠率有积极的益处
美国妇产科医师协会[17]	2016	美国妇产科医师学会委员会意见 第 663 号：芳香化酶抑制药在妇科实践中的应用	• 来曲唑是 PCOS 和 BMI>30kg/m² 患者的一线治疗药物 • 来曲唑与孕激素联合应用有助于治疗子宫内膜异位症引起的疼痛症状 • 与三苯氧胺治疗相比，AI 可以降低患者的子宫内膜癌的发生率、血栓形成率以及阴道出血率 • 数据表明，与来曲唑相比，促性腺激素导致的不明原因不孕症的出生率和多胎妊娠率更高 • 我们需要进行更多的研究来评估来曲唑或 CC 在治疗不明原因生育方面是否有效
加拿大生殖与男科协会年会 – 加拿大妇产科医师协会联合声明[12]	2017	加拿大生殖与男科协会年会 – 加拿大妇产科医师协会关于使用来曲唑治疗不孕症的联合立场声明	• 在排卵障碍患者中，来曲唑比 CC 更有效 • 来曲唑在诱导非显性不孕症排卵方面与 CC 相当，但在效果方面不如促性腺激素 • 目前，已经有重要的研究支持来曲唑用于诱导排卵过程中的安全性，但还没有证据表明应用来曲唑会增加先天畸形的发生率

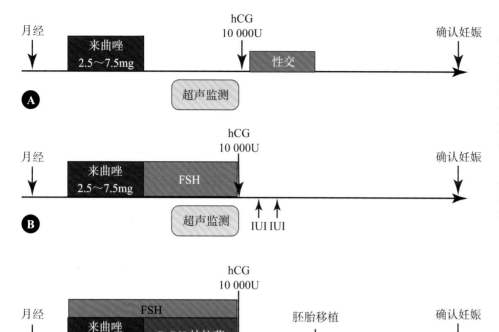

◀ 图 7-1　来曲唑的治疗计划示例

这些计划代表了用于诱导排卵和辅助生殖技术的来曲唑治疗方案，但并不代表所有使用的方案。不同研究的剂量和计划有所不同。A. 代表排卵诱导周期，然后是时间间隔；B. 代表宫腔内人工授精（IUI）后控制排卵刺激；C. 代表来曲唑和卵泡刺激素（FSH）联合治疗的体外受精

一、药理学

芳香化酶是细胞色素 P_{450} 含造血素酶复合体超家族的成员之一，负责雄烯二酮转化为雌酮和雌二醇。顾名思义，芳香化酶抑制药（aromatase inhibitor，AI）是通过竞争性结合到膜复合物的活性部位来抑制芳香化酶，从而导致循环中的雌激素水平较低。这种低雌激素状态释放了循环雌激素对中枢促性腺激素释放的负反馈，从而促进了卵泡的生长[9, 18]。

与 CC[22, 23] 相比，来曲唑的半衰期相对较短，约为 45h[19, 20]。它能将血清雌激素降低 97%～99%[21]，同时对雌激素敏感组织产生的负面影响最小，并且可以改善子宫内膜厚度。由于 AI 不影响中枢雌激素受体，故来曲唑治疗后中枢反馈机制可以保持完整[9]。因此，随着优势卵泡的生长，对 FSH 释放的负反馈导致较小的卵泡闭锁[9, 24]。这导致来曲唑在生育治疗中的多次排卵率和多次妊娠率低于其他用于 OI 的药物。

与自然周期相比，来曲唑已被证明可引起激素和卵泡动力学的变化，但并不会对妊娠率产生负面影响。Bedaiwy 等的研究表明，来曲唑治疗可在第 7 天降低雌二醇水平，但在人体绒毛膜促性腺激素（hCG）给药当天显著增加雌二醇水平。然而，来曲唑组和自然周期组在排卵前，其卵泡的雌二醇水平相似。与自然周期患者相比，来曲唑治疗组患者使用 hCG 当天的黄体生成素（LH）显著降低[25]。在使用 hCG 当天，来曲唑治疗患者的 LH 值明显低于自然周期患者[25]。Garcia Velasco 等的一项研究表明，来曲唑可增加卵巢内雄激素，这似乎能促进早期卵泡的生长，改善体外受精结果[26]。研究表明，通过增加 FSH 基因表达或刺激胰岛素生长因子 1（insulin growth factor 1，IGF-1）可以增加卵泡对 FSH 的敏感性，引起卵巢内雄激素的升高[27-29]。

与自然周期相比，应用来曲唑可诱导大量卵泡发育[25]。然而，与仅使用 FSH 的周期相比，来曲唑联合 FSH 的治疗方案可使卵泡减少约 33%，但总体上来看并不会显著降低妊娠率。这一现象表明，相对于 FSH 单独治疗组，来曲唑联合用药组的多胎妊娠率较低[30]。

来曲唑是一种使用简单的药物，口服后完全可以快速吸收[31]，主要通过 CYP 3A4 和 CYP 2A6 酶进行代谢。肝功能损害患者可能因来曲唑半衰期延长而需要调整剂量[31]。目前尚未报道显著的药物相互作用，而且研究表明，年龄也不影响药物的药代动力学性质[31]。

二、不良反应和致畸性

服用来曲唑所引起的不良反应并不常见，可出现发热（11%）、恶心（7%）、疲劳（5%）、脱发、头痛、腿痛性痉挛和阴道出血[32-34]。由于治疗时间较短，接受来曲唑治疗 OI 的女性的不良反应远低于乳腺癌服药患者。研究表明，长期使用芳香化酶抑制药会增加骨折、骨质减少和骨质疏松的风险，因此，对于接受来曲唑长期治疗的女性，应该定期监测骨密度[35]。

来曲唑暴露引起先天性异常的风险是一个重要问题。2005 年，诺华制药公司发布了一项得到加拿大卫生部认可的警告：由于研究表明来曲唑具有潜在的胎儿毒性和致畸性，故其不应被用于诱导排卵[11]。这一警告是在 2005 年 ASRM 发表的一份摘要之后发出的，该摘要指出，使用来曲唑诱导排卵会增加心脏和运动异常[36]。然而实际上，这项研究被发现方法有缺陷，且从未发表过，但加拿大卫生部尚未删除警告。

一些实验室研究表明，动物在妊娠期接触来曲唑可导致宫内死亡和致畸效应[37]。然而研究表明，只有在发育的敏感阶段进行接触才会产生致畸效应。由于来曲唑的半衰期较短，约为 45h，在着床前应该已经被机体完全清除，胚胎在关键发育期不太可能暴露于该药物[38]。在用药过程中，我们应注意避免给已妊娠的女性服用此药。

有重要证据可以支持来曲唑用于人类排卵诱导的安全性。事实上，在诺华制药公司发出警告后不久发表的一项回顾性研究发现，接受来曲唑（2.4%）和 CC（4.8%）治疗的母亲所生婴儿的先天性畸形率没有差异[38]。事实上，来曲唑治疗组

的心脏异常率明显低于 CC 治疗组[38]。在此背景下，许多先前的研究已经证明了 CC 在 OI 的安全性。根据研究结果，该作者认为来曲唑具有致畸性的担忧是无稽之谈[39-41]。

2014 年，Legro 等的另一项回顾性分析[42]及一项由 750 名女性组成的双盲多中心试验发现，接受 CC 和来曲唑治疗的 OI 患者在先天性畸形方面没有显著差异[4]。2017 年，在一项对接受辅助生殖治疗（ART）的患者的回顾性队列研究中，Tatsumi 等证明，在自然周期或来曲唑诱导周期后接受胚胎移植的女性中，先天畸形的发生率没有显著差异（$P=0.52$）[43]。

总体数据高度支持来曲唑在临床实践中的安全性。CFA、SOGC 和 ACOG 支持在临床实践中使用来曲唑，并认可支持其在不孕症治疗中安全使用的相关文献[12, 17]。NICE 在 2013 年发表的生育指南中的研究结果指出，来曲唑和 CC 两者之间引起的新生儿先天畸形的数量并没有显著差异[15]。然而，值得注意的是，来曲唑尚未获得 FDA 或加拿大卫生部的促排卵批准。事实上，FDA 将其标记为妊娠 X 类药物，不建议绝经前女性使用。鉴于大量数据支持来曲唑的安全性，指南可能会随着时间的推移而改变，然而，在此期间，应在使用前告知患者这些警告。

三、来曲唑诱导 PCOS 患者排卵

正常促排卵无排卵，世界卫生组织称之为 II 型无排卵，是全世界不孕症的主要原因。多囊卵巢综合征（PCOS）影响全世界 5%～10% 的女性，是 II 型不孕症女性 90% 不孕的原因[44]。2001 年，首次提出使用芳香化酶抑制药诱导多囊卵巢综合征患者排卵[10]。自此，越来越多的证据支持来曲唑用于无排卵和不孕多囊卵巢综合征患者[45-48]。多年来的研究表明，在诱导 PCOS 患者排卵方面，与氯米芬治疗相比，来曲唑治疗患者获得了相对较高的妊娠率和出生率（图 7-2 和图 7-3），但这些研究没有达到统计学意义[45, 47, 48, 51, 53]（表 7-2）。

2013 年 NICE 指南指出，与氯米芬相比，使用来曲唑诱导排卵的 PCOS 患者的临床妊娠率更高，但未观察到单胎出生率的显著增加[15]。2014 年，一项 Cochrane 综述分析了 9 项随机对照试验（RCT）的数据，发现在 PCOS 患者中，来曲唑诱导排卵和随后的定时性交导致的出生率显著高于 CC[49]。值得注意的是，由于研究方法的报道不佳和可能的发表偏倚，我们认为这些结论的质量等级较低。

2014 年同年，一项调查类似问题的随机对照试验发表了。Legro 等在一项双盲、多中心试验中研究了 750 例 PCOS 女性[4]。患者按照 1∶1 的

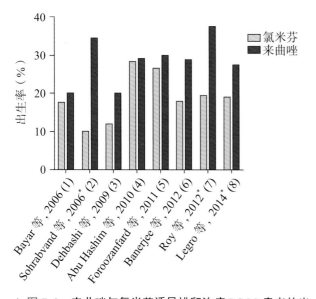

▲ 图 7-2　来曲唑与氯米芬诱导排卵治疗 PCOS 患者的出生率（%）

*. 来曲唑治疗组和氯米芬（CC）治疗组的出生率有显著差异
(1) OI 初期女性：CC 100mg/d 与来曲唑 5mg/d[46]；(2) 氯米芬耐药芬女性：二甲双胍 150mg/d+CC 100mg/d vs. 二甲双胍 150mg/d + 来曲唑 2.5mg/d[50]；(3) OI 初期女性：CC 100mg/d vs. 来曲唑 5mg/d[51]；(4) 氯米芬耐药和 OI 女性：CC 150mg/d + 二甲双胍 1500mg/d vs. 来曲唑 2.5mg/d[52]；(5) 氯米芬耐药女性：CC 100mg/d+hMG 150U vs. 来曲唑 5mg/d + hMG 150U[53]；(6) 非特殊型不孕症患者：CC 100mg/d vs. 来曲唑 2.5mg/d[45]；(7) 非特殊型不孕症患者：CC 50～100mg/d vs. 来曲唑 2.5～5mg/d[48]；(8) 非特殊型不孕症患者：CC 50～150mg/d vs. 来曲唑 2.5～7.5mg/d[4]
PCOS. 多囊卵巢综合征；OI. 促排卵；hMG. 人类绝经期促性腺激素

数据引自 Cochrane review by Franik et al.[49]

比例分别用来曲唑或氯米芬治疗。结果发现，对比使用氯米芬治疗，来曲唑治疗可以提高活产率（27.5% vs. 19.1%，P=0.007）。此外，在先天畸形率或流产率方面没有观察到两者有显著差异。故作者认为使用来曲唑在治疗 PCOS 和无排卵性不孕症方面的疗效优于氯米芬[4]。尽管之前有很多试验解决了类似的问题[4, 45, 47, 48, 51, 54, 55]，但这是第一个可以证明以上结论的随机对照试验（RCT）。

导致 PCOS 患者处于无排卵状态的因素有很多。在一定程度上，循环中雄激素的芳香化导致了雌激素水平升高，进而引起了 FSH 的相对过度抑制[9]。此外，胰岛素不敏感在这一过程中可能也起到了重要作用[65]。改变生活方式是改善生育力的初步步骤，如减肥、锻炼、戒烟和减少饮酒[66, 67]。2016 年 6 月更新的实践指南指出，美国妇产科医师协会（American Committee of Obstetricians and Gynecologists，ACOG）大力鼓励将改变生活方式作为 PCOS 不孕症患者治疗方案的一部分。此外，ACOG 建议对 BMI>30kg/m² 的 PCOS 患者用来曲唑促排卵[17]。

四、来曲唑对不明原因不孕症患者的促排卵作用

不明原因不孕症是一种常见的诊断，10%～30% 的不孕症夫妇均被诊断为该病[68, 69]。数十年来，在促进不明原因不孕症患者宫腔内人工授精（IUI）前超排卵的治疗中，CC 一直是首选药物。然而，如前所述，CC 与许多抗雌激素作用有关，这些作用可能对后续的妊娠率有负面影响。鉴于来曲唑在 PCOS 患者中具有显著的促排卵效果，因此，来曲唑在不明原因不孕症中也有研究。

研究表明，使用来曲唑和 CC 进行治疗，两者在与超排卵相关的妊娠率和活产率方面无显著差异[70, 71]。2015 年，Diamond 等于 2015 年发表了一项大型多中心随机试验，它对比检测了 IUI 前应用来曲唑或 CC 或促性腺激素的疗效。他们发现，使

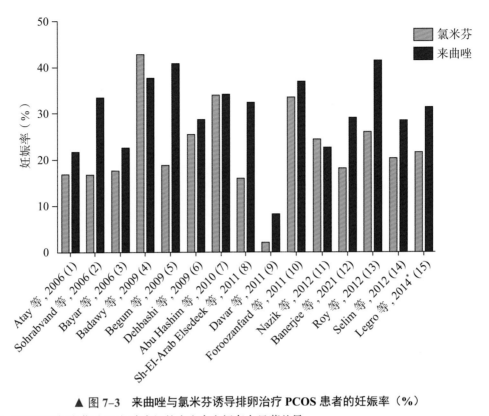

▲ 图 7-3　来曲唑与氯米芬诱导排卵治疗 PCOS 患者的妊娠率（%）

*. 来曲唑和氯米芬（CC）治疗组的出生率之间存在显著差异

(1) 非特异性不孕症患者：CC 100mg/d vs. 来曲唑 2.5mg/d[54]；(2) 耐 CC 女性：二甲双胍 150mg/d + CC 100mg/d vs. 二甲双胍 150mg/d+ 来曲唑 2.5mg/d[50]；(3) OI 初期女性：CC 100mg/d vs. 来曲唑 5mg/d[46]；(4) OI 初期女性：CC 100mg/d vs. 来曲唑 5mg/d[55]；(5) CC 耐药女性：CC 150mg/d vs. 来曲唑 7.5mg[47]；(6) OI 初期女性：CC 100mg/d vs. 来曲唑 5mg/d[51]；(7) CC 耐药和 OI 初期患者：CC 150mg/d + 二甲双胍 1500mg/d vs. 来曲唑 2.5mg/d[52]；(8) OI 初期女性：CC 100mg/d vs. 来曲唑 5mg/d[56]；(9) CC 耐药女性：二甲双胍 1500mg/d + CC 100mg/d vs. 二甲双胍 150mg/d + 来曲唑 5mg/d[57]；(10) CC 耐药患者：CC 100mg/d + hMG 150U vs. 来曲唑 5mg/d + hMG 150U[53]；(11) OI 初期患者：CC 100mg/d vs. 来曲唑 2.5mg/d[58]；(12) 非特异性不孕症患者：CC 100mg/d vs. 来曲唑 2.5mg/d[45]；(13) 非特异性不孕症患者：CC 50～100mg/d vs. 来曲唑 2.5～5mg/d[48]；(14) 非特异性不孕症患者：CC 100mg/d vs. 来曲唑 5mg/d[59]；(15) 非特异性不孕症患者：CC 50～150mg/d vs. 来曲唑 2.5～7.5mg/d[4]

PCOS. 多囊卵巢综合征；OI. 促排卵；hMG. 人类绝经期促性腺激素

数据引自 Cochrane review by Franik et al.[49]

用来曲唑导致的妊娠率和活产率与 CC 相似。对比来曲唑，促性腺激素与妊娠率（35.5% vs. 22.4%，P＜0.001）和活产率（32.2% vs. 18.7%，P＜0.001）呈显著相关，它可提高妊娠率与活产率，但是它们也与多胎妊娠率相关（32% vs. 13%，P=0.006），会引起多胎妊娠率增高。故在实际使用的过程中，我们要权衡药物优势与治疗风险。Fouda 和 Sayed 的一项随机对照试验表明，服药的第 1～9 天，将来曲唑的治疗方案延长为 2.5mg/d。按照上述方案研究表明，来曲唑每个周期的妊娠率和累积妊娠率明显高于 CC（分别为 18.96% 和 11.43%，37.73% 和 22.86%）[72]。这与更常用的 5 天来曲唑诱导方案形成了对比。故 ACOG 提出，不明原因不孕症的最佳治疗方法需要进一步的研究探索来确定[17]。最近的联合 CFAS-SOGC 立场声明指出，大体来说，来曲唑虽然不如促性腺激素有效，但来曲唑与 CC 效果相近，可用于治疗已进行适宜检查的不明原因不孕症患者[12]。

表 7-2　多囊卵巢综合征患者中来曲唑与氯米芬诱导排卵研究

作者	年份	期刊	试验类型	治疗方法	患者例数（周期数）	排卵数量（%/周期）	妊娠者数量（%/例数）	胎儿出生数量（%/例数）	结论
Atayt 等[54]	2006	J Int Med Res	RCT	来曲唑 2.5mg	51（55）	42（76.4）	11（21.6）	—	来曲唑与 PCOS 患者的妊娠率高于 CC 患者相关
				氯米芬 100mg	55（55）	35（63.6）	5（9.1）	—	
Bayar 等[46]	2006	Fertil Seril	RCT	来曲唑 2.5mg	38（99）	65（65.7）	9（23.7）	8（21.1）	来曲唑和氯米芬对 PCOS 患者促排卵的效果相当
				氯米芬 100mg	36（95）	71（74.7）	7（19.4）	7（19.4）	
Sohrabvand 等[50]	2006	Hum Reprod	RCT	来曲唑 2.5mg + 二甲双胍 1500mg	29（53）	48（90.6）	10（34.5）	10（34.5）	联合使用来曲唑 + 二甲双胍比氯米芬 + 二甲双胍更易足月妊娠
				氯米芬 100mg + 二甲双胍 1500mg	30（67）	54（80.6）	5（16.7）	3（10.0）	
Begum 等[47]	2009	Fertil Steril	RCT	来曲唑 7.5mg	32（-）		13（40.6）	12（37.5）	与氯米芬相比，来曲唑能诱导更高的排卵率和妊娠率
				氯米芬 100mg	32（-）	20	6（18.75）	6（18.75）	
Baruah 等[60]	2009	Arch Gynecol Obstet	半随机	来曲唑 2.5~5mg	25（58）	—	11（44.0）	—	来曲唑诱导的子宫内膜反应优于氯米芬
				氯米芬 100mg	25（56）	—	7（21.9）	—	
Ganesh 等[61]	2009	J Assist Reprod Genet	RCT	来曲唑 5mg	372（372）	295（79.3）	87（23.39）*	75（20.2）	来曲唑适用于 PCOS 患者的促排卵治疗
				氯米芬 100mg + rFSH 75~100U	669（669）	381（57.0）	96（14.35）*	80（12.0）	
				rFSH 75~100U	346（346）	311（90.0）	62（17.92）*	53（15.3）	
Badawy 等[55]	2009	Fertil Steril	RCT	来曲唑 5mg	218（540）	365（68.0）	82（37.6）	—	来曲唑作为促排卵的药物效果并不优于氯米芬
				氯米芬 100mg	220（523）	371（70.9）	94（42.7）	—	
Dehbashi 等[51]	2009	Iran J Med Sci	前瞻性试验	来曲唑 5mg	50	30（60）*	13（26.0）	10（20.0）	来曲唑组促排卵率高，妊娠率高
				氯米芬 100mg	50	16（32）*	7（14.0）	6（12.0）	

（续表）

作者	年份	期刊	试验类型	治疗方法	患者例数（周期数）	排卵数量（%/周期）	妊娠者数量（%/例数）	胎儿出生数量（%/例数）	结论
AbuHashim 等[52]	2010	Fertil Steril	RCT	来曲唑 2.5mg	123（285）	185（64.9）	42（34.1）（14.7）[b]	38（30.9）	氯米芬和来曲唑对 PCOS 患者的促排卵效果相同
				氯米芬 150mg + 二甲双胍 500mg	127（297）	207（69.6）	43（33.9）（14.4）[b]	39（30.7）	
Davar 等[57]	2011	Iran J Reprod Med	RCT	来曲唑 5mg + 二甲双胍 1500mg	50（70）	—	1（8.3）（1）[b]	—	氯米芬和来曲唑的妊娠率无明显差异
				氯米芬 100mg + 二甲双胍 1500mg	50（78）	—	4（2）（5）[b]	—	
Foroozanfard 等[53]	2011	Pakistani J Med Sci	RCT	来曲唑 5mg + hMG 150U	60	—	22（36.7）	18（30）	联合促性腺激素时来曲唑是一种有效的促排卵药
				氯米芬 100mg + hMG 150U	60	—	20（33.3）	16（26.7）	
Sheikh-El-Arab Elsedeek 等[56]	2011	Mid East Fertil Soc J	RCT	来曲唑 5mg	59	41（69.5）[a]	20（33.9）	—	来曲唑在通过诱导排卵实现妊娠方面的效果至少与氯米芬一样好
				氯米芬 100mg	57	35（61.4）[a]	16（28）	—	
Nazik 等[58]	2011	Health MED		来曲唑 氯米芬					
Selim 等[59]	2012	J Gynae Surg	前瞻性试验	来曲唑	102	72（70.6）[a]	29（28.4）*	—	与氯米芬相比，来曲唑可提高促排卵患者的生育力
				氯米芬	99	64（64.6）[a]	20（20.2）*	—	
Ray 等[45]	2012	Arch Gynecol Obstet	RCT	来曲唑 2.5mg	69（132）	60（86.9）[a]	20（28.9）*	20	来曲唑对子宫内膜有有益作用，可升高促排卵率与 CC 后的妊娠率
				氯米芬 100mg	78（156）	48（61.5）[a]	14（17.9）*	13	

（续表）

作　者	年　份	期　刊	试验类型	治疗方法	患者例数（周期数）	排卵数量（%/周期）	妊娠者数量（%/例数）	胎儿出生数量（%/例数）	结　论
Roy 等[48]	2012	J Hum Reprod Sci	RCT	来曲唑 2.5~5mg	98（294）	196（66.6）	43（43.8）	39（39.7）*	来曲唑联合治疗的子宫内膜反应和妊娠率均优于氯米芬
				氯米芬 50~100mg	106（318）	216（67.9）	28（26.4）	21（19.8）*	
Legro 等[4]	2014	NEJM	RCT	来曲唑 2.5mg	374（1352）	834（61.7）*	117（31.3）*	103（27.5）*	来曲唑比氯米芬有更高的活产率和排卵率
				氯米芬 50mg	376（1425）	668（48.3）*	81（21.5）*	72（19.1）*	
Elkhateeb 和 Mahran[62]	2016	Gynecol Obstet Res	RCT	来曲唑 2.5~10mg	100（242）	165（68.2）	36（14.8）b*	—	来曲唑增加剂量后妊娠率高于标准剂量氯米芬的妊娠率
				氯米芬 100mg	100（249）	169（67.9）	26（10.4）b*	—	
Ghahiri 等[63]	2016	Adv Biomed Res	RCT	来曲唑 5mg	50	—	29（58）c	24（48.0）	来曲唑和氯米芬对PCOS患者的促排卵效果相同
				氯米芬 100mg	51	—	24（47）c	18（35.3）	
AlShaikh 等[64]	2017	Mid East Fertil Soc J	前瞻性试验	来曲唑 5mg	40（47）	33（70.21%）	3（9.09）d	1（2.5）	来曲唑诱导PCOS患者排卵率高，氯米芬诱导PCOS患者妊娠率高
				氯米芬 100mg	45（80）	33（41.25%）	4（12.12）d	2（4.4）	

*. 代表该值有显著差异；a. 表示达到排卵的患者数量，而其他值表示排卵的总数；b. 表示每周期妊娠百分比；c. 表示每个患者妊娠百分比；d. 值表示每次排卵妊娠的百分比

RCT. 随机对照试验；CC. 氯米芬；PCOS. 多囊卵巢综合征；rFSH. 重组卵泡刺激素；hMG. 人类绝经期促性腺激素

五、来曲唑在子宫内膜异位症中的应用

子宫内膜异位症是由子宫腔外存在子宫内膜腺体和间质所引起的，它以慢性盆腔痛、性交困难、痛经、排便疼痛和不孕症为主要特征[73, 74]。2%～10%的女性和50%的不孕女性都受到这种疾病的影响[75, 76]。虽然目前标准的治疗方式是手术和激素治疗，但随着医学的发展，还有其他新出现的替代方案。研究发现，芳香化酶抑制药在治疗对现有治疗方案抵抗的子宫内膜异位症患者痛经和不孕症方面已取得了令人鼓舞的结果。

研究表明，芳香化酶在子宫内膜异位症女性的种植体和正常子宫内膜中表达升高，而在正常子宫内膜[77]中表达缺失。分子差异导致雌二醇（E_2）过量产生，也减少了E_2向生物活性较低的雌激素转化[35]。雌激素刺激产生前列腺素 E_2（prostaglandin E2，PGE_2），而 PGE_2 反过来刺激芳香化酶的活性[73]。PGE_2 介导子宫内膜异位症的疼痛、炎症和不孕，而 E_2 则导致子宫内膜异位症病变的炎症和生长。

子宫内膜异位症的传统疗法以卵巢组织产生的 E_2 为靶点，而 IUI 则以子宫内膜沉积等外周产生的 E_2 为靶点。AI 通常与口服避孕药、孕激素或 GnRH 激动药[78, 79]联合治疗子宫内膜异位症导致的相关疼痛，以避免滤泡发育和囊肿形成[80]。已有多项研究表明，上述的联合疗法能显著改善对药物和手术治疗效果均较差的子宫内膜异位症患者的痛经严重程度[81-85]。欧洲人类生殖与胚胎学会（ESHRE）支持联合来曲唑治疗其他难治性[16]患者。

受累个体不孕症的高发病率是子宫内膜异位症所带来的一个重要问题，故我们有必要进行更多的研究来探讨来曲唑在保存生育力的子宫内膜异位症中的作用。初步研究表明，与其他治疗方式相比，来曲唑不会降低生育率或妊娠率[80, 86]。Alborzi 等进行了一项前瞻性随机对照试验研究，探索子宫内膜异位症术后使用来曲唑是否可以减少患者子宫内膜化相关不孕症的发生[80]。在研究中，Alborzi 团队发现，使用来曲唑治疗、GnRH 激动药治疗和未使用药物治疗的患者的妊娠率没有差异（分别为 23.4%、27.5% 和 28.1%）。因此，对于与子宫内膜异位症相关的不孕症[16]患者，术后不推荐使用激素治疗。

Abu Hashim 等最近的一项研究表明，对于那些在 IUI 后有轻微或轻度子宫内膜异位症患者超排卵后，在妊娠率和出生率方面，来曲唑与 CC 一样有效[87]。ESHRE 认为对于轻至中度子宫内膜异位症患者来说，IUI 超排卵比预期管理更有效[16]。

由于 CC 制造商停止生产，如果不恢复生产则会导致缺乏供应。因此，根据这一数据，我们必须承认，来曲唑可以作为 CC 的替代品，用于诱导 IUI 前的超排卵，我们期望可以获得类似效果。Miller 等的另一项初步研究表明，来曲唑可以改善那些已知子宫内膜异位症中整合素表达降低患者的体外受精（IVF）成功率[88, 89]。不过，来曲唑对 IUI 前超排卵以及整合素表达异常患者体外受精技术的有效性，还需要我们进行更多的研究来评估效果。

六、来曲唑与促性腺激素联合治疗

来曲唑对 OI 的主要益处之一是可以促单次排卵，从而避免多胎妊娠，但在涉及 IUI 的生育治疗中，通常最好是使多个卵泡发育以增加妊娠率。研究表明，在 IUI 之前使用促性腺激素进行控制性卵巢刺激的患者比未接受刺激的患者的妊娠率提高较多[90]。然而，使用促性腺激素进行卵巢刺激也存在着一定的风险，可能会发生如卵巢过度刺激综合征（OHSS）和多胎妊娠等并发症，而且这种治疗方法的成本非常高，每次治疗的费用可达数千美元。先前的研究团队对 CC 与促性腺激素的联合治疗进行了探索，但尚未得到较好的效果[1]。虽然来曲唑本身并不能对 IUI 或体外受精治疗产生足够的卵巢刺激，但它可以与低剂量的 FSH 联合使用以确保多次排卵[24]。

Mitwally 和 Casper 在 2002 年进行的一项小型观察性队列研究表明，对 FSH 反应不佳的患者在进行 FSH 联合来曲唑治疗后产生的卵泡数量显著增加[91]。对接受 COS 和 IUI 的同一组女性进行的一项前瞻性非随机研究表明，来曲唑联合 FSH 的治疗方案在妊娠率（19.1% vs. 10.5%）和子宫内膜厚度方面均优于 CC 联合 FSH 的治疗方案。来曲唑联合 FSH 的治疗方案与单独使用更高剂量的 FSH 一样有效（19.1% vs. 18.7%）[92]。Healy 等报道，联合治疗方案可使卵泡发育更好，子宫内膜更薄，但与单独使用促性腺激素治疗的患者相比，两者的妊娠率仍不相上下[93]。在一项回顾性病例对照研究中，Bedaiwy 等研究表明，对于 40 岁以上的不孕女性，来曲唑联合 FSH 治疗的控制性卵巢刺激可降低雌二醇水平，减少卵泡数量，减少周期取消。研究表明，接受该方案与仅接受 FSH 治疗后患者的妊娠率相当。仅接受 FSH 治疗的患者由于过度刺激而经历更多的周期取消，但这一问题在来曲唑联合促性腺激素治疗中不太常见[94]。

诸多研究表明，当促性腺激素与来曲唑联合使用时，很低的剂量便可获得同等效果[91-93, 95-98]。该联合方案可以显著降低在控制性卵巢刺激的每个周期上的花费，但不影响后续的妊娠率[95, 99]。来曲唑联合 FSH 治疗方案降低了生育治疗的花销成本，为有经济困境的患者提供了更多的就医可能。

七、来曲唑与二甲双胍联合治疗

许多研究表明，二甲双胍治疗对 PCOS 患者有诸多好处。因为它可以减少妊娠并发症、降低代谢影响、减少循环雄激素并且提高妊娠率[100-102]。胰岛素抵抗或是导致 PCOS 患者排卵困难的原因[65]，而二甲双胍能有效地使组织对胰岛素敏感，纠正高胰岛素血症，降低卵巢雄激素[103, 104]。2007 年发表在 New England Journal of Medicine 上的一项随机对照试验研究表明，单独使用 CC（22.5%）或联合使用 CC 和二甲双胍（26.8%）比单独使用

二甲双胍（7.2%）疗效有显著改善（$P<0.001$）[3]，而单独使用 CC 与联合使用 CC 和二甲双胍（$P=0.31$）之间在疗效上无明显差异[3]。虽然存在相应证据[101]，但另一项随机对照试验和一项 Meta 分析[105, 106]也表明，二甲双胍 + CC 联合治疗相对于 CC 单独治疗在提高活产率方面并没有益处[105-106]。实际上，从 2012 年发表的一项综述我们可以发现，单独使用二甲双胍与不使用二甲双胍相比，尽管临床妊娠率有显著改善，但活产率却没有显著改善[106]。这与 Morin Papunen 在同年发表的一项研究相反，研究表明接受二甲双胍预处理 3 个月的 PCOS 患者的妊娠率和活产率显著提高[107]。故这意味着二甲双胍的益处不仅局限于糖耐量异常患者。

目前研究表明，来曲唑比 CC 具有更好的促排卵和妊娠结局[4, 49, 108, 109]。2006 年，Sohrabvand、Ansari 和 Bagheri 比较了二甲双胍 + 来曲唑与二甲双胍 + CC 治疗 CC 耐药的 PCOS 不孕症患者的疗效。二甲双胍 + 来曲唑治疗组的妊娠率（34.50%）是二甲双胍 +CC 治疗组（16.67%）的 2 倍，但无统计学意义[50]。此外，研究比较了接受二甲双胍 + 来曲唑治疗的患者与接受二甲双胍 +CC 治疗患者的足月妊娠的数量（34.50 % vs. 10%）[50]。2011 年的一项研究显示了相应的结果，与 CC + 二甲双胍治疗组相比，来曲唑 + 二甲双胍治疗组的妊娠率没有改善[57]。目前科学家者们并没有将来曲唑单独与来曲唑 + 二甲双胍治疗的疗效进行比较。2013 年的一项研究表明，来曲唑 + 二甲双胍的组合在排卵、妊娠率和流产率方面与双侧卵巢钻取具有相当的疗效[110]。

由于没有足够的数据表明二甲双胍对所有 PCOS 患者都有益处，2008 年的国际共识认为二甲双胍的使用应仅限于患有葡萄糖代谢异常的女性[13]。有严重胰岛素抵抗的患者在接受昂贵的生育治疗之前，应先纠正他们的胰岛素抵抗。但鉴于使用二甲双胍预处理 3 个月后可以观察到的活产率的改善，故来曲唑 + 二甲双胍可能会显著提

高活产率。我们认为二甲双胍和来曲唑在生育治疗中的作用可能比我们之前认为的更大。需要更多的研究来正确阐明这一作用。

八、来曲唑在辅助生殖技术中的应用

来曲唑也被研究用于辅助生殖技术（ART）背景下的超排卵和控制性超促排卵（COS）。虽然 2～3 个卵泡可能适合 IUI 生育治疗，但在 IVF/ICSI 过程中，最好发育更多的卵泡以确保有足够数量的活卵母细胞以及后续的胚胎用于植入。

2006 年 Verproest 等进行了一项随机试验，研究在卵巢反应正常的女性在进行体外受精 / 卵质内单精子注射（ICSI）中添加来曲唑的疗效。该研究发现，接受来曲唑 +FSH 联合治疗的患者的胚胎植入率（31.25% vs. 12.5%）和临床妊娠率（50% vs. 12%）均高于单独接受 FSH 的患者[111]。虽然这只是一项初步研究，没有足够的数据来证明组间的统计学显著差异，但其他研究也得到了类似的结论[26, 112]。使用来曲唑联合治疗组患者的子宫内膜厚度增加（$P<0.05$），但其确切的影响目前尚未完全阐明[111]。Goswami 等在 2004 年进行的一项随机单盲对照试验研究了对促性腺激素（Gn）刺激反应不佳的女性。13 例患者接受了 Gn+ 来曲唑刺激的治疗方案，25 例患者接受 GnRH 激动药方案，随后两者均接受 FSH 刺激。研究发现，两者在妊娠率上具有可比性，而且来曲唑联合用药组的患者后续所需 FSH 剂量显著减少[113]。

两项研究观察了对促性腺激素单用反应较差的患者，采用 GnRH 拮抗药方案诱导垂体下调 ± 来曲唑治疗。Garcia Velasco 等在卵巢刺激的前 5 天使用 FSH/hMG 拮抗药方案 ± 来曲唑治疗先前 IVF 周期取消的患者。他们的研究表明，来曲唑组的 IVF 植入率明显高于对照组（25% vs. 9.4%，$P=0.009$）。患者每次移植的妊娠率也较高（41.6% vs. 28.9%），但这种差异在统计学上并不显著[26]。虽然 Ozmen 等未观察到来曲唑治疗组的妊娠率有显著改善，但由于卵巢反应不良，IVF 周期

取消率显著降低[112]。此外，研究表明，由于促性腺激素的需求减少，与每次体外受精治疗相关的成本降低了许多[112]。

2017 年，一项回顾性队列研究观察了在自然周期或来曲唑诱导周期后接受单胚胎移植的女性。研究表明，来曲唑与先天性畸形增加无关（$P=0.52$），实际上它是与降低流产风险息息相关的（$P<0.001$）[43]。

总之，所有这些研究都指向了来曲唑有益于 ART 治疗。研究结论表明，对于 Gn 刺激反应较低的患者，将来曲唑纳入 ART 或标准 ART 治疗是益处多多的，因为它有较高的植入率、较低的周期取消率、每个周期有较低的成本及潜在的较高妊娠率。我们现阶段还需要更多的随机对照试验来证实来曲唑的益处及其在 ART 治疗中的安全性。

九、来曲唑在癌症患者生育力保护中的作用

近几十年来，患者高龄生育的趋势不断增加，同时癌症筛查和治疗策略也取得了重大进展，这使得癌症患者的生存率也有所提高[114]，故女性不仅要应对新的癌症诊断，还要应对其对生育力的影响[115]。治疗药物、放疗和治疗性手术都与卵巢功能障碍和不孕症不同程度的风险息息相关。一项研究指出，在接受了经典的环磷酰胺、甲氨蝶呤和氟尿嘧啶治疗方案后，40 岁以下的乳腺癌女性的闭经率可高达 61%[116]。

虽然目前各个组织制订了许多生育力保存策略，但美国临床肿瘤学会认可的唯一生育力保存技术仍是卵母细胞 / 胚胎冷冻保存，其他技术仍被认为是实验性的技术[117]。最常见的方法是先进行 COS，然后冷冻保存卵母细胞或胚胎，以备将来再次植入或移植到妊娠载体上。

我们在选择 COS 的治疗方法时，必须考虑患者的疾病是否对雌激素敏感[18]，还要考虑患者是否能够承受延迟治疗。乳腺癌是引起女性癌症相关死亡的第二大原因，故目前所进行的对雌激

素敏感癌症的生育力研究大多是在乳腺癌中[119]。因为乳腺癌随着年龄的增长而增加，因此，多达 30% 的乳腺癌确诊发生在绝经前或围绝经期女性[120]。其中多达 29% 的女性表示，生育问题影响了她们对癌症治疗方案的选择[121]。

传统的卵巢刺激方案包括使用 GnRH 拮抗药，该方案可以提供启动癌症治疗的最短间隔[115]。由于产生的雌激素远超生理水平，雌激素受体阳性的癌症患者不会进行 COS。我们认为唯一可用的生育力保存选择是自然周期体外受精，只有约 60% 的周期产生胚胎[122]。然而，现在已经提出了更新的 COS 治疗选择方案，如他莫昔芬 + 来曲唑，它们与高雌激素水平无关。来曲唑 + FSH 联合治疗目前是首选方案，因为它可以产生更多数量的卵泡、成熟卵母细胞和后续胚胎的发育[123]。与常规治疗方案相比，这种联合治疗可显著减少循环的雌二醇和减少 FSH 需求[124-126]。Azim 等证明，与未接受生育治疗[127]的个体相比，来曲唑治疗与乳腺癌复发率增加或死亡率增加无关。虽然最初的证据表明，接受使用来曲唑 + FSH 的 COS 治疗和常规 COS 治疗个体之间的卵母细胞回收率和生育率具有可比性[124, 128]，但最近的一项研究认为 FSH+ 来曲唑治疗会导致卵母细胞减少[125]。故我们需要更多的研究来清楚地阐明该治疗方案对癌症患者治疗的相对效率。从长远来看，我们可能需要考虑为了安全而牺牲疗效是否更可取。

Turan 等最近的一项研究认为 2 个连续的卵巢刺激周期是安全的，因为在他们的研究人群中治疗后的乳腺癌复发率并没有增加[129]。此外，与仅使用 1 个 COS 周期相比，使用 2 个 COS 周期可显著提高卵母细胞和胚胎数量，且治疗时间无明显延迟[129]。如果与传统疗法相比，来曲唑导致的卵母细胞和胚胎数量有所下降，那么连续 2 次卵巢刺激可能是改善这一状况的方法。此外，有病例报道表明，在不影响受精率的情况下，对于急需治疗的癌症患者，也可以使用来曲唑刺激来治疗随机启动的卵巢过度刺激征[130]。这样便可以显著缩短接受生殖治疗到接受癌症治疗之间的时间。

在生育治疗中，可减少雌激素暴露是来曲唑所特有的优势，这也是它与所有芳香化酶抑制药的不同之处。与来曲唑治疗的乳腺癌患者相比，接受阿那曲唑 COS 治疗的乳腺癌患者的雌二醇水平显著升高[131]。因此，来曲唑目前是雌激素敏感型癌症患者首选的卵巢刺激方法。

子宫内膜癌是另一种对雌激素敏感的癌症。对于那些大于 1 期 2 级的子宫内膜癌患者，治疗标准是子宫切除术 + 双侧输卵管切除术。虽然大多数子宫内膜癌发生于绝经后女性，但是它也可能发生在绝经前或围绝经期女性身上。如果女性想要保持生育力，需要考虑取卵和妊娠期载体。然而，由于患者产生了超生理水平的雌激素，避免了控制性卵巢刺激的产生。2007 年，Azim 和 Oktay 证明，来曲唑和促性腺激素联合治疗可应用于子宫内膜癌女性以促进卵母细胞提取成功（7±2.85），同时也可以避免产生与标准生育力保存方法相关的高水平雌二醇[126]。仅基于 4 例试验患者的这份报道证据值得我们进一步调查。十分可喜的是，该研究表明，来曲唑和促性腺激素联合治疗对想保持生育力的年轻女性产生了很大的正面影响。

十、来曲唑在预防卵巢过度刺激综合征方面的应用

英国皇家妇产科学院将卵巢过度刺激征（OHSS）描述为生育治疗的并发症[132]。虽然美国最近的一项研究认为 IVF 中 OHSS 的发病率接近 1.1%[134]，但一般认为，轻度的 OHSS 会影响 1/3 的 IVF 周期，中度至重度的 OHSS 会影响 3%～8% 的患者[133]。虽然 OHSS 的病理生理学尚未完全阐明，但它会导致血管通透性增加、第三间隙液体增加和血管内消耗。轻度 OHSS 通常是自限性的，但严重者需要住院治疗。OHSS 可能导致血流动力学不稳定、肾衰竭、成人呼吸窘迫综合征、卵巢破裂和出血、血栓栓塞，甚至死亡[135]。

OHSS 通常是由促性腺激素刺激引起的，但它偶尔也会出现在对其他刺激剂的反应中，包括 CC。最近的 Cochrane 回顾研究了 16 项比较来曲唑与其他促排卵药对 PCOS 患者的促排卵作用的研究，发现在所有 882 例接受来曲唑治疗的患者中，没有一例出现 OHSS[49]。事实上，研究表明，来曲唑治疗组与安慰剂、CC、腹腔镜卵巢打孔或阿那曲唑治疗组的 OHSS 发生率没有差异[49]。来曲唑治疗 OI 的 OHSS 发生率较低，被认为是由于雌激素反馈环完整，单卵泡排卵[9]。

在 ART 中，虽然来曲唑本身不足以刺激卵巢，但将其与低剂量促性腺激素联合可以在保持低雌二醇水平的同时诱导适当的卵泡发育。一项研究表明，仅使用促性腺激素刺激的患者发生了 2 起中重度 OHSS 事件，而使用促性腺激素 + 来曲唑的患者未发生 OHSS 事件[136]。

预防 OHSS 的发生优于对其进行反应性管理。发生 OHSS 的风险因素包括年轻、低体重、PCOS、高剂量的外源性促性腺激素、高或快速升高的血清雌二醇水平、既往发生过 OHSS 和大量发育中的卵泡[135]。2008 年，Fatemi 等进行了在排卵周期黄体期给予来曲唑的初步研究。他们发现，此时使用来曲唑可显著降低血液中的雌二醇水平[137]。2009 年，Garcia Velasco 等提出，可以在黄体期给高危患者服用来曲唑以减少卵巢过度刺激[138]。He 等在 2014 年进行的一项研究支持了这一观点，该研究检查了 88 例正在接受冷冻胚胎移植的 OHSS 高危患者。他们发现，从取卵当天开始服用 7.5mg 来曲唑可以显著降低中度和重度 OHSS 的发生率（9/24 vs. 1/20，$P=0.013$）[139]。虽然低剂量在其他研究中有效，但这种效应可能是剂量依赖性的[137, 138, 140]。

低剂量阿司匹林已被推荐用于预防或减轻 OHSS 症状[141, 142]。Mai 等于 2017 年发布了一项 238 例参与者的前瞻性随机对照试验，研究了来曲唑相对于阿司匹林在胚胎冷冻高危者中控制 OHSS 的疗效情况[140]。他们发现来曲唑在降低中度和重度 OHSS 方面比阿司匹林更有效（$P=0.044$）。这与 2015 年一项规模较小的非随机研究形成了对比，该研究声称来曲唑不能预防高危患者的重度 OHSS[143]。这种差异可能是由于早期研究的样本量较小或其非随机性质。

在我们能够明确地说出在体外受精和冷冻保存中减少 OHSS 的最佳方法之前，我们需要进行更多的研究方可得出确切的结论。FSH 联合来曲唑治疗 COS 或促性腺激素刺激后于黄体期服用来曲唑，两者是较为可行的选择。

十一、总结与展望

已有重要的研究支持来曲唑作为促排卵药的使用。包括 ACOG、SOGC 和 CFAS 在内的多个协会都支持使用来曲唑治疗无排卵性不孕症。来曲唑作为 OI 药物的疗效优于 CC，并且研究数据表明它是安全的（表 7-3）。来曲唑可显著改善子宫内膜异位症疼痛。初步数据表明，来曲唑在治疗子宫内膜异位症相关不孕症方面至少与 CC 一样有效。对患有雌激素敏感型癌症的女性，来曲唑向我们提供了前所未有的生育力保存选择。

表 7-3　来曲唑在生育治疗中的应用要点

- 相较于氯米芬（CC），来曲唑可使多囊卵巢综合征患者的妊娠率和出生率增加
- 来曲唑诱导单排卵的能力优于其他促排卵药
- 与 CC 不同，来曲唑很少需要 / 不需要超声监测子宫内膜厚度
- 来曲唑治疗不明原因生育力促排卵患者时与氯米芬的效果一样好
- 在行辅助生殖技术（ART）过程中降低了与来曲唑 + 促性腺激素控制卵巢刺激相关的成本
- 来曲唑为雌激素敏感型癌症患者提供了生育力保护的选择，而这些治疗是前所未有的
- 来曲唑相对于氯米芬和促性腺激素治疗有更好的安全性
- 我们开始了解来曲唑在降低 ART 中卵巢过度刺激综合征风险方面的潜在用途

来曲唑在辅助生殖治疗中的作用尚不清楚，它并不能单独用作 COS 药物。研究表明，当来曲唑与促性腺激素联合使用时，FSH 的需求量减少，OHSS 事件的发生率降低，子宫内膜增厚。但我们仍需要更多的研究来阐明来曲唑联合治疗是否能提高活产率。来曲唑是一种很有治疗前景的药物，它有许多潜在的应用，目前我们对它的了解才刚刚开始。

随着可用促排卵药的不断发展，将来我们可以看到来曲唑疗法越来越多地应用在临床实践中。在有了更多数据后，国家药品监管机构会重新审视关于来曲唑的警告，从而进一步降低人们对来曲唑使用的焦虑。随着来曲唑的应用越来越普遍，我们将更好地了解其在生殖治疗中的潜力。

第 8 章 促性腺激素释放激素及其类似物
Gonadotropin-Releasing Hormone and Its Analogues

Peter Kovacs 著

李佳璐 译　李娇生 校

生殖功能受到相当复杂的内分泌机制调节。这一功能涉及三个层面，即下丘脑、垂体和卵巢。下丘脑定期释放促性腺激素释放激素（gonadotropin-releasing hormone，GnRH），故它成了正常活动的主要发生器。GnRH 通过门静脉到达垂体前叶，在那里它可以诱导促卵泡刺激素（FSH）和黄体生成素（LH）的合成和释放。这些激素通过体循环到达卵巢，作用于卵泡内的卵泡膜细胞和颗粒细胞以诱导卵泡形成。多种调节机制都可以控制和调节下丘脑 – 垂体 – 卵巢轴的作用。其中包括短、中、长环路反馈机制，它们可以影响释放 GnRH 的脉冲频率和幅度。通过调节 GnRH 的释放，FSH 和 LH 的合成和释放也得到调节，最终影响卵巢功能。

在一些情况下，下丘脑 – 垂体 – 卵巢轴功能紊乱会导致内分泌异常，从而导致生殖异常（如 Kallmann 综合征、多囊卵巢综合征、Sheehan 综合征等）。还有一些情况是需要干扰正常的下丘脑 – 垂体功能来处理临床问题（如性早熟、子宫内膜异位症、平滑肌瘤等）。在生育治疗期间，当必须阻止垂体 – 卵巢轴的过早激活以使治疗成功时，就必须中断正常的 GnRH 释放。

本章将回顾下丘脑 – 垂体 – 卵巢轴的生理调节机制，并讨论可成功使用合成 GnRH 类似物（激动药、拮抗药）的临床应用情况。

一、GnRH 释放

GnRH 是一种半衰期短的十肽。它由下丘脑 GnRH 神经元合成和释放。这些神经元存在于视前区和下丘脑的邻近部位。约 1500 个 GnRH 神经元组成一个网络，它们的协调活动是正常功能所必需的[1]。GnRH 的释放是间歇性的，这种脉冲功能是 GnRH 神经元的固有特征[2]。

这些神经元的脉冲功能受多级反馈机制控制（图 8-1）。GnRH 通过跨膜受体（极短环反馈）对 GnRH 神经元自身发挥自分泌作用。促性腺激素的释放依赖于钙。GnRH 激动药与 GnRH 受体结合后与刺激性 G 蛋白偶联，可以刺激 cAMP 的产生和 Ca^{2+} 信号转导。GnRH 拮抗药与受体结合后与抑制性 G 蛋白偶联，进而可以干扰 GnRH 的释放[1]。与刺激性或抑制性 G 蛋白的偶联和解偶联是一种机制，通过这种机制可以调节 GnRH 释放的脉冲频率和幅度[1]。

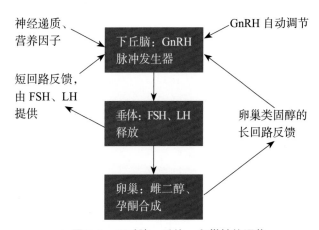

▲ 图 8-1 下丘脑 – 垂体 – 卵巢轴的调节

GnRH. 促性腺激素释放激素；FSH. 卵泡刺激素；LH. 黄体生成素

GnRH 神经元的活动也受神经元分泌的多种神经递质（去甲肾上腺素、阿片类、γ- 氨基丁酸、神经肽 Y 等）控制，这些神经递质可刺激 GnRH 细胞[3, 4]。代谢因子也在下丘脑 GnRH 神经元活性的调节中发挥作用。众所周知，当一个人偏离正常体重指数时，生殖功能障碍的发生率就会增加。下丘脑是能量代谢与生殖之间发生联系的部位。我们认为胰岛素和瘦素是影响 GnRH 活性的最重要的外周信号。我们在 GnRH 神经元上并未发现瘦素受体，因此它们很可能是通过中间神经元释放的神经肽 Y（neuropeptide Y，NPY）来发挥作用的。NPY 对 GnRH 神经元活性有负性作用，瘦素可能抑制这种负性作用。另外，胰岛素似乎通过其自身的受体对 GnRH 神经元有直接刺激作用[5]。

GnRH 通过门静脉系统到达垂体，并与表面受体结合，诱导 FSH 和 LH 释放。垂体分泌的激素（周期中期 LH 激增）通过短环反馈机制作用于下丘脑，影响 GnRH（下丘脑 - 垂体环）的脉冲释放。

垂体响应下丘脑 - 垂体的激活进而分泌 FSH 和 LH。它们可以诱导卵泡发育，促使卵泡分泌越来越多的雌二醇。反过来，雌二醇通过长环反馈机制影响 GnRH 神经元的活动。长期以来，由于研究者们未在神经元中发现雌激素受体（ER），我们认为雌二醇对 GnRH、神经元的影响是间接的[3]。后续研究发现，ERα 和 ERβ 亚型均在 GnRH 神经元中表达。众所周知，雌激素对 GnRH 活性既有正向作用，也有负向作用，而雌激素对 GnRH 活性的负向作用是月经周期中 LH 激增所必需的。这种双重活性可以用受体亚型的差异表达来解释。雌二醇与 ERα 结合后，通过抑制性 G 蛋白的抑制作用（负反馈）来介导对环 AMP 产生和脉冲性 GnRH 分泌的抑制作用。因为 GnRH 的分泌与周期中期的正反馈效应一致，故当雌二醇与 ERβ 结合时，cAMP 的生成会大大增加[1, 3, 6]。除了雌二醇通过其受体对 GnRH 神经元活性产生直接影响，也有证据表明，雌二醇主要通过 γ- 氨基丁酸（GABA）神经元产生间接影响。此外，研究表明雌二醇可以激活黄体酮受体，这一作用是促进 LH 激增所必需的。在动物模型中，抗孕酮成功地阻断了周期中雌二醇诱导的 LH 激增。然而在没有抗孕酮的情况下，却可以诱发正常的 LH 激增[7]。

二、卵泡发育的神经内分泌控制

GnRH 以脉冲的形式释放到门静脉（卵泡期 60～90 次 / 分，黄体期 120～240 次 / 分；除频率外，振幅也会变化）[3, 4]。到达垂体前叶后，GnRH 与其表面受体结合，并且开始释放储存的 FSH 和 LH。然后，受体 - 配体复合物被内化。在两者解离后，GnRH 受体可以被循环到细胞表面。

在某些临床情况下，可能需要破坏完整的下丘脑 - 垂体 - 卵巢 / 睾丸功能（表 8-1）。这可以通过慢性给予 GnRH 激动药或 GnRH 拮抗药来实现。GnRH 激动药和拮抗药是 1971 年发现的原始十肽的修饰产品[8]（图 8-2）。通过改变原分子的化学结构，可以延长 GnRH 的半衰期，并产生慢性效应。GnRH 激动药对酶降解具有抗性，一旦被内化后就会与受体紧密结合。GnRH 激动药可以将 GnRH 与第二信使系统分离（脱敏），使钙通道失活，减少钙反应及肌醇磷酸盐的产生。在内化之后，GnRH 类似物仍与受体结合，受体循环到细胞表面的次数减少，从而导致受体丢失，阻止 GnRH 作用。在储存的 FSH/LH 初始释放后，GnRH 激动药导致促性腺激素输出减少[9]。

表 8-1　促性腺激素释放激素类似物的临床使用情况

女　性	男　性	两者都是
● 良性疾病：子宫肌瘤、子宫腺肌症、子宫内膜异位症	● 良性疾病：良性前列腺肥大	● 中枢性早熟
● 恶性疾病：激素敏感性癌症（乳腺癌、卵巢癌）的辅助治疗	● 恶性疾病：前列腺癌的辅助治疗	● 避孕的潜在功能
● 化疗期间的性腺保护		● 不孕症治疗

GnRH 激动药在第 6 位被修饰，如亮丙瑞林：甘氨酸（Gly）→ 亮氨酸（Leu）；曲普瑞林：甘氨酸 → D- 色氨酸（Trp）

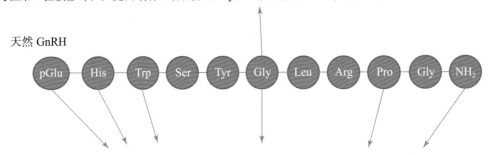

GnRH 拮抗药在多个氨基酸上被修饰（位置 1、2、3、8、10）

▲ 图 8-2　天然促性腺激素释放激素（GnRH）和化学修饰获得激动药 / 拮抗药位点

Glu. 谷氨酸；His. 组氨酸；Ser. 丝氨酸；Tyr. 酪氨酸；Arg. 精氨酸；Pro. 脯氨酸

GnRH 拮抗药也能与 GnRH 受体结合。与 GnRH 激动药不同，它们的作用是竞争性受体阻断，并抑制信号转导。GnRH 拮抗药在 GnRH 受体被取代，因为它的抑制作用是竞争性的，并且这种抑制作用可以通过使用适当剂量的 GnRH 激动药快速逆转[9]。

天然的 GnRH 可被迅速代谢，其降解部位始于 6 个氨基酸（甘氨酸）的位置。这种氨基酸的替换过程加速了 GnRH 降解［（曲普瑞林，甘氨酸 → D- 色氨酸；亮丙瑞林，甘氨酸 → D- 亮氨酸；布舍瑞林，甘氨酸 → D- 丝氨酸（tBu）；戈舍瑞林，甘氨酸 → D- 丝氨酸(tBu)］。在其中一些化合物中，甘氨酸在第 10 位被删除（亮丙瑞林、戈舍瑞林）。GnRH 拮抗药是通过化学修饰多个位点的氨基酸序列来合成的。

三、临床应用

在一些临床情况下并不希望下丘脑 - 垂体 - 卵巢轴功能保存完整（表 8-1）。

（一）性早熟

性早熟在儿童中发病率为 1/10 000～2/10 000，特别是在女童中更常见。大多数患儿属于特发性，发病部位起源于中枢。中枢性性早熟与下丘脑 - 垂体轴的过早激活有关。下丘脑 - 垂体轴的过早激活导致性早熟，加速第二性特征发生，加速骨骼成熟，最终导致骨骼发育停滞，并可能影响患儿的心理社会发育。如果未经治疗，患儿长骨生长加速，骨骺生长板过早融合，进而导致身材矮小[10, 11]。

GnRH 激动药可以阻断激活的下丘脑 - 垂体轴，减缓患儿骨生长，延长骨骼高度。我们建议将生长激素与 GnRH 激动药联合使用以进一步改善患儿症状。我们建议治疗越早开始越好（最好在 6 岁之前），这样可以达到预期的最佳效果。

法国一项对性早熟儿童进行的研究发现，与历史对照组相比，女孩的最终身高增加了 8.3cm，男孩增加了 13.7cm[12]。荷兰 - 德国的研究小组报道称，与预处理预测的身高相比，服用雷脲替瑞林的女孩身高增加了 6cm，男孩身高增加了 10cm[13]。2014 年基于 8 项研究的 Meta 分析表明，与预处理预测的身高相比，GnRH 激动药治疗后的最终身高显著增加。这一报道同样也指出，GnRH 激动药与生长激素联合使用的治疗效果更好[10]。

除每月服用 GnRH 激动药外，我们还成功地使用了 3 个月的去甲肾上腺素制剂[14]。到目前为止，我们的研究尚未记录到生长激素与 GnRH 激动药联合应用对患儿晚期卵巢功能、骨密度或生殖功能的显著不良影响[10]。目前研究表明，在 6 岁之前对患儿进行治疗可以得到最好的预期结果，但较晚开始治疗的好处值得怀疑和进一步的研究。

（二）前列腺癌

前列腺癌是第三大常见的癌症。2017 年，美国估计有 161 360 例新发病例。它是癌症相关死亡的第六大常见原因[15]。前列腺癌的预估发病率为 123/10 万。睾酮被认为是前列腺癌的诱因和促进因素。雄激素剥夺疗法（androgen deprivation therapy，ADT）被认为是晚期 / 转移性前列腺癌的常规治疗方法[16]。ADT 亦可被用作新辅助治疗或辅助治疗[17]。ADT 可与其他抗雄激素联合使用，这些抗雄激素可阻止肝脏雄激素合成或阻止睾酮 – 双氢睾酮转化[18]。ADT 包括手术切除睾丸或使用 GnRH 激动药或拮抗药来抑制雄激素合成。

GnRH 激动药与双侧睾丸切除术一样有效[17]。药物治疗的目标是将血液中的睾酮水平抑制到 1.7nmol/L 以下。我们发现每次额外注射都可观察到，GnRH 激动药可诱导初始的闪烁效应使血清睾酮水平短暂升高。尽管如此，最初的手术或随后的微创手术的临床意义仍值得我们进行更深入的探讨[19]。

GnRH 拮抗药可快速抑制睾酮水平，且不会引起激素水平的微小波动。研究表明，GnRH 激动药和拮抗药都能有效抑制睾酮水平。与 GnRH 激动药亮丙瑞林相比，GnRH 拮抗药地加瑞克在治疗期间与前列腺特异性抗原升高或死亡的相关性较低[20, 21]。此外，与 GnRH 类似物相比，使用地加瑞克时的血清碱性磷酸酶水平（作为骨转移的指标）较低。

ADT 并非没有不良反应。据报道，ADT 可以使骨质流失、骨折以及不良代谢产生的风险增加。如果治疗时伴随着这些并发症，我们可以考虑改变患者生活方式和进行药物干预。间歇性 ADT 是那些有明显不良反应的患者的一种选择。在这些情况下，6～9 个月的 ADT 治疗后可以有一段停药期，我们需要在此期间监测患者前列腺特异性抗原（PSA）水平。当患者 PSA 水平开始上升时，再恢复药物治疗[17, 18]。

（三）乳腺癌

乳腺癌目前是最常见的癌症（男女均包含在

内）。据估计，美国每年有 255 000 例新发病例。此外，据估计每年有 41 000 名被诊断为乳腺癌的患者死于该疾病[22]。

多达 3/4 的乳腺癌是雌激素通过其受体在肿瘤增殖中发挥作用[23]。干扰雌激素作用或雌激素受体途径一直是乳腺癌治疗的一个组成部分。选择性内质网调节药（他莫昔芬）、芳香化酶抑制药、促性腺激素释放激素类似物，以及通过放疗或手术进行卵巢消融术均是降低血液中雌激素水平的治疗方案[23]。

GnRH 激动药作为一种辅助治疗被证明与绝经前晚期乳腺癌女性的卵巢切除术一样有效。使用 GnRH 激动药作为辅助治疗的患者的无病生存期与化疗相似[24]。在一项随机试验中，589 例 ER 阳性的早期乳腺癌绝经前患者被分配到为期 2 年的 GnRH 激动药治疗组和为期 6 个周期的化疗（环磷酰胺、甲氨蝶呤、氟尿嘧啶）治疗组。在 2 年的随访中，研究表明两组患者的无病生存率或总生存率没有差异[25]。另一项随机试验指定绝经前激素敏感乳腺癌患者接受辅助化疗（3 个周期的环磷酰胺、甲氨蝶呤、氟尿嘧啶）或接受为期 2 年的 GnRH 激动药戈舍瑞林治疗。研究结论表明，两组治疗后患者的局部和远处复发率、生存率和死亡率相似[26]。2009 年 Cochrane 的一篇综述得出结论，辅助性 GnRH 激动药治疗或辅助化疗在绝经前女性早期乳腺癌治疗中的总体生存率和无病生存率相似。与单独使用 GnRH 激动药相比，GnRH 激动药与他莫昔芬联合应用可能提供更好的疗效[27]。

单独使用 GnRH 激动药或与他莫昔芬联合使用是 ER 阳性早期乳腺癌患者的有效辅助治疗方案。虽然最佳治疗时长尚未确定，但目前我们已经调查了 2～5 年的使用情况。对于晚期转移性乳腺癌，研究证明他莫昔芬与 GnRH 激动药联合应用的治疗效果优于单独使用 GnRH 激动药[28]。

（四）性腺保护

卵泡数量在妊娠中期的胎儿体内达到峰值，

为 600 万～700 万个。到出生时，它的数量已降至 100 万～200 万，到青春期则降至 40 万～50 万。卵泡的损失率是由人体基因所决定的，并且每位女性的情况各不相同[29]。当然，各种医源性作用（如促性腺激素疗法）也加速了女性卵泡丢失。

与化疗相关的卵泡丢失取决于患者的卵巢储备基线、年龄、所使用的化疗药物和治疗时间。化疗可导致女性卵巢早衰或短暂性闭经。据估计，每年约有 10 万名 45 岁以下的女性被诊断为癌症[30]。其中一些女性尚未生育或尚未组建家庭，她们渴望在成功治疗后生育。多年来，肿瘤治疗有了显著提高，随着此类治疗患者生存率的增高，我们需要考虑她们的预后情况（生育力、激素平衡、总体生活质量）[30, 31]。

生殖细胞，尤其是发育活跃的细胞，它们对化疗敏感，受到损伤后会发生细胞凋亡。这些细胞被原始休眠细胞的募集所取代，导致整个卵泡池更快地下降。此外，化疗会导致间质衰竭和血管损伤，减少卵巢血供，从而进一步增加卵泡损失[31]。

研究表明，GnRH 激动药是通过诱导促性腺激素减退以减少化疗对卵巢的毒性作用的。不活跃的卵泡抵抗化疗损伤的能力更强。GnRH 激动药可以减少卵巢血流，降低达到目标数量卵泡的药物用量[31]。

有多个队列和随机研究评估了化疗期间促性腺激素释放激素激动药对卵巢活动的影响。他们团队对不同类型、不同基线特征、接受异质化疗的患者进行了评估，研究报告的相关结果是一致的。Lambertini 等对绝经前乳腺癌化疗女性在肿瘤治疗期间进行了随机分配，分别将他们分配到使用曲普瑞林实验组或不使用曲普瑞林实验组。在 5 年的随访中，72.6% 的服用曲普瑞林的女性月经恢复，而 64% 的对照组月经恢复（经年龄调整的 HR=1.48，95%CI 1.12～1.95）[32]。Moore 等将乳腺癌化疗期间的患者随机分配到服用戈舍瑞林实验组或不服用戈舍林的对照组。相较于对照组，实验组化疗后出现卵巢功能衰竭的女性明显较少，而妊娠的女性明显较多[33]。Elgindy 等将接受化疗的受体阴性乳腺癌患者随机分配给 GnRH 激动药或拮抗药下调或不下调。研究发现化疗 12 个月后恢复正常月经的女性，实验组和对照组的两者比例并没有差异[34]。还有一些其他的随机或非随机研究不能证明 GnRH 类似物对患者性腺的保护作用[35, 36]。

目前，国际上已发表了一些关于 GnRH 激动药对卵巢保护的 Meta 分析。Del Mastro 等通过对 9 项 Meta 分析研究发现，使用 GnRH 激动药可显著降低患者卵巢早衰的发生率[37]。Blumenfeld 等在分析了 20 项回顾性或随机研究的结论后发现，服用 GnRH 可显著降低患者卵巢的衰竭率。分析表明，91% 接受促性腺激素释放激素激动药治疗的患者保持了规律的周期，而对照组则只占总数的 41%[38]。另外，Vitek 等根据对接受化疗的乳腺癌患者的四项研究结论分析后，发现使用促性腺激素释放激素激动药对保存患者卵巢功能没有益处[39]。Hickman 等最近的一篇综述分析了化疗期间促性腺激素释放激素激动药用于患者卵巢保护的各种 Meta 分析结果。14 项分析中有 12 项发现促性腺激素释放激素对患者卵巢衰竭率有好的改善。但在评估妊娠率的九项研究中，只有三项报告了使用促性腺激素释放激素激动药对患者有良好结果[31]。

GnRH 激动药的使用是否有益于绝经前接受化疗女性的卵巢保护问题，目前尚未得到有效解决。大多数报告表明，应用 GnRH 激动药对维持卵巢功能和妊娠的机会有积极的影响。此外，对于那些血液学参数受到抑制的患者而言，月经量的减少是一个额外的好处。在适当的咨询下，对于那些不能从成熟的辅助生殖技术（胚胎、卵母细胞冷冻保存）中受益的人，我们可以使用促性腺激素释放激素激动药来保存患者的生育力。

（五）子宫内膜异位症

当子宫内膜腺体和间质出现于宫腔外的时候，

我们可以将其诊断为子宫内膜异位症。正常人群中有 5%～10% 的女性患有此病，而不孕人群中有高达 50% 的人患有此病。痛经和不孕症是该病两种最常见的症状。子宫内膜异位症引起的疼痛可能与月经有关（痛经），也可表现为慢性盆腔疼痛[40]。有症状的子宫内膜异位症患者通常需要治疗。我们可以通过手术切除或消融子宫内膜异位病变的部位或进行药物治疗[40]。

子宫内膜异位症是一种雌激素依赖性疾病。因此，抑制雌激素水平或创造雄激素或孕酮主导环境的药物治疗对患者都是有益的。抑制卵泡形成和降低雌激素的药物治疗均可以改善子宫内膜异位症相关症状。

长期服用促性腺激素释放激素激动药会导致性腺功能减退，并使血液中的类固醇激素水平受到抑制。在一些前瞻性或回顾性试验中表明，单独 GnRH 激动药或联合其他药物治疗有症状的子宫内膜异位症对患者有诸多益处。一项前瞻性随机研究发现，应用 GnRH 激动药或应用地诺孕素 + 戊酸雌二醇，两种方案对接受腹腔镜检查的慢性盆腔疼痛患者术后生活质量的改善同样有效[41]。Morelli 等的一项回顾性研究发现，对于使用 GnRH 激动药的子宫内膜异位症或子宫腺肌病患者，应用该药物改善了盆腔慢性疼痛症状，减少了止痛药的需求量，降低了生产力的损失[42]。另一项随机对照试验发现，醋酸炔诺酮和促性腺激素释放激素激动药（均与芳香化酶抑制药合用）的镇痛效果相似。但由于不良反应较少，患者对醋酸炔诺酮的耐受性更好。然而，应用长效曲普瑞林后，患者异位病灶的缩小幅度更大[43]。与促性腺激素释放激素激动药相比，左炔诺孕酮宫内系统在 1 个月、3 个月和 6 个月时同样可以改善患者子宫内膜异位症的严重程度。到第一年随访结束时，研究表明：与预处理基线值相比，仅使用促性腺激素释放激素激动药可以改善患者症状[44]。其他几项研究表明，在接受子宫内膜异位症手术的女性中，使用促性腺激素释放激素激动药可改

善术后疼痛评分[45, 46]。2014 年 Cochrane 回顾报告表明，GnRH 激动药可以有效治疗子宫内膜异位症引起的相关疼痛[47]。

患者长期使用促性腺激素释放激素激动药会受到与低雌激素相关的不良反应（血管舒缩和泌尿生殖系统症状）的影响，这些不良反应是通过限制脂质和骨代谢所引起的。目前我们推荐患者使用补充疗法（醋酸炔诺酮、共轭马、雌激素、炔诺酮）来减少这些不良反应的影响。目前没有证据显示，补充疗法会损害 GnRH 所带来的益处[48]。

子宫内膜异位症在不孕女性中很常见，许多患者最终需要采取辅助生殖才能成功受孕。根据 Barnhart 等分析，体外受精后子宫内膜异位症患者的妊娠率较低（OR=0.56，95%CI 0.44～0.7）[49]。单独的药物治疗（促性腺激素释放激素、联合避孕药、雄激素、孕激素）不能有效地治疗与子宫内膜异位症相关的不孕症。因为所有这一切疗法都能阻止排卵，因此患者是有机会妊娠的[50]。目前没有证据表明，术后使用促性腺激素释放激素激动药抑制术中未切除的病变可以对不孕女性产生有益的影响[51]。然而，2006 年一项基于三项试验的 Cochrane 回顾总结发现，在体外受精前使用促性腺激素释放激素激动药 3～6 个月可提高患者临床妊娠率（OR=4.28，95%CI 2.00～9.15）和活产率（OR=9.19，95%CI 1.08～78.22）[52]。

（六）肌瘤

子宫肌瘤是子宫肌层常见的良性单克隆肿瘤。高达 70% 的女性会出现，约 25% 的育龄女性会出现该病[53]。该病的症状要么与月经（月经过多、痛经）有关，要么与肌瘤大小（压力、饱腹感）有关。除了遗传因素外，类固醇激素和生长因子（细胞因子、趋化因子、生长因子）也参与并影响了肌瘤的生长[54, 55]。该病明确的治疗方法是手术治疗；肌瘤切除术可以提供短期或一定程度上的长期治疗益处，而子宫切除术则可以提供明确的

长期治疗益处。部分患者希望保留子宫，部分患者的手术风险非常高，因此我们需要制订个体化的手术治疗方案。此外，我们也可以考虑对此类患者进行放射干预治疗或激素药物治疗。

GnRH 激动药的使用与抑制性类固醇水平相关，它可以干扰合成生长因子，对平滑肌瘤细胞产生直接的凋亡作用，因此，我们认为使用 GnRH 激动药有利于有症状的类纤维瘤患者管理[55]。结果表明，其使用可显著减小患者肌瘤大小。Friedman 等随机分配绝经前女性分别服用长效亮丙瑞林或安慰剂 6 个月。安慰剂组的肌瘤体积没有变化，而 GnRH 激动药组的肌瘤体积减小了40%。在患者停止亮丙瑞林治疗 3 个月后，肌瘤生长则恢复到了其预处理前的大小[56]。Seracchioli 等在一项安慰剂对照随机试验中报告，使用长效曲普瑞林 3 个月后，患者的肌瘤体积显著减少26.5%[57]。GnRH 激动药可使患者肌瘤和子宫体积减小 30%～50%，但最终效果是暂时的。在停止治疗后，肌瘤可以恢复到其前处理大小[58]。GnRH 激动药的长期使用会受到不良反应限制。为了避免不良的骨骼和代谢给患者造成影响，我们探索了各种与 GnRH 激动药联合治疗方案。联合应用雷洛昔芬、孕激素、雌激素和雌孕激素可以成功阻断长期使用促性腺激素释放激素激动药所带来的一些不利影响。但这些联合治疗方案也限制了GnRH 激动药带来的益处[55]。

由于显著的低雌激素不良反应和相关费用，目前 GnRH 激动药并不能为有症状的子宫肌瘤患者提供长期治疗方案。GnRH 激动药引起患者肌瘤体积短期缩小或闭经，上述反应对患者有益。较大的肌瘤需要通过开腹手术而不是阴式手术取出。我们需要准备一个垂直的腹部切口，而不是低位置的横向切口。肌瘤显著缩小可以帮助外科医生使用更好的手术方式，这有助患者术后快速恢复，并且可以改善患者的长期生活质量。此外，缩小肌瘤大小有助于更短的手术时间和更少的失血量，从而减少围术期的发病率。在进行术前 GnRH 激动药治疗后[59-61]，无论是腹腔镜手术还是开腹手术，患者术后的血红蛋白和红细胞压积与术前相比有显著改善，减少了术中失血。

子宫肌瘤是常见的激素敏感肿瘤，对促性腺激素释放激素激动药治疗反应良好。这种疗法的主要好处是减少月经过多情况，改善了贫血。此外，缩小肌瘤使外科医生能够使用阴式手术而不是开腹手术，可以减少手术时间和术中出血量。因此，该种治疗方法与短期和长期发病率的降低息息相关。

（七）辅助生殖技术

20 世纪 80 年代中期，促性腺激素释放激素激动药和促性腺激素释放激素拮抗药逐渐应用于体外受精（in vitro fertilization，IVF），这引发了IVF 实施方式的革命性变化[62]。在引入之前，黄体生成素激增 / 排卵是导致周期取消的主要问题。GnRH 激动药可每日注射或累积注射。最初，GnRH 激动药在与垂体受体结合时会诱导闪烁效应，进而引起 FSH 和 LH 水平的短暂的激增。持续暴露于 GnRH 激动药会导致 5～7 天后受体下调和脱敏，这将抑制 LH 进一步释放，从而阻止排卵前的 LH 升高。GnRH 激动药在 IVF 刺激前的黄体中期开始发挥作用。此外，在周期结束和刺激开始时，患者的促性腺激素水平受到抑制。在整个刺激过程中，整个周期以低剂量的促性腺激素持续进行（黄体长时间刺激）。我们可以在外源性促性腺激素刺激即将开始时停止（黄体停止方案），我们也可以在外源性促性腺激素刺激即将开始时停止（黄体停止方案）。对于那些周期不规则患者，GnRH 激动药可在周期开始时就开始使用。在这些情况下，我们必须等待抑制在初始闪烁效应（滤泡周期）后发生。患者也可以在周期开始时将GnRH 激动药与避孕药叠加使用以防止最初的闪烁效应发生。

对于那些反应不佳的患者，我们需要使用促性腺激素。目前正在使用各种方案（短、超短、微剂量）。

GnRH 拮抗药的引入为管理 IVF 周期的卵泡期开辟了新的选择方案。促性腺激素释放激素拮抗药可立即抑制患者的促性腺激素释放激素受体。因此，一旦卵泡达到一定大小，就可以启动促性腺激素释放激素拮抗药，因为卵泡有提前排出的风险。根据已修订的治疗方案，无论卵泡大小如何，均可以从第 6 天开始进行刺激。当遵循弹性方案时，一旦引导卵泡达到 13～14mm 大小且雌二醇水平超过 300～500pmol/L 时，就开始使用 GnRH 拮抗药。患者应每天服用 GnRH 拮抗药直到在收集卵母细胞之前进行最后的扳机注射。我们也可以使用较大 "储备" 剂量的 GnRH 拮抗药，如果刺激持续时间超过初始储备剂量 4～5天，则只需补充较小的每日剂量即可。GnRH 拮抗药的应用对患者是 "友好的"。GnRH 拮抗药在刺激开始前与避孕药联合使用效果更好，这种方案可以使刺激周期与刺激时间缩短 1～2 天，减少总注射时间。与 GnRH 激动药不同，GnRH 拮抗药的应用与低雌激素的不良反应无关。此外，应用促性腺激素释放激素拮抗药可以让我们在收集卵母细胞之前触发促性腺激素释放激素激动药，从而显著降低卵巢过度刺激综合征（OHSS）风险。

最近 Cochrane 的一篇综述比较了不同的 GnRH 激动药方案的有效性。研究发现，当对长时间 vs. 超短时间 GnRH 激动药、黄体 GnRH 长激动药 vs. 卵泡长激动药，或者长时间激动药 vs. 激动药停止方案进行比较时，它们间的持续妊娠率和活产率没有差异[63]。促性腺激素释放激素激动药可以每日服用或累积注射。这两种方法的活产率相同。但患者需要更多的促性腺激素，更长的刺激持续时长，因此建议选择累积注射的方式来获得更深更强的抑制能力[64]。

应用 GnRH 拮抗药可以防止 LH 过早升高。拮抗药周期中的活产率与 GnRH 激动药周期中的活产率相似（OR=1.02；95%CI 0.85～1.23）。但在GnRH 拮抗药周期中，OHSS 的风险显著降低[65]。使用 GnRH 拮抗药治疗方案，刺激持续天数更少，所需促性腺激素更少，雌二醇峰值水平更低，回收的卵母细胞数量更少[66]。促性腺激素释放激素拮抗药可快速、深度抑制患者的 LH 水平。现有数据不支持在开始使用拮抗药时添加 LH 或增加促性腺激素剂量[67]。

GnRH 拮抗药可以应用人绒毛膜促性腺激素（hCG）或 GnRH 激动药作为扳机注射。GnRH 激动药对诱导卵母细胞成熟和提取成熟卵母细胞有效，同时它对 OHSS 的预防也非常有效。但应用 GnRH 激动药会导致黄体期不足，如若补充不当则会降低患者的活产率[68]。有了适当的黄体支持（无论是用透皮雌二醇和 IM 黄体酮强化黄体期支持，还是用促性腺激素释放激素激动药和 1000U hCG 双重扳机，或是在提取当天低剂量，1500U hCG），都可以保持较高的妊娠率[69]。

在 hCG 诱导的周期中，黄体给予促性腺激素释放激素激动药可提高活产率。然而，这一结论的总体证据质量较低，这一益处需要我们进行进一步研究[70]。

下丘脑分泌的 GnRH 在生殖轴调节中起着关键作用。其正常的脉冲分泌是垂体释放 FSH 和 LH 激素从而调节卵巢卵泡活性所必需的。FSH 和 LH 激素可以调节卵巢卵泡活动。生殖轴需要完整的多级反馈机制来完成其正常功能。内分泌轴的任何一部分受到破坏都会导致卵巢功能异常。

GnRH 类似物、激动药和拮抗药现已上市，可用于治疗各种临床问题。GnRH 类似物已成功用于治疗中枢性早熟、激素敏感型癌症和各种良性妇科疾病，此类药物在辅助生殖治疗中也发挥了重要作用。但它们的长期使用并非没有不良反应。因此，我们在未来的研究中需要专注于开发具有适当补充选项的长效配方。这些配方不会限制临床疗效，但会提高药物的安全性并且患者可以长期服用。

第9章 促性腺激素释放激素激动药方案
GnRH Agonist Protocols

Megan Schneiderman   Michael H. Dahan   著
吴香仪 译   王瑛琪 校

IVF（in vitro fertilization）通常被称为体外受精，是一种解决各种病因所致不孕不育的技术。目前的护理标准要求充分刺激卵泡发育，以便收集许多卵子，然后在实验室完成受精，最终移植到宫腔内。在取卵之前已经排卵是自然周期或促排卵周期 IVF 都需要解决的困难，有几种方案可以防止这种情况发生。这些方案使用促性腺激素释放激素（GnRH）激动药或 GnRH 拮抗药来实现垂体的下调，以防止自发的黄体生成素（luteinizing hormone，LH）激增。三种最常用的方案是 GnRH 激动药方案（长方案）、GnRH 激动药 FLARE 方案（微剂量或标准剂量）和 GnRH 拮抗药方案（短方案）。在本章中，我们将讨论 IVF 的 GnRH 激动药方案。

一、GnRH 激动药

GnRH 是下丘脑中产生的一种十肽。GnRH 通过门静脉循环运输，刺激垂体前叶释放两种促性腺激素：黄体生成素（LH）和卵泡刺激素（FSH）。LH 和 FSH 随后在卵巢水平上起作用，以调节性激素的生成和卵泡发育。LH 刺激膜细胞产生雄激素，FSH 刺激颗粒细胞促进卵泡生长，从而产生雌激素。雄激素"喂养"颗粒细胞，并作为底物芳香化为雌激素（主要是雌二醇）。FSH 先上调自身受体，从而增加对颗粒细胞的刺激，随着雌二醇水平的升高和卵泡的增大，FSH 受体随之下调，而 LH 受体的表达增加，最终高水平的雌二醇将诱导 LH 激增，

对下丘脑垂体轴产生正反馈，促进卵泡排卵。

生理上，GnRH 以脉冲的方式分泌，激发促性腺激素的定时释放，进一步调控卵泡发育和排卵。此外，外源性 GnRH 激动药以连续或非脉冲的方式刺激促性腺激素细胞，最终导致垂体促性腺激素细胞对 GnRH 脱敏，这是通过 FSH 受体对长期非脉冲 GnRH 刺激的反应来实现的[1]。GnRH 激动药促排卵方案的标志是持续的 GnRH 刺激诱导垂体抑制。这是第一个防止自发排卵的 IVF 周期所用的方案。

GnRH 激动药类似物是天然十肽 GnRH 的化学修饰产物，能激动 GnRH 受体从而产生下调作用。GnRH 激动药的常见制剂有醋酸曲普瑞林、醋酸那法瑞林、醋酸布舍瑞林、醋酸亮丙瑞林和醋酸戈舍瑞林（表 9-1）。垂体对外源性 GnRH 激动药的反应是双相的。首先，在给药后的前 48h 内有一个初始的 flare 效应，使 GnRH 受体上调、LH 和 FSH 分泌增加。这种效应可以持续 5～14 天。此后，随着激动药的持续应用，垂体前叶的 GnRH 受体同时出现下调和脱敏现象。最终，导致垂体产生和分泌促性腺激素减少，以及对 GnRH 的反应性降低[2, 3]。

1971 年首次分离出 GnRH 十肽后，GnRH 激动药在 20 世纪 80 年代被引入[4]。从那时起，IVF 周期有了一种防止过早排卵的方法，IVF 的促排方案发生了重大变化[5]。在没有内源性 LH 分泌下调时，多达 15%～30% 的周期由于过早排卵而被取

表 9–1 可用的合成 GnRH 激动药		
通用名称	品牌名称	途 径
醋酸曲普瑞林	Decapeptil	Sc、IM
醋酸那法瑞林	Synarel	吸入（经鼻）
醋酸布舍瑞林	Suprefact	Sc、吸入（经鼻）
醋酸亮丙瑞林	Lupron	Sc
	Lupron depot	IM
醋酸戈舍瑞林	Zoladex	皮下植入
组氨瑞林	Supprelin	皮下植入

GnRH. 促性腺激素释放激素；Sc. 皮下注射；IM. 肌内注射

消[6]。使用 GnRH 激动药后，由于过早排卵而导致的周期取消率已降低到 2% 以下[7]。GnRH 激动药方案是基于上述促性腺激素细胞对持续 GnRH 刺激的反应而制订的。通过受体下调和脱敏，GnRH 激动药能抑制内源性促性腺激素分泌，从而防止 LH 激增干扰外源性卵巢刺激而导致的提前排卵[8]。在典型的 IVF 周期中，停用 GnRH 类似物后，这种下调反应可能会 7 天以上。

GnRH 激动药周期的优势不仅是防止过早排卵和周期取消，还能防止 LH 激增，使患者促排时间延长，以产生更多的成熟卵泡，尤其能防止单个巨大卵泡引起卵泡群成熟之前发生自发排卵的情况。例如卵巢存在一个 18mm 的卵泡和 10 个 12mm 的卵泡，可以将 18mm 的卵泡推到成熟后期（直径大于 21mm），以使 12mm 的卵泡生长。这种刺激最终能收集到更多的成熟卵母细胞。成熟的卵母细胞最常出现在平均直径为 14～15mm 的卵泡中。

此外，抑制内源性促性腺激素分泌在调控卵泡发育方面有明显优势。在促性腺激素刺激开始之前，可以通过改变 GnRH 激动药抑制的持续时间，使患者的取卵时间灵活度更高。数据表明，开始使用促性腺激素后，相差一天取卵并不会改变活产率，取卵时间更灵活[9]。

通常 GnRH 激动药周期中会使用联合口服避孕药（combined oral contraceptives，COC）。COC 一般使用的是含有 30μg 或 35μg 的炔雌醇，使用低剂量炔雌醇经验上不会影响治疗结果，但缺乏相关的数据，但不同孕激素的作用尚不清楚。COC 的预处理使周期的开始时间更加灵活，患者和生殖中心更加便利。其次，在使用 COC 进行预处理后，方案开始时，卵泡群的发育能更加保持同步。因此，在促性腺激素的刺激下，更多的卵泡能在相近的时间达到相同的成熟水平。此外，患者在开始 GnRH 激动药治疗时，发生功能性卵巢囊肿的可能性较小[10]。综上所述，这些优势能使周期取消率降低，并提高了周期规划的灵活性。COC 通常在自发性或诱导月经周期第 1～5 天开始使用。在 GnRH 激动药开始使用前应至少服用 COC 15 天，以通过 GnRH 激动药的初始 flare 效应来防止囊肿发展。然后，GnRH 激动药与 COC 同时使用 5 天后停用 COC。除了这些方便调度的优势外，COC 的持续时间也可以延长。然而，COC 使用超过 30 天，会使卵巢对刺激的反应降低，增加所需的促性腺激素剂量，并总体上减少取卵数量。不止一项研究表明，在患有多囊卵巢综合征（PCOS）的女性中，服用 COC 治疗 25～45 天的患者患卵巢过度刺激综合征（OHSS）的风险较低[3, 4]。

GnRH 激动药周期的主要缺点是偶尔对外源性促性腺激素的反应迟钝，增加了促性腺激素治疗的成本和持续时间。尽管成本增加，但大量研究表明，与单独使用促性腺激素相比，同时使用 GnRH 激动药和促性腺激素时，妊娠率和活产率明显升高[11, 12]。在开始治疗后观察到的初始 flare 效应可能是治疗的不良反应之一，这点将在 flare 方案中加以利用。

研究表明，GnRH 激动药治疗会使一些患者会形成功能性卵巢囊肿，但确切机制尚不清楚，GnRH 激动药的初始 flare 效应可能与之有关[13, 14]。功能性囊肿对卵泡诱导有多种负面影响，会延长促性腺激素刺激开始前垂体抑制的持续时间。功能性囊肿产生的类固醇（主要是雌二醇）会对发育中的卵泡和子宫内膜的容受性产生负面影响。最后，通过压力效应，功能性囊肿会阻止周围的卵巢组织和卵泡达到其生长潜能，尤其当囊肿的平均直径大于 1.5cm 或血清雌二醇水平超过 260pmol/L 时[15]。但值得注意的是，文献并不支持在开始刺激前进行囊肿抽吸，因未发现它能改善预后[14, 16]。

另一个缺点是 GnRH 激动药会诱导的卵巢抑制。由于诱导的低雌激素状态，可能会产生类似更年期的不良反应。此外，在激动药周期完成后的一段时间内，垂体促性腺激素分泌仍然受损，在胚胎移植后需要补充黄体酮来维持胚胎的妊娠[17]。卵泡抽吸会影响黄体生成，从而使黄体酮减少。虽然许多中心也在黄体期补充雌二醇，但随机安慰剂对照研究表明作用不大[18]。虽然补充雌二醇的作用仍存在争议，但无论是经阴道还是肌内注射补充黄体酮，都效果显著[19]。最后，极少数患者在服用 GnRH 激动药时出现头痛，这可以通过换用 GnRH 拮抗药周期来缓解。

最后，与 GnRH 拮抗药周期相比，使用 GnRH 激动药抑制卵巢会增加发生 OHSS 的风险。研究表明，自从用 GnRH 激动药方案来防止 IVF 周期中自发的 LH 激增以来，重度 OHSS 的发病率增加了 6 倍[20]。虽然 GnRH 激动药方案会刺激更多的卵泡、产生更高的 E_2 水平，以及在自然周期中产生更多的黄体，但这些因素增加了 OHSS 的风险[21-23]。尽管大多数研究并不是专门设计用不同的方案来评估 OHSS 的风险，但最近一项研究表明，与拮抗药方案相比，使用 GnRH 激动药的高危患者发生 OHSS 的风险更高[24]。

与 IVF 自然周期相比，GnRH 激动药方案能抑制内源性促性腺激素分泌、防止过早排卵、获取更多的成熟卵母细胞、减少取消的周期，最重要的是能提高妊娠率。最近的一项随机研究比较了长 GnRH 激动药方案、微量 GnRH 激动药方案和 GnRH 拮抗药方案，发现在反应不良的患者中微量方案的妊娠结局较差[25]。通过这项研究发现，长方案比拮抗药方案平均多收集两个卵母细胞。因此，GnRH 激动药方案适用于中低反应患者以及卵巢储备低或高龄的患者。高反应患者应采用 GnRH 拮抗药方案治疗，以降低 OHSS 的风险。

二、GnRH 激动药方案

目前，IVF 有两种广泛使用的 GnRH 激动药方案，它们在 GnRH 激动药治疗的持续时间上有所不同：① GnRH 激动药长方案；② GnRH 激动药 flare 方案（又名微剂量 flare 方案）。

理论上来说，两种方案都是利用 GnRH 激动药抑制内源性促性腺激素分泌来防止自发的 LH 激增（表 9-1）。然后使用外源性促性腺激素（表 9-2），提供足够的卵泡刺激，触发排卵（表 9-3），募集卵子[26]。获取的卵母细胞可以受精或冷冻，最终移植。

研究表明，不同方案中 GnRH 激动药的最佳剂量尚未确定，所以给药剂量的选择相当广泛。下表是不同 GnRH 激动药的给药剂量参考（表 9-4）。

同样，促性腺激素的给药剂量也因人而异。最佳剂量是达到充分刺激的最低剂量，以最佳的卵泡发育数量、募集的卵子数量，最高的活产率，最低的过度刺激和周期取消为标准。最高剂量是有争议的，一些中心每天使用 450U 甚至 600U。然而，研究表明，每天使用超过 300U 并无益处，2013 年英国国家健康与护理卓越研究所（NICE）指南建议不超过 450U/d[27-29]。大多数情况下，建议最低使用剂量为 100～150U/d。对于体重超过 77kg 的患者，应额外补充 75U/d。为防止孕酮水平的过早升高，FSH 与 LH 使用比例应为（2～3）∶1[27]（表 9-2）。

表 9-4 提供了长期和公平方案中不同 GnRH 激动药的剂量。对于不知情的读者来说，这只是部分指南。其他出版物中也使用了许多其他剂量，无法生成详尽的列表。

通用名称	品牌名称	LH 活性	FSH 活性	hCG 活性	用　量	途 径
重组促卵泡素 β	Follistim（美国）	–	+	–	75～300U（最大量 300U/d）	Sc
	Puregon（加拿大）					
重组促卵泡素 α	Gonal-F	–	+	–	75～300U（最大量 300U/d）	Sc
尿促卵泡素（hMG）	Menopur	最低	+	+	75～300U（最大量 300U/d）	Sc
	Repronex	+	+	+		
	Pergonal	+	+	+		
	Humegon	+	+	+		
重组人促黄体激素 α	Luveris	+	–	–	75～150U/d 或 FSH∶LH=（2～3）∶1	Sc

表 9-2　用于卵巢刺激的促性腺激素制剂

hMG. 人类绝经期促性腺激素；LH. 黄体生成素；FSH. 卵泡刺激素；hCG. 人绒毛膜促性腺激素；Sc. 皮下注射

表 9-3　扳机方案

通用名称	品牌名称	剂量	途径
重组人绒毛膜促性腺激素	Ovidrel	250μg	皮下注射
尿人绒毛膜促性腺激素	—	5000～10 000U	皮下注射

（一）GnRH 激动药下调促性腺激素刺激：长方案

长方案是指，使用 GnRH 激动药不同的持续时间，实现对卵巢的完全抑制，然后使用外源性促性腺激素刺激卵泡发育。在促性腺激素刺激期间持续使用 GnRH 激动药。监测促性腺激素的反应，剂量根据患者的需要进行调整。一旦充分刺激卵巢，就会触发卵子成熟和排出，此时就可以进行取卵手术（图 9-1）。如果制订了新的周期，则可以进行受精和黄体期移植，或者将卵母细胞或胚胎冷冻用于以后的移植。在大多数情况下，GnRH 激动药在扳机的当天停用。由于 GnRH 激动药可以治疗子宫内膜异位症，该方案可能是子宫内膜异位症患者的首选方案。

醋酸亮丙瑞林、醋酸布舍瑞林和醋酸曲普瑞林是 IVF 周期中最常用的 GnRH 激动药。迄今为止的研究表明，以上激动药或剂量方案的妊娠率没有显著差异[28, 30]。在美国，醋酸亮丙瑞林是最常用的（每日 0.5～1.0mg，Sc），而在欧洲和其他地方，布舍瑞林（每日 0.1mg，Sc 或鼻喷）和曲普瑞林（每日 0.1mg，Sc）更受欢迎。亮丙瑞林缓释微球是一种长效 GnRH 激动药，每月（或更长时间）注射一次，与每日注射的药物相比并无明显差异。但是，使用长效 GnRH 激动药时，需要使用更高剂量的促性腺激素[31]。到目前为止，有关醋酸亮丙瑞林缓释微球及其他长效激动药在 IVF 周期中的临床应用数据还很少。

对于有规律周期的女性，可以在黄体中期开始治疗，即自发性 LH 激增后 5 天[32, 33]。这将导致约 30% 的女性出现功能性囊肿。另一种方案是在停止 COC 前 5～7 天使用 GnRH 激动药。在使用 COC 同时使用 GnRH 激动药可使最初的 flare 效

	表 9–4　GnRH 激动药方案中最常用的 GnRH 激动药剂量		
	长方案	flare 方案	微剂量 flare 方案
那法瑞林（Synarel）	100µg，每 8 小时 1 次或 200～400µg，2/d	400µg，2/d	200µg，2/d
布舍瑞林（Suprefact）	标准方案：0.5mg，Sc，1/d * GN 开始时减少剂量：0.2mg，Sc，1/d 小剂量替代方案：0.5mg，Sc，1/d * GN 开始时减少剂量：0.05mg，Sc，2/d 交替剂量方案：0.25mg～1.2mg，1/d	0.5mg，Sc，1/d * GN 开始时减少剂量： 0.2mg，Sc，1/d	0.05mg，Sc，2/d
亮丙瑞林（Lupron）	0.5mg，1/d 1.0mg（或 0.5mg），1/d，脱敏后减少到 0.5mg（或 0.25mg），1/d 0.04mg，1/d	0.0005mg	40µg/d
曲普瑞林（Decapeptyl）	0.1～1mg，1/d 3.7mg，1/d	0.04～0.05mg，1/d 1mg，1/d	100µg/d

与促性腺激素治疗类似，研究尚未确定"理想"剂量，不同的中心 / 研究使用不同的剂量。本表中包括（但不限于）常见的剂量范围

Sc. 皮下注射；GnRH. 促性腺激素释放激素；GN. 促性腺激素

经许可转载，引自 Kolibianakis EM, Collins J, Tarlatzis BC, Devroey P, Diedrich K, and Griesinger G. Among patients treated for IVF with gonadotrophins and GnRH analogues, is the probability of live birth dependent on the type of analogue used? A systematic review and meta–analysis. Hum Reprod Update. 2006;12(6):651–671.

应最小化，从而减少在外源性促性腺激素刺激之前引起卵泡发育[32, 33]。在反应良好的患者中，卵泡期开始使用 GnRH 激动药比黄体期获得的卵子更多[34]。

在开始促性腺激素刺激之前应确认没有卵巢囊肿或大于 10mm 的卵泡。如前所述，卵巢囊肿的存在是否会显著降低妊娠结局不明确。然而，患有功能性囊肿的患者成功受孕概率较小[35]。

完成下调开始月经后，就可以开始进行促性腺激素治疗。需要注意的是，在促性腺激素刺激期间应继续 GnRH 激动药治疗，以防止过早排卵。GnRH 激动药可以继续使用相同的剂量（醋酸亮丙瑞林 1.0mg/d）或更低剂量（醋酸亮丙瑞林 0.5mg/d）（注意：PCOS 患者可以维持完整剂量的激动药，这可能会降低 OHSS 的风险）。促性腺激素治疗开始时，剂量为每天皮下注射 75～300U，可以根据卵巢反应增加或减少剂量。起始剂量是根据患者

的年龄、体重、卵巢储备量以及之前周期的反应来制订的。

可使用同时具有 LH 和 FSH 活性的 hMG 或只有 FSH 活性的促性腺激素（表 9–4）。最初，使用 hMG 进行刺激，hMG 是从绝经女性尿液中提取的具有 LH 和 FSH 活性的纯化提取物。后来发现，下调患者体内产生的极少量的内源性 LH，可能足以维持正常性激素生成和卵泡发育，除了患有垂体性闭经的患者，其他情况不需要额外补充 LH[36]。此后，临床更倾向于使用高度纯化或重组 FSH。一些研究比较了不同类型促性腺激素刺激下调 IVF 周期的妊娠和其他结局，要么支持 hMG 要么只支持 FSH。然后通过 Meta 分析对比 hMG 与重组 FSH 在 GnRH 激动药周期中的有效性。发现使用 hMG 的临床妊娠率明显高于 FSH，但持续妊娠或活产率未必[37]。在最近的系统回顾和实验中发现，在 GnRH 激动药长方案中，尿 hMG 比

CD1: 月经第 1 天开始使用 COC	COC	COC	COC	COC	COC	COC
COC	COC	COC	COC	COC	COC	COC
COC 开始使用 GnRHa	COC GnRHa	COC GnRHa	COC GnRHa	COC GnRHa	GnRHa	GnRHa
GnRHa *阴道出血?	GnRHa *阴道出血?	GnRHa	GnRHa	GnRHa	GnRHa	GnRHa
*基线 US GnRHa（减量剂量） GN	GnRHa （减量剂量） GN	GnRHa （减量剂量） GN	GnRHa （减量剂量） GN	GnRHa （减量剂量） GN	GnRHa （减量剂量） GN	GnRHa （减量剂量） GN
GnRHa（减量剂量） GN	*监测超声和雌二醇 GnRHa（减量剂量） ?? GN *充分刺激： 无 GN *不完全刺激：继续 GN 剂量调整	*充分刺激： hCG *不完全刺激：GnRHa（减量剂量） GN *再次监测 US 和雌二醇：每 1～3 天一次	*充分刺激： —— *不完全刺激：GnRHa（减少剂量） GN *再次监测 US 和雌二醇：每 1～3 天一次	*充分刺激：取卵 *黄体期支持（孕酮 ± 雌激素），在取卵后安排新鲜的移植周期		
*充分刺激：移植						

▲ 图 9-1　GnRHa 长方案示例

第一个监测时间太早，应该把它放在刺激的第 6 天。值得注意的是：周期第 1 天可能是由孕酮和（或）雌激素化合物或自然周期诱导的。在开始使用 GnRHa 前，COC 至少应该使用 15 天。GnRHa 应在停用 COC 前 5～7 天开始使用。以基线超声确认合适的下调程度，即没有卵巢囊肿和子宫内膜变薄。在长方案中，激动药的平均敏感时间约为 3 周。促性腺激素刺激前 GnRHa 的持续时间和起始时间差异很大。促性腺激素治疗开始时，GnRHa 的剂量减少。典型方案：布舍瑞林 0.5ml，1/d → 0.2ml，1/d。小剂量 GnRHa 方案：布舍瑞林 0.5ml，1/d → 0.05ml，2/d。刺激开始 5～7 天后行首次超声检查。刺激开始 3～5 天后，行雌二醇检测。根据卵泡生长情况和雌二醇水平，每隔 1～3 天继续监测一次超声和雌二醇。一旦刺激充分，就给予 hCG 扳机。一般在 36h 后取卵，在 3～5 天移植胚胎或冷冻

COC. 联合口服避孕药；GaRH. 促性腺激素释放激素；GnRHa. GnRH 激动药；GN. 促性腺激素；US. 经阴道超声；hCG. 人绒毛膜促性腺激素

rFSH 的活产率增加了 4%[38]。但就临床而言，目前还没有强有力的证据支持一种促性腺激素制剂优于另一种。在某些情况下应特别考虑，包括垂体性闭经和 PCOS 患者排卵诱导。前者没有内源性 LH 分泌，必须使用具有 LH 活性的促性腺激素来支持卵泡发育。后者尽管 GnRH 激动药被抑制，但内源性 LH 水平可能足以允许单独使用 FSH 制剂进行刺激。

大多数女性需要 7～12 天的刺激，在此期间，通过血清雌二醇水平和卵泡大小以及经阴道超声（TVUS）进行计数，监测对促性腺激素的反应。通常，在促性腺激素刺激 3～5 天后首先评估血清雌二醇，以便在刺激不足时增加剂量。从那时起，每隔 1～3 天对患者进行 TVUS 和（或）雌二醇检测，并相应地调整促性腺激素的剂量。刺激一直持续到至少有 2～3 个大于 17mm 的卵泡和其他几个 14～16mm 的卵泡。理想情况下，当考虑冷冻胚胎移植时，应至少收集 10 个卵母细胞来最大限度地提高累积妊娠率[39]。

在有足够数量的成熟卵泡的情况下，应停止

促性腺激素刺激。第二天给予重组人绒毛膜促性腺激素或尿绒毛膜促性腺激素（rhCG，250μg，Sc 或 uhCG，5000～10 000U，Sc），同时给最后一剂 GnRH 激动药。rhCG 和 uhCG 都是可用的（表 9-2），没有证据表明这两种制剂的优越性[40]。hCG 扳机的作用是模拟生理性 LH 激增，刺激排卵。给予有 OHSS 风险的受试者 2500U 或 3300U 的 hCG 可以触发排卵，而不影响成功率[41, 42]。计划在注射 hCG 36h 内（通常为 32～38h），经阴道超声引导取卵。如果计划在取卵后 2～5 天进行新鲜胚胎移植，则应在黄体期通过阴道或肌内注射来补充黄体酮以维持子宫内膜状态。如果计划冷冻卵子或胚胎，则该周期完成。

能募集较多卵泡且雌二醇水平较高的患者称为"高反应者"。随着持续的刺激和促排卵，这些患者发生 OHSS 的风险增加。应该根据患者的临床情况，来调整管理周期并降低 OHSS 的风险。对于身体不适或有明显 OHSS 风险的患者，最安全的选择是停止 hCG 扳机和终止所有促排卵治疗来取消周期。在未来的周期中，可以考虑在 GnRH 拮抗药周期中使用较低剂量的促性腺激素进行刺激，以降低 OHSS 的风险[43]。如果不能取消周期，则可以进行顺延，在扳机前一天或者几天内抑制促性腺激素。较大的卵泡可以继续生长，同时能减少刺激，防止中小卵泡继续生长。如果顺延持续 5 天或 5 天以上，妊娠率将大幅下降，应考虑取消周期。当雌二醇水平开始下降时，应停止顺延。应该注意的是，保留 hCG 和取消周期相反，其 OHSS 的风险会随着时间推移而增加。最新证据表明，与不顺延和继续 IVF 周期相比，顺延的 OHSS 风险没有降低[44]。如果认为安全且患者情况良好，该方案可以按计划继续进行。移植要么推迟到第 5 天，同时监测 OHSS 的迹象，要么将所有的胚胎冷冻保存，以便在随后的治疗周期中移植。最后，在随后的 GnRH 拮抗药周期中，应首选 GnRH 激动药来扳机。

未能以 GnRH 激动药方案的形式，通过控制

卵巢过度刺激来募集足够的卵泡的患者被称为"反应不良者"。以下治疗方案的改变能改善后续周期中的卵巢反应：减少卵巢抑制（即降低 GnRH 激动药剂量），增加卵泡刺激（即每天使用的促性腺激素剂量少于 300U，则改用更高剂量的促性腺激素，以延长持续时间），换用促性腺激素（即从 u/rFSH 改为 hMH 以增加 LH 刺激或增加促黄体激素 α 以更好地促进性激素生成），或在开始促性腺激素刺激后立即停止 GnRH 激动药治疗（在这种情况下，没有抑制效应的 7 天后，应启动 GnRH 拮抗药治疗）。虽然上述变化是合理的，但缺乏足够的证据表明其有效性[45]。

（二）GnRH 激动药 flare 方案

GnRH 激动药 flare 促性腺激素方案也被称为 GnRH 激动药短方案。它可以以标准剂量或微剂量变化给药。这些方案的发展源于一种假设，即一些患者可能对长方案反应不良，长方案可能会抑制卵巢对外源性促性腺激素的反应[46, 47]，尽管目前的证据表明该方案不适用反应不良的患者[44]。在反应良好的患者中，flare 方案可能会导致促性腺激素需求量低于标准的长方案。

短方案与长方案原理相同，但有一些重要区别。首先，在短时方案中，GnRH 激动药在卵泡早期开始使用，而在长方案中在黄体中期开始。其次，在 GnRH 治疗开始后不久的初始促性腺激素使用也有所不同。在长方案中，GnRH 激动药在实现垂体抑制之前的初始 flare 效应与包括囊肿形成在内的不良反应有关，促性腺激素通常在 2 周后即垂体完全抑制后才开始使用。然而，flare 方案利用了 GnRH 激动药给药后 48h 内的初始 flare 效应，能促进卵泡发育和募集。在激动药治疗 2 天后，开始使用外源性促性腺激素刺激卵泡持续生长。在此期间，继续使用 GnRH 激动药，以防止内源性 LH 激增和过早排卵。由此可见，该方案可以按照上述长方案进行，监测卵泡反应的长方法与上述相同，根据卵巢对刺激的反应来调节促

性腺激素的剂量。一旦获得良好的反应，hCG 扳机、取卵以及移植或冷冻都可以按照长方案进行。需要注意的是，flare 方案只对具有下丘脑 – 垂体 – 卵巢轴功能的女性有效。

标准的 GnRH 激动药 "flare" 方案（图 9-2）与患者的月经周期有关。在周期第 2～4 天给予全剂量 GnRH 激动药治疗（例如，醋酸亮丙瑞林 1.0mg/d，Sc），然后继续减少剂量（通常是减半）。促性腺激素刺激在周期第 3 天开始，通常剂量低于长期方案，并根据需要调整剂量。

微剂量方案与标准的 "flare" 方案相似，但使用较低剂量的 GnRH 激动药（例如，醋酸亮丙瑞林，40μg/d）。此外，在开始使用 GnRH 激动药之前，可以给予 14～21 天的 COC 来同步卵泡发育和募集时间（图 9-3）。降低激动药剂量是为了减少卵巢抑制，同时仍能诱导内源性促性腺激素的 falre 效应。这样做是为了改善患者的不良反应情况和提高妊娠率[48, 49]。

与长时方案相比，falre 方案或短时方案治疗时间较短，且反应良好的患者的促性腺激素需求较低，因此成本更低。但是，除非在周期开始前使用 COC，根据患者的月经周期来选择循环的时机具有挑战性。在标准方案中，如果没有使

用 COC 抑制卵巢，治疗失败部分归因于前一个周期时挽救黄体。随着卵泡期的开始和没有事先抑制，血清雄激素和孕酮水平的升高会降低卵子质量和妊娠率[50, 51]。使用 COC 抑制和低剂量的 GnRH 激动药，理论上微剂量方案应该能够克服这个问题[52]。

三、结论

单独使用促性腺激素控制卵巢过度刺激有因过早排卵而导致周期取消的显著风险。GnRH 激动药和拮抗药方案通过对下丘脑 – 垂体 – 卵巢轴的作用来减少内源性激素的分泌从而克服了这一问题。通过上述途径，这些药物可用于显著降低过早排卵率允许外源性卵巢刺激获得更多更大、成熟的卵泡。

在本章中，我们首先描述了传统的长方案。后来开发了更短的 GnRH 激动药 "flare" 方案（标准剂量和微剂量），试图提高对长方案反应不良患者的反应率和妊娠率。虽然每种治疗方法都有其优点和缺点，但很明显，对大多数患者来说，其优点远大于缺点。

多项对比研究表明，关于反应和相关临床结果（妊娠率和活产率）是相互矛盾的。最近的

CD1：月经第 1 天 * 基准 US	GnRHa	GnRHa GN	GnRHa	GnRHa（减量剂量）GN	GnRHa（减量剂量）GN	GnRHa（减量剂量）GN
GnRHa（减量剂量）GN	GnRHa（减量剂量）GN	GnRHa（减量剂量）GN	GnRHa（减量剂量）GN	* 监测 US& 雌激素 GnRHa（减量剂量）??GN	* 充分刺激：hCG * 不完全刺激：GnRHa（减量剂量）GN * 再次监测 US 和雌二醇：每 1～3 天一次	* 充分刺激：—— * 不完全刺激：GnRHa（减量剂量）GN * 再次监测 US 和雌二醇：每 1～3 天一次
* 充分刺激：取卵 * 黄体期支持（孕酮 ± 雌激素），在取卵后安排新鲜的移植周期			* 充分刺激：移植			

▲ 图 9-2　**GnRH 激动药 flare 方案样本**

第 3 天未使用 GN，需要在第 6 天进行监测。这张图展示了一个没有口服避孕药的 GnRH 激动药 flare 方案。周期第 1 天可能是由孕酮和（或）雌激素化合物或自然周期诱导的

GnRH. 促性腺激素释放激素；GnRHa. GnRH 激动药；GN. 促性腺激素；US. 经阴道超声

CD1: 月经第 1 天开始使用 COC	COC	COC	COC	COC	COC	COC
COC	COC	COC	COC	COC	COC	COC
COC	COC	COC	COC	COC	COC	COC
—	—	* 基线 US GnRHa	GnRHa	GnRHa GN	GnRHa GN	GnRHa GN
GnRHa GN	GnRHa GN	GnRHa GN	GnRHa GN	* 监测超声和雌二醇 GnRHa ?? GN	* 充分刺激: hCG * 不完全刺激: GnRHa GN * 再次监测 US 和雌二醇: 每 1～3 天一次	* 充分刺激: —— * 不完全刺激: GnRHa GN * 再次监测 US 和雌二醇: 每 1～3 天一次
* 充分刺激: 取卵 * 黄体期支持 (孕酮 ± 雌激素), 在取卵后安排新鲜的移植周期			* 充分刺激: 移植			

▲ 图 9-3 GnRH 激动药微剂量 flare 方案示例

此图显示了 GnRH 激动药方案与事先 COC 联合的示例。周期第 1 天可能是由孕酮和 (或) 雌激素化合物或自然周期诱导的。可以在第 14～21 天使用 COC 来实现下调。以基线超声确认合适的下调程度，即没有卵巢囊肿和子宫内膜变薄。促性腺激素治疗开始时，GnRH 激动药的剂量保持不变。根据卵泡生长情况和雌二醇水平，每隔 1～3 天继续监测一次超声和雌二醇。一旦刺激充分，就给予 hCG 扳机。一般在 36h 后取卵，在 3～5 天移植胚胎或冷冻 COC. 口服避孕药；GnRH. 促性腺激素释放激素；GnRHa. GnRH 激动药；GN. 促性腺激素；US. 经阴道超声；hCG. 人绒毛膜促性腺激素

Cochrane 综述发现，任何长或短 GnRH 激动药方案在妊娠率或活产率方面均没有明显差异[53]。然而，在实践和其他文献中发现，使用某些方案，一些患者可能有更高的成功率，特别是妊娠率和活产率。GnRH 激动药长方案最适合于反应不良和反应中等的患者，应避免用于有 OHSS 风险的患者。现在 falre 方案已经不再用于反应不良的患者，可用于反应良好患者以减少促性腺激素剂量。

第 10 章　促性腺激素释放激素拮抗药方案

GnRH Antagonist Protocols

Francisco Javier Ruiz Flores　Juan Antonio García Velasco　著

吴香仪　译　　王瑛琪　校

在过去的几十年里，人类生殖领域取得了重大的进步。由于卵巢刺激在治疗不孕症中起着不可或缺的作用，已经出现了许多不同药物和方法的新方案。

最初的体外受精（IVF）是基于自然周期排卵，只有一个卵子可用。当人们认识到在自然周期中 IVF 的成功率很低时，就采用尿促性腺激素刺激卵巢以收集更多的卵子，使得 IVF 周期的成功率显著提高。

这一进展也暴露出了一些局限性。由于排卵期可能出现在一天中的任何时候，因此需要对患者进行密切监测。常见的问题还有过早黄体化和卵泡发育不同步。针对这一问题，GnRHa 被引入临床实践中，成功实现了垂体脱敏，以抑制促性腺激素的分泌。这是 IVF 的一项突破。

自此产生了许多不同的刺激方案。目前，常用高纯度的尿促性腺激素或重组促性腺激素来促进卵泡发育。当使用促性腺激素释放激素（GnRH）激动药时，垂体促性腺激素突然增加。因为这种最初的 flare 效应，激动药通常在前一周期的黄体中期使用（更广为人知的还是长方案）。这是临床实践中最原始也是最常用的方案，后来出现了新的短方案。在卵泡早期给予激动药，以便从内源性 FSH 释放引起的 flare 效应中获益。

尽管 GnRH 激动药在 IVF 周期中效果显著，但其使用也存在一些局限性，如治疗持续时间较长、多次注射、雌激素缺乏相关症状，以及需要更高剂量的促性腺激素来刺激卵巢，从而导致总成本增加。此外，使用 GnRH 激动药方案存在潜在的 OHSS 风险。

在过去的几十年里，尽管取得了许多进步，但卵巢刺激也变得越来越复杂，给患者和临床医生带来了负担。因此，需要找到一种更简单的卵巢刺激方案，治疗时间更短，成本更低，同时可以有效避免潜在的 OHSS 风险。为了在不影响 IVF 成功率的前提下解决卵巢刺激问题，出现了 GnRH 拮抗药方案，在促性腺激素刺激中途即在 LH 激增出现前几天开始使用 GnRH 拮抗药。

所有的 GnRH 类似物（激动药和拮抗药）都能有效防止 LH 过早激增，GnRH 拮抗药是在不产生 flare-up 效应的情况下通过立即抑制促性腺激素的释放而起作用的。与激动药相比 GnRH 拮抗药方案更加简单和安全。

本章的目的是总结和描述 GnRH 拮抗药在 IVF 周期中用于卵巢刺激的不同方案，就有效性和安全性与激动药方案进行比较。

一、GnRH 拮抗药简史

GnRH 拮抗药最初于 1999 年上市，旨在避免 LH 过早激增。拮抗药可立即抑制促性腺激素的释放，而不产生 flare 效应，与激动药方案形成鲜明对比。这种对促性腺激素释放的抑制是可逆的并且具有剂量依赖性。它是通过与下丘脑 GnRH 受体竞争性结合而起作用的。因此，拮抗药可以在卵泡期或黄体期的任何时候使用。垂体 – 性腺轴可在停用拮抗药后迅速恢复。

开发出安全的 GnRH 激动药只需要改变一到两个氨基酸，但需要近 30 年的试验和修正才能获得在药代动力学安全性和商业特性均符合要求的拮抗药化合物[1]。

这些 GnRH 拮抗药最初一代由于诱导组胺释放而表现出过敏反应，使其难以在临床使用。安全起见，拮抗药应具有较高的治疗指数（抑制促性腺激素分泌的相对效力高于刺激组胺释放的相对效力）。

为了尽量减少某些 GnRH 拮抗药释放组胺的初始不良影响，人们在不同位置进行化学修饰，生成新结构，并在多生物中进行了测试[2]。

就安全性而言，第三代拮抗药被证明是有效的，并且没有组胺释放的不良反应。获批临床使用的两种拮抗药是西曲瑞克和加尼瑞克[3]。使用拮抗药后出生的儿童的随访数据未发现出生缺陷的风险增加[4, 5]（表 10-1）。

表 10-1　GnRH 拮抗药与激动药相比的优势
• 缩短总周期持续时间
• 提高患者的依从性，减轻身体和情绪应激
• 立即抑制促性腺激素的分泌
• 通过使用促性腺激素释放激素（GnRH）激动药触发排卵来提高安全性
• 不存在 flare 效应
• 促性腺激素剂量减少
• 无雌激素缺乏相关症状

二、卵巢刺激中的拮抗药方案

（一）单剂量方案

促性腺激素在月经周期的第 2 天或第 3 天开始使用。当雌激素水平表明对刺激有适当反应（通常在第 5～7 天）时，初始注射 3mg 西曲瑞克。如果初次给药后 4 天内没有促排卵，则每日注射 0.25mg，直至扳机[6]。这种方案通常耐受性很好，

只有轻微和短暂的注射局部反应。

（二）多剂量方案

这是最常用的方案。促性腺激素在月经周期的第 2 天或第 3 天开始使用。每天注射 0.25mg 的拮抗药，可以在固定的一天开始，也可以根据卵泡大小开始。这些通常被称为"固定"或"灵活"的多剂量方案。固定方案中，在刺激的第 5 天或第 6 天给予拮抗药（图 10-1）。灵活方案中，通常在优势卵泡达到 14mm 时给予拮抗药；然后每天注射拮抗药，直至扳机[6]（图 10-2）。

多剂量方案是一种简单、安全、有效的防止 LH 激增的方案。一方面，固定方案很简单，需要对周期的监测较少。另一方面，灵活方案的优势是 LH 激增的风险小，避免不必要的用药，从而减少治疗成本。

（三）固定方案与灵活方案

关于妊娠结局，两项 Meta 分析[7, 8]发现尽管

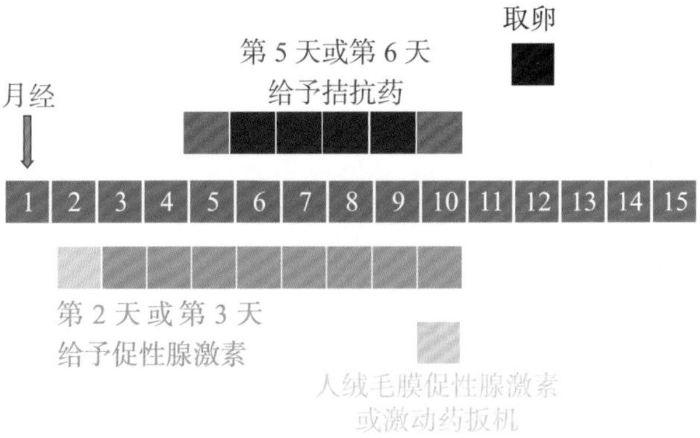

▲ 图 10-1　促性腺激素释放激素拮抗药方案：固定方案

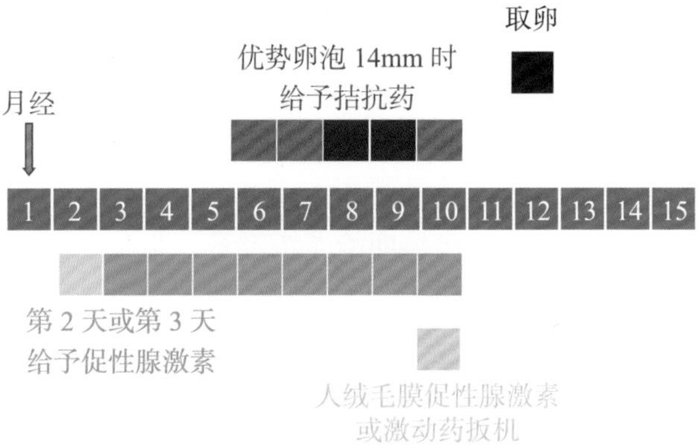

▲ 图 10-2　促性腺激素释放激素拮抗药方案：灵活方案

没有统计学意义，固定方案组有更高的妊娠率和活产率趋势。相比之下，在灵活方案中拮抗药和促性腺激素的使用量都显著减少[7]。

（四）扳机

尿人绒毛膜促性腺激素，通常被称为 hCG（human chorionic gonadotropin），一直是扳机的主要用药。hCG 在辅助生殖周期中的使用与 OHSS 的出现有直接关系[9]。在使用 GnRH 激动药方案刺激卵巢的过程中，使用 hCG 扳机，有潜在的 OHSS 风险。因此，应完全避免在高危患者中使用 hCG，如 PCOS 患者、卵母细胞供体或既往有 OHSS 病史的患者。这就是拮抗药方案的优势，能有效降低发生 OHSS 的风险[10]。

只有在自然周期或拮抗药周期中，GnRH 激动药才能用于诱导最终卵母细胞的成熟，这是一种更接近于生理状态下的扳机方案。通过避免使用 hCG，早期 OHSS 的风险可降至最低。由于 OHSS 风险较小，一些人提议常规使用拮抗药方案替代激动药方案[11]。此外，激动药扳机可以用于不愿继续新鲜移植周期的患者。

值得一提的是，尽管在拮抗药周期中使用 GnRH 激动药扳机，但仍有报道称存在严重的 OHSS 病例[12]。

但是与 hCG 相比，使用激动药扳机会降低新鲜自然周期的妊娠率[13]，因为激动药扳机会引起严重的黄体溶解[14]。但是有报道指出，并非所有使用激动药扳机的患者都会有严重的黄体溶解[15]。已经提出了几种方案来解决以上问题，例如在以后的周期中移植解冻的胚胎或使用低剂量 hCG 提供黄体支持[16-19]。

从临床的角度来看，一些作者认为黄体支持是影响妊娠率的变量，而不会影响激动药扳机本身的使用。

作者团队最近一项关于子宫内膜基因表达的研究表明，激动药扳机和改良黄体支持以增加 LH/hCG 活性后的模式与 hCG 扳机后的模式更相似[20]。

（五）口服避孕药预处理

口服避孕药（OCP）预处理可以在使用拮抗药方案开始卵巢刺激前的不同情况下使用。周期调度是进行 OCP 预处理最常见的原因之一，有助于平均分配一周的工作量，避免周末取卵。

有人认为，这种 OCP 预处理可能会延长治疗时间，增加卵母细胞产量，并对持续妊娠率（OPR）产生负面影响[21]。因为 OCP 的周期规划产生不同的结局而存在一些争议。最近的一项 Meta 分析显示，接受 OCP 预处理的患者的 OPR 显著降低[22]。与这些结果相反的是，一项系统回顾的亚组分析显示，OPR 或临床妊娠率（CPR）没有差异[10]。此外，在我们小组发表的一项随机试验中，与长时间激动药方案相比，在拮抗药周期中使用 OCP 预处理也获得了类似的结果[23]。

OCP 中不同类固醇剂量、给药时间和洗脱期都可能是以往研究中获得不同结果的原因[23]。

此外，OCP 预处理似乎也不会影响与胚胎植入相关的已知基因的表达。最近的一项研究通过评估有无 OCP 预处理患者在预期的移植窗口期子宫内膜活检的转录组学图谱，未发现两组之间存在任何差异[24]。

在我们小组最近的一篇综述文章中讨论了使用避孕药进行周期调度的优点与缺点[25]。当给药天数最少且洗脱期与自然周期相似时，OCP 预处理可能不会对子宫内膜容受性产生负面影响，辅助生殖周期的结果可能与其他方案（如雌激素预处理和激动药长方案）类似[24]。

同样，在拮抗药周期中使用 OCP 预处理是否对活产率有负面影响，还没有达成共识[25]。需要设计良好且充分的随机对照试验来评估在拮抗药周期中进行 OCP 预处理的最合适的方法。

三、激动药与拮抗药的活产率和 OHSS 风险比较

最近的一项系统回顾[10]评估了人工辅助生殖

技术（ART）中卵巢刺激的 GnRH 拮抗药方案和 GnRH 激动药标准长方案的有效性和安全性。值得一提的是，旧版本表明使用拮抗药方案很大程度上会降低持续妊娠率和临床妊娠率。

总的来说，最新系统回顾的数据表明，与激动药相比，使用拮抗药可以降低 OHSS 发生率，而不影响持续妊娠率和活产率。

这些结果表明，与激动药长方案相比，拮抗药方案 OHSS 风险更低。在激动药周期中发生 OHSS 的风险约为 11%，而在拮抗药周期中仅为 6%～9%。同样重要的是，当使用拮抗药周期时，重度和中度 OHSS 的发生率较低。

在这篇最新的综述中发现一个问题，就是为什么拮抗药方案效果有改善。作者的解释是在过去 15 年中，拮抗药方案的学习曲线的改善、最佳的患者选择、hCG 诱导排卵的时间安排、是否给予 OCP 预处理、LH 不稳定性的降低，甚至其他潜在的偏见，例如发表的作品越多，结果越有利。

使用激动药和拮抗药方案的流产率没有差异。使用拮抗药方案会使与 OHSS 相关的周期取消量减少。

2011 年的另一项系统回顾也表明，使用拮抗药方案使 OHSS 风险大幅度降低，但没有证据表明活产率存在差异[26]。

四、GnRH 拮抗药在特定情况下的方案

（一）对卵巢刺激反应不良

拮抗药方案是反应不良患者的常用方案，因为它有以下几个优点。与激动药方案中的脱敏和深度抑制相比，它们可以产生立即、快速和可逆的促性腺激素抑制作用。不同的系统回顾和 Meta 分析试图证明该方法在反应不良患者中的价值，但拮抗药方案在反应不良患者中的实际有效性尚待证明[27-29]。

在最近的系统会中，我们将拮抗药方案与激动药方案进行了比较，在 CPR 或募集卵子数量方面，结果没有显著差异[28]。

在 2013 年的一项 Meta 分析中，比较了拮抗药方案和激动药方案，临床妊娠率和周期取消率相似[29]。

2010 年的一项系统回顾表明，没有足够的证据支持常规使用人工干预来下调垂体（包括使用拮抗药方案）[27]。

（二）预期高反应和 OHSS 既往史

如前所述，由于可以使用 GnRH 激动药促进卵子最终成熟，拮抗药方案可以作为 OHSS 高危患者的首选方案。可以说，使用 GnRH 激动药而非 hCG 来扳机几乎完全消除了早期 OHSS 的风险[30]。

卵母细胞捐赠者也可以从激动药扳机中获益，因为在卵母细胞捐赠项目中各种研究表明，OHSS 的发生率显著降低，甚至几乎为零[31, 32]。

此外，由于其强大的预防作用，拮抗药方案结合激动药扳机应优先用于未计划进行胚胎移植的患者（例如那些因社会原因而保存生育力的患者）。在这些情况下，与激动药扳机相关的严重黄体溶解可以忽略不计。

（三）肿瘤患者的生育力保存

每年都有许多患者被诊断为乳腺癌，这是最常见的女性恶性肿瘤。治疗手段的进步降低了死亡率，增加了存活率。化疗可能会对卵巢功能产生严重影响，引起了人们的关注。解决这些患者的生育力保存问题至关重要。

在初步诊断后，从手术治疗到开始化疗约有 6 周时间，这期间可以进行促排卵后的卵子或胚胎冷冻保存，这是最常用的生育保存技术。

由于开始化疗的时间相对较短，应该使用新的刺激方案，希望降低雌激素水平的同时，即使在月经周期的黄体期也可以使用拮抗药方案[33-35]。

一些研究表明，在拮抗药周期下使用激动药扳机可以改善结局，这表现为募集到的卵子总数增多、可用的冷冻胚胎数增多以及乳腺癌患者生育力保存时 OHSS 的发生率显著降低[36]。

（四）长效 rFSH

现有的卵巢刺激方法较为复杂，可能会给不孕患者和卵子捐献者造成生理和心理负担[37]。目前的治疗方案需要每天注射促性腺激素。目前已经生产出了一种长效 rFSH，名为 Elonva。在卵巢刺激的第一周，单次注射这种长效 rFSH 可以取代每天 7 次 rFSH 注射。当这种新药物与拮抗药方案联合使用时，通过减少卵巢刺激期间所需的总注射次数，可以显著改善患者的整体体验。

在最近的一篇系统回顾[38]中得出结论，在不明原因的生育力低下的女性中，中剂量使用长效 rFSH 似乎是一种安全的治疗选择，与每日使用 rFSH 相比结局相同。

在我们团队对卵母细胞供体进行的另一项研究中，在使用 Elonva 的同时评估了治疗满意度，发现拮抗药方案中患者对使用 Elonva 满意度更高，表明了该方案可减少治疗负担，提高供体依从性[37]（表 10-2）。

五、结论

1. GnRH 拮抗药方案与 GnRH 激动药长方案活产率相近。

2. GnRH 拮抗药方案缩短了治疗持续时间，并降低了总费用。

表 10-2　可能受益于 GnRH 拮抗药的特定女性群体

- 反应不良者
- 预期高反应者
- 多囊卵巢综合征患者
- 卵子供者
- 有卵巢过度刺激综合征病史的患者
- 肿瘤患者
- 卵母细胞 / 胚胎玻璃化冷冻以保存生育力的患者

GnRH. 促性腺激素释放激素

3. 在 GnRH 拮抗药方案中，固定和灵活的方案在妊娠结局上并无差别。

4. GnRH 拮抗药方案中的 OCP 预处理是否对活产率有负面影响，目前尚无共识。

5. 当使用拮抗药方案时，OHSS 的发生率较低，因为可以使用 GnRH 激动药进行扳机。

6. 通过使用激动药扳机，几乎可以完全避免早期的 OHSS。

7. 由于严重的黄体溶解，激动药扳机与较低妊娠率相关，如果正确使用黄体支持，结果可能与 hCG 扳机类似。

8. GnRH 拮抗药方案应该是预期的高反应者、卵子供体、接受生育力保存的女性和肿瘤患者的理想方案。

第11章 绒促卵泡素α在卵巢刺激中的作用
Corifollitropin Alfa in Ovarian Stimulation

Martina Kollmann Panagiotis Drakopoulos Christophe Blockeel 著

李 微 吕思睿 译 张巧玉 校

在进行控制性超促排卵（controlled ovarian stimulation，COS）治疗的女性中，诱导单卵泡或多卵泡反应的方法通常依赖于卵泡刺激素（follicular stimulating hormone，FSH）的注射。几十年前，已有报道阐述了从绝经期女性尿液中提取纯化了的促性腺激素，其含有 FSH 和黄体生成素（luteinizing hormone，LH）[1]。使用特异性单克隆抗体，可结合人类绝经期促性腺激素（human menopausal gonadotrophin，hMG）中的 FSH 或 LH 分子，使尿源性（u）FSH 具备可用性。通过免疫亲和层析对 hMG 进一步纯化，从而降低 LH 的活性和得到更高纯度的 FSH。

进一步开发重组基因，将 FSH 基因转染到中国仓鼠卵巢（CHO）细胞中，可产生功能分子以发育重组基因（rFSH）[2, 3]。研究表明，rFSH 制剂具有与 uFSH 制剂类似的生物学特性[4-8]。在 20 世纪 90 年代，第一批 rFSH 产品获准上市，现在已广泛应用于不孕症的治疗。与 uFSH 类似，rFSH 必须每日注射以达到稳定的 FSH 水平[9]。

FSH、LH、人绒毛膜促性腺激素（human chorionic gonadotrophin，hCG）和促甲状腺激素（thyoid stimulating hormone，TSH）属于同一个糖蛋白家族，包括两个异源二聚体亚基（α 亚基和 β 亚基）。这四种激素都有相同的 α 亚基。β 亚基的不同决定了每种激素的生物特异性。LH 和 hCG 有一种非常相似的 β 亚基。其独特的区别是 hCG-β 亚基的羧基末端肽（carboxy-terminal peptide，CTP）延伸。研究发现，与 LH（2h）相比，该羧基末端肽是 hCG（24h）半衰期较长的关键因素[10]。

关于长效 FSH 激动药设计的第一份报道于 1992 年发表[11, 12]。通过将 hCG-β 亚基的 CTP 与 FSH-β 亚基相结合，创建了长效 FSH（FSH-CTP）。因此，研究人员使用了定点突变和基因重组技术[11, 12]。其他创造长效 FSH 分子的尝试是通过生成一种共价结合的融合蛋白，该融合蛋白包含由 hCG-β-CTP 分离的普通 α 亚基和 FSH-β 亚基，通过在 FSH-α 亚基 N 端引入含有潜在糖基化位点的额外序列，或与免疫球蛋白 G1 的固定区域片段域融合[13-19]。后者仍有待进一步调查研究。

一、FSH 每日注射对比每周注射（Ⅰ～Ⅱ期临床试验）

重组融合蛋白 FSH-CTP，被称为绒促卵泡素 α（corifollitropin alfa），由 CHO 细胞再次繁殖产生。绒促卵泡素 α 由四个 N 链碳水化合物链（α52、α78、β7 和 β24）和四个 CTP 上的 O 链碳水化合物链（β115、β121、β126 和 β132）组成。由于 CTP 上的 O 链碳水化合物链，绒促卵泡素 α 的体内半衰期是野生型 FSH 的 3～4 倍[11, 12, 20]。额外的 CTP 序列对体外类固醇生成的聚集、分泌或刺激没有显著影响[11]。Fares 等在未成熟雌性大鼠体内静脉（intravenous，IV）注射 10U 二聚体后，测定了野生型 FSH 的半衰期和嵌合体的半衰期[11]。通过研究卵巢增重和颗粒细胞芳香化酶诱导作用来检测生物效能。结果发现，与野生型 FSH 处理的大鼠相比，嵌合体处理的大鼠卵巢重量显著增加，颗粒细胞产生的雌激素增加了 3～5 倍[11]。该团队进一步检测了含有两个 CTP 单元的衍生物（FSH-CTP₂），但没有发现 FSH-CTP 与 FSH-CTP₂ 之间存在显著差异[11]。同时对 FSH-CTP 与 FSH-CTP₂ 刺激的颗粒细胞分化和卵泡排卵潜能进行了对比[12]。在雌激素启动后的 0h 和 24h，分别对未成熟雌性大鼠注射 FSH 或激动药。48h 后，1.0U/ 天和 3.0U/ 天 FSH-CTP 或 FSH-CTP₂ 处理过的大鼠卵巢重量增加了 2.5 倍，但更高剂量（10U/d）的野生型 FSH 产生的刺激是 1.8 倍[12]。与野生型 FHS 相比，FSH-CTP 使颗粒细胞芳香化酶活性和 LH 受体诱导几乎增加了 10 倍。颗粒细胞芳香化酶活性和 LH 受体含量在 FSH-CTP 1U 和 10U 剂量之间呈剂量依赖性增加[12]。他们进一步检测了卵巢卵泡的排卵潜能，发现单次注射 FSH-CTP 可以充分刺激卵泡成熟，52h 后 hCG 可诱发排卵。相反，虽然单次注射 10U 野生型 FSH 不足以提高排卵潜能，但同等总剂量的野生型 FSH，在 12h 内注射 4 次，每次剂量 2.5U 的效果与 FSH-CTP 相似[12]。由此得出结论，血液中持续刺激卵泡成熟的 FSH 水平似乎比 FSH 的总剂量更重要。此外，研究显示皮下注射（subcutaneous，s.c.）和腹腔注射（intraperitoneal，i.p.）会产生相似的排卵潜能[12]。

Bouloux 等首次在 2001 年发表了关于人体接触 FSH-CTP（绒促卵泡素 α，Org 36，286）的研究[21]。13 例性腺功能减退的受试者注射了 15μg 的 FSH-CTP 4 次，每次注射间隔约 4 周。相对于 rFSH，FSH-CTP 的半衰期（t1/2）提高了 2～3 倍[21]。在一项开放标签试验中，Duijkers 及其同事研究了 FSH-CTP（绒促卵泡素 α，Org 36，286）在健康女性志愿者中的药代动力学和药效学特性[22]。24 名受试者分别皮下注射了 15μg、30μg 和 60μg 的 FSH-CTP，其中的 7 名受试者随后接

受单剂量 120μg 的 FSH-CTP 治疗。FSH-CTP 浓度在注射后的 36～48h 内达到最大值，$t_{1/2}$ 变化范围为 60～75h[22]。这些研究结果在测试剂量范围内与剂量无关。血清中绒促卵泡素 α 浓度最大值随注射剂量的增加而增加[22]。在 2003 年，首次报道了使用 FSH-CTP 刺激卵巢后生产了第一个活产婴儿[23]。为了研究低剂量的绒促卵泡素 α 是否可以用于无排卵患者的促排卵治疗中，在世界卫生组织第二组无排卵不孕症的女性中进行了一项试验[24]。单次低剂量的绒促卵泡素 α 能够诱发一个或多个卵泡发育到排卵大小，但由于后续（单次）排卵的发生率低，无排卵状态还是不能逆转[24]。

在接受卵巢刺激以便完成体外受精 – 胚胎移植（in vitro fertilization-embryo transfer，IVF-ET）或单精子注射（intracytoplasmic sperm injection，ICSI）的女性中已经进行了两项绒促卵泡素 α Ⅱ期临床试验，单剂量使用为 120～240μg[25] 和 60～180μg[25]。第一项研究是随机选择 98 名受试者，注射单剂量为 120μg、180μg 和 240μg 的绒促卵泡素 α（FSH-CTP）或者开始每天注射 150U 固定剂量的 rFSH[20]。注射单剂量绒促卵泡素 α 的患者在注射持续 1 周后注射 150U 固定剂量的 rFSH，直到 hCG 注射当天。三种 FSH-CTP 剂量的 T1/2 测试时间约为 65h。在卵母细胞最终成熟日，其直径至少为 11mm、15mm 和 17mm 的卵泡数量方面在这四组之间没有差异[20]。绒促卵泡素 α 组的中位刺激持续时间为 10 天，而每日 rFSH 组为 9 天。在所有组中，LH 过早升高的发生率相似。与注射 rFSH 的受试者相比，注射绒促卵泡素的受试者在每个开始周期中恢复的平均卵母细胞数量趋于更高。然而，可用于胚胎移植的胚胎数量相同[20]。一项关于绒促卵泡素 α 剂量的研究发现，接受 IVF 或 ICSI 控制性卵巢刺激的女性被随机分配注射 60μg、120μg 和 180μg 的绒促卵泡素 α 或开始每日注射 150U 固定剂量的 rFSH[25]。绒促卵泡素组在一周之后每天注射 150U

的 rFSH，直到 hCG 注射当天。患者从刺激第 5 天开始接受促性腺激素释放激素（gonadotropin releasing hormone，GnRH）拮抗药，直到触发卵母细胞最终成熟[25]。血清中绒促卵泡素 α 浓度最大值在 60～180μg 范围内与剂量成正比。平均 $t_{1/2}$ 为 65～66h，且与剂量无关。该研究报道称，绒促卵泡素 α 注射量与体重呈反比关系。体重是间隙和体积分布的重要协变量。在第 8 天，直径≥11mm 卵泡的平均数量呈剂量相关性增加（$P<0.001$），并在 60μg、120μg 和 180μg 三个组中的数量分别为 6.8（标准偏差 4.4）[26]、10.1（6.1）和 12.8（7.5）。恢复的卵丘 – 卵母细胞复合物的数量也呈现出明显的剂量反应关系（$P<0.001$），在这三个剂量组中分别为 5.2（5.5）、10.3（6.3）和 12.5（8.0）。在 60μg、120μg、180μg 和 150U 组中，每个开始周期的持续妊娠率分别为 15%、16%、14% 和 14%。

二、绒促卵泡素 α 和卵巢刺激（Ⅲ～Ⅳ 期临床试验）

（一）正常应答者

在卵巢反应正常的女性中进行的大型随机试验表明，使用绒促卵泡素 α 刺激后有良好的生殖效果。特别是在接受 GnRH 拮抗药方案进行卵巢刺激的女性进行 Engage[27]，Ensure[28]，和 Pursue[29] 试验，这些试验显示在获卵数、妊娠和活产率方面，绒促卵泡素 α 与 rFSH 效果相当。此外，来自上述随机对照试验中对个体患者 Meta 分析的最新数据和来自 3000 多名患者的累积数据表明，在调整了相关的混杂因素如年龄和 BMI 之后，绒促卵泡素 α 产出了一个额外的卵母细胞[30]。然而，较高的卵母细胞数量与较高的妊娠率无关，故这一发现在临床实践中确实需谨慎对待。

总之，与 7 次每日注射 rFSH 相比，在卵巢刺激的前 7 天注射单剂量的绒促卵泡素 α 具有类似疗效，并且可能产生一个额外的卵母细胞。

（二）不良反应者

为了研究这种新型促性腺激素对卵巢反应不良的女性的疗效，在这一特殊不育人群中进行了初步试验。然而，尽管使用绒促卵泡素 α 以及后续在拮抗药方案中使用 hMG，这确实可能对 40 周岁以下符合博洛尼亚标准的女性妊娠率有好处，但使用了该方案，年长女性的妊娠率却依旧很低[31-33]。此外，在拮抗药条件下为卵巢反应不良的女性单次注射绒促卵泡素 α，可能有助于减少与治疗相关的负担，从而降低退出率，因为这些女性通常已经经历过多周期 IVF 治疗。

（三）高反应者：OHSS 的风险

卵巢过度刺激综合征（OHHS）是一种具有潜在致命性的卵巢刺激医源性并发症。虽然 GnRH 拮抗药方案的引入是辅助生殖的一个里程碑，使用 GnRH 拮抗药可以显著降低 OHSS 发生率[34]，但轻度至中度 OHSS 仍可能发生。以前的随机对照试验结果显示：OHSS 发生率依然很低，而且绒促卵泡素 α 与 rFSH 产生的发生率相似[30]。此外，即使之前的研究包括了正常反应者，并排除了已知低反应或高反应风险因素的女性，有证据表明，在注射绒促卵泡素 α 后，高反应患者的持续妊娠率没有受到影响[35]。此外，由于卵巢高反应，可以提取更多卵母细胞以提高累积活产率，这对不孕症患者来说是最有意义的结果[36]。

"全部冷冻"策略主要是使用 GnRH 拮抗药方案、GnRH 激动药触发、胚胎冷冻保存以及在后续周期中冻融胚胎移植，是几乎能消除 OHSS 的一种替代方法和有效选择[37]。

三、卵巢对绒促卵泡素 α 反应的预测因子

很多生物标志物已被用来预测对卵巢刺激的反应，其中抗米勒管激素（anti-Müllerian hormone，AMH）被报道为最佳预测因子[38]。虽然大量的文献记录了 AMH 预测卵巢反应，但使用

绒促卵泡素 α 刺激后预测女性卵巢反应的研究目前只有 3 篇[39-41]。基于这些结果，在固定的 GnRH 拮抗药方案中，AMH 是区分高反应（超过 18 个卵母细胞）或低反应（少于 6 个卵母细胞）患者的最佳预测因子，其具有较高的敏感性和特异性。在 AMH 测定中，AMH 在 0.9～2.6ng/ml 的患者似乎不太可能对绒促卵泡素 α 表现出太积极的反应。

四、安全方面

针对 FSH-CTP 或 CHO 衍生蛋白的抗体目前还没有被确认，局部耐受性的测量表明皮下注射的耐受性良好。重复注射 FSH-CTP 后，注射部位反应强度未见增加[20-22, 25]。在 I 期试验研究中，未观察到严重不良事件（serious adverse events，SAE），也没有任何一名受试者因不良事件（adverse events，AE）而停止研究[21, 22]。II 期试验中报道的不良事件包括卵母细胞提取后出血、异位妊娠、OHSS、头痛和骨盆疼痛[20, 25]。一份包含了 4 项随机对照试验的 Meta 分析报告称，OHSS 在 FSH-CTP 组的发生率为 5%～6%，在 rFSH 组为 1%～8%（OR=1.27，95%CI 0.72～2.22）[42]。

五、结论

IVF 和 ICSI 治疗给不孕症患者增加了重大的生理、心理和情感负担，心理压力是停止生育治疗的主要原因之一[43-47]。因此，更加简化的治疗方法能极大地帮助这类夫妇，而研发一种可以启动并维持多个卵泡生长 7 天的单次注射，可以减轻不孕症治疗的负担。对于控制性卵巢刺激的潜在正常反应者，为了 IVF 或 ICSI 而接受 GnRH 拮抗药联合治疗时，绒促卵泡素 α 是一种有效的治疗选择[27, 42]。

第 12 章　医学辅助生殖中的透皮给药系统
Transdermal Delivery Systems in Medically Assisted Reproduction

Herbert Zech　Maximilian Murtinger　著

范　敏　译　张巧玉　校

在大多数不孕治疗中，控制性超促排卵（controlled ovarian stimulations，COS）是不可或缺的一部分，其相关的几种药物是通过注射针给药。尤其是对于患者来说，无痛透皮给药是皮下注射的一种较有吸引力的替代手段，因为即便是较轻程度的注射针穿刺常常也会带来疼痛。对于具有高度注射针恐惧症的患者来说，注射仍是一种难以克服的障碍。但即便是不惧怕注射的患者，在提及自我注射时也需要高度的自我征服，这在控制性卵巢刺激治疗中相当常见。并且自我注射还存在不正确用药的风险，这与随后产生的医疗废物和疗效下降有关。此外，在注射针重复使用或非无菌操作的情况下也存在感染的风险。相反，由于胃肠道中的 pH 依赖性分解、灭活和酶裂解，口服给药通常不适用，由于肠屏障缺乏吸收，最后还有肝脏的首过效应，这可能意味着药物可能过早代谢为无活性的产物。虽然透皮给药（transdermal delivery，TDD）系统的想法是非常创新的，但绝非为一种全新的方案。近 90 年前，马歇尔·洛克哈特（Marshall Lockhart）取得了一种无需注射设备的专利，该设备可用于"喷射注射"[1]。然而 TDD 技术由于需求量大，技术进步巨大，近年来才真正引起人们的关注。

一、生育药物注射

生育药物包括各种芳香化酶抑制药、卵巢刺激和抗排卵药物、触发注射物质、下调药物和黄体支持药物在内的化学物质。这些药物大多在较长时间内通过皮下或肌内注射给药（表 12-1）。本论题主要关注主要通过传统注射给药的体外受精（in vitro fertilization，IVF）药物。

例如，在促性腺激素激动药（gonadotropin releasing hormone agonist，GnRHa）方案中，通过注射 GnRH 类似物，垂体在黄体期（通常在正常周期的第 20～23 天）开始下调。可采用的方案包括每日皮下注射（subcutaneous injections，SCI）或长效注射或使用鼻喷雾剂。然而除了产生对鼻咽黏膜的刺激外，常发现垂体对鼻内应用巴舍瑞林的反应是无效的[2]。对于卵巢刺激，含有尿促卵泡素（follicle stimulating hormone，FSH）/黄体生成素（luteinizing hormone，LH）亚型的重组 FSH/LH 制剂或人绝经期促性腺激素（human menopausal gonadotropin，hMG）可通过皮下或肌内注射（intramuscular injection，IM）给药。这些药物在常规 IVF 治疗中用于诱导多种细胞生长且无法口服吸收。因此迄今为止，注射给药无法替代。在常规的 GnRHa 长期方案中，hMG 的给药时间通常平均为 12 天。但不同女性的注射剂量不同，不同周期的注射剂量也不同，具体用药情况取决于女性的年龄、体重和卵巢反应。

肽类激素人绒毛膜促性腺激素（human chorionic gonadotropin，hCG）模拟自然促黄体激素脉冲式激增，且通常在促性腺激素释放激素激动药方案（长期方案或短期方案）或氯米芬周期中用于最终触发排卵。它在排卵期间释放卵子。因此给予

表 12-1 部分使用中的生育药物概述

药 物	商品名	给药途径	系统名称（IUPAC）	分子功能	分子质量/摩尔质量ᵃ
调节作用					
布舍瑞林	Metrelef® Suprefact® CinnaFact®	皮下注射/鼻喷	(2S)-N-[(2S)-1-[[(2S)-1-[[(2S)-1-[[(2R)-1-[[(2S)-1-[[(2S)-2-(ethylcarbamoyl)pyrrolidin-1-yl]-1-oxopentan-2-yl]amino]-4-methyl-1-oxopentan-2-yl]amino]-3-[(2-methylpropan-2-yl)oxy]-1-oxopropan-2-yl]amino]-3-(4-hydroxyphenyl)-1-oxopropan-2-yl]amino]-3-(1H-indol-3-yl)-1-oxopropan-2-yl]amino]-3-(1H-imidazol-5-yl)-1-oxopropan-2-yl]-5-oxopyrrolidine-2-carboxamide	刺激前抑制 FSH 和 LH 的促性腺激素释放激素类似物	1239.42g/mol
曲普瑞林	Decapeptyl® Diphereline™ Gonapepty®	肌内注射	5-oxo-D-prolyl-L-histidyl- Ltryptophyl-L-seryl-Ltyrosyl-3-(1H-indol-2-yl)-L-alanylleucyl-L-arginyl-L-prolylglycinamide	刺激前抑制 FSH 和 LH 的促性腺激素释放激素（GnRH）类似物	1311.5g/mol
卵巢刺激药物					
人类绝经后促性腺激素（hMG）促卵泡素 重组促卵泡素	Menogon® Merional® Menopur® Fostimon®	肌内注射/皮下注射	不同促性腺激素的混合物（FSH/LH）	刺激未成熟卵泡的生长和募集 黄体生成素（LH）启动卵泡生长或引发排卵	卵泡刺激素（FSH）：35.5kDa LH: 约30kDa
芳香化酶抑制药					
来曲唑 选择性雌激素受体调节药	Femara®	口服	4, 4'-((1H-1, 2, 4-triazol-1-yl) methylene) dibenzonitrile		285.303g/mol
氯米芬（枸橼酸盐）	Clomid®	口服	(E, Z)-2-(4-(2-chloro-1, 2-diphenylethenyl) phenoxy)-N, N-diethyl-ethanamine	雌激素受体调节，排卵诱导	406g/mol 或 598.10g/mol，相对值

（续表）

药物	商品名	给药途径	系统名称（IUPAC）	分子功能	分子质量/摩尔质量 a
抑制排卵					
醋酸西曲瑞克	Cetrotide®	皮下注射	Acetyl-D-3-(2'-naphtyl)-alanine- D-4-chlorophenylalanine-D-3-(3'-pyridyl)-alanine-L-serine-L-tyrosine-D-citrulline-L-leucine-L-arginine-L-proline-D-alanine- amide	GnRH 拮抗药	1431.06g/mol
醋酸加尼瑞利	Antagon™	皮下注射/肌内注射	(2S)-1-[(2S)-2-[[(2R)-2-[[(2S)-2-[[(2R)-2-[[(2R)-2-acetamido-3-naphthalen-2-ylpropanoyl]amino]-3-(4-chlorophenyl)propanoyl]amino]-3-pyridin-3-ylpropanoyl]amino]-3-(4-hydroxyphenyl)propanoyl]amino]-6-[bis(ethylamino)methylideneamino]hexanoyl]amino]-4-methylpentanoyl]amino]-6-[bis(ethylamino)methylideneamino]hexanoyl]-N-[(2R)-1-amino-1-oxopropan-2-yl]pyrrolidine-2-carboxamide	预防早产	1570.4g/mol
扳机注射（促排卵）					
人绒毛膜促性腺激素（hCG）	Predalon®, Novarel®, Ovidrel®, Pregnyl®, Profasi®, Chorigon®, Choron-10®	皮下注射/肌内注射			约 26kDa
布舍瑞林 b	见本表调节作用				
曲普瑞林 b	见本表调节作用				
黄体期支持					
黄体酮	Pro-gest®, Prontogest®, Prometrium®, Crinone®	肌内注射/阴道内	Pregn-4-ene-3, 20-dione		314.46g/mol

a. 摩尔质量以克/摩尔为单位，分子量以道尔顿（Da）为单位，$1kDa=1.66×(10～21)$ g
b. 仅在 GnRH 拮抗药方案中

hCG 进行最终卵母细胞成熟（减数分裂）。人绒毛膜促性腺激素必须以 SCI 或 IM 注射途径给药。

在促性腺激素释放激素拮抗药方案中，除使用人绒毛膜促性腺激素与促性腺激素释放激素类似物以及 SCI 或 IM 注射，如亮丙瑞林（Lupron）外，还可进行触发注射。在 GnRH 拮抗药方案中使用 GnRH 类似物触发也适用于发生卵巢过度刺激综合征（ovarian hyperstimulation syndrome，OHSS）的高风险患者。

正常的黄体功能对于实现胚胎着床和完整妊娠至关重要。但众所周知，在 COS 周期中黄体功能会受到损害[3]。为避免黄体期缺陷，多采用口服、阴道给药或 IM 给药孕激素（progesterone，P）[4]。但口服孕甾酮前体的疗效明显不如肌内或阴道给药[5]，而注射 P（阿戈林，Prontogest）仍可获得最佳效果。

二、皮肤作为天然屏障

如前所述，TDD 主要受限于皮肤的功能性质。除了防水、温度调节、贮存和感知功能之外，人类皮肤还具有保护功能，对于病原体、某些辐射和有害化学物质相当于是一层结构屏障。人类皮肤由表皮、真皮和皮下组织组成。这里最重要的是表皮的最外层，即角质层（stratum corneum，SC），其形成了渗透的主要屏障（图 12-1）。整个身体皮肤的厚度各不相同（10～40μm）。角质层代表一个两室系统，包括：① 12～200 层死亡角质细胞，含有纤维状结构蛋白角蛋白；②细胞间基质，其主要由决定其疏水特性的中性脂质组成。

原则上，TDD 有 2 种（或 3 种，当考虑滤泡途径时）可能性：①通过皮肤或细胞间隙；②跨细胞（图 12-2），无创 TDD 的有效性还取决于强效增强剂的使用（参见透皮贴剂、喷雾剂和凝胶剂）。

三、影响皮肤渗透的因素

事实上，医学辅助生殖（medically assisted reproduction，MAR）范围内的 TDD 仍然有限，这是由于各种原因造成的。首先，生殖医学是一个相对较新的医学研究领域，仅在过去 20 年间才变得越来越重要，然而，随着全球需求的增加，这一领域的重要性也愈发重要。其次，TDD 通常限于应用少数物质，这取决于它们的分子量（理想情况下＜0.6kDa 或更低）、高亲脂性，以及最后但并非最不重要的是，它们在相对低和可变剂量下的有效性。最重要的是，该药物不得含有任何刺激性物质或在皮肤中引起免疫（过敏）反应。TDD 的成功也取决于渗透途径。TDD 系统面临的最大挑战之一无疑是药物皮肤渗透率的个体间和个体内高达 45% 的差异[6]。

四、透皮给药在 MAR 中的优势

TDD 最大的优势在于其无创性和自我药物治疗的简易性。无创或微创透皮给药无疑是 SCI 注射的一种有趣的替代方法。然而关于用于 IVF 药物的 TDD 系统，相关公布的数据仍然有限（表 12-2）。大多数研究涵盖类固醇睾酮（T）和雌激素（E_2）的 TDD。这些物质具有低分子量的亲脂性，因此 TDD 使用起来更舒适。

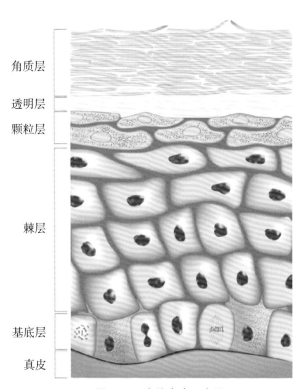

角质层

透明层

颗粒层

棘层

基底层

真皮

▲ 图 12-1　人体表皮示意图

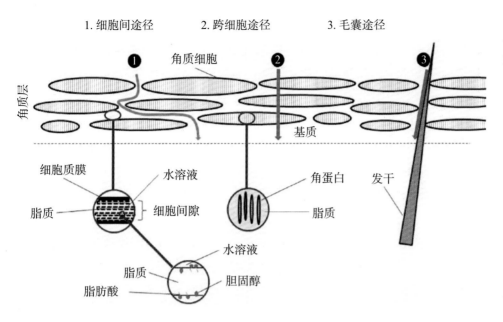

▶ 图 12-2 皮下给药的简化方案和透皮给药途径示意图

表 12-2 已发表的与 ART 有关的 TDD 系统应用				
作 者	PubMed 唯一标识码	应用系统	物 质	品 牌
Bosdou 等（2016）	26，956，551	凝胶	睾酮	Tostran®
Davar 等（2016）	27，141，464	透皮贴剂	雌二醇	未给出
Malinovs kaja 等（2014）	25，173，088	离子透入法	亮丙瑞林	Smopex®
Kim 等（2014）	25，949，183	凝胶	睾酮	Testogel®
Zech 等（2011）	21，497，348	激光辅助（Er/YAG 激光）	尿卵泡刺激素	P.L.E.A.S.E.® 激光微孔装置
Ata 等（2011）	21，495，800	透皮贴剂	雌二醇	Climara®
Kim 等（2011）	20，801，436	凝胶	睾酮	Testogel®
Fábregues 等（2009）	19，054，777	透皮贴剂	睾酮	Androderm®
Solnica 等（2009）	19，356，750	喷射	重组卵泡刺激素	Biojector® 2000
Lavery 等（2008）	18，166，182	喷射	重组卵泡刺激素	J 针尖无针注射系统
Serna 等（2008）	18，191，847	透皮贴剂	雌二醇	Estraderm matrix®
Massin 等（2006）	16，476，678	凝胶	睾酮	未给出
Balasch 等（2006）	16，517，559	透皮贴剂	睾酮	Androderm®

胚胎着床仅限于适当的子宫内膜容受性。尽管 E_2 在调节子宫内膜生长中的作用仍不明确，但需要 E_2 刺激子宫内膜增生至足够厚度。由于氯米芬的 E_2 拮抗药特性，E_2 给药主要适用于氯米芬周期。

事实上，TDD 最早使用的 IVF 药物是 E_2 和 T。因为 E_2 和 T 是小分子，并且具有低分子量。这实际上促进了 E_2 和 T 透皮给药系统的发展[7]。与其他给药途径相比，E_2 TDD 的一大优势是避免了在肠和肝中的代谢和失活[8]。同时，Medline 数据库中发表了数十篇关于 E_2 TDD 的综述文章，表明了该论题的重要性。最近发表的一篇 RCT 论文比较了经口和透皮给予 E_2 在冻融胚胎移植中的 IVF 结局[9]。尽管 P 给药当天 E_2 浓度有显著差异，但这两种给药途径的妊娠率仍是相似的。

T 等雄激素已被证明在卵巢生理过程中起关键作用。最近已尝试通过补充包括脱氢表雄酮（DHEA）和 T 在内的雄激素来改善反应不良患者的卵巢反应[10]。这种方法是否真的能够做到以及实际上能做到多大程度则超出了本文的研究范围。但事实上，T 的 TDD 正变得愈发重要[11]。在 T 给药范围内，医学数据库中有更多采用 TDD 代替 T 口服的研究。

在 IVF/COS 中，黄体酮（progesterone，P）给药对于后续的黄体期支持至关重要。然而关于 TDD，很少有相关研究发表，这就导致了极具争议的结果。大多数情况下，P 的生物利用度较低且具有高度可变性，这很可能是由于酶 5α- 还原酶经皮肤代谢为 5α- 二氢孕酮所致[12]。对于所有其他生育药物，TDD 也大多是实验性的。TDD 给药治疗肽如曲普瑞林是一个有趣的课题。然而，TDD 的实施仍然受到活性化合物的高分子量的阻碍，尤其是对于肽和蛋白质的 TDD。已有多项研究对 GnRH 类似物的 TDD 进行了研究。但目前多指向动物研究和体外系统[13, 14]。

然而在过去，结果变得有些发人深省。这可能是因为目前没有可用于 IVF 的市售透皮黄体酮应用系统[7]。此外由于表皮层中蛋白酶的调理作用和凝集作用，如果不进行一些修饰或使用添加剂，游离肽往往不稳定[15]。然而，增强添加剂反过来可能会对药物稳定性[16]或药物效率产生负面影响。

由于促性腺激素的分子量较高且存在失去结构完整性从而失去蛋白质功能的风险，卵巢刺激激素的 TDD 可能被视为最被众所周知的问题之一。由于服用的性腺激素半衰期短（且代谢清除迅速），因此需要每天服用。事实是面对角质层是高分子量物质几乎不可逾越的屏障。毫无疑问，微创技术是透皮肽和蛋白质递送不可或缺的。事实上，新一代 TDD 系统的开发甚至使用了一种新颖创新的激光技术，使蛋白质得以透皮通过[17]。最近，使用基于激光显微切割的 TDD 技术，实现了 IVF 后首次妊娠（包括 COS 伴尿 FSH TDD）[18]。这种方法可能最终会彻底改变 MAR 中的 COS 流程。

五、（改进的）透皮给药系统的系统

目前改善 TDD 的努力包括改变药物组成或活性物质的分子变化，以提高皮肤渗透性，而不改变药物疗效，以及在 TDD 系统领域开发先进的创新技术。同时已经描述和研究了几种皮肤渗透技术，现今我们已经知道了许多令人困惑的联合方法和方案。表 12-3 中给出了最常用的方法和途径，并在下文中进行了简要描述。

（一）透皮贴剂、喷雾剂、凝胶剂和增强剂

首批 TDD 体系之一是使用为期 3 天的东莨菪碱贴剂，用于治疗运动病（Novartis Consumer Health，Parsippany，NJ）。该治疗体系于 1979 年被批准在美国使用[19]。在透皮贴剂中，药物通常储存在贮库中，贮库中的一面被不可渗透的背面包围，另一面是用于皮肤接触的黏合剂[20]。然而，该系统仅限于极其稳定的亲脂性和低分子药物，如 E_2 或 T，即使在低剂量和（或）TDD 变化时也有效。其他简单的非表皮打孔系统也是如此，例如液体喷雾和凝胶。在这种体系中，透皮药物通过是以被动的方式进行的。

为了将应用范围扩大到其他皮肤渗透性较低的物质，第二代 TDD 系统含有（生物）化学增强剂，以改变皮肤渗透性，尤其是角质层。最佳的增强剂应能迅速发挥作用，其作用应具有可再现性。同时，已知有成百上千的增强剂和组合制剂可以增加皮肤渗透性——通常是具有饱和碳环或碳链的两亲性物质[21]。最著名的化学增强剂是尿素、丙二醇（propylene glycol，PG）、氮酮（1- 十二烷基氮杂环庚烷 -2- 酮）、SEPA I（2- 壬基 -1，

TDD 种类	是否耗时	是否具有侵入性	必须有完整的角质层	是否疼痛	是否适用于高分子量药物	周围组织受损的风险	药物释放控制情况
贴剂 / 凝胶 / 喷雾	是	否	否	否	否	无	差
增强剂	是	否	否	否	极其受限	无	差
喷射注射	否	极小	否	有时	是	有	差
微针头	否	极小	否	否	是	无	良好
电穿孔	否	极小	是	有时	受限	有	适当
离子电渗疗法	是	极小	是	有时	受限	有	适当
超声波导入	是	极小	是	有时	受限	有	适当
激光辅助 TDD（P.L.E.A.S.E®）	否	极小	否	否	是	无	极好

表 12-3　不同透皮给药（TDD）体系优劣势概述

3- 二氧戊环）或 SLS（十二烷基硫酸钠）。增强剂的问题在于，它们必须显著增加 SC 的渗透性，而不会产生刺激皮肤、过敏甚至不良反应。然而，对于许多化学增强剂，作用的基本机制往往仍不清楚，因此，一些危险的不良反应仍未得到澄清。新一代增强剂如脂质体或微乳剂不仅能增强 TDD，还能增加药物的增溶和分配。使用生化增强剂仍处于试验阶段。它们包括特殊的肽，也称为具有成孔特性的肽促进剂 TDD 的一种新方法[22]。

（二）压力驱动喷射注射

除了透皮贴剂的应用，这项技术是最老旧的技术。对于几种疫苗接种，喷射式注射器已经使用了几十年。其背后的原理非常简单：药物（液体或固体制剂）通过高压加速器向皮肤给药，例如通过使用来自储器的压缩 N_2 或 CO_2。因此，高速射流（＞100m/s）会穿透皮肤。有趣的是，尽管喷射注射长期使用，但大多无法替代传统的注射针注射。最大的限制因素是穿透力的不一致性，可能是由于皮肤的机械特性因人而异[23]。此外，该应用还可能出现较强的炎症和出血[24]。此外，无针喷射注射并非总能消除疼痛。

已有少数研究探讨了这种 TDD 系统用于促性腺激素给药[25, 26]。尽管作者报告在 COS 结果方面

没有差异，但与使用标准针进行促性腺激素给药的患者相比，使用无针喷射注射系统（Biojector 2000）的组中通过问卷阐明的患者舒适度并没有更高[25]。这一发现以及缺乏对这种 TDD 技术的进一步研究强调了该系统的弱点。此外，尽管 Biojector 2000 设备的应用被认为是安全的，但制药公司罗氏已撤回对美国监管机构的抗逆转录病毒药物管理应用。以前，少数患者发现应用该装置会引起持久的神经疼痛[27]。

（三）微针

与针（套管）相比，微针仅具有最小的侵入性。使用微针（microneedles，MN）由于其长度较短，几乎无痛，因为 MN 仅到达表皮层的较深层，而未到达真皮神经末梢。MN 可以以固体（用于皮肤预处理，随后应用局部乳膏）、包衣 MN（其中药物被包衣在 MN 表面上）、中空 MN（用于较大量的输注）和溶解 MN 的形式应用。锰可以由金属制成（主要用于固态锰）。他们的生产很容易。硅也被用于锰；然而，硅基锰昂贵且通常易碎。此外，就生物相容性而言，硅不是最佳材料。溶解 MN 由可生物降解的聚合物组成，如聚乳酸（PLA）、聚乙醇酸（PGA）、聚碳酸酯或许多其他聚合物。因此，可溶 MN 将药物包裹起来[28]。这

种 MN 甚至可以很好地控制药物释放，这取决于 MN 的溶解速率[29]。生物聚合物微结构领域是一个快速发展的领域，可溶解 MN 的方法很有前景。目前已有多种 MN 可用于糖尿病患者的疫苗接种或葡萄糖监测。

（四）电 TDD 技术

电 TDD 包括两种技术：电穿孔和离子电渗疗法。

1. 电穿孔

电穿孔（electroporation，EP）通过施加短电压脉冲（μs～ms）增加 SC 的渗透性。这种技术在分子生物学实验室中是众所周知的，例如用 DNA、短寡核苷酸或 iRNA 转染细胞。但是，对于 TDD 需要更高的电压（>50V）。基于 EP 的 TDD 的疗效还取决于电脉冲的形状、幅度、持续时间和数量，以及电极之间的距离[30]。其背后的机制是膜的破坏和脂质双层中水性孔的形成以及 SC 的可逆膜破坏。电穿孔已成功应用于蛋白质、肽、多糖和寡核苷酸等甚至高分子量物质的 TDD。其中一个缺点在于皮肤特性在高电压下可能会发生变化。结果可能是流入量和电压的非线性依赖关系。

2. 离子电渗疗法

通过离子电渗疗法进行的 TDD 包括通过由沉积在皮肤表面的两个药物容器（分别为带正电和带负电的腔室或阳极和阴极）构成的电路施加低密度电流和低电压（-0.1～1.0mA/cm²）。推荐的作用模式包括电渗和电泳或电动效应。人体皮肤的等电点约为 pH 4.5。在较高的 pH 下，羧基被电离（COO-）。这导致小阳离子的吸引和移动。最后，不带电的分子也被这种流动携带。不带电的分子仅通过这种电渗效应移动；然而，这种力量是相当无效的。因此，药物必须带有离子电荷，或者必须溶解在离子载体物质中。与刺激电极极性相同的离子被排斥到皮肤中（电泳效应）。离子电渗疗法的优点是短期使用无不良反应。目前，离子

导入主要用于利多卡因的 TDD 局部麻醉。然而，离子电渗 TDD 仅适用于带电分子[28]，因此仅限于分子量小于 10～15kDa 的分子[31]。此外，该技术的缺点是偶尔会发生由离子电渗疗法（不限于 SC）的作用引起的皮肤刺激和疼痛[32]。

（五）超声促渗

该技术可根据超声（US）分为①高频（3～10MHz）或诊断性 US；（2）中频（0.7～3MHz）或治疗性 US；③"低频"（18～100kHz），或方便地分为空化和非空化超声泳。

1. 无空化超声促渗

超声（ultrasound，US）可破坏 SC 的脂质结构。但这种效应仅限于分子量相对较小的亲脂性物质。使用更高频率的超声波有损伤深层组织的危险。

2. 空化超声促渗

已知超声还可在皮肤表面诱导振荡腔。因此，SC 被破坏，皮肤渗透性增加而不损伤深层组织；但空化只能低频（<1MHz）US 实现，并且与超声强度直接相关。这种增强的被动透皮药物转运可增加高达数十 kDa 物质的 TDD[17]。其他优点是在不破坏皮肤完整性的情况下严格控制 TDD。该方法的缺点在于耗时且结果并不总如预期进展。此外还出现了皮肤刺激和灼热。

（六）激光辅助 TDD

毫无疑问，基于激光的 TDD 技术是该领域最前沿、最具创新性和最有前景的方法。该技术的原理基于 SC 微孔的激光热消融。这种技术可以更好地掌握 TDD 对高分子物质和药物控释带来的挑战。然而由于 SC 消融并不精确，第一代基于激光的 TDD 技术无效，这意味着会有更多的皮肤刺激、凝血或微孔化不充分，因此 TDD 和药物吸收受限（图 12-3）。然而，对于激光辅助 TDD，深度和尺寸可控的微孔隙是强制性的。与此同时，许多类型的宽波长范围激光器都可以在市场上买到。但事实上只有少数几种实际上适合于 SC 消融。例如，与掺铒钇铝石榴石（Er/YAG）激光系统相比，

近红外（NIR）或 CO_2 激光只有很少的皮肤吸收效应 q13wsa。PantecBiosolutions AG（Ruggell, Liechtenstein）（鲁格尔，列支敦士登）开发了一种"精密激光表皮系统"（P.L.E.A.S.E.）设备，内置二极管泵浦分数（Er/YAG）激光器。这项技术于 2009 年获得专利。P.L.E.A.S.E.® 激光器可发射激发波长为 H_2O 的短脉冲辐射，波长约为 2.940nm。激光脉冲加热皮肤表面，导致 H_2O 分子迅速蒸发，从而通过热分解在表皮中形成直径约为 200μm 的微孔。该系统的优势在于其短能量脉冲，比 H_2O 热弛豫时间短。因此周围组织的热损伤可以被极大地最小化甚至避免[20, 33]。与传统的（Er/YAG）激光系统（通常在皮肤上烧蚀出 7mm 的斑点）不同，这项技术创新产生了直径为 100～150μm 的相同微孔图案[33]。此外，就微孔的深度、直径和密度而言，激光诱导的微孔的修改允许对所使用的

不同药物的完美适应以及最佳的药物释放控制（图 12-3）。这种高可变性允许广泛的应用。除了一些美学应用之外，P.L.E.A.S.E.® 技术还支持无针疫苗接种、不同诊断应用、免疫学应用、生物化合物的皮内递送以及许多其他应用领域（图 12-4）。各种出版物对此进行了记录[34-37]。最重要的是，该技术在不丧失结构完整性和功能的情况下成功应用于肽甚至蛋白质的 TDD[38, 39]。

P.L.E.A.S.E.® 技术甚至可以实现高分子量药物的 TDD 高达约 150kDa。事实上，P.L.E.A.S.E.® 系统是第一个报道的激光辅助 TDD 系统，该系统通过透皮给药高分子量促性腺激素成功实现 COS，从而在卵母细胞穿刺、IVF 和随后的胚胎移植后导致妊娠[18]。泼尼松（一种皮质类固醇）的首次激光诱导 TDD 也是采用 P.L.E.A.S.E.® 技术实现的[40]。尽管该药物主要用于治疗各种炎症和自身

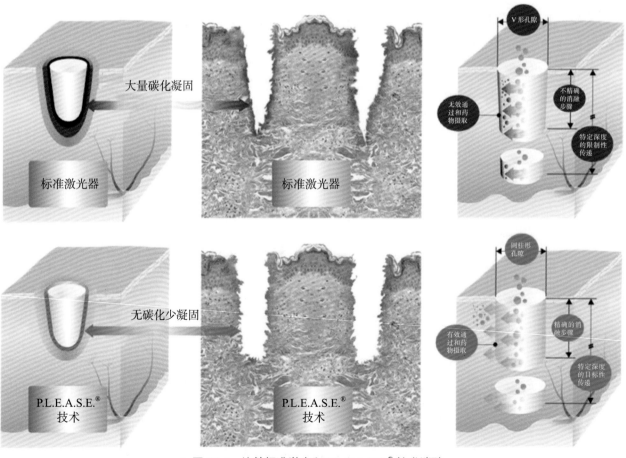

▲ 图 12-3 比较标准激光和 P.L.E.A.S.E.® 技术消融

P.L.E.A.S.E.® 技术可进行精确的圆柱形皮肤消融，并可在不同深度有效输送药物（图片由 PantecBiosolutions AG 提供）

免疫性疾病，但泼尼松治疗有时与 MAR 相关，因为据报道泼尼松有时可降低胚胎植入失败和流产的风险。

P.L.E.A.S.E.® 技术也被证明在生物利用度和安全性方面对曲普瑞林的 TDD 是有效的，同时已经完成临床 I 期试验[34]。

（七）其他

我们知道许多其他 TDD 系统，但它们并未真正在临床实践中发挥作用，因为它们对健康有危险影响，效率不高且过于昂贵，或者它们仍未通过开发和测试阶段。然而，其中一个应该简要讨论，即一个涉及使用纳米载体（nanocarriers，NC）的系统，因为这项技术在未来可能会变得更加重要。NC 的尺寸为 10～1000 纳米。它们可以通过所有途径给药，包括 TDD。它们被认为是免疫系统无法检测到的。NC 包括纳米颗粒、纳米胶囊、纳米乳液、树枝状大分子和脂质体。在过去的几年里，数控技术的发展取得了巨大的进步[41]。但其潜在的不良反应仍不清楚。此外，大多数纳米载体（射流）仍然不适合 TDD。

六、展望与结论

MAR（有时）与疼痛的生育药物注射有关。在大多数 IVF 患者中，注射引起阴性关联。通过注射针注射自行给药也有药物应用不当的危险。毫无疑问，作为整个治疗优化的一部分，改善和促进 MAR 的药物应用是压倒一切的要求。因此，

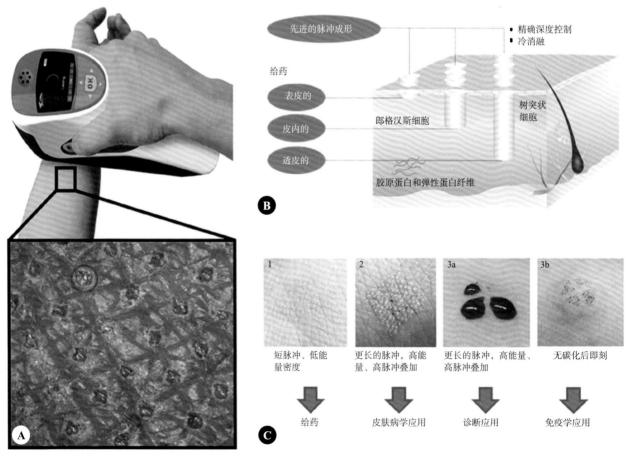

▲ 图 12-4 通过改变参数设置实现 P.L.E.A.S.E.® 技术的不同应用

A. P.L.E.A.S.E.® 设备的简单应用演示，下图显示了皮肤的放大图，暗点代表激光诱导的微孔，红色表示有微孔；B. 采用 P.L.E.A.S.E.® 技术的不同深度微孔示意图；C. 参数设置的变化允许不同的应用范围（图片由 Pantec Biosolutions AG 提供）

生育药物的无针 TDD 应是首要目标。尽管 MAR 中的 TDD 是一个新的话题，并且仍处于实验阶段（除了一些应用程序），但还是有一些很有前景的方法。下一代激光辅助 TDD 设备，如扫描分数激光消融系统，无疑是最具创新性和最有前途的方法。通过调节微孔的数量、深度和大小，它们在控制药物释放动力学方面具有灵活性，因此，即使对于高分子量药物，也可以获得精确、可靠和无痛的 TDD，同时考虑到个体的皮肤状况。尽管在其他 TDD 系统中取得了惊人的进展，但新的激光设备是唯一不受药物大小、电荷和稳定性限制的方法。

第13章 低促性腺激素性功能减退症女性的诱导排卵

Ovulation Induction for the Woman with Hypogonadotropic Hypogonadism

Sezcan Mumusoglu　Pinar Tokdemir Calis　Gurkan Bozdag　著

陈振波　沈兰　译　张巧玉　校

低促性腺激素性功能减退症（hypogonadotropic hypogonadism，HH）是由于垂体或下丘脑的解剖改变或功能紊乱，睾丸或卵巢不能产生性激素的一种疾病。值得注意的是，一般情况下性腺本身不会受到影响，但少数病例除外。

低促性腺激素性功能减退症的发病率为 1/3000~1/4000，男性的患病风险是女性的 3~5 倍[1]。在罹患无排卵性不孕症的女性中，有 5%~10% 的人被认为是 HH。其临床表现通常包括青春期延迟、原发性或继发性闭经，以及不孕症。尽管现在有关多囊卵巢综合征（polycystic ovary syndrome，PCOS）患者的诊断和治疗的文献很全面，但对于 HH 的诊断标准和治疗，尤其是不孕症方面，几乎没有共识。正如英国生育学会提出：世界卫生组织（WHO）第一组的分类方案是"无标准"和"缺少标准"[2]。

一、定义

WHO 将无排卵患者定义为一组异质性患者，英国生育学会将其分为三个亚组进行定义分层。①下丘脑闭经（hypothalamic amenorrhea，HA），是指由于过度运动、体重减轻或慢性疾病引起的疾病。一般来说，继发性闭经女性的 LH 水平明显低于 FSH 浓度。这些患者中有部分可通过超声检查发现卵巢呈多囊状态[3]。②低促性腺素性功能减退症（HH），先天性病因主要是大于 25 种基因突变引起先天性促性腺激素释放激素（GnRH）

缺乏，因此形成了一种异质性的临床状况。后天性病因包括垂体受创、肿瘤、放疗、化疗或浸润性疾病。在临床表现中，患者的子宫和卵巢发育不良、体积偏小，进而导致可能会出现原发性或继发性闭经、青春期延迟或缺失。③垂体功能减退症（hypopituitarism，HP），指垂体激素的产生或分泌减少。垂体肿瘤、浸润性疾病和希恩综合征与 HP 发病密切相关。值得注意的是，在 HP 患者中，生长激素（growth hormone，GH）比促甲状腺激素（thyroid-stimulating hormone，TSH）和促肾上腺皮质激素（adrenocorticotropic hormone，ACTH）受影响更大[4]。

二、不孕症治疗

（一）生活方式管理

对于 HA 患者的治疗，首要推荐生活方式管理。且应与营养师和精神科医师一起进行多学科管理。虽然没有明确定义增重至目标值可以恢复规律月经，但在一项包括 18 名患有 HA 的职业运动员在内的研究中表明，治疗成功的病例体重平均增加约 9%，而治疗失败的女性体重平均增加仅约 2%。值得注意的是，即使在这些患者达到目标体重，规律月经也需要 1 年以上才能恢复 [（15±2.6）个月][5]。也有学者尝试通过测定患者脂肪和瘦素浓度变化来明确使月经恢复的临界值，但没有成功[6]。

事实上，过度运动和心理压力可导致无排

卵，与促肾上腺皮质激素释放激素（corticotrophin-releasing hormone，CRH）在下丘脑 - 垂体 - 卵巢轴起到的重要作用有关。身体和情绪压力会使CRH瞬时分泌增加，进而刺激垂体分泌促肾上腺皮质激素（ACTH）增多。进而糖皮质激素分泌增加，并会抑制GnRH的分泌，最终抑制促性腺激素的分泌[7]。对于因过量运动导致无排卵的患者，应首先减少运动量和调整能量摄入，可以使CRH水平降低和促进下丘脑 - 垂体 - 卵巢轴激活的恢复[7]。

（二）GnRH 泵

药物治疗时，垂体完整的患者可以选择GnRH泵。脉冲性释放GnRH治疗通常是先天性HH患者的首选方法。对于干预生活方式后仍未能妊娠的HA患者，在接受更进一步的治疗前使用GnRH泵也是一种有效的选择[8]。脉冲性释放GnRH的目的是维持生理性雌二醇水平并诱导单卵泡发育。用药途径可通过皮下注射、肌内注射、鼻喷或静脉给药。其中皮下途径埋泵最为实用可行，可促进FSH和LH缓慢持续升高[2]。当对20名接受GnRH泵治疗超过41个周期的HA患者进行不同脉冲释放频率测试时，发现90min或120min的释放频率可获得最佳的排卵效果和妊娠率[9]。通常，皮下给GnRH初始剂量为15μg。但如果卵泡无明显发育（＞10mm），建议将类GnRH的剂量增加5μg或添加外源性促性腺激素。

据报道，使用GnRH泵后排卵及妊娠成功率通常为每周期25%，效果显著高于外源性促性腺激素[10]。在一项随机对照试验中[11]，对30例HA和PCOS患者使用连续GnRH泵或外源性促性腺激素（75U rhFSH+75U rhLH）进行诱导。结果发现，两者治疗后卵巢排卵率具有差异性（73% vs. 60%），脉冲性GnRH泵治疗后妊娠率显著增高（46% vs. 15%）。然而由于该研究人群具有显著特异性，且研究样本量有限，还需要更多的相关研究数据来决定哪种治疗策略更为优越，以便今后

为该群体女性尽早提供治疗。

与临床应用相关的主要不良反应包括皮肤反应和抗体形成。除此之外，与外源性促性腺激素疗法相比，脉冲性GnRH泵治疗费用更昂贵。

（三）外源性促性腺激素诱导排卵

使用外源性促性腺激素诱导排卵治疗是WHO Ⅰ类无排卵患者的首选治疗方法。根据双细胞型和双促性腺激素的理论，除了刺激FSH分泌以外，同时需要激活刺激LH分泌[12]。生殖内分泌学的研究结果表明[2, 13]，虽然LH通过激活卵泡膜细胞中循环胆固醇产生雄激素，而FSH则通过诱导芳香化酶活性，在颗粒细胞内将雄激素前体转化为雌激素。与补充LH相比，单独补充FSH不仅卵泡发育率和血清雌二醇水平低下，而且需要补充更多促性腺激素、排卵率更低。因此，临床前和临床研究结果互相一致，尤其是在LH缺乏的女性中更需要行LH补充治疗。

LH活性的潜在来源可能是人绒毛膜促性腺激素（human chorionic gonadotropin，hCG）或重组技术。hCG由一个包含92个氨基酸的α亚基和由145个氨基酸的β链（含8个糖基化位点）组成，而LH则由121个氨基酸和3个糖基化位点形成的β链所组成。尽管它们具有相同的受体（LHCGR），但在体外细胞系三种途径的分析结果表明，两者受体水平上存在功能差异（图13-1）。

在cAMP通路中，hCG的生物活性相较LH高出5倍，LH作用速度相较hCG快6倍，人颗粒黄体细胞（hGLC）对超过24h的持续性LH刺激并无显著反应[14]。在ERK和AKT通路中，LH比hCG更有效、更快，且高剂量hCG对AKT途径有抑制作用[14]。在LH或hCG作用下，颗粒细胞中LH/hCG受体基因以及参与胆固醇和类固醇生物合成的基因的表达水平可能呈现多样性[15]。

尽管LH和hCG活性在分子和功能水平上存在显著差异，但目前多数研究都对接受人类绝经期促性腺激素（human menopausal gonadotrophin，

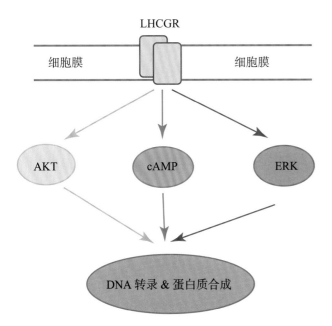

▲ 图 13-1　LHCGR 的受体后通路

LHCGR. 黄体生成素 / 绒毛膜促性腺激素受体；AKT. 蛋白激酶 B；ERK. 细胞外调节蛋白激酶；cAMP. 环磷酸腺苷

hMG）治疗的女性进行了疗效评估。根据一项系统回顾研究结论得出[16]，每个治疗周期后的妊娠率约为 25%，流产率与不明原因不孕症的女性相似。然而，治疗后的多胎妊娠率约为 30%，因此需要使用低剂量的促性腺激素维持妊娠稳定。对于存在多囊卵巢症状的女性，首选治疗方案是每天 75U 的促性腺激素，但如果超声检查下没有可见的窦卵泡时，150U 可能效果更为确切。指定治疗剂量后若患者卵泡直径不超过 10mm，可以考虑每周追加一次注射治疗。为了避免多卵泡发育，英国生育学会建议超声进行周期性监测卵泡，以提高疗效和安全性[2]。在所有病例中卵巢过度刺激综合征发生率不到 1%[17]。

除了补充重组 FSH 治疗以外，重组 LH 也是治疗首选，而不是 hMG。在一项包括 38 名女性[18]的随机对照试验中，除对照组注射 150U FSH 外，实验组注射 LH 的补充剂量均为 0U、25U、75U 或 225U。受试者接受 75U LH 和 150U FSH 的治疗时，治疗效果最为明显，均表现为超声可见 ≥1 个直径超过 17mm 的卵泡和雌二醇水平 >400pg/ml。只有一项包括少数 HH 女性患者（n=35）随机对照试验对高纯度 hMG 与 2 : 1 比例 FSH 和 LH 组合的疗效进行了研究[19]。在治疗 70 个周期后，高纯度 hMG 与 FSH 和 LH 组合有着相似的排卵率（88% vs. 70%，P=0.11），但后者妊娠率更高（55.6% vs. 23.3%，P=0.01）。然而我们应慎重对待小样本研究结果，需要更进一步研究验证。

1. 生长激素补充治疗

Homburg 等首先描述了生长激素（growth hormone，GH）在 HH 患者中的应用效果，并将其作为一种新的促排卵方法[20]。作者报道了在 hMG 中添加生物合成 GH（每隔一天添加 24U）可改善 7 名先前对 hMG 有耐药性的患者的卵巢反应[20]。生长激素减少了治疗持续时间和每日 hMG 用量。后续的研究报道了作为生长激素本身的调节因子的胰岛素样生长因子在血液循环中浓度同样增加[21]。生长激素补充治疗对因手术、病理或医学诱导等原因致生长激素反应功能障碍的女性的治疗效果最为显著[22]。虽然没有对添加 GH 的剂量有明确的研究报告，但每个周期添加 12~24U 足以让卵巢反应排卵。对于垂体功能低下患者，GH 添加建议在卵巢周期刺激治疗前 2~4 个月便开始，并持续到检测妊娠试验阳性[23]。然而，垂体功能低下患者相较于 HH 和 HA 患者的妊娠率仍偏低[2]。

2. 排卵诱导周期中的黄体期支持治疗

根据最新的综述和 Meta 分析文献报道[24]，黄体期给孕酮支持对宫内授精周期中对使用促性腺激素诱导排卵的患者有获益。然而，无论是以孕酮或雌激素的形式在黄体期支持治疗，尤其是对于接受卵巢刺激治疗的 HH 患者来说，其必要性均缺乏研究数据支撑。早期研究表明，对于使用 GnRh 脉冲泵治疗的患者，在整个黄体期均有持续性作用[25]。尽管缺乏前瞻性队列研究，经阴道或肌内注射是孕酮给药的首选方式[2]。

（四）辅助生殖技术

WHO 中 I 类无排卵女性仅通过诱导排卵（ovulation induction，OI），累积妊娠率可达到

30%～96%[10, 26]。然而，由于部分患者因 OI 和或宫内授精失败或其他适应证，如输卵管堵塞、男性因素等，仍需要行辅助生殖技术（assisted reproductive technologies，ART）。在 ART 的背景下，HA、HH 或 HP 这三类患者行个体化 ART 治疗的前提是具有正常的垂体功能。

1. 多卵泡发育的诱导治疗

与单纯的 OI 相比，ART 治疗周期中的 OI 目标是实现多卵泡发育。目前 HH 患者的 ART 治疗周期中 OI 方案的数据较少，我们将讨论该领域中一些尚未解答的问题。

（1）诱导排卵前的预处理（如口服避孕药、Rec-LH）：由于 HH 女性缺乏促性腺激素，雌激素水平较低，尤其是先天性 HH，有报道称子宫长度较短，子宫横截面积较小[27]。先天性 HH 患者卵巢刺激治疗之前的标准预处理方案是口服避孕药（oral contraceptive pill，OCP）2 或 3 个月。据推测，OCP 可以改善低雌激素状态的内环境或增加子宫内膜的增生和容受性。还有研究推测，OCP 预处理可能通过刺激颗粒细胞中促性腺激素受体的形成来减少促性腺激素的总消耗[28]。尽管如此，目前还没有对照性研究表明在 ART 周期前常规使用 OCP 进行预处理。实际上，卵巢刺激治疗可以在闭经期间随时开始，也可以在 OCP 停药发生撤药性出血后开始。

绝大多数育龄期 HH 患者使用 OCP 后，不仅可以促进乳房和生殖器的协调发育，还可以维持规律月经及情感和性健康所需的女性特质[29]。

最近，提出了一种新的 rec-LH 预处理方案[30]。用 rec-LH（300U 皮下注射）预处理 7 天可显著降低 FSH 的平均阈值（每日有效）剂量和诱导卵泡成熟、维持适当的血清雌二醇（estradiol，E_2）水平和子宫内膜厚度所需的 FSH 总剂量。

（2）卵巢储备试验：简单地说，卵巢卵泡发育需要经过两个调节步骤：① FSH 非依赖性初始募集；② FSH 依赖性周期募集。第一步（初始募集）在出生后立即开始[31]，第二步（周期性招募）在青春期 FSH 的脉冲性分泌激活后开始。垂体切除后的女性 FSH 缺乏主要表现为缺少大的窦卵泡[32]。因此，并不能根据窦卵泡计数（antral follicle count，AFC）来监测 HH 患者的卵巢反应，从而调整促性腺激素的起始剂量。由于抗米勒管激素（anti-Müllerian hormone，AMH）由直径 <4mm 的初级、次级和小窦卵泡的颗粒细胞分泌[33]，因此 AMH 可能是更好的卵巢反应预测因子。

最近，一项 12 例先天性 HH 患者的 ART 治疗周期研究报道指出，血清 AMH 水平与触发排卵当天直径 >14mm 和 >17mm 的卵泡数、血清 E_2 峰值水平、减数分裂中期卵母细胞和高质量胚胎数呈正相关[34]。上述研究结果表明，AMH 可以作为先天性 HH 患者接受 ART 治疗时卵巢反应的预测因子。尽管大多数患有先天性 HH 的女性血清 AMH 水平正常，但仍有一部分严重患者女性同时伴有 AMH 缺乏症[35]。在这些女性中，AMH 并不适合作为卵巢反应的准确预测因子。这一特殊性与临床实践密切，因为患有先天性 HH 和严重 GnRH 缺乏症的女性 AMH 水平降低可能被错误地认为是卵巢储备减少导致，因此，卵巢刺激成功的概率降低[35]。

（3）个体化制订促性腺激素起始剂量：合适的 FSH 的初始剂量不仅使卵巢刺激达到最佳反应，而且对有效预防 OI 相关并发症也非常重要。针对单卵泡发育的 HH 女性的常规促排卵方案是一种"低剂量递增方案"，起始剂量为 75U hMG。然而，ART 诱导排卵的目标则完全不同，其目的是在多卵泡发育的卵泡选择期间，利用外源性促性腺激素将激素维持在超阈值水平。我们建议 HH 患者的 FSH 初始剂量至少应在 150～225U。如前所述，FSH 起始剂量也可以根据 AMH 水平和前次促排卵的反应情况进行适当调整[34]。

（4）黄体生成素补充：如上所述，在完全缺乏 LH 支持的情况下，仍可单独使用 FSH 诱导卵泡生长，但卵泡会出现发育不良的情况，例如 E_2 异常低水平，以及无法在 hCG 刺激下正常卵泡黄体化和排卵。另外，由于 E_2 水平低下，可能会导致子宫内膜变薄和发生一些不可预料的改变[18, 36, 37]。

正常卵泡和卵母细胞发育所需的 LH 量尚不清楚，有可能比较低，因为只有 <1% 的 LH 受体在发挥作用，以保证正常的类固醇生成[38]。为了保证 FSH 诱导的卵泡发育提供足够 LH 支持，应将血清 LH "阈值"水平维持在 1.2U/L 以上。联合 75U rec LH 和 rec FSH 皮下注射治疗对严重促性腺激素缺乏的女性诱导卵泡发育是安全有效的[37]。显然，HH 患者必须补充 LH。然而有一种"LH 上限"理论表明，当补充 LH 超过一定水平时，卵泡生长反而受到抑制[39]。根据"LH 上限"理论，在卵泡期增加 rec-LH 剂量反而会减少生长卵泡的数量[18]。

目前还没有随机对照试验（RCT）对 hMG、hMG-HP 或 rec-LH 对 HH 女性 ART 周期治疗的疗效进行评价。一项小型（n=35）RCT 研究尽管未在 ART 周期治疗中进行，但证实了在患有 HH 的女性中，rec FSH/rec LH（150U/75U）的 OI 妊娠率高于 hMG HP（150U）（分别为 55.6% 和 23.3%，P=0.01）[19]。这些结果可能表明，在 ART 周期治疗的 HH 患者中，rec-LH 联合 rec-FSH 调整 rec-LH 剂量使其保持在"LH 上限"水平，该法促排卵是有效可行的。

(5) 生长激素补充：值得注意的是，GH 注射同样可以用于 GH 缺乏和 HP 患者的 ART 周期治疗中。GH 可以调节 IGF-I 或 IGFBP-3 水平，并在卵泡的生长中发挥作用[21]。生长激素可以选择性地增加优势卵泡对 FSH 的敏感性，促进单卵泡生长[40]。对 GH 水平较低的女性进行 GH 补充治疗会增加卵巢对促性腺激素刺激的敏感性[40]。

许多患有 GH 缺乏症的女性生育力低下，需要辅助生殖技术才能妊娠[41]。对于促排卵反应差的 HH 患者补充 GH 可产生更多卵母细胞，并提高受精率和妊娠率[22]。

(6) 垂体抑制：用类 GnRH 抑制垂体预防内源性 LH 激增，是控制性超促排卵（controlled ovarian stimulation，COS）方案的其中一部分。在未行垂体抑制预处理的情况下，高达 25% 的下丘脑 - 垂体 - 性腺轴完整的女性在促排卵周期中会出现卵泡过早黄体化的情况，进而导致促排卵失败和一些其他严重并发症[42]。令人感兴趣的是，一项 2009 年的研究结果表明，先天性 HH 且垂体功能完整的患者在 FSH 注射治疗前，用 rLH/rhCG 预处理可能会引起内源性 LH 血清水平的明显升高[30]。此外，10%～22% 的先天性 HH 患者可能会复发[29]。垂体功能完整的女性 HH 患者，内源性 LH 和疾病复发率明显升高（之前被低估）均支持使用 GnRH 激动药 / 拮抗药抑制垂体功能，以达到预防 ART 周期治疗中的过早排卵。我们最近通过一项回顾性多中心队列研究来验证类 GnRH 是否对 HH 患者有益。57 名患有先天性 HH（CHH）的女性被纳入研究，其中 19 人使用 GnRH 拮抗药，13 人使用了长效 GnRH 激动药，剩余 25 人未行垂体抑制干预。未经垂体抑制干预的女性胚胎植入成功率（21.6 vs. 52.6%，P=0.03）和每周期活产率（25.0% vs. 40.0%，P=0.26）均显著提高，但后者无统计学差异[43]。

2. 监测卵泡周期及排卵

超声检查是监测 HH 患者卵泡生长情况和子宫内膜厚度的必要方法。不需要检验 E_2 水平来调整促性腺激素用量或触发排卵的时间。因为 hCG 促排卵治疗后的子宫内膜厚度和卵泡生长与较高的妊娠率相关。单独使用超声检查监测卵泡生长周期是安全且高效的[44]。

3. 黄体期支持治疗

显然，在使用了激动药或拮抗药 OI 周期中，利用 ART 进行新鲜胚胎移植后，必须配合使用孕酮予以黄体期支持（luteal phase support，LPS），保证胚胎移植后的稳定性[45]。ART 周期治疗胚胎植入后所需的黄体中期血清孕酮水平（25～30ng/ml）比自然受孕高出 3 倍[46]。然而，关于 HH 女性 ART 周期治疗中 LPS 的数据很少。

在无 ART 的 OI 单周期中有不同的 LPS 方案：①以与卵泡期相同或较低的脉冲性释放频率进行 GnRH 注射[25]；② 400～800mg 黄体酮经阴道给药或 100mg 黄体酮肌内注射；③皮下注射人绒毛膜促性腺激素（hCG）（1500～2500U，每周 2 次）。

肌肉注射黄体酮（75～100mg/d）、黄体酮阴道凝胶（每天两次）和通过阴道或肌内注射雌激素加黄体酮，均需要在 ART 周期新鲜胚胎移植后应用（表 13-1）。这些研究结果表明，HH 患者的辅助生殖成功率与输卵管因素、男性因素和不明原因不孕症患者相似[47-49]。不同的对照组相比，单用黄体酮支持治疗的患者的妊娠率均相似，因此没有证据支持 HH 患者胚胎移植后添加雌激素能够获益[43]。

4. ART 周期的成功率

对 HH 患者的妊娠结局共有 6 项研究，并设立输卵管因素[43, 47, 50, 51]、男性因素[49] 和不明原因不孕症[48] 的患者为对照组进行了比较（表 13-1）。尽管对照组卵巢刺激持续时间更长、促性腺激素消耗量更高，但所有患者的妊娠结局均类似。其中只有一项研究指出 HH 患者在研究中的退出率较高[50]。

三、结论

1. WHO I 类无排卵是一种罕见的疾病，患者共分为三种类型，包括下丘脑闭经（HA）、低促性腺激素性性功能减退（HH）和垂体功能减退（HP）。

2. 对于患有 HA 的女性，推荐首先在内分泌医师、营养师和精神科医师协同下，通过多学科管理方法改变生活方式，包括限制运动和恢复体重。体重增重到适合重量时才可用药物进行促排卵治疗。

3. 垂体功能完整的患者（HH、HA）可首选 GnRH 泵。然而，由于成本高，许多国家并没有 GnRH 泵。

4. 关于促性腺激素诱导排卵治疗，hMG 或 recFSH 联合 recLH（最佳剂量每日 75U）是首选方案。而对于有多囊卵巢临床表现的女性，也可以每天使用 75U 的促性腺激素，但如果超声检查未观察到窦卵泡，可选择 150U。

5. 生长激素（GH）消耗与 HP 患者有关。对于 HP 患者，在卵巢刺激周期前 2～4 个月就需要开始添加 GH，并持续到进行妊娠试验检测。

6. 目前仍缺乏 HH 的 OI 周期中黄体期支持治疗必要性的研究数据。

表 13-1　低促性腺激素性功能减退症患者与对照组不同原因不孕症患者的辅助生殖技术周期成功率的比较研究				
作者，年份	周期数［HH vs. 对照组（n）］	剂量，激素类型	对照组不孕症病因	黄体期支持治疗
Ulug, 2005	58 vs. 116	450～600U，hMG	输卵管因素	黄体酮 100mg/d，肌内注射
Kumbak, 2006	27 vs. 39	300～600U，hMG	原因不明	黄体酮 75mg/d，肌内注射
Yildirim, 2010	13 vs. 20	未用	输卵管因素	未用
Ghaffari, 2013	81 vs. 89	未用	输卵管因素	未用
Yilmaz, 2015	33 vs. 47	300～450U，hMG	男性因素	阴道黄体酮凝胶，2×1
Mumusoglu, 2017	57 vs. 114	225～600U，hMG 或 rFSH+rLH	输卵管因素	单用黄体酮或雌激素 + 黄体酮

HH. 低促性腺激素性功能减退症；hMG. 人类绝经期促性腺激素；rFSH. 重组卵泡刺激素；rLH. 重组黄体生成素

7. 如果 OI 和（或）宫内授精失败后，或存在其他适应证（如输卵管阻塞或男性因素）时，就需要行 ART。

8. 我们建议 HH 患者 ART 促排卵的 FSH 起始剂量应在 150～225U。促性腺激素的初始剂量也可以根据血清 AMH 水平和对先前诱导排卵的反应进行适当调整。目前有限的研究数据表明，使用类 GnRH 抑制垂体功能可能会导致胚胎植入成功率降低，所以并不建议 CHH 患者常规使用类 GnRH。

9. 超声检查是监测 HH 患者的卵泡生长情况和子宫内膜厚度的首选方式。

10. 目前 ART 治疗中黄体期补充孕酮的最佳方法和剂量尚不清楚。

11. HH 患者与输卵管因素、男性因素和不明原因不孕症患者相比，两者 ART 周期成功率相似。

第 14 章　宫腔内人工授精者的口服药物促排卵方案

Ovarian Stimulation Using Oral Therapy Protocols for the Ovulatory Patient Undergoing Intrauterine Insemination

Jamie P. Dubaut　La Tasha B. Craig　著

陈振波　译　　张巧玉　校

氯米芬最初被批准用于无排卵患者的促排卵治疗[1]。之后，口服药物如氯米芬和来曲唑的使用范围扩大到排卵期女性的促排卵：可以增加单周期内优势卵泡数量。这种"超数排卵"（superovulation，SO）结合宫腔内人工授精（intrauterine insemination，IUI）的方法大大增加了输卵管中卵母细胞和活动精子相结合数量，单胎和多胎妊娠的可能性明显增加。这种治疗方案的前提是患者必须至少有一个未闭的正常输卵管，并且她的伴侣必须有足够的精子样本或有捐赠者提供精子。口服氯米芬的 SO-IUI 对排卵期女性妊娠率的影响不大，且比促性腺激素 SO 加 IUI（GnSO-IUI）或体外受精（in vitro fertilization，IVF）胚胎移植的侵入性小、安全性高，所以在进行上述治疗方案前应首先考虑使用口服氯米芬 SO-IUI。本章重点介绍 SO-IUI 的口服药物方案、适应证、不良反应、并发症以及妊娠率和分娩率。

一、SO-IUI 技术

（一）药物

用于排卵期女性 SO-IUI 的主要口服药物包括选择性雌激素受体调节药（selective estrogen receptor modulator，SERM）——氯米芬和芳香化酶抑制药——来曲唑。在无排卵女性中，其他 SERM 和芳香化酶抑制药很少用于促排卵治疗，排卵女性使用这些药物的研究数据也很少。

1961 年首次报道了氯米芬能诱导排卵[1]。氯米芬是一种 SERM，同时具有雌激素激动和拮抗两种特性[2]。然而，排卵期女性超数排卵的主要机制是通过下丘脑水平的雌激素受体结合和阻断而实现。低雌激素状态可以刺激卵泡刺激素（FSH）分泌增加，促进一个以上的优势卵泡排卵[3]。排卵期女性一般会产生 2~3 个卵泡[4, 5]。氯米芬作为子宫内膜的雌激素受体拮抗药，可能会使内膜厚度变薄，抑制子宫内膜增生，并改变宫颈黏液分泌[6]。虽然氯米芬被美国食品药品管理局批准用于排卵功能障碍患者促排卵治疗，但并不是本章讨论的适应证。

来曲唑可以选择性地抑制细胞内芳香化酶活性，从而抑制雄激素向雌激素的转化。这会降低卵巢局部和循环中的雌激素水平。与氯米芬作用机制雷同，下丘脑接受低雌激素状态反馈后，会刺激垂体前叶增加促性腺激素分泌[7]。卵巢内雄激素水平升高可增加对 FSH 敏感性[8]。一项动物模型研究结果证实，来曲唑对子宫内膜的损害影响较小[9]。然而，临床实践中，相较于氯米芬，来曲唑组患者的子宫内膜厚度并未有明显增加[10]。值得注意的是，来曲唑并未经美国食品药品管理局批准辅助生育治疗。

这两种药物需从月经周期第 2~5 天开始连续服用 5 天。为了实现多卵泡发育，应在单一优势卵泡形成之前开始用药。因此，月经周期较短的女性应考虑在周期第 2 天或第 3 天开始用药。排卵期女性实现多卵泡发育的药物剂量是可调整的。多数患者，考虑从月经周期第 3 天开始每日口服氯米芬 100mg 或来曲唑 5mg[11]。由于存在多胎妊娠的风险，建议在没有超声监测的情况下，不要常规增加排卵期 SO-IUI 中口服药物的剂量。然而，如果经阴道超声监测发现在接受口服 SO-IUI 的排卵期患者是单卵泡发育（氯米芬 150mg 或来曲唑 7.5mg），则可在随后的周期中适当增加剂量，最多每日口服氯米芬 150mg 或来曲唑 10mg。如果预计有三个以上的卵泡排卵，则建议停止促排卵周期治疗，并在随后的周期治疗中减少药物

剂量，具体调整需取决于患者的年龄、夫妇不孕的时间跨度和之前的促排治疗具体反应而定（图 14-1）。

（二）IUI 时机选择

授精时机可通过以下两种监测方法确定：① 可使用经尿液排卵预测试剂盒（ovulation predictor kits，OPK）检测到排卵前黄体生成激素（LH）激增，之后将排卵；② 行经阴道超声（US）监测卵泡发育，之后注射 hCG（5000～10 000U）以达到高水平 LH 环境，一般在注射后 36～40h 发生排卵。与超声监测卵泡注射 hCG（US-hCG）的方法相比，OPK 检测成本更低、侵入性更小、监

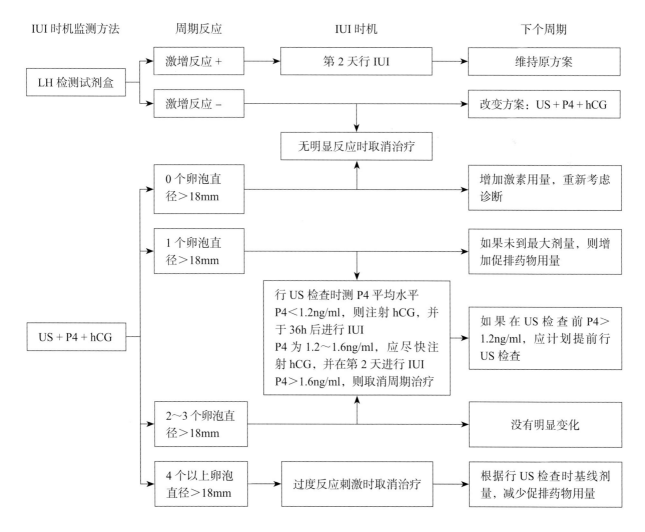

▲ 图 14-1　排卵期女性口服药物超数排卵和宫腔内人工授精实用指南

LH. 促黄体生成素；IUI. 宫腔内人工授精；US. 经阴道超声；P4. 孕酮；hCG. 人绒毛膜促性腺激素

测 IUI 时机同样有效[12]。Lewis 等研究发现，在 3 个 CC-IUI 周期中，随机接受 US-hCG 和 OPK 的受试者的妊娠率没有统计学差异（分别为 11.1% 和 12.9%）。然而，OPK 组有 31% 的患者退出研究，而 US-hCG 组只有 11%。主要是 58 名女性中有 17 名没有检测到 LH 激增[13]。然而上述两种方法均可能出现假阴性和假阳性，导致 IUI 不及时或无法完成 IUI。LH 基线水平较高伴有卵巢储备减少的女性，更容易出现假阳性[14]。当女性选择 OPK 监测 IUI 时机时，我们建议从月经周期的第 10 天开始，每日下午早些时候进行检测。LH 水平激增最有可能在清晨开始，但直到中午才能在尿液中检测到。下午早些时候进行的 OPK 检测有超过 70% 的 LH 激增检出率[15]。一旦 OPK 呈阳性，我们通常在 24h 内进行 IUI。如果 OPK 难以检测出 LH 激增时，我们建议行 US-hCG 监测。

为了实现 SO-IUI 排卵期女性多卵泡发育，超声检查可以确保患者服用合适剂量的药物及足够的子宫内膜厚度。在我们的机构，患者通常被安排在月经周期 10～14 天进行经阴道超声检查（如果月经周期较短或卵巢储备少，则提前检查）。通常在至少有一个≥18mm 成熟卵泡成熟时注射 hCG。根据既往的实践经验，当卵泡≥12mm 时且每天增大 2mm，我们有时会让患者多等一天再注射 hCG，以提高两到三个卵泡排卵的可能性。一项研究将患者随机分为早期组（优势卵泡＞16mm）和晚期组（优势卵泡＞18mm）分别注射 hCG，结果发现两组临床和持续妊娠率并没有差异（分别为 11.9% 和 12.1%，11.0% 和 8.6%）[16]。然而，另一项研究报告结果表明，与未受孕的周期相比，使用 CC-IUI 的卵泡更大（20.4mm vs. 18.9mm）[17]。

在患者注射 hCG 和执行 IUI 之前，单独使用超声检查可能不足以检测到过早的 LH 激增。如果仅靠超声检查，近 30% 的患者在注射 hCG 之前就已经出现自发的 LH 激增[18, 19]。此外，血清雌二醇水平联合 US 不能预测 LH 过早激增[20]。另

外，血清孕酮水平升高可能预示着 LH 过早升高。当 IUI 在 hCG 注射后 36h 执行，注射 hCG 当天的孕酮＞1.1ng/ml 与 GnSO-IUI（促性腺激素超数排卵 –IUI）周期治疗的妊娠率较低相关[21]。在超声监测的当天，通常会抽血化验血清孕酮水平。如果孕酮水平＜1.2ng/ml，则给予患者肌内或皮下注射 10 000U hCG，以便于 36h 后进行 IUI[12]。如果孕酮水平在 1.2～1.6ng/ml，患者应尽快注射 hCG，并安排第二天早上进行 IUI。

（三）子宫内膜特征

一项具有里程碑意义的回顾性队列研究，通过 IUI 中的子宫内膜厚度和模式（单线性、三线性）描述了排卵性不孕症患者的妊娠率[22]。子宫内膜厚度＜6mm 未发生妊娠，子宫内膜厚度为 6～8.9mm（6.9%）的持续妊娠率显著低于 9mm 或更厚的患者（12.6%）。然而，一项包含 17 项随机对照试验和 6 项 IUI 妊娠子宫内膜厚度队列研究的 Meta 分析并未证实上述结论。Meta 分析发现，相较促性腺激素促排卵，氯米芬与子宫内膜变薄相关（平均差 = –0.33mm，95%CI –0.64～–0.01）。然而，妊娠周期和非妊娠周期的子宫内膜厚度没有明显差异[10]。如果发现氯米芬促排治疗后子宫内膜变薄，我们会让患者在下一个周期服用来曲唑。我们并不建议根据子宫内膜改变而取消促排周期治疗。

（四）IUI 后相关处置

实施 IUI 后，会让患者休息一段时间。目前一些随机对照试验研究了 IUI 后即制动休息一段时间能否提高妊娠率，然而结果却相互矛盾。有研究发现，IUI 后平卧 10～20min 的女性妊娠率高于平卧 0～5min 的女性[23, 24]。然而，一项采用统一治疗方案的大型随机对照试验研究发现，IUI 后制动平卧 15min 的孕妇与立即活动的孕妇的妊娠率或活产率没有明显差异[25]。在 IUI 后平卧 5min 后，我们建议不需要限制日常活动或性生活。

氯米芬或来曲唑周期后，并不常规在黄体期

补充孕酮。最近的一项系统性综述和 Meta 分析得出结论，促性腺激素 IUI 周期治疗黄体期不补充孕酮与氯米芬或来曲唑周期治疗中黄体期补充孕酮，两者临床妊娠率没有统计学差异[26]。

如果患者 IUI 后未见月经来潮，应在 IUI 后 14～15 天自行妊娠检测。我们通常不会在两个周期之间进行常规超声检查，除非前一治疗周期出现特殊情况，如卵巢过度刺激或提前排卵。

二、SO-IUI 适应证

如前所述，排卵期患者进行 SO-IUI 治疗的目的是在适当的时间增加卵子数量，提高与活动精子结合受精的概率而更易受孕。这种治疗方法可以克服微小排卵缺陷，绕过一些潜在或氯米芬相关的宫颈因素，最大限度地提高受精和妊娠的概率。这种治疗的适应证包括原因不明的不孕症、子宫内膜异位症、卵巢储备减少、轻度至中度男性因素引起的不孕症以及治疗性供体受精。

（一）原因不明的不孕症

在完成了包括确认排卵、至少一个输卵管未闭和充分的精液分析的不孕症诊断病因评估后，仍有高达 30% 的夫妇并未发现明确的不孕原因[27]。原因不明的不孕症可理解为生育力低下，因为夫妇双方治疗后只是妊娠概率低于正常水平，而并非没有生育力。在研究中，不明原因不孕症的定义差异很大，有的包括男方有"正常"精液分析报告，也包括患有子宫内膜异位症或卵巢储备减少的女性。主要的治疗方案包括期待治疗，口服药物促排卵，或促性腺激素促排卵联合或不联合 IUI 和 IVF[28]。迄今为止，还没有 RCT 纳入所有治疗方案比较有效性，因此，治疗方案制订主要依赖于现有研究中的最佳决策证据。同时，患者经济水平、治疗成本和成功的可能性都是制订个体化治疗方案所要考虑的因素。

Guzick 等在 1998 年发表的一篇具有里程碑意义的文章，该文章汇总了多个试验的数据，对不明原因不孕症的不同治疗方案的疗效给出了最佳预测。为提高患者各种周期治疗方案妊娠率，会经常采用该文章中的推荐。在对研究质量进行调控后，研究表明对照组行期待管理妊娠率在 1.3%～4.1%，单独使用氯米芬或 IUI 会略微增加妊娠率，而氯米芬联合 IUI 能将妊娠率增加到 8.3%[29]（图 14-2）。尽管上述研究数据有可能过分简化和高估了氯米芬、IUI 和氯米芬联合 IUI 的有效性，但这些研究数据依然是客观存在的。此外，本综述并不包括现在常用的来曲唑或来曲唑 IUI 治疗方案。该文章发表以后，IVF 成功率有所提高。然而，对于其他治疗方案，每个周期的妊娠率没有明显改变。

通过对 2459 对荷兰和加拿大夫妇的研究，开发了一种用于预测活产，并对原因不明的不孕症进行预期管理的 Hunault 模型[30]。模型中女性年龄＜32 岁、不孕持续时间＜2 年、精子活力＞40% 是有利的预后因素。有一个在线计算器[31]，它可以使用这些因素计算并预测预期管理第一年的活产概率。如果预测的活产率在 1 年内＞40%，建议夫妇考虑进行期待治疗[32]。现在已经开发出具有更多变量的新的预测模型，但尚未进行验证[33]。期待疗法因其成本可以忽略不计，并且可以避免其他治疗方法的相关风险，因此，一些夫妻可以接受，但其他夫妻可能希望接受更积极的治疗方案[34]。

为原因不明的不孕症患者开具氯米芬处方，并嘱咐定时性交的治疗方法不仅花费少，且广泛

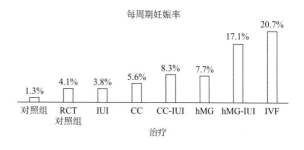

▲ 图 14-2　不明原因不孕夫妇的每周期妊娠率数据
RCT. 随机对照试验；IUI. 宫腔内人工授精；CC. 氯米芬；hMG. 人类绝经期促性腺激素；IVF. 体外受精（引自 Guzick et al.[29]）

使用,是几十年来的常用方法。然而,2010年 Cochrane 的一篇综述指出,尽管试验之间存在中度异质性,但与预期治疗或安慰剂相比,该法每个周期的妊娠率并无显著差异[35]。基于 1983—1990 年发表的三项同质性的随机对照试验研究结论,2006 年 ASRM 实践委员会关于"不明原因不孕症的治疗"建议表明,氯米芬治疗效果不明显,不孕夫妇需要使用克氯米芬(配合按时性交)治疗 40 个周期才能妊娠(95%CI 20~202)[36]。英国在 2008 年开展了一项针对不明原因不孕症治疗方法效果(包括一些轻度男性因素和子宫内膜异位症)的多中心随机对照试验研究,研究对象包括了期待治疗组(自然周期定时性交; n=193)、口服氯米芬(CC)- 定时性交组(n=194)和 OPK 监测自然排卵定时 IUI 组(n=193),研究长达 6 个月。三组之间的累积活产率没有显著差异[34]。

CC-IUI 的治疗效果优于预期管理和自然周期 IUI。在一项对不明原因不孕症或经手术治疗后的子宫内膜异位症患者妊娠率研究中,发现 CC-IUI 每周期的临床妊娠率高于预期治疗(分别为 9.5% 和 3.3%; P<0.05)[37]。另外一项随机对照试验发现,不明原因不孕症患者使用 CC-IUI 治疗方法后的每个周期妊娠率提高至 26.1%(共进行 23 个周期),而自然周期 IUI 的治疗方法(共进行 20 个周期)仅提高 5% 的妊娠率[38]。然而近几年这些研究结果的准确性受到了质疑,主要是因为这些研究的规模小、研究设计不严谨和缺乏每对夫妇的活产结果记录[39]。最近一项采用真实世界研究设计的随机对照试验研究表明,随机接受 3 个月口服药物 SO-IUI 治疗的不明不孕症夫妇的活产率确实高于接受 3 个月期待治疗的夫妇。该研究中,在接受 SO-IUI 治疗的 101 对夫妇中,有 31% 的夫妇最终顺利分娩,接受期待治疗组的 100 对夫妇中,有 9% 的夫妇最终顺利分娩[40]。

最近的一些研究将来曲唑 -IUI 与 CC-IUI 治疗效果进行了比较。加拿大的一项随机对照试验比较了来曲唑 7.5mg IUI(n=115 个周期)和氯米芬 100mg IUI(n=123 个周期),发现两组每个周期的妊娠率相似(分别为 11.5% 和 8.9%),但氯米芬的流产率更高[41]。埃及的一项随机对照试验将来曲唑 5mg IUI 与氯米芬 100mg IUI(含黄体期孕酮支持治疗)进行了比较,结果发现虽然两者妊娠率相似,但每个周期的妊娠率非常高(分别为 18.2% 和 19.3%,分别进行 400 和 404 个周期治疗),每个周期的持续妊娠率分别为 15.5% 和 16.3%[42]。另一项埃及研究将患者随机分到来曲唑组(2.5mg,在周期第 1~9 天口服)和氯米芬组(100mg,在周期第 3~7 天口服),并均使用 IUI,结果发现来曲唑组的每个周期的妊娠率高于氯米芬组(分别为 19.0% 和 11.4%; P=0.03),每个周期的持续妊娠率分别为 16.6% 和 9.5%[43]。然而,这项研究中来曲唑使用了 10 天,高于氯米芬组的 5 天。

生殖医学网络(Reproductional Medicine Network)曾开展过的一项题为"卵巢刺激所致多胎宫内妊娠的评估"(AMIGOS)里程碑式的试验研究,旨在明确来曲唑促排卵所致多胎妊娠率是否低于现行标准的氯米芬或促性腺激素促排卵。在这项单盲、多中心的随机对照试验中,不明原因不孕症患者夫妇被随机分配至来曲唑 5mg IUI 组、氯米芬 100mg IUI 组或促性腺激素 IUI 组,每组最多进行四个治疗周期[11]。在随后的治疗周期中,可以根据前期治疗情况调整用药剂量以获得 2~3 个优势卵泡。来曲唑 IUI 组(n=906 个周期)和 CC-IUI 组(n=887 个周期)每个周期的临床妊娠率没有统计学差异(分别为 7.3% 和 9.6%),活产率也没有统计学差异(分别为 6.2% 和 7.9%)。在流产率或多胎妊娠率方面没有显著差异(来曲唑组 13% vs. 氯米芬组 9%)。GnSO-IUI 组临床妊娠率(13.6%)和活产率(12.3%)显著高于上述两组。然而,GnSO-IUI 组 32% 是多胎妊娠,其中 9.3% 是三胎妊娠[11]。目前现有研究结果表明,氯米芬和来曲唑联合 IUI 治疗不明原因的不孕症是同样有效的。

（二）男性因素

许多关于不明原因不孕症的研究使用相应临界值，可将受试者分为轻度至中度男性因素患者。例如，AMIGOS 研究中的夫妻实验对象中，男性射精中总活精子数至少为 500 万[11]。由于纳入标准的异质性和精液分析的局限性，还没有研究能够专项评估 IUI 对男性因素不育症的疗效。之所以目前普遍可以接受 IUI 治疗男性因素不育症，是因为 IUI 的妊娠率高于自然性交或宫颈内授精[44]。专门针对口服药物 SO-IUI 治疗男性因素不育症疗效的研究资料非常有限。一项对 356 个 IUI 周期的回顾性研究发现，自然周期 IUI 3%（3/94）、来曲唑 IUI 3%（1/39）、CC-IUI 7.5%（8/107）和 GnSO-IUI 6%（7/116）的每周期妊娠率没有统计学差异[45]。值得注意的是，本研究中女性的平均年龄为 38 岁。尽管研究证据有限，但在 IUI 治疗的男性因素不育症患者中，轻度刺激多卵泡发育是合理可行的。

（三）年龄相关的不孕症 / 卵巢储备减少

与 IVF 后妊娠率一样，SO-IUI 周期的妊娠率与女性年龄密切相关。美国的一项 2351 个 CC-IUI 周期的队列研究表明，随着女性年龄的增长，每个周期的妊娠率逐渐下降：年龄＜35 岁为 11.5%，35—37 岁为 9.2%，38—40 岁为 7.3%，41—42 岁为 4.3%，42 岁以上为 1%[46]。英国的一项回顾性研究分析了 38—40 岁不明原因不孕症女性共 699 个 SO-IUI 或非 SO-IUI 周期治疗效果，结果表明自然周期 –IUI 的每周期妊娠率（PR）和活产率（LBR）（PR 12.0%，LBR 7.5%）均高于 GnSO-IUI（PR 8.2%，LBR 3.5%）和 CC-IUI 周期（PR 9.3%，LBR 2.1%）[47]，这一研究结果引发了对高龄女性行超数排卵治疗获益的质疑。然而，这项研究的回顾性研究表明，该研究中存在一定治疗方法选择性偏倚，治疗预后较差的患者可能会接受更为积极的治疗。

来曲唑的一部分作用可能是通过增加卵泡内雄激素水平来上调 FSH 受体和促其增敏[8]。所以在促性腺激素 IUI 周期[48]和卵巢储备减少的女性 IVF 治疗中需添加来曲唑[49]。目前仍缺少关于来曲唑 –IUI 治疗年龄相关或其他 DOR 引起的不孕症的研究资料。

AMIGOS 研究中女性 FSH≤12U/L、年龄≤40 岁，但不排除 AMH 缺乏的患者[11]。AMH 虽作为多变量分析的一部分，但与妊娠结局并无相关[50]。总的来说，根据目前研究数据结果表明，AMH 是卵泡数量而非质量的标志物，因此，AMH 对依靠多卵泡数提高妊娠率的治疗方法（如 IVF）有显著的影响[51]。

（四）供者精子

接受治疗性供者精子行 IUI 的患者不一定被视为不孕症患者。因此，在前 3～6 个治疗周期中考虑自然周期排卵结合供者精子行 IUI 是合理的，除非患者排卵过少。然而，供者精子结合 IUI 的治疗花费很高，而且患者通常会进行超数排卵治疗，以提高每个周期的妊娠率。一些队列研究表明自然周期供者 IUI 和 CC 供者 IUI 周期的妊娠率没有差异。一项对 261 名患者 1056 个周期的大型回顾性研究表明，每个周期的妊娠率分别如下：自然周期结合供者精子 IUI 为 13%、CC 结合供者精子 IUI 为 7.2% 和 GnSO 结合供者精子 IUI 为 11%[52]。然而，在没有随机分组和治疗方案同质化标准的情况下，治疗效果预后较好的患者可能集中分布在自然周期组。一项针对 101 名患者共 216 个供者精子 IUI 周期的小型研究采用了统一的标准化方法，即先行 3 个自然周期，然后再行 3 个氯米芬周期，最后行 3 个促性腺激素周期，结果显示每个周期的妊娠率分别为 13%、10% 和 21%。GnSO- 供者精子 IUI 妊娠率的增加具有统计学意义[53]。这种实验设计可以从三个周期组中选出预后最好的组，不仅妊娠率高且多胎妊娠的风险最低。一项回顾性队列研究比较了 CC- 供者精子 IUI 和来曲唑 – 供者精子 IUI 的治疗效果。两组每个周期的活产率（分别为 16.5% 和 11.5%），三个周期后的累积活产率（分别为 36.6% 和 27.7%），结果没有统计学差异[54]。使用口服药物促排仍作为供者精子 IUI 的一线常见方法，然而可能不仅不增加妊娠率，同时增加多胎妊娠的风险。

（五）子宫内膜异位症

可以肯定的是，子宫内膜异位症和不明原因不孕症的诊断和研究存在部分重叠。例如，AMIGOs 试验研究包括 I 期 / II 期子宫内膜异位症患者（不包括III 期 /IV 期），但均不需要腹腔镜检查作为分期筛查[11]。随着腹腔镜在不孕症检查中的应用逐渐减少，未确诊的子宫内膜异位症患者无疑将继续被纳入不明原因不孕症试验研究中。

很少有专门行口服 SO-IUI 治疗子宫内膜异位症相关不孕症的研究。埃及的一项随机对照试验研究结果表明，经手术治疗后的 I 期 / II 期子宫内膜异位症患者中，来曲唑 –IUI（5mg）和 CC-IUI（100mg）的每周期临床妊娠率相似（分别为 15.9% 和 14.5%，P=0.82）[55]。

（六）治疗周期数

除了累积成本和 IUI 成功的可能性外，在推荐治疗周期数时，除了要考虑累积治疗花费和 IUI 成功的可能性外，还要综合考虑包括收益递减点和应用其他更有效的治疗方法。荷兰的一项回顾性多中心队列研究包括 3714 对夫妇，他们共接受 15 303 个 IUI 周期治疗，其中 51% 使用了氯米芬促排卵。接受了多达 9 个周期的 IUI，累计持续妊娠率为 41.2%。在所有妊娠中，近一半妊娠发生在前 3 个治疗周期，75% 的妊娠发生在前 6 个治疗周期。然而，在前 9 个治疗周期中，每个周期的持续妊娠率并没有下降到 4.4% 以下[56]。基于这一点和之前的文献结论，我们建议夫妇在接受 3～4 个周期的 SO-IUI 治疗后，要与主治医师协商决定是否继续行口服 SO-IUI 治疗直至共 6 个周期，而不是直接接受更直接、更昂贵的治疗方案。根据

快速通道和标准治疗试验（FAST-T）以及 40 岁及以上的治疗试验（FORT-T），我们通常建议这类夫妇行 IVF 治疗（而不是 GnSO-IUI）[57, 58]。当患者即便接受建议也无法行 IVF 时，随着连续周期治疗中妊娠率逐渐下降，我们最多允许 9 个周期的口服 SO-IUI 治疗。

三、SO-IUI 的风险

（一）不良反应

氯米芬和来曲唑会导致中枢神经误认为机体雌激素水平低下，因此会出现血管舒缩症状的不良反应。最近的试验结果表明，30.9% 的 CC 周期和 16.8% 的来曲唑周期会出现潮热[11]。

CC 治疗周期中经常出现患者短暂的情绪波动，但这一不良反应表现很难在研究中被量化呈现。最近的一篇综述引用了 5 例 CC 相关精神病的病例报告，其共同特征为偏执狂；而在停药后症状也随之消失，考虑到 CC 会引起暂时性的情绪波动，所以低估了并发精神疾病的可能性[59]。氯米芬具有散瞳作用，服用 CC 的患者中有 1%～3% 的患者会出现视力变化[11, 60]，包括视物模糊、双重视野、视野盲点和光敏感。大多数情况是暂时的；然而，一些病例患者的视野盲点、光敏感和视觉幻觉呈永久性[61, 62]。一旦发现视力变化，应停止服用 CC，并用来曲唑作为替代治疗。氯米芬和来曲唑都有其他不良反应，如头痛、腹胀、恶心、头晕、疲劳和关节痛[11]。来曲唑与周期出血相关，这是由于虽然卵泡成熟但雌激素水平较低所致。

接触性宫颈出血是 IUI 较常见的良性不良反应[63]。IUI 也很少导致盆腔炎[64, 65]。AMIGOS 研究中的 GnSO-IUI 组有 1 例并发脓毒症[11]。

（二）多胎妊娠

完成出现 2～3 个成熟卵泡并排卵的治疗目标后，超过 85% 的患者会在口服药物促排行 IUI 后放置宫内节育器[11]。然而，多卵泡发育必定伴随

多胎妊娠的风险增加。非 IVF 生育治疗（包括促性腺激素促排治疗）似乎也能提高单胎和双胎妊娠率[66]。

氯米芬所致多胎妊娠多数是双胎妊娠；然而，约 1% 的 CC 诱导的妊娠发生复杂多胎妊娠[60]。在 FDA 批准的 2369 例 CC 临床试验中，7.98% 为多胎妊娠，其中 6.9% 为双胎妊娠，0.5% 为三胎妊娠，0.3% 为四胎妊娠，0.1% 为五胎妊娠。六胎妊娠并不在最初的研究统计范围内，最近的五胎妊娠的报告是来自其他文献报道[67]。

AMIGOS 研究旨在验证来曲唑在不明原因不孕症中的治疗中致多胎妊娠率可能低于氯米芬或促性腺激素的假设[68]。如果来曲唑的多胎妊娠率较低，即使妊娠率略有下降，来曲唑仍可能成为首选的口服治疗不孕症的药物。然而，AMIGOS 研究结果并没有对早期的队列研究进行验证。既往研究结果表明，氯米芬致多胎妊娠率为 9.4%（8/85），来曲唑致多胎妊娠率为 13.4%（9/57），两者间并无统计学显著差异（P=0.44）[11]。偶尔有报道称来曲唑治疗后发生复杂多胎妊娠，最极端病例是服用 7.5mg 来曲唑治疗的无排卵患者发生六胎妊娠[69]。

不孕症治疗的目标是实现安全妊娠，单胎妊娠最有可能实现这一目标。多胎妊娠的相关风险种类繁多，不仅严重且呈高发病率。多胎妊娠中早产（＜37 周）、极早产（＜32 周）、新生儿发病率、新生儿死亡率和胎儿宫内死亡率均明显增加[70, 71]。产妇包括妊娠糖尿病、先兆子痫发病率和剖宫产率也都增高[70, 71]。

（三）妊娠 / 围产期结局

氯米芬和来曲唑的流产率相似[11, 72]。AMIGOS 研究发现来曲唑 –IUI 的早期妊娠流产率为 29.4%（25/85），而 CC-IUI 的妊娠早期流产率为 26.4%（28/106）。中期和晚期妊娠流产率分别为 1.2%（1/85）和 2.8%（3/106）[11]。

先天性异常、低出生体重和小于胎龄儿的发生均与 IUI 和 IVF 在内的不孕症治疗相关，两者关联密切很难划清界限，因为低生育率本身就与这些结果密切相关[73, 74]。丹麦的一项大型队列研究结果表明，与自然受孕的婴儿相比，CC-IUI 受孕出生的低体重儿和低胎龄儿发生率更高[75]。然而已发表的更大规模研究尚未证实上述观点[76]，而且 AMIGOS 研究同样也未发现两类新生儿在先天性畸形方面存在显著差异[11]。

（四）卵巢癌：恶性肿瘤和交界性肿瘤

包括氯米芬在内的不孕症治疗方法并不会显著增加卵巢交界性肿瘤或卵巢恶性肿瘤的发生风险[77, 78]。

（五）卵巢过度刺激综合征

严重卵巢过度刺激综合征（severe ovarian hyperstimulation syndrome，OHSS）是使用氯米芬极为罕见的并发症[79]。来曲唑不会增加 OHSS 的发生概率，事实上，已经有研究表明来曲唑可以用于治疗 IVF 引起的 OHSS[80]。然而，在 AMIGOS 研究中，氯米芬组和来曲唑组均出现了轻度的 OHSS 症状（腹痛、盆腔痛分别为 30.5% 和 36.1%；腹胀分别为 16.8% 和 18.6%；恶心分别为 14.1% 和 16.8%）。使用口服药物进行 SO-IUI 周期治疗的患者，虽然可能会出现腹胀、腹痛、骨盆痛和恶心等不适，但基本不会出现严重的 OHSS。

四、结论

在接受宫内授精的排卵期女性中使用氯米芬或来曲唑比期待管理、自然周期 –IUI 或口服药物 SO 后定时性交的治疗效果更有效。氯米芬或来曲唑联合 IUI 治疗不孕症疗效确切，不仅医疗花销相对较少，且安全性得到证实。治疗的最大的风险是可能发生多胎妊娠。今后还需要对不明原因不孕症的所有可用治疗方案进行随机对照试验研究，以便在考虑治疗时间、花费和不良反应的同时，能够更好地选择治疗方案并指导患者治疗成功。

第 15 章　促性腺激素刺激方案在宫腔内人工授精前促排卵中的应用

Ovarian Stimulation Using Gonadotropins Protocols for Ovulatory Patient Undergoing IUI

Shayne Plosker　著

张巧玉　译　　于浩天　校

一、宫腔内人工授精：从起源到当前现状

Marion Sims 于 1866 年首次描述了人类宫腔内人工授精（intrauterine insemination，IUI），他对 6 名女性实施了 55 次 IUI，其中一名女性成功妊娠，但最终结局还是流产了。在 20 世纪早期，提出了多种授精途径，包括使用吹气器进行的输卵管内授精、腹腔内人工授精、将精子注入道格拉斯窝、将装有精子的杯子覆盖宫颈、性交前给丈夫精囊内注射供精、阴道内授精、宫颈内授精和 IUI。在从精液中分离出精子的技术应用之前，由于 IUI 导致的子宫内膜炎、输卵管炎、腹膜炎以及严重子宫收缩，使得 IUI 的应用受到限制[1]。IUI 的适应证包括精子计数异常、免疫性不孕、不明原因不孕、宫颈因素不孕、子宫内膜异位症和勃起功能障碍[2]。

世界上第一个试管婴儿 Louise Brown，出生于 1978 年 7 月 25 日。更不为人所知的是，在之前 2 个月，Glass 和 Ericsson 公开发表了他们的研究：通过液体白蛋白柱将活动精子和不活动精子、精液分离后，对 19 对夫妇共进行了 67 个 IUI 周期。根据体温图表确定 IUI 的时间，不使用任何促生育药物。虽然没有人成功妊娠，所有研究对象均没有出现临床上明显的感染，并且对 IUI 操作

过程耐受性良好[3]。1984 年，Sher 及其同事们提出了将促排卵与 IUI（ovulation induction with IUI，OI-IUI）相结合的策略。他们对研究对象采取促性腺激素和 hCG 促排卵，然后通过上游法和 Hams F-10 溶液悬浮法将活动精子从精液中分离出来，然后进行 IUI。14 对夫妇中有 5 次妊娠[4]。此后，随着辅助生殖技术的快速应用和发展，IUI 也发生了变化，从一种相对不常用的辅助生殖技术到普遍应用于治疗不孕症患者。到 2003 年，美国进行了约 232 601 个促性腺激素 OI-IUI 周期，体外受精（in vitro fertilization，IVF）周期数量增加了 1 倍以上[5]。由于自 2003 年以来生育服务扩展应用，如果口服促排卵 IUI 周期比促性腺激素促排卵 IUI 周期更多，当时在美国每年完成 500 000 次以上 IUI 周期是有可能的。OI-IUI 的扩大应用应归因于精子体外处理技术的发展，该技术降低了感染风险和强烈的子宫收缩，也归因于越来越多的生殖内分泌专家对 IVF 时代的生育药物管理更加熟悉，并希望与 IVF 相比，降低不孕夫妇的治疗成本。

IUI 前诱导排卵的基本原理一直都是基于以下假设：如果在 IUI 治疗周期中可以招募到多个可受精卵母细胞，并且可以在排卵时将活动精子直接注入子宫腔，以绕过宫颈黏液屏障，更接近卵母细胞，有可能提高受孕的概率[6]。经过不断探

索，逐渐形成了一种常用治疗方法是 IUI 与氯米芬（clomiphene citrate，CC）联合应用。如果在几个 CC-IUI 周期后未成功妊娠，则改用促性腺激素与 IUI（gonadotropins with IUI，GT-IUI）联合使用。如果在几个 GT-IUI 周期后未成功妊娠，则建议进行 IVF。

二、2019 年 IUI 和 GT-IUI 的作用

最近，IUI 在不孕症治疗中的作用受到质疑。2013 年，英国国家健康与护理卓越研究所（NICE）在其生育评估和治疗的临床指南中，建议不向不孕症夫妇提供 IUI，并建议这些夫妇在接受 2 年的期待治疗后直接进行 IVF[7]。GT-IUI 的有效性也受到质疑，一名研究人员描述促性腺激素疗法是"20 世纪的遗物"[8, 9]。

IUI 治疗中的周期生殖率，CC-IUI 通常为 8%～12%[10, 11]，GT-IUI 大概为 9%～20%[11]。大量数据表明，GT-IUI 的妊娠率高于 CC-IUI[12]，但这并未得到普遍认同。一项针对初始治疗患者 618 个 GT-IUI 周期的研究[13] 和另一项研究针对接受 CC-IUI 治疗后未能妊娠的患者，共 439 个 GT-IUI 周期[8]，这两项研究的周期生育率均在 9%～10% 的范围，与 CC-IUI 报道的周期生育率相似。

很难确定 IUI 对不孕夫妇来说是否真正有效，因为 IUI 后妊娠并不能绝对肯定归因于 IUI 治疗。妊娠有可能与治疗同时发生，而不是作为治疗的结果，因为大量的亚生育状态的夫妇即使没有治疗干预，最终也可能会妊娠。加拿大多中心试验发现被转到学院不孕中心的 562 对不明原因不孕夫妇，活产率为 21.2%，36 个月累计活产率为 33.3%[14]。荷兰一项针对初级保健机构中不孕夫妇的研究发现，未经治疗的累计活产率为 53%[15]。一项多中心荷兰试验共有 253 对夫妇，随机分为 GT-IUI 组或 6 个月的期待治疗组，结果显示两组之间的妊娠率（33% vs. 32%）和持续妊娠率（23% vs. 27%）没有差异[16]。相比之下，新西兰最近一项研究中，将 201 对夫妇随机分为 IUI 组、氯米芬组或来曲唑组或期待治疗组，治疗三个周期后的累计活产率为 31%，而期待治疗组为 9%，研究结果表明，OI-IUI 是有益处的[17]。

随着体外受精技术多年来的不断改进发展，IVF 与 GT-IUI 后的妊娠率的差异正在不断扩大，IVF 更有优势。1993 年，所有年龄段的 IVF 每次新鲜取卵的分娩率为 18.3%，与报道的 GT-IUI 周期妊娠率相似[18]。到 2015 年，所有年龄段的 IVF 每次新鲜取卵的分娩率达到 28%，（www.cdc.gov/art/reports/2015/fertility clinic.html），并且每次新鲜取卵累计活产率在 35 岁以下女性为 54%，35—37 岁年龄组为 40%，以及 38—40 岁年龄组为 26%（www.sartcorsonline.com/rptCSR_ PublicMultYear.aspx?reportingYear=2015）。

首次发表对促性腺激素治疗引起的高序多胎妊娠（high-order multiple gestations，HOMP）的关注，是在近 40 年前，Schenker 等指出，促性腺激素诱导的多胎妊娠"必须被视为一种并发症，因为它们与产妇发病率及其较高的妊娠损耗率高度相关"[19]。随着 IVF 越来越有效，推荐要移植的胚胎数量也减少了[20]，由 IVF 引起的 HOMP 发生率也急剧下降。自 2003 年以来，GT-IUI 与 HOMP 的相关性已超过了 IVF，而且差距还在继续加大。Kulkarni 及其同事估计，2011 年美国 45% 的 HOMP 是由于 GT-IUI 引起的，而 IVF 只占 32%。在 2011 年，GT-IUI 和 IVF 相关的双胎妊娠发生率相似，分别占 19% 和 17%[21]。最近以来，随着植入前基因筛查（preimplantation genetic screening，PGS）和单胚胎移植的应用，IVF 中的双胎妊娠率和 IVF 引起双胎妊娠的关联性已开始下降[22, 23]。

英国最近的一项随机试验显示：207 对不孕夫妇随机分为 3 个周期、每日 75U 固定小剂量促性腺激素 GT-IUI 组（101 对），或 1 个周期 IVF 组（106 对）。GT-IUI 组获得单胎活产 25 个（24.7%）和 IVF 组实现了单胎活产 33 个（31.1%）。GT-IUI 组和 IVF 组的多胎妊娠率分别为 13.8% 和 8.3%，差异无统计学意义。GT-IUI 组第一个周期的活产

率为 8.9%，第 2 个周期为 7.1%，第 3 个周期为 4.3%。17 对夫妇自然妊娠和分娩（8.2%），其中 12 人等待 IVF，5 人等待 GT-IUI 或在 GT-IUI 周期间期。当国家卫生服务不再覆盖 IUI 时，试验提前终止[24]。在 2018 年，根据这项研究的结果，提出了关于 GT-IUI 作用的争论。研究结论之一：3 个周期 GT-IUI 与 1 个 IVF 治疗周期相当，或几乎相当，因此应将该结论告知患者，以便于其做出辅助生殖方案的选择。另外，考虑到未经治疗自然受孕的活产率与 GT-IUI 周期的活产率相似，可以得出结论，等待 IVF 时的期待治疗是一种等效的、更经济的选择。

快速通道和标准治疗试验（fast track and standard treatment trial，FASTT）随机选择 503 对不孕且未治疗的夫妇，女性年龄在 21—39 岁的，被纳入常规治疗组（247 对夫妇随机入组，200 对夫妇完成了治疗方案）和加速治疗组（256 对夫妇入组，217 对夫妇完成了治疗方案）。常规治疗组包括最多 3 个 CC-IUI 周期，然后是最多 3 个 GT-IUI 周期，最后是最多 6 个 IVF 周期。加速治疗组包括 3 个 CC-IUI 周期，然后绕过 GT-IUI 直接进入最多 6 个 IVF 周期的尝试。加速治疗组的妊娠时间（HR=1.25；95%CI 1.00～1.56；对数秩 P=0.045）和估计的中位妊娠时间（8 个月 vs. 11 个月）都是比较短的。随机入组进入试验后的前 11 个月，加速治疗组的妊娠率也是比较高的（图 15-1）。两组中每对夫妇的活产率 + 妊娠率相似（常规治疗组 75%，加速治疗组 78%）。加速治疗组中每次费用（每次费用 61 553 美元；95%CI 54 075～69 489 美元）比常规治疗组低 10 000 美元（每次费用 71 399 美元；95%CI 60 168～84 490 美元）。FASTT 发现 GT-IUI 治疗没有额外的益处，如果 CC-IUI 不能妊娠，建议直接进行 IVF 分类[8]。

一个值得关注的问题是，GT-IUI 在高龄育龄女性和卵巢储备减少的女性中的作用。FORT-T 试验将 154 对女性年龄为 38—42 岁的不孕夫妇，随机分为 CC-IUI 2 个周期后进行 IVF，2 个 GT-IUI

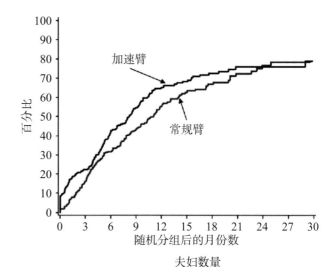

时间（个月）	危险比	95%CI		P 值
≤3	1.52	1.02	2.28	0.04
> 3～11	1.40	1.03	1.90	0.03
> 11	1.60	1.34	1.06	0.08

▲ 图 15-1　快速通道和标准治疗试验

经许可转载，引自 Reindollar, R.H., et al., A randomized clinical trial to evaluate optimal treatment for unexplained infertility: the fast track and standard treatment (FASTT) trial. Fertil Steril, 2010. 94(3): p. 888–899.

周期后进行 IVF，或直接进行 IVF。累积临床妊娠率 CC-IUI 组为 21.6%，GT-IUI 组为 17.3%，直接 IVF 组为 49.0%。84% 的活产婴儿来自 IVF 组。该研究得出以下结论：对于这个年龄段以及那些不愿意尝试 IVF 治疗的女性来说，直接 IVF 是一种可行的首选治疗方案，与 CC-IUI 相比，GT-IUI 并不占优势[10]。对 FASTT 和 FORT-T 的研究结果二次分析后认为，18 名 21—42 岁、FSH 升高在 10～15mU/ml 范围、雌二醇升高 >40pg/ml 的女性，IUI 后无活产，但 IVF 后活产率为 33%，表明 IUI 对这类人群是无效的，应该直接进行 IVF[25]。

一个未能解答的问题是：GT-IUI 在那些卵巢储备功能良好的高龄育龄女性中的有效性。SART IVF 数据表明，无论移植的胚胎数量多少，年龄超过 38 岁的女性接受 IVF 后三胞胎的风险是极低的[26, 27]。在没有 PGS 的情况下，在该年龄组进行 IVF 治疗时，根据胚胎阶段和患者年龄，建议最多可移植 3～5 个胚胎，以增加成功植入的可能性[20]。同样，在年龄 38—43 岁女性的 561 个 GT-IUI 周期后，未发生三胎或以上多胎妊娠，双胎妊娠率在 10%，比 37 岁或以下女性双胎妊娠率的一半还要低[5, 28]。类似于 IVF 中的"重型"胚胎移植，通过积极的促性腺激素刺激后，IUI 可提高妊娠率，而 HOMP 风险很小或没有风险。

总之，在 2019 年，GT-IUI 可能仅限于治疗不愿意做 IVF 的不孕患者，或医疗机构不能提供 IVF 技术，和（或）政府资助或私人保险健康福利只覆盖了 IUI 但不包括 IVF 的。有必要对具有良好卵巢储备功能的 38—42 岁女性进行 GT-IUI 与 IVF 比较试验。

三、GT-IUI 结果的预测因素及多胎妊娠的风险因素

1980—2009 年，非 IVF 使用促性腺激素，如 GT-IUI，双胎妊娠增加了 76%，而 1980 年到 1998 年，三胎妊娠增加了 400%[5, 21]。据估计，2004 年约有 32 000 个多胎妊娠，包括 3000 个三胞胎或以上的多胎妊娠，发生在非 IVF 促排卵中[29]。几个大型 GT-IUI 研究报道的临床妊娠率为 13%～14.5%，双胎妊娠率为 16%～20%，高序多胎妊娠率为 5.7%～6.1%[28, 30, 31]。因此，通过 GT 促排卵增加可受精卵母细胞的数量来增加妊娠机会的目的和由此产生的多胎妊娠和 HOMP 风险增加之间必须进行平衡。

理论上，成熟卵泡数量的增加可能会提高妊娠率。事实上，现有的研究结果尚不一致。在 381 个连续 IUI 周期中，我们发现当获得两个直径≥16mm 的卵泡，其妊娠率与只获得一个成熟卵泡的妊娠率是显著增加的。但当可获得 3 个或 4 个成熟卵泡时，妊娠率则没有进一步增加（范围 12%～14%）[6]。对 1650 个 GT-IUI 周期的观察发现，无论是招募到 1 个、2 个、3 个或 3 个以上

直径≥14mm 的卵泡，她们的活产率都相近（范围 13.2%～15.7%）[32]。在 4067 个 GT-IUI 周期的大型单中心研究中，卵泡直径≥14mm，≥16mm，或≥18mm，都与妊娠率没有显著相关[28]。此外，三大系列研究对 1781～4067 个 GT-IUI 周期进行了研究，提示成熟卵泡的数量并不能预测 HOMP[28, 30, 31]。Dickey 等发现妊娠率与卵泡直径≥12mm 相关联，HOMP 与直径>10mm 的卵泡数相关联，而不是和成熟卵泡的数量相关联[28]。

妊娠率与治疗周期成反比。Dickey 等和我们的研究都发现，在前两个 IUI 周期的妊娠率为 14%～16%，在第 3 个周期的妊娠率为 10%～11%，并且妊娠率在第 3 个 IUI 周期之后的每个周期均递减，低于 10%[6, 28]。一项对 594 对不明原因不孕夫妇的前瞻性研究发现，3 个 GT-IUI 治疗周期后的周期生育率为 16.4%，累计妊娠率为 39.2%，91 名继续 GT-IUI 治疗 4～6 周期的女性，周期生育率下降至 5.6%，到第 6 周期时，累积妊娠率仅增加 9.3%～48.5%[33]。第 4 个 GT-IUI 周期未发现周期生育率下降，直到第 5 个 GT-IUI 周期才发现周期生育率的下降[34]。3 个 GT-IUI 周期后，周期妊娠率大幅下降，为 3 个 GT-IUI 周期失败后直接转为 IVF 提供了充分的依据。

高龄女性 GT-IUI 治疗后的妊娠率是下降的[6, 10, 28]；因此，对于高龄女性，尤其是卵巢储备功能下降的女性，推荐直接进行 IVF 作为一线治疗方案[10, 25]。

几个大样本研究均一致地确定了 GT-IUI 治疗中 HOMP 的预测因素：hCG 日中、小型卵泡的数量，较年轻的年龄、hCG 日雌二醇水平和治疗周期[28, 30, 31]。例如，Dickey 等发现年龄<32 岁，存在 3～6 个卵泡≥10mm 时，与 6% 的 HOMP 风险相关。如果超过 7 个以上、直径≥10mm 的卵泡，则 HOMP 风险发生率上升至 20%。32—37 岁年龄组相应的 HOMP 风险发生率为 5%～12%。38 岁及以上女性无 HOMP 发生。有 7 个卵泡直径>10mm 的 32—37 岁女性，如果雌二醇超出 1000pg/ml，

则有更大的三胞胎风险。在第 2 个 GT-IUI 周期，HOMP 风险仅在存在 7 个或更多卵泡时发生，并且在第 3 个或之后的 GT-IUI 治疗周期未发生 HOMP[28]。Tur 等的研究分析，32 岁以下、雌二醇＞862pg/ml，并且有 5 个以上直径≥10mm 卵泡的女性，发生 HOMP 的概率是 19%。相比之下，一名年龄在 32 岁以上、雌二醇＜862pg/ml 和存在 3 个或 3 个以下直径≥10mm 的卵泡的女性，发生 HOMP 的概率仅为 3.3%[30]。Gleicher 等发现，当雌二醇＞1385pg/ml 时，或 hCG 日有 7 个或更多卵泡时，发生 HOMP 的风险显著增加[31]。

氯米芬抵抗患者接受 GT-IUI 治疗后可能会增加 HOMP 的风险。Dickey 等对 551 名 CC-IUI 治疗失败后的女性进行了 918 个 GT-IUI 周期治疗的结果和一项回顾性研究中的 908 名 CC 抵抗的女性进行了 1459 个 GT-IUI 周期治疗的结果进行了比较。患者年龄＜38 岁，氯米芬组、之前经 CC-IUI1-4 个周期治疗失败的和≥5 个以上 CC-IUI 周期失败的周期妊娠率分别为 22%、20%、4%。氯米芬组接受 GT-IUI 治疗后的 HOMP 风险率为 9%，有过一次、两次 CC-IUI 周期治疗后的 HOMP 风险率分别为 7.5%、6%。之前尝试过 3 次或 4 次 CC-IUI 周期治疗的女性，接受 187 个 GT-IUI 周期治疗后，没有发生 HOMP，但临床妊娠 36 例（19%）[35]。这些结果提示如果 3 个周期口服药物诱导排卵失败后应该转到 GT-IUI。

据多项研究报道，在存在输卵管因素或附件周围粘连的情况下实施 GT-IUI，妊娠率是下降的[6, 28, 36]。与这些研究结果不同的是，中国台湾一项研究比较了 133 例 HSG 提示单侧输卵管梗阻的女性和 570 例双侧输卵管通畅的女性的 GT-IUI 结果，每个周期的临床妊娠率单侧输卵管阻塞组为 17.3%，双侧输卵管通畅组为 18.9%，两组间差异没有显著性[37]。

一些研究者发现 GT-IUI 成功率在子宫内膜异位症[6, 38, 39]和伴输卵管因素的子宫内膜异位症[28]中是降低的。但其他研究者则没有这种发现情况[36, 38]。一项试验显示不明原因不孕症患者和先前接受过腹腔镜手术治疗的轻微或轻度子宫内膜异位症患者实施 GT-IUI 周期治疗，两组具有相似的周期临床妊娠率[40]。

四、提高妊娠率和减少多胎妊娠的治疗和促排策略

考虑到 GT-IUI 成功的预测因素，以及多胎妊娠和 HOMP 的风险因素，Dickey 推荐了几种 GT-IUI 治疗策略。包括：①力求做到单卵泡或双卵泡排卵，包括使用低剂量促性腺激素每天 37.5～75U，最多 6 个周期；②避免初始治疗采用 GT-IUI，推荐初始治疗采用口服药物 –IUI；③年龄小于 38 岁的女性，当出现 3 个或更多、直径≥10～12mm 卵泡时应取消该周期；④排卵后第 7 天开始使用促性腺激素；⑤考虑到该年龄组 HOMP 风险较低，38 岁以上女性不取消周期；⑥识别 HOMP 的风险因素，包括：雌二醇＞1000pg/ml，年龄＜32 岁，排卵前 7 个以上卵泡直径在 10～12mm 范围，低 BMI；⑦将有 HOMP 风险的患者转为 IVF[5]。

McClamrock 等同样建议放弃 IUI 的大剂量 GT 治疗，改为口服药物和（或）低剂量促性腺激素[41]。

取消 GT-IUI 周期的替代方案证明，在 IUI 前通过阴道超声引导抽吸减少多余卵泡，类似于经阴道取卵的程序，以减少过度的卵泡募集。在 26 个 IUI 周期的小型研究中，在给予 hCG 的当天进行经阴道抽吸以减少直径≥15mm 的卵泡数量，从平均 4.5 个到不超过 3 个卵泡。另外，抽吸直径＜15mm 的卵泡。结果获得 7 个单次妊娠（周期妊娠率 27%），无多胎妊娠发生[42]。德国一个较大的研究，比较了 1989—1992 年 226 个 GT-IUI 周期和 1993—2006 年 257 个 GT-IUI 周期的结果，在 IUI 实施之日经阴道抽吸多余卵泡的策略前后，留下 3 个最大的卵泡，但其他的都要抽吸掉。两个时期的周期生殖率（20.4% vs. 20.5%）没有差异，

但多胎妊娠率从 20% 下降到 9%。45% 的 GT-IUI 周期实现了目标[43]。虽然这种方法可以有效减少多胎妊娠，考虑到需要快速规划程序，侵入性干预、成本和 IUI 有限的成功率，在 2019 年将此干预措施引入操作流程中可能不太现实。

在美国生殖医学学会（ASRM）关于与不孕症治疗相关的多胎妊娠的意见中，承认应用低剂量促性腺激素和排卵前经阴道抽吸多余卵泡的潜在益处。然而与 Dickey 和 McClamrock 不同，ASRM 指出，"在 OI 和 SO 周期中没有任何已确定的多胎妊娠预测因素的情况下，不可能提出有效降低多胎妊娠率的指南"。ASRM 进一步指出，"无论使用哪种药物或刺激方案，都不可能完全消除与 OI 等相关的多胎妊娠风险"[44]。

对于年龄小于 38 岁的卵巢储备功能正常的女性，GT-IUI 的最佳促性腺激素剂量和给药频率是多少？鉴于妊娠率[6, 28, 32]和 HOMP 比率[28, 30, 31]与招募的成熟卵泡数量相关性很差，如果真的如此，一种合理的方法可能是用尽可能低的促性腺激素剂量进行刺激，以实现 1～2 个优势卵泡的募集。在募集到 1～2 个优势卵泡，但不超过 3 个优势卵泡，并考虑给予 hCG 的阶段时，可以在评估其他因素后，如患者年龄、中间范围>10mm 的卵泡数、雌二醇浓度、周期数、BMI、既往口服促排卵 IUI 周期数和先前的 GT-IUI 周期数，最终做出是否给予 hCG 的最终决定。可以预期的是，在最低有效促性腺激素剂量下，HOMP 相关的周期因素，如中等范围内的卵泡数和雌二醇浓度，可能会最小化。

Cochrane 最近的一项研究发现，每隔一天使用促性腺激素，剂量在 50～150U，妊娠率非常低。来自两项研究中的 97 名女性，只有 4 次妊娠[12, 45, 46]。其中一项研究随机将 32 名女性每日接受重组 FSH 50U，34 名女性隔天接受重组 FSH 50U，发现每日 FSH 组的妊娠率为 30%，而隔日 FSH 组治疗组的妊娠率为 3%[45]。这表明每隔一天使用促性腺激素的频率不够，每天使用促性腺激素是更合适的方案。

Dodson 等是第一个报道一个大型研究结果的团队，在这个研究中，他们对 85 对夫妇进行了 148 次 GT-IUI 周期，除外有排卵因素的女性。他们最初使用的促性腺激素剂量为 225U HMG。在 136 个周期内实现了 21 例临床妊娠，均在前两个治疗周期，周期妊娠率为 15%。多胎妊娠率为 29%，包括五组双胞胎和一组三胞胎。该研究结果提醒临床医生，促性腺激素 225U 剂量下多胎妊娠的高发生率，并指出需要评估低剂量促性腺激素的有效性[36]。

在确定最佳促性腺激素剂量时，Cochrane 综述汇集了两项研究，涉及共 297 名患者，对促性腺激素剂量为 150U 与 75U 进行了比较。两种剂量之间的妊娠率没有差异（OR=1.2，95%CI 0.69～1.9），但高剂量与卵巢过度刺激综合征的相关性显著增加（OR=5，95%CI 1.6～20）[12]。促性腺激素初始剂量为 150U 或以上，双胎妊娠率为 15%～20%，HOMP 为 6%～9%[28, 30, 31]。而促性腺激素初始剂量为 37.5～75U 的周期临床妊娠率在 9%～14%，多胎妊娠率为 6.5%～9.5%[47-49]。在一个 3219 个 GT-IUI 周期的研究中仅出现了一个 HOMP，在使用低剂量促性腺激素的另一个研究中，1259 个 GT-IUI 周期中未出现 HOMP[45, 47]。

综上所述，这些研究数据为确定 GT-IUI 的最佳促性腺激素剂量为每天 37.5～75U 提供了理论依据。图 15-2 描述了一个可能的决策树，用于确定何时继续进行 GT-IUI 周期，并在何时终止周期，以便避免 HOMP。

五、GT-IUI 治疗中促性腺激素的辅助物：GnRH 类似物和黄体期孕酮

将 GnRH 类似物引入 IVF 促性腺激素诱导排卵方案中，预示可能显著改善 IVF 结局。周期终止的风险降低，每次提取的平均卵母细胞数增加，卵母细胞提取可以安排在预定的时间，每次启动 IVF 周期的妊娠率增加[50]。与 IVF 不同，将促性腺激素释放激素激动药纳入 GT-IUI 方案并没有益处，并且可能有害。Cochrane 回顾了 4 个随机对照试验（共 415 对夫妇）得出结论，当 GT-IUI 周

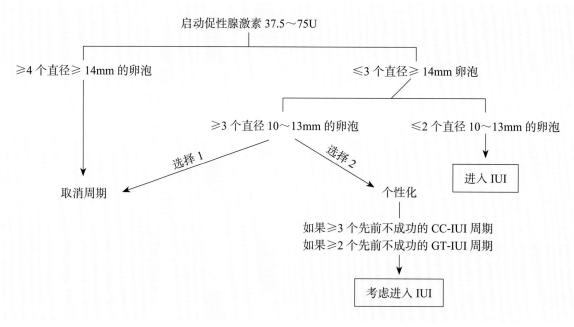

▲ 图 15-2　用于确定何时继续以及何时取消 GT-IUI 周期以避免 HOMP 的决策树
CC. 氯米芬；IUI. 宫腔内人工授精；GT. 促性腺激素；HOMP. 高序多胎妊娠

期中应用 GnRH 激动药诱导排卵时，每对夫妇的妊娠率显著降低，多胎妊娠率显著升高[12]。同样缺乏支持在 GT-IUI 治疗中添加 GnRH 拮抗药的数据。大多数个体试验和汇总分析均未提示，使用促性腺激素释放激素拮抗药后可以显著改善妊娠率[12, 51-53]。只有一项随机对照试验表明，使用促性腺激素释放激素拮抗药时每对夫妇的妊娠率是更高的[54]。在没有促性腺激素释放激素类似物的情况下，通常建议当卵泡的直径接近 16～18mm 使用 hCG，稍早于 IVF，其 hCG 使用要求卵泡直径为 18mm 或以上。

黄体期补充孕酮是 IVF 治疗方案的基础组成部分。刺激 IVF 周期的黄体期是异常的，尤其在使用 GnRH 类似物时。IVF 刺激期间黄体萎缩加速的病因可能包括使用 GnRH 激动药时垂体抑制时间延长，以及由于 GnRH 激动药和拮抗药周期中性腺类固醇超生理水平的负反馈，在黄体早期抑制垂体 LH 分泌[55]。促性腺激素刺激 IUI 可能同样与黄体期不足有关，这是由于超生理雌二醇的负反馈所致。最近的一项 Meta 分析，汇集了 6 项 GT-IUI 随机对照试验的数据，对 2220 个 IUI 周期，无论是否有黄体期支持，都进行评估。随着黄体期外源性孕酮的使用，每个周期的临床妊娠（RR=1.44，95%CI 1.18～1.75），每个周期活产（RR=1.59，95%CI 1.24～2.04），每位患者的临床妊娠（RR=1.56，95%CI 1.21～2.02），以及存活每位患者的出生率（RR=1.77，95%CI 1.30～2.42）均是增加的。估计通过黄体期外源性孕酮的使用而额外妊娠的人数为 11 人[56]。

GT-IUI 的成功率低、有限，但却不成比例地增加高序多胎妊娠（HOMP）的风险。随着 IVF 越来越成功和单胚胎移植率越来越高，IVF 与 GT-IUI 的成功率和 HOMP 率的差距扩大，更加有利于 IVF 的发展应用。每日低剂量促性腺激素方案的妊娠率接近高剂量方案，并可能提供一种降低 HOMP 率的方法。黄体期孕酮支持可改善 GT-IUI 结果。38 岁或以上的女性，尤其是卵巢储备减少的人，可能受益于立即分诊至 IVF。随着体外受精效率的提高，GT-IUI 可能扮演越来越边缘化的角色。

第 16 章 高催乳素血症的诊断、治疗及其对生殖的影响

Hyperprolactinemia: Effect on Reproduction, Diagnosis, and Management

Kathleen O'Leary 著

汪红梅 译 张巧玉 校

一、催乳素生理学

高催乳素血症可由多种病因所致，且是闭经最常见的原因之一，占其中 15%～30%。催乳素（prolactin，PRL）由 6 号染色体上的一个基因编码，是一种由 199 个氨基酸构成的多肽激素，分子量大小为 23.4kDa，主要由垂体后侧位的催乳素细胞合成和分泌。它包含 5 个外显子，与生长激素基因有 40% 的同源性，也类似于胎盘催乳素[1]。催乳素受体是细胞因子受体超家族的成员，分布于整个免疫系统[2]。由于各种翻译后修饰，PRL 存在多种生物形式，包括切割、磷酸化、聚合、糖基化和降解[3]。其中包括"小"单体分子（最活跃和非糖基化的，85%～95%），低活性二聚体"大"分子（50～60kDa，5%～15%），以及非活性四聚体"大-大"分子（多聚体型催乳素，150～170kDa，<1%）[3-5]。PRL 剪接和蛋白质修饰的差异造成了 PRL 分子结构的多样性，人们认为较大分子的 PRL 由于糖基化导致受体结合亲和力降低而降低了生物活性[1]。PRL 还可由垂体以外的器官分泌，如 T 淋巴细胞、脑、皮肤成纤维细胞、脂肪组织、乳腺、子宫内膜蜕膜、前列腺，甚至肿瘤细胞。从着床到分娩，蜕膜 PRL 通过对妊娠有害的沉默基因而影响子宫内膜的功能变化[1, 3]。大部分血循环中 PRL 来源于垂体。

PRL 的主要作用是刺激产后泌乳，但 PRL 还有其他多种生理功能，包括免疫调节、血管生成、生长发育、与类固醇激素的协同作用、表皮功能和渗透调节[6]。PRL 是呈脉冲式分泌，在睡眠开始 60～90min 后开始分泌增加，在非快速眼动睡眠期间持续增加，凌晨 2:00—5:00 达到最高浓度[5]。正常的 PRL 受多种刺激和抑制因子的调节。由下丘脑弓状核和室旁核分泌到门脉循环中的多巴胺（催乳素抑制因子）与垂体催乳素细胞膜 D2 受体结合，是 PRL 的主要抑制因子。其他神经肽和激素充当催乳素释放因子，如促甲状腺激素释放激素（TRH）、雌二醇、催产素、表皮生长因子、加压素、GnRH、血管紧张素 II、血管活性肠多肽和多巴胺拮抗药[3, 7-9]。血清中催乳素的含量也受肾脏清除率的影响。表 16-1 列出了影响 PRL 分泌的因素。

PRL 促进乳汁成分合成，并在产后维持泌乳。妊娠期间雌激素分泌的增加导致催乳素细胞增殖，从妊娠 8 周左右开始 PRL 持续分泌增加。在妊娠期间，催乳素水平从正常水平的 10～25ng/ml 上升到足月时的峰值 200～400ng/ml，PRL 增加了 10 倍[8, 10]。PRL 与其他激素，如雌二醇、孕酮、胎盘催乳素、胰岛素和皮质醇一起增加，会导致乳腺生长。虽然雌激素可以促进乳房发育，但它会减弱 PRL 对妊娠期间泌乳的影响。孕酮也会抑制妊娠期间的泌乳[8]。分娩后血清雌激素和孕酮降至非妊娠水平导致泌乳开始[8]。产后 1 周，产后母乳喂养女性的血清催乳素下降 50%（降至约 100ng/ml）。在母乳喂养期间，哺乳期婴儿刺激乳头会导致

（续表）

分类	增加	减少
生理	• 妊娠 • 黄体期 • 刺激乳头 • 哺乳 • 运动 • 睡眠 • 进食 • 高蛋白饮食 • 低血糖 • 癫痫发作 • 应激 • 外科手术 • 性活动 • 新生儿	
内分泌 / 自分泌 / 旁分泌 因素	**催乳素释放因子** • 雌二醇 • 促甲状腺素释放激素 • 缩宫素 • 表皮生长因子 • 生长激素释放激素 • 促性腺激素释放激素 • 肠血管活性多肽 • 血管紧张素 II • 组氨酸 • 5- 羟色胺 • 催乳素释放肽	**催乳素抑制 因子** • 多巴胺 • 氨基丁酸 • 促性腺激素 释放激素相 关蛋白

药理学	• 抗精神病药
	  – 利培酮
	  – 吩噻嗪类
	  – 氟哌啶醇
	• 抗抑郁药
	  – 三环类抗抑郁药
	  – 单胺氧化酶抑制药
	  – 5- 羟色胺再吸收抑制
	    因子
	• 苯二氮䓬类药物
	• 安非他命
	• 阿片 / 类阿片样肽
		• 多巴胺激
		动药
		  – 溴隐亭
		  – 卡麦角林
		  – 左旋多巴
		  – 硫丙角林
		  – 阿扑吗啡

分类	增加	减少

	– 吗啡
	  – 海洛因
	  – 可卡因
	• 多巴胺阻断药
	  – 甲氧氯普胺
	  – 多潘立酮
	  – 西沙必利
	• 抗组胺阻断药
	  – H_2 受体阻断药
	  – 西咪替丁注射剂
	• 抗高血压药
	  – 维拉帕米
	  – 甲基多巴
	  – 利血平
	• 甘草糖	

病理性 脑垂体	• 催乳素瘤 • 其他分泌性或非内分泌 肿瘤 • 肢端肥大症 • 淋巴细胞性垂体炎 • 创伤 • 外科手术 • 辐射 • 空鞍综合征 • 组织细胞增多症 X • 库欣病	
下丘 脑病	• 颅咽管瘤 • 脑膜瘤 • 生殖细胞瘤 • 结节病 • 嗜酸细胞瘤 • 垂体柄切断术 • Rathke 裂囊肿 • 转移瘤、浸润癌 • 创伤 • 大脑炎	
全身 情况	• 慢性肾脏病 • 原发性甲状腺功能减退 • 多囊卵巢综合征	

表 16-1　影响催乳素分泌的因素

（续表）

分　类	增　加	减　少
神经性因素	• 硬化病 • 肾细胞癌 • 多囊肾 • 支气管肿瘤 • Addison 病 • 癫痫 • 尿毒症 • 异位妊娠 • 带状疱疹 • 胸部创伤或烧伤 • 胸部手术 • 颈部脊髓损伤 • 卵巢恶性畸胎瘤	
特发性疾病	• 巨催乳素血症 • 假孕	

PRL 产生短期的双倍增加，这是基于神经 - 体液机制，这对母乳产生很重要 [7, 8]。哺乳期母亲的催乳素水平在产后 6 个月内恢复正常，非哺乳期女性的催乳素水平在几周内恢复正常。

二、高催乳素血症对生殖系统的影响

尽管 PRL 似乎在性腺功能的调节中不起直接的生理作用，但高催乳素血症可导致男性和女性的促性腺激素分泌不足、性腺功能减退。性腺功能破坏的确切机制尚未完全确定，但似乎下丘脑 - 垂体 - 性腺轴发生了改变。在女性中，通过抑制 GnRH，FSH 和 LH 的搏动性分泌减少，中期 LH 激增受到抑制。LH 脉冲幅度和频率的降低以及 FSH 浓度的降低会影响 Graafian 卵泡的发育，导致无排卵周期。LH 分泌的抑制还通过扰乱颗粒细胞中的类固醇生成而影响黄体期 [5]。此外，高催乳素血症通过刺激 II 型 3B 羟类固醇脱氢酶的表达对卵巢产生直接影响，这是孕酮生物合成的最后一步，并增加 IGF-II 的分泌 [11]。高催乳素血症间接导致脂质代谢失衡、ACTH 和肾上腺雄激素

增加、胰岛素分泌紊乱，以及性激素结合球蛋白的减少 [5]。雄激素的升高会影响卵母细胞的发育能力 [5]。

根据血清催乳素水平，首先黄体期缩短（20～50ng/ml）。这是由于排卵前卵泡发育不良，孕酮分泌减少，黄体过早退化；因此，高 PRL 被认为是黄体溶解 [5, 8, 12]。中度高催乳素血症（50～100ng/ml）可导致无排卵、月经过少或闭经以及不孕。血清催乳素水平超过 100ng/ml 会显著影响卵巢卵泡，导致雌激素水平低，并导致血管舒缩症状、阴道萎缩、性交困难、性欲低下、觉醒期和性高潮紊乱以及骨质减少等临床症状，从而导致直接的性腺功能减退 [5]。其他症状包括多毛和痤疮。如果月经初潮前出现高催乳素血症，青春期延迟、原发性闭经甚至生长停滞都可能发生 [3]。只有约 1/3 的高催乳素血症女性出现溢乳。这可能是因为母乳生产需要雌激素，而高催乳素血症通常会导致无排卵或更严重的低促性腺激素性性腺功能减退，且血清雌激素水平较低。

虽然高催乳素血症主要影响育龄年轻女性，其发病率随着年龄的增长而降低，但更年期女性可能有高催乳素血症的症状，包括肥胖、脂质异常或胰岛素抵抗 [5]。由于对骨盐沉积和成骨细胞增殖的影响，骨折在绝经期高催乳素血症女性中更常见 [5]。

在男性中，最新数据表明 PRL 刺激睾丸功能 [6]。PRL 增加 Leydig 细胞中的 LH 受体、细胞形态、类固醇生成和雄激素功能 [6]。PRL 增加脂质和精母细胞，使生殖细胞中的精子细胞发生变化 [6]。PRL 在男性的性反应中也有作用 [6]。高催乳素血症可导致睾酮减少和精子生成减少。睾丸激素的降低可能会导致性欲下降、阳痿（16%）、少精症（11%）、不孕症、肌肉质量和体毛减少、贫血，以及罕见的女性乳房肥大和溢乳 [6, 13, 14]。高催乳素血症男性的前列腺体积减小，可能是由于睾酮减少 [3]。

骨密度降低可能发生在两性中，其中这些女

性中 25% 被诊断为高催乳素血症[9]。骨丢失和进行性动脉粥样硬化也可能发生在男性和女性身上，这是由于身体成分的改变，身体脂肪增加，瘦体重减少，以及雌激素分泌的间接减少引起[7]。慢性高催乳素血症也会发生行为和情绪变化[14]。引起高催乳素血症的鞍区或鞍旁病变患者除了性腺功能减退的症状外，还可能出现头痛或视力丧失的症状。

三、高催乳素血症的病因

高催乳素血症可在多达 10% 的人群和 5% 的不孕症患者中发现[7, 9]。据报道，在 25—34 岁的育龄女性中，高催乳素血症的年发病率为 23.9/100 000 人[9]。有许多情况会导致高催乳素血症（表 16–1）。生理病因包括妊娠、哺乳、性交、运动、压力和睡眠。高催乳素血症的病理原因包括降低催乳素清除率的肾脏疾病和肝硬化，肾癌及肺癌，以及内分泌疾病，如原发性甲状腺功能减退、多囊卵巢综合征（高达 30%）和原发性肾上腺皮质激素性疾病不足。甲状腺功能减退通过下丘脑促甲状腺激素释放激素代偿性增加引起高催乳素血症，该激素刺激催乳素的分泌。胸壁损伤或严重烧伤引起的神经源性刺激也可导致高催乳素血症。高催乳素血症的药理学原因会减少下丘脑多巴胺的分泌，对 D2 受体产生拮抗作用，或对转化左旋多巴为多巴胺的酶产生抑制作用[15]。这些药物主要是抗精神病药物（如利培酮）和镇静药。其他药物包括抗抑郁药、止吐药、鸦片剂、H_2 受体拮抗药、抗高血压药和钙通道阻滞药。鞍区病变，如催乳素瘤或其他垂体腺瘤和浸润性疾病，通过压迫垂体柄并损伤多巴胺能神经元，诱发高催乳素血症[16]。下丘脑 – 垂体柄损伤也可发生在颅咽管瘤、肉芽肿、Rathke 裂囊肿和其他肿瘤中。

脑下垂体瘤很常见，尸检发现 12% 的脑下垂体瘤。它们可以有多种激素和生长活动[9]。催乳素瘤是最常见的激素分泌型垂体瘤，占所有垂体瘤的 40%，在约 50% 的高催乳素血症患者中发现。催乳素瘤主要由泌乳细胞组成，泌乳细胞分泌催乳素，偶尔也能分泌其他激素，如生长激素，这是一个重要的临床区别，因为治疗方案会有所不同[16]。

催乳素瘤以大小为特征。在 20—40 岁的女性中，1% 的人发现微腺瘤，其大小<10mm；大腺瘤直径为 10mm 或更大[3]。大多数男性患者为大腺瘤，通常伴有相关的神经症状，这可能反映了诊断延迟[13]。这些肿瘤通常见于垂体前叶的侧翼，但很少能浸润周围组织。由于催乳素瘤可以延伸到蝶鞍外，这些肿瘤通过中断多巴胺从下丘脑到垂体的传递，导致催乳素的强直抑制释放丧失，从而导致高催乳素血症。由于脑神经Ⅲ、Ⅳ、V_1、V_2 和 V_1 的中断，巨大腺瘤可能会从蝶鞍向外扩张，侵犯视交叉等结构，导致严重头痛和眼肌麻痹等症状[16]。血清催乳素通常与肿瘤负荷成正比。催乳素瘤很少是遗传性的，但在诊断为男性 1 型的患者中，有 20% 的患者会出现多发性内分泌肿瘤（MEN）综合征[3, 13]。微腺瘤扩大为大腺瘤的发生率很低，为 3%～7%[16]，妊娠期间扩大的风险也很低。然而，妊娠期大腺瘤的肿瘤生长率高达 25%[13]。

大腺瘤催乳素血症被认为是高催乳素血症的主要原因（回顾性分析中高达 46% 的高催乳素血症病例），发生在 3.7% 的普通人群中[5, 7]。它是一种异质性、良性且通常无症状的疾病，有许多不同的原因[9]。IgG 复合物结合 23kDa 催乳素分子，尤其是抗 PRL 自身抗体，形成一个大的大催乳素复合物。由此产生的分子量超过 150kDa 可以增加循环血清 PRL，可能是由于催乳素清除延迟。这些复合物在免疫学上是可检测的，但通常没有生物活性，因为聚合物不能与催乳素受体相互作用。然而，一小部分患者可能有高催乳素血症的临床症状，如溢乳或月经过少[9]。这被认为是由于单体 PRL 与低亲和力、高容量 IgG 抗体间歇性分离[17]。或者，这可能是由于巧合或其他病因，如多囊卵巢综合征。在某些情况下，患者可能同时患有高催乳素血症和巨催乳素血症[5, 18]。

高催乳素血症高达 30% 的病因被归类为"特发性"，因为尚未确定病因[4]。在许多情况下，小的催乳素瘤可能太小而无法通过放射学检测到[3]。对这些患者的长期随访发现，许多患者的 PRL 水平正常（30%），而 10%～15% 的患者的 PRL 水平会比基线水平升高[3]。

四、高催乳素血症的诊断

在大多数实验室，女性的正常血清催乳素水平低于 25ng/ml，男性低于 20ng/ml。轻微升高不到 2 倍可能是由于压力过大等原因造成的，应排除干扰因素后再复查，以避免不必要的其他昂贵影像学检查[8]。大多数继发性原因与巨催乳素血症诱发催乳素轻度升高，从 25ng/ml 到 100ng/ml。下丘脑损伤或垂体柄受压通常会导致催乳素水平达到 100～150ng/ml。催乳素水平通常与催乳素瘤大小相对应，但症状与催乳素水平并不一致。大腺瘤的催乳素水平通常超过 200ng/ml[3]。如果存在非催乳素分泌肿瘤，催乳素水平很少高于 250ng/ml。对于只有轻度高催乳素血症的大型垂体瘤，催乳素应反复稀释，以排除"挂钩效应"，这实际上会降低实验室值[3, 16]。高于 250ng/ml 的水平可能意味着巨大腺瘤。然而，一些药物，如利培酮或吩噻嗪类药物，可以诱导催乳素水平高于 200ng/ml，这表明导致高催乳素血症的不同条件之间存在重叠[19]。

详尽的病史有助于确定生理、药理学或病理学病因是否导致高催乳素血症。体检应重点检查甲状腺功能减退、性腺功能减退、肾或肝功能衰竭等系统性疾病以及视野缺损的证据。详细的病史和检查很重要，因为正常患者 10% 的垂体 MRI 可以发现垂体偶发瘤[15]。根据医疗和体检，诊断方法的下一步是实验室和放射学评估。由于 PRL 是以脉冲的方式分泌的，因此建议在早晨、醒来后 2～3h 以及禁食状态下获得一个单一的升高值，尽管内分泌学会表示，在一天中的任何时间进行

非创伤性静脉穿刺足以诊断高催乳素血症[9]。由于高催乳素血症患者中高达 20% 会发生巨催乳素血症，因此应通过聚乙二醇（PEG）沉淀样本来测量所有无症状患者的巨催乳素血症[19]。如果患者的临床表现不典型，或在不同的检测中 PRL 结果相互矛盾，也应评估巨催乳素血症[15]。当 PEG 治疗后单体 PRL 的恢复率低于 40% 时，就会出现巨催乳素血症[17]。对于有高催乳素血症或已知大腺瘤症状但 PRL 在正常范围内或仅轻度升高的患者，应通过实验室稀释测量（1100）对原始样品进行进一步评估，以排除"挂钩效应"，即当高血清催乳素水平使双位点免疫放射分析中的抗体饱和时，出现的分析伪影[9]。这将有助于区分大型腺瘤和大型无功能肿瘤[19]。

诊断为高催乳素血症后，应考虑其他实验，如甲状腺功能测试、肝功能测试和肾功能测试[19]。所有育龄女性都应进行妊娠试验。在闭经女性中，应获得促卵泡激素，以排除原发性卵巢功能不全[13]。高催乳素血症患者应测量睾酮。一旦诊断出高催乳素血症并排除了继发原因，应使用含钆的 T_1 加权 MRI 对垂体窝进行成像，以排除垂体瘤、垂体柄病变、下丘脑肿瘤、肉芽肿或其他病变，尤其是如果存在神经症状[18]。与明亮的垂体相比，微催乳素瘤通常表现为低信号，通常不会扭曲垂体形状[3]。通常，在 MRI 上可能看不到微腺瘤，这表明病变直径小于 2mm，或者患者患有催乳素细胞增生[18]。较大的大腺瘤有不同程度的钆强化，似乎会导致垂体柄的下部扭曲[3]。排除肢端肥大症也很重要。生长激素（GH）是一种催乳素，因此垂体腺瘤和催乳素升高患者的溢乳可能继发于生长激素分泌肿瘤（生长激素瘤）；用多巴胺激动药治疗会降低血清催乳素，但未确诊的肢端肥大症可能会因持续生长的生长激素瘤而导致不可逆转的后果[3, 16]。重要的是，在发现垂体或下丘脑病变的患者中，可能存在部分或完全垂体功能减退，可能需要对其他垂体激素和垂体肾上腺轴进行全面评估[18]。

对于药物诱导的高催乳素血症患者，可以考虑在停药 72h 后重复测量，除非是精神药物[19]。抗精神病药物只能在精神科医生的监督下停止或更换。如果不能停药，或者症状的出现与药物的起始时间不一致，则应考虑进行垂体 MRI 检查。

其他需要考虑的诊断因素是视野检查或垂体功能检查，尤其是在存在大腺瘤或病变压迫视交叉的情况下[19]。如果长期存在性腺功能减退症，应考虑进行骨密度测试。男性应进行精液分析[6]。

五、治疗

一旦识别出高催乳素血症的生理和病理原因，就会根据患者的症状和治疗目标来决定治疗方案。通过恢复卵巢功能、使周期性雌激素产生和排卵正常化、抑制泌乳、防止骨密度进一步降低，药物治疗是实现正常性腺功能的第一条治疗路线[18]。一个重要的治疗目标是控制催乳素瘤患者的肿瘤生长[7]。多巴胺激动药是一线治疗，通过吸收催乳素细胞细胞质和限制细胞增殖来降低催乳素水平和肿瘤大小，导致肿瘤缩小[3, 10]。无症状患者或微腺瘤患者不一定需要治疗，因为 93% 的微腺瘤在 4～6 年内不会扩大[3]。

卡麦角林是一种麦角和选择性 D2 激动药，由于其半衰期长、耐受性好和有效性，是最受欢迎的多巴胺激动药。作用持续时间长是因为其对催乳素细胞多巴胺受体结合位点的亲和力较高，从垂体组织中缓慢清除，以及广泛的肠肝循环[3, 7, 9]。起始剂量为 0.25～0.5mg/ 周，缓慢增加以使 PRL 正常化（平均剂量为 0.5～1mg/ 周）[19]。95% 的微腺瘤患者每周服用 0.5mg 的剂量，80% 的大腺瘤患者每周服用 1mg 的剂量，性腺功能减退可以逆转，催乳素瘤的大小可以减小[7, 9]。一项安慰剂对照研究显示，每周两次，每次服用 0.125～1mg 卡麦角林，持续 1～2 年，82% 的患者月经恢复[9]。另一项对 400 多名患者的回顾性研究显示，卡麦角林对 92% 的微腺瘤或特发性高催乳素血症患者

有益[9]。虽然还没有直接比较不同多巴胺激动药的肿瘤缩小效应的临床试验，但各种研究表明，卡麦角林可使 2/3 的患者的垂体瘤缩小 90%，而溴隐亭可使垂体瘤缩小 50%[9]。

溴隐亭是一种半合成麦角衍生物，是 D2 选择性多巴胺激动药和 D1 拮抗药，是第一种用于治疗高催乳素血症的药物。溴隐亭是卡麦角林的廉价有效替代品，但由于其半衰期较短，可能需要每天多次服用（2.5～15mg/d）。溴隐亭通常与胃肠道不良反应有关，如恶心、呕吐、便秘和反流[19]。它还可能导致鼻塞、体位性低血压和头晕[3, 19]。由于不良反应，通常不能耐受高达 20～30mg/d 的高剂量。溴隐亭应随餐服用，如果患者不能口服，可在阴道内使用。

患有引起月经紊乱（如闭经）的微腺瘤的女性，可以使用口服避孕药作为多巴胺激动药的替代品，或者如果她们不想妊娠，或者如果她们有轻微的溢乳，并且希望防止骨质流失[7]。重要的是，在这种情况下，没有随机对照试验比较多巴胺激动药与口服避孕药的治疗，但口服避孕药治疗 2 年后，微腺瘤的大小似乎没有增加[9, 13]。妊娠期间肿瘤生长的低发生率（当雌激素水平升高时）也进一步支持口服避孕药是一种安全的选择。这些女性的 PRL 水平仍应每年检查一次，患有大腺瘤的女性应谨慎使用[10]。

一旦开始使用多巴胺激动药，患者应在治疗后 1 个月开始重复测量催乳素，以帮助指导剂量调整，以实现正常催乳素血症和性腺功能减退症状的缓解。如果治疗后催乳素水平继续升高，或出现新症状（或 3 个月后出现已知大腺瘤），则应在 1 年内重复进行 MRI 检查[9]。建议对可能侵犯视交叉的大腺瘤患者进行视野检查[9]。巨催乳素瘤患者应每年进行一次磁共振成像检查。如果基线测试显示骨质减少，骨密度测试应被重复。

不耐受或对药物无反应的患者可能需要经蝶手术切除催乳素瘤。手术切除微腺瘤的患者治愈率为 75%，但大腺瘤的长期成功率仅为 26%[3]。

手术结果取决于肿瘤的初始大小、催乳素水平和外科医生的经验[3, 19]。大多数复发发生在 3 年内[19]。多巴胺激动药不是无功能垂体腺瘤的最终疗法。同时分泌生长激素和催乳素的腺瘤应采用经蝶手术或长效生长抑素类似物治疗[16]。

多巴胺激动药治疗可有效改善大多数患者的临床症状。80% 的大腺瘤可能会随着治疗而缩小[18]。然而，在停用多巴胺激动药的数月内，症状或再生可能会复发，范围从 26% 到 69%[9]。催乳素水平越高，诊断时垂体瘤越大，与复发风险相关[9]。多巴胺激动药治疗在催乳素水平正常 2～3 年后可以减少，并且 MRI 上没有残留肿瘤的证据，如果血清催乳素在减少剂量的情况下 1 年后恢复正常，则可以停止治疗。如果停止使用多巴胺激动药，应在第 1 年的 3 个月内每月检查复发症状和催乳素水平，之后至少 5 年每年检查一次，尤其是如果患者患有大腺瘤[9, 19]。如果催乳素水平再次高于正常范围，可能需要进行 MRI 检查。即使没有肿瘤再生，高达 28% 的患者可能出现性腺功能减退的症状，这表明长期监测的重要性[9]。对于患有微腺瘤或特发性高催乳素血症的女性，在患者绝经后停止治疗是合理的，因为不再需要保护卵巢功能[3, 5]。如果骨质疏松，可以考虑雌激素治疗，只要监测 PRL 水平和垂体腺瘤大小，骨密度就值得关注[18]。

因为男性的病程通常比较缓慢，很多患者在临床医生面前都患有大腺瘤，催乳素水平非常高，这可能会影响治疗。男性通常已经有压迫症状，如复视、视力丧失或严重性腺功能减退，包括勃起功能障碍。如果患者多年未接受治疗，精子计数可能会受到影响。然而，在一些研究中，用卡麦角林治疗 6 个月后，精子数量、活力和正常的性功能都得到了改善[6, 9]。

男性对多巴胺激动药反应良好，除非性腺功能减退已经发生多年。虽然卵巢功能的恢复发生在近 90% 的女性身上，但男性的睾丸功能可能不会完全恢复，高达 50% 的患者需要睾酮替代治疗，

尽管血清催乳素已充分降低[18]。此外，多巴胺激动药不能改善精子数量，可能需要人类绒毛膜促性腺激素才能生育。性问题，如勃起功能障碍，在催乳素水平恢复到正常范围之前，多巴胺激动药和睾酮可能无法完全改善[3]。

在一小部分患者中，由于不完全清楚的原因（可能是由于催乳素细胞上的 D2 受体数量减少），标准剂量的多巴胺激动药不会导致肿瘤缩小或正常催乳素血症。如果使用了最大剂量的多巴胺激动药，但未能成功地将肿瘤减少 50%，则表明患者患有多巴胺激动药抵抗的催乳素瘤[9]。大腺瘤和男性更可能对治疗产生耐药性[9]。对标准剂量多巴胺激动药治疗的耐药性也可能反映在持续的不孕症中。如果将卡麦角林增加到最大剂量（如 11mg/ 周），必须谨慎使用，因为在帕金森病患者中，每天超过 3mg 的剂量会出现心脏瓣膜反流[9]。瓣膜疾病似乎是由于血清素受体兴奋导致卡麦角林导致成纤维细胞增殖[3, 13]。如果使用大剂量卡麦角林（超过 2mg/ 周）或治疗 5 年后，建议对患者进行定期超声心动图监测[9, 19, 20]。对于对最大剂量多巴胺激动药有抵抗力或不耐受症状的患者，建议转诊给经验丰富的垂体外科医生进行经蝶手术。术后风险包括垂体功能减退、脑脊液漏和尿崩症[9]。手术治疗的多巴胺激动药耐药肿瘤可能会在 7%～50% 的患者中复发[3, 9]。放射治疗是恶性或耐药性催乳素瘤的另一种选择，但肿瘤可能需要几十年才能对治疗产生反应[9]。

对于有症状的药物性高催乳素血症患者，建议评估继续用药的优缺点。如果可能，可以尝试停药或替代另一种多巴胺激动药性质较低的药物。未经主治医师咨询和监督，不得停止使用抗精神病药物。多巴胺激动药只能添加到抗精神病药物诱导的高催乳素血症中，但要格外小心，因为潜在的精神疾病可能会恶化[9]。药物诱导的高催乳素血症无症状患者不需要治疗，但有报道称，骨密度降低的女性患有抗精神病药物诱导的高催乳素血症[9]。对于无法停止用药的有症状患者，女性可

以使用雌激素，男性可以使用睾酮，以防止性腺功能减退的长期影响[19]。

对于试图妊娠的女性，高催乳素血症发生率为30%～40%，已被证明是芳香化酶抑制药，可影响卵泡液类固醇代谢[12, 17]。高 PRL 会破坏卵泡成熟和黄体功能，甚至可能减少受精[12]。一些人认为高催乳素血症会影响免疫系统，并为许多研究神经内分泌免疫轴（如自然杀伤细胞的作用）和原发性不孕症或复发性妊娠丢失打开了大门[2]。需要进一步的高质量研究来确定高催乳素血症与复发性催乳素丢失之间的关系[21]。然而，多巴胺激动药仍然是希望妊娠的女性的第一条治疗途径。如果高催乳素血症是无排卵的唯一原因，那么仅通过多巴胺激动药治疗获得的排卵率为80%～90%[21, 22]。对于 PRL 水平升高且无症状的不孕症患者的管理存在疑问，这种情况被称为"无症状偶发性高催乳素血症"[12]。在这种情况下，对体外受精（IVF）卵巢刺激期间多巴胺激动药的起始作用知之甚少，但卡麦角林和溴隐亭似乎都不会对 IVF 结果产生有害影响[12]，甚至可能改善被认为反应差的女性的反应[12]。如果在注射最大剂量的多巴胺激动药后，持续性高催乳素血症的生殖激素水平仍然较低，治疗性腺功能减退症状可能需要促性腺激素替代疗法[13]。患有微腺瘤的女性可以循环使用多巴胺激动药，以允许后续妊娠[3]。

六、高催乳素血症和妊娠

虽然没有证据表明妊娠期与多巴胺激动药相关的不良后果增加，如流产、异位妊娠、滋养层疾病、出生缺陷、多次妊娠或早产，但患有微腺瘤的孕妇应停止服用溴隐亭或卡麦角林，因为肿瘤扩张的风险很低（小于3%），而且药物确实会穿过胎盘[9, 10, 22]。然而，高达31%的患者在妊娠期可能会发生大腺瘤，因此，建议继续使用溴隐亭（该药物在妊娠期的研究比卡麦角林更广泛），或者如果之前停止使用溴隐亭，则重新开始使用溴隐亭[9, 11]。如果患者在服用溴隐亭期间出现了肿瘤生长的临床证据，如视野缺损或头痛恶化，建议进行无钆 MRI 检查，并可能转诊进行垂体手术[11]。对未接受多巴胺激动药治疗的大腺瘤患者进行孕前咨询时，应考虑在妊娠前进行手术切除[9]，这已证明可将大腺瘤的生长限制在5%左右[10]。然而，应告知患者，术后风险包括垂体功能低下，导致垂体激素缺乏，需要注射促性腺激素进行生育治疗才能妊娠[9]。

催乳素瘤患者在妊娠期间应每3个月进行1次临床评估，但如果没有压迫症状，则不需要进行正式的视力检查，除非存在已知的大腺瘤。不建议在妊娠期间获得血清催乳素水平，因为催乳素水平在足月时会增加10倍[3, 9, 10]。此外，妊娠期间垂体的生理变化包括胎盘雌激素刺激引起的促乳激素增生和体积增加。催乳素水平的增加与催乳素瘤的活动或大小并不完全一致[9]。除非出现压迫症状，否则在患有微腺瘤或大腺瘤的妊娠期不应进行常规磁共振成像。如果妊娠期间出现群体效应症状，可以开始或转诊使用溴隐亭进行多巴胺激动药治疗。目前还没有妊娠期多巴胺激动药治疗与手术切除比较的研究报道。

女性可以在产后母乳喂养婴儿，但如果她打算这样做，不建议使用多巴胺激动药治疗，因为由此导致的 PRL 降低会扰乱哺乳。没有证据表明母乳喂养会导致垂体瘤增大[3]。妊娠可能对催乳素瘤产生有利影响，因为分娩后，高催乳素血症缓解后，PRL 水平较低，据报道，高达37%的女性出现了这种情况[3, 10]。然而，患有巨腺瘤的女性在妊娠后应重新开始多巴胺激动药治疗，除非计划母乳喂养。

第 17 章　自然周期／改良自然周期体外受精与自然周期体外受精／体外成熟培养

Natural Cycle IVF/Modified Natural Cycle IVF and Natural Cycle IVF/IVM

Justin Tan　Seang Lin Tan　著

汪红梅　译　　张巧玉　校

学习目标

1. 回顾体外受精（in vitro fertilization，IVF）发展的历史里程碑。

2. 确定 IVF 期间卵巢刺激的主要类型，具体如下。

(1) 控制性超促排卵体外受精（controlled ovarian hyperstimulation IVF，COH-IVF）。

(2) 自然周期体外受精（natural cycle IVF，NC-IVF）。

(3) 改良自然周期体外受精（modifed natural cycle IVF，MNC-IVF）。

(4) 轻度刺激体外受精。

3. 认识 NC-IVF 的原理和适应证。

4. 确定 NC-IVF 与 COH-IVF 的益处和生殖结果。

5. 了解 NC-IVF 与 COH-IVF 的局限性和替代方案。

6. 未来的进展和影响。

一、背景

（一）定义

不孕症的定义是，一对育龄夫妇未采取避孕措施的规律性生活后未妊娠，发病率为 15%～20%[1]。分为原发性和继发性，原发性不孕症发生在从未妊娠者，而继发性不孕症则是在前一次妊娠后未避孕连续 1 年以上未能妊娠者。在过去 40 年中，辅助生殖技术（assisted reproductive technology，ART）得到了许多改进，特别是在体外受精方面，大大提高了妊娠和活产的机会。

（二）体外受精简史

辅助生殖技术（ART）在 19 世纪末已有记载。在 19 世纪，纽约女子医院妇科医生 J.Marion Sims 博士对人类人工授精（artifcial insemination，AI）进行了首次系统化研究[1]。尽管他对 55 例新鲜宫腔内人工授精（intrauterine inseminations，IUI）的研究结果是一次以流产告终的妊娠，但他对女性不孕症的革命性治疗方法（强调治疗）远远领先于他当时那个时代，尽管在他未经知情同意的情况下对不孕症患者进行实验时充满了伦理争议[2]。1884 年，费城杰斐逊医学院（Jefferson Medical College）的 William Pancoast 博士发现丈夫为无精症后，利用一名医学生（患者不知情）的捐赠者精子进行 IUI，第一次成功地实现了活产。尽管本案取得了成功，但缺乏知情同意在今天是完全不可接受的。19 世纪末至 20 世纪初，除了 IUI 和基本的显微精液分析外，不孕症治疗仍然主要依靠妇科手术。

随着对人类生理学、胚胎学和生殖内分泌学的理解，ART 在 20 世纪初至中期蓬勃发展，细胞培养的技术和实验室技术也取得了进步。1934 年，生物学家 Gregory Pincus 和 Ernst Vinzenz Enzmann 尝试了第一次用兔子进行体外受精（IVF）。尽管兔子在 IVF 后成功妊娠，但进一步分析发现，受精实际上是在体内进行的，而不是在体外，因为他们在没有将卵子充分暴露于精子的情况下将未成熟的卵子植入了兔子的子宫。直到 1951 年，澳大利亚的 Colin Austin 和美国伍斯特基金会（Worcester Foundation）的 Min Chueh Chang 才独立证明，精子和卵母细胞需要经过特定阶段的发育才能获得受精能力。到 1959 年，陈姓学者清楚地证明了兔卵母细胞的体外受精和随后的子宫腔移植确实能够使兔子妊娠和活产。这项开创性的研究不仅将体外受精推向了新技术和胚胎学研究的前沿，而且体外受精在动物模型中的成功建立表明，在人类身上也可能进行同样的 IVF。

1944 年，妇产科医生 John Rock 博士首次成功使人类卵子在体外受精[3]。由于当时社会对 IVF 技术和胚胎学的研究尚未完全认可，受精胚胎从未被植入人体。尽管如此，Rock 的研究证明了人类 IVF 技术是可以实现的。1973 年，莫纳什大学的 Alan Trounson、John Leeton 和 Carl Wood 通过 IVF 实现了人类的第一次妊娠，尽管这次是个生化妊娠。约在同一时间，英国生理学家 Robert Edwards 博士开始研究人类卵母细胞成熟和卵母细胞体外受精的遗传学[4]。不久之后，曾在腹腔镜下提取人类卵母细胞的妇产科医生 Patrick Steptoe 博士于 1966 年与 Edwards 合作，将实验室创新与临床应用相结合，开发人类体外受精。尽管他们最初的努力导致了宫外孕，但他们最终成功地培育出了第一个试管婴儿 Louise Joy Brown，她于 1978 年 7 月 25 日在英国出生，使用了无刺激的自然周期试管婴儿[5]。随着这一消息在全世界引起反响，并为体外受精成为不孕症治疗的中心舞台铺平了道路，Edwards 因其在该领域的贡献而获得 2010 年诺贝尔医学奖。

20 世纪 80 年代，随着人类 IVF 从实验性研究到临床应用于不孕夫妇，来自世界各地的

许多科学家和医生尝试通过加入诸如氯米芬（clomiphene citrate，CC）和人类更年期激素（human menopausal hormone，hMG）等外源激素来刺激卵泡发育，从而优化 IVF 排卵周期方案。其基本原理是，诱导一组卵泡成熟将提高回收卵母细胞的数量，从而提高创造用于移植的胚胎数量[6]。Alan Trounson 和 Howard Jones 率先在一种称为控制性超促排卵（controlled ovarian hyperstimulation，COH）的方案中使用这些激素，以提高回收的卵母细胞的数量[7, 8]。类似地，促性腺激素释放激素（gonadotropin-releasing hormone，GnRH）激动药和拮抗药通过提高取卵时的卵母细胞质量和最小化并发症和风险（如过早排卵、卵巢过度刺激综合征和多胎妊娠）来优化方案[9-14]。到了 20 世纪 90 年代，随着 IVF 技术的成熟，通过 IVF 出生的婴儿数量增加，导致了治疗方案的扩大和妊娠结局的改善。其中包括新的重组注射性促性腺激素制剂、卵巢反应不良的女性的体外成熟和受精[16]，以及胚胎冷冻保存以供后续子宫内移植。卵子和胚胎的冷冻保存和玻璃化冷冻意味着，当新鲜胚胎植入失败时，女性不必重复整个生育治疗周期。此外，1991 年，Gianpiero Palermo 及其团队开发了卵质内单精子注射（intracytoplasmic sperm injection，ICSI），适用于精子功能缺陷导致的男性因素不孕。既往取卵过程复杂，经阴道超声抽吸卵母细胞的应用使取卵过程对患者来说更具耐受性，侵入性更小[17]。

虽然在过去每次移植的 IVF 活产率不到 16%，但目前的文献报告显示：40 岁以下女性每个周期的活产率高达 25%[9]。2012 年，估计全世界通过 ART 出生的婴儿约有 500 万婴儿，全球每年约有 150 万个周期。在过去十年中，由于生育延迟和不孕症治疗人数增加，对 IVF 和其他技术的需求急剧增加。在欧洲，通过 ART 妊娠后分娩量占所有分娩量的 2%～3%，而在美国，只有 0.7%。体外受精对患者健康、妊娠和婴儿的影响已经让一些研究人员开始质疑 ARTs 的安全性[10]。体外受精妊

娠的妊娠不良结局风险比自然受孕的高，婴儿围产期死亡率、早产、低出生体重和小于胎龄的概率显著增加[10]。

一个成功的体外受精周期需要得到适当数量和高质量的卵子，以获得利于宫腔内移植的高质量胚胎，同时需要尽量减少 OHSS 的风险。目前用于不孕夫妇的常规 IVF 方法是控制性超促排卵 IVF（controlled ovarian hyperstimulation IVF，COH-IVF），其中用于刺激卵泡生长和成熟的生育药物，旨在最大限度地提高每个周期获得适当数量的卵母细胞。由于成功率的提高，COH-IVF 已成为标准的卵巢刺激方法。在本章中，我们通过关注"自然周期 IVF"（natural cycle IVF，NC-IVF），探索 COH-IVF 的基本原理、结果、局限性和替代方案。在 NC-IVF 中，患者在取卵和单个胚胎的子宫内移植之前，不需要降调节和超促排卵，服用最少或不服用药物，第一个试管婴儿路易丝·布朗（Louise Brown）就是通过 NC-IVF 受孕出生的。虽然 NC-IVF 旨在降低卵巢刺激不良反应的发生率，但其成功率较低，主要是由于未调控的促黄体生成素（luteinizing hormone，LH）激增导致过早排卵和周期取消。然而，对于因不良反应或经济条件限制而不能耐受 IVF 或追求最小卵巢刺激的患者，NC-IVF 可能是更好的选择。一些科学家和内科医生的目标是找到最能模拟生理排卵周期的正确方案，同时根据患者的需求和愿望进行调整，而另一些科学家和内科医生则尝试比较卵巢刺激是否会影响胚胎质量和围产期结局。因此，个性化临床应用 NC-IVF 可能在未来发展中重塑 ART。

二、卵巢刺激方案的类型

（一）控制性超促排卵

一个成功的体外受精周期取决于更多的和更高质量的卵子，以产生高质量的胚胎，并将患者发生 OHSS 的风险降至最低。控制性超促排卵（controlled ovarian hyperstimulation，COH）中外源激素的目的是刺激一组卵泡的成熟，同时防止导致周期取消的过早自发排卵。因此，所有 COH 方案包括以下三个部分。

1. 通过口服或注射外源性促性腺激素（CC、hMG、重组 FSH 等）刺激多个卵泡。

2. 使用促性腺激素释放激素激动药或拮抗药进行额外治疗，通过抑制垂体轴防止早排卵。

3. 用人绒毛膜促性腺激素（hCG）或 GnRH 激动药，在取卵前 34～36h，当卵泡直径为 17mm 时，触发最终卵母细胞成熟。

4. 轻度镇静下经阴道超声引导抽吸取卵。

COH 增加了卵母细胞数量，从而增加了获得多个胚胎的可能性，有助于对多余胚胎进行植入前基因筛查和冷冻保存，提高 IVF 成功率，并在出现妊娠失败后可避免反复应用促性腺激素[11]（表 17-1）。分段 IVF 是在不同的周期中进行卵母细胞提取和冻融胚胎移植的一种方法，它被认为可以通过子宫内膜的黄体期支持来提高植入成功率，并使患者更能耐受最初的周期。然而，使用外源性激素疗法会增加患者的花费，且并发症增加。大多数患者最初使用口服药物，如氯米芬和来曲唑，通过抑制内源性雌激素对下丘脑 - 垂体轴的负反馈来刺激卵巢。尽管注射重组卵泡刺激激素（recombinant follicle stimulation hormone，rFSH）和 hMG 等可注射激素的妊娠率较高，但它们确实会增加多胎妊娠、卵巢过度刺激综合征（ovarian hyperstimulation syndrome，OHSS）、成本和监测时间的风险[12]。

（二）轻度刺激体外受精

轻度刺激体外受精（mild stimulation IVF，MS-IVF）是 COH-IVF 的一种更温和的形式，在 GnRH 拮抗药周期中，每天给予较低剂量的促性腺激素（即 FSH，hMG），持续时间较短。口服抗雌激素药物（CC、来曲唑）也可单独使用或与促性腺激素联合使用[13]。MS-IVF 的临床意义在于，更

表 17-1 体外受精（IVF）周期刺激方案

术 语	目 标	方 法
经典自然周期 IVF	单个卵母细胞	没有药物，当优势卵泡 17～18mm 时用人绒毛膜促性腺激素
经典改良自然周期 IVF	单个卵母细胞	优势卵泡 17～18mm 时用人绒毛膜促性腺激素，从 14mm 开始应用拮抗药，卵泡刺激素 / 人类绝经期促性腺激素（FSH/hMG）加回
早期刺激、早期扳机修饰自然周期 IVF/IVM	1～125 个卵母细胞 *	当优势卵泡 14mm 时，第 4、6、8 天应用 FSH
温和的 IVF	2～7 个卵母细胞	低剂量 FSH/hMG+ 拮抗药或口服化合物
传统的 IVF	≥8 个卵母细胞	激动药或拮抗药，常规 FSH/hMG 剂量

*. 经许可转载，引自 Dahan MH, Ata B, Rosenberg R, Chunh JT, Son WY, Tan SL. Collection of 125 oocytes in an in vitro maturation cycle using a new oocyte collection technique. J Obstet Gynaecol Can. 2014; 36: 900-3.

温和的卵泡刺激可以改善取卵时的卵母细胞质量。尽管 FSH 剂量与成熟的卵母细胞数量直接相关，但未发现优质囊胚数量与促性腺激素剂量有直接关系。本质上，囊胚 – 卵母细胞比率和受精率与卵巢刺激程度呈反比关系[14]。此外，尽管 MS-IVF 可获得的卵母细胞或胚胎较少，但发现 MS-IVF 与 COH-IVF 的累积妊娠结局相似[13]。

（三）自然周期体外受精和变异

自然周期体外受精（natural cycle IVF，NC-IVF）与 COH-IVF 和 MS-IVF 的不同之处在于，几乎不使用激素治疗来刺激卵泡发育。相反，临床医生依靠测量卵泡的大小和结构来监测卵泡的成熟。当卵泡直径达到 15～20mm 时，可在排卵前预测卵母细胞的最终成熟，也可以通过皮下注射 hCG 等排卵触发物诱导[18]。然后在经阴道超声引导下通过卵泡抽吸取出卵母细胞，类似于 COH-IVF。自然周期体外受精有几种类型。

1. 非刺激性自然周期体外受精

当卵泡接近成熟（直径 10～12mm）时，预期可获得卵母细胞。当卵泡大小为 18～20mm，或血清雌二醇升高时，应用 hCG 可触发排卵[19]。如果是过早自发的 LH 激增（在尿液中测量），则会发生周期取消或更早的卵母细胞回收[17]。

2. 改良自然周期体外受精

对于改良自然周期体外受精（modifed natural cycle IVF，MNC-IVF），短期（2～6 天）使用促性腺激素刺激卵泡发育。每天注射促性腺激素释放激素拮抗药用于抑制短期卵巢刺激后或最大卵泡直径达到 14mm 时的过早排卵。

与 COH-IVF 类似，当卵泡直径达到 15～20mm 时，给予 hCG 以触发卵母细胞成熟，但仅取回一个完全成熟的卵母细胞。

尽管停止 GnRH 拮抗药后垂体立即恢复，但仍需要黄体期支持[20]。

三、自然周期体外受精原理、适应证和潜在风险

NC-IVF 和 COH-IVF 之间的主要区别在于没有使用促性腺激素药物促卵泡发育。与 NC-IVF 相比，接受 COH-IVF 的患者发生多胎妊娠的风险增加[21]。多胎妊娠与早产的高风险相关，导致新生儿的发病率和死亡率相当高[22]。接受 COH-IVF 周期的女性 OHSS 的发生率高达 10%[23]。由于长期使用促性腺激素，OHSS 是一种严重的、有时危及生命的医源性不良反应。NC-IVF 和 MNC-IVF 通过减少卵巢刺激降低 OHSS 发生的风险。这也会减少身体和情感方面的问题，减少耗时。由于周

期失败后不需要终止周期，患者可以进行背靠背周期循环以增加累积成功率[19]。对于男性因素生育力低下的夫妇（占所有不孕原因的 20%）[24]，可能更适合 NC-IVF 方案，可以降低 COH-IVF 给夫妇带来的生理、心理和经济负担[11]。对于卵巢反应差或有刺激性体外受精周期失败史的女性，NC-IVF 也是常规 COH-IVF 的理想替代方案。这些患者可能抗米勒管激素（AMH）水平较低，FSH 水平较高，或者之前对生育药物反应不佳。对于经济拮据的夫妇来说，NC-IVF 总体成本较低，比最便宜的常规 IVF 周期低 97.5%[25, 26]。即使在比较与 UI 联合使用的排卵周期时，非刺激周期的成本也明显低于刺激周期[26]。

四、获益和结果

虽然 NC-IVF 周期的妊娠率与 COH-IVF 无法相比，但累积妊娠率相似。Nargund 及其同事比较了 NC-IVF 和 COH-IVF 连续周期的累积结果[18]。NC-IVF 的累积妊娠率为 46%、活产率为 32%。一系列数据提示 NC-IVF 似乎可作为 COH-IVF 的替代方案[18]。降低药物和监测成本可以使 NC-IVF 比常规治疗更经济实惠。在同一项研究中，他们通过计算得出，即使是多次 NC-IVF 周期，成本也仅为一个刺激周期的 23%，这表明它可能是传统 IVF 的一种经济高效的替代方案[18]。

尽管模拟了母亲的正常生理，但对于接受过 IVF 周期的家庭来说，围产期结局比自然受孕的家庭更差。例如，在最近对 60 000 多例刺激体外受精后的单胎活产进行前瞻性分析后发现，出生体重较低，早产风险增加[27]。Pelinck 在 2010 年还发现，这些不良围产期结局与卵巢过度刺激和较高的卵母细胞数之间存在相关性[28]。有趣的是，通过非刺激或自然周期体外受精受孕出生的婴儿与通过刺激体外受精受孕出生的婴儿相比，前者出生体重低的风险更低[29]。然而，在调整出生时的孕龄后，这种风险并不显著。最近对外源性促性腺激素对胚胎质量影响的回顾性研究表明，激素

刺激对卵裂能力和胚胎的客观评估没有影响。在刺激和自然体外受精周期中，卵母细胞的卵裂率和胚胎的早期卵裂阶段形态都不存在差异[30]。然而，同一项研究没有评估促性腺激素对植入后胚胎发育的影响，这仍然可能有助于评估围产期结局。总的来说，这些发现似乎表明，COH-IVF 和 NC-IVF 之间生殖结果的差异主要是由于卵母细胞数量的差异。

五、限制和替代方案

NC-IVF 的一个潜在缺点是，由于早发性黄体生成素激增的不可预测性，周期取消率较高。此外，只有一个显性卵泡发育成卵母细胞，胚胎移植成功的概率较低。所形成的胚胎库有限，着床前基因筛查也有受限。虽然 MNC-IVF 使用短期促性腺激素和 GnRH 拮抗药来防止过早排卵，但卵母细胞数量仍然很低，每个周期只能获得 1～2 个卵子。与传统的 COH-IVF 相比，NC-IVF 具有较低的新鲜胚胎移植后每个周期的活产率（LBR），而传统的 COH-IVF 有成熟的治疗方案，且成功率高[31]。至于选择何种方案，取决于生殖医生的经验和每个患者的具体情况。每个周期的 LBR 较低可能意味着可能会更加耗时，并且需要夫妻付出更多努力才能成功妊娠[11, 25, 32]。LBR 的妊娠率可低至每个周期 7%，这是许多患者不愿意尝试 NC-IVF 的最重要原因。

解决卵母细胞产量低和过早排卵问题的一种替代方案是将 NC-IVF 与体外成熟（in vitro maturation，IVM）相结合，在体外成熟（IVM）中，卵泡直径在 14mm 时取卵，卵母细胞在实验室中成熟。其益处是获得更多的卵母细胞，可进行后续胚胎移植前基因筛查和多余胚胎的冷冻保存。然而，这可能是资源密集型的，利用其他辅助技术，如 IVM 后的 ICSI。一些研究还比较了 NC-IVF 和 IVM 与 COH-IVF 的先天性异常的风险和不良产科结局，发现两种方式之间没有差异[33]。有趣的是，2010 年一项规模较小的回顾性研究发现，

体外培养成熟时间超过 48h 的 IVM 卵母细胞衍生的胚胎的染色体异常率高于 24h 内成熟或在体内成熟的胚胎[34]。自从爱德华兹博士在实验室开始研究人类卵母细胞成熟以来，IVM 在 ART 中的应用仍然是一个研究热点和创新领域。

轻度刺激体外受精也被用于 COH 和 NC-IVF 的替代方案，作为一种结合多种方案优点的方法。虽然 MS-IVF 与 COH-IVF 的生殖效果相当，但它有更高的安全性、围产期出生体重和患者满意度相关[13]。一个 MS-IVF 周期产生的卵母细胞数也高于 NC-IVF 周期，增加了胚胎移植成功的机会，并可进行基因筛查和胚胎冷冻保存。使用较低剂量的促性腺激素，患者发生 OHSS 和血栓形成的风险降低，使 MS-IVF 成为不孕患者和生殖医生更合适、更容易获得的替代方案[35]。对 MS-IVF 经济分析显示其可以节约成本，一项多中心随机对照试验表明，通过降低促性腺激素剂量，同时与其他方案相当的妊娠结局，可以节省大量成本。

六、未来发展

当冷冻保存技术在 20 世纪 90 年代首次应用于胚胎冷冻保存时，主要是实验性的。"玻璃化冷冻"或快速冷冻的最新技术显著提高了冷冻质量，使卵子冷冻成为保存生育力的潜在方法[36]。近年来，"社会性卵子冷冻保存"的扩大在很大程度上是由于越来越多的夫妇由于个人、职业、经济和心理原因推迟生育[37]。20 世纪 10 年代初，辅助生殖技术学会（Society for Assisted Reproductive Technology，SART）宣布卵母细胞冷冻保存不再是一种实验性应用，但告诫不要使用卵子冷冻来延缓与年龄相关的生育力下降。关于其功效、安全性和成本效益的数据对于健康的育龄女性来说是有限的。对于接受常规 COH-IVF 的夫妇来说，可以看到该过程对患者的潜在危害、不良反应和经济成本。另外，寻求使用 NC-IVF 冷冻卵子的女性可以获得类似的成功，成本更低，健康风险更低，情感和身体负担也更低，因为在这个过程中不使用药物。未来应进行分析和试验，以说明未受刺激的体外受精周期对社会性别可接受性的影响[38]。

七、结论

NC-IVF 结合了人体自然的卵泡发育和子宫内膜发育过程，以及成熟时提取卵母细胞的精确性和改进的实验室技术，以便在一个体力要求较低的治疗周期内优化卵母细胞胚胎质量。虽然每个周期的妊娠率可能低至 6%，但多次重复周期后的累积妊娠率可与一个常规 COH-IVF 周期相媲美，尤其是对生育药物反应不佳的女性。NC-IVF 的直接好处包括无 OHSS 和多胎妊娠风险，不良反应小，经济负担少，但由于不可预测的过早排卵，周期取消率较高。因此，可能需要对患者进行更频繁的侵入性监测，以防止这种情况[11]。此外，如果当前周期失败，没有多余的卵子或胚胎可用于未来的移植。

到目前为止，还没有直接比较 NC-IVF 和标准 COH-IVF 的大规模随机对照试验，主要集中在累积活产率、每位女性达到活产所需的治疗周期数、不良反应和药物治疗成本。其他替代体外受精方案，如 MNC-IVF 和 MS-IVF，也应在同一问题上进行分析研究，数据分析旨在明确比较每位女性的生殖结局[11]。

自然周期体外受精的目的是实现卵母细胞和胚胎的质量高于数量，同时使这一过程对夫妇来说更实惠。只有通过降低成本和并发症，才能实现 IVF 治疗和 ARTs 的普及[39]。在路易丝·布朗出生后的 40 年里，技术创新只是在新技术和临床技术的帮助下加速发展，以更好地理解和保护体内和体外的人类生育力。

第 18 章 医学辅助生殖中的非常规卵巢刺激方法
Unconventional Ovarian Stimulation for Medically Assisted Reproduction

Sule Yildiz　Baris Ata　著
郭一帆　译　　张秀芬　校

用于辅助生殖技术（ART）或医学辅助生殖（MAR）的卵巢刺激旨在提供多个卵母细胞可用于体外受精，因为活产的机会与卵母细胞的数量平行增加[1, 2]。多卵泡发育是通过维持卵泡刺激素（FSH）水平高于驱动 FSH 敏感卵泡生长所需的阈值来实现的。自发性黄体生成素（LH）激增通过使用促性腺激素释放激素（GnRH）类似物来抑制，以防止在取卵母细胞之前排卵，并且根据刺激方案，使用人绒毛膜促性腺激素（hCG）或 GnRH 激动药触发卵母细胞成熟。

传统上，外源性促性腺激素刺激在卵泡期开始时开始，以确保在黄体 – 卵泡过渡期间招募的窦卵泡队列的生长。这使得 OR 能够在卵泡期结束时和早期黄体期的体外胚胎发育。因此，胚胎发育与子宫内膜发育同步，过渡到分泌期，重要的是与植入窗口同步，使新鲜胚胎移植成为可能。然而，随着成功玻璃化的到来，在某些情况下，并不移植新鲜胚胎，包括完全冷冻保存以防止卵巢过度刺激综合征并增加高反应者，为增加活产机会而正在进行植入前基因检测（preimplantation genetic testing，PGT）的女性，或者当打算将来使用卵母细胞 / 胚胎进行生育保存以用于医学或社会适应证时。

人们认识到，在一个月经周期内发展了多波窦卵泡，而不是在卵泡期的单次募集[3]。这种理解带来了在月经周期中随时开始卵巢刺激的概念，称为"随机开始刺激"和黄体期卵巢刺激。波浪理论为黄体期卵巢刺激提供了基本原理。在自然周期中，排卵间期的优势卵泡达到排卵，其他波是无排卵的[3]。然而，在无排卵波期间招募的卵泡在暴露于 FSH 刺激时有可能达到排卵，从而实现随机启动刺激[4]。

虽然随机启动刺激最初用于癌症女性的生育力保存[5, 6]，但据报道，在接受 MAR 的健康女性中，黄体期开始卵巢刺激取得了令人鼓舞的结果[7, 8]。在一个月经周期内刺激卵巢两次也被用来快速积累卵巢储备低的女性的胚胎。第一轮刺激在卵泡期开始，使用 GnRH 拮抗药抑制 LH 激增，通常使用 GnRH 激动药触发卵母细胞成熟，第二轮刺激在 OR 之后开始[7]。由于黄体分泌的内源性黄体酮可以抑制内源性 LH 的产生，因此在许多情况下，可以在不使用 GnRH 拮抗药的情况下进行黄体期刺激的第二轮刺激。然而，黄体期的卵巢刺激可能需要更长的时间（平均 1.5 天），需要更多的促性腺激素（平均 817U），但可以提供更多数量的成熟卵母细胞[8-10]。从黄体期收集的卵母细胞的囊胚发育似乎与从卵泡期刺激中收集的卵母细胞相似。Ubaldi 等报道说，在接受双重刺激的平均年龄为 39 岁的 42 名女性中，42% 和 54% 分别在卵泡和黄体期的刺激后至少有一个整倍体囊胚。这些囊胚似乎具有相似的同倍体可能性，并且在后续周期中转移时提供相似的妊娠率[10, 11]。黄体期刺激卵巢冷冻解冻移植所致妊娠产科结局和先天性异常数据有限，与卵泡期卵母细胞取出的结果相似[12]。Chen 等报道了 587 名黄体期刺激所生儿童的产科结局，并与 1257 名在常规 MAR 周期后冷冻解冻胚胎移植中出生的儿童和 216 名来自轻度卵巢刺激周期的儿童进行了比较。胎龄、出生体重和身长以及早期新生儿死亡率相当。同样，三组的活产缺陷发生率相似：黄体刺激组为 1.02%，短 GnRH-a 方案组为 0.64%，轻度卵巢刺激组为 0.46%。三组间先天性异常的患病率也相似。

第 19 章　医学辅助生殖中控制性促排卵治疗的内分泌检测
Endocrine Monitoring of Controlled Ovarian Stimulation for Medically Assisted Reproduction

Paula Celada　Elena Labarta　Ernesto Bosch　著

郭一帆　译　　张秀芬　校

自 1978 年第一次体外受精（IVF）诞生以来，辅助生殖技术（ART）已经发展，自然周期的使用很快被卵巢刺激方案所取代，以优化该技术的结果。控制性超促排卵（COS）的主要目标是获得大量可以受精的成熟卵母细胞，从而产生一组胚胎。这种策略大大提高了患者的妊娠率，因为每个周期获得更多的卵母细胞，并且可能有更多的胚胎移植选择[1]。

这种技术涉及使用药物来强制卵母细胞的繁殖；从而使卵巢周期发生了变化。

了解卵巢功能和相关的激素变化对于正确管理治疗非常重要。

一、卵巢刺激周期前的激素水平评估

（一）卵巢反应的生物标志物

需要 IVF 治疗的患者是异质性的；因此，进行良好的预处理评估非常重要。在考虑 IVF 周期预后的参数中，那些已被证明对周期结果影响更大的参数是年龄、体重指数（BMI）和卵巢功能状态。

现在，使用两种估计卵巢储备的生物标志物可以高度准确地预测卵巢对 COS 的反应：血清中的窦卵泡计数（AFC）和抗米勒管激素（AMH）水平。根据卵巢对刺激的预期反应，可以提前确定治疗目标，为患者提供有关预后和有关该过程

的便利咨询的更多可靠信息。另外，临床医生可以针对每个患者采用特定的治疗策略，选择个性化方案（表 19-1）[2]。

血清 AMH 测量已被观察到可以高度预测卵巢反应；此外，根据年龄进行调整后，它与新生儿的概率存在相关性[3]。

据推测，AMH 可以在周期的任何一点确定，而不会影响其数值；然而，AMH 值可由于既往无排卵药物（口服、透皮或阴道）摄入而人为降低。这种减少与剂量和给药时间直接相关[4]。还观察到，在接受子宫内膜异位症手术的患者中，AMH 显著降低[5]。相比之下，多囊卵巢综合征（PCOS）患者的 AMH 水平高于对照组患者，甚至高于多囊卵巢外观但没有诊断为 PCOS 的患者[6]。

（二）其他可能影响卵巢反应的激素因素

特定患者对 COS 的反应从根本上取决于卵巢储备和年龄。然而，还有其他激素因素可以影响这种反应。在开始治疗之前评估这些参数很重要。

1. 年龄

卵巢老化涉及影响 COS 周期反应的内分泌变化。血清 FSH 水平在卵泡期开始时升高，该事件可能导致卵泡发生加速，在 IVF 的 COS 周期的背景下将导致异步卵泡生长。

然而，这并不是这些患者唯一的荷尔蒙变化。在育龄晚期，尽管维持性激素结合球蛋白（sex

AMH 第二代 （pmol/L）	AMH-Roche （pmol/L）	中位数 （25%～75%）	平均数 ± 标准差	95%CI	最小值至最大值
<0.57	0.1～0.8	1.5（0～2）	1.8 ± 1.5	1.4～2.2	0～7
0.57～1.0	0.8～1.5	2（2～3）	3.1 ± 3.0	1.5～4.6	0～13
1.1～1.5	1.5～2.0	3（2～5）	2.9 ± 2.2	1.8～3.9	0～7
1.6～2.0	2.1～3.0	4（2.5～6）	4.1 ± 1.5	3.2～5.2	0～8
2.1～5.0	3.1～5.0	4（2～7）	4.7 ± 2.7	3.8～5.6	0～11
5.1～7.5	5.1～6.0	6（4～9）	6.8 ± 4.0	5.8～7.9	0～21
7.6～10.0	6.0～8.0	7（5～9）	7.6 ± 4.1	6.0～9.1	1～17
10.1～15.0	8.1～12.0	8（5～9）	7.7 ± 3.2	6.4～8.8	2～15
15.1～20.0	12.0～15.0	8（5～10）	8.0 ± 3.8	6.4～9.7	2～18
20.1～30.0	15.1～22.5	13（9～16）	12.4 ± 4.7	10.1～14.6	5～22
>30	>22.5	21（17～23）	19.3 ± 5.9	15.3～23.2	7～29

表 19-1　血清 AMH 水平与刺激获得中期 Ⅱ 型卵母细胞数量的相关性（内部数据 IVI Valencia）

AMH. 抗米勒管激素

hormone binding globulin，SHBG）水平，但基础雄激素水平下降。除这种低雄激素情况外，与年轻育龄患者相比，老年患者在 rFSH 给药后诱导雄烯二酮合成的滤泡能力明显受损，而雌二醇（estradiol，E_2）分泌则通过芳香化酶功能增加而得以保留[7]。

2. 雄激素的基础水平

卵巢和肾上腺都有助于生殖功能正常的女性产生雄激素。雄激素在卵巢功能中起重要作用，因为它们刺激前窦和窦前卵泡生长，并且是 FSH 受体刺激后雌二醇合成的前体，以促进颗粒细胞增殖。卵泡中雄激素的合成是由黄体生成素（LH）诱导的。低雄激素水平的患者假设在卵巢刺激期间从 LH 给药中获得益处，这可以解释在 35 岁以上的患者中观察到的更好的结果，他们在 IVF 治疗中使用这种促性腺激素。我们小组提出了一项研究来验证这一假设，其结果显示，当睾丸激素水平较低时，在刺激期间接受 LH 的患者中，妊娠率很高，而在睾丸激素水平正常或较高的患者中没有观察到差异。因此，雄激素的基础水平可以

构成适当的生物标志物，以确定卵巢刺激期间 LH 给药的合适剂量。

3. 促性腺激素的基础水平

有必要评估促性腺激素的基础水平，因为低促性腺激素性腺功能减退症患者的卵巢储备标志物（例如 AMH 或窦卵泡计数）正常。然而，已经证明，这些患者需要在卵巢刺激期间给予 LH，以获得足够的雌激素产生，从而获得正确的卵母细胞成熟和良好的子宫内膜增殖[8]。在这些情况下，单独使用 FSH 刺激可导致卵泡发育，但不能导致足够的卵母细胞成熟，因此，了解促性腺激素的基础水平以选择正确的方案非常重要。

否则，随着年龄的增长，月经周期的第 2～4 天基础 FSH 水平增加，与卵巢刺激不良和受孕失败有关。

然而，小于 40 岁女性的单次 FSH 值升高可能无法预测卵巢低反应或妊娠失败。鉴于 FSH 的测定间变异性，IVF 程序选择的临界点理想情况下应基于其自身数据或使用相同 FSH 测定的研究数据[9]。

4. 高胰岛素血症

当存在胰岛素水平升高时，在 FSH 刺激期间，E_2 和黄体酮（progesterone，P）的产生显著增加[10]。在高胰岛素血症的情况下，据推测对 COS 有更好的反应，因此卵巢过度刺激综合征（ovarian hyperstimulation syndrome，OHSS）的风险增加。

5. 高催乳素血症

催乳素（prolactin，PRL）影响下丘脑 – 垂体 – 卵巢轴，只要 PRL 水平以剂量依赖性方式与 LH 产生相关。但是，非常低（<5ng/ml）或非常高（≥500ng/ml）水平的 PRL 导致在 GnRH 刺激下 LH 产生增加[11]。在进入 COS 循环之前，了解 PRL 的基础水平很重要，因为可能会影响对卵巢刺激的反应。

6. 促性腺激素受体多态性

近年来，已经发表了几项将促性腺激素受体多态性的存在与卵巢刺激反应相关联的研究。FSH 受体的正常表型是天冬氨酸 / 天冬氨酸（Asn/Asn），杂合多态性天冬氨酸 / 丝氨酸（Ser）和纯合子（Ser/Ser）是有区别的。据观察，尽管 3 组 AMH 水平无差异，但 Asn/Asn 表型患者在刺激周期内需要的 FSH 剂量较少，而 Ser/Ser 表型患者需要的剂量最多[12]。

至于 LH 受体，在需要高剂量 FSH 的女性中发现多态性发生率（31.8%）高于需要中等剂量的女性（6.8%）。在对低剂量 FSH 反应良好的患者中，未观察到多态性病例[13]。

7. 甲状腺功能障碍

甲状腺功能与 ART 成功的关联已被广泛研究。虽然甲状腺功能亢进和甲状腺功能减退症与不孕症、流产和其他不良产科和胎儿结局有关，但亚临床甲状腺功能减退症对生殖的影响尚不清楚。事实上，一些关于植入成功的研究与那些结局不良的研究的结果是不同的。

一些研究表明，未经治疗的亚临床甲状腺功能减退症（TSH 水平>4.5mU/L，游离甲状腺素水平正常）会对 ART 后的植入率产生负面影响[14]。

关于流产，结果仍然存在争议。由于以往的研究报告亚临床甲状腺功能减退症女性流产风险较高，一项针对 1228 名有流产史的女性的前瞻性研究发现，孕前亚临床甲状腺功能减退症与流产之间没有关联[15]。

在许多 ART 项目中，2.5mU/L TSH 的阈值通常用于开始甲状腺激素治疗。这是为了维持内分泌学会建议的在妊娠早期 TSH 水平<2.5mU/L。很少有研究评估 TSH 水平在 2.5mU/L 和正常上限之间的女性的甲状腺激素替代治疗是否会影响 IVF 后的植入或流产率。一项大型前瞻性研究报告称，与 TSH 水平在 2.5～5mU/ml 的孕妇相比，TSH 水平低于 2.5mU/L 的孕妇自发性流产率明显较低[16]。其他研究未能重现类似的发现；相反，他们没有显示出 TSH 水平与 IVF 结局（包括妊娠、活产或流产率）之间的关联[17, 18]。

现有证据并未提示甲状腺自身免疫会抑制植入，但不同的研究报告了与流产相关的结果[14, 15]。

（三）COS 之前的激素水平评估

基于上述情况，建议在进行 COS 之前进行以下内分泌评估。

1. 至少包括 FSH + E_2、AMH、PRL、TSH、游离 T4。

2. 在某些情况下：睾酮、性激素结合球蛋白（SHBG）、胰岛素 / 血糖、FSH / LH 受体多态性、17-α- 羟基黄体酮。

二、IVF 中 COS 内分泌监测

控制性促排卵是决定 IVF 周期成功与否的重要因素。刺激的目的是获得大量成熟的卵母细胞，从而产生足够数量的胚胎，这些胚胎可以转移或冷冻以备将来使用。监测这些周期对于最大限度地取得成功至关重要，通过收集理想数量的卵母细胞，同时保持低并发症率，如卵巢过度刺激综合征（OHSS）或检测不良反应。

超声成像和激素分析是临床中监测促排卵周

期中卵巢对促性腺激素反应的最常用方法。然而，结合超声和激素血清水平这两种技术的强化监测的作用是有争议的；没有证据表明，在取出的卵母细胞数量和临床妊娠率方面，联合监测比单纯超声监测更有效[19]。

尽管如此，在本章中，我们描述了检测参与卵泡发生和子宫内膜容受性的血清激素水平的实用性。

内分泌监测对于以下方面至关重要。

1. 监测卵泡生长并评估刺激的进展。

2. 调整每位患者的每日促性腺激素治疗。

3. 预测诱导排卵的最佳日期。

4. 避免 OHSS 的主要并发症。

5. 如有必要，通过避免新鲜胚胎移植来提高植入率。

（一）控制性卵巢刺激期间的促性腺激素

根据双细胞模型，FSH 和 LH 都是促进卵泡生长和分化所必需的。虽然激素测定不能充分地反映促性腺激素的生物活性，但在过去的几十年中，为了解促性腺素对卵泡发育发生的影响而进行的测量使得能够评估 ART 周期中所需的 FSH 和 LH 的补充。

1. 卵泡刺激素

FSH 在卵泡期卵泡的募集、选择和优势卵泡成熟中起作用。两个重要的概念可以解释这个过程："FSH 阈值"和"FSH 窗口"。

1978 年，Brown 描述说，有必要一定量的 FSH 分泌来诱导卵泡生长，并将其定义为"FSH 阈值"[20]。然而，这个阈值似乎因每个卵泡而异，即使是同一队列的卵泡也是如此。FSH 阈值低于血浆水平的卵泡不会生长。

几年后，Braid 引入了开放式门或"FSH 窗口"的概念[21]。

只要 FSH 水平高于其生长阈值，卵泡就会继续生长。血清 FSH 水平高于阈值的天数决定了将被激活的卵泡数量。

在自然周期中，FSH 的逐渐增加涉及卵巢激素对垂体的负反馈，导致 FSH 分泌逐渐减少；结果，选择一个卵泡，其他卵泡经历闭锁，有助于卵泡的优势地位。

使用 FSH 阈值和 FSH 窗口，很容易解释为什么 FSH 是控制卵泡生长的主要治疗制剂。在周期的早期阶段增加 FSH 是卵泡募集过程的关键因素；因此，外源性 FSH 在 COS 循环中诱导多卵泡发育至关重要。

FSH 剂量应高于 FSH 敏感度最低的卵泡阈值，并且这些水平必须维持到卵泡发育的最终阶段，导致在触发时产生多个卵泡。

尽管 FSH 水平对招募卵泡很重要，但 COS 期间血浆 FSH 水平的测定对于调整促性腺激素的剂量以改善卵巢反应没有任何好处，因为它的可变性。

由于 FSH 分子的消除半衰期长（$30 \sim 35h$），连续注射 5 天后达到血清 FSH 平台。这种 FSH 积累在停止外源性给药后持续 5 天。此外，肌内注射或皮下注射后，血浆 FSH 水平可在 $4 \sim 8h$ 内适度升高，不会影响分子的生物活性[22]。

此外，血浆 FSH 水平与 FSH 阈值之间的相关性较差，因为血浆 FSH 水平在多发性滤泡募集患者和未招募卵泡患者中相似[23]。

因此，刺激期间的血清 FSH 测量不是合理的，因为它在调整剂量或预后结果方面没有任何好处。

2. 黄体生成素

在生理上，LH 在卵泡发育和类固醇发生中与 FSH 协同作用。FSH 诱导 LH 受体的表达并使其起作用。

一方面，LH 作用于卵泡膜细胞，确保在卵泡期产生雄激素。雄激素被颗粒细胞芳香化为 E_2。LH 诱导 E_2 的剂量依赖性产生，这是必要的，以确保子宫内膜植入的准备。术语"LH 阈值"是指妊娠所需的最低 LH 水平[24]。然而，血浆 LH 水平的测定对于准确评估 LH 阈值没有帮助，因为在 IVF 卵巢刺激期间，低内脏血清 LH 水平与持续妊娠概率降低无关[25]。

另一方面，LH 参与控制颗粒细胞的功能。已经观察到，高剂量的 LH 对卵泡发育有负面影响，由于颗粒细胞增殖受到抑制，导致不太成熟的卵泡闭锁[26]。

在卵巢刺激中使用具有 LH 活性的促性腺激素仍然是一个有争议的话题。

人们普遍认为，它不会在一般患者群体中产生任何好处。然而，当用于 35 岁以上的患者[27] 和反应较差的患者时，最近的证据显示出明显更好的结果[28]。LH 可以改善这些亚群结果的作用机制可能是由于卵泡微环境的恢复，这将导致更好的卵母细胞和胚胎质量以及更好的子宫内膜接受性，与刺激结束时较低的 P 水平相关。

（二）类固醇激素

与促性腺激素不同，类固醇激素通常在 COS 期间进行评估，因为它们直接影响卵巢上促性腺激素的生物学活性。血清 E_2 水平有助于在触发排卵前评估卵泡成熟度。测量 P 水平有助于在触发之前评估早期升高。类固醇也参与植入过程，这对于确定辅助生殖技术治疗的结果至关重要。

1. 雌二醇（E_2）

血清 E_2 水平与卵泡发育阶段相关。优势卵泡产生雌激素的量随着卵泡的生长而增加，卵泡直径与 E_2 水平之间存在线性共性关系[29]。

周期中给定时刻的总血清 E_2 反映了当时存在的所有卵泡的成熟状态。

因此，在卵巢刺激期间监测 E_2 有助于预测反应，但是，即使卵巢反应可以在周期早期识别，由于方案的多样性，E_2 的最佳水平也不会被定义。

在 GnRH 激动药长期方案中，血清 E_2 水平低于 50pg/ml 时表明存在下调。促性腺激素 6 天后 E_2 水平的增加被认为是最佳反应，因为这些水平每天增加 50%。最初几天的刺激后血清 E_2 值低与不良结局和较高的取消率有关。因此，当血清 E_2 在周期早期开始并采用适度的生长速率时，体外

受精的预后可能更好[30]。血浆 E_2 平台升高超过 3 天提示反应不佳。

在 GnRH 激动药方案中，在加入 GnRH 拮抗药以调节 LH 激增之前，血浆 E_2 水平较高。在加入 GnRH 拮抗药后，E_2 水平可能会降低或保持不变，但这些变化不会影响周期结果。E_2 值无助于在施用拮抗药后调整促性腺激素的剂量。

在结局良好的周期中，E_2 继续升高，直到给予 hCG，但在非妊娠周期中，E_2 在 hCG 给药前一天趋于平稳，这表明更晚期卵泡的黄体化或闭锁是自发开始的。

在 hCG 管理时达到的 E_2 水平比斜率的增加更相关。每个优势卵泡 100～200pg/ml 的数值表明有足够的反应[31]。

此外，hCG 触发当天血清 E_2 浓度高被认为是 OHSS 的预测因子。E_2 水平阈值，超过该阈值存在相当大的 OHSS 风险，在不同的研究中差异很大。大多数研究选择 3000pg/ml 的 E_2 作为阈值；然而，应用此 E_2 阈值只能预测 OHSS 病例总数的 1/3[32, 33]。

一些研究表明，hCG 给药当天的卵泡数量比 E_2 水平更能预测重度 OHSS。Papanikolaou 等研究显示[33]，在识别有 OHSS 风险的患者方面，hCG 当天 ≥13 个卵泡阈值 ≥11mm 的预测值（85.5% 灵敏度，69% 特异性）在统计学上显著优于 E_2 浓度的最佳阈值 2560ng/L（53% 灵敏度，77% 特异性）。最近，对三项试验的综合数据进行了回顾性分析发现 hCG 当天卵泡 ≥11mm 识别有中度和重度 OHSS 风险的患者的最佳阈值为 19，而 E_2 水平的 OHSS 预后低于卵泡数量 ≥11mm[34]。

与 E_2 水平相比，卵泡数量可能是更能预测 OHSS 的指标，因为 OHSS 是由于卵泡的血管内皮生长因子产生而不是 E_2 产生而发生的[33]。

血清雌二醇和子宫内膜容受性：从基础研究中可知，胚胎植入的成功取决于优质胚胎和接受子宫内膜之间的完美对话。

COS 的目的是招募更多的卵泡。作为一个连

续体，卵巢产生超生理水平的类固醇激素，诱导子宫内膜容受性的相关变化。这些变化是有害的，因为与激素替代治疗和自然周期相比，COS 期间子宫内膜容受性变差[35]。

一些研究表明，与接受促性腺激素和 GnRH 类似物治疗的正常应答患者相比，高应答患者的 IVF 结局较差。

Simon 等研究表明[36]，hCG 给药当天高于 3000pg/ml 的 E_2 浓度对植入具有有害影响，不仅在高反应患者中，在正常反应患者中（图 19-1）也是如此。有人提出，高 E_2 水平会损害子宫内膜容受性而不是卵母细胞质量，因为高反应患者的受精率和胚胎分裂（直到第 2 天）是正常的。事实上，来自高反应者卵母细胞的胚胎受体的胚胎质量和植入率与正常反应者相似。

然而，其他作者未能在 hCG 给药当天的高 E_2 水平与对妊娠结局的有害影响之间建立关联[37, 38]。由于这方面的争议，需要精心设计的前瞻性研究以确定与血清 E_2 水平相关的子宫内膜进展程度。

2. 黄体酮

尽管 GnRH 类似物有效抑制了内源性促性腺激素，但据报道，在 hCG 给药前 5%～30% 的 COS 周期中，血清孕酮水平略有增加[39-42]。

血清 P 过早升高的起源不能用颗粒细胞的黄体化来解释，因为由于 GnRH 类似物抑制药的抑制，内源性 LH 水平较低。此外，LH 和 P 水平似乎没有相关性，因为在卵泡期结束时观察到的 P 升高并不伴有 LH 的增加[39]。一些研究表明，P 水平与施用的 FSH 剂量及刺激期较长[39] 之间存在正相关[43]。一项回顾性研究纳入了我们中心的 4032 个 COS 周期，结果显示，多变量分析结果强调，日 FSH 剂量越高，与血清 P 升高关系越密切[44]。

否则，P 升高与卵巢反应高相关，因为最近证实，hCG 当天 E_2 浓度高且卵泡数量较多的患者 P 浓度明显较高[45, 46]。

hCG 给药当天血清 P 升高是否与持续妊娠率相关尚有争议。然而，它已被广泛证明对胚胎植入和本周期结局有负面影响[37, 42, 45]。

尽管近年来血清 P 升高一直是多项研究的主题，但这些增加的高度可能影响临床数据的临界点仍然存在争议。研究小组报告，COS 最后一天的血清 P 水平≥1.5ng/ml，无论用于垂体下调的 GnRH 类似物如何，其持续妊娠率均显著降低[44]。然而，在高反应者中，有害阈值似乎可能更高[46-48]。在这些患者中，早产 P 升高的负面影响对妊娠率的影响小于其他患者。可能 P 升高的负面影响被其他因素所抵消，对高反应者有积极影响。他们可能有更好、发育更快的胚胎，由于 P

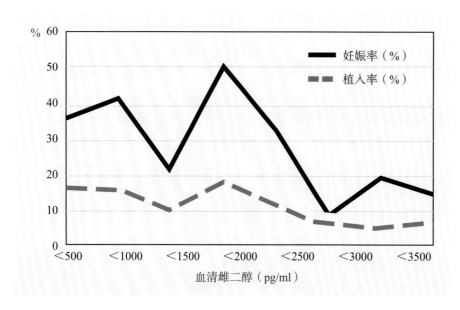

◀ 图 19-1 血清雌二醇和体外受精结局

过早升高，这可以跟上子宫内膜的进展[49]。

血清孕酮水平和子宫内膜容受性：黄体酮在黄体期起着重要作用，特别是在产生植入和妊娠进展所需的蜕膜化变化方面。

P 水平升高的有害影响背后的机制与子宫内膜容受性有关，而不是卵母细胞质量[50]。有人提出，在 COS 周期中，由于在 IVF 周期的滤泡期晚期暴露于 P 的超生理浓度，子宫内膜成熟异常加速[51]。这种子宫内膜进展预示着植入窗口，其中子宫内膜上皮获得支持囊胚黏附的功能能力[52, 53]。

为了分析 hCG 给药当天存在 P 升高的情况下，较差的 IVF 结局是否与子宫内膜容受能力受损相关，Labarta 等[54] 分析了具有不同血清 P 水平的年轻健康卵母细胞供体的子宫内膜基因表达谱。他们报告说，卵泡晚期 P 水平≥1.5ng/ml 的女性与 P 水平正常的女性具有显著不同的基因表达谱。

基于这些结果，建议监测 P 水平，特别是在 COS 周期的卵泡晚期。当 P 升高时，建议将所有胚胎玻璃化以进行延迟移植，因为 P 升高似乎不会影响在指数周期中获得的胚胎的冷冻解冻移植[47, 55]。

三、结论

对 COS 进行充分监测至关重要。ART 周期的内分泌特性在很大程度上取决于用于实现 COS 的药物。很明显，FSH 治疗在每个刺激周期都是强制性的，但血清 FSH 值的评估不足以预测常规测定的 FSH 供应的充足性。此外，血清 LH 测量不能帮助检测在 ART 周期中可能需要增加 LH 用量的患者。

无论如何，类固醇测量可能有助于控制刺激。正如我们在本章中所描述的，过高的 E_2 和早期的 P 增加会对周期结果产生影响。

一方面，虽然通过超声波可以观察生长的卵泡，但颗粒细胞产生的 E_2 也影响卵母细胞的成熟。联合监测几乎普遍采用。一些研究推测，E_2 监测不是必需的，因为与单独监测卵泡大小相比，成熟卵母细胞产量没有提高[56]。然而，Orvieto[31] 提示，每个卵母细胞的血清 E_2 水平可以预测每个周期的妊娠率。另一方面，即使与 E_2 水平的联合监测不能改善周期结果，在证明 OHSS 可以在无激素检测的情况下避免之前，它仍然有价值[19]。

关于血清 P 水平，其测量有助于我们在触发前确定其早期升高，因为血清 P 升高对子宫内膜容受性有负面影响。如果发生此事件，建议将所有胚胎玻璃化冷冻，并将移植推迟到随后的周期，在该周期中，子宫内膜的容受性不会受到 P 升高的影响，就像在刺激的周期中一样。

第 20 章　排卵扳机

Ovulation Triggers

Esra Bulgan Kılıçdağ　Erhan Şimşek　著

张秀芬　译　郭一帆　校

　　排卵是在月经周期中从一个被选定的成熟卵泡中释放可生育的卵母细胞的过程。如果没有妊娠的话，每月排卵和行经，是属于女人正常而规律的周期。通常情况下，人类每个月释放一个卵子，偶尔两个，更为罕见的情况下一个月经周期可以有多个排卵。排卵的时间和过程受到生殖系统中各种激素和多肽的广泛相互作用的调节。因此，对月经周期生理的全面了解是了解排卵扳机的必要条件。排卵扳机被提倡用于替代内源性黄体生成素（luteinizing hormone，LH）峰，以更好地掌控促排卵辅助生殖技术（assisted reproductive technology，ART）周期的排卵时机。多卵泡发育和由此导致的过量类固醇激素的产生以及防止过早黄素化的药物抑制了内源性 LH 峰。通过促性腺激素释放激素（gonadotropin-releasing hormone，GnRH）类似物和生理上类固醇激素的水平抑制内源性促性腺激素会导致黄体期缺陷和黄体死亡，降低妊娠机会和（或）增加流产率。控制性超促排卵（controlled ovarian stimulation，COS）方案不可避免地需要黄体期支持来维持活产率。

　　生长卵泡分泌雌激素增加被认为是引起黄体生成素激增的原因。这种激增扳机了减数分裂的恢复，并最终导致卵母细胞从卵泡排出。优势卵泡选择后，当其直径达到 20mm 及以上时，卵泡产生的雌激素水平上升到 150～200pg/ml。引发 LH 峰的关键是在一段重要时期内雌激素水平的升高，通过正反馈刺激垂体分泌 LH[1]。

　　人绒毛膜促性腺激素（human chorionic gonadotropin，hCG）传统上作为 LH 的替代物来诱导卵母细胞成熟。最终的卵母细胞成熟是体外受精的关键步骤，通常在提取卵母细胞前约 36h 注射一次 hCG，5000～10 000U。这种方法有导致易感女性出现卵巢过度刺激综合征（ovarian hyperstimulation syndrome，OHSS）的风险。此外，OHSS 的严重程度与卵巢刺激后获得的卵泡和黄体的数量成正比。对其他健康的年轻女性进行体外受精治疗时，OHSS 甚至可能危及生命。因此，识别危险因素、使用温和的卵巢刺激方案、控制 hCG 和控制促卵泡激素（FSH）的剂量是多年来预防 OHSS 的主要治疗方法。在普及 GnRH 拮抗药刺激方案后，通过单次注射 GnRH 激动药取代长效 hCG 扳机，OHSS 的预防变得更加容易。研究介绍了有更多的生理排卵扳机模拟和更低 OHSS 发生率的有前景的新药物，如 kisspeptin。本章将描述用于扳机最终卵母细胞成熟和发展的各种方法，以及排卵扳机的替代品及它们在临床实践中的使用。

一、hCG 扳机

　　hCG 是一种主要由滋养细胞产生的糖蛋白激素，它维持黄体产生黄体酮，而黄体酮对于着床是必不可少的。在结构上，hCG 分子有两个亚基（α 和 β 亚基），α 亚基类似于 LH、FSH 和促甲状腺激素（thyroid stimulating hormone，TSH）的 α 亚基。多年来，hCG 快速浓注被用于最终卵母细胞成熟的标准治疗。在体外受精治疗中，5000～10 000U hCG 常规作为标准用于扳机最终的卵母细胞成熟和取卵术前减数分裂的恢复。hCG 具有与 LH 相同的作用，但半衰期较长，4～5 天。hCG 的长半衰期，由于其持久的促黄体作用，增加了易感患者 OHSS 的风险。在 COS 周期中，hCG 与黄体超生理雌二醇（estradiol，E）和孕酮（progesterone，P）水平共同扳机排卵，抑制垂体内源性 LH 分泌。黄体早期 LH 缺乏会导致黄体期中断，除非有外源性促黄体药物支持，否则妊娠率较低。由于 hCG 对垂体的抑制作用，明显较长的半衰期会导致非常低的 LH 水平。因此，黄体功能完全依赖于外源性给药 hCG 在排卵时的 LH 样活性[2]。在着床前后，外源性孕酮的支持是必需的，直到胚胎产生足够的 hCG，使黄体分泌足够的孕酮。因此，hCG 扳机 COS 周期的黄体期缺陷在早期由 hCG 支持，之后由孕酮支持，这两者在 hCG 扳机 COS 方案中对黄体期的支持都是必不可少的。

在 GnRH 激动药诱导的垂体下调后，使用促性腺激素刺激卵巢，并联合 hCG 作为最终的卵母细胞成熟扳机，具有 OHSS 的风险，特别是在易感患者中。延长的 hCG 半衰期提供了良好的妊娠率，但支持多个黄体的生存，导致 OHSS 的风险增加。早期 OHSS 几乎完全是由于 hCG 扳机后 LH 活性延长所致。hCG 的半衰期为 38h，会导致 LH 受体的刺激时间延长，即超过 1 周[3, 4]。hCG 的半衰期过长，导致刺激周期出现两种紊乱：一是多个黄体形成导致 OHSS 的风险；二是 hCG 刺激结束后着床前后黄体功能不全。

15.3% 的接受 IVF 治疗的患者 hCG 可引起中度至重度 OHSS[5]。在高危患者中，如患有多囊卵巢综合征（polycystic ovary syndrome，PCOS）的女性，严重 OHSS 的风险增加了 5 倍[6]。此外，妊娠早期受 OHSS 影响的女性发生早产和低出生体重等妊娠后期并发症的风险增加[7]。可以采取一些

措施来预防 OHSS。这些措施包括停止注射 hCG、降低 hCG 的剂量、冻结所有胚胎、在高危患者提取卵母细胞时采取预防措施，如大分子输注[3]，但这些方法都不如 GnRH 激动药用于促排卵有效。在诱导排卵过程中，广泛使用 GnRH 拮抗药后，引入 GnRH 激动药扳机抑制了 OHSS 的发生率。

二、GnRH 激动药扳机

GnRH 激动药扳机于 20 世纪 90 年代初被引入[8, 9]，但其使用受到长效 GnRH 激动药方案的阻碍，该方案通常用于 ART 周期的垂体降调节。在应用 GnRH 拮抗药预防早期 LH 激增后，GnRH 激动药的扳机再次受到关注。

一般来说，GnRH 类似物对 GnRH 受体的亲和力是内源性 GnRH 的 2～50 倍[10, 11]。GnRH 激动药的使用，使 GnRH 拮抗药从 GnRH 受体中移出，并导致垂体前叶促性腺激素细胞释放 LH 和 FSH。

同时出现的 FSH 高峰可能具有某些生理功能，但周期中期 FSH 的确切作用尚不清楚。FSH 的作用之一是促进核成熟，即恢复减数分裂[12]。一些研究报道，相较 hCG 扳机，GnRHa 扳机可能更有利于收集更多成熟卵母细胞[13, 14]。然而，并不是所有的研究都证实了这一点。自然的周期中 LH 峰有三个阶段，即上升期、平台期和下降期，总共持续 48h，而 GnRH 激动药诱导的峰只有两个阶段，没有平台期，持续 24～36h[8]（图 20-1）。这种相对较短的 LH 和 FSH 高峰不足以支持黄体正常功能。此外，一些体外研究表明 GnRH 激动药可对颗粒细胞产生直接凋亡作用[15, 16]。GnRH 激动药扳机引起黄体功能障碍和黄体过早凋亡。因此，初步研究报告流产率高得令人无法接受[2]。观察到黄体功能不足导致流产风险增加，因此在 GnRHa 扳机后冷冻所有胚胎，接着在随后的周期中进行冻融胚胎移植，称为周期分割。因此，GnRHa 扳机用于有 OHSS 风险的女性时，通常会遵循"全胚胎冷冻"方针。

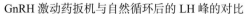

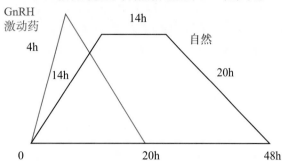

GnRH 激动药扳机与自然循环后的 LH 峰的对比

▲ 图 20-1　与自然周期相比，GnRH 激动药扳机后 LH 峰的差异

GnRH. 促性腺激素释放激素；LH. 黄体生成素
经许可转载，引自 Humaidan P, Kol S. GnRH agonist for triggering of final oocyte maturation: time for a change of practice? Human Reproduction Update, Volume 17, Issue 4, July–August 2011, 510–524.

在 GnRH 激动药扳机后发生 OHSS 的病例很少，大多数可能与 GnRH、FSH 或 LH 受体的意外突变或多态性有关[10]。

GnRH 激动药扳机被认为有一些除了降低 OHSS 风险以外的优势。在一些研究中，GnRH 类似物扳机被证实可以增加接受卵巢刺激以保存生育力的癌症患者冷冻保存的第二次减数分裂中期（metaphase-two，MⅡ）卵母细胞和两原核（two pronuclear，2PN）胚胎的数量。Pereira 等回顾性研究表明，GnRH 激动药扳机组中约还有 3 个 MⅡ卵母细胞和 2PN 胚胎可供低温保存[13]。这也表明，在 ART 周期中使用 GnRH 拮抗药后给予 GnRH 激动药对着床有真正的好处，因为拮抗药阻断了子宫内膜 GnRH 受体，可能会使子宫内膜恶化。一旦使用 GnRH 激动药，其对受体的亲和力比 GnRH 拮抗药高得多，后者会从子宫内膜受体中转移，可能会改善子宫内膜的容受性[17, 18]。GnRH 激动药的另一个优点是耐受性。与 hCG 扳机相比，GnRH 激动药扳机可减少囊内液体积聚、减少卵巢体积以及不适，从而为患者提供更多的便利性[1, 19, 20]。

已报道 GnRH 激动药扳机后出现空卵泡综合征，即无法收集成熟卵母细胞。然而，空卵泡综合征的发生率在使用 GnRH 激动药和 hCG 扳机内相似（分别为 3.5% 和 3.1%)[21]。

GnRH 激动药扳机的另一个优势是扳机和黄体期支持的分离，允许根据卵巢反应进行个体化的黄体支持。GnRH 激动药扳机允许"无外源性孕酮黄体期方案"，该方案仅依赖于反复注射 GnRH 激动药驱动的内源性黄体酮，为黄体提供 LH 样或黄体化活性[22]。将通过消除阴道分泌物和取消黄体酮注射来减轻女性的痛苦。然而，还需要更多的研究来证实其有效性。

GnRH 激动药扳机对于卵细胞捐赠者和接受生育保存的女性是最好的排卵扳机，因为她们没有新鲜的胚胎可移植，所以 GnRH 扳机后的黄体期变得无关紧要。

三、联合方法：双扳机

hCG 与 GnRH 激动药联合用于最终卵母细胞成熟被称为"双扳机"，Shapiro 等提出了这一方法，作为防止 OHSS 的一种方法，同时保持高反应患者的妊娠 / 活产率[23, 24]。

理论上，双扳机结合了 GnRHa 和 hCG 扳机的优点。首先，低剂量的 hCG 用于降低 OHSS 的风险，同时保持对黄体的支持。同时，GnRH 激动药引起内源性 LH 和 FSH 激增，为卵母细胞成熟提供额外但短暂的刺激。然而，这些潜在的优势是值得怀疑的，特别是就 OHSS 风险而言。

（一）双重扳机

对"双扳机"（hCG+ GnRH 激动药）进行的一种改进即所谓的"双重扳机"（hCG+ GnRH 激动药在不同时间应用）。这种双扳机首先在一名女性身上被发现，即为在卵母细胞提取前 40h 注射 GnRH 激动药，并在注射 GnRH 激动药后 6h 注射 hCG[25]。两个小病例系列观察到成熟 /MⅡ卵母细胞数量显著提高，临床妊娠率更为合理[26, 27]。"双重扳机"包括在卵母细胞提取前 40h 和 34h 分别给予 GnRH 激动药和 hCG，用于最终的卵母细胞成熟，与"双扳机"不同的是，它额外延长了排卵扳机和卵母细胞收集之间的时间。这种后期的延长可以解释在卵母细胞成熟和妊娠率方面的有利影响。

（二）排卵扳机新选择：Kisspeptin

Kisspeptin（Kp）是下丘脑腹侧核产生的神经肽，是 GnRH 释放的主要正向调节因子。Kisspeptin 神经元位于下丘脑弓状核和视前区，这些神经元与表达 Kisspeptin 受体的 GnRH 神经元直接接触。在人类中，KiSS1 基因被翻译成一个 145 个氨基酸长链前体，该前体被切割成一个 c 端酰胺化的 54 个氨基酸肽，称为 Kp54[28, 29]。额外的卵裂导致像 Kp10 这样的短肽，但 Kisspeptin-54 是人类生殖轴的一个关键调节因子[30]。Kisspeptin 在哺乳动物的青春期起始和排卵功能中起着关键作用[31]。Kisspeptin 受体（KISS1R）是 G 蛋白偶连受体超家族的成员。KISS1R 激活的原因是钙离子内流。Kisspeptin 系统对正常的生殖功能和生育力也至关重要。KISS1R 的功能缺失突变导致人类的促性腺功能减退和不孕[32]。

Jayasena 等报道了在 53 名正常女性中使用 Kp54 进行的排卵扳机研究。他们的数据显示在没有 OHSS 病例的情况下，持续妊娠率为 23%[33]。在有 OHSS 风险女性中使用 Kisspeptin 扳机排卵的前两个临床 2 期试验是由同一团队报道的。他们能够从 95% 的患者身上收集到至少一个成熟的卵母细胞[34]。单次注射 Kp54 引起持续时间相对较短的 LH 高峰，持续时间为 12～14h。同一团队进行了另一项 2 期研究，观察反复给予 Kp54 是否提供更好的卵母细胞产量。62 名有 OHSS 风险的患者在刺激后 10h 服用 2 剂 Kp54。患者随机接受单剂量或双剂量的 Kp54，比较卵母细胞产量、大于 14mm 卵泡的数量和取出的卵母细胞数量。获得卵母细胞的患者比例≥60%，从单剂量 kisspeptin-54 组的 45% 提高到双剂量 kisspeptin-54 组的 71%（P=0.042）。单剂量组出现 1 例中度早期 OHSS，双剂量组出现 1 例晚期 OHSS。尽管研究人群是发生 OHSS 的高风险人群，但第二剂 kisspeptin-54 并没有增加卵巢过度反应或 OHSS 的风险[35]。Abbara 等的研究表明，kisspeptin 家族可能是 OHSS 高风险患者促进卵母细胞成熟的一个很好的选择。然而，黄体期在 kisspeptin 扳机后严重缺陷，甚至比 GnRHa 扳机后更严重。kisspeptin 扳机的 LH 峰时间缩短，浓度减低，是因为与 GnRHa 扳机相比，促性腺激素的总释放大大减少。因此，kisspeptin 扳机后，黄体期支持应适应这些情况[36]。

第 21 章　医学辅助生殖中的麻醉艺术
The Art of Anesthesia in Medically Assisted Reproduction

Marjorie Gloff　Melissa Kreso　Stewart Lustik　著

张秀芬　译　　郭一帆　校

辅助生殖技术（assisted reproductive technology，ART）领域以惊人的速度发展，因此，与 ART 相关的麻醉领域需要与之相匹配。超声技术的进步使取卵术从创伤较大转变为现在在超声引导下经阴道完成。这使得该程序能够在门诊中心，甚至在配备适当设备的办公室中例行执行。在这种情况下，患者安全和效率的重要性至关重要，人们越来越关注缩短住院时间以及麻醉后的不良反应，如术后恶心、呕吐和过度镇静。本章的目的包括提出在麻醉学领域维护患者安全的标准；介绍 ART 中常用的药物，并回顾其作用机制和安全性；介绍麻醉学领域关于镇静深度的标准定义；并介绍接受 ART 患者的一些常规麻醉和镇痛技术。

一、麻醉基础

了解 ART 可用的麻醉类型很重要。要做到这一点，必须了解镇静水平以及在这些类型的手术中成功的各种技术组合。表 21-1 概述了各种类型的麻醉，以及在各种 ART 术式中不同麻醉方式对患者的受益和风险[1]。

局部麻醉是指仅使用局部麻醉药进行麻醉。与 ART 相关的局部麻醉技术一个常见例子是宫颈旁阻滞。尽管经阴道超声引导下的卵母细胞取出术没有直接经宫颈，但有证据表明，宫颈旁阻滞可以减轻与该手术相关的腹痛[2]。有研究观察患者对单独镇静和局部麻醉加镇静的满意度。例如，Ng 等表明，当宫颈旁阻滞结合镇静药时，患者的

满意度显著提高。然而，在仅有局部麻醉，缺乏镇静的情况下，患者的耐受性变差。当大多数研究着眼于某一特定麻醉技术优于局部麻醉时患者通常已经给予了预用药。例如，Christiaens 等的一项研究比较了全麻与单纯宫颈旁阻滞在取卵后 ART 中的表现。然而，在对这些方法进行分析后，为患者提供了一种术前抗焦虑药，因此错误地将其称为仅限局部治疗。在解释这些研究和各种技术时，需要小心谨慎。

神经轴麻醉是指麻醉师放置腰麻或硬膜外麻醉。腰麻包括在鞘内注射局部麻醉药（含或不含阿片类药物或其他辅助药物），硬膜外麻醉包括在硬膜外注射。麻醉师可以通过调整局部麻醉药的剂量和浓度控制运动和感觉阻滞的程度。虽然通常被称为神经轴麻醉，但腰麻和硬膜外麻醉也可以被视为一种局部麻醉。在早期的 ART 通路中，通过经膀胱的方法进行卵母细胞提取，需要用生理盐水扩张膀胱，以优化卵巢的超声图像。这是一种非常刺激的经腹注射，需要针头在超声探头同时施加膀胱外压的情况下，穿过过度扩张的膀胱。研究发现，硬膜外麻醉对这些患者的护理尤其有效[3]。然而，随着经阴道超声和经阴道取卵的标准化，神经轴麻醉已经不再受 ART 的青睐。然而，它仍然是安全有效的，可能是不同临床情况下的麻醉方式选择，例如严重阻塞性睡眠呼吸暂停患者。

美国麻醉师协会（American Society of Anesthesiologists，ASA）对镇静谱的定义如下[1]。

麻醉类型	定　义	优　点	风　险
局部麻醉	单独使用局部麻醉药	通常出院时间更快，不需要麻醉师，术后恶心/呕吐的概率低，不需要禁食	对手术有完整记忆，患者焦虑可能使手术困难，患者可能在手术过程中移动
神经轴麻醉（即腰麻或硬膜外麻醉/镇痛）	使用局部麻醉药 ± 在硬膜外或椎管内的辅助用药	可获得浓集麻醉，运动阻滞阻止运动，无须使用镇静药	住院时间长，尿潴留，罕见但可能的风险包括硬膜穿刺后头痛、神经轴血肿、神经损伤、短暂的神经症状
轻度镇静	也称为抗焦虑	维持气道反射，对口头命令有适当的反应，一般恢复较快，术后恶心和呕吐的风险较低(但不是零)	对手术有记忆，患者可能在手术过程中移动
中度镇静	药物引起的感知能力下降，患者能够对语言 ± 触觉刺激做出适当反应	能够忍受较多的刺激性手术，一般恢复较快	很容易陷入深度镇静或全身麻醉；患者可能对手术有记忆，患者在手术过程中可能会移动，有术后恶心和呕吐的风险
深度镇静	一种由药物引起的感知能力下降，在反复痛苦的刺激下，患者会有适当的反应	能够忍受刺激性手术，记忆可能性较低	可能需要气道支持，很容易进入全身麻醉，患者在手术过程中可能会移动
全身麻醉	疼痛刺激无法唤醒	记忆可能性低，能造成瘫痪，能耐受刺激性最强的手术	很可能需要气道支持，术后恶心和呕吐更明显

表 21-1　接受辅助生殖技术治疗患者的常见麻醉类型及风险和益处

经许可转载，引自 Practice Guidelines for Sedation and Analgesia by Non-Anesthesiologists, An Updated Report by the American Society of Anesthesiologists Task Force on Sedation and Analgesia by Non-Anesthesiologists. Anesthesiology 2002; 96:1004-1017.

轻度镇静也称为抗焦虑。这是一种药物诱导的状态，在此期间，患者可以对口头命令做出适当的反应。根据定义，气道反射、通气和心血管支持不受影响。

中度镇静（俗称"有意识镇静"）是当患者出现药物诱导的意识减弱时产生的一种状态，在此期间，当提供口头命令或口头命令与轻微触觉刺激的组合时，患者会有目的地做出反应。中度镇静的另一个重要特征是维持气道反射，无须干预以维持气道通畅。

深度镇静是指患者不易被唤醒的麻醉深度。然而，如果患者受到重复或痛苦的刺激，她会有一个有目的性的反应。顾名思义，目的性是一种非反射性退缩反应。在进行深度镇静时，患者可能需要帮助维持气道通畅，自主通气可能不足。

全身麻醉是指患者对疼痛刺激无法唤醒的麻醉深度。患者可能需要也可能不需要辅助通气，但通常是需要的。

注意，术语"监测麻醉护理"（monitored anesthesia care，MAC）不是镇静谱上的定义术语，因为 MAC 与麻醉深度无关。MAC 仅指由麻醉师或认证麻醉护理提供者开具的任何麻醉药。

无论患者接受哪种麻醉，美国麻醉师协会都有关于术前禁食的具体指南，以帮助预防围术期的误吸（表 21-2）。这些指南适用于任何正在接受择期手术的患者，其中上呼吸道保护性反射具有受损的风险。这可能发生在上述所有麻醉类型中，但仅局部麻醉除外[4]。

表 21-2 术前禁食和使用药物降低肺误吸风险的指南

食物类型	手术前禁食指导
清流食（如水、苏打水、苹果汁）	≥2h
轻食（如吐司、无渣液体饮料、非人乳）	≥6h
固体食物（如脂肪、油炸或蛋白质类食品）	≥8h

经许可转载，引自 "Practice Guidelines for Preoperative Fasting and the Use of Pharmacologic Agents to Reduce the Risk of Pulmonary Aspiration: Application to Healthy Patients Undergoing Elective Procedures." Updated Report by the American Society of Anesthesiologists Committee on Standards and Practice Parameters. Anesthesiology 2011; 114:495–511.

在提供麻醉时，根据 ASA 标准监测患者并确保所有的安全设备能够处理任何严重的并发症。ASA 要求，对于所有接受麻醉的患者，必须使用监护仪，以确保充足的氧合、通气、循环和温度。要求配备脉搏血氧仪、二氧化碳图、心电图仪、血压监测仪和温度计等监护仪。还需要备用氧气供应。此外，安全设备，如床上安全带，以确保安全定位；球囊面罩，以协助通风；气道设备，如适当的喉镜，气管插管（endotracheal tubes，ETT），喉罩通气（laryngeal mask airways，LMA），以及口腔和鼻腔气道需要在伸手可及的范围内。同样重要的是，在麻醉车内储存适当的药物和除颤器，以确保对罕见但可能致命的心血管衰竭病例进行充分治疗。以上为正常工作的卵母细胞提取程序室所需的设备。

没有一种麻醉技术被描述为最终优于其他技术，而且，由于麻醉和手术技术千差万别，很难从许多研究中解读出有意义的信息。早期文献大多采用腹腔镜技术取卵，然后采用经膀胱超声引导下取卵，这两种方法都不受欢迎。作为新兴 ART 领域的一个结果，许多早期文献评估了用于取卵术麻醉的常用药物的安全标准。在这些研究中，评估了取卵率、受精率、卵裂率和移植率，以及在不同暴露时间血清和卵泡液中发现的药物浓度。基于对效率和患者满意度的调查，最近的研究已转向评估短效药物和技术。有了这些信息，麻醉师的目标是为这些手术选择合适的药物，并以一种能最大限度地造福患者和外科医生的技术进行管理。应权衡每种药物的益处和潜在风险。最理想的情况是，麻醉药处方将减少恶心，提供良好的镇痛，减少运动受累，确保血流动力学稳定，并确保快速恢复，同时平衡降低妊娠率的假设风险。

二、药物

局部麻醉药

如上所述，局部麻醉药的使用对于围术期疼痛耐受、减少所需其他麻醉药的数量和改善不良反应非常有效。

1. 利多卡因

利多卡因是一种酰胺类局部麻醉药。其作用时间相对较短，是宫颈旁 ART 阻滞的良好选择。

人类研究：人类研究包括了一项研究，46 名女性接受了 50mg 的宫颈旁阻滞利多卡因，46 名女性没有接受，已受精和未受精卵的卵母细胞之间的利多卡因浓度没有统计学差异。受精率、卵裂率和妊娠率在这两组中均无显著差异；然而，本文中没有提及未接受颈旁阻滞组所使用的麻醉镇痛方法[5]。在使用异丙酚的同时，通常会静脉注射利多卡因，以减轻与注射相关的疼痛。所以，应考虑静脉注射和宫颈旁利多卡因注射的添加剂量。

Ng 等对 152 名女性进行了双盲实验，在经阴道超声引导下取卵术中使用不同剂量的利多卡因，以获得宫颈旁阻滞的最低有效剂量。这些女性在人口学上是匹配的，并且所有女性对静脉注射和经阴道超声检查的疼痛排序都相似，表明她们的基线疼痛耐受性相似。比较的宫颈旁利多卡因剂量为 0.5%、1% 和 1.5% 的各 10ml。手术过程及术后 4h 疼痛没有明显差异。因此，利多卡因虽然是接受取卵术女性的有用辅助用药，但可以在不影响镇痛效果的情况下剂量最小化[6]。

2. 苯二氮䓬类

此类药物有助于缓解焦虑和顺行性记忆丧失。咪达唑仑和地西泮在 ART 中已经使用了几十年，被认为是安全的。咪达唑仑是 ART 中使用最频繁的苯二氮䓬类药物。它的半衰期相对较短，使用相对舒适和熟悉。有许多研究评估咪达唑仑的安全性和耐受性。其中一些研究总结如下。

动物实验：在一项双细胞小鼠胚胎研究中，胚胎与浓度不断增加的咪达唑仑共同培养，以确定其对发育的影响。咪达唑仑对体外双细胞囊胚胚胎发育没有任何抑制作用，甚至在浓度达到 12 500ng/ml 时。同一研究中的第二组实验包含模拟取卵期间人类卵子在卵泡液中暴露于咪达唑仑的条件。在排卵前 10～13h，将咪达唑仑经腹腔注射到小鼠体内，发现不会影响受精。高达正常剂量 500 倍的剂量亦不会抑制受精。事实上，在这两组实验中，咪达唑仑似乎都能加速胚胎发育[7]。

人类研究：在接受 ART 的女性的卵泡液中发现了咪达唑仑。一项研究观察了 15 名女性，她们单次服用 0.1mg/kg 的咪达唑仑。虽然这个剂量对于缓解焦虑来说相当高，但这并不是不合理的。在这项研究中，将向 50kg 的人静脉注射 5mg。卵泡液中发现的药物量明显小于血浆水平，在 25min 内缓慢上升，达到峰值，而血浆药物水平在 5min 左右达到峰值，然后呈指数下降。在这项研究中，妊娠率没有受到影响。虽然这是一项非常小的调查，但它确实表明，根据 ART 程序本身的长度，在卵泡液中发现的药物量在较快程序比较慢程序更少[8]。

一项调查询问了 30 名接受咪达唑仑联合瑞芬太尼持续输注的女性，并将其与 30 名接受丙泊酚和芬太尼持续输注用于取卵的女性进行了比较。咪达唑仑 / 瑞芬太尼组常见的不必要经历包括肌肉僵硬（13%）、瘙痒（20%）、患者活动（37%）和术中回忆（70%）。调查发现，4 名患者会因为感

觉不适和回忆而拒绝在后续手术中使用这种麻醉剂药。虽然咪达唑仑的剂量增加可能会缓解这种情况，但与阿片类药物或异丙酚联合使用时，呼吸抑制的剂量依赖性协同效应值得重视。有趣的是，由于患者的移动，3 名外科医生在未来的手术中也选择不使用这种麻醉药。相比之下，丙泊酚 / 芬太尼组的所有患者和外科医生都认为总体情况令人满意，并将再次进行此类麻醉。尽管这组患者需要更频繁地增加对面罩（自发）通气的支持，57% 的患者甚至需要提前到手动通气。这项研究强调，有不同且有效的麻醉方法进行取卵术。站在患者和外科医生的角度平衡各种不良反应对于确保各方的满意度至关重要[9]。

3. 丙泊酚

丙泊酚是一种 2, 6- 二异丙基苯酚，是一种短效静脉麻醉药，在较低剂量下可引起中度镇静，在较高剂量下可引起昏迷。它也是一种很好的止吐药。由于其亲脂性，分布量大，因此起效快，恢复快，继而重新分布到组织中。

丙泊酚对全身麻醉和镇静麻醉都是一种有益的辅助药物。在使用这种药物之前，了解其可能带来的影响是至关重要的。许多人在考虑镇静方案时尝试使用丙泊酚，但患者的麻醉深度很快就会进入全身麻醉的范围。一项研究观察了 50 名计划使用芬太尼和丙泊酚麻醉取卵的患者。当时的想法是，接受卵母细胞取出的患者可能需要更深层次的丙泊酚麻醉，因为这种手术可能会引起高度焦虑，而且针插入和重复卵巢穿刺时局部麻醉覆盖范围不可靠。在本研究的检索过程中，记录脑电双频指数值和改良拉姆齐镇静评分。在取出卵母细胞的前 5～10min 发现中度镇静，但所有患者在此之后都实现了深度镇静或全身麻醉。这通过观察者对警觉性 / 镇静量表、BIS 评分和对疼痛刺激缺乏反应的评估进行量化。许多研究很可能低估了取卵术过程中使用的镇静水平[10]。如果麻醉师不直接负责为患者提供麻醉，那么谨慎的做法是，达到的最深镇静水平应保持在患者可以在

整个时间内保持口头交流的水平。同样重要的是要了解所在机构对于非麻醉师在程序上使用丙泊酚的政策。

动物实验：在小鼠卵泡液中发现丙泊酚。早期的动物研究表明，丙泊酚对小鼠卵母细胞的受精作用具有剂量和时间依赖性，而体外受精卵发育保持正常[11]。在小鼠模型中研究不同浓度丙泊酚（0.1～10μg/ml）对卵母细胞体外成熟能力的影响。当小鼠卵母细胞暴露于浓度高于10μg/ml的丙泊酚中30min时，成熟率显著降低。然而，与对照组相比，所有成熟卵母细胞的受精率和卵裂率相似[12]。在另一项小鼠研究中，研究了丙泊酚浓度（0.01～10μg/ml）和暴露时间（1h）对卵母细胞受精的不利影响。暴露于浓度≥0.4μg/ml的卵母细胞的融合率显著降低。可受精的卵母细胞形成原核和挤出极体的能力没有差异。胚胎暴露于不同浓度的丙泊酚（0.01～10μg/ml）中14h，囊胚形成率方面没有差异[13]。这就增加了长期服用高浓度丙泊酚时产生潜在有害影响的可能性。

人类研究：丙泊酚广泛用于ART，但可能有潜在的负面影响。与连续输注相比，单次注射丙泊酚不太可能持续积累在卵泡液中。对于再分配性质的丙泊酚这种影响是次要的。在一项包涵20名女性的小型研究中，单剂量2.5mg/kg的丙泊酚被发现对卵裂率没有影响，约为70%。事实上，在这项研究中，没有分裂的卵母细胞被卵泡液包围，其中含有的丙泊酚比那些分裂的卵母细胞少得多。在本研究中，丙泊酚的血药浓度在第8～11分钟最高，卵泡液中丙泊酚浓度与血药浓度之比为0.2±0.11[14]。相比之下，在9名接受10mg/（kg·h）［166μg/（kg·min）］丙泊酚输注的女性中，随着时间的推移，丙泊酚在卵母细胞中积累。在手术过程中使用一到两次20mg丙泊酚。每15～45分钟（相当于最长抽吸时间）采集一次静脉血。每位患者至少抽取10个卵母细胞。结果表明，血药浓度与卵泡液丙泊酚浓度的增加没有确切的相关性，但与输注时间和最后一个卵泡丙

泊酚浓度的增加显著相关。在这项小型研究中，卵泡液中丙泊酚的浓度远低于血药浓度。这一发现的一个假说是卵巢组织和（或）卵泡壁可能会对血清和卵泡液之间的丙泊酚平衡造成阻碍[15]。在另一项包涵30名女性的研究中，在初始注射2mg/kg丙泊酚，随后输注10mg/（kg·h）［166μg/（kg·min）］后，评估了卵泡液中丙泊酚的浓度。这些患者也接受了单次0.5mg剂量的阿芬太尼。本研究还显示，卵泡液浓度的升高也与输注时间有关。从这些研究中可以确定，卵泡液最可能存在于丙泊酚三室开放模型的深层外周室中。丙泊酚从血液转移到卵泡液的过程非常缓慢，清除率为6%。然而，本研究仅为每位患者采集了2～4份动脉血样本，因此无法对卵泡液中异丙酚浓度的药代动力学模型进行完整的估计[16]。

4. 依托咪酯

依托咪酯是一种咪唑衍生物，对其在ART中的作用研究较少。依托咪酯是一种很像异丙酚的药物，通常由有资质的医生，如麻醉师进行管理。1987年，Fragen等研究表明依托咪酯可以抑制肾上腺皮质类固醇生成[17]。同年，一项研究评估了8名接受腹腔镜取卵术的患者。这些患者被随机分为依托咪酯组和硫喷妥钠诱导组，随后进行异氟醚维持治疗。依托咪酯组在诱导后10min内，血浆中17β-雌二醇、17羟基孕酮和睾酮水平急剧下降。随后逐渐恢复到基线水平。硫喷妥钠诱导组没有出现这种下降。虽然研究规模较小，但仍然可以认为依托咪酯除了干扰肾上腺的内分泌功能外，还干扰卵巢的内分泌功能[18]。

5. 氯胺酮

氯胺酮是一种独特的麻醉药，它在提供良好的镇痛效果的同时，还能提供分离麻醉。这不同于当今市场上的任何其他麻醉药。

人类研究：一项研究将50名女性随机分为两组，一组接受咪达唑仑-氯胺酮镇静技术来取卵，另一组接受丙泊酚、芬太尼和异氟醚的常规麻醉技术。这项研究虽然很小，但两组在获得的卵母细胞

数量、受精率、着床率和妊娠率方面没有差异[19]。

6. 阿片类药物

阿片类药物是任何平衡的麻醉计划的主要成分。尽管有很多不良反应，但它们仍然被广泛使用，并依赖于适当的程序和程序后疼痛控制。为了提高耐受性和清除率，现在有多种配方和给药方式，它们可以影响作用的持续时间，从而影响安全性和耐受性。

7. 芬太尼

芬太尼是一种非常有效的阿片类药物，静脉注射时作用时间相当短（0.5~1h）。它可以在硬膜外腔和鞘内腔系统使用。芬太尼在 ART 治疗中已使用多年，被认为是安全有效的。它的不良反应和持续时间使其在门诊环境中的有效护理变得特别有用。

在一项研究中，15 名患者被给予单剂量 1μg/kg 的芬太尼，在卵母细胞的卵泡液中发现芬太尼。卵泡液中的药物含量与血浆相比明显较少，且上升缓慢，这再次表明，手术时间越短，卵泡液中芬太尼的积累越少。芬太尼也适用于三室分布模型。虽然这不是本研究的主要目的，但本研究中发现其对妊娠结局没有影响[8]。

8. 阿芬太尼

与芬太尼相似，阿尔芬太尼起效快，作用时间短（0.5~1h）。这些特性使其成为 ART 患者平衡麻醉管理的有用试剂。值得注意的是，它也存在于卵泡液中。阿尔芬太尼在卵泡液中的累积被证实，在三室药代动力学模型中，卵泡液属于几乎未灌注或浅室[20]，与中央室相比，平衡速率较中央室慢。首次注射阿芬太尼 15min 后，血清与卵泡液浓度的比率约为 10:1。有证据表明，约 10% 的血清阿尔芬太尼未与血清蛋白结合，并能扩散到周围组织和体液中。由于卵泡液蛋白不包括与阿尔芬太尼结合相关的 α_1- 酸性糖蛋白，因此在卵泡液中检测到的阿尔芬太尼含量可能反映了阿尔芬太尼的游离分数[21]。

人类研究：对接受取卵术的女性进行了评估阿尔芬太尼药代动力学的研究。一项研究评估了 14 名接受 ART 治疗的 ASA 1 患者，最初使用 15μg/ml 阿尔芬太尼和 2mg 咪达唑仑诱导麻醉。患者服用一氧化二氮维持，并额外使用 0.5mg 阿尔芬太尼和咪达唑仑（总计 4mg）。这些患者在同一时间点的血清水平（更高）与卵泡液水平相比有十倍的差异。当丙泊酚用于维持时，情况类似[21]。本研究还评估了 13 名患者单剂量服用 10μg/kg 阿芬太尼后的血清和卵泡阿芬太尼水平。在卵泡液中发现阿芬太尼也有类似的模式，在逐渐增加的时间点缓慢上升。阿芬太尼（1:40）在卵泡液中的峰比值低于芬太尼（1:10）。没有证据表明这会影响妊娠结局[22]。在另一项评估阿尔芬太尼耐受性的研究中，36 名女性被随机分为阿尔芬太尼 0.025mg/kg 组或芬太尼 0.0025mg/kg 组。研究发现，与芬太尼组相比，阿尔芬太尼组的诱导时间更短，患者在手术结束时嗜睡更少[23]。

9. 瑞芬太尼

瑞芬太尼是一种超短效的阿片类药物，由非特异性组织酯酶代谢。由于其作用时间极短，通常通过持续输注来提供。瑞芬太尼在 ART 程序中似乎没有危害。

人类研究：一项回顾性研究比较了 548 名类似（年龄除外）不育女性。其中一组使用宫颈旁利多卡因阻滞进行麻醉，另一半使用宫颈旁利多卡因阻滞并辅以瑞芬太尼持续输注进行麻醉。单纯宫颈旁阻滞组的平均年龄为 34.8 岁，瑞芬太尼组的平均年龄 35.9 岁。由于瑞芬太尼组的年龄较高，这些女性平均接受了高剂量的促性腺激素，以达到与无瑞芬太尼组相当的卵巢反应。然而瑞芬太尼组回收的卵母细胞数量更高，且卵母细胞质量没有恶化。尽管有额外的促性腺激素刺激（以弥补年龄差异），但由于感知到的卵巢反应是相似的，因此可能更好的疼痛控制允许更多的卵母细胞被取出。我们有理由认为瑞芬太尼似乎不会影响取出的卵母细胞的质量[24]。麻醉通常需要镇静药、抗焦虑药和局麻药之间的平衡。一项将 40 名患者分为 2 个组的研究比较了单独使用瑞芬太尼镇静和联合使用瑞芬太尼颈旁阻滞。研究发现，单独使用瑞芬太尼组第二次卵巢穿刺时，血浆瑞芬太尼浓度高于联合使用颈椎旁阻滞组。这表明，当通过不同的作用机制联合使用药物时，麻醉药可以更谨慎地选择[25]。

10. 丁丙诺啡

随着阿片类药物耐受性和依赖性的增加，丁丙诺啡越来越受欢迎。丁丙诺啡是一种阿片受体部分激动药，在较高剂量下可作为阿片受体拮抗药发挥作用。虽然丁丙诺啡在实践中没有常规用于特定的程序性疼痛管理，但重要的是要说明，如果患者已经在服用这些药物，她对麻醉的反应可能会有所不同。一般来说，在这一相当短的门诊过程中继续使用阿片类受体部分激动药和拮抗药是安全的。然而，确保获得非阿片类药物的疼痛控制亦与之相关。考虑就这些患者的围术期疼痛和麻醉管理咨询麻醉师也是可行的。

动物实验：一项动物研究利用丁丙诺啡作为长效阿片类药物，对 33 只接受 ART 的啮齿动物进行了更有效的疼痛控制。在麻醉方案中添加阿片类药物对胚胎植入的数量没有明显影响，值得注意的是，刺激导致心率和血压升高较少[26]。

11. 非甾体抗炎药

酮咯酸和双氯芬酸是有效的镇痛药，特别是用于缓解取卵后出现的痉挛性疼痛，是 ART 中常用的麻醉佐剂。这两种药物都有很强的 COX1 和 COX2 活性抑制作用。此前认为，由于对前列腺素合成的抑制作用，将对胚胎移植产生负面影响。然而，下文总结的研究并未表明情况如此。

动物实验：在小鼠模型中，对非甾体抗炎药的使用进行了专门研究，观察了 99 组手术中的产量和出生率。使用阿片类药物和非甾体抗炎药的多模式镇痛对通过囊胚移植建立新系转基因小鼠的能力没有正面或负面影响[27]。另一项动物研究将 96 只小鼠随机分为阿片类组、非甾体抗炎药组或生理盐水组。任何一组的妊娠率或活产率均无

显著差异[28]。

人类研究：Mesen 等进行的一项回顾性研究，评估了 7 年间 454 名接受新鲜移植的女性。约 1/5 的患者在取卵后立即接受酮咯酸治疗。两组的妊娠率均在 50% 左右，两组的着床率和活产率无统计学差异。可想而知，接受非甾体类抗炎药的患者在恢复期的疼痛评分［视觉模拟量表（visual analog scale，VAS）=2］比他们的对照组（VAS=5）有所改善。对此可能的解释有酮咯酸的药代动力学。酮咯酸的半衰期为 4～7h，24h 后只有 2% 的药物残留在体内。植入通常在取出后 6～8 天进行。此时，酮咯酸早已被代谢掉。此外，随着冷冻转移的广泛使用，酮咯酸的安全性更加有说服力[29]。

对双氯芬酸也进行了 ART 结果和疼痛评分的调查。Kailasam 等对 381 个辅助受孕周期进行了随机前瞻性双盲研究。建立了两组，其中 187 名女性在手术结束时通过栓剂接受 100mg 双氯芬酸，194 名女性不接受任何药物。进展到胚胎移植的女性人数分别为 185 人和 190 人。双氯芬酸组的植入率为 25.3%，非双氯芬酸组的为 21.6%。双氯芬酸组 38.9% 的女性妊娠，非双氯芬酸组 32.6% 的女性妊娠。这些比率没有统计学差异。然而，出院前接受双氯芬酸治疗的患者疼痛评分有所降低，具有统计学意义。双氯芬酸的使用在不影响生育结果的情况下降低了疼痛评分[30]。

12. 止吐药

虽然止吐药是顺利麻醉的关键，但并非没有潜在风险。一些止吐药与血浆和（或）卵泡液催乳素浓度升高有关，这种作用与卵泡成熟、类固醇生成、排卵和黄体功能受损有关。快速诱发高催乳素血症的药物，如氟哌啶和甲氧氯普胺，会导致卵泡成熟及黄体功能受损，因此不宜使用[31]。昂丹司琼和地塞米松是两种用于术后的标准止吐药，在 ART 中似乎也是安全的。

13. 氧化亚氮

氧化亚氮即一氧化二氮，是目前仍在使用的最古老的麻醉药之一。既能引起健忘症，又能治

疗急性疼痛。有证据表明一氧化二氮会致畸。

动物实验：Warren 等研究了氧化亚氮对小鼠胚胎发育的影响。专门研究了在预期卵裂之前的不同时间点给予胚胎一氧化二氮对其的影响。研究表明，受精卵在接近卵裂的预期时间暴露在氧化亚氮中，确实会对其进一步发育产生有害影响。例如，在预期卵裂前 0～1h 暴露于氧化亚氮的受精卵中，只有 4.7% 的受精卵能够完成分裂，而对照组为 77%。这些统计数据随着距预期卵裂时间的延长而改善[32]。

14. 挥发性麻醉药

随着在办公室环境中进行 ART 的推动，挥发性麻醉药（即吸入麻醉药，如异氟醚和七氟醚）在很大程度上已不受欢迎。由丙泊酚、苯二氮䓬类、局部麻醉药和短效阿片类药物组成的平衡麻醉药是一种耐受性良好的有效麻醉药，已被证明对卵母细胞和患者的风险最小。挥发性麻醉药的使用还需要一台麻醉机，这台机器价格昂贵，而且可能在办公室无法使用。

尽管如此，仍有可能需要使用挥发性全身麻醉药。在医学辅助生殖 180 篇文献中，很少有文献评价挥发性麻醉药用于取卵术中的安全性。

人类研究：在卵母细胞提取技术发展和建立的早期，Hayes 等评估了 276 名在 3.5 年内接受过体外受精（IVF）治疗的女性患者。这些手术都是在腹腔镜下进行的，因此需要在硫喷妥钠、氧化亚氮、异氟醚、芬太尼和琥珀胆碱的联合作用下诱导和维持全身麻醉。有趣的是，对于卵母细胞的麻醉暴露平均时间为（36.8 ± 16.7）min，范围为 5～99min，比目前的做法要长得多。这项研究表明，与来自第一个卵巢的成熟度匹配的卵母细胞相比，从第二个卵巢获得的卵母细胞的卵裂机会明显减少。研究小组得出结论，可能是麻醉时间、CO_2 气腹或两者的某种结合导致了这些结果[33]。

15. 替代技术和多模式镇痛

许多研究关注针刺技术在 ART 中的作用。针刺技术被描述为在卵母细胞提取过程中一种额外的多模式镇痛方法。在一项将瑞芬太尼与包括电针和耳针在内的针刺技术进行比较的研究中，患者在手术过程中通过增加电针减少了疼痛强度和瑞芬太尼的用量。然而，在本研究中，所有患者都要求瑞芬太尼患者自控镇痛（patient controlled analgesia，PCA），因此这似乎不足以提供单独的镇痛。在某些条件下，电针似乎是一种很好的附加疗法，但可能不足以单独用于镇痛[34]。例如，瑞典的一项研究将患者随机分为电针 / 宫颈旁阻滞技术组和宫颈旁 / 阿芬太尼技术组，在卵母细胞抽吸时，实验组的 VAS 疼痛评分显著高于对照组[35]。Humaidan 等也发现了这种效应，但指出针刺技术使患者出院的时间缩短了 8min[36]。

三、麻醉的相关条件和影响

（一）高催乳素血症

一直以来，人们对研究麻醉药对催乳素水平的影响非常感兴趣。已发现高催乳素血症会损害卵泡成熟和黄体功能[31]。在外科手术中可以看到与应激相关的催乳素增加。有证据表明，全静脉麻醉药和挥发性麻醉药（如七氟醚）都可能增加这种情况[37]。溴隐亭已成功用于接受 ART 治疗的女性。在手术前 1h，溴隐亭（一种催乳素抑制药）可以降低血清催乳素水平，也可以降低卵泡液激素浓度中的催乳素水平。服用溴隐亭对受精率和妊娠率没有影响。预防高催乳素血症可提高体外受精后的胚胎卵裂率[38]。然而，常规的卵母细胞提取程序持续时间很短，这在实践中也没有常规使用。

（二）卵巢过度刺激综合征

卵巢过度刺激综合征的范围从轻微到严重，可能危及生命。该综合征的严重形式根据液体移位进行分类，液体移位可广泛导致腹水、胸腔积液、心包积液、电解质异常、肾功能损害和严重低血容量。虽然仍不确定，但有证据表明促卵泡激素（follicle stimulating hormone，FSH）受体的突变可导致这一过程[39]。无论如何，对这些患者进行镇静治疗需要非常小心，因为他们的病理生理变化使得心律失常、严重低血压、低氧血症和误吸的可能性更大。应在医院进行仔细监测，即使是常规手术，如穿刺，也应如此，以确保血流动力学稳定和充分复苏。如果手术需要镇静，在这种情况下咨询麻醉师也是合理的。

（三）患者的特征

无论采用何种技术，每个患者都应该在个性化的基础上满足其需求。患者特征在优化镇痛和安全方面发挥了作用。因此，必须对每位患者进行筛查，以找出可能使其围术期和麻醉护理复杂化的并发症。生殖内分泌科医生和麻醉医生应共同制订筛查范式，因为对于办公室或门诊麻醉中心没有国家认可的患者排除/纳入标准。让每个患者都被认为在计划中进行适合的麻醉是十分重要的。根据定义，办公室麻醉具有最小的资源依赖。由于计划和沟通不善，在手术当天出于可预测的原因而取消取卵是一种糟糕的体验。这可能对 ART 周期和患者产生不良的下游影响。

考虑到在获取卵子之前消耗的所有能量的性质，可以预测，女性会出现焦虑，有时会很严重。在一项研究中，150 名接受取卵术的女性根据 VAS 评分系统评估的焦虑分为两组，高焦虑组的患者与低焦虑组相比需要更多的丙泊酚用于诱导，更大剂量的丙泊酚用于镇静。同样，高焦虑组的半衰期更长。有趣的是，焦虑程度较高的患者术后疼痛评分也较高。这项研究强调，在确定提取卵母细胞的剂量和药物时，应考虑患者的焦虑程度[40]。

四、总结

选择麻醉方式的首要目标是减轻手术过程中的疼痛，尽量缩短术后恢复时间。应该使用不良反应最小的药物。文献中描述了多种技术，从宫颈旁阻滞到全身麻醉。虽然一般麻醉类型随着时间和经阴道超声探头的发明已经发生了变化，但使用每种类型都有利弊。从最低程度的镇静一直到全身麻醉，镇静和镇痛是一个连续的过程。

第 22 章　胚胎移植
Embryo Transfer

Richard Thomas Russell　Daphne Chong　著

白娇娇　译　　李佳璐　校

成功植入胚胎仍然是辅助生殖中最关键和最不易成功的步骤。选择一个高质量、理想的胚胎，移植在接受治疗后形成同步的子宫内膜中，尽可能造成最小的创伤过程对于移植成功是十分重要的。因此，胚胎移植（embryo transfer，ET）是体外受精（IVF）联合胚胎移植技术过程中最关键的步骤之一，而植入成功与移植的容易程度相关[1, 2]。ET 技术的培训是灵活多变的，许多临床医生在"存活"之前很少进行胚胎移植。

ET 相对容易学习且几乎没有"难以理解"的程序，其操作需要个性化和定期监测。令我们惊讶的是，熟练程度通常是通过程序编号为 15 的程序就能熟练掌握的[3]。一些研究表明，IVF 妊娠率的变化取决于实施 ET 的临床医生[4-6]。

已有许多不同 ET 技术的应用及学习[7]。本章旨在描述一些在促进移植成功上的关键要素。

一、胚胎移植前

（一）针灸

应用针灸作为试管授精过程的一部分的方案越来越多。但事实上，试验往往构思不佳，需要查阅大量的文献。我们提倡各种针灸技术和治疗方法，这可以追溯到 3000 多年前的中国传统。医师通过应用皮肤针灸来调节激素，改变能量衰减，改善子宫血液循环和减轻子宫负荷。

已经有几项随机试验（RCT）证明了针灸的益处[8-12]。通过 Qu 等的试验证明耳穴针刺组显示出较高的植入率、临床出生率和活产率[10]，而 Westergaard 等证明与未接受针灸治疗的患者相比，针灸治疗患者的临床妊娠率更高（39% vs. 24%）[12]。随后对 7 项试验进行的 Meta 分析也显示当 ET 联合针灸治疗时，临床妊娠率（OR=1.65，95%CI 1.27～2.14）和活产率（OR=1.91，CI 1.39～2.64）均有所改善[13]。

相比之下，一些 RCT 试验包括 Meta 分析[22]没有显示针灸的益处[14-21]。虽然针灸已广泛使用，但目前还没有足够的证据将其作为常规 IVF 方案的一部分。

（二）麻醉

据报道，ET 患者所经历的疼痛与妊娠率显著较低独立相关，这导致了研究人员为努力减少患者不适投入研究[23]。一项大型比较试验观察了麻醉对 ET 的效果，没有发现有益的影响[24]。考虑到潜在的并发症，我们一般不建议在 ET 期间常规使用麻醉。但是在某些情况下，我们可以考虑使用麻醉，例如：以往困难的手术操作步骤；阴道痉挛；性心理问题或子宫内膜异位症。值得考虑的是，虽然不建议使用全身麻醉，但目前没有任何证据表明使用全身麻醉可以降低妊娠结局。

（三）抗生素

通常来说，临床或亚临床子宫内膜感染会导致植入率较低，慢性子宫内膜炎患者中也存在植入率较低的情况。尽管在 ET 前后使用预防性广谱抗生素使转移后的导管尖端分离出的细菌减少，但它并没有改善临床上的活产率[25]。

（四）清洁宫颈

研究表明，医师们普遍认为在 ET 之前清洁宫颈是有益的。宫颈黏液会阻碍胚胎通过导管的尖端，甚至将胚胎从排出部位推挤回导管。

据推测，穿过宫颈黏液可能伴随着胚胎引起亚临床感染。相反，部分人认为去除黏液可能会刺激子宫收缩或出血，从而对妊娠结局产生负面影响。因为子宫颈清洁消毒本质上是大众认可的做法，所以在文献中很少有文章可供借鉴。在一项大型 RCT 试验中，临床妊娠率（39.2% 研究 vs. 22.6% 对照，$P<0.001$）和活产率（33.6% 研究 vs. 17.4% 对照，$P<0.001$）倾向于去除宫颈黏液[26]，在另一项非随机研究中也观察到类似的结果[27]。

（五）子宫松弛药

IVF 成功率降低与子宫收缩力的强弱有关。收缩性的增加可能与卵巢刺激有关以及导管接触宫底时诱导的收缩有关[28, 29]。一些观察性研究表明，应用阿托西班（一种催产素和抗利尿激素的抑制药）在 ET 期间有好处。一项大型多中心 RCT 试验报告证实使用子宫松弛药后，在着床、妊娠、流产或异位妊娠率方面没有差异[30]。类似的研究观察了 β- 肾上腺素能激动药（特布他林和利托君）在控制卵巢刺激中的作用，在妊娠、植入和流产率方面没有差异[31]。我们也在等待一项正在进行中的双盲 RCT 试验的结果，该试验评估硝苯地平作为平滑肌松弛药对改善 ET 预后的效果[32]。

二、胚胎移植

（一）导管类型

有许多类型的 ET 导管，它们大部分是软导管或硬导管。传统上硬导管不会用于较差的 IVF 结果的患者身上。美国生殖医学学会（American Society for Reproductive Medicine，ASRM）的一项 Meta 分析支持了这一观点，该分析显示，软导管比硬导管的妊娠率更高（RR=1.36，95%CI 1.16～1.59）[33]。

通过比较不同类型的软导管的数据量，我们显著发现植入、妊娠或活产率没有差异[33]。因此，似乎没有某一种软导管是更为突出的。

（二）移植时胚胎的放置位置

尽管有研究数据显示，科学家认为在子宫内可能有一个更好的"区域"，但适合胚胎发育的放置位置目前还没有明确地规定。一般普遍认为，我们应避免用导管尖端接触子宫底。因为这一操作会引起子宫收缩，刺激排出胚胎，进而显著降低妊娠率。

有许多高质量的 RCT 试验已经试图确定胚胎放置的最佳位置。一项 RCT 试验检查了三个不同的放置位置，分别是距离宫底 1.0cm、1.5cm 和 2.0cm。当选择的位置为 2.0cm 时，妊娠率高于距离宫底 1.0cm[34]。当比较 <1.0 和 1～1.5cm 的放置时，后一组的植入率和妊娠率均较高[35]。

另外两项 RCT 试验比较了子宫腔上、下半部分的分法位置[36]，并比较了距离宫底 2.0cm 的点和子宫腔中点[37]。两项研究都没有报道着床率和妊娠率的差异。

现有的所有证据表明，最高的妊娠率与胚胎放置在子宫腔的上或中 1/3 有关，距离宫底至少 1.0cm[34, 35, 37-41]。

最近，ET 后的胚胎迁移也引起了研究兴趣。在一项最新的研究中，分别在 ET 后 1min、5min 和 60min，用 3D 超声对"胚胎闪光"进行了评估（"闪光"在超声监视器上显示白色像素化区域，其与含有胚胎的团块中注射的气泡有关）（图 22-1）。在 ET 术后的 60min 内，76.4% 的胚胎绒毛向宫底迁移，12.4% 向子宫颈迁移，11.2% 保持静止。在 1min 和 5min 的胚胎位置之间没有明显的关联。在 60min 时，距宫底小于 15mm 的胚胎妊娠率和着床率明显高于距宫底大于 15mm 的妊

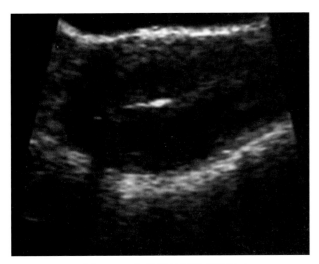

▲ 图 22-1　胚胎移植时的超声检查

白色的"闪光"在超声监视器上显示为一个白色像素化的区域，与含有胚胎的团块中注射的气泡有关

经许可转载，引自 Allahbadia G, Merchant R, Gahdhi G, et al. Ultrasound-guided ETs or Clinical Touch ETs, in Allahbadia GN, Chillik CF, ed., Human Embryo Transfer. New York: Springer, 2015.

娠率和着床率（46.5% vs. 32.8% 和 25.8 vs. 18.2%，$P < 0.05$）。与静止或向宫底移动的胚胎相比，胚胎闪光向宫颈移动时的妊娠率和植入率显著降低（25% 和 15%）[42]。

在 ET 期间，我们需要从一个软导管切换到一个更硬的外导管以适应一个质地较硬的子宫颈。这可能会导致出血和创伤，从而影响成功率。Abdelmassih 等的一项研究显示，在 ET 时，当导管外鞘未达到宫腔内操作时，妊娠率明显降低（57% vs. 43%，$P = 0.0054$）[43]。

一些医生认为这种轻微的延迟可能会降低子宫的收缩力，并使胚胎更好地移植到子宫，因此，在胚胎从导管中排出后，在从子宫中取出导管之前，"暂停" ET 程序。两项 RCT 试验研究表明，延迟 30s 或 60s 与立即拔出导管的妊娠率没有存在显著差异[44, 45]。

（三）超声引导下的胚胎移植

传统上，胚胎通过"临床触摸"方法移植到子宫腔内，本质上这是一个"盲法移植"程序，依赖于临床医生的触觉判断 ET 导管何时处于正确

的位置。一些临床医生将胚胎移植导管放置到距外口固定距离（约 6cm）处。这种方法没有考虑到宫颈和子宫长度及子宫位置的解剖差异。因此，"临床触摸"方法通常是不可靠的，在超过一半的病例中，导管放置不理想，例如导管可能缩进或嵌入子宫内膜[44]。

使用超声引导胚胎移植促进 ET 目前应用较广。导管的直接可视化有助于减少在宫颈处的停留，使胚胎在子宫内放置，出现更高的妊娠率。患者也倾向于感到放心，因为他们已经目睹了这个过程。有一些 RCT 试验的证据及 Meta 分析表明，与"临床触摸"技术相比，超声引导 ET 改善了植入、临床持续妊娠或活产率[46-51]。涉及近 6000 名患者的最新 Meta 分析结果显示，持续妊娠或活产率（OR=1.47，95%CI 1.20～1.65）支持超声引导下的 ET，而不是"临床触摸"下行 ET 技术[52]。超声引导冻融胚胎的 ET 植入率和妊娠率有所提高，同时显著改善卵子捐赠周期的妊娠结果[53, 54]。超声引导的 ET 应用于临床上困难的胚胎移植和老年女性，比临床触摸移植提高了妊娠率[54, 55]。

科学家们还研究了经阴道超声引导对 ET 的影响。它的基本原理是将提供更清晰的盆腔图像，从而导致更准确的胚胎放置以及更高的胚胎移植存活率[56-59]。该技术的优越性在于没有充盈的膀胱，尽管手术时间较长但患者能更好地耐受手术[58, 59]。只要使用合适的 ET 导管，超声监测器的分辨率适当地提高，经阴道引导的 ET 是一种首选的技术。在撰写本文时，至少有一项 RCT 试验正在研究阴道超声特定用途以及实时 4D 超声引导。

Sarevlos 等在比较 2D 与 3D 超声波下 ET 时发现妊娠率并没有改善[60]。随着超声方面的进一步进展，Gergely 等在一项涉及 5000 多名患者的研究中，建议利用经腹 4D 超声引导进行胚胎移植。该技术涉及利用子宫内膜腔的实时 3D 和 4D 成像来绘制最大植入潜力点（MIP 点）。本研究妊娠率增加了 10.04%，异位妊娠的发生率从 1.82 降低到 0.49%[61]。

（四）胚胎注射速度

胚胎从导管中排出的速度以及排除速度如何影响植入的情况是未知的。在最有经验的医生中，也注意到胚胎移植的成功与注射速度关系较大[62]。胚胎学家用显微操作其注射器时，排出的速度可以得到控制。许多研究试图通过使用"泵调节胚胎移植"（pump-regulated embryo transfer，PRET）装置来标准化注射速度。通过超声测量评估，该应用也得到了 RCT 试验的支持，与人工注射相比，胚胎位置的差异更小[63]。

（五）尝试替代保留的胚胎

胚胎在 ET 导管内的滞留率为 7.5%。在同一导管或替换导管中立即重新移植胚胎，可维持植入率和临床妊娠率[64]。

三、胚胎移植后

尽管缺乏科学证据，但卧床休息是临床上实施 ET 后最常见的做法之一。如果患者在 ET 后保持仰卧，这种姿势可以通过降低子宫收缩力或重力的影响来防止胚胎过早排出。

建议患者休息长达 24h 的时间，但在实践中通常观察到 20～120min。然而，三项系统评价未能证明立即下床活动与卧床休息比较有任何好处[65-67]。Gaikwad 等的 RCT 表明："无床休息组"的活产率明显高于"10min 床休息组"（56.7% vs. 41.6%，$P=0.02$），这表明卧床休息可能在成功率方面造成相对降低[68]。考虑到这项研究是近年来进行的，这项研究来源于当前的接受生育治疗的患者的成功率和人口统计数据，这就更引人注目了。

在一项对 600 多名患者进行的新研究中，我们通过使用阴道窥镜对子宫颈施加温和的机械压力 7min 来防止 ET 后的胚胎排出。与对照组相比，研究组的临床妊娠率明显高于对照组（67% vs. 48%；OR=1.39；95%CI 1.11～1.74）；但值得注意的是，这项临床操作并没有广泛应用于实践[69]。

四、其他注意事项

经子宫肌层进行胚胎移植

据报道，5%～7% 接受 IVF 治疗的患者存在困难 ET[70]。所有的临床医生都会遇到棘手的 ET，不易通过子宫颈进入子宫腔的案例，最常见的原因是由于解剖病理情况，如先天性宫颈狭窄或以前的子宫颈切除术。在这些情况下，可以考虑改变胚胎移入途径，通过子宫肌层途径或通过输卵管进行胚胎移植。

经子宫肌层的胚胎移植在 1993 年首次被发现[71]，但由于害怕子宫内膜和肌层的潜在创伤（出血）及子宫收缩，降低植入率，因此临床医生很少使用[72]。回顾性比较"非常困难的经宫颈胚胎移植"与经肌层胚胎移植的结果，妊娠率非常相似（分别为 33% 和 25%），没有任何重大并发症。事实上，这两种方法的成功程度可以与比较常规 ET 成功程度的国家数据库相比较。研究结果也与其他研究结果基本一致[71, 73, 74]。

1986 年报道了输卵管移植胚胎实现活产的能力，早期报道表明受精卵输卵管内（Zygote intra-fallopian tube，ZIFT）移植优于非常困难的经宫颈胚胎移植[75]。然而，随着更软的 ET 导管和更高分辨率的超声波的发展，ZIFT 失去了应用。如今，ZIFT 和输卵管胚胎移植（tubal embryo transfer，TET）仅适用于无法进行子宫颈插管的患者。

大数据回顾性研究显示，ZIFT 会增加妊娠率[76, 77]。许多非随机研究也报道了输卵管移植的妊娠率高于宫内 ET[78, 79]。在多数非对照研究中 SART 登记一直显示，在过去十年中，输卵管移植妊娠率始终高于子宫移植妊娠率，即每次取卵分娩率（37.5% vs. 31.1%）和每次移植成功率（40.1% vs. 33.3%）所显示的比例更高[80]。

尽管 ZIFT 常与原核期和卵裂期胚胎有关，但在输卵管移植后成功妊娠的报道中第 4 天胚胎移植最合适。该手术的风险基本是常规腹腔镜手术常见的风险，过度刺激的卵巢使手术困难，并导致更高的腹腔内出血的风险及出血性卵泡因意外接触而破裂。ZIFT 患者异位妊娠风险呈增加的趋势[81, 82]。在卵母细胞提取时宫颈需要机械性扩张，并容易 ET，但并不总是产生良好的妊娠率[83, 84]。

五、结论

本章讨论了 ET 的主要考虑因素。在进行 ET 之前，患者可能会决定使用针灸，甚至是麻醉或子宫松弛药来帮助减轻任何心理或生理上的压力。在手术时，应注意清洁子宫颈并选择最合适的导管，以最小的创伤进入子宫。本文讨论了超声引导的优点，以及胚胎移植定位的位置和注射速度。尽管我们尽了最大的努力，有时胚胎在 ET 后被保留在导管，但如果胚胎被胚胎学家快速和仔细地发现并重新移植胚胎，那么妊娠的机会不会受到影响。ET 是 IVF 过程的最后一部分，也是一个关键步骤。一个经验丰富的团队可以为接受 ET 手术的患者提供最好的效果及较高的成功率。同时，未来的技术如 4D 超声，可能会进一步提高治疗成功的机会。

第三篇　特殊情况下的医学辅助生殖

Medically Assisted Reproduction Under Special Circumstances

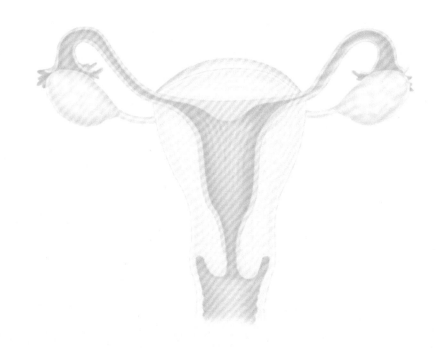

第 23 章　手术取精术与睾丸切开显微取精术
Surgical Sperm Retrieval and MicroTESE

Ivor Cullen　Asif Muneer　著

白娇娇　译　　李佳璐　校

手术取精术（surgical sperm retrieval，SSR）技术是一种为寻求生育治疗方法，从患有无精子症的男性患者附睾或睾丸中提取成熟精子进而进行卵质内单精子显微注射技术（intracytoplasmic sperm injection，ICSI）的手术方法。提取的精子既可以新鲜使用，也可以冷冻保存，用于未来的 ICSI 周期[1]。如果夫妻双方中男方是无精子症患者，为了拥有自己的子代，非射精精子结合 ICSI 技术已经成为一个首选方式[2]。

如今，睾丸切开显微取精术（microdissection testicular sperm extraction，microTESE）已经为许多以前无法治疗的非阻塞性无精子症患者提供了成功的辅助生殖治疗（ART）。

阻塞性无精子症（obstructive azoospermia，OA）是指在生殖道内存在阻塞，而非阻塞性无精子症（non-obstructive azoospermia，NOA）的特征是由于精子发生很少或没有精子发生，或者精液中完全没有精子。该病可能的病因包括遗传性疾病，如性染色体异常、Y 染色体（AZFa，b，c）易位和微缺失、隐睾、睾丸扭转、放疗和毒物影响[3]。约 1% 的男性、60% 的无精子症男性和 10% 的不育男性因 NOA 而导致睾丸功能衰竭[4, 5]。与 NOA 相关的病理组织学包括唯支持细胞综合征（sertoli cell-only syndrome，SCOS）、成熟阻滞（maturation arrest，MA）、精子生成不足和硬脂质透明质沉着症。

在这些患者中取精的选择方法是不同的，包括针吸（fine needle aspiration，FNA）、常规睾丸精子提取（conventional testicular sperm extraction，cTESE）和显微解剖睾丸精子提取（microTESE）。由于睾丸中存在独立活跃精子产生部位，一些 NOA 男性可提取到睾丸精子。

一、发展史

1999 年，Schlegel 等报道了一种新的显微手术技术来进行 TESE，称为 microTESE[6]。在此之前，各种手术方法已经被用来进行精子提取。其中最常见的是传统的睾丸精子提取（cTESE），这是一种无固定部位提取精子的步骤，通过切开睾丸白膜获得小的睾丸组织样本。Schoysman[7] 和 Craft 等[8] 叙述了 cTESE 用于 OA 的情况，Silber[9] 和 Devroey 等[10] 将 cTESE 用于 NOA。

Schlegel 的理念认为那些只有支持细胞（sertoli cells only，SCO）的曲细小管比含有生精细胞的小管更细。但是由于没有光学放大镜的放大功能，较大、较小管之间的差异是不可见的。而 microTESE 可更好的识别睾丸表面血管，降低睾丸断流的风险。打开白膜，然后使用手术显微镜在 20～25 倍的放大倍数下检查睾丸组织，寻找管径较粗、呈白色不透明的生精小管。

在 Schlegel 的手中，microTESE 技术可以将精子提取率从 45% 提高到 63%[11]。

二、MicroTESE 与 cTESE

cTESE 包括通过睾丸白膜随机切口，对挤出的生精小管进行多次取样。这可能导致周围睾丸组织萎缩和血管断流。易引起睾丸内出血和实质纤维化，可导致精子发生受损，损害睾丸的内分泌功能。

MicroTESE 更有选择性，取得睾丸组织数量要少得多。这对一些睾丸已经比正常尺寸小，与不孕症有关的患者的睾丸功能保护有重要意义。此外，对白膜中无血管区域的识别也减少了血管损伤的机会。来自睾丸不同区域的多焦点取样与cTESE 相比，会增加检测到精子的可能性。

众所周知，NOA 患者的睾丸内有一片区域的曲细精管较好，里面可以产生精子。而其他人则完全没有生殖细胞和（或）小管内没有精子完全成熟。SCOS 的组织学诊断发现存在局灶性精子发生区域[12]。

与其他开放手术方法相比，MicroTESE 有优点，也有缺点。在临床人类辅助生殖技术中实施microTESE 需要配备一个位于 IVF 实验室隔壁的顶级显微镜的手术室。此外，microTESE 是一种操作复杂型的手术，需要显微外科专业知识以及阴囊和睾丸手术的泌尿外科培训。

三、技术方面

MicroTESE 技术的应用开始于体积大有利于获取精子的睾丸。在所有精子提取阴性的病例中，外科医生都会转移到对侧睾丸，以最大限度地提高成功的机会。

microTESE 手术在一侧阴囊中线中缝切开，长度 3～5cm（具体取决于睾丸的大小）。逐层切开将睾丸挤出阴囊外，在睾丸表面无血管区切开白膜寻找合适的生精小管来提取精子（图 23-1 和图 23-2 ）。

在睾丸表面无血管区做一个环形切口，切口几乎覆盖每个睾丸的周长，角度约为 270°。然后采用 6～8 倍观察白膜内侧血管，将一些止血药附着在血管上止血，并使睾丸实质暴露在外。

取小部分睾丸活检组织放入 Bouin 溶液中，

如果不能成功获得精子，就可以经病理诊断为无精子症。5mm^3 活检产生足够数量的生精小管（ <50 横断面 ）以进行足够的定量分析，进行Johnsen 评分以评估精子发生，并排除任何伴随的肿瘤或恶性睾丸小管内生殖细胞瘤（ intratubular germ cell neoplasia，ITGCN ）[13]。

唯支持细胞综合征（SCOS ）的特征是精管腔上支持细胞，缺乏生精细胞。成熟停滞（MA ）是缺乏成熟的精子，尽管有正常的早期精子发生阶段。正常的精子发生是指从精子发生到成熟精子的所有阶段。

睾丸实质在 16～25 倍显微镜下解剖，在睾丸大部分区域中的无血管平面可以寻找最好的生精小管（ seminiferous tubule，ST ），正如 Schlegel 所述，它包含生殖细胞可能性更大。

如果医师们看不到增大的小管或者小叶内的小管显示均匀，则可以对小叶进行显微外科活检，是否存在精子。这项步骤可以重复，直到每个睾丸部位都有取样。

使用连续或间断缝合线(4/0 或 5/0)缝合白膜。止血后，用可吸收缝合线连续缝合鞘膜，然后分层闭合阴囊和皮肤。

精索神经阻滞是确保术后镇痛的一种有用的辅助手段。

一般情况下，患者可以在手术当天出院回家。建议患者休息 48h 并在阴囊上敷冰袋。24h 后，应指导患者摘除阴囊敷料。

建议患者术后 72h 内使用阴囊支架，在 21 天内禁止运动、举重和性交，并需要告知会出现阴囊肿胀、伤口部位瘀斑和轻微不适的可能性，通常在 1 周左右消退。阴囊超声是适用于并发症发生的病例中重要的检查手段。

在所有实验步骤中使用的器械都需无菌处理。MicroTESE 后的小管组织在立体显微镜下进行检查[14]。首先，可以使用 23 号一次性结核菌素注射器来去除任何组织的血块和分散 ST[15]。然后将标本转移到含有保存新鲜精子处理培育缓冲培育

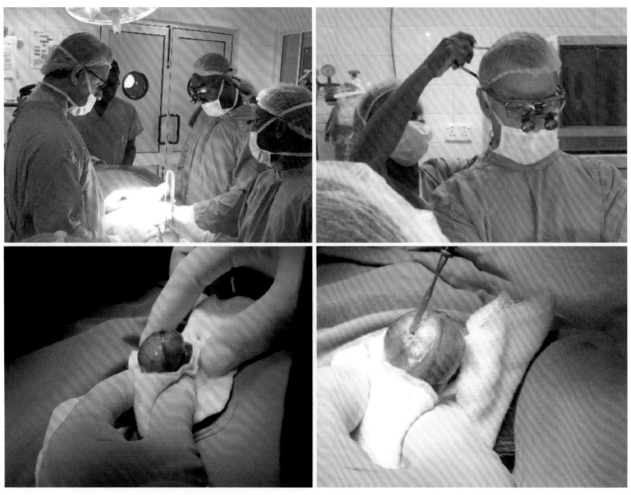

▲ 图 23-1　睾丸切开显微取精术在阴囊中线中缝切开，长度为 3～5cm，具体长度取决于睾丸的大小

图片由 Lister Hospital and Fertility Centre, Accra, Ghana 提供

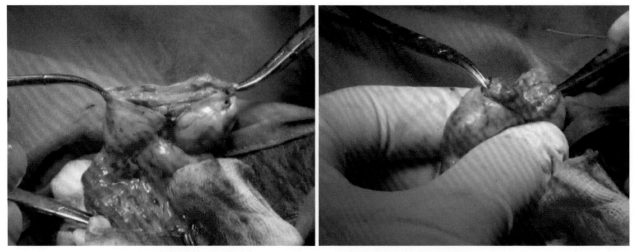

▲ 图 23-2　切开睾丸及其被膜，打开白膜暴露生精小管取精子

图片由 Lister Hospital and Fertility Centre, Accra, Ghana 提供

基的培养皿中，在培养皿中解剖并"切碎"标本，以便将精子释放到培养基中。然后用倒置显微镜检查培养基。

小管的直径可以通过连接在倒置显微镜上的数字成像系统（CIVA，Hamilton Thorne，USA）来确定。操作员在 100 倍的放大倍数下捕获单个 ST 图像（图 23-3）。

以微米为单位进行测量从最扩张的小管的边缘到另一边缘，每个较大的小管均进行测量分析。随后，使用两个一次性结核菌素注射器（一个用来将小管固定在培养皿底部的位置，而另一个用于挤压并打开小管）对 ST 进行机械性切割。

重复此步骤，直到看不到完整的小管为止。然后在 200～400 倍的暖台倒置显微镜下检查匀浆，以确认精子的存在。如果接收到多个 microTESE 标本，则重复所有上述步骤。

建议至少有 2 名实验室技术人员或胚胎学家参与处理 microTESE 标本：一名在立体显微镜下切割小管，另一名在倒置显微镜下寻找精子。

最理想的情况是，初步检查中就发现精子时，可以通知外科医生。如果在最初的显微镜检查后没有观察到精子，则需要仪器进行广泛的检查并进行处理和寻找。将细胞悬液用精子培养基稀释并以 300g（g 指相对离心力）离心 7min。弃上清

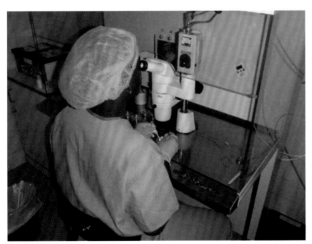

▲ 图 23-3　在使用数字成像系统在确定小管直径之前处理小管
图片由 Lister Hospital and Fertility Centre, Accra, Ghana 提供

. 液，将颗粒重悬于约 0.2ml 的精子缓存培养液中。在精子处理过程中，培养基温度保持在 32～37℃，这有利于优化精子活力。

四、精子提取的成功率

在文献中，NOA 病例中 microTESE 的精子提取率为 35%～77%[15-18]。更重要的是，对照研究表明了 microTESE 在获得活精子方面，表现优于 cTESE 或经皮穿刺取精术（TESA）（表 23-1）。

Okada 等对接受常规 TESE 和 microTESE 治疗的患者进行了回顾性比较研究[19]。46 例患者行 cTESE 治疗，其中包括 22 例 OA 和 24 例 NOA。另外 100 例患者接受了 microTESE 治疗，其中包括 26 例 OA 和 74 例 NOA。cTESE 通过在阴囊表面做 3 个 5mm 小切口逐层切开取适量的睾丸组织。比较精子再生率，以及通过超声和内分泌学评估并发症发生率。对于 OA 病例，每次手术的精子再生率均为 100%。然而，对于 NOA 病例，cTESE 和 microTESE 的精子再生率分别为 16.7 和 44.6%（P=0.0271）。

Deruyver 等比较了 microTESE 和 cTESE 在 NOA 患者中的疗效性和安全性并进行了系统综述[20]。主要结果是 SRR，次要结果是取精的临床预测指标及并发症发生率。最终分析共包括了 7 项研究。其中的 5 项研究表明，microTESE 组（42.9%～63%）的 SRR 明显高于 cTESE 组（16.7%～45%）。其中 4 篇文章根据睾丸组织学对 SRR 进行的亚分析表明，MicroTESE 在 SCOS 和精子发育不良的男性中具有有利的结果。血清卵泡刺激素（FSH）和睾丸激素（睾酮）值高低与睾丸体积呈变量相关。同时在超声检查中发现 microTESE 后的并发症较少。

到目前为止，我们还没有找到绝对的术前 NOA 中的 SRR 成功的预测因素。FSH 和睾酮水平以及睾丸体积反映了整体睾丸功能[21]。相比之下，睾丸组织病理学结果与上述标志物相比具有更好的预后价值。与 MA（64%）和 SCOS（20%）

表 23-1 精子提取率（SRR）的比较					
作　者	方　法	总 SRR（%）	SCO 的 SRR（%）	成熟阻滞的 SRR（%）	精子生成不足的 SRR（%）
Schlegel（1999）	cTESE（n）	45（n=22）			
	microTESE（n）	63（n=27）			
Amer 等（2000）	cTESE（n）	30（n=100 睾丸）			
	microTESE（n）	47（n=100 睾丸）[a]			
Okada 等（2002）	cTESE（n）	16.7（n=24）	6.3（n=16）	37.5（n=8）	
	microTESE（n）	44.6（n=74）[a]	33.9（n=56）[a]	75（n=12）	
Tsujimura 等（2002）	cTESE（n）	35.1（n=37）	13（n=23）	0（n=1）	76.9（n=13）
	microTESE（n）	42.9（n=56）	22.5（n=40）	75（n=4）	100（n=12）
Ramasamy 等（2005）	cTESE（n）	32（n=83）	29（n=24）	20（n=10）	50（n=14）
	microTESE（n）	57（n=460）[a]	41（n=237）	44（n=62）	81（n=73）[a]
Ghalayini 等（2011）	cTESE（n）	38.2（n=68）	6.2（n=32）	27.3（n=11）	84（n=25）
	microTESE（n）	56.9（n=65）[a]	26.9（n=26）[a]	36.4（n=11）	92.9（n=28）
按样本量加权的平均 SRR	cTESE（n）	33	14	27	73
	microTESE（n）	54	37	49	85

a. 差异具有显著性（P<0.05）

microTESE. 睾丸切开显微取精术；cTESE. 常规睾丸精子提取；SCO. 支持细胞

经许可转载，引自 Deruyver Y, Vanderschueren D, Van der Aa F. Outcome of microdissection TESE compared with conventional TESE in non-obstructive azoospermia: a systematic review. Andrology. 2013;2(1):20-24.

相比，根据 microTESE 技术 SRR 在精子发育不良中（93%）显著高于 TESE[22]。这一观察结果表明，精子生成在睾丸内以不均一模式分布，单个睾丸某处的组织学评估确定 NOA 中是否存在罕见精子生成灶的能力方面是局限的[22]。

经成功提取精子的病例证实，含精子 ST 的平均最大直径明显高于不含 ST（298μm vs. 225μm，P>0.0001）[23]。在 250μm 直径 ST 的截断面水平下，我们获得了最佳灵敏度和特异性 SR 阳性结果。

尽管有报道：FSH 水平升高会降低 microTESE 手术的成功结果，但血清 FSH 水平是否真的可以预测精子的成功提取率是值得进一步明确的。Ramasamy 等的一项大型回顾性研究表明，NOA 男性 FSH 水平升高与 FSH 水平较低的男性提取精

子的概率相同[21]。

通过 microTESE 成功获得睾丸精子在不同的疾病之间具有可比性，例如隐睾症、精索静脉曲张、睾丸炎、遗传性、放疗、电 / 化疗和先天性疾病[24-26]。

基于大多数 NOA 男性的睾丸体积减小与睾酮分泌减少和性腺功能减退有关，建议 NOA 男性患者在接受治疗前进行药物治疗，以提高内源性睾酮水平，从而提高 SR 率[27]。

足够水平的睾丸内雄激素生物活性对维持 NOA 中受到损害的精子发生至关重要[28]。事实上，芳香化酶抑制药、氯米芬和人绒毛促性腺激素（hCG）已成功用于促进 NOA 和非嵌合性克兰费尔特综合征（KS）男性的睾酮产生。事实上，

已经有研究表明，药物治疗后 KS 男性的 SR 率有效增加了 1.4 倍[29]。

尽管人们非常期待患有 NOA 男性会因为取出睾丸精子而停止尝试妊娠，但药物治疗仍在研究中[28]。在最近的一项回顾性研究中，Reifsnyder 等对 NOA 736 个男性在 microTESE 前优化睾酮的作用进行回顾性研究并得出结论，激素治疗对提取率没有影响[27]。因此，目前我们还不能对药物治疗在 NOA 中的作用得出明确的结论。只有针对不同亚型 NOA 男性进行随机试验测量睾丸内雄激素活性的实验成功后，我们才能获得结论。

五、TESE 失败后的精子再生率

在以往采用其他方法提取失败的案例中，使用 MicroTESE 技术提取，其中有 1/3 案例是获得成功的。Tsujimura 和同事报道了在之前的常规 TESE 失败后，通过挽救性 microTESE 方法获得了 45% 的 SRR[30]。

同样，Kalsi 等观察了 58 名 NOA 男性，他们之前接受过单或多次 TESE 或 TESA，在发现没有精子后采用 microTESE，其中 27 名男性成功获得精子（46.5%）[31]。当分析各种组织学亚型时，诊断为 SCOS［14/35（40%）］且成熟停滞［11 中 4 例（36%）］的患者的 SRR 低于精子生成不足组［9/12 例（75.0%）］（P<0.05）。值得我们注意的是，患者术前血清睾酮与 microTESE 结果相关。

六、ICSI 的成功率：新鲜精子与冷冻精子

关于来自 NOA 男性的新鲜和冷冻解冻的睾丸精子的生殖潜力，不同研究得出的结果并不完全一致[32-35]。

虽然一些研究人员认为使用冷冻睾丸精子与新鲜精子相比，受精[33]、胚胎发育[34]和植入[35]受损，但其他研究人员无法在这些参数上发现显著差异[36]。

在一项涉及 825 个周期的 10 项研究的 Meta 分析中，受精率保持相似，但当 ICSI 使用新鲜而非冷冻解冻的睾丸精子进行时，植入率显著更高（73%）[35]。

然而，上述研究中持续的妊娠率并没有受到用于 ICSI 的睾丸精子状态的负面影响，即新鲜或冷冻解冻（RR=0.88；95%CI 0.58～1.33）。

七、MicroTESE 和 ICSI：带回家的婴儿比率

与射精精液和 OA 男性的精子相比，使用 NOA 男性的精子会降低 ICSI 成功率[37]。受精率和植入率显著降低，NOA 与 OA 在 ICSI 后出生率也较低（19% vs. 28%）[38]。

在包括受睾丸组织病理学影响的 NOA 患者的纵向研究中，只有 1/7 的 NOA 患者接受 microTESE 和 ICSI 最终可以成功地拥有属于自己基因的孩子[39]。在进行 microTESE/ICSI 之前，他们是没有机会成为父亲的男性群体。

八、并发症

MicroTESE 技术可以看到白膜下的睾丸血管，进行切口时避免损伤血管。显微手术还可以保留睾丸内的血液供应。这减少了由血肿形成和睾丸血管切断引起的并发症的机会，在 cTESE 的病例中出现上述并发症的可能性更大[40, 41]。此外，cTESE 可能导致去除相对过多的睾丸组织，这可能危及雄激素的产生，并限制重复 SSR 的机会。这一因素对于 NOA 的男性患者很重要，因为他们通常睾丸较小且功能异常。

睾丸的血供穿透白膜在白膜下运行，然后渗透到生精小管的隔膜和小叶之间。由于这些是终末动脉，对这些血管的任何损伤都可能导致睾丸部分的血管断流。Schlegel 等研究了 microTESE 前睾丸活检后的严重并发症，并报道了 64 例患者中的 2 例完全性睾丸萎缩[42]。

接受 TESE 手术的患者中，82% 在术后 3 个月的超声检查中检测出睾丸内异常。大部分病变

在术后 6 个月消失，在超声波上只留下线状瘢痕。

Schill 等评估了不育男性在 cTESE 期间进行的睾丸活检对睾丸损伤的风险[43]。研究发现，与术前数据相比，睾丸活检后内分泌睾丸功能和睾丸大小未受损。然而，在 NOA 人群中术后睾酮水平低于正常水平的比例高于术前（26 例患者中有 12 例在 TESE 前睾酮水平低于正常水平；39 例患者中有 14 例在 TESE 之后睾酮水平低于正常水平）。

同样，Manning 等发现了 NOA 患者在 cTESE 后血清睾酮水平下降，可持续达 1 年。因此，我们有理由得出结论，NOA 患者在 cTESE 后出现雄激素缺乏的风险增加[44]，并建议对这组患者进行长期随访。

Everaert 及其同事研究了 48 例 NOA 患者在 microTESE 的内分泌影响[45]。新发的生化雄激素缺乏患者在上午 8—10 点进行第二次血液分析。最小参考值为睾酮为 280ng/dl。如果血清中的睾酮水平有 2 次低于参考值，则诊断为生化雄激素缺乏症。8.9%（45 人中有 4 例）的患者在术前评估时，血清睾酮水平低于参考范围（280ng/dl）。对 31 例患者进行了激素随访，与术前水平相比，随访时血清睾酮水平平均降低 10%（$P<0.05$）。16.1%（5/31 人）的患者在随访中发现有新的生化雄激素缺乏症。在术后随访中有临床评估的 8 例患者中，均未发现雄激素缺乏的症状或体征。这些患者在术前和随访时的睾酮水平均正常[（433 ± 99）ng/dl]（配对 t 检验：$P>0.05$）。有趣的是，并未发现血清睾酮与男性年龄或睾丸体积之间有明显的相关性。

Komori 等也证实了在 microTESE 后没有明显的内分泌变化。该组记录了 13 例接受 cTESE 的患者和 12 例接受 microTESE 的患者在 cTESE 或 microTESE 术后 12 个月的血清睾酮浓度和抗精子抗体（antisperm antibodies，ASA）的存在情况[46]。术前和术后 1 个月、6 个月和 12 个月评估血清总睾酮浓度和游离睾酮浓度，在 TESE 前和 TESE 后 12 个月也评估血清 ASA。两组患者的血清总睾酮浓度和游离睾酮浓度在术后均无明显下降。两组血清总睾酮浓度与游离睾酮浓度比较无显著差异（总睾酮，$P=0.2477$；游离睾酮，$P=0.3098$）。本研究中，我们没有发现新的 ASA 形成发生率。

Takada 等研究了 microTESE 对 NOA 和 KS 患者（$n=69$）的内分泌影响[47]。总体 SRR 为 50.7%。评估术前、术后 3 个月、6 个月、12 个月内分泌学数据。精子生成不足患者的平均血清总睾酮水平在术后下降，但在 12 个月后恢复。KS 患者的平均血清总睾酮水平在术后也有所下降，但在 microTESE 术后 12 个月仅恢复到基线值的 50%。

Isikawa 等也证实 KS 患者在 microTESE 术后血清睾酮显著下降[48]。根据术后 1 个月、3 个月、6 个月、9 个月和 12 个月进行评估，其平均睾酮水平平均显著下降了 30%～35%。然而，在 18 个月后，平均睾酮水平恢复到术前水平的 75%。

因此，医师必须告知患者 microTESE 的长期后果，包括雄激素缺乏的可能性，需要在未来进行睾酮替代治疗。建议术后约 1 年后再开始药物替代治疗，因为一定程度上可能存在自我恢复激素的水平能力[44]。

九、显微附睾精子抽吸术

显微外科引导下的精子获取也被应用于附睾精子提取。显微附睾精子抽吸术（microsurgical epididymal sperm aspiration，MESA）的目的是识别并打开单个附睾小管，以抽吸出可用于 ICSI 的富含精子的、无红细胞液体。与 microTESE 相比，MESA 适用于 OA 的病例。

MESA 发现于 1985 年[49]。手术需要 2～3cm 的阴囊切口以暴露睾丸，切开附睾膜，然后选择单个增大的小管，用锋利的显微外科剪刀解剖并打开附睾小管。用硅胶管或连接在结核菌素注射器上的针头吸小管中流出的液体。将抽吸物推入一个含有加热的精子处理缓冲介质的试管中，然后转移到实验室进行显微镜检查。

MESA 可以在同一附睾的不同部位（从尾到

头区域）和（或）对侧附睾重复，直到提取到活动的精子[50]。

单个 MESA 程序通常可以提取大量高质量的精子，这些精子可用于 ICSI 或冷冻保存以供后续的 ICSI 尝试[51, 52]。但是，如果 MESA 不能提取到活动的精子，可以在同一程序进行 TESA 或 TESE。

与传统的 TESE 或 PESA 相比，MESA 是先天性双侧输精管（congenital bilateral absence of the vas deferens，CBAVD）缺失的男性取精的极佳选择[53]。该技术也可以在附睾小管吻合术时使用，从而获得用于冷冻保存的"备用"精子。这也证实了吻合的小管中有活精子存在。

十、肿瘤睾丸精子提取

鉴于睾丸生殖细胞肿瘤（testicular germ cell tumours，TGCT）和恶性淋巴瘤的高治愈率，临床越来越重视保存生育力。大剂量的细胞毒性化疗可能会导致长期的不孕症。因此，保存生育力的标准程序是在接受潜在的促性腺毒性治疗前，对射出的精子进行冷冻保存[54]。然而，需要注意的是，精子发生障碍也有可能在治疗前，年轻 TGCT 患者目前占很大一部分[55]。此外，由于各种因素，一些患者在治疗前可能是无精子症（见下文）。

目前对精子发生损伤的机制，研究者们尚不清楚[56]。因此，我们假设并调查考虑以下原因。

1.泌尿生殖系统发育障碍和（或）原发性内分泌功能障碍[56]。

2.存在对侧睾丸病变（萎缩或未分类的输精管内生殖细胞瘤）。

3.可能的肿瘤相关因素，包括 β- 人绒毛膜促性腺激素（hCG）的内分泌活性，血清总雌二醇和血清雌二醇与性激素结合球蛋白结合的浓度升高，以及阻断类固醇生成所需的多种酶[56]。据推测，肿瘤衍生的 hCG 刺激"正常"睾丸组织中的雌二醇的产生而不刺激肿瘤组织的雌二醇生成，由此产生的高雌二醇水平会损害精子发生[57]。

睾丸生殖细胞肿瘤患者的精子发生受损是由非精原细胞瘤（NS）非肿瘤性睾丸的间质细胞和 NS 患者肿瘤的间质或基质细胞中芳香化和原位雌激素产生增加引起的[57]。此外，在生殖细胞肿瘤患者中也检测到 ASA[58]。

情绪压力也是导致肿瘤患者生育力降低的另一个因素。不过这种精子发生的损伤在某些病例中是可逆的。在某些情况下，精子发生障碍在手术治疗后是可逆的。

在癌症中切除和（或）成功治疗生殖细胞癌其精子也会发生改善[59]。

Schrader 等提出了一种在无精子症男性中冷冻保存精子的新策略，即在睾丸切除术时提取精子，称为"oncoTESE"[60]。在进行对侧睾丸活检以排除管内生殖细胞肿瘤形成时，所有无精子症患者的一部分标本都以类似于 TESE 的方式冷冻保存。在精子形成前提取精子有助于减少细胞毒性治疗的影响。此外，如果我们在对侧睾丸活检期间进行了 TESE 手术，则不需要额外的干预。

对于同时存在 NOA 和睾丸癌的男性患者，MicroTESE 是最佳选择方式。尤其是在根治性睾丸切除术时[61]。OncoTESE 可以在非恶性睾丸组织上进行，与患有 NOA 和睾丸癌男性患者的恶性病变分开。这对于那些患有 NOA 和双侧睾丸癌、对侧睾丸缺失、对侧睾丸萎缩的患者尤其重要相关。

十一、结论、评论和未来的发展方向

从男性 NOA 患者精子产生区域手术提取精子一直是成功治疗这些患者的主要挑战，目前，NOA 的治疗取得了新进展[11]。通过显微外科手术方法，56% 的 NOA 男性有效取到精子，45% 的夫妇可能妊娠。microTESE 方法似乎比其他精子提取方法更安全，并且适用于 NOA 男性。

最近在与《男科学》杂志的通信中，宋教授强调了 microTESE 的广泛报道成功率，并指出许多泌尿科医生的现实经验往往导致成功率低于报道的范围[62]。宋教授提出对 microTESE 研究的报道和分析需要进行具体的更改，并呼吁需要一个标准化，以明确定义。例如，"成功的 microTESE"可能会被一些人广泛地定义为分离任何形式的细长精子细胞而不是分离适合 ICSI 的可行成熟精子。宋教授认为只有获得了适合 ICSI 的可行精子，才能算得上"成功"。精原细胞、圆形精子细胞和（或）细长精子细胞的识别和处理很重要，尤其是在未来，这些数据应该被单独的一个类别中报告。

根据宋教授的建议，我们应将 SRR 在特定的组中进行比较。例如，对血清 FSH 升高的 NOA 患者中进行 SRR 比较，这可能是一种有效方法，用于客观地比较实验结果。此外，隐睾症的 microTESE 数据应该从报告的总体结果数据中排除，因为在这些患者中已经证实了持续的精子发生，提取精子的机会更高。最后，我们建议报告

单位排除 FSH 正常和睾丸大小正常的无精子症患者，以及未接受睾丸活检却有显示精子发生受损患者。如果不排除这些患者，OA 可能被纳入结果报告，导致更高的 SRR 报告。

展望未来，多光子显微镜已成功应用于在体外啮齿动物模型中区分正常和异常精子发生，并在人类中报道了令人鼓舞的初步结果 [63, 64]。共聚焦荧光显微镜也被用于小鼠 microTESE 模型 [65]。虽然后者提供了快速在体内检测精子的优势，但是使用荧光素来标记精子会限制这种方法在临床环境中的应用。

综上，全场光学相干断层扫描使用安全的光源，对精子质量没有明显的有害影响，它可以促进在体外啮齿动物 SCO 模型中精子发生的实时可视化 [66]。因此，我们认为上述方法与操作显微镜相结合有助于 microTESE。

第 24 章　子宫内膜异位症的手术治疗
Surgical Management of Endometriosis

Jorge F. Carrillo　Yolianne Lozada-Capriles　著

成争先　译　　张巧玉　校

子宫内膜异位症是指有活性的子宫内膜腺体和间质种植在子宫腔以外的部位，病灶常位于卵巢窝、卵巢、输卵管和盲肠。有时也会累及腹腔内或盆腔器官，如肠道、膀胱和输尿管，盆腔内筋膜成分，如宫骶韧带、阴道直肠隔，在极少数情况下还会累及腹腔外器官，如肺和胸膜。

子宫内膜异位症确切的患病率或发病率很难估计，7%～10% 的女性患有子宫内膜异位症[1]。在不孕症患者中子宫内膜异位症患病率为20%～50%[2, 3]。在因慢性盆腔疼痛接受腹腔镜检查的患者中，30% 合并有子宫内膜异位症[4]。Mowers 等的一项回顾性研究显示，因良性病变接受腹腔镜或腹式子宫切除术的 9622 例患者中，15.2% 的患者患有子宫内膜异位症。这项研究还显示，只有 21% 的慢性盆腔疼痛患者有子宫内膜异位症，在术前诊断为子宫内膜异位症的患者中，只有 42% 的患者有病理学证据[5]。

虽然有些患者没有明显症状，但有些育龄期女性表现为痛经、不孕、盆腔肿块、深部性交困难或器官特异性症状，如排尿困难、大便困难或咯血[6, 7]。如果临床表现可疑为子宫内膜异位症，可以开始经验性治疗；但是最终诊断只能通过组织学证实[8]。有资料表明，子宫内膜异位症的肉眼诊断阳性预测值为45%[9]。子宫内膜异位症有许多不同的表现形式。因此，外科医生必须熟悉这些表现形式，以决定哪些病变需要活检（表 24-1 和图 24-1）。

表 24-1　子宫内膜异位症的表现	
• 红色结节	• 紫蓝色结节
• 呈蓝色	• 气泡
• 腹膜袋	• 白色瘢痕组织
• 星状瘢痕组织	• 草莓色病变
• 红色小泡	• 白色小泡
• 透明囊泡	• 粉色灼伤
• 腹膜窗样结构	• 黄褐色斑块
• 褐黑色斑块	• 粘连
• 透明息肉样病变	• 红色息肉样病变
• 红色火焰样病变	• 黑色皱褶
• 白色斑块与黑色皱褶	• 巧克力囊肿

目前美国生殖医学学会的分类是与手术相关的，与临床表现不相关。

对于可疑或已被诊断为子宫内膜异位症的患者，手术是一种重要的治疗方法。妇科医生在为这类患者提供手术治疗之前应该问自己的一些问题，包括手术谁来做，何时做，如何做，做到什么程度。例如，人们一直认为积极地手术治疗子宫内膜异位症病灶可以改善大多数患者的症状。但是，最近的数据表明，与 1～2 期患者相比，3 期或 4 期子宫内膜异位症患者在疼痛方面有更好的缓解率[10]。当对怀疑或确诊子宫内膜异位症的患者进行手术治疗时，无论是出于缓解疼痛或是生育的目的，都需要考虑很多因素。

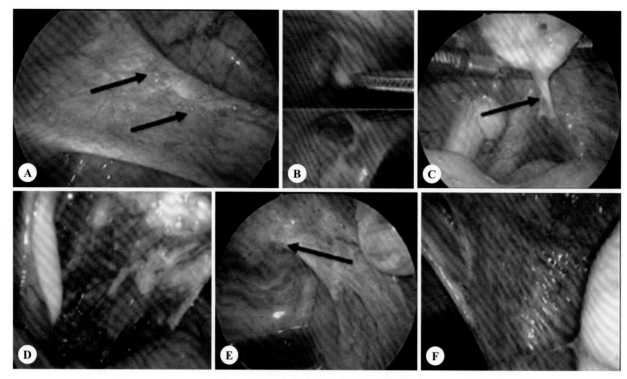

▲ 图 24-1 子宫内膜异位症的一些临床表现
A. 透明囊泡；B. 腹膜缺损或腹膜袋；C. 粘连；D. 白色病变；E. 粉色灼伤；F. 腹膜病变

在本章中，我们将讨论这些要点以及目前对这种有趣而复杂的疾病的外科治疗。

一、手术注意事项

何时对可疑或确诊的子宫内膜异位症的患者进行手术是一个非常重要的决定，特别是如果其中一个适应证是慢性盆腔疼痛。术前必须进行全面的病史采集和体格检查。外科手术最常见的指征是尽管使用了激素抑制药但仍持续疼痛、附件肿块、不孕症及为了明确诊断等（表 24-2）。

术前超声或磁共振检查等影像学评估可能有助于识别盆腔肿块和膀胱、阴道直肠隔或者肠道的深部浸润性病变。外科手术的主要目的是切除 / 移除子宫内膜异位症病变，恢复正常解剖，同时根据患者的意愿保留生育力。正如前面提到的，重要的是外科医生要意识到，由于子宫内膜异位症的分期与症状无关，术者应该准备好处理解剖学关系改变和侵犯器官（如膀胱、直肠和输尿管等）的病变。外科医生应对自己的手术技巧有正

确的自我认识，从而判断如此复杂的手术能否达到预期目的，或者患者是否应该转到一个专门的诊疗中心。不适当的诊疗流程或误诊误治会导致症状持续存在。

表 24-2 子宫内膜异位症手术治疗标准	
适应证	非适应证
• 保守治疗失败	• 未充分评估
• 明确诊断	• 多次无明显效果的手术
• 附件包块	
• 不孕不育	• 绝经后
• 深部浸润性子宫内膜异位症（累及肠、膀胱）	

二、技术

（一）剖腹手术与腹腔镜手术

和剖腹手术相比较，腹腔镜手术的优势是众所周知的，尤其是术后恢复时间短，从而降

低手术成本。腹腔镜手术通常用来诊断和去除子宫内膜异位病灶[8, 11, 12]。尽管如此，腹腔镜和开腹手术在治疗子宫内膜异位症所致的盆腔疼痛方面同样有效[13]。腹腔镜可以更好地显示容易被遗漏的病变，而"近接触式"腹腔镜可以将病灶放约 8 倍。笔者机构使用的技术包括"放大、缩小"和"血液涂画"（图 24-2），其中血液被用于显示种植在盲肠腹膜或盆腔侧壁[8]的病变边缘。

在手术开始时，应该对盆腔和腹腔进行系统的全面检查。这对慢性盆腔疼痛患者尤为重要。我们从左侧圆韧带的插入点开始，然后检查盲肠前方，然后是右侧圆韧带的插入点。之后，使子宫前倾，用马里兰钳抓住子宫 - 卵巢韧带，旋转后显露卵巢窝。这使得卵巢、盆侧壁、同侧输尿管和宫骶韧带得到充分暴露。之后检查盲肠后方。同法探查对侧卵巢窝和盆腔侧壁（图 24-3）。最后检查乙状结肠和阑尾。据报道，2%～4% 的子宫内膜异位症患者有阑尾子宫内膜异位症[14]。如果看到"腹膜袋"，则要向下检查，因为病变通常是在腹膜袋内部。进行系统检查的目的是为了避免在不常见的区域漏诊。在我们的机构，我们记录了子宫内膜异位症病变的确切区域及病变的外观，以便在需要再次手术时进行比较。有时候，因病灶比较广泛或者解剖关系变异，为达到手术目的，

腹腔镜手术需改为开腹手术。

（二）消融与切除

消融是指利用电外科技术、激光汽化或超声刀对病变进行破坏。而切除指的是用腹腔镜剪刀将病变从正常组织中剥离出来。Cochrane 协作网最近的一项系统综述评估了腹腔镜手术治疗子宫内膜异位症的效果，结果显示，与单纯的诊断性腹腔镜手术相比，腹腔镜手术（包括消融或切除）在 6 个月和 12 个月时，可减少轻度和中度子宫内膜异位症患者的整体疼痛程度。我们还发现，腹腔镜治疗轻微或中度子宫内膜异位症后，可改善不孕夫妇的妊娠率和活产率。对消融和切除两种方法进行比较，发现两者在减轻疼痛方面效果相似[15, 16]。我们在治疗病变时应注意子宫内膜异位症的侵袭性。由于浸润深度的关系，有时仅烧蚀病灶是不够的。当发现子宫内膜异位症有深部浸润性时，传统腹腔镜提供的触觉反馈可能是有用的；病灶的感觉像"砂纸"或"粗糙"，病灶被切除后这个区域应该感觉"光滑"。在我们的机构，我们经常使用无能量的腹腔镜剪刀切除病变，将腹膜与腹膜下脂肪分离，以避免出血（图 24-4）。如果病灶靠近重要器官，如输尿管或血管，这种技术尤其有用。

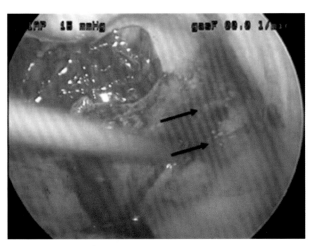

▲ 图 24-2　该图显示用血液涂抹病灶后更容易被观察到。术者用吸力将血液扩散到病变或可疑区域

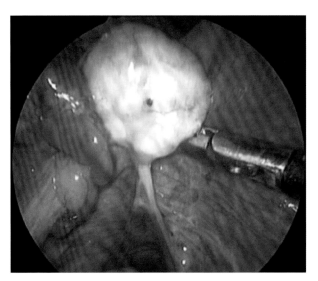

▲ 图 24-3　暴露卵巢窝的技巧，用马里兰钳钳夹卵巢韧带后，顺时针旋转，旋转卵巢

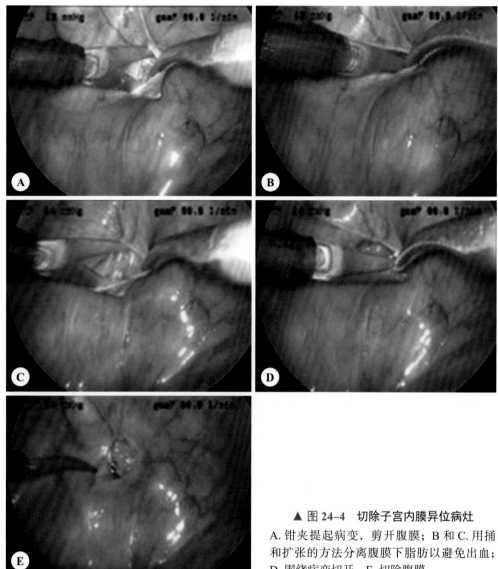

▲ 图 24-4 切除子宫内膜异位病灶

A. 钳夹提起病变，剪开腹膜；B 和 C. 用捅和扩张的方法分离腹膜下脂肪以避免出血；D. 围绕病变切开；E. 切除腹膜

（三）神经切除术

盆腔神经切除术自 19 世纪晚期就有了报道。这种术式是考虑到阻断子宫和子宫颈感觉纤维的上行通路而产生的。当痛经或子宫内膜异位症患者对药物治疗反应不佳，并希望进行保留生育力的手术时，可提供这种治疗。这类手术主要包括两种手术：子宫神经消融（uterine nerve ablation，UNA）和骶前神经切除术（presacral neurectomy，PSN）。

UNA 从 20 世纪 60 年代开始流行。1985 年报道了第一例腹腔镜 UNA（laparoscopic UNA，LUNA）[17]。手术过程包括横切一段宫骶韧带，从子宫颈插入点开始（长度和深度均为 1cm）。四项前瞻性随机试验和一篇 Cochrane 综述得出的结论是，LUNA 在慢性盆腔疼痛的治疗中没有作用，不应用于子宫内膜异位症相关的盆腔疼痛[17-20]。

腹下上神经丛或骶前神经是主要由交感神经（T_{12}～L_2）和内脏传入纤维形成的神经丛。它位于髂骨间三角的 L_4～L_5～S_1 椎体水平。在前面，这丛神经被腹膜前脂肪和腹膜壁层覆盖。在后面，它与左髂总静脉（在其上末端）、骶中动脉和脊柱前纵韧带相关。然后它分成两个下腹神经丛，接受来自 S_2、S_3 和 S_4 的盆腔内脏神经或神经源，加上副交感神经纤维，形成三个神经丛，支配膀胱、

子宫 - 阴道（Frankehauser 神经丛）和直肠[21, 22]。通过横断骶前神经，可以阻断子宫和中枢神经系统之间的通路。在开始腹腔镜 PSN（laparoscopic PSN，LPSN）之前，外科医生需要识别髂间三角的所有结构。乙状结肠向外侧牵拉，显露腔隙。角状突起被辨认出来，可见主动脉的分支。发现左髂总静脉。以右侧输尿管为剥离的右界，肠系膜下动脉为左侧边界。然后在髂间三角处切开腹膜壁层；这个切口可以是垂直的，也可以是水平的，延伸到分叉的下方，分离腹膜与腹膜脂肪。在我们的机构，我们更喜欢使用超声刀操作，但双极或单极能量器械也可以使用。应暴露前纵韧带，在左髂总动脉周围解剖时应小心，避免损伤，并确保神经纤维被正确切除。切除组织应送去病

理检查以确认是否存在神经组织（图 24-5）。在之前引用的同一篇 Cochrane 综述中，我们发现在骨盆中线疼痛的情况下，LPSN 联合手术治疗子宫内膜异位症比仅手术治疗子宫内膜异位症更有效[20]。有报道行 LPSN 治疗痛经成功率为 80%；当它被用于与内异症相关的盆腔疼痛时，疼痛缓解率在 73%～94%[23]。在其他机构，患者接受 CT 引导下腹下神经阻滞后再考虑 LPSN。这就保证了这些神经纤维的传导中断将有效地缓解他们的疼痛。与手术相关的并发症发生率很低，但由于手术区域和血管关系密切，一旦发生，就会导致灾难性的损伤。此外，由于破坏神经通路，可能会出现内脏相关的不良反应，最常见的是严重便秘（14.3%），其次是尿急（4.8%）[24, 25]。

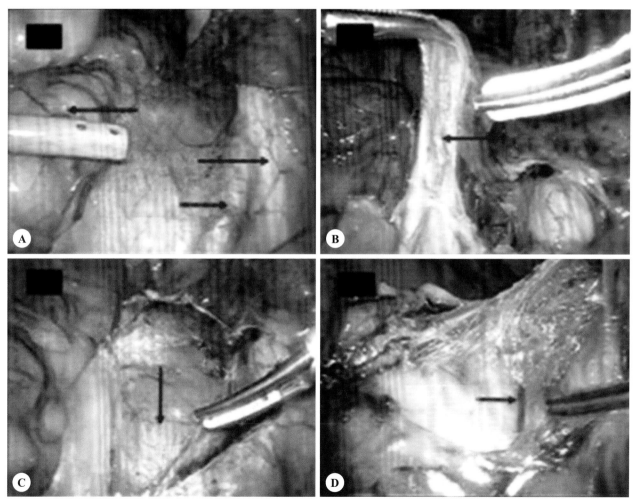

▲ 图 24-5　骶前神经切断术
A. 标记解剖位置；B. 骶前神经；C. 左髂总肌；D. 骶前正中动脉

三、子宫内膜异位囊肿的处理

子宫内膜异位囊肿是由位于其内衬的子宫内膜组织引起的卵巢囊肿。这些囊肿含有类似陈旧血液的深色稠状液体，常被描述为"巧克力囊肿"，通常附着在卵巢皮质和周围器官，如肠道、输尿管、腹膜、输卵管、子宫和宫骶韧带。在子宫内膜异位症患者中，17%～44% 的患者可出现子宫内膜异位囊肿[26]。囊肿的大小可以从 1cm 到大于15cm[27]。患者有时主诉为盆腔疼痛，妇科检查发现附件肿块和子宫活动度受限。经阴道超声是做出诊断的最佳成像方式，其灵敏度和特异度接近90%[26]。超声表现为具有毛玻璃样外观的单房卵巢囊肿。在子宫内膜异位囊肿的手术治疗中，切开并剥除囊壁在子宫内膜异位囊肿复发、盆腔疼痛症状和增加受孕率方面更优于开窗消融/热凝手术[10, 26]；它还可以帮助最终诊断。正确的子宫内膜异位囊肿切除技术需要训练和经验，以减少卵巢的创伤和对卵巢功能的潜在影响。手术技巧上，识别附近的相关解剖结构，如输卵管、骨盆漏斗韧带或输尿管等是非常重要的。由于卵巢经常与周围器官粘连，如子宫、肠道或盆腔侧壁，如果需要松解粘连，应注意识别这些结构。我们通常先沿着卵巢皮质表面做一些非常小的、线性的切口。然后，我们用剪刀钝性及锐性的来"连接这些点"，形成一个纵切口，显露囊腔。抓住卵巢皮质并将囊肿壁剥离。有时吸出囊液可以获得更好的视野，明确剥离组织的层次。有报道手术时可将稀释后的加压素注入囊肿和卵巢皮质之间，既能缩短手术时间，又能减少对卵巢组织的破坏（通过减少健康卵巢组织的损失和对其使用烧灼术），但这种方法还需要更多的研究来证实[27, 28]。关于囊肿切除术后对不孕症的影响尚有争议。有一些研究显示腹腔镜子宫内膜异位囊肿治疗后自然受孕率增加（20%～60%），而另一些研究则认为无明显差异[26]。多个研究表明囊肿切除术对卵巢储备功能和抗米勒管激素（anti-Müllerian hormone，AMH）水平有影响，在停药后 9 个月的 AMH 水平下降是常见的。在计划手术治疗不孕症时，应考虑到对卵巢功能的影响，包括基础 AMH 水平、子宫内膜异位囊肿的大小（切除较大的囊肿可能有较多的正常卵巢组织被切除）和既往的囊肿切除术史[26]。

四、粘连的分离

患有子宫内膜异位症的女性常常有盆腹腔粘连[29]。众所周知，粘连可以自发产生，但更多是腹膜创伤或炎症的结果。对于子宫内膜异位症，子宫内膜植入的炎症过程可能会导致这种情况。关于粘连是否是疼痛的原因尚有争议，但粘连可能会影响卵巢或输卵管，从而影响受孕。致密粘连的存在会增加外科手术的难度和风险。我们不建议对所有粘连进行治疗，我们推荐只治疗影响生育力的粘连，如果粘连是致密的、血管性的、压迫内脏的，或者根据位置怀疑是疼痛的原因，再进行相应的特定手术（子宫内膜异位病灶切除术、子宫切除术）。当发现粘连并进行手术治疗时，可以使用液体或固体屏障剂来防止复发或重新形成粘连，包括乳酸林格液、4% 的葡聚糖、透明质酸和铁离子、HAL-C 生物可吸收膜、水凝胶、膨胀聚四氟乙烯、透明质酸和羧基甲基纤维素或氧化纤维素等[10]。

五、深度浸润性子宫内膜异位症

深度浸润性子宫内膜异位症（deep infltrative endometriosis，DIE）是指侵犯腹膜表面至少深达5mm 的子宫内膜病变[30]。它可延伸至腹膜后间隙或膀胱、肠等盆腹腔器官壁（图 24-6）。患者可能是无症状的，可能是有非特异性症状的，如慢性盆腔疼痛，或有器官特异性症状，如排尿困难、血尿、便秘或直肠出血。在一些患者中，它可能会严重削弱体质[31, 32]。

单纯药物或激素治疗深层浸润性子宫内膜异位症可能治疗效果欠佳。许多研究表明，切除是治疗这些疾病的标准方法，它改善了患者术后的疼痛评分和复发率。妇科医生治疗晚期子宫内膜异位症需要全面的知识和对腹膜后间隙解剖结构的了解。

　　腹膜后腔包括膀胱旁间隙、阴道旁间隙、直肠旁间隙、直肠后间隙、膀胱阴道间隙、直肠阴道间隙和耻骨后间隙[33]。妇科医生必须熟悉在骨盆侧壁内发现的三个手术层：第一层包括腹膜壁上的输尿管；第二层包括髂内动脉及其分支；第三层包括髂外血管和闭孔束。

　　完全切除 DIE 通常需要解剖到这些平面。各种进入腹膜后和剥离的技巧已被报道。外科医生必须从解剖位置正常的地方开始，从而更容易识别周围结构及避免意外损伤。

　　如果存在严重的盆腔粘连或疾病，可在骨盆边缘进入后腹膜。抓住骨盆漏斗韧带外侧的腹膜并向上提起。用剪刀在与卵巢血管平行的地方做一个小的浅表切口，这一步可用单极电刀。如果手术是在腹腔镜下进行的，二氧化碳将进入腹膜后间隙，帮助形成缺血平面。这有助于腹膜内侧叶和外侧叶的分离。也可通过横切圆韧带和分离阔韧带的前后叶进入阔韧带的底部。

　　一旦进入这个空间，外科医生必须时刻注意周围的环境，记住"每一毫米都很重要"，这将防止外科医生过于激进或进行大的切割。轻柔地"擦

拭"组织、"推和铺"或"戳和打开"等技术可用于剥离包围腹膜后病灶的无血管间隙组织。分离过程中始终保持与血管和输尿管轴线的平行能够避免潜在的横断或损伤。"牵拉 – 反牵拉"对于子宫内膜异位症和深部病变的切除非常有用，因为它有助于组织的定位和识别（表 24–3）。在手术过程中，应显露重要结构，如髂血管、输尿管、腰阔肌和闭孔神经，并在需要时予以保护（图 24–7）。

表 24–3　深度浸润性子宫内膜异位症解剖的提示与技巧

- 全面了解腹膜后解剖、空间和手术平面
- 从解剖结构没有扭曲的"干净"区域开始解剖
- 最初的腹膜切口应小而表浅
- 可使用二氧化碳（腹腔镜手术时）帮助展开手术间隙
- 抽吸冲洗装置有助于钝性解剖和水解剖
- 坚持每一毫米都很重要的理念
- 钝性解剖技术包括牵拉 – 反牵拉，轻柔地擦拭或撕开组织
- 剪刀或解剖器的尖端可用于"推开"或"捅开"技术

六、泌尿系统子宫内膜异位症

　　泌尿系统子宫内膜异位症（urinary tract endometriosis，UTE）是指膀胱、输尿管、尿道或肾脏出现子宫内膜异位症。据报道，泌尿系统子宫内膜异位症患者的发病率为 0.3%～12%，膀胱

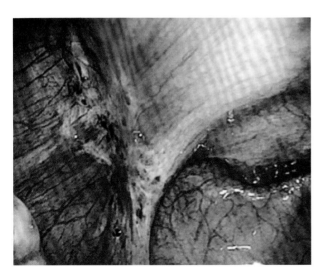

▲ 图 24–6　左侧宫骶韧带表面的深部浸润性子宫内膜异位症

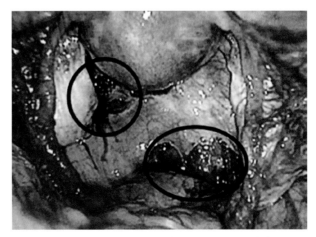

▲ 图 24–7　联合使用钝锐性分离及单极电刀切除病变后的后穹窿外观

子宫内膜异位症占这些病例的80%，其次是输尿管（14%），其余的是肾脏和尿道。膀胱与输尿管子宫内膜异位症很少同时发生[31, 34, 35]。

（一）膀胱

膀胱子宫内膜异位症导致约1/3的患者出现泌尿系统症状，而其余的可能没有症状。这些症状通常与尿路感染或间质性膀胱炎相似。只有20%～30%的膀胱子宫内膜异位症女性存在血尿，这是因为膀胱病变通常不穿透黏膜[36]。经阴道超声可用于诊断（图24-8）。MRI和三维超声可能也有帮助，但哪一种检查方法具有更高的敏感性和特异性需要进一步研究[37, 38]。

膀胱子宫内膜异位症的治疗应以完全切除病变为目标。治疗方法为腹腔镜下部分膀胱切除术，这种方法术后复发率低。有报道可以经膀胱镜手术，但考虑到大多数病变不是穿透膀胱壁全层，所以这种手术方式易发生病灶残留及膀胱穿孔。

如果有明确的膀胱病变或膀胱结节，应首先行膀胱镜检查，以评估是否侵犯黏膜层以及病灶与输尿管口和膀胱三角的距离。如果需要行膀胱部分切除术或需要输尿管植入术时，建议使用输尿管支架以方便识别输尿管口。当病灶在输尿管间嵴2cm内时，通常需要再行植入术。

用生理盐水、无菌牛奶或亚甲蓝灌注膀胱有

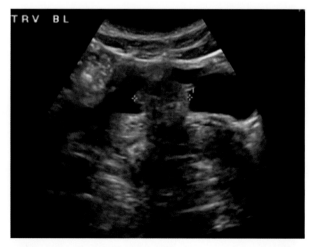

▲ 图24-8 图中显示膀胱后壁一个2.7cm的子宫内膜异位症结节

助于识别病变并剥除。单极电切结节周围的腹膜，钝性和锐性结合分离病变，直到结节的底部，同时识别膀胱层次。外科医生应避免使用能量器械切开黏膜，并留出足够的余量。采用2-0/3-0延迟可吸收缝合线缝合两层组织，留置Foley导管约7天（5～14天）之后，行膀胱造影来确定修复的完整性。

大多数病灶位于膀胱穹隆处，切除难度不大。然而，膀胱三角区病变在技术上可能更具挑战性，并伴有更严重的后遗症。

（二）输尿管

输尿管子宫内膜异位症通常没有泌尿系统症状，更常见的是非特异性症状，如盆腔、背部或两侧腰部疼痛。输尿管子宫内膜异位症被分为外源性输尿管疾病和内源性输尿管疾病。外源性疾病是外在的子宫内膜异位病灶引起覆盖的腹膜或子宫骶骨韧带根部复合体的纤维化而压迫输尿管。内源性疾病较为少见，是指内异症侵袭到输尿管肌层或黏膜。输尿管受累最严重的并发症是肾积水和肾功能丧失。左输尿管常受累，双侧输尿管受累的发生率仅有10%[39]。

具体的手术方法取决于疾病的类型和程度以及外科医生的技能。常规输尿管支架植入术有利于手术，虽然不是强制性的，但推荐使用。在近90%的患者中，输尿管松解术就足以治疗外源性疾病。从骨盆边缘向膀胱尾部剥离，目的是在切除子宫内膜异位结节的同时，使输尿管完全脱离病变的限制。相反，内源性疾病可能需要切除输尿管后行输尿管吻合术或输尿管膀胱吻合术。

在任何情况下，与泌尿科医生共同制订一个联合的治疗方案是较为合理和明智的。应告知患者，再次手术率可高达3.9%[39]。泌尿系统子宫内膜异位症手术的并发症包括瘘管形成（其发生率取决于病变确切的位置和疾病的严重程度）、出血需要输血和泌尿功能改变，如神经源性膀胱。

七、肠道子宫内膜异位

生殖器外子宫内膜异位症最常见的部位是肠道。周期性的慢性盆腔疼痛、便秘和大便困难是常见的症状[40]。经阴道和经直肠超声可以帮助诊断，MRI 也因其较高的敏感性和特异性而被广泛应用。因为病变不常侵及黏膜，所以不常规推荐结肠镜检查。但是，如果怀疑肠管有狭窄，为排除肿瘤或评估狭窄程度，可以行肠镜检查。

治疗肠道子宫内膜异位症的技术基本上分为三类[41]。

1. 削除术：仅适用于未超出浆膜的病变。可以使用电或激光设备手术。

2. 盘状全层切除术：用于穿透浆膜的病变。病变和周围的肠被"全层"切除。然后将缺陷分为两层进行修复。

3. 节段性切除术：病灶较大或多灶病变，病变引起狭窄或乙状结肠累及。节段性肠切除肠吻合术的施行决定取决于疾病的位置。建议咨询结肠直肠外科医生。

如表 24-4 所述，根据病变的大小和位置进行手术治疗。

八、盆腔外子宫内膜异位

盆腔外子宫内膜异位症的常见部位是腹壁（abdominal wall，AWE）、膈、肺和神经系统。有报道 AWE 见于剖腹手术瘢痕和鞘卡穿刺切口。也有报道脐部既往没有手术史，但存在孤立的子宫内膜异位病灶。最常见的症状是明显的、疼痛的腹部肿块。手术切除要确保切缘足够大，保证切干净。脐部的大结节可能需要脐部重建。如果需要进行大面积重建，应考虑咨询整形外科医生（图 24-9）。

九、保守手术与根治性手术：子宫切除术的作用

保守手术是指保留生育功能的手术。这些包

表 24-4　DIE 解剖的提示和技巧（子宫内膜异位症影响肠道的治疗）		
大　小	处　理	常见并发症
<3cm	削除或片状切除	
>3cm（或者超过周长的 50%）	节段切除	
距离肛门边缘　<5cm	可能需要临时回肠造口术 / 结肠造口术	• 直肠阴道瘘（可达 10%） • 尿潴留 • 膀胱功能失调
距离肛门边缘　>5cm	节段切除并行吻合术	• 直肠阴道瘘（可达 2.7%） • 吻合口瘘（1.6%） • 脓肿形成（0.3%）

DIE. 深度浸润性子宫内膜异位症

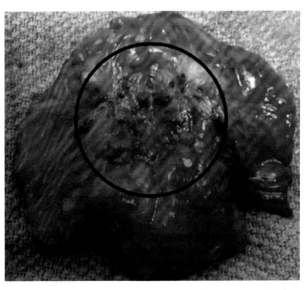

▲ 图 24-9　36 岁女性剖宫产后的腹壁子宫内膜异位症

括病灶的切除或消融，囊肿切除，粘连松解，甚至单侧卵巢切除术。这应该是选择手术治疗子宫内膜异位症女性的首选。与此相反，根治性的治疗是指子宫切除术伴或不伴卵巢切除术。这种方式适用于有持续症状的患者，他们无生育要求，药物治疗和保守手术无效。术前应告知患者手术可能有较高的手术并发症，如过早绝经对健康的不利影响，需要激素替代以及后悔的可能性。行

根治性手术前需对慢性盆腔疼痛进行诊断和充分的治疗，并排除其他原因。子宫切除术的好处是有较高的满意率和较低的失败率。Shakiba 等报道，接受腹腔镜保守手术与子宫切除术合并双侧输卵管 - 卵巢切除术的女性在 7 年后的再次手术率分别为 59% 和 8%。对于保留一个或两个卵巢的子宫切除术患者，这一比率为 24% 和 22%[42]。选择次全子宫切除术的患者应被告知将来需行宫颈切除术的可能性为 10%[43]。

十、机器人手术的作用

与剖腹手术相比，腹腔镜手术的好处已得到广泛认可。近年来，人们开始关注机器人辅助技术。很少有研究评估机器人手术在子宫内膜异位症病例中的优势。现有数据表明，机器人辅助腹腔镜治疗子宫内膜异位症是安全有效的，特别是在晚期疾病的情况下。使用机器人手术时间似乎更长，在失血量、并发症率或预后方面没有差异[44,45]。

十一、术后注意事项

建议不迫切妊娠的女性术后应辅助药物治疗。长期药物控制（6～24 个月）比短期治疗（3 个月或更少）在减少症状复发和再次手术方面更有效。联合口服避孕药或使用左炔诺孕酮释放宫内节育器效果更好，术后可以使用任何已知的治疗（如促性腺激素释放激素类似物，达那唑、黄体酮片）。

激素替代疗法（hormone replacement therapy，HRT）适用于手术切除双侧卵巢后的育龄女性，可减少早期手术后绝经带来的健康相关不良影响。激素替代疗法也用于治疗更年期症状，如潮热、盗汗、睡眠障碍和性功能障碍。激素替代疗法与疾病复发的风险增加无相关性[46,47]。

十二、结论

对子宫内膜异位症患者进行手术的决定应该基于患者的症状和对未来生育力的期望。当因为疼痛症状而进行手术时，详细的病史和体格检查是发现其他可能对手术无效的疾病的关键。熟练的手术技巧是至关重要的，必要时，应考虑多学科协作。评估术后预期是非常重要的，以避免出现不理想的结果而造成患者失望。

第 25 章　输卵管积水的手术治疗
Elective Surgical Removal of Hydrosalpinges

Laura C. Gemmell　Jeffrey M. Goldberg　著

成争先　译　　张巧玉　校

本章旨在探讨输卵管积水的最佳手术处理方法。讨论输卵管积水的诊断和对 IVF 成功率的影响及各种手术方法的选择，包括重要的术前考虑因素，手术过程和术后成功率。还包括这些治疗方案的有效性的证据以及潜在的替代疗法。

一、背景

1/3 以上的不孕症女性是由于输卵管疾病[1]。输卵管积水是指远端闭塞的输卵管充满液体，可能无症状或不孕或有慢性盆腔疼痛。输卵管积水通常是由于既往的输卵管炎发作，最常见的原因是淋球菌或衣原体感染。其他盆腔炎症如阑尾炎、子宫内膜异位症或既往的异位妊娠也可能导致输卵管远端闭塞。输卵管积水可以通过手术治疗来提高生育力。

二、输卵管通畅性的研究

目前，非手术评估输卵管解剖结构和输卵管是否通畅的最佳方法是子宫输卵管造影（hysterosalpingogram，HSG）[2]。输卵管造影是指经宫颈注射 X 射线对比剂，观察对比剂在输卵管中的流动。输卵管造影作为一种相对无创的一线诊断工具，不仅可以检查输卵管是否通畅，而且可以起到一定的治疗作用。这可能是由于冲洗掉输卵管内黏液栓和（或）位于近端输卵管腔的碎片，但是确切的机制尚不清楚。最近的一项 Meta 分析报告称，子宫输卵管造影患者的活产率和持续妊娠率较高[3]。同样的 Meta 分析表明，与不使用 HSG 相比，使用油溶性对比剂的妊娠率更高，而使用水溶性剂与不使用 HSG 的妊娠率没有差异。然而，有些研究表明使用油溶性和水溶性对比剂的妊娠率无明显差异。

子宫输卵管造影有助于诊断并起到一定的治疗作用。例如，根据输卵管积水的直径和黏膜皱襞是否存在来评估输卵管造口术的可能性。如果表现为伞端闭锁的远端管道扩张，内有液体流动，可能适合做腹腔镜下输卵管伞端成形术。输卵管造影是诊断输卵管峡部炎性结节的最好方法，外溢后的对比剂定位可提示输卵管周围有粘连。

虽然 HSG 的阴性预测值相对较高[4]，但重要的是临床医生要知道，HSG 可能存在假阳性，尤其是近端输卵管闭塞。一项针对 360 名不孕女性的前瞻性研究发现，60% 以上的 HSG 发现近端阻塞的患者，在 1 个月后第二次 HSG 中是通畅的[5]。这可能是在第一次 HSG 中由于子宫输卵管开口的功能性痉挛造成假阳性。即使在腹腔镜下直接显示双侧输卵管闭塞者也不是百分之百不孕，因为有在此发现后自然妊娠的报道[6]。

输卵管的通畅性也可用超声子宫输卵管造影（hysterosalpingo-contrast sonography，HyCoSy）的方法来评估[7]。具体步骤为通过经宫颈导管注入含小气泡的生理盐水或白蛋白，经阴道超声观察回声介质穿过输卵管进入腹腔的情况。它具有避免电离辐射暴露的优点，并可以提供有关子宫肌层和卵巢的信息。然而，它缺乏输卵管造影所见的输卵管腔的解剖细节，也没有证据表明其有治疗效果。

三、输卵管积水与 IVF 预后不良

两项 Meta 分析证实与没有输卵管积水的患者相比，有单侧或双侧输卵管积水的女性在体外受精和胚胎移植（in vitro fertilization and embryo transfer, IVF-ET）[8] 后着床率和妊娠率显著降低[9, 10]。

第一项 Meta 分析包括 13 篇已发表的病例报告和 10 篇摘要，这些研究均不是前瞻性研究。研究比较了无输卵管积水（n=5569）和有输卵管积水（n=1144）的 IVF-ET 周期，结果表明输卵管积水患者的着床率和临床妊娠率均降低了 50%。此外，输卵管积水似乎增加了流产的风险，流产率增加了 2.3 倍（95%CI 1.6～3.5）[9]。一年后发表的第二项 Meta 分析包括了许多相同的研究（9 项已发表的研究和 5 项摘要），同样得出结论，IVF-ET 期间输卵管积水与降低①妊娠率（OR=0.64，95%CI 0.56～0.74）；②着床率（8.5% vs. 13.7%，非输卵管积水组），③分娩率（13.4% vs. 23.4%，非输卵管积水组）相关[10]。

有几种理论可以解释输卵管积水对 IVF 结果的不良影响。输卵管积水的近端通常是开放的，因此免疫介质、炎性碎片和多余的液体可能进入子宫腔。这种液体可能有直接的胚胎毒性作用，降低子宫内膜的容受能力［通过降低 β-3 整合素、HOXA10、VEGF 和（或）血管灌注］[11-14]，或在着床前机械地将胚胎从子宫冲刷出来。无论其机制是什么，在 IVF 前对输卵管积水患者进行手术干预可以改善妊娠率和妊娠结局。

四、输卵管积水在体外受精之前的手术治疗

（一）输卵管切除术

一项包括三个随机对照试验的 Meta 分析比较了手术前后体外受精的临床妊娠率，395 例患

者接受了腹腔镜输卵管切除术，术后 IVF 妊娠率恢复正常，OR=2.31（95%CI 1.48～3.62）[15]。输卵管切除术包括切除输卵管。该手术通常是通过腹腔镜进行的，在两侧下腹部各有一个 5mm 的腹腔镜切口，在脐部有一个 10mm 米的切口，可以从腹腔中取出输卵管。外科医生可从输卵管的近端或远端开始，凝固近端输卵管和输卵管系膜的血管后切除。手术可通过很多方式来完成，如双极钳、剪刀、超声刀，或血管闭合设备，如 LigaSure（Covidien，明尼阿波利斯）。在此凝固过程中，重要的是要尽可能靠近输卵管，以避免减少卵巢血液供应，从而减少卵巢储备。然而，一项随机对照试验对此提出了质疑，该试验发现该技术与广泛切除输卵管系膜对卵巢储备功能的影响没有显著差异[16]。输卵管通过 10mm 脐部切口取出，同时腹腔镜通过在其中一个下象限 5mm 切口观察，同时降低充气压力，冲洗腹腔，检查血管断端是否有出血。术后，一旦月经恢复，患者可以进行体外受精。

（二）输卵管结扎手术

如果广泛的盆腔粘连使输卵管切除手术比较困难，而且对患者也有风险的情况下，可以进行腹腔镜下输卵管结扎。输卵管积水可能通过与子宫腔的相通对生育结果产生不利影响，而近端输卵管结扎可以中断这一通道。然而，有一种理论表示，这可能会导致输卵管积水进一步加重和引起疼痛。因此，建议输卵管积水应尽可能充分开窗。如果输卵管切除术有可能减少卵巢储备，那么输卵管结扎可以消除或降低这个风险。然而，一项包含 134 个周期的前瞻性队列研究发现，接受输卵管切除术的 IVF 患者与输卵管近端结扎的[17] 患者在抗米勒管激素（AMH）或卵巢对刺激的反应方面没有显著差异。一项随机对照研究比较了输卵管切除术（n=50）和双侧输卵管结扎（n=50 和 15 例未经治疗的输卵管积水），结果除了 IVF 中 OHSS 的发生没有显著差异外，获得的

卵子和胚胎数量也没有差异。此外，输卵管切除术和输卵管结扎的临床妊娠率和活产率也没有差异。但两种处理都明显优于未处理的对照组[18]。表 25-1 总结了输卵管切除术 vs. 未经处理的输卵管积水（对照组）、输卵管结扎 vs. 对照组、输卵管切除术 vs. 输卵管结扎的 RCT 研究[15]。结果是 IVF 临床妊娠率。

表 25-1 输卵管切除、结扎的 RCT 研究		
	研究组 / 病例数	OR（95%CI）
输卵管切除术 vs. 对照组 [a]	3/395	2.3（1.48～3.62）
输卵管结扎 vs. 对 照组	2/209	4.7（2.17～10.01）
输卵管切除术 vs. 输卵管结扎	2/228	1.3（0.76～2.14）

a. 未经处理的输卵管积水
RCT. 随机对照试验

（三）宫腔镜治疗输卵管近端闭塞

对于不适合进行腹腔镜输卵管结扎手术的患者，可以使用 Essure 设备（Bayer，Whippany，NJ）完成宫腔镜下近端输卵管封堵。然而，宫腔内的尾圈有可能对宫腔产生类似于宫内节育器的影响。一项非随机研究发现，在接受过腹腔镜输卵管结扎或宫腔镜下输卵管近端封堵手术的患者，在 IVF 的临床妊娠率上没有差异。但是，Essure 手术患者的自然流产率是腹腔镜手术的 2 倍（50% vs. 25%），而且活产率更低（23.8% vs. 32.1%）[19]。随后的一项随机对照研究也报道了 Essure 的自然流产率是腹腔镜手术的 2 倍[20]。该研究还指出，输卵管结扎术的着床率、临床妊娠率和活产率约是 Essure 的 2 倍，分别为 16.7% vs. 38.3%，31.0% vs. 58.1%，21.4% vs. 46.5%。因此，使用 Essure 装置进行宫腔镜近端输卵管封堵后的 IVF 结果与未经处理的输卵管积水没有区别[20]。

（四）输卵管造口术

输卵管积水的另一个处理方法是在 IVF 之前行腹腔镜下输卵管远端造口术。一项非随机研究观察了接受输卵管切除术和输卵管造口术的输卵管积水患者的 IVF 妊娠率[21]。24 例行双侧输卵管切除术的患者中，有 11 例妊娠，妊娠率为 47.8%。22 例输卵管造口术后的患者妊娠率为 45.5%。10/34（29.4%）的单纯输卵管造口后自行受孕。最近，一项系统回顾和 Meta 分析探讨了输卵管造口术对生育结果的影响。这项研究纳入 22 项观察性研究，共 2810 例患者。所有患者均行输卵管造口术治疗输卵管积水，并尝试自然受孕。该队列报告的自然临床妊娠率为 27%[22]。妊娠率低可能归因于许多临床方面的显著异质性，如手术技术、外科医生的经验、随访时间，以及输卵管损伤程度。根据疾病程度对结果进行分层的研究报告称，在那些被归类为患有轻度疾病的患者妊娠率为 58%～77%，而患有严重输卵管疾病导致较高的异位妊娠率的患者妊娠率为 0%～22%[23]。表 25-2 总结了 IVF 前输卵管切除术与输卵管造口术的利弊。

表 25-2 体外受精前输卵管切除术与输卵管造口术的利弊	
输卵管切除术	输卵管造口术
在随机对照试验中证实有效	数据有限
没有体外受精就不能妊娠	可能自然受孕
可能降低卵巢储备	可能会再次闭锁，异位妊娠的风险
适用于中至重度输卵管积水	适用于轻度输卵管积水

对于年龄较轻、无其他明显不孕因素且预后良好的轻度输卵管积水患者，应考虑行输卵管造口术作为一线治疗。虽然没有标准的输卵管造

影分级系统，但预后良好的特点包括输卵管扩张<3cm，附件粘连不超过轻度，输卵管壁薄而有韧性，输卵管造影可显示黏膜褶皱，输卵管镜显示输卵管正常[24]。患者应同意输卵管造口术或输卵管切除术，腹腔镜中探查输卵管情况后最终决定手术方式。术前应常规静脉注射抗生素，以避免刺激慢性输卵管炎感染。

采用显微外科技术在腹腔镜下行新输卵管造口术。显微外科技术的原则是注意轻柔地牵拉组织，冲洗组织以防干燥，细致的止血，避免异物污染，以及使用松紧适中的缝合线以防止组织缺血。在每次腹腔镜手术开始时放置胃管和留置Foley导尿管，以减少鞘卡损伤的风险。还可经宫颈放入通液装置。我们的首选是通过5mm脐部切口放置腹腔镜，两侧下腹取5mm切口放置腹腔镜器械。

新输卵管造口术首先要完全分离所有粘连，然后经宫颈注入显色剂，以确认近端输卵管是否通畅。远端输卵管系膜注射稀释后的血管加压素（20U加入100ml盐水）以止血。血管收缩可减少出血，从而减少了电器械的使用，避免造成热损伤。在新输卵管造口术中，使用单极电刀切开输卵管积水的远端。由于刀尖处的高功率密度，使热传导降至最低。造口后可以评估是否有正常的输卵管黏膜，并使开口的边缘完全外翻。将新创建的伞瓣保持在外翻的位置，然后用4-0可吸收线缝合到邻近的输卵管浆膜并打结。外科医生可和助手一起完成打结，省去了第三个辅助腹腔镜切口的需要。为了便于针穿过5mm端口，可以使用止血钳将SH针的缝合端拉直，形成"滑块"。经宫颈注入淡靛蓝胭脂红或亚甲蓝了解输卵管是否通畅。最后，可在输卵管创面放置防粘连材料，预防术后粘连。与使用剪刀打开输卵管和使用热能使输卵管伞瓣外翻的Bruhat技术相比，使用单极电刀打开输卵管并缝合，保持输卵管通畅，宫内妊娠率更高（表25-3）[25]。

术后关注的重点是计划受孕的时间和异位妊

表25-3 剪刀和缝合线与单极针的比较			
	妊 娠	宫内妊娠	异位妊娠
剪刀，缝合线（n=26）	9（35%）	5（19%）	9（15%）
单极电刀，Bruhat技术（n=27）	13（48%）	10（37%）	3（11%）
单极电刀，缝合线（n=29）	15（52%）	14（48%）	1（3%）

娠的预防措施。通常情况下，患者在尝试受孕前要等待两个周期。如果患者在尝试受孕后6个月内没有妊娠，应行输卵管造影重新评估输卵管是否通畅。如果影像学上显示闭塞明显，建议在IVF前切除输卵管。在极少数不选择体外受精的患者中，可以考虑对远端闭塞者重复手术，但该队列的成功率非常低[26]。需告知患者关于异位妊娠的风险和症状，如妊娠测试呈阳性应立即打电话告知医护人员。

五、非手术方案

在输卵管切除术不适用或不安全的情况下，经阴道超声引导下取卵时抽取输卵管积水也是一种替代选择。一项包含34例患者的回顾性研究指出，与未经处理输卵管积水相比，输卵管积水抽吸可提高体外受精植入率和临床持续妊娠率[27]。但另一项包括48例患者的回顾性研究证实抽液无效[28]。最近一项对66例输卵管积水患者的随机对照试验发现，与未经治疗对照组相比，抽液增加了生化妊娠率，但着床率、临床妊娠率、自然流产率无显著差异[29]。本研究还对抽液组进行了3天疗程的口服抗生素治疗。一项回顾性研究对17例输卵管积水患者进行了卵母细胞提取前后一周的多西环素治疗，发现活产率与没有输卵管积水[30]的体外受精患者相似。这项研究的明显局限性不能对抗生素治疗的有效性做出任何结论。

在上述RTC中，30.8%的患者在抽液后2周内重新出现输卵管积水，尽管它不影响IVF成功率[29]。随后的一项研究对 123 例患者进行了硬化治疗，将 98% 的乙醇注射到抽液的输卵管中，持续 5～10min。术后 21.7% 的患者出现输卵管积水复发。无论输卵管积水是否复发，与非输卵管积水对照组相比，两者着床率、临床妊娠率和活产率没有差异。三组均显著高于输卵管积水组[31]。这种治疗方法值得进一步研究。显然，只有通过超声检查可见的输卵管积水才适合进行硬化治疗。这就引发了一场持续不断的争论，即超声检查看不到的输卵管是否与看到的输卵管有同样的不利影响。因此，对于 IVF 前子宫输卵管造影所发现的轻度输卵管积水是否有必要进行治疗，目前还没有定论。

六、总结

证据表明，在 IVF-ET 前有单侧或双侧输卵管积液的女性会影响妊娠结局。

对于预后良好的患者，腹腔镜下行输卵管新造口术是首选的治疗方法。输卵管切除术或输卵管结扎手术适用于所有其他输卵管积水的患者。只有在高风险的手术患者中，才会确定放置 Essure，但可能会减少治疗输卵管积液的好处。在提取卵母细胞时，经阴道抽液（有无硬化疗法）的疗效数据不足，尚无定论。

第26章　外侧子宫成形术与宫腔镜下子宫纵隔手术

Lateral Metroplasty and Hysteroscopic Uterine Septum Surgery

Ian Waldman　Stephanie J. Estes　著

何晓清　译　　张巧玉　校

学习目标

在本章结束时，读者将能够识别 T 形和纵隔子宫的特征。读者还将读懂有关异常子宫手术治疗的医学文献，手术的焦点均是为了实现最佳妊娠结局。

一、子宫生理：T 形和纵隔子宫

（一）一般胚胎学

副中肾管是子宫的胚胎起源，在妊娠第 10 周时由米勒管的中线融合而形成。典型的发育里程碑包括在妊娠第 22 周时子宫管腔化，形成子宫内膜腔，为未来的植入做好准备，一旦进入青春期，就可以进行妊娠[1]。

子宫并非总是按照正常情况生长发育，米勒管发育畸形时就可发生，如子宫缺如或发育不良、单角子宫、双角子宫、双子宫、纵隔子宫、弓形子宫、T 形子宫或其他未分类的畸形。子宫畸形在普通人群中的发生率为 2%～4%[2, 3]；而在不孕症或复发流产的患者中，子宫畸形的发生率分别增加到 8.0% 和 25%[4, 5]。传统认为纵隔子宫是最常见的子宫畸形，在生育和不孕女性综合评估病例中约有 35% 是这一情况（图 26-1）[6]。在一项包含 1089 名无不孕症或复发流产女性的研究中，纵隔子宫的发病率为 3%，弓形子宫的发病率为 5%[7]。T 形子宫的发病率更难确定，因为它最常与胎儿时期的己烯雌酚（diethylstilbestrol，DES）暴露有关，而 DES 在 20 世纪 70 年代就已停用[8, 9]。

T 形子宫主要出现在那些 1950—1957 年接受

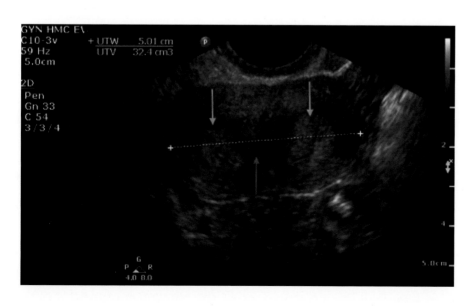

◀ 图 26-1　经阴道超声对纵隔子宫的横向观察
虚线示子宫宽度。绿箭示内膜腔。红箭示子宫纵隔的区域

DES 治疗者的女儿身上，DES 是一种强效的非类固醇雌激素，用于预防早产。在确定 DES 有轻微的致癌作用和强烈的致畸作用并停用前，至少有 400 万女性以及她们的胎儿已经发生 DES 暴露[10]。在一项包含 267 名 DES 暴露女性的研究中发现，其中 69% 的女性发生生殖道异常。而在那些有异常的女性中，最多见的是 T 形子宫，发生率为 89%[11]。T 形子宫（19%）、子宫发育不良（13%）和 T 形 / 子宫发育不良（30%）等子宫异常已被描述[12]。幸运的是，还未发现 DES 暴露后的"第三代"女孩有与暴露相关的变化，故此认为，宫内 DES 暴露不太可能产生延滞效应[13]。

米勒管是女性生殖道的胚胎学起源，一旦发生分化，同源异型基因（homeobox，Hox）和无翼型 MMTV 整合点（integration site，Wnt）基因信号通路可能与女性生殖道的正常发育有关[14]。在小鼠模型中，参与这一过程的主要 Hox 基因包括 Hoxa9（输卵管）、Hoxa10（子宫间质）、Hoxa11（子宫后部和宫颈）和 Hoxa13（宫颈和阴道上部）[15]。这些基因的突变已被发现有继发畸形表现，而且不同的 Hox 基因存在着协同基因和重叠基因表达[14]。Hox 基因相关畸形是人类中发现的米勒管畸形的一个理论原因。导致子宫畸形的所有遗传和分子机制尚未被阐明，但继续研究终有一天可以达到靶向基因治疗的目的。

（二）T 形子宫

T 形子宫的确切病理学机制尚不清楚。在 DES 暴露的病例中，Wnt5a、Wnt7a、Hoxa10 和 Hoxa11 基因抑制是可能的靶点，因为它们在子宫输卵管间质部的发育、子宫上皮的分层、子宫肌层的组织和子宫腺体的形成中有重要作用，而这些在 DES 暴露的胎儿中都出现了异常[14, 16]。畸形的子宫形态已经利用 Hox 和 Wnt 基因阴性小鼠进行了复制。Wnt7a 基因已被证明是维持 Hoxa10 和 Hoxa11 表达的必要条件，而缺乏 Wnt7a 基因的表达会导致子宫幼小，缺乏腺体[17]。在一个 DES

暴露的小鼠模型中，DES 暴露引起了 Hoxa9 基因的转换，导致 Hoxa10 和 Hoxa11 的基因下调，继发表现为与子宫畸形转化相一致的生殖道表型畸形[18]。

在一项关于 DES 暴露患者的 Meta 分析中，发现与同年龄对照组相比，异位妊娠发生率增加了 10 倍（5% vs. 0.05%），自然流产率增加了 1 倍（24% vs. 13%），早产率增加了 1 倍（14% vs. 7%），活产率下降（76% vs. 92%）[19]。从生理上，DES 暴露患者的不良妊娠结果可有几种解释。比如黄体期子宫内膜厚度变薄，使早期胚胎支持不足；通过子宫动脉的阻力增加，从而子宫灌注减少，使其难以维持妊娠所需的血流增加；在接触 DES 暴露的女性中，自身免疫性疾病（如抗磷脂综合征）的发生率也增高，也有更复杂的多种免疫应答[20-22]。

（三）纵隔子宫

纵隔子宫是由两侧米勒管融合过程中，隔膜完全或部分未吸收而形成的。已知的有纵隔子宫的队列中的候选基因有 Hoxa10、Hoxa11 和 Hoxa13 突变基因。在一项前瞻性研究中，Zhu 等评估了子宫不全纵隔和不孕症患者中 Hoxa10、empty spiracles homeobox 2（EMX2）和 tenascin-M（TENM1）基因的存在[23]。与对照组相比，在分泌中期子宫内膜里，Hoxa10 基因的表达量明显增加，而 EMX2 和 TENM1 基因表达量明显减少，这表明它们参与了子宫间隔及其他米勒管畸形的形成。另一个潜在基因是 hepatocyte nuclear factor 肝细胞核因子 1B（HNF1B）。HNF1B 基因突变与家族性先天性无子宫相关，HNF1B 基因杂合突变则与子宫畸形有关系[24]。HNF1B 基因主要见于那些合并有肾脏畸形的综合征的患者，但对那些仅有子宫畸形的患者也有继续深入研究的意义。

纵隔子宫的生理结构导致了潜在的不良妊娠结果，如复发性流产等。妊娠失败的原因部分是由于子宫间隔的植入部位不满足生理需求，因为子宫间隔的血供不足，无法提供孕期支持[25]。子宫间隔会导致基础状态的变化，对胚胎或胎盘植入产生不利影响[26,27]。过去，还有人认为，子宫间隔可能导致不规则的子宫收缩，改变精子的迁移和运输[28]。另一个可能的病因则是血管内皮生长因子（vascular endothelial growth factor，VEGF）受体的信使 RNA（mRNA）表达缺陷。Raga 等在一项前瞻性研究中发现，与正常的子宫壁相比，子宫间隔上的子宫内膜中 VEGF 受体的 mRNA 表达明显较低[29]。

二、子宫畸形的分类

为了寻求一种全面的、有用的、简便的女性生殖道畸形的分类[32]诊断方法，有人提出用美国生育协会标准（American Fertility Society criterion，ASRM）[30]或欧洲人类生殖与胚胎学会 - 欧洲妇科内镜协会（European Society of Human Reproduction and Embryology-European Society for Gynaecological Endoscopy，ESHRE-ESGE）标准进行诊断[31]。也有人建议应用美国生育协会的五级和六级子宫畸形进行子分类[33]。有关结构解剖学的分类对于标准化至关重要，不仅可以明确治疗干预措施及其结果，还可以促进医疗机构之间的沟通，最终为患者提供预后咨询。

美国生育协会（American Fertility Society，AFS）创建了一个分类系统，并于 1988 年公布。该系统将 T 形子宫归入第七组 DES 药物相关异常，将纵隔子宫（不全或完全）归入第五组，外部宫底压痕深度不超过 1cm，内部宫底压痕≥1.5cm。弓形子宫单独列在第Ⅵ组，描述为内侧宫底压痕≥1cm和≤1.5cm[30]。

欧洲人类生殖与胚胎学会（European Society of Human Reproduction and Embryology，ESHRE）/ 欧洲妇科内镜学会（European Society for Gynaecological Endoscopy，ESGE）系统于 2013 年发布，以说明 AFS 系统中未包括的已知异常情况，并消除 AFS 标准对纵隔子宫的主观诊断[34,35]。该分类将 T 形子宫划分为Ⅰ类（畸形）子宫，纵隔子宫为Ⅱ类，包

括所有融合正常和中线隔膜吸收异常的病例。宫底内陷＜宫壁厚度的 50% 且宫腔内隔厚度＞宫壁厚度的 50%，则诊断为纵隔子宫。没有指定专门的测量方法，厚度常以毫米为单位，这一点非常实用[36]。

ESHRE-ESGE 标准诊断子宫间隔的主要问题是与 AFS 标准相比，诊断率明显较高（RR=2.74），从而增加了潜在的不必要的治疗和相关并发症的可能性[34]。必须强调的是，在这项前瞻性试验中，根据 ESHRE-ESGE 标准诊断为纵隔子宫的 44 名患者中，有 16 名患者的宫底内部压痕小于 1cm，因此不符合 ASRM 标准[34]。多位作者提出了其他各种分类策略。其中一个例子是 Tompkins 指数（缺陷的高度 / 骨间线的长度），数值超过 25% 被认为是纵隔子宫或双角子宫，而不是弓形子宫[37]。另外，有人用子宫角之间的角度小于 75° 来提示纵隔子宫，角度大于 105° 则为双角子宫[38]。在对各种分类系统与结果的关系进行研究之前，还不能完全包含其全部可能性。同时，明确描述子宫异常是最好的做法。

解剖描述可以从经阴道二维超声的初步评估开始，因为二维超声是性价比较高的一线工具，它具有易于获得、成本低、无创的特点，准确性也可接受。声像图或经阴道三维超声检查除可以提高特异性和预测值外，还提高了敏感性，而 MRI 对复杂的异常情况能提供完整详细的米勒管异常图像，并且在评估阴道和子宫颈解剖结构方面更具优势（图 26-2）[39,40]。

三、子宫腔手术的手术规程

没有必要使用促性腺激素释放激素类似物、睾酮类似物（达那唑）或口服避孕药进行术前准备[41]，但将手术安排在卵泡期（第 5~10 天为最佳）以减少内膜增厚对手术的干扰是有用的。液体管理系统是必不可少的，这样可以避免液体超负荷和电解质紊乱。经阴道的宫腔镜子宫成形术在减少发病率、失血量和住院时间方面优于经腹腔途径[42]。此外，其生育结局也很好，且不需要剖宫

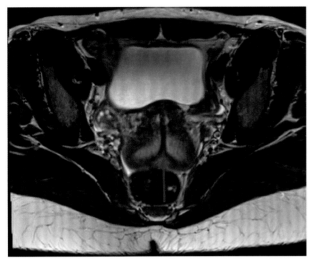

▲ 图 26-2　完整子宫纵隔的 MRI

红箭与完整的子宫纵隔平行，子宫纵隔从子宫底延伸到子宫颈

产分娩[42-45]。腹腔镜引导下的宫腔镜手术也有报道，尤其是在完全子宫纵隔的情况下，但通常超声引导足矣[46]。

四、宫腔镜外侧子宫成形术

既往，宫腔镜外侧子宫成形术已被应用于治疗 T 形子宫，特别是与己烯雌酚（diethylstilbestrol，DES）暴露相关的 T 形子宫。Nagel 等首次报道了关于 DES 暴露病例的外侧子宫成形术，以及 8 名没有 DES 暴露但被发现有 T 形子宫的患者中的3 名[47]。一名患者为复发性流产，一名为复发性流产伴继发不孕，还有一名为原发不孕。经过宫腔镜下的子宫成形术后，3 名患者中有 2 名生下了活产胎儿。第三位患者在腹腔镜检查时发现也有宫腔积水并有粘连，没有受孕[47]。

各种仪器设备均被应用于进行外侧子宫成形术，包括电烧（单极电钩、单极电刀、双极装置）和硬质剪刀等。目的是用不损伤子宫肌层的切开方式使子宫腔的三角形趋于正常化，Katz 等通过手术治疗了 8 个 T 形子宫，Giacomucci 等描述了对 17个（352 例中的）T 形子宫进行了治疗，这些患者有 2 次或以上的妊娠失败经历[48, 49]。Garbin 等用宫腔镜外侧子宫成形术治疗了 24 名女性，切口深度

均不超过 7mm[50]。Di Spiezio 等描述了非 DES 暴露的女性的 T 形子宫，其特点是，2/3 的子宫体和 1/3的子宫颈，在正常子宫轮廓的情况下，侧壁形态异常[51]。该门诊手术不仅涉及子宫侧壁的切口，还涉及从宫底到峡部的子宫前壁和后壁[51]。该技术曾用于 30 名为 T 形子宫或管型子宫的女性，在排除其他不孕因素后有原发不孕病史。17 名女性在宫腔成形术后妊娠，活产率为 71%[35]。T 形子宫患者的宫腔镜成形术总结如下（表 26-1）。

在第 24 届世界妇产科超声大会的一份海报摘要中，前瞻性地评估了宫腔镜外侧宫腔成形术在 IVF/ICSI 周期前发现的正常子宫宫腔狭小中的作用。57 名先前 IVF/ICSI 周期失败的患者进行了三维超声检查，在宫底和宫底下 1cm 处获得测量结果。然后，29 名患者接受了宫腔镜外侧成形术，28 名患者接受了诊断性宫腔镜检查手术。手术矫正后的妊娠率为 48%，而诊断性宫腔镜检查手术组的妊娠率为 21%[53]。目前还没有找到该数据以稿件形式经同行评议的完整出版物。

在对 1402 名患有先天性子宫畸形的不孕女性接受辅助生殖的综述中，只发现了一个 T 形子宫[54]。因此推测，这种类型的子宫畸形的发生率太低，无法在临床试验中准确评估结果，而且鉴于 DES 暴露将不再发生，故而发生这种畸形的患者数量预计不会上升。然而，少数关于生殖结果不佳的患者的外侧子宫成形术的报告提示，在熟练的宫腔镜手术医生的最小干预下，子宫重塑和随后的妊娠 / 活产率可能会有改善。

五、宫腔镜下子宫纵隔切除术 / 分割术 / 横切术

宫腔镜下横断子宫纵隔的可用方式有电烧（环状和针状电极）、剪刀、激光能量，甚至是宫腔镜机械组织切除装置。手术成功的关键因素是准确的手术时机（早期卵泡期）和充分的暴露术野。宫腔镜下的液体必须连续流动并清除气泡，以便能看到双侧的输卵管开口，作为完成纵隔分割的指示。

作者，年份（参考文献）	病例数	己烯雌酚暴露	手术类型	手术过程	防止粘连	结　局
Nagel, 1993[47]	8	有（5/8）	使用6.2mm，0度镜的腹腔镜/宫腔镜子宫整形术刚性剪刀	持续切开直至在子宫底可见输卵管开口间的平滑直线或有明显出血	宫腔球囊（5ml）联合结合雌激素2.5mg，2/d，25天，并在末5天应用醋酸甲羟孕酮10mg/d	• 5例中有2例己烯雌酚暴露患者妊娠并活产 • 3例中有2例非己烯雌酚暴露患者妊娠并活产
Katz, 1996[49]	8	有（4/8）	电切镜"切割电极"	子宫侧壁切开直至可见宫腔的正常三角形态并伴出血	宫内节育器联合戊酸雌二醇4mg，连用11天，序贯戊酸雌二醇4mg＋炔诺酮0.5mg，连用10天	• 11例术前妊娠无足月分娩 • 4例中有2例己烯雌酚暴露患者妊娠并活产 • 3例中有1例非己烯雌酚暴露患者妊娠并活产
Garbin, 1998[50]	24	有（15/24）	电切镜单级电钩	以电钩切开子宫角以及在子宫侧壁自基底至峡部垂直切开（同一切槽内2~3个切口）	硅胶片联合50μg炔雌醇2个月，序贯15片50μg炔雌醇和2.5mg炔诺酮	• 15例中有8例有妊娠史的患者妊娠（7/8分娩） • 9例中有5例不孕史患者妊娠（3例足月分娩、1例早产、1例异位妊娠）
Giacomucci 2011[48]	17	无（2例流产史）	26-F、0度宫腔镜及单极剪刀	切割宫腔子宫后壁以获得正常宫腔的三角形态	无	• 21次妊娠，66.7%的妊娠率 • 足月妊娠率66.6%（术前无足月妊娠）
Fernandez, 2011[52]	97	有（63/97）	26-F电切镜，单极或双极电钩（宫腔镜双极电外科系统，Versapoint）	切割深度不超过5~7mm	序贯雌孕激素组合2个月50μg炔雌醇	• 78次妊娠术前无足月分娩 • 97例中有48例术后妊娠（28例足月妊娠，8例早产，5例异位妊娠，16例流产）
Di Spiezio, 2015[51]	30	无	"5"号、30°宫腔镜，5Fr双极螺旋电极	畸形子宫门诊宫腔镜成形术技术：在子宫侧壁峡部区域缩窄环的肌纤维上取两切口手术自宫底至峡部切割子宫前后壁切割深度不超过5~6mm	聚乙烯氧化氮羧甲基纤维素钠凝胶（夹层凝胶）	• 30例中有17例妊娠 • 17例中有11例足月分娩 • 22例中有9例不孕症患者足月分娩 • 5例中有3例复发性流产患者获得活产儿

表 26-1　宫腔镜下宫腔成形术治疗 T 形 / 子宫发育不全病例的综述

此外，经腹超声引导被证实是有益的，特别是在子宫纵隔延伸到宫颈的情况下。还有人利用经直肠超声引导[55]。预防性使用抗生素是不适用的[56]。

子宫纵隔整形术包括在子宫前壁和后壁之间等距离切开子宫间隔，并在中线向宫底继续切开。超声引导可以帮助识别子宫纵隔的分割范围（图26-3），超声引导下的宫腔镜下宫腔成形术比没有引导的手术，需二次手术干预率低（分别为39%和18%）[57]。当手术操作接近正常子宫肌层时，出血量会增加。一旦看到两个输卵管口与纵隔膜切除线一致，则手术就完成了。

根据作者的经验，常规使用标准宫腔镜也可以很容易地完成宫腔镜下的纵隔膜切割，这种宫腔镜通常须配合使用宫腔镜粉碎器 / 宫腔镜组织切除系统 hysteroscopic morcellator［如美奥舒 Myosure（Hologic，Marlborough，Massachusetts）或 Truclear 组织粉碎器（Medtronic，New Haven，CT）］。泌尿外科的半刚性剪刀放在宫腔镜下，用以进行必要的剥离（图26-4 和图26-5）。虽然这些剪刀不如手术用的宫腔镜（即 Olympus 或 Storz）那么硬，但这种技术需要更少的设置和更少的扩张，这可以增加手术的便利性。此外，没有烧灼（不使用能量设备），对减少粘连性疾病有

潜在的好处。生理盐水被用作膨宫介质。虽然在一份视频摘要中报告了使用一次性腔镜组织切除系统组件进行子宫纵隔切除手术[58]，但我们并不认为侧方开窗是真正切割子宫纵隔的有效手段。手术的目的是要形成一个正常的宫腔，其残余的纵隔膜内部基底宽度＜1cm。

通过仔细选择病例，即挑选子宫纵隔没有延伸到子宫颈的病例中，无麻醉宫腔镜子宫成形术也是成功的[33, 59]。Bettocchi 等描述了被发现与识别子宫间隔 - 子宫肌层界面有关的特征，适于在无麻醉手术中做参考：①由于纵隔的纤维化，切割组织的颜色是白色的，子宫肌层是粉红色的；②纵隔没有血管，直到达到与子宫肌层的边界；③纵隔没有敏感的神经支配，当达到子宫肌层时，患者会感到疼痛[59]。严谨的术前咨询，应让患者了解可能需要进行分阶段手术，切除较大的宫腔隔膜。宫腔镜子宫成形术的并发症发生率很低，但可能包括出血、感染、子宫穿孔和粘连等[33]。

宫腔镜子宫成形术后尝试受孕的最佳时机尚不完全清楚，但根据无麻醉宫腔镜检查手术观察，似乎1～2个月即可见子宫内膜愈合良好[60]。随访时进行二次无麻醉宫腔镜检查可以确认子宫腔的正常形态。对于有子宫纵隔的女性是即刻进行宫

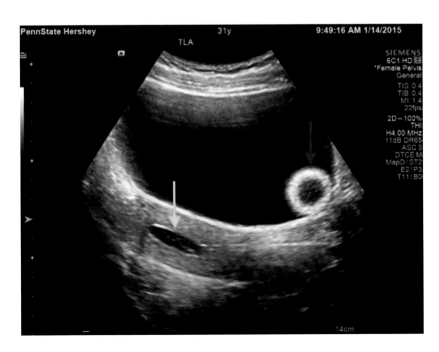

◀ 图 26-3　术中经腹超声引导的子宫手术

红箭示膀胱内的 Foley 导尿管球囊。黄箭示在宫腔镜检查中被正常盐水膨胀的子宫内膜腔

腔镜下子宫成形术，还是待到流产 / 妊娠失败后再进行宫腔镜下子宫成形术，同业者间仍存争议（图 26-6）[4, 61, 62]。

六、宫腔镜子宫成形术的粘连预防

子宫腔创伤后发生粘连既往就有被描述，也被称为 Asherman 综合征（Asherman syndrome），是以 1948 年首次阐述这一概念的 Joseph Asherman 的姓名命名的[63]。Asherman 综合征的症状可有：闭经、月经量少、不孕不育、复发性流产，或有与胎盘异常相关的宫腔镜检查发现的宫腔粘连和（或）组织学证实的宫腔内纤维化[63, 64]。如果没有症状，则术语称为无症状宫腔粘连[64]。现已建立了多个宫腔粘连的分类系统[30, 65, 66]。表 26-2 所示为由 March 等首次描述的分类系统的修改版本[66, 67]。同时，一个被推荐的临床宫腔镜评分系统认为，不能同时看到双侧输卵管开口的管状宫腔和硬化性萎缩性子宫内膜是最严重的的情况，尤其是在闭经或不孕的情况下。这一评分系统是基于对 42 名患者的宫腔镜资料和临床资料综述建立的。但这一特定评分系统的预测价值还没有得到验证[65]。

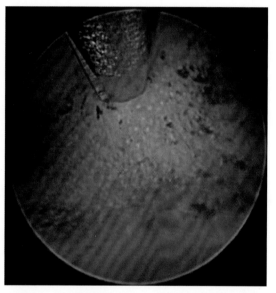

▲ 图 26-4　宫腔镜下 2cm 子宫纵隔的视图，剪刀已就位，拟开始进行手术

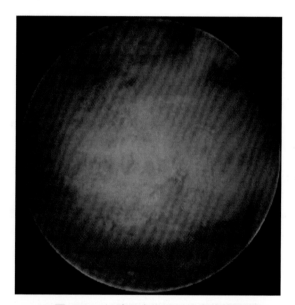

▲ 图 26-5　切除子宫纵隔后的宫腔镜视图

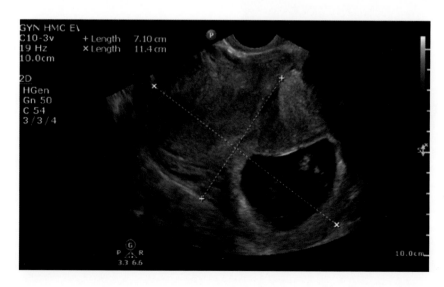

◀ 图 26-6　纵隔子宫伴左侧宫腔妊娠

表 26–2　宫腔粘连的分类	
宫腔粘连	粘连特征
轻度	<1/4 宫腔受累；薄的或丝状的粘连；宫口区域和子宫底上部粘连少或无粘连
中度	1/4～3/4 宫腔受累；子宫壁未黏合；仅粘连；宫口区域和子宫底上部仅部分阻塞
重度	>3/4 宫腔受累；子宫壁黏合或为厚粘连带；子宫口区域和子宫底上部完全阻塞

经许可转载，改编自 Robinson JK, Colimon LM, Isaacson KB. Postoperative adhesiolysis therapy for intrauterine adhesions (Asherman's syndrome). Fertil Steril. 2008;90(2):409–414.

据统计，5%～25% 的患者在子宫纵隔手术后发生粘连[68]。在一项前瞻性随机试验中，约 7% 的患者在子宫纵隔切除术后发生宫内粘连，45% 的患者在宫腔镜下切除多个肌瘤后发生宫腔粘连[38]。Yang 等在一项回顾性研究中发现，与宫角、峡部粘连及宫腔阻塞等情况相比，宫腔内中心位置的粘连需术后进行粘连松解干预的数量较少[69]。宫腔粘连越重则妊娠率越低（20% vs. 81.5%）[70]。此外，粘连的类型和部位，如 AFS 分类法中的Ⅳ型（广泛致密粘连、造成宫腔除宫颈峡部外的部分堵塞）和Ⅱ型（子宫角中心型粘连）的妊娠率低于宫腔中间区域的中心型粘连或宫颈峡部粘连[70]。

来自中国最大的妇产医院的经验，其报告了 357 名接受宫腔镜粘连松解术的患者，其中 334 人（93.6%）完全恢复了正常宫腔形态。大多数病例使用 7mm 宫腔镜和微型剪刀，其余病例使用 Versapoint 双极系统（Gynecare，Ethicon，NJ）。术后激素治疗方案为，雌二醇 4mg/d，共 7 天，3mg/d，共 7 天，然后是戊酸雌二醇 2mg/d 联合醋酸甲羟孕酮 10mg/d，共 7 天，重复 2 个月。术前粘连的程度与术后受孕率有关。轻度宫腔粘连者术后 61% 受孕；而重度宫腔粘连者术后仅 25% 受孕。中度粘连者术后受孕率为 53%。在受孕者中流产率约为 9%，84% 的病例足月分娩[71]。因此，预防宫内粘连在生殖手术中是最重要的。

多种方法已被用来减少或预防宫腔粘连形成。最初，术后使用 UD（宫内节育器）是为了分离子宫内膜表面[67, 72, 73]。在最近的一项回顾性非盲研究中发现，再生氧化纤维素黏附屏障（Interceed）被包裹在一个圆形的惰性宫内节育器上，并置入宫腔内以预防粘连[74]。作者的结论是，更少的宫腔操作对于实现无粘连宫腔是非常必要的（3 次 vs. 4 次；P=0.0010）；但是，在月经紊乱、妊娠率及活产率等方面没有显著差异。此外，两组的所有患者都接受了口服药治疗，即从术后第 5 天起口服戊酸雌二醇 5mg，2/d，共 28 天[74]。

Yu 等对 238 名专门接受子宫纵隔切除术的女性进行了研究。根据手术医生的偏好，在三种辅助治疗方法中选择一种；这些方法包括戊酸雌二醇 / 醋酸甲羟孕酮方案 3 个月，铜 T-380 宫内节育器 3 个月，16-F Foley 球囊注入 4ml 生理盐水，5 天后取出，及不治疗（对照）组。1 个月后进行的无麻醉宫腔镜检查发现，22%（雌激素 / 孕激素）、29%（铜 UD）、27%（Foley）和 24%（对照组）的病例存在宫腔粘连情况。在进行第二次宫腔镜检查时，可以用宫腔镜的尖端进行粘连松解。初次手术后 3 个月的再次宫腔镜检查显示粘连率下降，分别为 0%、0.1%、0.1% 和 0.2%。在第二次和第三次宫腔镜检查时，粘连的发生率和严重程度在任何一组之间都没有显著差异[75]。还有人建议，在初始治疗后每隔 1～3 周利用连续、反复的无麻醉宫腔镜粘连松解可作为术后维持宫腔通畅的方法[66]。

根据一些作者的研究，UD 和雌激素治疗都不能防止宫腔镜子宫纵隔切除术后宫腔粘连的发生[76-79]。具体来讲，Tonguc 等将病例随机分为不治疗组、雌激素治疗组［2mg 戊酸雌二醇和 0.5mg 炔诺酮（Cyclo-Progynova：Schering AG，Istanbul，Turkey），1/d，为期 2 个月］、含铜宫内节育器组（Multiload Cu250，Multilan，Dublin，Ireland）及雌激素与宫内节育器同时使用组。使用单极剥离电极进行子宫纵隔切除术后的宫腔粘连发生率为：

对照组约为 5%，仅 UD 组为 11%，雌激素加 UD 组为 12%，而仅雌激素组为 0。这些结果在各组之间没有统计学上的差异[76]。对于手术后妊娠的人来说，各组之间的妊娠率和流产率也相似[76]。

此外，宫腔镜宫腔成形术后放置宫内节育器和（或）使用雌激素对妊娠率没有影响[80]。一项 Cochrane 综述发现，预防粘连治疗和不治疗两组之间的活产率没有差异。预防粘连治疗与二次宫腔镜检查时较少的宫腔粘连有关；但是，这一发现的临床意义尚不清楚[81]。AAGL 管理宫腔粘连的实践指南列在一份实践报告中，并进行了总结（表 26-3）[82]。

七、妊娠结局

先天性子宫畸形与生育力下降、流产率增加、早产率上升和低出生率、胎位不正、剖宫产分娩以及围产儿死亡率有关[83]。

关于纵隔子宫，一项 Meta 分析显示，临床妊娠率下降（RR=0.86，P=0.009），早孕流产率增加（RR=2.89，$P < 0.001$），早产增加（RR=2.30，$P < 0.001$），胎儿畸形增加（RR=6.24，$P < 0.001$），中孕流产率无差异（RR=2.22，P=0.15），但亚组分析显示有关联（RR=3.74，P=0.003）[4]。其他研究没有验证该 Meta 分析中看到的生育力下降的结论[84, 85]。另一项 Meta 分析发现，患有纵隔子宫的女性的早孕流产率较高（RR=2.65），早产增加（RR=2.11），分娩时胎儿畸形率增加（RR=4.35），宫内生长受限率增加（RR=2.54），胎盘早剥率增加（RR=4.37），以及围产儿死亡率增加（RR=2.43）[86]。

子宫纵隔切开术后妊娠率提高，流产率降低[45, 87-90]。在孕早期超声检查时诊断出纵隔子宫的，持续妊娠率仅 33%[91]。据报道，宫腔镜子宫纵隔手术后的妊娠率为 58% 至高达 89%[92, 93]。Ban-Frangez 等报道了一项回顾性的配对对照研究，研究对象是在宫腔镜切除大或小的（1.3～1.5cm）的子宫纵隔的手术前进行 IVF 受孕的女性和在宫腔镜切除纵隔术后进行 IVF 的女性。不论是在

表 26-3　宫腔粘连实践指南	
治疗推荐	证据等级
宫腔镜检查时直接观察宫腔情况，器械分离粘连是治疗首选	B
通过外部成像技术或腹腔镜监视下行宫腔镜粘连松解不能预防子宫穿孔或改善临床结局，但可在穿孔发生时最小化不良情况	B
术后激素治疗（雌激素联合或不联合孕激素）可能减少粘连复发	B
推荐治疗后进行术后宫腔评估	B
对经过挑选的宫腔粘连患者进行期待疗法是合理的	C
没有证据支持子宫颈探查有意义	C
没有证据支持诊断性刮宫术有意义	C
如果已知有重度粘连，治疗应由宫腔镜手术专家实施	C
宫腔粘连手术治疗后，含孕激素、铜质或 T 形宫内节育器以及宫内 Foley 导尿管都不应使用	C
改善子宫内膜血流的药物在研究目的之外不应使用	C
没有证据支持或反对宫腔粘连外科治疗的术前、术中或术后的抗生素治疗	C

经许可转载，改编自 Worldwide AAMIG. AAGL practice report: practice guidelines for management of intrauterine synechiae. J Minim Invasive Gynecol. 2010;17(1):1–7.

切除大子宫纵隔组或小子宫纵隔组，切除前的流产率均显著较高［概率比与 95%CI 分别为 25.0（3.9～160）和 12.1（3.2～45.8）][94]。因此，对于接受 IVF 的不孕症患者，在实施辅助生育技术之前进行子宫纵隔手术似乎是明智选择。

一些作者主张对不孕症患者进行宫腔镜下子宫成形术[46, 95]。现有一项前瞻性队列研究的摘要，该研究中 103 名不明原因的不孕症及子宫纵隔的不孕女性接受了宫腔镜子宫成形术的治疗。在子宫纵隔大于宫腔的 1/2 的女性中，妊娠率明显高于子宫纵隔小于宫腔的 1/2 的女性[95]。这项研究还没

有正式发表，因此，不能对其结论进行准确评价。其他研究没有发现子宫畸形与不孕症的关系[4]。目前还没有随机试验来比较纵隔成形术对生育率的影响，但许多人认为对长期不孕的女性（评估排除了其他因素）、年龄超过 35 岁的女性、因其他原因接受腹腔镜检查和（或）宫腔镜检查的女性，或因降低流产率和其他产科问题的潜在获益而将接受辅助生育的女性应进行该手术[96, 97]。宫腔镜子宫成形术是一种安全的手术，与一般人群相比，接受这种手术并不与任何较高的产科不良后果风险有关[98]。

患有弓形子宫的女性应被视为正常突变，因为这不会增加不良妊娠结局或妊娠丢失[99]。即使在接受辅助生育的女性中，弓形子宫也与妊娠率降低或流产风险增加无关[54]。一项 Meta 分析显示，弓形子宫的女性与正常子宫的女性在临床妊娠率（RR=1.03，P=0.51）、早孕流产率（RR=1.35，P=0.25）或早产率（RR=1.53，P=0.28）方面没有差异[4]。同一 Meta 分析显示，中孕流产（RR=2.39，P=0.003）和分娩时胎儿畸形率（RR=2.5，P<0.001）增加[4]，但这与另一项显示对生殖结果没有负面影响的分析结论相反[100]。

不建议对弓形子宫进行常规手术切除。不过有趣的是，Detti 等最近建议将 5.9mm 作为新的替代分界值，超过这个长度就需要进行手术矫正。在这项前瞻性队列研究中，76 名患有不孕症或复发性流产的女性被诊断为美国不孕症协会标准的亚纵隔子宫。她们接受了三维超声的评估，并与一组健康子宫的女性进行了年龄配对。经过宫腔镜下的子宫纵隔整形术后，子宫亚纵隔组的子宫腔宽度明显小于术前宽度，并与健康子宫组的测量结果相似。1/3 的患者在手术干预后受孕，其中<10mm 亚纵隔子宫组为 88%（14/16），≥10mm 亚纵隔子宫组为 86%（6/7）[101]。

八、结论

本章回顾了宫腔镜下宫腔成形术治疗 T 形子

宫和纵隔子宫的现状。这种技术仍然是治疗子宫纵隔有效的方法且较易成功；但是，在外侧子宫成形术中，其对改善生育力的效果数据比较有限。预防宫内粘连是这种手术治疗后的一个主要目标，因此有必要在这个领域继续研究。

问题和解答部分

1. 哪个检查是评估子宫解剖的简单、可靠的第一步？

A. 经腹超声检查

B. 经阴道超声

C. 宫腔超声造影

D. MRI

2. T 形子宫的外侧子宫成形术后预计会有以下哪种结果？

A. 总是导致子宫瘢痕形成

B. 100% 的活产率

C. 减少月经出血

D. 以上都不是

3. 哪种方法可以最准确地诊断宫腔粘连？

A. 宫腔镜检查

B. 子宫输卵管造影

C. 宫腔造影

D. 经阴道超声检查

1. B. 经阴道超声检查是一种可靠的、简单的、便于进行的检查，可以用于初始评估子宫解剖结构。当需要进一步评估时，可以使用超声造影、宫腔镜、核磁共振或手术评估。

2. D. 外侧子宫成形术不会总是导致子宫瘢痕（尽管这可能是手术的并发症），也不能保证足月分娩或减少月经出血量。

3. A. AAGL 指南指出，宫腔镜检查是诊断宫腔内粘连的最准确方法，在有条件的情况下应选择宫腔镜检查。

第 27 章　肥胖症与医学辅助生殖
Obesity and Medically Assisted Reproduction

Stephanie Welsh　Leah D. Whigham　Steven R. Lindheim　著

何晓清　译　　张巧玉　校

学习目标

1. 了解肥胖症的普遍性及其对健康和辅助生育结局的影响。

2. 解释目前关于肥胖症和不良生育结局背后的病理生理学知识。

3. 认识到对寻求辅助生殖技术的肥胖女性的建议。

超重和肥胖可以被定义为超过健康水平的体重。身体质量指数（body mass index，BMI）通常被用于根据身高和体重对个体进行分类。BMI $25\sim29.9kg/m^2$ 为超重，BMI $\geq30kg/m^2$ 为肥胖（WHO 2008）。肥胖的子类别还分为 I 级（BMI $30\sim34.9kg/m^2$）、II 级（BMI $35\sim39.9kg/m^2$）和 III 级（BMI $\geq40kg/m^2$）[1]。

过度肥胖是多种疾病的高危因素，导致健康支出的增加和生产力的损失。2014 年，美国的肥胖症的经济成本估计超过 1.4 万亿美元，包括直接和间接成本[2]。此外，与肥胖症有关的每位患者的年度医疗费用预算，女性是男性的 2 倍以上（3610 美元 vs. 1150 美元）[3,4]。

肥胖和超重的原因是多因素的。高热量的饮食和久坐的生活方式都与肥胖有关，但其他因素包括潜在的遗传影响和内分泌失调，以及社会文化和环境因素[5]。在与肥胖有关的众多不良健康影响中，男性和女性的生育力下降是重要部分。通过复杂的途径，肥胖对自然生育和辅助生育的结果均有不良影响使其受损。本章回顾了肥胖症的患病率、影响和病理生理学，并总结了肥胖症对女性和男性辅助生育技术（assisted reproductive technology，ART）结果的影响。

一、肥胖症的流行病学：患病率和影响

肥胖症是美国和全球最常见的慢性疾病之一。在世界范围内，超过 6 亿的成年人可以被归类为肥胖[6]。根据美国国家健康与营养调查研究，2013—2014 年，近 38% 的美国成年人被归类为肥胖，近 8% 的人有 III 级肥胖[7]。肥胖症和 III 级肥胖症的发病率在女性中较高，有趣的是，在 2005—2014 年，相较男性只有女性的肥胖症比例增加了[8]。肥胖也影响儿童，Ogden 等的研究数据显示，肥胖影响 10% 的 2 岁以下婴幼儿和近 17% 的 2—19 岁的儿童和青少年[7]。

根据妊娠风险评估监测系统（Pregnancy Risk Assessment Monitoring System，PRAMS）2004—2005 年的数据，该系统监测美国女性与妊娠有关的健康行为，约 23% 的女性在妊娠前 BMI 属超重范围，19% 在妊娠前 BMI 属肥胖范围[9]。此外，据报道，肥胖症的发病率在非裔美国女性中也较高（29.5%）。非裔美国女性（29.1%）比白种人（17.4%）和西班牙裔（17.4%）女性高[9]。

肥胖会增加每个器官系统的不良健康结果

的风险，包括高血压、血脂异常、冠心病、脑卒中、糖尿病和骨关节炎的风险增加[10, 11]。其他专门针对肥胖女性的健康风险还包括雌激素介导的癌症、多囊卵巢综合征（polycystic ovarian syndrome，PCOS）、无排卵、生育力受损，以及与健康 BMI 的女性相比，生殖和 ART 结局产生不良影响[12, 13]。

肥胖也是孕前最常见的并发症，与高血压、子痫前期、妊娠期糖尿病、剖宫产、手术并发症、产后感染和产后出血的风险增加有关[12-15]。新生儿的风险包括巨大儿、小样儿、早产、死胎、流产和包括神经管缺陷和腹壁畸形在内的先天性畸形[12-15]。表 27-1 总结了与肥胖相关的母婴健康风险[16, 17]。

二、肥胖症和生殖病理生理学

肥胖症女性在自然受孕和辅助生育受孕后均面临较低的活产率，这是因为妊娠和植入率下降，流产和妊娠并发症的发生率增加[18-20]。肥胖症通过几种机制影响生殖，包括氧化应激、炎症和胰岛素抵抗[21]。这些路径导致下丘脑 - 垂体 - 卵巢（hypothalamus pituitary ovarian，HPO）轴失调，以及亚急性少排卵和无排卵[21]，尽管是有排卵周期的肥胖症女性，也会发生生育力下降[22]。具体来说，Dağ 等报道，BMI 每超过 29kg/m² 一个单位，妊娠的概率就会下降 5%[18]。

肥胖会导致胰岛素抵抗和胰岛素水平升高，从而对 HPO 轴产生各种负面影响，包括卵巢产生的雄激素和雌激素增加[13, 15, 19, 23, 24]。过量的胰岛素和雄性激素还导致性激素结合球蛋白（sex hormone binding globulin，SHBG）水平降低，进而导致自由性激素水平升高[15, 19, 23, 24]。

作为一个内分泌器官，脂肪组织产生和储存着多种物质，包括脂肪因子、瘦素和脂联素。在肥胖症中，瘦素水平增加，而脂联素水平下降[10, 13, 19]。瘦素水平的升高与 HPO 轴的改变有关，包括卵巢功能和卵泡生成不良[19]，因为瘦素直接抑制卵巢的卵泡膜细胞和颗粒细胞的类固醇

表 27-1　与肥胖相关的母婴健康风险		
并发症 / 出生缺陷	比值比（OR）	95%CI
BMI≥30kg/m² 女性妊娠相关并发症		
子痫前期[16]	3.2	1.8～5.8
妊娠期糖尿病[16]	2.6	2.1～3.4
大于胎龄儿[16]	2.2	1.6～3.1
高血压[16]	2.5	2.1～3.0
肩难产[16]	3.6	2.1～6.3
死产[16]	2.8	1.9～4.7
BMI≥40kg/m² 女性妊娠相关并发症		
子痫前期[17]	4.8	4.04～5.74
妊娠期糖尿病[17]	4.0	3.1～5.2
大于胎龄儿[17]	3.8	3.5～4.16
早期新生儿死亡[17]	3.4	2.07～5.63
高血压[17]	3.2	2.6～4.0
肩难产[17]	3.1	1.86～5.31
胎粪吸入[17]	2.9	1.6～5.07
死产[17]	2.8	1.94～4.02
剖宫产分娩[17]	2.7	2.49～2.90
胎儿窘迫[17]	2.5	2.12～2.99
BMI≥30kg/m² 女性相关出生缺陷		
腹壁缺陷[17]	3.3	1.0～10.3
神经管缺陷[17]	2.7	1.2～6.1
心脏缺陷[17]	2.0	1.2～3.4
多种先天畸形[17]	2.0	1.0～3.8

生成[24]。如前所述，脂肪素的减少可能导致胰岛素的增加，这对生殖产生不利影响[24]。此外，脂肪细胞储存脂溶性物质，包括性激素，这进一步促进了雄激素水平的提高[15]。高雄激素对卵巢功能有负面影响，导致月经紊乱和无排卵，这可能与卵泡发育改变有关[13, 19]。

HPO 轴的改变包括促性腺激素释放激素的

变化和来自垂体前叶的黄体生成素（luteinizing hormone，LH）的增加[19,23]，这可能会削弱卵泡生成[19]。肥胖症患者的卵细胞质量下降可能导致胚胎质量和随后的植入困难[13]。在月经周期正常的肥胖女性中，也可以观察到对植入的不利影响[19]。肥胖症与多囊卵巢综合征共同存在，估计有28%～50%的肥胖症女性患有多囊卵巢综合征，肥胖症会加剧生殖障碍；这两种情况的特点是高瘦素血症、高雄激素血症和无排卵[21,25,26]。

三、肥胖症与常规治疗的结局

（一）肥胖症与IVF的结局

许多研究表明，肥胖症和周期刺激特征的改变与不良的IVF结局相关，包括妊娠和活产率的降低[19,20,24,27]。周期取消率随着BMI的增加而增加，这可能是促性腺激素（gonadotropin，Gn）抵抗导致缺乏卵巢反馈的结果[13,19,27]。Dokras等报道，BMI≥40kg/m^{2}的女性周期取消率高达25%，而正常BMI的女性为11%（OR=2.73，95%CI 1.49～5.0）[28]。然而，这一发现尚不具一致性，一项系统综述指出，BMI<30kg/m^{2}和≥30kg/m^{2}的女性，周期取消率（OR=1.35，95%CI 0.99～1.84）或取卵细胞数［加权平均差异（WMD）=0.68，95%CI 0.11～1.2］，两者间没有差异[23]。

在肥胖症女性中一直观察到Gn需求增加和刺激时间延长，BMI与Gn反应之间呈负相关[13,19,24]，一项系统综述中所述，其中Gn的WMD超过200U（95%CI 149.12～271.05）[23]。推测这可能与卵巢Gn抵抗有关，其中卵泡内瘦素的升高可能抑制卵巢类固醇的合成[13,19,23,29]。另外，药代动力学特性可能导致肥胖症女性对Gn的吸收减少和（或）清除增加[13,19,28,29]。

在接受卵巢刺激的女性中，肥胖症女性中卵泡不同步和较低的雌二醇峰值浓度也更常见[13,19]，这进一步表明卵巢对Gn刺激的反应减弱[13,28,29]。Shah等报道，在1721个首次IVF周期中，Ⅱ级肥胖和

Ⅲ级肥胖女性的血清雌二醇峰值水平（1498pg/ml vs. 1361pg/ml）明显低于正常BMI的女性（2047pg/ml）[30]。取回的卵母细胞数量持续减少，卵母细胞质量也是如此。这被归因于卵巢反应不佳或与肥胖症女性卵母细胞恢复困难有关[13,24]。一项系统综述报告，BMI≥25kg/m^{2}的女性卵母细胞恢复的WMD比BMI<25kg/m^{2}的女性低42%（0.58，95%CI 0.22～0.94）[23]。目前还不清楚卵细胞质量的降低是由于肥胖所需的Gn剂量增加，还是由于肥胖本身[13,19]。有人推测，卵母细胞中过多的脂质储存的脂毒作用，可导致高水平的游离脂肪酸和活性氧自由基，可能会干扰卵母细胞的减数分裂纺锤体、线粒体和内质网的功能[21,29]。然而，其他研究没有显示肥胖对这些参数有任何不利影响[23]。

受精率和胚胎质量似乎也受到不利影响[13,24]。Shah等报道，BMI为35～39.9kg/m^{2}的女性比正常BMI的女性受精卵数明显减少（7.6 vs. 9.3）[30]，Jungheim等报道，与正常BMI的女性相比，BMI≥40kg/m^{2}的女性受精率下降（59% vs. 69%，$P<0.03$）[31]。胚胎质量也因此受到不利影响，因为据报道，超重和肥胖女性的囊胚形成率比健康体重的女性低近15%（$P<0.007$）[32]。由于卵细胞产量、受精率的降低和胚胎质量的下降，肥胖症女性移植胚胎的平均数量和植入率都有所下降[13,33]。

（二）男性肥胖症与ART

关于男性肥胖症对生育力的影响，不论自然受孕还是ART，文献中均存在矛盾。研究表明，肥胖男性的精子活力明显降低（WMD=-3.72%，95%CI -7.11～0.33），DNA碎片增加（WMD= 3.41%，95%CI 2.08～4.75）[34]。相反，其他对肥胖和正常体重男性的研究显示，精子相关参数并无差异，包括精子浓度（平均标准差=-0.28，95%CI -0.65～0.08）[35]，总精子数（BMI 20～24.9kg/m^{2}和BMI>30kg/m^{2}的中位数为1.34亿），和活力[36]。

为观察ART的结局，Campbell回顾了30项关

于男性肥胖症和 ART 的研究，发现肥胖症男性的不孕率（2 年未育）明显升高（OR=-1.66，95%CI 1.53~1.79）[34]。据报道，每个 ART 周期的活产率也减少了 35%（OR=0.65，95%CI 0.44~0.97）[34]。相比之下，并不是所有的研究都发现了基于男性 BMI 的生育力的明显差异，包括 Zhu 等的一份报告，近 8500 对接受 IVF 的夫妇与正常 BMI 的男性相比，超重男性（矫正风险比［ARR］=1.03，95%CI 0.975~1.090）和肥胖症男性的活产率（ARR=1.00，95%CI 0.912~1.104）没有显著差异[37]。

（三）活产和分娩

在自然妊娠中，产妇肥胖症会增加不良妊娠结局的风险，包括妊娠糖尿病、先兆子痫、早产以及新生儿和儿童患病率[12, 14]。此外，据报道，产妇肥胖症会增加胎儿死亡（矫正后优势比［AOR］=2.32，95%CI 1.64~3.28，$P<0.001$）和婴儿死亡的风险（AOR=1.97，95%CI 1.13~3.45，$P=0.02$）[38]。

在 ART 方面，研究也表明，肥胖症女性的产科并发症和流产率较高，活产率较低[13,19]。在一项对 5019 个 IVF/ICSI 周期的研究中，BMI>30kg/m^2 与早期流产之间存在显著的关联（OR=1.69，95%CI 1.13~2.51，$P=0.003$）[39]。此外，BMI 每增加一个单位，活产率就降低 2%（OR=0.981，95%CI 0.967~0.995，$P=0.009$）[40]。Maheshwari 等对 21 项研究的系统综述显示，BMI≥25kg/m^2 的女性 IVF 后妊娠率明显降低（OR=0.71，95%CI：0.62~0.81），流产率增加（OR=1.33，95%CI 1.06~1.68）[23]。另一个系统综述（n=33 项研究）也报道了 BMI≥25kg/m^2 的女性接受 IVF/ICSI 后，临床妊娠率更低（RR=0.90，95%CI 0.85~0.94，$P<0.0001$），活产率更低（RR=0.84，95%CI 0.77~0.92，$P=0.0002$），流产率更高（RR=1.31，95%CI 1.18~1.45，$P<0.0001$）[41]。Moragianni 等也报道说，与正常 BMI 的女性相比，BMI≥40kg/m^2 的女性在第一个 ART 周期后的活产率较低 68%

（OR=0.32，95%CI 0.16~0.64）[33]。

而这一研究发现也不具一致性，因为其他研究提示在活产率方面没有差异。Dokras 等报道，BMI 25~29.9kg/m^2 的女性（42.7%）、BMI 30~39.9kg/m^2 的女性（41.95%）和 BMI≥40kg/m^2（36.71%）的女性的分娩率之间没有差异[28]。虽然 Maheshwari 等的系统综述报道了流产率的增加，但作者没有发现 BMI 和活产率之间有明显的关联[23]。此外，另一个系统综述（n=14 个研究）证实了这些发现，肥胖对 ART 后的活产率没有不利影响[42]。代孕者（GC）（n=163）的相关结果也显示，无论 GC BMI 如何，每次胚胎移植的活产率没有差异（BMI 20~24.9kg/m^2 者为 70%，BMI 25~29.9kg/m^2 者为 84%，BMI 30~35kg/m^2 者为 75%）[43]。

关于产科并发症，Dayan 等报道说，与自然受孕后的非肥胖女性相比，接受 IVF 的肥胖女性发生子痫前期的风险高出近 7 倍（OR=6.7，95%CI 3.3~13.8）[44]。然而也有数据显示，有肥胖症的女性进行 ART 出现并发症的风险与没有肥胖症的女性相似，包括需要机械通气或进入新生儿重症监护室的不良新生儿结局（AOR=1.33，95%CI 肥胖者 1.11~1.59；AOR=1.34，95%CI 非肥胖者 1.18~1.51）和早产（AOR=1.06，95%CI 肥胖者 0.86~1.31；AOR=1.15，95%CI 非肥胖者 1.00~1.32）[45]。除子痫前期外，关于活产和肥胖的数据存在矛盾，这表明需要进一步的研究来明确这个问题。

（四）卵子还是子宫

自然受孕或 ART 的不良结局是由于卵子质量下降还是子宫内膜的容受能力下降，这仍然是一个争论不休的问题[19]。肥胖引起的瘦素升高可能对蜕膜化产生不利影响，从而影响子宫内膜容受性、植入和胎盘形成[21]。将卵子捐赠作为区别宫内和宫外因素的模型，产生了相互矛盾的结果。Provost 等报道说，与正常 BMI 的女性相比，

BMI>40kg/m² 的受卵者的临床妊娠率降低了 26%（OR=0.74，95%CI 0.59～0.94，P=0.013），活产率降低了 36%（OR=0.64，95%CI 0.51～0.81，P<0.001）[46]。对肥胖症女性的自体和供体卵母细胞进行比较发现，随着 BMI 的增加，Ⅰ级肥胖女性使用自体卵母细胞时临床妊娠失败率增加（AOR=1.13，95%CI 1.05～1.21），但使用供体卵母细胞时则不然（AOR=0.99，95%CI 0.80～1.24），这表明卵母细胞比子宫内膜对妊娠的影响更大[47]。

捐卵者 BMI 对 ART 结局的影响也有相关研究。Cardozo 等的研究表明，随着卵母细胞捐献者 BMI 的增加，临床妊娠率明显下降（OR=0.4，95%CI 0.1～0.9），而 BMI 为 25.3～34kg/m² 的女性的活产率（OR=0.4，95%CI 0.2～1.1）有降低的趋势[48]，表明肥胖对卵母细胞有不利影响。Goldman 等研究了肥胖对植入前遗传学筛查（PGS）的非整倍体的影响，发现 BMI≥30kg/m² 的女性未发生非整倍体的不利影响（AOR=0.74，95%CI 0.25～2.20）[49]。

有报道称，随着受卵者 BMI 的增加，流产的风险也会增加（OR=4.02，95%CI 1.53～10.57，P=0.005）[50]；然而，这一发现也不具一致性。Metwally 等报道说未观察到不良影响（OR=1.52，95%CI 0.88～2.61）[51]，Styne Gross 等的结论也是如此，他们报道说受卵后的自发流产率在不同的 BMI 组中是相当的：BMI 21～25kg/m² 的女性为 24.5%，BMI 26～29kg/m² 的女性为 10.9%，BMI≥30kg/m² 的女性为 29.8%（P=0.096）[52]。鉴于数据的冲突，需要更多的研究来阐明接受供卵者 BMI 对流产风险的影响。

四、受孕前的建议

虽然医学研究所建议孕前咨询应鼓励女性 BMI 达正常范围后再妊娠[53]，但最近的数据报告显示，26% 的女性在妊娠前超重，25% 为肥胖症[54]。在进行不孕症治疗前减重与改善围产期结局之间存在关联仍缺乏证据。包括 LIFEstyle 研究在内，该研究没有发现在不孕症治疗前接受生活方式干预的女性与接受即时治疗而不减重的女性相比有任何改善[55]。干预组的体重下降幅度大于对照组，因为干预组中近 38% 的女性体重下降了 5%，而对照组在头 6 个月中的体重下降幅度为 0[55]。然而，在 18 个月的不孕症治疗前接受 6 个月生活方式干预的女性中，有 27% 的单胎足月活产，与接受 24 个月不孕症治疗而没有生活方式干预的女性中的 35% 相似（OR=0.77，95%CI 0.60～0.99）[55]。此外，各组之间的并发症发生率没有显著差异[55]。

这些发现与多囊卵巢综合征不孕症的高雄激素及胰岛素抵抗的治疗（OWL PCOS）试验[56]的结果形成对比。与口服避孕药后序贯服用氯米芬或减重并口服避孕药后再服用氯米芬的组合相比，减重后服用氯米芬的排卵明显增加[56]。与立即接受氯米芬治疗的多囊卵巢综合征女性相比[57]，分析显示，接受减重并延迟不孕治疗的女性的活产率有所提高（RR=2.5，95%CI 1.3～4.7；P=0.01）[58]。这些发现表明，将不孕症治疗推迟到减重成功后进行是有获益的。然而，众所周知，生育力会随着年龄的增长而下降，故减重的获益必须与患者年龄因素的不利影响相权衡。

一些研究表明，即使是适度减少至妊娠前体重的如 5%，似乎也能恢复排卵、改善生育力和出生结局[13, 19, 23]。减重的一线疗法一直是生活方式修正，包括减少高热量饮食和增加身体活动。锻炼，即使没有减重，也被证明可以明显改善接受 IVF 的肥胖症女性的结局，与没有定期进行体育锻炼的肥胖女性相比，临床妊娠率（RR=3.22，95%CI 1.53～6.78，P=0.002）和活产率（RR=3.71，95%CI 1.51～9.11，P=0.004）都有增加[59]。人们认为，无论体重是否减轻，运动都可能改善胰岛素敏感性，减少炎症和氧化应激，从而改善生殖功能[59, 60]。此外，尽管运动并不能使所有个体的体重减轻，但它可以通过减少体脂和增加瘦体重来改善身体组成。

减重手术也被推荐给 BMI≥40kg/m² 或 BMI≥

35kg/m² 且有合并症且没有从非手术减重治疗中获益的女性[61]。一项关于减重干预的系统综述表明，减重手术和非手术减重疗程在减重效率上比综合行为修正更有效，并导致 ART 后妊娠和（或）活产率的增加[62]。然而，由于手术导致的代谢和营养异常，建议减肥手术后 6～12 个月内避免妊娠[19]。即使是手术后 2 年，长期的吸收障碍和代谢失调也可能持续存在，并损害生殖结局[63]。报告的其他风险包括小于胎龄儿的风险增加（OR=2.2，95%CI 1.64～2.95），32 周至 36 周 6 天的早产风险增加（OR=1.3，95%CI 1.05～1.6），以及死胎 / 新生儿死亡风险增加的趋势（OR=2.39，95%CI 0.98～5.85，P=0.06）[64]。重要的是，接受减肥手术的患者要接受有关营养、身体活动和社会心理健康的长期随访，以确保手术的获益得到充分实现，同时尽量减少不良反应。考虑到费用和潜在的并发症，必须针对每个患者对手术和药物减肥疗法的风险与获益进行权衡，并仔细考量。并仍然需要进行随机的临床试验来明晰这些问题。

在某些情况下，IVF 诊所要求 BMI 达到适宜 IVF 的分界值后再进行治疗。在 2015 年一项对 347 家美国诊所的研究中，35% 的诊所在 IVF 治疗时使用 BMI 分界值[65]，通常考虑这一因素的原因包括对麻醉的要求和对麻醉并发症的担心[66]。虽然减重可能对较大体重指数的女性提高生育力有一些好处，但人们已经认识到，减重是需要时间的。减重对生育力的益处有可能被年龄增长的不利影响所掩盖。有些人认为，在预测 ART 的成功方面，年龄比肥胖更重要；因此，对肥胖症女性的咨询应考虑到这一点，与患者和多学科团队密切合作，根据每个患者的独特情况制订个体化治疗方案[29]。

五、结论

肥胖症对健康的影响是多方面的，包括生育力下降和 ART 结局不良。虽然存在矛盾的文献，但似乎肥胖症会减少排卵，增加 Gn 剂量要求，降低 ART 后的临床妊娠率，并增加 ART 后流产的风险。为了避免潜在的风险，建议那些希望通过自然受孕或辅助生殖受孕妊娠的肥胖症女性在饮食和运动方面的生活方式做出积极改变。不建议拒绝对体重指数较高的女性进行 ART，但应给予适当的咨询，使其了解增加的风险，并转介其进行全面的体重管理。仍需进一步的研究，应使用统一的 BMI 分界值和前瞻性的研究设计，以明晰风险和改善寻求 ART 的肥胖症女性的结局。

第28章 多囊卵巢综合征与医学辅助生殖
Polycystic Ovarian Syndrome and Medically Assisted Reproduction

Sezcan Mumusoglu　Mehmet Sipahi　Gurkan Bozdag　著

李　微　译　　张巧玉　校

多囊卵巢综合征（polycystic ovary syndrome，PCOS）影响着 6%~10% 的育龄女性[1]。根据所使用的诊断标准：55%~91% 促性腺激素正常但无排卵的女性（世界卫生组织第二组受测者）伴有PCOS 体征或者症状[2]。相对于无 PCOS 症状的女性，有 PCOS 症状的女性出现生育力低下的可能性更大（26.5% vs. 17.1%，$P<0.001$）[3]。然而，尽管第一次妊娠的时间增加了，但是 PCOS 女性的终生生育力是相似的[3, 4]。

推荐通过合理饮食和锻炼来管理生活方式，不仅可以增加自发性排卵，而且对长期的健康也有益。关于促排卵，对 PCOS 的一线治疗是口服药物，如氯米芬（clomiphene citrate，CC）或芳香化酶抑制药（aromatase inhibitors，AI）。促排卵的二线治疗可以考虑外源性促性腺激素注射和手术干预，如腹腔镜卵巢打孔术。在口服药物和外源性促性腺激素治疗中，无论是否宫内受精，都无法诱导单卵泡生长和排卵。尽管在 PCOS 患者中单独使用外源性促性腺激素促排卵可以使排卵率达到 72%，妊娠率达到 45%[5]，但是辅助生殖技术（assisted reproductive technology，ART）或者医学辅助生殖（medically assisted reproduction，MAR）仍可作为三线治疗方案，特别是对伴有其他不孕因素的不孕症患者（如输卵管阻塞或少精症）。然而，对 PCOS 女性进行卵巢刺激，不仅要诱导单卵泡反应，而且要诱导多卵泡反应，这都存在一定的困难[6]。而 PCOS 女性可能伴有多卵泡发育、诱导排卵时周期取消和多胎妊娠以及卵巢过度反应等问题，虽然密切监测 MAR 周期，但对卵巢的刺激可能发生卵巢过度刺激综合征（ovarian hyperstimulation syndrome，OHSS）[7]。尽管存在这些问题，所报道的 PCOS 女性经 MAR 治疗后的活产率与患不明原因子宫内膜异位症及因男性因素不孕的女性相似[8]。

在过去的 10 年中，多种策略被引入到 MAR 治疗以降低 OHSS 和周期取消的风险，以此提高 PCOS 女性的妊娠率[9-12]。在本章中，我们对所有策略的有效性及安全性进行了综述，而这些策略旨在提高 MAR 在 PCOS 女性中的成功率。

一、关于卵巢刺激方案的策略

关于促排卵（ovulation stimulation，OS）方案，首先需要关注的可能是促性腺激素释放激素（gonadotropin-releasing hormone，GnRH）类似物的类型。GnRH 拮抗药与激动药相比较而言具有更多优势，如无低雌激素不良反应、无突然复发、无须长期下调，以及在刺激卵巢时所需使用较少剂量的促性腺激素。激动药通过使垂体受体长期脱敏而起作用，但拮抗药能直接阻断这些受体，因此效果迅速。这为在卵泡期任何时间实施拮抗药提供了机会。

GnRH 拮抗药可应用于多种方案，如多次固定剂量（0.25mg/d，从第 5~7 天开始），多次灵活剂量（0.25mg/d，在优势卵泡直径达到 14~15mm 之后），或单次剂量（3mg，在第 7 天或第 8 天）。

Kollmann 等最近进行的一项 Meta 分析包括了来自 12 项随机对照试验（RCT）中的 1525 名女性和 582 名活产 / 持续妊娠患者[6]。结果显示，在卵巢刺激时使用拮抗药与使用激动药相比，在活产 / 持续妊娠方面没有显著差异（RR=0.95，95%CI 0.84～1.08，I^2=0%），各研究之间的异质性较低（表 28-1）。值得注意的是，关于临床妊娠率（clinical pregnancy，CP）（RR=1.02，95%CI 0.91～1.15，I^2=7%）和流产率（RR=1.10，95%CI 0.73～1.65，I^2=19%），激动药和拮抗药周期之间无显著差异[6]。然而，在拮抗药方案中 OHSS 发生率显著降低（n=11 RCT），但证据质量较低（RR=0.63，95%CI 0.49～0.80，I^2=1%）[6]。在一项纳入了 80 名 PCOS 女性的研究中，无论是选择使用加尼瑞克还是西曲瑞克，卵质内单精子注射（intracytoplasmic sperm injection，ICSI）周期的临床妊娠率在两组之间没有显著差异[12]。

通常在 OS 的第 5～7 天进行 GnRH 拮抗药固定日注射。考虑到 LH 水平在卵泡期可能会出现潜在波动，因此在卵泡发育中期开始使用 GnRH 拮抗药。然而，避免 LH 波动可能会对子宫内膜容受性产生负面影响，从而降低妊娠率[13-15]。固定方案的应用可能会维持更高的 LH 和雌二醇（estradiol，E_2）生理浓度，并在胚胎移植和着床过程中更好地同步于子宫内膜[16]。为在卵泡早期建立适当的启动时间，在一项随机对照试验中比较了 140 名 PCOS 患者，卵巢刺激第一天或之后几天开始使用 GnRH 拮抗药时，临床妊娠率（68.3% vs. 56.5%）、着床率（7.3% vs. 8.6%）和流产率（7.3% vs. 8.6%）没有显著差异[17]。另一项随机对照试验（n=150）将患者进行分层为黄体长效 GnRH 激动药、非柔性拮抗药和早期拮抗药，试验结果也显示生化率（分别为 34.1%、34% 和 38.3%，P=0.9）和临床妊娠率（分别为 34.1%、29.8% 和 36.2%，P=0.8）都很相似[18]。另一项 Meta 分析也支持在早期和晚期开始使用 GnRH 拮抗药时活产 / 持续妊娠率（RR=1.16，95%CI

0.8～1.6）没有差异，尽管现有证据的质量较低[6]。

综上所述，GnRH 拮抗药方案，不论其类型和开始实施日期，在没有描述妊娠率的情况下为降低 OHSS 风险提供了一个良好的机会，即使最终的成熟是由 hCG 维持的。同时通过注射小剂量 GnRH 激动药来提高触发机会，进一步降低了拮抗药周期中 OHSS 的绝对风险。因此，对于预期有过度反应的患者，如 PCOS 女性，GnRH 拮抗药似乎是治疗的选择方案。

促性腺激素类型

PCOS 患者选择外源性促性腺激素已被广泛推测在进行 ART 周期的每个亚组患者中。然而，关于促性腺激素的类型，Kollmann 等报道称，当尿源性 FSH 和重组 FSH（rec-FSH）相比较时，两者在活产 / 持续妊娠率（RR=1.05，95%CI 0.6～1.7）和临床妊娠率（RR=0.9，95%CI 0.6～1.4）方面没有显著差异[6]。类似地，Cochrane 所著的综述包括了 10 项随机比照试验，对比了 rec-FSH 和尿促性腺激素（7 项 rec-FSH vs. FSH-HP 随机比照试验，3 项 rec-FSH vs. HMG 随机比照试验），在活产结果（OR=1.26，95%CI 0.80～1.99，I^2=0）或临床妊娠率（OR=1.1，95%CI 0.8～1.4，I^2=0）方面没有呈现出任何显著差异。此外，在比较 rec-FSH 和尿促性腺激素对产生 OHSS 的风险时（OR=1.5，95%CI 0.8～2.8，I^2=0），根据非常低质量的证据，始终没有观察到显著差异[19]。在使用外源性促性腺激素时，补充口服抗雌激素对任何成功参数没有任何助力作用[6]。

从理论上讲，在卵泡发育后期使用 LH 而不使用 FSH 可以使成熟卵泡生长，同时引起未成熟卵泡闭锁。考虑到这一点，在一项随机对照试验中，对 90 例 PCOS 患者进行分析，对照组使用了 FSH。在研究组中，当优势卵泡直径达到 14mm 并停止使用 FSH 时，加入 hCG。作者在报道中称临床妊娠无显著差异，但使用 hCG 组的女性患严重 OHSS 的风险更高（P=0.019）[11]。

表 28-1　ART 周期中各种治疗策略对多囊卵巢综合征（PCOS）患者促排卵风险管理效果的最新 Meta 评估分析数据

作者，年份	试验次数	对 比	主要结局指标	结 果
Kollmann, 2016 年	12	GnRH 激动药 vs. 拮抗药	持续妊娠 / 活产	RR=0.95，95%CI 0.8～1.1，I²=0%
	11	GnRH 激动药 vs. 拮抗药	OHSS	RR=0.63，95%CI 0.5～0.8，I²=1%
	1	早期使用 GnRH 拮抗药 vs. 晚期使用 GnRH 拮抗药	持续妊娠 / 活产	RR=1.16，95%CI 0.8～1.6
	1	尿 FSH vs. 重组 FSH	持续妊娠 / 活产	RR=1.05，95%CI 0.6～1.7
	1	升压方案 vs. 降压方案	持续妊娠 / 活产	RR=1.05，95%CI 0.6～1.9
	10	二甲双胍 vs. 无治疗	持续妊娠 / 活产	RR=1.28，95%CI 1.01～1.63，I²=22%
	10	二甲双胍 vs. 无治疗	OHSS	RR=0.47，95%CI 0.29～0.76，I²=0%
	1	肌肉肌醇（MI）vs. D- 手性肌醇（DCI）	临床妊娠	RR=2.86，95%CI 1.1～7.2
	1	扳机排卵的减量 hCG 剂量 vs. 标准 hCG 剂量	活产	RR=1.54，95%CI 0.7～3.2
	1	扳机排卵的减量 hCG 剂量 vs. 标准 hCG 剂量	OHSS	RR=0.53，95%CI 0.03～8.1
	1	IVM vs. 常规 IVF	活产	RR=1.26，95%CI 0.5～2.9
	2	IVM vs. 常规 IVF	OHSS	RR=0.19，95%CI 0.01～3.1
Weiss, 2015 年	10	尿 FSH（在 3 项随机对照试验中使用 HP-FSH）vs. 重组 FSH	活产	OR=1.26，95%CI 0.8～2.0，I²=0%
	10	尿 FSH（在 3 项随机对照试验中使用 HP-FSH）vs. 重组 FSH	OHSS	OR=1.52，95%CI 0.8～2.8，I²=0%
Tso, 2014 年	5	二甲双胍 vs. 安慰剂或无治疗	活产	OR=1.39，95%CI 0.8～2.4，I²=52%
	8	二甲双胍 vs. 安慰剂或无治疗	临床妊娠	OR=1.52，95%CI 1.1～2.1，I²=18%
	8	二甲双胍 vs. 安慰剂或无治疗	OHSS	OR=0.29，95%CI 0.2～0.5，I²=11%
Pundir, 2017 年	1	肌肉肌醇（MI）或 D- 手性肌醇（DCI）vs. 安慰剂	临床妊娠	RR=3.3，95%CI 0.4～27.1

ART. 辅助生殖技术；OHSS. 卵巢过度刺激综合征；RR. 相对风险；OR. 比值比；GnRH. 促性腺激素释放激素；FSH. 卵泡刺激素；HP. 高纯度；hCG. 人绒毛膜促性腺激素；IVF. 体外受精；IVM. 体外成熟

在 OS 方案中，促性腺激素方案可能是首选，显然有三种选择，即升压、降压和连续升压或降压方案。一项包含了 225 名 PCOS 女性的研究报道称，连续方案优于其他方案[20]，但是 Kollmann 等的 Meta 分析并没有证实上述结论，无论是活产/持续妊娠率（RR=1.05，95%CI 0.6～1.9）或是临床妊娠率（OR=0.96，95%CI 0.6～1.5）（表 28-1）[6]。

综上所述，显然，没有一种外源性促性腺激素的种类和组合对妊娠具有优势作用。基于这一点，在确定特定 OS 周期的用药剂量和治疗方案时，维护 PCOS 女性卵巢过度反应风险的安全性应该是首要考虑的问题。

二、MAR 期间的补充治疗

二甲双胍已被建议作为 PCOS 患者治疗的补充药物，以提高 MAR 周期的妊娠率。二甲双胍属于双胍组，具有胰岛素增敏剂功能，帮助 PCOS 患者抑制出现高胰岛素血症和分泌过多雄激素。

Cochrane 的一项 Meta 分析包括了 9 项随机对照试验和 816 例患者，比较了二甲双胍和安慰剂效果，虽然发现临床妊娠率会更高（OR=1.52，95%CI 1.1～2.1，I^2=18%，8 RCT），但是活产率没有显著差异（OR=1.39，95%CI 0.8～2.4，I^2=52%，5 RCT）。然而，与使用安慰剂的小组相比，OHSS 在使用二甲双胍小组的患者身上显著下降（OR=0.29，95%CI 0.18～0.49，I^2=11%，8 RCT）[11]（表 28-1）。与此不一致的是，另一项包括 10 项随机对照试验和 856 名女性的 Meta 分析发现，与安慰剂相比，在卵巢刺激期间使用二甲双胍对持续妊娠或活产率更有效（RR=1.28，95%CI 1.01～1.63，I^2=22%），但证据质量较低。在流产方面，低质量证据显示无显著差异（RR=0.78，95%CI 0.47～1.29，I^2=0%）。然而，当对 891 名女性进行卵巢过度反应和 OHSS 评估时，二甲双胍使用组的风险低于安慰剂使用组，但证据质量非常低（RR=0.47，95%CI 0.29～0.76，I^2=0%）[6]（表 28-1）。Cochrane 对其 27 篇综述进行了概括并证实，

在 ART 周期之前或期间使用二甲双胍可以降低 PCOS 患者的 OHSS 风险[21]。

肌醇是一种天然形成的多元醇，由于其与二甲双胍一样具有胰岛素增敏作用，已被用于 PCOS 女性患者治疗之中。它具有立体异构体，如肌肉肌醇（MI）和 D- 手性肌醇（DCI）。一项三组随机对照试验对 MI + 褪黑素组、单独 MI 组和对照组中的 526 例在 ART 周期内的 PCOS 患者进行了对比，结果显示对照组患者的卵母细胞较低（分别为 48.2%、35% 和 38.2%，$P<0.001$），以及胚胎质量较低（分别为 45.7%、30.4% 和 25.6%，$P<0.001$），但是临床妊娠率均无差异（分别为 41.4%、36.7% 和 31%）[22]。仅包括一项随机对照试验的 Meta 分析在 84 例 PCOS 患者中比较了 MI 和 DCI，非常低的证据显示 MI 组患者的临床妊娠率较高（RR=2.86，95%CI 1.1～7.2）。没有发现两组之间的流产率有显著差异（OR=1.33，95%CI 0.36～4.97）[6]。Pundir 等对 10 项随机对照试验进行了 Meta 分析，362 名女性接受肌醇治疗（257 名服用肌肉肌醇、105 例服用 D- 手性肌醇），179 例服用安慰剂，60 例服用二甲双胍。与安慰剂相比，肌醇可显著提高排卵率（RR=2.3，95%CI 1.1～4.7，I^2=75%）和月经周期频率（RR=6.8，95%CI 2.8～16.6，I^2=0%）。一项研究比较了肌醇治疗与安慰剂使用的患者临床妊娠率（RR=3.3，95%CI 0.4～27.1）（表 28-1），另一项研究对比了二甲双胍（RR=1.5，95%CI 0.7～3.1）。没有评估活产率、流产率和 OHSS 风险的研究[23]。

三、触发卵母细胞最终成熟的策略

（一）hCG 减少剂量 vs. hCG 标准剂量

在 ART 治疗方案中，人绒毛膜促性腺激素（human chorionic gonadotropin，hCG）因具备类似 LH 的效果，并且疗效高和成本低，是触发卵母细胞最终成熟的标准。然而，如上所述，相对于内源性 LH，hCG 的半衰期更长，其生物活性是内

源性 LH 的 6～7 倍 [24]。然而，注射 hCG 以促进卵母细胞最终成熟是造成 OHSS 的关键刺激因素，因为这会导致卵巢或腹膜表面血管内皮生长因子（vascular endothelial growth facto，VEGF）的过度分泌。由于与 OHSS 相关的病理生理学依赖于注射 hCG [25]，因此有人提出较低剂量的 hCG 可能会产生较低的 OHSS 风险 [25]。在一个回顾性研究中，将 2500U、3300U 和 5000U 不同剂量的 hCG 与 10 000U 剂量的 hCG 进行了对比 [26]，在一项小量样本的随机对照试验中 [26]，结果显示对于高危组患者，将 hCG 剂量降低到 2500U 对减少 OHSS 没有益处 [6, 27]。

（二）重组 LH vs. hCG

由于 LH 的半衰期（10h）较 hCG 的半衰期（36h）短，两项没有选择 PCOS 患者的试验研究了重组 LH（rec-LH）是否可以降低 OHSS 的风险。Cochrane 对这些试验的系统综述显示，使用 rec-LH 以促使卵母细胞最终成熟可产生与使用尿源性 hCG 相似的妊娠率和 OHSS 风险率 [28]。但该试验样本量较小，且证据质量较低。

（三）激动药触发器 vs. hCG

有人曾提出，在卵巢刺激结束时注射 GnRH 激动药而不用 hCG 会诱导产生 LH 和 FSH 内源性高峰，其生理学方式与自然周期卵母细胞成熟方式类似 [29, 30]。然而，与 hCG 相比，由于内源性 LH 的半衰期较短，黄体期存在缺陷（黄体快速溶解），因此当仅有阴道黄体酮支持黄体期时，在激动药触发的 GnRH 拮抗药周期过程中活产率显著降低 [31]。提取卵母细胞后立即注射低剂量的 hCG 可挽救黄体期 [9]。然而需要注意的是，激动药触发器在 GnRH 拮抗药周期过程中会显著降低 [32, 33]，但不能完全消除 OHSS 的风险 [34]，特别是当使用 1500U 低剂量的 hCG 挽救黄体期时。最近针对高危人群进行了一项随机对照试验，高危人群是指在触发当天存在 15 和 25 个＞11mm 的卵泡，对于使用 hCG 的患者与使用激动药加低剂

量 hCG（1500U）的患者，OHSS 的发生率分别为 2% 和 0% [35]。为了实现临床上无 OHSS 的目标，当患者在触发当天拥有 25 个≥11mm 的生长卵泡时，建议使用分割和全部冷冻的策略（不使用 1500hCG）[36]。Engmann 等将强化黄体期支持定义为一种在激动药触发周期挽救黄体期的替代方案，可降低发生 OHSS 的风险，但不会改变 PCOS 女性的妊娠率 [30]。

一项研究比较了 GnRH 激动药和 rhCG 对 227 例 PCOS 患者触发排卵的情况，当两组患者均选择分割，即全部冷冻策略时，在 GnRH 激动药触发组均未观察到中度至重度的 OHSS（0～37.6%，$P < 0.001$）。此外，成熟卵母细胞（19.1 ± 11.7 vs. 14.1 ± 4.3，$P < 0.001$）、受精卵（15.6 ± 5.6 vs. 11.7 ± 3.6，$P < 0.001$）以及第 3 天的优质卵裂胚胎（12.9 ± 4.7 vs. 7.5 ± 4.3，$P < 0.001$）在 GnRH 激动药触发组也显著高于 hCG 触发组 [37]。

从总结高危人群的触发问题可以看出，在妊娠率方面，GnRH 激动药可产生对比性的结果，但降低了 OHSS 风险。然而，当大小≥11mm 的生长卵泡在最终成熟当天超过 25 个且没有低剂量 hCG（1500U）补充的情况下，应考虑分割。

四、提取卵母细胞的不同技术

体外成熟（in vitro maturation，IVM）是一种将未成熟的卵母细胞在直径为 8～12mm 的有腔卵泡状态下经阴道取出的技术。采集后，在受精前 24～52h 从胚泡期到中期的体外转化是为了避免产生超高的生理类固醇水平和 OHSS 相关风险 [38]。可以预期的是，未成熟卵母细胞在体外条件下的成熟潜力与卵泡提取时的发育状态有关 [39]。此外，优势卵泡（＞14mm）的存在也可能对在同周期内提取的其他卵母细胞的成熟、受精和胚胎发育产生负面影响 [40]。

在一项非比较研究中，IVM 的结果是 17.5% 的着床率、40% 的妊娠率、40% 的活产率 [41]。在一项回顾性队列研究中，IVM 组妊娠率为 32%～44%，

IVF 组为 38%～45%[42]。另一项研究对 GnRH 激动药 OS 方案中的传统 IVF 方法和 IVM 方法进行了对比，研究显示采用 IVM 方法时，中期卵母细胞的平均数量显著减少（10.5 ± 6.5 vs. 15.3 ± 8.8，$P<0.001$），但两组的妊娠率（48% vs. 45%）和活产率（29% vs. 27%）相似[43]。和预期的一样，IVM 组未出现 OHSS 病例[43]。

来自随机对照试验的数据一致显示，与 GnRH 激动药方案相比，使用 GnRH 拮抗药方案刺激 PCOS 患者时患 OHSS 风险更低[6, 44]，因此，为了评估 IVM 周期对 OHSS 风险的有效性，应采用 GnRH 拮抗药方案进行比较。在两项针对 PCOS 女性的回顾性研究中，Das 等认为，与使用 GnRH 拮抗药方案的 IVF 治疗方法相比，IVM 产生的 OHSS 风险和妊娠率更低[38]，而 Shavit 等采用小量样本进行研究（$n=61$），其研究报道具有统计学意义上的较低着床率、较低妊娠率和活产率。从系统综述和 Meta 分析的角度来看，由于缺乏比较 IVM 和传统 IVF 的随机对照试验，Cochrane 的综述仍然没有定论[45]。然而，Kollmann 等最近进行的一项 Meta 分析只包括了一项随机对照试验[46]，但样本量小且证据质量低（$n=61$），报道了具有对比性的活产率（RR=1.26，95%CI 0.5～2.9）（表 28-1）[6]。

hCG 和 FSH 启动

由于促性腺激素对调节卵母细胞的生长和成熟至关重要，因此建议在提取卵母细胞之前的 36h 在 IVM 环境下注射 hCG，以改善治疗效果。然而，hCG 启动对 IVM 周期过程中卵母细胞成熟和发育能力的影响仍存在争议。一项随机对照试验对比了 hCG 启动 32h 后的成熟率，观察到核成熟率高于对照组（55.4% vs. 42.3%，$P<0.001$）。当 hCG 启动组与未启动组对比时，临床妊娠（37.5% vs. 50.0%）、活产率（22.5% vs. 31.0%）和着床率（32.9% vs. 32.56%）无显著差异[47]。与此相一致的是，Cochrane 的综述对比了

启动 10 000U hCG 的 PCOS 患者（$n=40$）和无启动的 PCOS 患者（$n=42$），结果显示临床妊娠率（OR=0.60，95%CI 0.25～1.45）、活产率（OR=0.65，95%CI 0.24～1.74）或者流产率（OR=0.75，95%CI 0.24～2.39）都没有差异[48]。然而，证据的质量却很低。对于启动不同剂量的 hCG（10 000U vs. 20 000U），在收集的卵母细胞数量、卵母细胞成熟率、胚胎卵裂率和临床妊娠率方面没有发现差异。有趣的是，20 000U hCG 的受精率明显低于 10 000U hCG（58.9% vs. 71.7%；$P=0.03$）[49]。

关于 FSH 启动的观点，可能会提到一项包含 2 项随机对照试验和 76 例 PCOS 患者的 Meta 分析。根据此分析，在 IVM 周期过程中启动 FSH 对持续妊娠 / 活产率没有显著影响（RR=1.13，95%CI 0.46～2.79，$I^2=0\%$）。在两组中观察到的流产率也没有显著差异，但证据水平很低（RR=5.73，95%CI 0.4～90.8）[6]。

五、多囊卵巢综合征女性胚胎移植策略

如果胚胎移植是在冷冻周期而非新鲜周期中进行，患有 OHSS 风险的女性接受 ART 治疗后，其晚发性 OHSS 的发生率较低[50]。最近一项大样本量的随机对照试验（$n=1500$，PCOS）表明，冷冻胚胎移植（FET）相对于新鲜胚胎移植具有明显较高的活产率（49.3% vs. 42.0%，$P=0.004$）、较低的流产率（14.6% vs. 25.0%，$P<0.001$）以及较低的 OHSS 发生率（1.3% vs. 7.1%，$P<0.001$）[51]。冷冻胚胎移植的女性活产率较高是因为新鲜胚胎移植的女性妊娠流产率较低。妊娠流产率和活产率在冷冻周期和新鲜周期有差异，一种可能的解释是，假设由于移植策略不同，子宫内膜容受性可能存在差异。另外，在冷冻胚胎移植周期过程中，子痫前期的发生率较高（4.4% vs. 1.4%，$P=0.009$）[51]。

值得注意的是，陈研究员等在中国进行的随机对照试验与标准做法有所不同，胚胎在培养第 3 天冷冻保存，然后移植多个胚胎，而世界上大多

数方案是在第 5 天冷冻保存，然后移植单个胚胎。此外，接受该研究的女性的 BMI 为 24kg /m²，远低于其他国家 PCOS 女性的 BMI[51]。在这方面，建议对 PCOS 女性进行常规 FET 治疗可能还为时过早，然而很明显的是，全部冷冻策略可以降低 OHSS 的风险且不会引起任何不良反应[51]。

对于为冻融胚胎移植周期而进行子宫内膜准备的 PCOS 患者，因其月经周期不规律，在人工周期使用 GnRH 激动药抑制药是最常用的首选方案。目前还缺乏关于 PCOS 患者不同子宫内膜准备方案的对比数据。然而，一项 Meta 分析的结论显示，对于未选择的不孕症患者，针对 FER 的任何子宫内膜准备方案都没有一致的优越性[52]。

六、结论

1. 无论 GnRH 拮抗药的类型和起始日期，为了降低 PCOS 患者发生中度至重度 OHSS 的风险，应首选 GnRH 拮抗药促排卵方案。

2. 在 PCOS 女性中，对于使用促性腺激素促排卵，hMG 或 rec-FSH 可能是首选。外源性促性腺激素的类型和联合使用在妊娠率方面没有区别。由于在 OS 中使用 hCG 可能会增加 OHSS 的风险，因此 hCG 不应该是首选。

3. 在 OS 期间补充二甲双胍似乎与 PCOS 女性相关，并可能降低 OHSS 的风险。

4. 肌肉肌醇作为一种胰岛素增敏剂，可在 PCOS 患者中补充使用以恢复月经周期和增加 ART 周期的临床妊娠率。这一说法所依据的数据有限，需要进一步的研究以明确证实。然而目前还缺乏关于 OHSS 预防的数据。

5. 在触发 PCOS 女性卵母细胞最终成熟方面，将 hCG 的剂量降低到 2500U 对减少 OHSS 没有任何益处。

6. 对于 PCOS 女性，采用 GnRH 拮抗药 OS 方案中的 GnRH 激动药触发卵母细胞最终成熟在妊娠率方面可产生对比性的结果，但是当提取卵母细胞后立即使用高强度的雌激素和孕酮或 hCG（1500U 救援）支持黄体期时，能降低 OHSS 风险。然而，当在触发卵母细胞最终成熟当天，有超过 25 个≥11mm 的生长卵泡时，应考虑分割。

7. 虽然 IVM 治疗能够消除 PCOS 患者发生 OHSS 的风险，但关于激动药触发周期的安全性和成功率的数据越来越多，降低了临床实践对 IVM 的兴趣。

8. 虽然 FET 对所有治疗策略都充满希望，但建议对 PCOS 患者进行常规的 FET 治疗可能还为时尚早。但是很明显的一点，全部冷冻策略可以降低 OHSS 的风险，而不会引起任何不良反应。

第 29 章　腹腔镜下卵巢打孔术用于多囊卵巢综合征

Laparoscopic Ovarian Drilling in Polycystic Ovary Syndrome

Austin D. Findley　Karen Jessup　著

吴婷婷　译　　郭新宇　校

多囊卵巢综合征（PCOS）是育龄女性最常见的内分泌疾病，据估计，全球发病率为 6%～10%[1]。该疾病的特点是高雄激素、排卵障碍和多囊卵巢。多囊卵巢综合征被认为是由遗传特征和环境因素复杂的相互作用引起的，是导致女性不育和生育力低下的最常见原因之一[2]。多囊卵巢综合征相关不孕的治疗包括药物和手术诱导排卵。口服促排卵药物氯米芬（CC）因其疗效、安全性、耐受性和成本优势而被认定为一线治疗用药[3]。对氯米芬有耐药性的女性，可使用芳香化酶抑制药、注射用促性腺激素或卵巢手术诱导排卵。

Stein 和 Leventhal 于 1935 年首次提出的经腹双侧卵巢楔形切除术（bilateral ovarian wedge resection，BOWR）一直被认为是多囊卵巢综合征（PCOS）伴排卵障碍患者促排卵的主要治疗手段[4]。BOWR 在恢复多囊卵巢综合征女性排卵方面非常成功。随着促排卵药物的发展，以及术后粘连形成和卵巢功能减退等并发症对生育力的负面影响，该手术逐渐失去优势。1984 年，Gjönnaess 首次提出一种腹腔镜手术方法来恢复 PCOS 患者的排卵[5]，即腹腔镜下卵巢打孔术（laparoscopic ovarian drilling，LOD），也被称为卵巢透热、电灼或电凝，有希望恢复排卵的同时减少卵巢损伤和粘连的形成。此外，它拥有微创手术相较于开腹手术的所有好处。自问世以来，LOD 已被证明在恢复多囊卵巢综合征女性排卵方面非常成功。据报道，LOD 后典型的自发排卵率为 70%～80%[6]。LOD 也被证明能长期有效地纠正许多与多囊卵巢综合征相关的代谢改变。腹腔镜下卵巢打孔术的引入，使得 PCOS 的手术治疗仍然是对药物促排卵无效的女性的二线选择，也是处理一些女性相关内分泌异常的一种方法。本章探讨腹腔镜卵巢打孔术对于多囊卵巢综合征的女性促排卵的作用以及对代谢障碍的影响。

一、手术适应证

根据美国生殖医学学会报道，腹腔镜卵巢打孔被推荐作为对氯米芬治疗无效的 PCOS 患者诱导排卵的二线治疗，因为 75% 以上的女性使用口服药物会出现排卵[3]。口服药物促排在一些女性中也可被认为首选，对于不试图妊娠以控制排卵和内分泌功能障碍的女性、不愿意或不能使用传统的药物治疗的女性，以及不能接受多胎妊娠的患者，它也可能被认为是一种主要选择。

二、手术过程和操作

尽管 LOD 已经开展了几十年，但该手术从未形成标准化术式。LOD 是一种门诊手术，最常见的是采用腹腔镜方法，通常需要三个腹腔镜穿刺孔，通过脐部穿刺孔引入摄像头，通过每个下腹部的辅助穿刺孔放置爪钳和单极针电极。爪钳钳夹卵巢门附近位置固定卵巢，通过抓住卵巢门附近和单极针来稳定卵巢，当组织通过电手术能量的激活被加热时，电针刺入卵巢皮质的多个部位（图 29-1）。通常在一侧或双侧卵巢远离卵巢门（卵巢血供进入的部位）的位置打 4～10 个孔。该手术的目的是对卵巢皮质造成足够的破坏，从而纠正多囊卵巢综合征患者的代谢变化，但不会造成导致卵巢早衰的损害。

卵巢打孔对于恢复排卵和改善生育力以及内分泌功能紊乱的作用机制尚不清楚。可能是因为卵巢皮质中生成雄激素的膜细胞受到热损伤，由此产生的 LH 分泌减少及雄激素分泌减少为卵巢内提供了一个有利于正常卵泡发育的环境。该手术也有使用二氧化碳（CO_2）、氩气或 Nd：YAG 激光器进行操作，但这些仪器不常规使用，因为成本高和缺乏可用性。

多个研究试图找到最佳手术方案，包括每个卵巢的打孔的数量，能量的类型、数值和持续时间，以及应该治疗一个卵巢或两个卵巢。评估 LOD 效果的研究描述了每个卵巢可以有 4～40 个穿刺孔。但只有一项研究直接比较了基于穿刺点数量的结果差异[7]。在 Malkawi 等 2005 年的一项研究中，作者比较了卵巢分别接受 5 个穿刺孔和 10 个穿刺孔的女性的 LOD 结果。作者发现，在恢复月经周期、排卵率、自然受孕和接受辅助受孕、多胎妊娠、卵巢过度刺激和流产率方面，每个卵

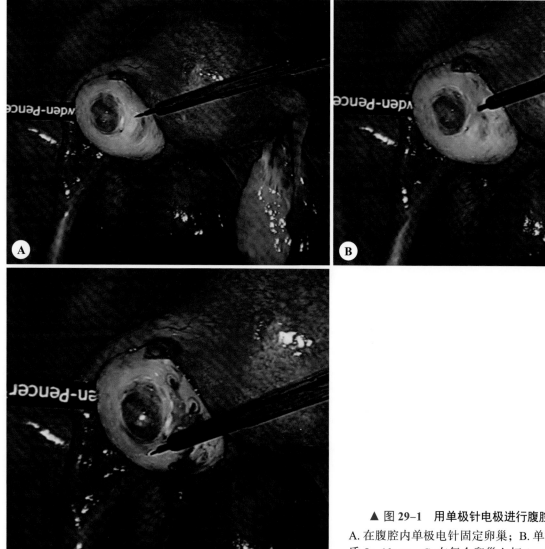

▲ 图 29-1　用单极针电极进行腹腔镜卵巢打孔
A. 在腹腔内单极电针固定卵巢；B. 单极针插入卵巢皮质 5～10mm；C. 在每个卵巢上打 4～10 个穿刺孔，每个孔给予 40W 的脉冲电流电凝 4s

巢 5 次穿刺与 10 次穿刺的效果相同。此外，较少的穿刺孔可导致 LH、睾酮、DHEAS 和雄烯二酮的同步降低。虽然有研究认为穿刺部位越多，粘连机会越多，但 Mercorio 等在 LOD 后进行第二次腹腔镜探查的研究中发现，粘连的发生率和严重程度（6 个 vs. 12 个穿刺部位）没有差异[8]。

通过单极针电极施加的能量通常为 40 W 的功率。用短脉冲切割电流穿透卵巢包膜，针尖进入卵巢皮质 5～10mm。然后在每个穿刺孔加 40W 的混凝电流，持续 4s。一项大型回顾性研究报道，当每个卵巢接受 450～1200J 能量时，术后卵巢储备没有差异[9]。

在单侧卵巢钻孔与双侧卵巢钻孔比较的研究中，未发现在活产率、妊娠率、排卵率或流产率方面存在差异[10, 11]。尽管如此，大多数研究所描述的都是在双侧卵巢上打孔。

三、治疗结局

（一）妊娠、流产、活产、多胎妊娠、卵巢过度刺激、费用和患者偏好

LOD 后的妊娠率变化很大，据报道为 13%～88%[6]。与子宫内膜异位症等手术中发现腹腔内异常者相比，手术时解剖结构正常者的受孕成功率更高（84%～87.5% vs. 20%～35%）[12, 13]。在一项 Cochrane 系统综述中，数据显示，LOD 后妊娠率为 25%～51%，其他药物治疗后妊娠率为 30%～51%（OR=0.94，95%CI 0.78～1.14）[10]。在这项分析中，卵巢打孔与 CC、CC ＋ 二甲双胍、CC ＋ 三苯氧胺、促性腺激素、芳香化酶抑制药或 CC ＋ 罗格列酮治疗相比，妊娠率没有差异。与单独使用二甲双胍相比，LOD 确实有获益（OR=2.47，95%CI 1.05～5.81）。此外，两组之间的活产率和流产率也没有差异。LOD 后的活产率为 24%～44%，药物治疗后的活产率为 27%～62%（OR=0.77，95%CI 0.59～1.01）。

多囊卵巢综合征女性的流产率高于一般人群，发病率为 30%～50%[6, 14]。多项研究表明 LOD 后

流产率降低[15, 16]。然而，Farquhar 等在他们的综述[10] 中报道，LOD 后流产率与药物促排卵没有差异。

与促性腺激素促排卵相比，LOD 可显著降低多胎妊娠（OR=0.13，95%CI 0.03～0.52）和卵巢过度刺激综合征（OHSS）的发生率（0% vs. 3%）。针对多囊卵巢综合征，LOD 与其他药物促排卵治疗相比，在多胎妊娠或 OHSS 方面没有差异。在体外受精之前进行 LOD 与单纯体外受精相比，妊娠率、流产率、活产率、多胎妊娠率及 OHSS 发生率没有差异。

与促性腺激素促排卵相比，LOD 治疗的费用显著降低。此外，患者倾向于使用 LOD 而不是促性腺激素促排卵[17-19]。

（二）排卵及内分泌变化

腹腔镜卵巢打孔术后排卵和内分泌得到了很好的改善。据报道，实施 LOD 的多囊卵巢综合征（PCOS）患者有 30%～90% 的有排卵，平均 83% 的患者在经单极电凝后排卵[6, 20]。虽然 LOD 确实会降低 AMH 和卵巢体积，但窦卵泡计数没有显著变化[9, 16]。大多数研究表明，血清 AMH、LH 和雄激素水平显著降低，而 FSH 在 LOD 后相对不受影响或略有升高[6, 14, 21]。雄烯二酮、游离睾酮和脱氢表雄酮硫酸酯降低，性激素结合球蛋白没有改变[22]。因此，大量的研究也证明了与高雄激素源性多囊卵巢综合征相关的痤疮和多毛症的改善，效果往往持续多年。Amer 等报道腹腔镜卵巢打孔术后 4～9 年，40% 的痤疮患者和 25% 的多毛患者症状明显改善[22]。Mohiuddin 等报道，LOD 后 6～10 年，痤疮从 38% 减少到 14%，多毛症没有明显变化[23]。

LOD 对胰岛素、血糖水平的影响并不一致。Tiitinen 等在 LOD 后的短期随访中没有发现血清胰岛素水平的显著下降[24]。Api 等报道了胰岛素水平下降，但对葡萄糖水平没有影响[21]。Seow 等发现术后 3 个月胰岛素和葡萄糖水平显著降低[6]。

关于 LOD 对脂质影响的研究很少。在一项对 34 名患者的前瞻性研究中，Shokeir 等报道了 LOD 术后总胆固醇、低密度脂蛋白（LDL）显著降低，高密度脂蛋白（HDL）显著增加[25]。在另一项涉及 22 名 PCOS 患者的小型研究中，Kucuk 等没有发现 LOD 后胆固醇或脂蛋白水平有任何变化[26]。Lemieux 等的研究也没有发现胰岛素和葡萄糖代谢的改善或血清脂蛋白水平的改变[27]。

虽然慢性无排卵是多囊卵巢综合征的一个特征，目前还没有研究表明该手术是否有降低子宫内膜增生或恶性肿瘤的发生率的潜在长期益处。LOD 对内分泌的影响总结见表 29-1。

表 29-1　多囊卵巢综合征患者 LOD 后的内分泌影响

测量指标		影　响
抗米勒管激素（AMH）		↓
黄体生成素（LH）		↓
卵泡刺激素（FSH）		↔ 或 ↓
窦卵泡计数		↔
卵巢体积		↓
睾酮		↓
雄烯二酮		↓
硫酸脱氢表雄酮（DHE A-S）		↓
性激素结合球蛋白（SHBG）		↔
胰岛素		↔ 或 ↓
脂质	总胆固醇	↔ 或 ↓
	低密度脂蛋白（LDL）	↔ 或 ↓
	高密度脂蛋白（HDL）	↔ 或 ↑
子宫内膜增生 / 癌		无报道

LOD. 腹腔镜下卵巢打孔术

四、并发症

除了在任何腹腔镜检查中可能发生的一般并发症，术后粘连和卵巢储备降低的可能性是评估 LOD 时考虑的主要问题。严重的附件粘连和卵巢早衰导致生育力下降是最终放弃双侧卵巢楔形切除术的主要原因。虽然腹腔镜卵巢打孔术后附件粘连是常见的，但其严重程度和对生育力的影响似乎是有限的。

据报道，接受腹腔镜卵巢钻孔术的女性再次手术发现术后粘连的发生率为 0~100%[20]。在进行早期二次腹腔镜探查的研究中发现，粘连通常是轻微的，并不影响妊娠率[6, 28]。此外，应用防粘连屏障或早期二次腹腔镜粘连松解术并不能提高 LOD 后的妊娠率[28-30]。

多项研究证实 LOD 后 AMH 水平下降和卵巢体积减小。Amer 等对 LOD 对 AMH 和卵巢储备的影响进行了 Meta 分析[16]，发现 AMH 在 LOD 后降低了 2.13ng/ml，其影响持续了 6 个月[9]。虽然卵巢体积和 AMH 在 LOD 后的很长一段时间内明显减少，但没有证据表明这实际上会导致卵巢储备减少或卵巢早衰。相反，这些变化被解释为手术后卵巢结构和功能异常的正常现象[31]。

五、可选择的新术式

除了传统的腹腔镜下使用电手术或激光进行卵巢打孔外，卵巢组织破坏治疗 PCOS 的替代方法也被报道，包括经阴道腹腔镜（THL）和高强度聚焦超声（HIFU）。多项研究证实了经阴道腹腔镜进行卵巢打孔的可行性[32-35]。在这个手术中，在阴道后穹窿处做一个小切口，盆腔内注入无菌液体，将肠道上抬于盆腔外。摄像系统可以显示子宫、卵巢窝、卵巢和输卵管。也可以通过这种方法使用双极针电极进行卵巢打孔。该方法的优点包括不需要腹部切口而经后穹窿直接进入腹腔。一个随机对照试验比较了 THL 和 LOD 两种方式，证明手术时间缩短（20min 和 40min，$P < 0.0001$），疼痛减少（1.1 vs. 3.3VAS 疼痛评分，$P < 0.0001$），术后粘连减少（16% vs. 70%，$P < 0.0001$），AMH 水平的降低无差异，THL 组与 LOD 组并发症发生率无明显差异[34, 35]。

另一种有望治疗多囊卵巢综合征的方法是采

用无创聚焦超声（HIFU）治疗。动物已证明在不损伤卵巢表面的情况下，HIFU 可有效诱导卵巢间质组织损伤和坏死[36]。该过程类似于磁共振引导聚焦超声治疗子宫肌瘤，完全取代了手术，并有可能防止与卵巢钻孔相关的术后粘连的形成。这种方法尚没有在人类中得到研究和发展。

六、结论

腹腔镜卵巢打孔术对无排卵性多囊卵巢综合征患者的排卵恢复非常有效，其效果往往持续多年。对于那些对氯米芬诱导排卵无反应的女性，它仍然是一个可行的治疗选择。LOD 与促性腺激素一样有效，但该方法多胎妊娠和 OHSS 风险低，成本低，效果更好，患者接受度更高。除了对不孕症的治疗有效果，它还可能改善与多囊卵巢综合征相关的常见内分泌异常。因为降低了雄激素水平，多毛症和痤疮有所改善。LOD 是否可以降低血清胰岛素和血糖水平，改善脂质代谢，并降低慢性无排卵者子宫内膜增生或癌变的远期风险，其结果还是不明确的。虽然 LOD 后可能会发生术后粘连，但通常是轻微的，对生育没有影响。没有证据表明卵巢打孔的标准手术方案会导致卵巢早衰。我们应该继续探索关于恢复 PCOS 女性排卵的新术式和新方法。

第 30 章　接受医学辅助生殖的糖尿病女性的治疗
Care of the Diabetic Woman Undergoing Medically Assisted Reproduction

Hayley Marshall　Kellie Flood-Shaffer　著

吴婷婷　译　　欧　莹　校

糖尿病，是否妊娠期，1型或2型，都是长期慢性、高发生率的疾病，特别是随着年龄的增长。据估计，在美国有超过800万的女性在妊娠前患有糖尿病，在所有妊娠女性中高达1%[1]。虽然妊娠糖尿病只在妊娠期间发生，但其患病率与不同人口或种族2型糖尿病的发生率成正比，且高达50%的妊娠糖尿病女性可能在生命的后期发展为2型糖尿病[2]。随着糖尿病在普通人群中的发病率不断增加，以及生物技术的进步，使高龄女性或患有慢性疾病或有复杂不孕问题的女性能够妊娠，必须进行有针对性的、专门的孕前和产前咨询和护理。阅读本章后，读者将能够了解肥胖和糖代谢受损的流行情况及其对健康和辅助生殖结果的影响；解释目前关于糖代谢异常和不良生殖结果背后的病理生理学知识；并指出对肥胖和（或）糖尿病女性寻求辅助生殖技术的建议。本文还将简要概述糖尿病对男性生育力的影响。

一、糖尿病性卵巢的病理生理差异

胰岛素和胰岛素样生长因子在刺激卵巢激素生成中是不可或缺的。Diamond等通过比较培养的糖尿病和非糖尿病女性颗粒细胞在hCG或胰岛素刺激下孕酮的生成，研究了糖尿病对激素生成过程的影响。在糖尿病和非糖尿病颗粒细胞受到hCG刺激后第4天，孕酮生成均增加。在胰岛素刺激下，只有非糖尿病卵泡中观察到孕酮的生成，这表明胰岛素刺激下颗粒细胞生成的孕酮在糖尿病环境中受损[3]。孕酮生成受损可能会导致妊娠失败或早期流产。

二、对低生育力女性的孕前护理

有充分的证据表明，与糖尿病相关的母胎风险，包括孕妇患高血压、先兆子痫和剖宫产的风险增加、胎儿先天性畸形风险增加、大于胎龄儿、肩难产、新生儿低血糖等。患有妊娠糖尿病的女性所生的孩子在以后的生活中患肥胖症和2型糖尿病的风险也会增加。因此，对患者和医生来说，糖尿病教育和管理都是重中之重，尤其是在精心规划妊娠的情况下，似乎是合乎情理的。在Riskin-Mashiah和Auslander的一项研究中，对糖尿病女性的孕前和分娩护理质量进行了研究，对ART组和自发妊娠组（对照组）进行三项措施评估：为了预防神经管缺陷生育治疗或妊娠前3个月叶酸的使用，生育治疗或妊娠3个月内糖化血红蛋白（HbA1c）水平的评估，以及在生育治疗或妊娠后的第一个月潜在危害的药物（ACEI、ARB和他汀类药物）的使用[4]。令人惊讶的是，两组之间没有任何统计学差异。事实上，ART组中糖尿病控制良好（以治疗3个月后HbA1c<7为标准）的患者比例下降，为31.3%，自发妊娠组为40%。与自发妊娠组（20%）相比，ART组的叶酸使用量略有增加（23.9%）。关于通常用于治疗糖尿病共存疾病的潜在有害药物，在自发妊娠组中有3名女性在妊娠诊断后的1个月内至少用了1份处方，

而在 ART 组中有 12 名女性在 16 个生育周期中服用了处方药。这项研究表明，妊娠不应该是接受 ART 的糖尿病女性的唯一目标。而且糖尿病女性缺乏关于血糖控制重要性的孕前咨询。如 Tripathi 等所讨论的，一项来自英国的研究表明，孕前咨询对叶酸的使用和产前产时血糖的最佳控制有显著的改善作用[5]。在接受有针对性孕前咨询的糖尿病女性中，68.4%（未接受咨询的女性为 31.6%）服用了孕前叶酸，63.8%（未接受咨询的女性为 36.3%）孕前血糖控制更佳[4]。这些研究表明，在孕前阶段的特别关注以期待健康的妊娠对于适当的教育和改善女性的健康，以预期健康的妊娠是至关重要的。

三、ART 中糖尿病的风险

许多研究已经证实，辅助生殖技术会增加妊娠期糖尿病的风险，这可能是由于诱导排卵过程中过高的外源性激素的作用，但不孕不育的潜在原因也必须考虑在内。多囊卵巢综合征（PCOS）是年轻女性最常见的内分泌疾病之一，在育龄女性中发病率高达 10%[6, 7]。无排卵、不孕、高雄激素血症、高胰岛素血症和胰岛素抵抗都是本病的特征。胰岛素水平升高间接增加 LH 依赖性卵巢雄激素的生物合成并抑制性激素结合球蛋白在肝脏合成，导致高雄激素状态[7]。由于多囊卵巢综合征患者存在相对的胰岛素抵抗，与正常女性相比，患有该综合征的女性产生的胰岛素水平更高。胰岛素水平升高对卵巢本身有直接影响，并导致其他因子的释放增加，如胰岛素样生长因子 1（IGF-1），它可以通过阻止卵巢卵泡的生长抑制排卵[6]。多囊卵巢综合征还与其他疾病有关，如 2 型糖尿病、妊娠期糖尿病、高血压和血脂异常。关于 PCOS 患者妊娠期糖尿病，Ashraf 等报道了这些患者发生 GDM 的最重要和有效的预测因素是月经紊乱、脂质异常和妊娠前二甲双胍摄入不足[8]。Holte 等发现，与无 PCOS[9] 的 GDM 患者相比，患 PCOS 的 GDM 患者血清中极低密度脂蛋白和胆固醇水平

更高。因此，多囊卵巢综合征（PCOS）女性早期筛查妊娠期糖尿病是合理的，尤其是那些有 ART 治疗史，月经不规律，或血脂异常，应在妊娠早期进行，以便于及时管理，改善母婴结局。Levran 等在一项研究中比较了经排卵治疗后妊娠的多囊卵巢综合征女性与未经干预受孕的健康女性的葡萄糖耐受不良发生率。治疗组糖耐量试验结果异常的发生率是正常组的 2 倍[10]。更具体地说，使用 HMG 诱导排卵的患者比通过其他治疗方式妊娠的患者的检测结果异常的概率更高。Cozzolino 等在一项研究中分析了一组患有妊娠期糖尿病的女性，以确定年龄、体重指数和受孕方式对 GDM 发病率的影响。总的来说，这项研究发现，通过辅助生殖技术妊娠的女性患 GDM 的比例明显高于自发妊娠的女性，分别为 31.1% 和 13.6%。ART 助孕时，接受捐卵 IVF/ICSI 的女性 GDM 的发生率高于自卵 IVF/ICSI 的女性[11]。

众所周知，增加妊娠期糖尿病风险的因素包括孕前高体重指数、高龄产妇、已经存在的高血压、吸烟、胎次、多胎妊娠和辅助生殖技术治疗。ART 本身就涉及妊娠期糖尿病的多种风险因素，因为许多 ART 会导致多胎妊娠，接受 ART 的女性年龄较大或有对生育不利的合并症，促进她们寻求这种治疗。Wang 等研究了不同队列的女性接受 ART 治疗后 GDM 的患病率，发现无论采用何种受孕方式，有两种情况与妊娠糖尿病基线风险增加有关：高龄产妇和多胎妊娠。在被研究的年轻人群中，人们发现，接受 ART 的女性比自发妊娠的女性患 GDM 的概率更高。最后，在接受 ART 的女性中，超重或肥胖的女性患妊娠期糖尿病的比率增加。虽然这项研究本身没有调查不同的 ART 程序（单胚胎移植、双胚胎移植、卵裂胚胎移植、囊胚移植或新鲜 / 解冻胚胎移植）的影响，有先前的证据表明，某些技术与 GDM 的增加可能有关。例如，双胎胚胎移植内在地增加了多胎妊娠的风险，这与妊娠期糖尿病的风险增加有关，其他研究表明，与卵裂胚胎移植相比，囊胚移植

也与 GDM 的风险增加有关[12]。ART 技术如何通过激素水平变化增加妊娠期糖尿病风险的确切机制还不完全清楚，但目前存在一些理论。在卵巢刺激过程中雌激素、孕酮和胰岛素样生长因子的变化被认为是导致 ART 患者中 GDM 风险增加的原因[13]。不孕的病因（PCOS 等）、促排卵和黄体期支持的药物种类、促排卵后和妊娠早期激素环境的变化及 ART 治疗过程中，潜在代谢和血管因素的加重与患者妊娠期糖尿病的风险增加有关[14]。Bals-Pratsch 等提到 ART 期间 hCG 的促排卵和黄体期支持可能会触发病理性糖代谢的发生并维持高雌激素水平[15]。在 Pieard 等的另一项研究中，妊娠期糖尿病与循环中孕酮水平升高相一致，而孕酮在胰岛素释放过程中的信号传导中起着重要作用。因此，妊娠期糖尿病通常发生在妊娠中期，因为孕激素水平的增加[16]。Ashraf 等也发现了在 ART 人群中孕激素的使用与妊娠期糖尿病的发生之间的关系，孕激素用于黄体期支持和早产预防[14]。事实上，Waters 等比较了接受 17-α- 羟孕酮注射与未接受注射的女性在妊娠期间葡萄糖耐受不良的发生率，他们发现与未接受注射的女性相比，24% 的女性发生糖耐量受损，没有接受注射的女性的发生率为 11%。这种影响也独立于其他重要的风险因素，包括母亲的种族、年龄、体重指数和胎次[17]。Chen 等带领的另一团队，研究瘦素及其与 ART 和妊娠期糖尿病发展的关系。在控制性超促排卵期间，血清和卵泡液中瘦素水平均升高。瘦素通过下丘脑 – 垂体 – 卵巢（HPO）轴帮助调节性类固醇激素的分泌，因为它参与了整个妊娠期的能量代谢，它还可以导致 GDM 的胰岛素抵抗[18]。增高的血浆瘦素水平反过来刺激滋养细胞分泌孕酮，孕酮水平升高通过降低肌肉和脂肪组织中的葡萄糖转运体 –4 在分子水平上促进胰岛素抵抗。瘦素浓度升高也会影响雄烯二酮的芳香化。通过抑制芳香化，可以阻止雄烯二酮转化为雌二醇，导致雄激素水平升高，从而影响胰岛素分泌[18]。

四、优化不孕女性

许多研究（如下文将讨论）评估了二甲双胍对多囊卵巢综合征女性无排卵性不孕的疗效。肥胖和体重指数（BMI）似乎在生育治疗药物的疗效中发挥着重要作用。在任何药物治疗之前，建议肥胖女性（BMI>30）进行生活方式干预以加强减肥作为标准的一线治疗。通过对多项研究的回顾，发现肥胖女性的妊娠率和活产率均为氯米芬组比二甲双胍组更高，但是用于非肥胖的 PCOS 女性的一线促排卵，二甲双胍是氯米芬"非常合适"的替代药物[6]。正如 Johnson 的评论文章所讨论的，二甲双胍可以替代氯米芬的优势在于，没有已知的子宫内膜变薄的影响，没有已知的多胎妊娠率的增加（这本身会增加妊娠期间患糖尿病的风险），也没有对卵巢的长期不良影响的担忧。

PCOS 患者的黄体生成素（LH）分泌过多是否会增加 PCOS 患者的流产风险，目前存在相互矛盾的数据，因为也有研究发现，在受孕前抑制 LH 的释放并不能提高活产率[19-21]。Khattab 等的一项研究的主要结果是多囊卵巢综合征患者接受或不接受二甲双胍治疗的流产率，他们的数据表明，服用二甲双胍的女性的流产率（11.6%）明显低于未服用二甲双胍的女性的流产率（36.3%）[22]。关于二甲双胍的益处，有多种理论。一种可能的机制是通过降低血清雄激素水平来降低早期妊娠流产的总体风险[23, 24]。另一种机制涉及高胰岛素血症和胰岛素抵抗。高胰岛素血症降低糖蛋白和胰岛素样生长因子结合蛋白 1（IGFBP-1）的表达，这对子宫内膜功能和着床周围环境有不利影响[25]。糖蛋白的重要意义在于它可能抑制子宫内膜对胚胎的免疫反应[26, 27]。IGFBP-1 至关重要，因为它有助于促进母胎界面的黏附过程[28, 29]。由于二甲双胍使周围组织对胰岛素敏感，使用时胰岛素的减少可以增加 PCOS 女性血清糖蛋白和 IGFBP-1，增强黄体期子宫血管供应和血流[25]。二甲双胍已被证明可以通过改善内皮细胞的标志物特异性改善内皮功能的激活与凝固 [30-33]。Meenakumari 等的一项研究发现，接受二甲双胍治疗的 PCOS 女性黄体期孕酮浓度显著提高，这当然有助于减少早期妊娠损失 [34]。最后，高胰岛素血症还与纤溶酶原激活物抑制物 –1 水平升高有关，纤溶酶原激活物抑制物 –1 是多囊卵巢综合征流产的独立危险因素 [35, 36]。葡萄糖代谢改变是多囊卵巢综合征的一个众所周知的特征。这种葡萄糖代谢的改变对卵泡和长期培养的颗粒细胞的孕酮合成能力有负面影响。在 Maruthini 等的一项研究中，二甲双胍预处理可减轻这种症状 [37]。

五、糖尿病和糖尿病前期女性孕前和孕后的治疗

一旦妊娠，下一个需要研究的问题是，经二甲双胍诱导排卵或任何 ART 方法妊娠的女性，是否应该在妊娠早期继续使用二甲双胍，特别是在 PCOS 的情况下。值得注意的是，在自然受孕的 PCOS 女性中，妊娠期糖尿病的发生率为 20%～30%，二甲双胍可以安全地持续使用到妊娠 6～8 周，因为它似乎与任何已知的胎儿毒性效应 [15] 无关。在 Bals-Pratsch 等的一项研究中，一组接受 ART 前二甲双胍治疗的患者在妊娠 4 周内进行了口服葡萄糖耐量试验。所有这些女性继续服用二甲双胍，直到在超声波确认心跳阳性。总体结果显示，40% 的女性继续发展为妊娠期糖尿病，14% 的女性至少有某种形式的糖耐量受损。PCOS 孕妇出现这两种症状的频率明显更高 [15]。虽然没有区分 ART 前二甲双胍治疗的确切时间，但从这项研究中可以清楚地看出，考虑到妊娠期糖尿病和糖耐量受损的高比例出现，在已经接受葡萄糖优化治疗的 ART 患者中，妊娠前血糖控制是势在必行的。Ashraf 等的另一个研究小组观察了三组女性妊娠期糖尿病发生率的差异：接受 ART 治疗的女性伴有 PCOS，接受 ART 治疗的非 PCOS 女性，健康的女性既非 PCOS 也没有 ART 治疗。该小组发现，妊娠期糖尿病的发生率在 PCOS 患者

和接受 ART 治疗者中明显增加。PCOS 患者接受 ART 治疗后发生妊娠期糖尿病的比例为 44.4%，无 PCOS 但接受 ART 治疗后发生妊娠期糖尿病的比例为 29.9%，自发妊娠的无 PCOS 患者发生妊娠期糖尿病的比例为 7.3% [8]。该研究小组还发现，服用二甲双胍与妊娠期糖尿病的显著降低有关，降幅高达 40%。这就是为什么血糖控制在妊娠早期如此重要的原因之一，也许这也是为什么有些人希望他们的 ART 患者（尤其是已经患有糖尿病的女性）即使在妊娠测试呈阳性后，也继续服用抗糖尿病药物的原因，因为这时可能有一个关键的时间窗，即受精后 5～6 天 [15]，在此期间，开始着床过程。着床和血管生成受糖代谢改变的影响，可能会导致着床失败或自然流产 [15]。

卵巢过度刺激对接受 ART 治疗的患者是一种潜在的危及生命的风险。正如上面提到的许多研究已经证明了二甲双胍对糖尿病前期和多囊卵巢综合征女性的潜在好处，Jacob 等研究了在接受 ART 治疗前接受一个疗程的二甲双胍是否可以降低卵巢过度刺激综合征的风险 [38]。一般来说，PCOS 女性是出现卵巢过度刺激的高风险人群，因为她们有更多的窦卵泡能够对外源激素做出反应 [39]。与 Doldi 等的研究不同 [40]，Jacob 等的研究没有发现在接受 ART 的女性使用二甲双胍作为预处理时，中重度 OHSS 的发生率有任何显著降低。Onalan 等也研究了二甲双胍对接受 IVF 治疗的多囊卵巢综合征患者的疗效，发现二甲双胍对这些患者的 IVF/ICSI 结果没有任何改善 [41]。

为了减轻某些患者的糖代谢改变，中国仍在评估正在进行胰岛素增敏疗法的研究。目前正在研究在许多传统中草药中发现的一种名为小檗碱的喹诺酮衍生物生物碱，据报道，它具有与二甲双胍相当的胰岛素增敏能力 [7]。小檗碱的不良反应较少，目前在中国被用于治疗肠道感染和腹泻。在 Wei 等的一项研究中，与二甲双胍相比，小檗碱可以改善一组中国 PCOS 女性的代谢和激素紊乱 [42]。An 等的一项研究调查了小檗碱、二甲双胍

（一个 12 周的服药疗程）和安慰剂对接受 ART 治疗的 PCOS 女性的影响。小檗碱和二甲双胍在许多结果上是相同的（腰围和腰臀比的降低，总睾酮和游离雄激素的降低，性激素结合球蛋白的增加，葡萄糖代谢的改善），但接受小檗碱治疗的患者体重指数、总胆固醇、低密度脂蛋白胆固醇降低更为明显[7]。这项研究还发现，服用小檗碱和二甲双胍的女性的临床妊娠率明显更高，而服用小檗碱的女性的活产率最高。小檗碱组较高的临床妊娠率和活产率部分归因于小檗碱能够增加能量消耗和脂质代谢物的消耗，从而导致更大的体重减轻和 BMI 降低。虽然其作用机制尚不完全清楚，但已有研究表明，小檗碱在某种程度上独立于胰岛素或者在胰岛素缺乏的情况下可增加肝细胞、脂肪细胞和肌管中葡萄糖的消耗和摄入[43, 44]。进一步的研究表明，小檗碱可通过蛋白激酶 C 刺激胰岛素受体启动子，在转录水平上调胰岛素受体的表达[42, 45]。与二甲双胍不同，小檗碱在妊娠期间继续使用的安全性尚未得到充分研究，但它似乎有希望在未来的治疗中预防或协助治疗妊娠期间的糖尿病患者。随着孕产妇和新生儿与糖尿病相关的发病率和糖尿病患者人数的增加，迫切需要更多的方法来优化血糖控制。

六、长期并发症

尽管这一话题仍在调查中，但通过人工方式受孕的母亲和后代都有长期的风险，接受 IVF 受孕并非没有潜在的重大产科和围产期发病率和死亡率。许多研究表明，发生异位妊娠、早产、低出生体重儿、继发于 E_2 超生理水平的胎盘异常[46, 47]、妊娠期糖尿病和先兆子痫的风险增加[48-51]。然而，Jaques 等和 Thomson 等的其他研究也报道了未使用人工方法受孕的低生育力人群的发病率普遍增加，这表明这一特定患者群体可能存在潜在的易感性[52, 53]。这些研究发现妊娠高血压、围产期死亡、胎盘异常、低出生体重婴儿、剖宫产和早产都与自然受孕有关。

Ratson 等对一组接受体外受精或促排卵（OI）的女性进行了随访，研究了她们发生长期眼科并发症的风险，如青光眼、糖尿病视网膜病变、黄斑变性和视网膜脱离。这项研究发现，虽然这一组总体上没有显著增加上述并发症的风险，但当 ART 组在 IVF 和 OI 之间进行细分时，风险存在差异。IVF 患者视网膜脱离的发生率明显更高，因此在控制产妇年龄、肥胖和胎次后，IVF 被认为是视网膜脱离的独立危险因素[54]。

Fauser 等回顾了第六届埃维昂年度生殖（EVAR）研讨会小组会议的数据，该会议的目的是评估体外受精和卵质内单精子注射对通过这些人工技术出生的儿童健康的影响。本次会议回顾的多项研究数据显示，与自然受孕的儿童相比，IVF 受孕的儿童出生体重较低，但外周血脂肪、血压和空腹血糖水平较高[55]。接受 ART 治疗的女性通常年龄较大，或可能有其他医疗合并症，ART 增加了选择配子的机会，同时可能会导致 ART 出生的孩子表现出这些差异。之前也有人担心 ART 婴儿会出现遗传印记障碍，然而汇总的数据显示，ART 后印迹障碍的绝对风险小于 1%[55]。Hargreave 等不仅观察接受 ART 治疗的孩子体内葡萄糖水平的增加，还专门观察这些孩子患 1 型糖尿病的风险。这项研究没有发现产妇生育问题与 1 型糖尿病之间的联系[56]。在美国，疾病控制与预防中心负责着国家 ART 治疗监测系统，用于收集治疗结果的信息。然而，因为 ART 治疗和相关结果（出生缺陷、癌症、发育障碍）的发生率都相对较低，所以数据的收集是困难的[57]。

七、糖尿病对男性生殖的影响

虽然这一章的主要焦点是接受 ART 治疗的女性，但男性因素也是一个重要的需要考虑的因素，特别是当它是夫妇不育的更常见原因之一时。糖尿病可通过影响精子发生的内分泌控制、精子发生本身，或通过损害阴茎勃起和（或）射精[58]在多个层面影响男性生育力。在 Agbaje 等的一项研究中，分析了糖尿病对精子整体质量和 DNA 的影响。所研究的精子的遗传方面，即 nDNA 和 mtDNA，被认为是生育潜力和遗传完整性的分子生物标志物[59, 60]。当精子 DNA 片段升高时，生育力会下降[61]。mtDNA 缺失与精子活力受损和不孕症相关[62]，并比 nDNA 受到更大的氧化应激损害[63]。在 Agbaji 的研究中，糖尿病男性的精液量明显更少；然而，在精子浓度、精子总输出量、活力百分比或正常形态百分比方面没有发现差异。各种研究分析了糖尿病男性的精液，都有轻微的变化，但总体上与 Agbaje 等的研究结果相似[64-67]。尽管这项研究注意到糖尿病男性的精液量减少，但射精量仍然在世界卫生组织设定的正常范围内。因此，这就引出了一个问题，是否应该重新评估现行精液分析的标准范围。Bonde 等和 Saleh 等注意到，尽管男性可能有明显正常的精液分析结果，但他仍然可能是低生育力的[68, 69]。Agbaji 等报道，糖尿病受试者的精子具有较高的精子 nDNA 碎片的平均百分比和较高的 mtDNA 缺失的中位数。精子 DNA 的损伤很严重，因为卵母细胞修复受损

精子 DNA 的能力有限[70, 71]，因此超过卵母细胞修复能力的碎片可能导致胚胎退化率的增加和（或）流产[72, 73]。Brinkworth、Aitken 等以及 Aitken 对精子 DNA 损伤的增加如何影响后代的健康进行了探讨[74-77]。例如，吸烟的男性精子 DNA 氧化损伤水平增加[78]，因此，他们的后代在儿童时期更容易患癌症，尤其是白血病和淋巴瘤[79]。精子 DNA 损伤还存在其他病因，包括染色质堆积[80]、凋亡流产[81]，以及环境污染物和氧化应激[82]—氧化应激源，如糖尿病男性超生理水平的葡萄糖含量。

总之，尽管对接受 ART 治疗的糖尿病女性的研究数量有限，但显然需要对这些女性进行特殊护理。孕前期适当的心理咨询和早期糖耐量筛查似乎是至关重要的。相关研究正在积极开展，以寻找筛查工具和治疗方法，以更好地优化这些患者的血糖控制，以减少可控制的风险。糖尿病也会影响男性的生育力，这也是在不育诊所指导患者时需要考虑的重要因素。尽管本章讨论了大量的证据，但研究调查仍在进行，有机会进一步改善诊疗手段。

第31章 维生素D缺乏与医学辅助生殖
Vitamin D Deficiency and Medically Assisted Reproduction

V. Sarais　E. Giacomini　Alessandra Alteri　P. Viganò　著

吴婷婷　译　郭新宇　校

一、维生素D流行病学、主要功能和代谢

维生素D是一种脂溶性维生素和类固醇激素，在钙平衡和骨骼健康的调节中起着关键作用。然而，维生素D也参与调节几个基因（占人类基因组的3%）的表达，这些基因涉及细胞分化和细胞周期控制，并在骨骼外靶组织如免疫和心血管系统、胰腺内分泌细胞、肌肉和脂肪组织上行使多种多效性功能。

皮肤暴露在阳光下会产生维生素D。虽然它被定义为一种维生素，但它可以在皮肤中产生，不是必须饮食摄入，这使它与其他维生素不同。维生素D应该被认为是一种激素前体，而不是维生素。它在食物中含量很少，在强化乳制品和鱼油中含量最高。前体分子7-脱氢胆固醇存在于皮肤中，并通过非酶反应在阳光下转化为中间型维生素D原分子。维生素D前体细胞会慢慢异构化为维生素D。皮肤必须暴露在特定波长（280~315nm）的紫外线下才能发生这些反应。维生素D通过两步活化过程产生活性代谢物1, 25-二羟基维生素D［1, 25(OH)₂D］。

受到严格调控的激活过程包括在肝脏中合成25(OH)D，随后在肾脏中转化为1, 25(OH)₂D。1, 25(OH)₂D是维持血液中钙和磷水平的活性形式（图31-1）。

当膳食钙供应不足时，1, 25(OH)₂D配合充足的甲状旁腺激素（PTH）增加钙从骨骼进入循环的动员。1, 25(OH)₂D与甲状旁腺激素一起，通过增加远端小管最后1%的游离钙负荷的再吸收来减少尿钙排泄。这是一个重要的量，因为人体每天会流失7g钙。为了维持中性磷酸盐的平衡，肠道吸收的磷酸盐和从骨骼动员的磷酸盐需要排泄，而肾脏的磷酸盐排泄在内分泌刺激下增加，如成纤维细胞生长因子23（FGF23）和PTH[1, 2]。

当血清钙水平下降时，甲状旁腺中的钙感应受体刺激甲状旁腺的合成和释放。钙水平恢复后，钙感应受体信号抑制PTH的产生和分泌，PTH基因转录也被1, 25(OH)₂D抑制。1, 25(OH)₂D本身和增加的PTH水平抑制1α-羟化酶活性[3-5]。

在自然界中，根据季节和纬度的不同，太阳能够提供280~315nm的辐射。在北方人口中，由于冬季日照强度达不到280~315nm，无法足够强地穿透皮肤，维生素D缺乏的发生率很高。维生素D以胆钙化醇（维生素D₃，动物来源）或麦角钙化醇（维生素D₂，植物/真菌来源）的形式从饮食或补充剂中获得。

维生素D通过胆盐形成胶束溶液促进从小肠近段的吸收[6]。循环中88%的维生素D代谢物与维生素D结合蛋白（DBP）结合，其余与白蛋白松散结合，只有不到0.05%的25(OH)₂D以自由形式存在[3, 5, 7-9]。

DBP多态性及其对各种疾病的相应影响已有研究，但尚无确凿的证据。而DBP基因敲除小鼠的维生素D基本功能没有受到损伤[10, 11]。

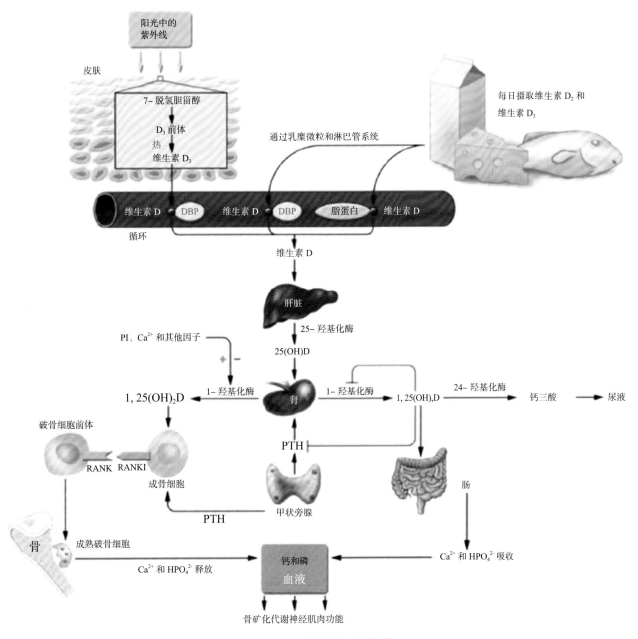

▲ 图 31-1　维生素 D 的代谢

生物激活过程包括在肝脏中通过 25- 羟基化合成 25(OH)₂D，然后在非常严格调节的生理条件下，由肾脏中的 1α- 羟基化酶转化为 1, 25(OH)₂D

DBP. 维生素 D 结合蛋白；PTH. 甲状旁腺激素

经许可转载，引自 Querfeld U, Mak RH. Vitamin D deficiency and toxicity in chronic kidney disease: in search of the therapeutic window. Pediatr Nephrol 2010 25(12):2413–2430.

在人角质细胞、子宫内膜细胞和巨噬细胞中检测到 1α- 羟化酶 mRNA 水平和酶活性升高[12, 13]。维生素 D 受体（VDR）或 1α- 羟化酶的缺乏导致小鼠骨骼和生长板表型类似于人类先天性严重维生素 D 缺乏症。VDR 在肠道起关键作用，因为肠道内高钙摄入或选择性 VDR 帮助修复了正常的骨骼和骨骺生长板表型。VDR 在几乎所有组织中都有表达，几乎所有细胞都对 1, 25(OH)₂D 暴露有反应。缺乏 VDR 或维生素 D 的老鼠表现出倾向暴露于易感因素的自身免疫性疾病，如炎症性肠病或 1 型糖尿病，VDR 也在内皮细胞、血管平滑肌和心肌细胞中表达[14]。生活方式、环境和遗传因素都会影响维生素 D 的状态。维生素 D 缺乏在世界范围内普遍存在，影响着发展中国家和发达国家[15, 16]。原因是维生素 D 缺乏的发生是多因素的，包括肥胖、种族（深色皮肤的个体）、纬度、年龄和肠道吸收不良综合征，包括腹腔疾病、肝脏和肾脏疾病[17]。

日光照射减少（衣服遮住身体、使用防晒霜、户外活动时间减少、久坐的生活方式、污染）和富含维生素 D 食物摄入减少也会导致维生素 D 缺乏。富含黑色素的深色皮肤会吸收中波紫外线，减少阳光的穿透，导致维生素 D 的产生减少。在美国，1/3 的育龄女性维生素 D 浓度低于 20ng/ml（充分临界值）。由于选择人群和使用的临界值的不同，妊娠期间维生素 D 缺乏的发生率从 8% 到 99% 不等[18]。根据一项针对来自日本、美国、加拿大、澳大利亚 / 新西兰的妊娠女性的 Meta 分析显示，英国妊娠女性的维生素 D 摄入量低于目前的推荐摄入量[19]。如此高的数字引发了关于"需求"等术语含义的争议。

已经有人提出，维生素 D 在改变慢性疾病风险方面的一些有益作用背后的潜在表观遗传机制[20]。Pereira 等（2012）曾报道 VDR 的 1, 25(OH)$_2$D 激活会诱导可能参与表观遗传调控的基因转录[21]。

二、维生素 D 与妊娠

强有力的证据支持维生素 D 在非人类模型的生殖病理生理学中的关键作用。动物模型表明，维生素 D 缺乏或功能改变与每窝产仔数减少或丧失整体生育力以及孕产动物和后代死亡率增加有关。

Yoshizawa 等（1997）曾报道，VDR 缺失的雌性小鼠生育力明显降低，可能是由于子宫发育不充分而无法繁殖。VDR 缺失突变小鼠在断奶前发育和生长正常，尽管维生素 D 靶基因表达减少。然而，突变体在断奶后发育不良，有脱发，低钙血症和不孕。骨形成严重受损是依赖维生素 D 的

Ⅱ型佝偻病的典型特征。与患有佝偻病的人类不同，大多数 VDR 零突变小鼠在 15 周时才死亡。这些小鼠可观察到子宫发育不全和卵泡发育受损。缺乏维生素 D 的动物没有脱发和子宫发育不全等缺陷，这表明 VDR 本身在生长、骨形成和雌性生殖中起着关键作用[22]。

Halloran 等（1980）研究了维生素 D 缺乏对雌性大鼠生育力、生殖能力以及胎儿和新生儿发育的影响。雌性断奶大鼠喂食富含维生素 D 或维生素 D 缺乏饮食直至成年，与正常雄性交配。尽管缺乏维生素 D 的雌性具有生育力，但维生素 D 缺乏使整体生育力下降 75%，产仔数减少 30%，并在哺乳第 6～15 天新生儿生长受限。经体重和生存能力调整的胎儿发育表现正常[23]。

维生素 D 对不同物种的影响可能有本质上的不同。也有可能维生素 D 对女性生殖的所有作用都不是由 VDR 介导的。到目前为止，在大鼠和 VDR 空突变小鼠中研究的差异仍然无法解释，需要进一步研究[24, 25]。

维生素 D 在胎盘的细胞信号转导、基因调控和表达中发挥作用[26, 27]。VDR 和 1-α- 羟化酶基因均在胎盘中表达[28, 29]。足月胎盘合体滋养细胞中也检测到 1-α- 羟化酶 mRNA 的表达。Evans 等（2004）发现在妊娠早期和中期的胎盘中 1-α- 羟化酶的高水平表达，为 1, 25(OH)$_2$D 在植入后的胎母界面发挥积极作用提供了强有力的证据[26]。

血清 1, 25(OH)$_2$D 水平在妊娠期间增加 3 倍。黑种人和白种人新生儿维生素 D 缺乏的比例分别为 46.8% 和 56.4%[30]。母体维生素 D 水平是新生儿维生素 D 水平的直接决定因素。母体维生素 D 水平低会影响母亲、婴儿和发育中的儿童。一些观察性研究表明，母体维生素 D 浓度低可能与子痫前期风险增加有关。在一些研究中，低出生体重、妊娠糖尿病、早产、异常分娩、剖宫产和流产的风险增加，是与母亲缺乏维生素 D 有关的不良妊娠结局[31-39]。

在 Aghajafari 等（2013）的 Meta 分析中，发

现较低的维生素 D 水平与不良新生儿结局和产科并发症（如妊娠糖尿病、子痫前期和小胎龄婴儿）的高风险之间存在相关性[40]。

Wei 等（2013）在对 24 项观察性研究的 Meta 分析中报道，循环 1, 25(OH)$_2$D 水平低于 20, 8ng/ml 的孕妇出现子痫前期（OR=2.09，95%CI 1.50～2.90）、妊娠期糖尿病（GDM）[OR=1.38（1.12～1.70）]、早产[OR=1.58（1.08～2.31）]和小胎龄婴儿（SGA）[OR=1.52（1.08～2.15）]的风险增加[31]。

三、维生素 D 及其在胚胎植入中的作用

Rudick 等（2014）研究了维生素 D 对赠卵 IVF 结果的影响：一种可分别分析影响着床的因素（受体）和影响卵母细胞和胚胎质量的因素（供体和周期因素）的模型，以便区分维生素 D 对卵母细胞和子宫内膜的影响。在这项回顾性研究中，每个受者分别与一个卵母细胞供者匹配。随着受体维生素 D 水平的降低，临床妊娠率逐渐降低。在调整了潜在的混杂因素后，正常水平的维生素 D 仍然是与较高的临床妊娠率（78% vs. 37%，P=0.004）或较高的活产率相关的唯一因素[41]。

维生素 D 可以通过作用于子宫内膜来影响 IVF 结果的概念得到了生物学证据的支持：胚胎和子宫内膜之间的交叉对话确实涉及维生素 D 和子宫内膜受体之间的联系[41]。同源框基因 A（homobox gene A，HOXA）表达的激活是维生素 D 及其受体相互作用产生的植入的关键步骤。HOXA 基因是一个进化保守的转录因子家族，对控制早期胚胎发育至关重要。

在哺乳动物中，含有 HOXA 基因家族的同源框对正常的造血发育至关重要。HOXA10 在胚胎和成人生殖道中都有表达，主要在子宫中表达。

HOXA10 基因编码一种进化保守的转录因子，对子宫内膜发育和容受性至关重要。HOXA10 在子宫内膜间质和腺体中表达明显，且受到类固醇激素的调节，在 Ishikawa 细胞中，雌二醇（E$_2$）使

HOXA10 的表达显著上调[42, 43]。在体外，维生素 D 直接激活人子宫内膜基质细胞 HOXA10 的表达。维生素 D、VDR 和 HOXA10 在共同的生殖信号通路中起作用，从而影响功能分化。因此，维生素 D 可上调 HOXA10 表达[42]。

一项小鼠模型研究表明，HOXA10 在子宫内膜分化和着床准备中是必需的。Hoxa10 基因的靶向破坏导致小鼠的子宫性不孕[44]。

还有其他几种免疫调节作用可能通过维生素 D 促进植入：1, 25(OH)$_2$D 减少蜕膜自然杀伤细胞，从而减少细胞因子的合成，如集落刺激因子 -2（CSF2）、白细胞介素 -1（IL-1）、白细胞介素 -6（IL-6）和肿瘤坏死因子 -α（TNF-α）。维生素 D 可以干扰子宫内膜细胞中子宫内膜细胞因子的产生，这些子宫内膜细胞分离自有反复流产史的女性[26]。

维生素 D 对蜕膜的影响比对滋养层的影响研究得更详细。动力学数据表明蜕膜 1-α- 羟化酶在该组织中与其肾脏对应物一样有效。蜕膜细胞产生 1, 25(OH)$_2$D 与巨噬细胞有更多的共同点，而巨噬细胞是 1-α- 羟化酶表达最好的肾外组织[12, 26]。

四、维生素 D 与卵巢功能

维生素 D 和卵巢储备指标似乎有一定的关联。抗米勒管激素（anti-Müllerian hormone，AMH）的表达和血清水平受环境因素的影响，包括维生素 D 水平和体重。AMH 是由颗粒细胞（GC）产生的，并抑制原始卵泡向初级卵泡的转变以及原始卵泡募集的速度。维生素 D 和 AMH 似乎在基因表达和血清水平上都有关联。活性形式的维生素 D 上调人前列腺细胞株表达的 AMH。

在人类中，高龄育龄女性血清 AMH 水平与血清 1, 25(OH)$_2$D 水平相关。体外受精的成功率随季节的变化而变化，与 AMH 水平同步，在冬季维生素 D 水平最低时，体外受精成功率会降低 18%[45]。

在人类卵巢细胞中发现了维生素 D 受体，维生素 D 可以刺激类固醇激素和胰岛素样生长因子

结合蛋白受体（IGFBP-1）的合成。Merhi 等（2014）的研究结果表明，维生素 D 可能促进 GC 细胞的分化和发育[46]。作者还发现，1,25(OH)₂D 改变了提取卵母细胞时获得的 GC 中 AMH 的敏感性。本研究表明，卵泡液 1,25(OH)₂D 水平与 AMHR 基因表达呈反比关系。卵泡液中 1,25(OH)₂D 不足 / 缺乏的女性在 GC 中 AMHR-Ⅱ 的表达增加了 2 倍。维生素 D 治疗可下调卵泡刺激素受体（FSHR）和 AMH 受体Ⅱ（AMHR-Ⅱ）基因，3β- 羟类固醇脱氢酶的表达和孕酮的产生增加。AMHR-Ⅱ 受体的表达与 FSHR 基因表达呈正相关，并间接相互作用。维生素 D 如何影响 FSHR 尚不清楚，但可能与 AMH 信号转导有关。维生素 D 可能作用于一个共同的细胞内通路，参与调控 AMHR-II 和 FSHR，但这还需要进一步的研究证实[46]。

维生素 D 缺乏可能与不孕相关的病理状况有关，如多囊卵巢综合征、胰岛素抵抗和肥胖，导致葡萄糖清除受损和代谢综合征的发展，目前这个问题仍然存在争议[47,48]（图 31-2）。

五、维生素 D 与多囊卵巢综合征

尽管有许多研究调查了维生素 D 与多囊卵巢综合征（PCOS）的代谢和内分泌紊乱之间的关系，但尚未证实两者之间的结论性关系[49]。然而大量干预性研究评估了补充维生素 D 对多囊卵巢综合征的影响，但没有成功。一些证据表明，低维生素 D 水平与多囊卵巢综合征患者的胰岛素抵抗、总胆固醇、低密度脂蛋白 – 胆固醇（LDLC）、葡萄糖、C 反应蛋白（CRP）、甘油三酯水平增加、高密度脂蛋白 – 胆固醇（HDL-C）水

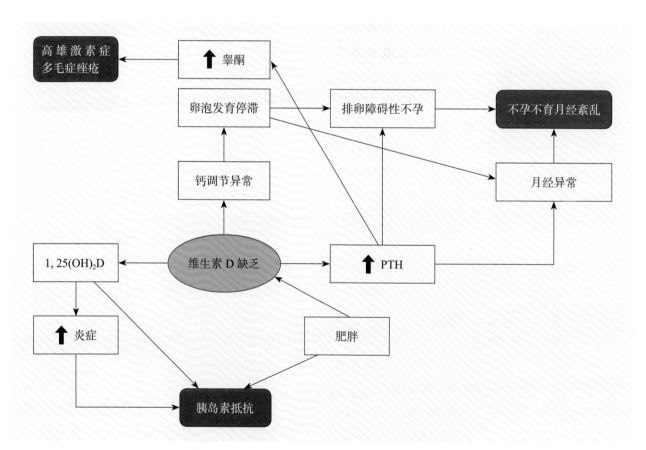

▲ 图 31-2　维生素 D 缺乏对卵巢功能和月经周期的影响

低维生素 D 水平与胰岛素抵抗（HOMA-IR）、总胆固醇、低密度脂蛋白 – 胆固醇（LDL-C）的稳态模型评估水平升高有关

PTH. 甲状旁腺激素

平下降和胰岛素敏感性定量检查指数（QUICKI）有关[49]。

六、维生素 D 与子宫内膜异位症

子宫内膜异位症是免疫、内分泌、遗传和环境因素复杂相互作用的结果，病因尚不清楚。一些证据表明，维生素 D 可能通过 VDR 和 1α- 羟化酶在子宫内膜的表达参与子宫内膜异位症发病机制，提示子宫内膜是维生素 D 产生的外部部位，且维生素 D 参与免疫反应的调节。我们的研究小组之前已经证明 VDR 和 1α- 羟化酶在在位和异位子宫内膜中都有表达。它们在子宫内膜异位症患者子宫内膜中的表达高于对照组[12]。

VDR 的遗传变异可能是维生素 D 调节网络和子宫内膜异位症之间的联系。Vilarino 等（2011）进行了一项遗传相关性研究，研究对象包括 132 名子宫内膜异位症相关不孕女性、62 名特发性不孕女性和 133 名对照组，以寻找 VDR 基因多态性与子宫内膜异位症和（或）不孕易感性之间的可能关联。而 VDR 基因多态性的基因型频率在组间比较差异无统计学意义[50]。一项大型前瞻性研究报道，预测血浆 1, 25(OH)$_2$D 水平与子宫内膜异位症的风险呈负相关。维生素 D 预测浓度最高的五分位女性患子宫内膜异位症的风险比最低的五分位女性低 24%[51]。与此相反，我们团队

的一项包括 87 名子宫内膜异位症女性和 53 名对照组的研究报告称，子宫内膜异位症女性的血清 1, 25(OH)$_2$D 水平（24.9 ± 14.8）ng/ml 显著高于对照组（20.4 ± 11.8）ng/ml。1, 25(OH)$_2$D 水平与疾病分期相关[52]。1, 25(OH)$_2$D 在子宫内膜异位症中的可能作用有待进一步研究证实[52]。

七、维生素 D 与体外受精结果

对体外受精（IVF）女性的研究表明，维生素 D 与体外受精成功之间存在关联（表 31–1）。然而，虽然维生素 D 在人类生育、妊娠和新生儿生长中的作用已经被广泛研究，但维生素 D 与辅助生殖技术（ART）结果之间的潜在关系却没有被足够关注[53-55]。

ART 提供了一个机会，可以推断出在人类生育力的特定方面维生素 D 的防御能力，以及对从精子功能到卵泡生成和胚胎植入的生殖过程各个步骤进行个体评估[56, 57]。

我们的团队进行了一项横断面研究，研究对象是前往单一不孕症中心就诊的白种欧洲女性患者，共纳入 1072 名女性［（36.3 ± 4.4）岁］。在一年中的前 5 个月，25(OH)D 水平似乎完全不受全球太阳辐射增加的影响。6 月，25(OH)D 水平迅速升高，中位数值＞为 20ng/ml，夏至后数天达到平稳状态。

表 31–1 缺乏维生素 D 患者的体外受精结果					
作 者	年龄（平均 ±SD）	病例数 / 对照数	CPR	LBR	P/R 研究
Rudick 等（2012）	36.7±3.7	109/79	无变化	—	R
Polyzos 等（2014）	30.3±3.8	239/129	降低	—	R
Paffoni 等（2014）	37.0±4.3	154/181	降低	—	P
Franasiak 等（2015）	35.1±4.0	422/95	无变化	—	R
Abadia 等（2016）	34.9±3.9	30/70	无变化	无变化	P
Neville 等（2016）	36.5±3.3	40/24	无变化	无变化	P
Van der Vijver 等（2016）	31.2±3.7	127/153	无变化	无变化	P

CPR. 临床妊娠率；LBR. 活产率；P. 前瞻性；R. 回顾性

全年 89% 的中位 25(OH)D 浓度<30ng/ml。6.5% 的患者 1, 25(OH)$_2$D 水平≤10ng/ml，40.1%≤20ng/ml，77.4%≤30ng/ml。太阳总辐射与 25(OH)D 水平呈弱相关。多变量分析显示 25(OH)D 水平与 BMI 呈负相关[58]。

在提取卵母细胞后评估卵泡液内的维生素 D 水平，并观察到在新鲜胚胎移植获得临床妊娠的女性中维生素 D 水平显著偏高[59]。

关于 IVF 周期中维生素 D 血清水平缺乏女性和正常女性的临床妊娠结局的研究得出了具有争议性的结果。许多问题仍未解决：维生素 D 对卵母细胞质量的可能作用（如果存在作用的话补充维生素 D 可能会有影响）、种族的相关性、对于不同化验分析方法所得结果的不同意义，以及除 1, 25(OH)$_2$D 以外的任何分子的存在，因为它们可能有更相关的作用[60]。

Rudick 等（2012）在一项回顾性队列研究中证实，维生素状态与非西班牙裔白种人女性的体外受精成功有关。维生素 D 水平越低，妊娠率越低。维生素 D 充足的女性妊娠的可能性是缺乏的女性患者的 4 倍。然而，在亚洲人群中，充足的维生素 D 水平与体外受精成功无关，反而呈负相关[60]。许多研究报道了维生素 D 代谢的种族差异。据报道，南亚种群的 1, 25(OH)$_2$D 失活酶活性增加[61]。在非西班牙裔白种人中，母体维生素 D 水平与体外受精受孕率之间存在正相关，但在亚洲女性中不存在相关性，这表明这种联系可能依赖于种族基因[60]。

Polyzos 等（2014）报道，接受单次囊胚移植的女性，维生素 D 缺乏是影响临床妊娠率的独立预测因素。他们观察到，与维生素 D 不足的女性相比，维生素 D 缺乏的女性的临床妊娠率显著降低［41%（98/239）vs. 53.3%（49/92），P=0.044］，而与维生素 D 充足的女性相比，妊娠率不显著降低［41%（98/239）vs. 56.7%（21/37），P=0.07］。与血清 1, 25(OH)$_2$D 水平≥20ng/l 的女性相比，维生素 D 缺乏的女性实现临床妊娠的可能性低

40%。在接受选择性单胚胎移植的女性中，与 1, 25(OH)$_2$D 水平≥20ng/ml 的女性相比，维生素 D 缺乏与临床妊娠率降低 44% 相关[62]。

Paffoni 等（2014）前瞻性地比较了维生素 D 缺乏（<20ng/ml）和维生素 D 充足（≥20ng/ml）的女性体外受精结果。两组间卵巢反应性、卵母细胞潜能、胚胎发育和移植胚胎数量相似；然而，维生素 D 水平充足的女性拥有更大的可能性获得高质量胚胎。维生素 D 大于 20ng/ml 的女性临床妊娠的可能性为 2.15（95%CI 1.23～3.77）。血清水平>30ng/ml（足够水平）组的受孕概率最高[63]。

在推荐监测和补充维生素 D 以提高生育力方面仍有许多问题有待解决[64]。

Franasiak 等（2015）评估了整倍体囊胚移植后血清 1, 25(OH)$_2$D 水平与着床率和妊娠率之间的关系，共分析了 529 个移植周期。发现不同维生素 D 水平分层分析妊娠率并无差异。在接受整倍体胚胎移植的女性中，维生素 D 水平与妊娠结局无关。因此，测定血清 1, 25(OH)$_2$D 水平并不能预测整倍体囊胚植入和活产的可能性[65]。

我们前瞻性地评估了卵泡液（FF）中 1, 25(OH)$_2$D 水平与卵母细胞数量和质量的关系。虽然已经妊娠女性卵泡液内维生素 D 水平明显高于未妊娠女性，但她们的卵母细胞数量、卵母细胞质量、受精卵母细胞数量和血清雌二醇水平都相似。1, 25(OH)$_2$D 水平与患者年龄和种植率呈正相关。两组间卵泡液 1, 25(OH)$_2$D 浓度有显著差异，临床妊娠组的卵泡液 1, 25(OH)$_2$D 浓度更高[66]。

Neville 等（2016）的另一项前瞻性队列研究未显示生育指标或妊娠结局与男性或女性维生素 D 状况之间存在任何相关性[67]。

Abadia 等（2016）通过一项前瞻性队列研究，观察了循环中 1, 25(OH)$_2$D 浓度与 ART 预后之间的关系：结果提示血清 1, 25(OH)$_2$D 浓度与受精率呈正相关，但并未观察到胚胎种植率、临床妊娠率或活产率的改善。血清 1, 25(OH)$_2$D 每增加 6ng/ml，受精率增加 19%（OR=1.19，95%CI

1.04～1.36）。该队列中大多数女性的血清 $1,25(OH)_2D$ 浓度在 20～50ng/ml[68]。

Van de Vijver 等（2016）研究了维生素 D 水平是否会影响冷冻解冻胚胎移植后的临床妊娠率，以便评估只能通过子宫内膜介导的影响。连续 280 名年龄在 18—39 岁的女性接受了囊胚期冷冻解冻胚胎移植（FET）。维生素 D 缺乏的定义为血清水平<20ng/ml，临床妊娠率在缺乏和不缺乏维生素 D 的女性中相似。本研究纳入的群体相对均质：只移植 1～2 个优质囊胚。然而，我们并没有种族和环境因素。此外，SET/DET 在维生素 D 缺乏组的比例明显更高，而优质胚胎的比例较低[69]。

虽然已经有几项相关的 Meta 分析，但关于 $1,25(OH)_2D$ 水平对 IVF 结局的因果效应的证据仍然薄弱，到目前为止已有的研究很少满足 Hill 的因果关系标准。

Vanni 等（2014）的 Meta 分析显示，在接受控制性卵巢刺激的女性中，维生素 D 缺乏非常普遍，在西方国家进行的研究中，维生素 D 缺乏的比例为 21%～31%，在伊朗的研究中达到 75%～99%。来自有限的关于 $1,25(OH)_2D$ 缺乏症的研究汇总数据显示与维生素 D 充足的患者相比，缺乏维生素 D 的女性临床妊娠的可能性较低，风险比为 0.89（95%CI 0.53～1.49），但无显著性差异[70]。

关于维生素 D 状态与体外受精结果之间的相关性的最新系统综述和 Meta 分析包括四项回顾性研究和两项前瞻性研究[71]。作者得出的结论是，维生素 D 缺乏组的临床妊娠率较低（RR=0.88，95%CI 0.69～1.11），但无显著性差异。然而，维生素 D 缺乏与低活产率相关（RR=0.76，95%CI 0.61～0.93）。

总之，自 20 世纪 70 年代以来，人们一直在研究维生素 D 和生育力之间的关系。然而，近 50 年来，这些研究得出了相互矛盾的结果。因此，没有足够的证据支持对 ART 患者进行维生素 D 状况的常规评估。现有研究的结果部分相互矛盾，维生素 D 缺乏对临床妊娠率的负面影响未观察到统计学意义，可能是由于继发于混杂因素和样本量不足，需要进一步的更大规模的研究。

第 32 章　医学辅助生殖与自身免疫
Medically Assisted Reproduction and Autoimmunity

Keshia Torres-Shafer　Pascal Gagneux　著

孙　晖　译　　郭新宇　校

学习目标

阅读完本章内容，读者将能够讨论以下问题。

1. 常见的自身免疫性疾病及相关的生育问题。

2. 生育治疗的结果，包括那些接受辅助生殖技术的患者。

3. 针对这些自身免疫性疾病的重要治疗措施。

一、背景

据美国国立卫生研究院（NIH）和美国自身免疫相关疾病协会（AARDA）统计，美国自身免疫性疾病患者超过 5000 万人[1]。目前已知有 80 多种自身免疫性疾病，其临床表现常常有所重叠，且同一个体有可能同时感染两种或两种以上的自身免疫病，因此很难诊断[2]。

自从弗莱明等最初提出适应性免疫以来，"可怕的自身毒性"作为一个重要的概念，指的是免疫系统对自身抗原发起攻击[3]。脊椎动物的获得性免疫系统是主要基于错误指向的免疫应答反应而产生的一种进化[4]。免疫系统历经了长久的进化平衡，尽管它很复杂，但本质上是一种"不智能的设计"，因为它频繁地处于平衡或失调状态中[5]。

哺乳动物妊娠是一个免疫难题，毫无疑问，免疫反应的失调，包括自身免疫在内，会严重影响生殖功能和辅助生殖技术的结局[6]。大多数自身免疫性疾病的病因尚不清楚，虽然症状可能有所重叠，但有许多互不相关的机制可能导致自身免疫功能紊乱。环境因素（感染、寄生虫和共生体、缺乏母乳喂养和过度卫生）在自身免疫中发挥着重要作用。重要免疫位点的特定遗传变异，如人类白细胞抗原（HLA）基因，是与自身免疫性疾病有关的遗传因素。HLA 是人类基因组中最易变异的位点之一，是个体分子鉴定的重要位点[7]。最近，人们认识到先天免疫和适应性免疫可以协同作用，这意味着在抗原提呈细胞上表达的先天免疫受体的多态性也会增加自身免疫发生的风险[8]。性别对自身免疫性疾病也有重要影响，女性比男性更高发（女性比例高达 75%）[9]。

自身免疫可导致许多疾病，包括类风湿关节炎、系统性红斑狼疮、乳糜泻（口炎性腹泻）、恶性贫血、皮肤白斑、硬皮病、银屑病、炎症性肠病、桥本病、艾狄森病、格雷夫病、反应性关节炎、干燥综合征和 1 型糖尿病。关于自身免疫性疾病的病因学有许多理论，包括细菌、病毒、药物、化学刺激物、环境刺激物和多种潜在的遗传成分（先天性免疫受体多态性和 HLA 单倍型变异），除此之外，还有许多其他未知的可能致病因素[10]。由于自身免疫性疾病有多种类型，其表现出的症状各不相同，但最常见的症状包括疲倦、发热和全身不适等。

自身免疫性疾病可能会损害女性和男性的生育力，但在不孕症检查中通常被忽视[11]。本章将重点讨论常见的自身免疫性疾病对生育力的影响，以及接受生育治疗的效果，包括辅助生殖技术（ART）治疗，并讨论针对每种自身免疫性疾病的重要治疗措施（表 32-1）。

二、自身免疫和卵巢早衰

卵巢早衰（premature ovarian failure，POF）是一种综合征，其特征是 40 岁前卵巢功能衰竭，闭经超过 4 个月，血清低雌激素高促性腺激素水平［血清促卵泡激素（FSH）>40mU/ml］，伴性激素缺乏和不孕[10, 12-15]。美国 POF 发病率为0.3%～1%[16-19]。大多数 POF 病因不明，包括染色体 / 遗传异常、代谢 / 酶因素、代谢 – 酶因素、感染、环境精神毒素、自身免疫和医源性影响[10, 12]。

据报道，4%～30% 的 POF 病例与自身免疫紊乱有关，但由于缺乏高度敏感性和特异性的检测方法，无法对患病率进行准确估计，也无法明确哪种卵巢抗原可能是免疫系统攻击的靶点[10]。抗卵巢抗体的存在是自身免疫参与 POF 发病的证据（虽然目前没有有效的血清标志物用于诊断自身免疫性 POF），在高达 10%～55% 的女性POF 患者中，存在淋巴细胞性卵巢炎的组织学证据，并伴有其他自身免疫功能紊乱[20, 21]，包括甲状腺（25%～60%）[22-24]和肾上腺自身免疫性疾病（2.5%～20%）[20, 25, 26]，多腺综合征（2%）、类风湿病（1%）和系统性红斑狼疮、白癜风、重症肌无力、糖尿病和克罗恩病（<1%）。巨噬细胞、自然杀伤细胞、T 淋巴细胞、浆细胞和 B 淋巴细胞浸润卵泡是自身免疫性卵巢炎的特征性表现[20, 27, 28]。

大量研究表明，对于存在卵巢自身免疫问题的 POF 患者，常规的不孕治疗方法有效率较低。然而，几乎一半的先天性 POF 女性存在卵泡发育的证据，25% 的确诊女性可能自发排卵，5%～10% 可以自然受孕[29, 30]。糖皮质激素或抗 B

细胞疗法，包括肿瘤坏死因子（TNF）抑制药依那西普在内的细胞介导和体液免疫抑制[31]被推荐用于部分自身免疫性 POF 患者，以逆转不孕或恢复卵巢功能[32-38]，尽管大量研究认为使用免疫抑制药并不能逆转卵巢自身免疫的进展或改善卵巢对促性腺激素的反应[20]。脱氢表雄酮（DHEA），是睾酮、雄烯二酮和雌二醇的前体，可以促进 POF患者卵母细胞的激活并抑制其闭锁。据报道，卵巢功能下降患者和 POF 患者补充 DHEA 后妊娠率更高[39, 40]，但仍需要前瞻性的随机安慰剂对照研究来证实其安全性和有效性。

POF 患者的生育机会还可以来自原始卵泡或干细胞来源的卵母细胞体外成熟，而使用捐赠的卵子实施体外受精助孕则可能是这一类患者的首选方式[12]。

三、反复种植失败

胚胎着床的过程是由一系列复杂的事件组成的，其中包括整倍体囊胚和容受性子宫内膜之间高度协调的"相互作用"。这些事件通过一系列协同的基因表达、翻译后修饰和激素分泌，来调节细胞表面分子及其配体的表达，以及在着床过程中子宫与囊胚所产生的细胞内信号传导[41]。

植入失败是指胚胎不能产生可检测到的人绒毛膜促性腺激素（hCG）和（或）不能发育到超声下可识别的子宫内妊娠囊阶段[42]。反复种植失败（recurrent implantation failure，RIF）是指多次移植形态正常胚胎，未能达到可识别的宫内妊娠囊阶段。目前 RIF 尚无统一的定义，通常认为 2 次或3 次体外受精新鲜胚胎移植失败，或累计移植总数为 10 个及以上的卵裂期胚胎，或 4 个及以上的囊胚，而未能成功着床[40]。这与反复体外受精失败不同，体外受精失败是由于胚胎质量差、高龄和子宫因素导致的多次体外受精尝试后未能成功受孕[43]。

对体外受精过程中种植失败患者的处理是具有挑战性的，尤其是年轻、卵巢反应正常和能够

表 32-1 自身免疫性疾病及要点总结	
疾 病	**要 点**
卵巢早衰（POF）	• 4%～30% 的 POF 病例与自身免疫紊乱有关 • 使用免疫抑制药并不能逆转卵巢自身免疫的进展 • 小样本研究提示补充脱氢表雄酮（DHEA）可以提高临床妊娠率，但仍需要高质量的随机对照研究验证 • 标准治疗方案仍是赠卵体外受精（IVF）助孕或胚胎赠送
反复种植失败（RIF）	• 指 2～3 次鲜胚移植失败 • 少数研究报道了丙种球蛋白的益处，尚未在大样本随机对照试验中得到证实 • 不建议对这类人群使用阿司匹林和依诺肝素
抗磷脂综合征（APS）	• 针对磷脂 - 蛋白质复合物的自身抗体的产生 • APS 与不孕或不良的辅助生殖技术（ART）结果无关 • 不建议 APS 患者接受预防性抗凝治疗 • 建议 APS 反复妊娠丢失患者在 ART 期间和整个妊娠期接受肝素和阿司匹林联合治疗
风湿性疾病	• 患有类风湿性疾病的女性与一般人群的不孕率相同 • 血栓风险很高，尤其是在自身抗体水平较高和肾性蛋白尿女性患者中 • 病情控制良好的患者，接受 ART 助孕产生的费用较低 • 对于有个人血栓栓塞事件病史的患者，在诱导排卵前需要进行适当的抗凝治疗
自身免疫性甲状腺疾病（AITD）	• 育龄女性发生甲状腺功能减退的最常见原因 • 关于 AITD 和不孕症是否有关还存在争议 • 研究表明，在 ART 期间接受左甲状腺素治疗的女性妊娠率增加 • 目前不建议对亚临床甲状腺功能减退症患者进行治疗
多发性硬化症（MS）	• 是一种自身免疫性退行性疾病 • 患有 MS 的女性月经不规律；然而，关于多发性硬化症和不孕症的文献很少 • MS 治疗，特别是环磷酰胺，会对精子和卵母细胞的质量产生不利影响 • MS 患者可能会经历疾病恶化，但这与体外受精失败率无关
重症肌无力（MG）	• MG 是一种慢性自身免疫性疾病，可导致疲劳和进行性肌肉无力 • MG 与不孕症无关，但它与 2% 的 POF 病例相关 • 妊娠期间 MG 的病程是高度可变的，患者在被诊断为 MG 后，应推迟 1～2 年后生育 • 包括促排卵在内的 ART 治疗可能会因雌激素水平增加而疾病恶化
自身免疫性孕酮性皮炎（APD）	• APD 是一种罕见的超敏反应，发生在暴露于孕酮后 • 在不孕症患者中，在 ART 期间使用外源性孕酮可能触发 APD • 孕酮脱敏治疗是对接受 ART 治疗的 APD 患者的推荐治疗方法
乳糜泻（CD）	• 是一种慢性自身免疫性疾病，可导致肠道吸收不良和腹泻 • CD 乳糜泻可影响育龄女性，并与月经初潮延迟、POF 和不孕不育有关 • 只有个别病例报道观察到在胚胎移植前进行免疫调节治疗的获益

产生优质胚胎的患者。目前有众多尚有争议的尝试，包括辅助孵化、囊胚移植、植入前遗传筛查（PGS），阿司匹林、低分子肝素（LMWH）、静脉用丙种球蛋白（IVIG）等药物治疗，以及配子捐赠和代孕[44-48]。

关于 RIF 患者的免疫学检查与治疗是有争议的。有研究表明，IVIG 可能有助于改变某些免疫因素，包括增加细胞内 IgG 的分解代谢、对脾脏巨噬细胞和 B 细胞 Fc 段受体的阻断、抗体的结合、影响细胞因子的产生和淋巴细胞的增殖[45, 46, 49]。关于治疗结局的观察报道是有限的，一项包括 4 个随机双盲临床试验的 Meta 分析得出结论，由于各个研究之间存在多个变量（IVIG 不同的制备和给药方案）、病例的选择，同时考虑到成本和潜在的不良反应，包括过敏反应、肾功能损害和无菌性脑膜炎综合征[49]，所以需要更多的研究来阐明 IVIG 的免疫调节在 RIF 患者中的作用[45]。

同样，一项包括 14 个随机对照试验的 Meta 分析对其他干预措施进行了比较，如低剂量阿司匹林治疗，卧床休息，糖皮质激素，妊娠的早期监测，肝素加低剂量阿司匹林治疗，生活方式改变，雌激素治疗，维生素补充，但未能证明任何这些干预措施对 RIF 患者的益处[50]。一项关于阿司匹林和（或）依诺肝素治疗的系统评价未提示其对提高活产率有任何帮助。因此，目前的治疗规范不推荐对 RIF 患者进行抗凝治疗，仍需要高质量大样本的随机对照试验来深入论证这一问题[51]。

四、磷脂综合征

磷脂综合征（antiphospholipid antibody syndrome，APS）的特点是机体产生了针对磷脂 - 蛋白复合物或血浆蛋白（aPL）的自身抗体[52]，包括 15 种分别针对心磷脂、磷脂酰丝氨酸（PS）、磷脂酰乙醇胺（PE）、组蛋白和核苷酸的抗体[53]，这些抗体被认为导致了与胚胎植入、胎盘形成，及早期胚胎血管损伤相关的问题[53]。APS 与反复妊娠丢失（recurrent pregnancy loss，PRL）有关，但机制不明。

研究表明，这些抗体可能抑制细胞滋养层分化和绒毛外细胞滋养细胞蜕膜侵袭，同时诱导合体滋养细胞凋亡[27]。也有报道认为，其参与了提供绒毛膜蜕膜腔血供的微血管内血栓形成[52]和螺旋小动脉的发育异常[54]。

根据国际共识分类标准，如果满足表 32-2 中列出的临床和实验室标准之一，就可以定义为 APS。APS 更多见于女性，男女发病比例为 1∶5，据报道平均诊断年龄为 31 岁[55]。有回顾性研究表明 APS 与不孕症的发病有关，也与 ART 助孕结局差有关[55]。目前有十多项研究探讨了 APS 和体外受精结果之间的关系，除了两项研究显示抗磷脂抗体对体外受精结果的负面作用外，大多数研究提示 APS 对妊娠和活产结果并无影响。Bellver 等的一项 Meta 分析未发现不孕女性中 APS 的患病率升高[55]。因此，ASRM 不建议将 APS 检测作为不孕夫妇接受体外受精的常规术前检查[56]。而针对存在 APS 的复发性流产和妊娠并发症患者，建议给予治疗性干预[55]。

表 32-2　抗磷脂抗体综合征诊断标准[55]

- 临床标准
  - 血管血栓形成的证据
  - 一次或多次任何组织中发生动脉或静脉血栓，必须具备影像学确诊证据
  - 不良孕产史
  - 一次或多次解剖学正常的胎儿在妊娠 10 周后不明原因死亡
  - 一次或多次妊娠 34 周前解剖学正常的胎儿由于子痫、先兆子痫或胎盘功能不全早产
  - 3 次或以上妊娠 10 周内不明原因自然流产
- 实验室标准
  - 2 次狼疮抗凝物阳性，间隔超过 12 周
  - 2 次抗心磷脂抗体阳性，间隔超过 12 周
  - 2 次抗 β-2 糖蛋白 1 抗体阳性，间隔超过 12 周

对于既往存在不良孕产史的 APS 患者，目前有多种治疗方法，包括阿司匹林、普通肝素、低分子肝素（LMWH）、皮质类固醇和静脉注射用丙

种球蛋白（IVIG）。表 32-1 列出了 APS 和 RPL 的标准治疗方法，低剂量阿司匹林（每日 81mg）和每日 2 次的普通肝素。这种治疗方法已被证明优于单独使用阿司匹林[54, 57]。肝素是从猪肠道中制备的高度硫酸化糖胺聚糖的常见名称，虽然在成分和纯度上有所差异，它仍然是全球最常见的按体重计算的处方药[58]。推测这类药物可能是通过抑制抗体与滋养层的结合，阻止补体的激活，从而促进滋养层的侵袭[59]。建议在妊娠试验呈阳性时开始使用肝素 5000～7500U，每天 2 次，直到分娩，并维持至产后 4～6 周[59]。由于其可能导致血小板减少和骨质缺乏，应定期检查血小板计数和部分凝血活酶时间。此外，每日应额外给予钙剂 1200mg 和维生素 D 800～1000U。低剂量阿司匹林应在妊娠前开始使用，在预期分娩日期前约 4 周停用，产后重新开始使用，并持续一生[59]。

据报道 LMWH 依诺肝素 40mg 每日皮下注射，与普通肝素有类似的疗效。有研究对泼尼松的应用进行了观察，结果显示，它并不能改善妊娠率，并且增加妊娠高血压和妊娠糖尿病的风险[54, 60]。此外，IVIG 曾被提议作为单一治疗药物，然而考虑到成本较高，且缺乏一级证据的支持，并不建议使用[61]。另外关于其他免疫调节剂的应用，需要更多的研究来验证它们对 RPL/APS 患者的益处。

抗磷脂抗体可能对着床前胚胎具有直接的毒性作用，因此导致体外受精/胚胎移植（IVF/ET）后着床的失败[56, 62]。APS/RPL 的女性在联合使用肝素和阿司匹林治疗后，临床妊娠率有显著改善[54]，其被认为对囊胚的植入具有积极作用，包括预防胎盘血管血栓的形成[57]。Ziakas 等对 292 项研究进行的 Meta 分析得出结论，肝素和阿司匹林联合治疗可以减少早期妊娠的丢失（OR=0.39，95%CI 0.24～0.65）。如前所述，这些数据适用于同时具有 APS 和 RPL 的不孕人群，然而，抗凝治疗对于无 RPL 的 APS 女性并无获益。

针对接受 ART 治疗的 APS 患者，目前的治疗指南有如下建议。

1. 抗磷脂抗体阳性但无血栓栓塞事件病史的女性在取卵前不需要使用肝素，建议从胚胎移植日开始应用。黄体期发生血栓的风险增高[55]。

2. 抗磷脂抗体阳性且有血栓栓塞事件病史的女性在卵巢刺激期间应使用治疗剂量的肝素，在取卵前 12～24h 停用，并在取卵后 6～12h 后恢复使用，以减少出血风险。同时给予低剂量阿司匹林，在取卵前 5～7 天停止使用[55]。

在 APS 患者中，只要采用适当的预防性抗凝治疗，避免出现严重的并发症，包括卵巢刺激在内的 ART 是一个安全的过程。关于血栓栓塞事件的发生，在妊娠期的风险高于接受 ART 治疗期间。数据表明，使用阿司匹林和普通肝素治疗可以为患有 APS/RPL 的夫妇带来希望，然而，没有 RPL 的 APS 患者似乎并未能从预防性抗凝治疗中获益。

五、风湿性疾病

类风湿关节炎（rheumatoid arthritis，RA）和系统性红斑狼疮（systemic lupus erythematosus，SLE）是相对常见的严重免疫紊乱状态。约有 150 万人，即 0.6% 的美国成年人患有风湿性关节炎。据报道，SLE 在欧洲人和欧洲裔美国人中的患病率为 15～50 例 /10 万人，比非裔美国人高 3～4 倍，高发于 13—55 岁的女性[63]。以 RA 和 SLE 为代表的大量的自身免疫性疾病，包括多发性硬化症、克罗恩病、溃疡性结肠炎、1 型糖尿病和银屑病，共同特征是免疫功能和调节的缺陷，导致炎症对组织的破坏，比如，系统性红斑狼疮可能会表现出高凝状态，在严重的情况下导致器官衰竭[64, 65]。

女性性激素被认为在自身免疫的病因学和病理生理学中发挥着重要作用，因为受慢性免疫/炎症性疾病影响的女性居多[66]。已知雌激素通过雌激素受体 α（ERα）增强体液免疫反应，而不是通过 ERβ 及其外周代谢物发挥作用[67]。众所周知，女性对免疫接种的反应要比男性强[68]。抗 ERα 抗体可能诱导静息淋巴细胞的活化和随后的凋亡细胞死亡，同时，它们诱导了抗 CD3 刺激的 T 淋巴细胞的增殖，这一机制可能有助于自激活 T 细胞的扩增[67]。一些研究支持，在受免疫 / 炎症反应影响的外周组织中，芳香化酶介导的上游雄激素前体被加速转化为雌激素代谢产物[69]。

目前尚不清楚风湿病的自身抗体是如何导致女性不孕的[70]。尽管有人认为，与一般人群相比，风湿病女性获得妊娠需要的时间更长，但尚无数据证明。在一项对希望妊娠的风湿性关节炎女性进行的前瞻性研究中，42% 的人在妊娠前有超过 12 个月的时间间隔[71]，她们更多的情况下需要辅助生殖治疗[72]。虽然治疗所用的药物（包括环磷酰胺），和包括肾功能衰竭在内的严重状态都可能影响妊娠，但风湿病女性中原发性不孕症发生率与一般人群相似。ASRM 筛查实践委员会指出，对于准备接受 ART 助孕的患者，进行自身抗体筛查，并根据结果进行治疗是不合理的，因为这些治疗预后的不确定性可能会给患者带来不适当的焦虑[72]。

正在接受不孕症治疗的 SLE 患者中，疾病的突然暴发或血栓的形成值得关注，尤其是具有高水平抗磷脂抗体（aPL）、肾性蛋白尿或其他增加血栓形成风险的疾病的女性。在那些接受诱导排卵的患者中，远超生理浓度的雌二醇可能导致血栓形成，同时增加了卵巢过度刺激综合征（OHSS）的风险，而 OHSS 将导致血液浓缩，进一步增加血栓形成的风险[73]。数据表明血栓的发生是罕见的[73, 74]，此外，通过使用促性腺激素释放激素（GnRH）拮抗药刺激方案、GnRH 激动药促卵母细胞成熟、选择性全胚冻存和选择性单胚胎移植，风险可以显著降低[75]。

另一个需要关注的问题是治疗所需的费用。一些回顾性研究观察了接受不同卵巢刺激方案的病情控制良好的患者，发现产生的费用较低，特别是在给予辅助治疗的基础上，而疾病活跃期患者所需的费用往往更多[76]。那些在疾病活跃期、合并控制不佳的动脉扩张、肺动脉高压、晚期肾

脏疾病、严重瓣膜病或心脏病以及既往有重大血栓事件的患者接受辅助生育治疗是应该禁忌的[76]。幸运的是，生育力保存使有生育需求的患者可以接受化疗，包括环磷酰胺治疗狼疮性肾炎、系统硬化症或血管炎[77]。

总的来说，IVF 助孕似乎提供了比较乐观的结果。对接受 IVF 助孕治疗的女性观察发现，自身抗体阳性与 IVF 助孕周期数或成功率之间没有关联，未能证明风湿病和体外受精结局之间的相关性[78-80]。也有一些回顾性研究报道了该患者群体中表现出较高的流产率和较低的出生率[79]，虽然这并不是完全一致的结果。

总之，对于包括 SLE 和 APS 在内的 RA 患者，只要疾病得到良好的控制，并不会增加费用或血栓形成的风险，可以考虑进行 ART 治疗，但对于有上述并发症的患者，应避免进行 ART 治疗。

基于现有文献，具体如下。

1. ART 治疗应在 SLE 缓解期至少 6 个月以上，那些存在高血压控制不佳、肺性高血压、晚期肾病、严重的恶性外阴病或心脏病的患者不应接受 ART 助孕治疗[64, 72]。

2. SLE 患者在适时接受适当的抗凝和免疫抑制治疗时，可以获得成功的 ART 结果[64, 72]。

六、自身免疫性甲状腺疾病

自身免疫性甲状腺疾病（autoimmune thyroid disease，AITD）是迄今为止导致育龄女性甲状腺功能减退的最常见的原因[81]。AITD 的特点是体内产生抗甲状腺抗体，包括抗甲状腺过氧化物酶（TPO）或甲状腺球蛋白（TG），导致甲状腺结构的异常或损伤[82]。AITD 的发生率随年龄的增长而增加，在 5 个育龄女性中约有 1 例具有 TPO 抗体或 TG 抗体，而在不孕女性中可能更为高发[83, 84]。

已知妊娠期甲状腺功能减退与流产、胎盘早剥、新生儿重症监护病房（NICU）入院率和低智力评分有关[85-87]。因此，此类患者在妊娠期推荐使用左甲状腺素治疗[88]。据报道，TSH 水平超过

2.5mU/ml 明显增加了进展为甲状腺功能减退的风险[81]。因此对甲状腺抗体阳性的亚临床甲状腺功能减退的女性，同样建议左甲状腺素治疗[89]。

AITD 和不孕症的关系仍存在争议。虽然在妊娠率方面没有观察到明显的影响[82, 90]，但一些研究已经证实，即使在没有明显的甲状腺功能障碍的情况下，自然妊娠女性中，AITD 的流产率增加 3~4 倍[91, 92]。

女性在接受辅助生育治疗时，快速上升的雌二醇水平可能会增加下丘脑 - 垂体 - 甲状腺轴的压力而影响妊娠的维持，有报道 AITD 女性流产率增加，尽管目前的报道未能取得一致结论[93-95]。干预措施包括左甲状腺素 1μg/（kg·d），固定剂量 50μg/d，或滴定剂量的左甲状腺素联合阿司匹林[96-98]、泼尼松龙和（或）硒代蛋氨酸 200mg/d 治疗[99, 100]。研究报道，与未接受治疗的对照组相比，左甲状腺素联合阿司匹林和泼尼松龙治疗的患者妊娠率明显更高（RR=4.14，CI 1.47~11.66，P=0.007）[98]。在一项关于流产率的综合分析中，流产的相对风险显著降低了 52%（RR=0.58，CI 0.32~0.1.06）[98]。

总之，对于妊娠合并慢性甲状腺功能减退的女性，推荐左甲状腺素治疗，因为它降低了流产和早产的风险，但没有足够的证据推荐亚临床甲状腺功能减退患者接受治疗。虽然 AITD 患者存在临床甲状腺功能减退风险，而左甲状腺素似乎可以降低具有甲状腺自身免疫抗体的女性流产和早产的风险，但仍然需要进一步的随机、安慰剂对照试验验证。

七、多发性硬化症

多发性硬化症（multiple sclerosis，MS）是一种自身免疫性退行性炎症性疾病，是由自身活性 CD4[+] T 细胞激活引起的结果，该细胞攻击髓鞘蛋白[101]。症状通常出现在 20—40 岁，其特征是男女比例为 1:3[102]。

关于 MS 和不孕症及 ART 治疗结果的文献很少，尽管已有报道两性的性功能和内分泌紊乱可能导致生育率降低。女性和男性多发性硬化症患者都可能存在下丘脑 - 垂体 - 性腺轴功能的紊乱。在女性中，这可能导致月经紊乱和随后继发于催乳素、促黄体生成素（LH）、FSH、总睾酮和游离睾酮升高而引起的不孕症[103, 104]。在多发性硬化症男性患者中，血清 LH、FSH 和睾酮水平明显低于对照组，并可导致精液参数异常，包括精子总数、活力和正常形态百分比降低[105]。此外，治疗多发性硬化症的药物，特别是免疫抑制药（如米托蒽醌、环磷酰胺），已被证明会对精子和卵母细胞质量产生不利影响[106]。

有报道表明，多发性硬化症对女性生育力似乎没有影响，而接受 ART 治疗增加了多发性硬化症复发的风险。在一项关于多发性硬化症患者的前瞻性研究（n=16）中，接受 ART 助孕前 9 个月内 MRI 检查无疾病活动或复发，其中 75% 的患者（12/16）在体外受精助孕失败后 3 个月内出现多发性硬化症症状加重[107]，MRI 成像显示新的或增大的 T_2 病变[107]，在对 ART 周期数或是否成功妊娠进行分层分析时，疾病复发方面没有差异[107]。其可能的机制包括疾病修饰药物的中断、接受生育治疗的压力，以及激素诱导的促炎症标志物的上调等[108]。还需要进一步的研究才能得出确定性的建议[102]。

八、重症肌无力

重症肌无力（myasthenia gravis，MG）是一种慢性自身免疫性神经肌肉传递障碍，由针对尼古碱乙酰胆碱受体的自身抗体介导，它改变神经冲动到肌肉纤维传递功能，导致疲劳和进行性肌肉无力[109, 110]。据报道 MG 患病率为 1/5000[111, 112]，通常只影响育龄女性，但它与不孕症无关，尽管在 2% 的 POF 女性中发现了乙酰胆碱受体抗体的存在[111]。

有报道称，MG 女性患者月经期间和妊娠期间症状会有所变化，表明类固醇激素和疾病的临床表现之间存在联系[111, 113]。MG 患者的胸腺细胞和外周血单核细胞中雌激素受体的表达增加，雌激素水平不正常，同时 B 细胞增生和细胞因子分泌增加可能加剧这种自身免疫紊乱。促排卵引起的雌、孕激素水平的快速升高可能会加重 MG 患者病情[114]。另外，妊娠、卵巢过度刺激综合征和失败周期中激素水平的波动也有可能影响该疾病的临床病程。尽管如此，关于 ART 治疗和 MG 的文献报道很少，这使得为有 ART 需求的 MG 女性提供咨询非常困难[111]。

已有的研究表明，MG 患者的流产率没有增加[113, 115]。据报道，妊娠期间 MG 的病程可能会发生较大的变化，41% 病情会加重（妊娠早、中、晚期发生率相似），29% 有所缓解，32% 病程没有变化[113]，30% 可能在产后病情恶化。在诱导的自身免疫性 MG 模型的实验研究中，当使用过量的雌激素和孕酮时，关于疾病的易感性和严重程度有相互矛盾的报道[116, 117]。

Ricci 等报道了一例 40 岁的严重 MG 女性患者进行了 4 次 ART 周期治疗，呼吁 MG 不该被视为体外受精助孕的禁忌证。他们建议所有 MG 患者都应该正确地了解促排卵、辅助生殖以及妊娠对病程的影响，但目前还不能做出精准的评估。考虑到产妇死亡风险与疾病持续时间成反比，风险最高的是第一年，MG 患者应推迟生育时间至诊断后 1~2 年[118]。特别是出现激素相关恶化（月经或妊娠期间）肌无力症状的女性，因为她们可能通过 ART 治疗出现严重症状的风险更高，应由神经学家、麻醉师进行预筛查和评估，并进行高危产科咨询。可考虑转介到有医疗紧急服务的三级不孕症医疗中心，并在整个辅助生殖过程中密切监测病情变化。取卵术应考虑选择合适的麻醉技术（全身麻醉），并确保在术后早期恢复阶段加强监测。无论是否获得成功妊娠，都应继续进行必要的随访。仍需要更多关于 MG 患者接受卵巢刺激和 ART 助孕的数据来评估这种治疗的安全性。

九、自身免疫性孕酮皮炎

自身免疫性孕酮皮炎（autoimmune protesterone dermatitis，APD）是一种罕见的超敏反应，发生在黄体期，月经前期或月经期，暴露于内源性和（或）外源性孕酮所引起。症状各不相同，从皮肤病变包括荨麻疹、湿疹、毛囊炎或多形性红斑，到血管性水肿、毛囊炎、外阴、阴道瘙痒，在一些严重情况下会发生过敏反应[119]。

APD 的发病机制尚不清楚，其急性和延迟反应与 I 型和Ⅳ型过敏反应一致，因此被认为具有辅助型 T 细胞 2（Th2）免疫机制[119]。治疗包括局部或全身应用糖皮质激素，以及药物抑制内源性孕酮的产生。在一些严重的难治病例中，明确的治疗方式也包括子宫切除术 / 卵巢切除术。

在不孕症患者中，APD 很可能是由取卵和胚胎移植后外源性黄体酮的使用引发的[119]。据报道，孕酮脱敏治疗是 APD 女性的一种替代选择，在脱敏治疗前 3 天给予泼尼松，胚胎移植后逐渐减量。脱敏治疗使用阴道内栓剂，起始剂量为 1μg，逐渐增加至 100μg。在出现黄体酮过敏反应的情况下，孟鲁司特，一种白三烯受体拮抗药，可被用作孕酮栓剂之前的预用药。一个小型病例系列报道了 4 例患者成功受孕后 APD 症状没有加重。尽管 APD 非常罕见，但应该被考虑到，随着不孕症治疗和辅助生育技术的普遍应用，患病率可能会持续上升。

十、乳糜泻

乳糜泻（celias disease，CD）是一种慢性自身免疫性疾病，表现为小肠吸收不良和腹泻，由摄入含有麸质的食品引发[120]。近几十年来，乳糜泻的发病率有所上升，在过去 50 年里增加了 4~5 倍[121]。谷蛋白是一种存在于小麦、黑麦和大麦中的蛋白质复合物。它的一种成分，麦胶蛋白，对某些个体具有抗原性，尤其是被肠道谷氨酰胺转移酶脱氨后。乳糜泻主要影响小肠黏膜，损伤的小肠上皮损害了营养物质的消化和吸收，可分为无症状型、典型乳糜泻和非典型乳糜泻。典型病例表现为吸收不良的症状，包括腹泻、脂肪痢、胃肠胀气，以及由此导致的营养不良和维生素缺乏。非典型病例表现为肠外症状，包括疱疹样皮炎、口疮性口炎、神经功能障碍、骨病和糖尿病。乳糜泻患者罹患癌症的风险也增加了，包括非霍奇金淋巴瘤的风险增加了 2～4 倍，小肠腺癌的风险增加了 30 倍以上[122]。

乳糜泻更常发生在育龄女性，并与一系列妇科疾病有关，包括月经初潮和青春期延迟、多囊卵巢综合征、子宫内膜异位症闭经、POF 和不孕症[123]。临床和流行病学研究表明，女性乳糜泻患者发生自然流产、低出生体重儿和哺乳期缩短的风险更高[124]。一项研究报告称，RPL 患者中有 7% 的组织谷氨酰胺酶 IgA 抗体检测呈阳性，不明原因不孕患者中有 6% 阳性率，另一项报告称，在 8% 的不明原因不孕夫妇中检测到抗麦胶蛋白抗体阳性[125]。因此，一些人建议，对于 RPL 和（或）不明原因不孕症患者，应该考虑对女性进行乳糜泻疾病筛查。

关于治疗，目前只有个别的病例报告，对于 TNF-α 升高的乳糜泻患者，胚胎移植前静脉注射修美乐（阿达木单抗），低分子肝素，同时予无谷蛋白饮食[126, 127]。

十一、乙状结肠炎

所有细胞表面都覆盖着一个复杂的聚糖阵列。在哺乳动物中，这些表面聚糖的大多数被唾液酸，一种九碳骨架酸性氨基糖所装饰。由于其在最外层细胞表面的位置和高表达，唾液酸参与了多种功能，包括在发育、感染和免疫过程中的细胞识别[128]。唾液酸在生殖中的作用尚不完全清楚，但糖萼的唾液化对精子功能至关重要[129]。最近有研究表明，精子唾液酸酶参与了获能过程中的脱唾液化[130]，而人类卵子透明带上的唾液酸 Lewis X 聚糖中的唾液酸对精卵的结合至关重要[131]。已知与着床有关的囊胚表达的 L- 选择素，与子宫内膜上含有配体的唾液酸相互作用[132, 133]。哺乳动物中最常见的两种唾液酸[134]是 N- 糖基神经氨酸（Neu5Gc）和 N- 乙酰神经氨酸（Neu5Ac）[135]。大多数哺乳动物在不同的细胞表面上有大量的不同比例的唾液酸分子分布。相比之下，由于编码乙酰神经氨酸羟化酶（cytidine monophosphate N-acetylneuraminic acid hydroxylase，CMAH）的胞苷 N-CMAH 酶基因的功能缺失突变，人类已经失去了将 Neu5Ac 转化为 Neu5Gc 的能力[136]。因此，人类的细胞表面缺乏被内源性 Neu5Gc 覆盖的聚糖，并且过量表达 Neu5Ac[137]，每个细胞有数亿个分子的差异。尽管不能内源性产生 Neu5Gc，但膳食中摄入红肉和作为 Neu5Gc 最丰富来源的乳制品，可导致微量的 Neu5Gc 积累到人类细胞的糖萼中[138]。这在人类肿瘤，如乳腺癌、结肠癌和皮肤癌[139]，和包括分泌上皮细胞和血管[140] 在内的非肿瘤组织中都有报道。而且，大多数人血清中都存在针对这种异种多糖[138, 140] 的抗 neu5gc 抗体[138, 141]。不同的个体有不同的 Neu5Gc 抗体水平，有人建议慢性暴露于 Neu5Gc，这种色诺聚糖与循环中的抗 Neu5Gc 抗体结合，可以促进慢性炎症状态并导致各种疾病[128]，包括一些与 Hanganutziu-Deicher（HD）抗体有关的疾病，HD 抗体是与 Neu5Gc 发生反应的抗体[142, 143]。也有实验证据表明，Neu5Gc 作为一种异种自身抗原，能够加剧血管内皮内的炎症反应[144]。最近的一项研究证明，在小鼠模型中，饮食中的异种聚糖 Neu5Gc 通过全身炎症导致癌症发生率增加[145]。越来越多的证据表明，饮食中异种聚糖的生物积累和靶向抗体的产生可能是各种类型的异种唾液酸炎（xenosialitis）发生的基础[146]。一项小规模队列研究发现，Neu5Gc 抗原或抗 Neu5Gc 抗体存在于男性和女性不孕症受试者的生殖道中，并可能干扰子宫内环境而影响生育[147]。针对与人类相同唾液酸修饰基因 CMAH 突变的转基因小鼠的研究表明，饮食中结合 Neu5Gc 可以标记观察到子宫内白细胞对精子的攻击有所增强[135]。唾液酸结合的先天受体，也被称为 Siglecs，在胎盘和羊膜中均有表达，而这种表达是人类特有的。与炎症相关的 Siglec-6 高表达与先兆子痫发生有关[148-150]。女性生殖道的上行感染，如 B 组链球菌和淋病奈瑟菌感染，也涉及羊膜中表达的免疫调节 Siglec 受体和补体唾液酸结合成分（如 H 因子）的相互作用[151, 152]。最近有人提出，人类独特的唾液酸生物学和与其相应的 Siglec 受体的大量变化可能导致了我们物种的自身免疫水平的升高[153]。还需要进一步的研究，以更好地了解 Neu5Gc 饮食中的异种聚糖和靶向抗体在不育与亚临床不育夫妇中的作用。

十二、总结

自身免疫疾病是由不同病因引起的一大类疾病，育龄女性发病率高。这类疾病会影响女性的生育功能和接受辅助生育治疗的效果，因此生殖内分泌和不孕专家需要考虑其病理生理特点并给予及时必要的治疗，目前并未得到足够的重视，还需要更多深入的研究。

第 33 章　免疫治疗与不明原因不孕
Immunotherapies and Unexplained Infertility

Tanya L. Glenn　Steven R. Lindheim　著

尹煜鹏　译　　郭新宇　校

学习目标

在阅读完本章后，读者将能够了解人类免疫系统的基本原理，讨论在妊娠期间观察到的免疫系统的各种变化，回顾用于治疗免疫相关不孕症的不同治疗方法，并考虑免疫相关不孕症的未来。

一、背景

人类的生育力是一个庞大、复杂、非常不完美的系统。整体而言，20% 的临床确诊妊娠将在妊娠早期流产，其中高达 50% 是由于胚胎染色体异常所致[1]。美国生殖医学学会（American Society of Reproductive Medicine，ASRM）将反复妊娠丢失（repeated pregnancy loss，RPL）定义为至少两次临床妊娠失败[2]。据估计，人群中 RPL 发病率为 5%，1% 的人出现 3 次或 3 次以上的妊娠丢失，且高达 50% 的患者无明确病因[2, 3]。

考虑到人类胎儿是半同种异体物，其一半 DNA 来自于母体或"自我"，另一半 DNA 来自于父亲或"外来的"，母体免疫系统本质上应该将胎儿识别为"非自我"并攻击它。这个概念最初是由菲利普·梅达瓦尔爵士在 20 世纪 50 年代提出的，当时他首先关注到免疫学与生育之间的关系[4]。为了尝试下调免疫系统，类固醇和静脉注射免疫球蛋白（IVIG）已被用于继发于免疫功能障碍的不孕症，尽管有多个报道，包括最近的 Cochrane 综述，认为这种治疗在很大程度上是不成功的[5-7]。然而，在妊娠期间似乎有某种类型的免疫耐受机制，保护胚胎免受攻击继续发育。这一过程可以为了解继发于免疫功能障碍的不孕症提供思路。因此，本章的目的是阐述导致妊娠期免疫功能障碍的潜在机制，回顾已经应用或在研的治疗方法，并探讨不孕症的未来发展方向。在深入研究这个庞大的主题之前，有必要对免疫系统进行基本的概述。

二、免疫系统基础知识

人体的免疫系统可分为两类：先天性免疫系统和适应性免疫系统。先天免疫系统是我们身体的第一道防线，在接触感染源之前就已经存在了（图 33-1）。它包括物理屏障和免疫细胞，如吞噬细胞、自然杀伤细胞和补体系统[8]。先天免疫系统通过特殊的模式识别受体来感知入侵生物体携带的常见配体，从而诱导一系列事件，包括释放细胞因子，降解酶，并启动吞噬反应[8, 9]。我们将重点研究自然杀伤细胞（natural killer cell，NK），它利用嗜天青颗粒攻击细胞内的细菌，并具有抗病毒、抗肿瘤的能力。

NK 细胞表面含有激活或抑制受体，在识别"自身"抗原或 I 类主要组织相容性复合体（MHC）分子中起着至关重要的作用[8]。这些细胞表面分子分布在人体的每个有核细胞中，这两种受体相互

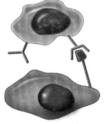
自然杀伤细胞

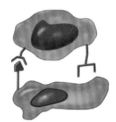
自然杀伤细胞

具有抑制性受体的自
身细胞（MHC Ⅰ 类）

具有激活受体的
被感染细胞

▲ 图 33-1　先天性免疫系统

平衡，对具有激活受体的细胞进行破坏，而不攻击那些具有 MHC Ⅰ 类分子的细胞。由于胚胎包含非自身配体，了解母体免疫系统如何避免对胚胎的排斥，并确定防止母体免疫系统激活的方法是至关重要的[8-10]。

适应性免疫系统更为复杂，由体液免疫和细胞免疫组成。体液免疫通过 B 细胞产生抗体 / 免疫球蛋白[10]，对抗细胞外病原体和毒素。细胞介导的免疫系统通过 T 细胞针对细胞内病原体发挥重要作用[10]。获得性免疫系统是在识别出毒素或入侵生物体所显示的抗原后被触发的。这些抗原遇到含有特定抗体的 B 细胞或 T 细胞并将其激活，B 细胞激活后通过产生抗体、浆细胞和记忆细胞发挥作用，T 细胞激活后将产后包括记忆细胞在内的各种不同形式的 T 淋巴细胞，正是这些不同的 T 淋巴细胞被认为在生殖的免疫学中起着至关重要的作用[8-10]。

抗原提呈细胞，如树突状细胞或巨噬细胞，将 T 淋巴细胞暴露于特异性抗原，然后被激活并产生特殊的 T 细胞和记忆细胞[10]。T 辅助细胞（TH）有两个亚群，TH1 和 TH2。TH1 细胞系产生干扰素（INF）α、白介素（IL）–2 和肿瘤坏死因子（TNF）–β，它们对抗细胞内的病原体、细菌、失衡的自身免疫以及病毒[11]。TH2 亚群产生 IL-4、IL-5、IL-10 和 IL-13，加入体液免疫系统，并对细胞外病原体、寄生虫感染和特应性疾病产生反应[11]。调节性 T 细胞可以防止免疫系统变得过于强烈和攻击自身，这在生殖免疫学中是有

积极作用的。该系统的失衡可导致自身免疫性疾病，如 1 型糖尿病，并可能破坏发育中的胚胎[8-10]（图 33-2）。

三、免疫学与妊娠发展史

20 世纪 40 年代至 50 年代，Sir Peter Medawar 是率先报道母体免疫系统和胎儿之间关系的学者之一。Medawar 认为胎儿是半异体物，并提出了母体针对这种类似同种异体移植物，产生免疫耐受机制的三个假说[12]。第一个假说是母亲和婴儿之间的物理分离；第二个是胎儿缺乏抗原特性，最后一个是免疫系统在妊娠期间被抑制[12]。

这些假说后来都被否定了。对于第一个假设，我们现在知道在整个妊娠期间母体和胎儿之间存在血液的混合，这是细胞游离 DNA 检测的基础[9, 13]。另外，胎盘 / 蜕膜界面的免疫系统在胚胎植入过程中也非常活跃。最后，免疫系统在孕期也不会被抑制，否则艾滋病病毒携带者妊娠期间将迅速发展为获得性免疫缺陷综合征[14]。尽管梅达瓦的假设已经被推翻，但他为整个妊娠期的母胎耐受研究奠定了基础，开辟了生殖免疫学的新领域[12]。

直到 40 年后，科尔伯特和梅因才发现，是胎盘与母体免疫系统相互作用，而不是胎儿[9]。人胎盘由囊胚外滋养层细胞发育而来，在植入和螺旋动脉形成过程中暴露于母体免疫系统。

在 20 世纪 90 年代初，Wegmann 提出了 TH1/TH2 假说，即 TH1 淋巴细胞产生的细胞因子可能对胎儿产生不利影响[15]，而由 TH2 细胞产生的细胞因子，如粒细胞 – 巨噬细胞集落刺激因子（GM-CSF）、IL-3 和 CSF-1，可以促进滋养细胞的分化 /生长，他们认为妊娠期 TH2 细胞表达增强。小鼠研究显示，与细胞介导的免疫反应相比，妊娠期间抗体引起的免疫反应增强，他们推测这与刺激抗体产生的 TH2 细胞增加有关，导致母亲对细胞内病原的反应减弱[15]。然而，在正常妊娠期间可以检测到大量的促炎症细胞因子和粒细胞[14]。此外，滋养层细胞似乎不表达 HLA-A/B 分子或 Ⅱ 类

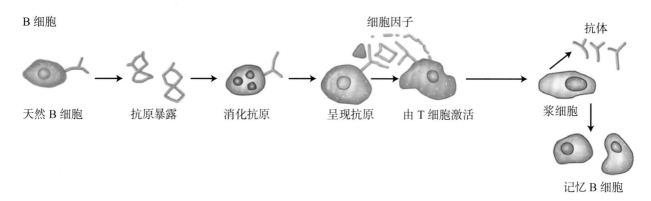

B 细胞

天然 B 细胞 → 抗原暴露 → 消化抗原 → 呈现抗原 → 由 T 细胞激活 → 浆细胞

细胞因子

抗体

记忆 B 细胞

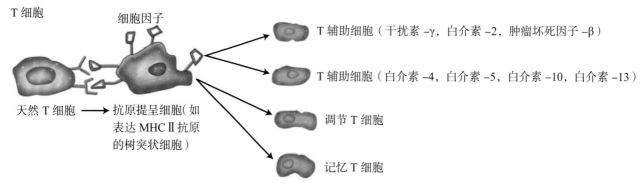

T 细胞

细胞因子

天然 T 细胞 → 抗原提呈细胞（如表达 MHCⅡ 抗原的树突状细胞）

T 辅助细胞（干扰素 –γ，白介素 –2，肿瘤坏死因子 –β）

T 辅助细胞（白介素 –4，白介素 –5，白介素 –10，白介素 –13）

调节 T 细胞

记忆 T 细胞

▲ 图 33-2 适应性免疫系统

分子，而这是刺激淋巴细胞活性所必需的[16]。因此推测，TH1 和 TH2 的水平变化可能不是正常妊娠的直接原因，而是同时发生的其他事件的表现。

四、免疫细胞

（一）T 细胞

CD4+CD25+ 调节性 T 细胞（regulatory T cells，Treg 细胞）可以防止过度的免疫反应，这可能是避免胚胎排斥反应的一个基本特性。Treg 细胞在妊娠的蜕膜组织、子宫淋巴结和血液中数量增加，特别是在妊娠的早、中期[17]。Treg 细胞通过阻止其他 CD4/8 细胞增殖和产生细胞因子，抑制某些树突状细胞 / 巨噬细胞功能而发挥免疫保护作用[17]。

Treg 细胞的发育和成熟有多种机制，包括对转录因子 Foxp3 的控制。该转录因子功能突变的缺失与严重的自身免疫性疾病——免疫失调、内分泌腺病、肠病变、X- 连锁综合征或 IPEX 有关[18]。其他机制包括特异性树突状细胞（dentritic

cell，DC），它激活 CD4+ TH0 细胞成为 Treg 细胞。激活 Treg 细胞的树突状细胞在分化过程中暴露于转化生长因子（TGF-β）、IL-10、粒细胞 – 巨噬细胞集落刺激因子 4（GM-CSF-4）和 IL-4，使它们能够诱导适当的 Treg 细胞[17]。这些特异的树突状细胞也表达吲哚胺 2, 3- 加双氧酶（IDO），这在 TH0 向 Treg 细胞的转化中至关重要，并能够通过激活 TH0 来下调其他树突状细胞。TGF-β 阻止了产生缺乏抑制能力的 T 细胞的途径[17]。

Treg 细胞可以在外周组织或胸腺产生，它们在免疫系统中的功能取决于它们的起源。外周组织 Treg 细胞（pTreg）只在胎盘哺乳动物中可见，它需要一种称为保守非编码序列 1（CNS-1）的增强子[19]。没有这种增强子，效应 T 细胞的激活就会增加，从而阻止了胎盘的形成[19]。

Aluvihare 等发现，妊娠小鼠中 CD4+/25+ 细胞数量较多，子宫内 Foxp3 mRNA 表达增加[20]。这主要发生在妊娠早期和中期，在妊娠晚期和出生后下降，Guerins 在综述中也持相同观点[17]。正常妊娠期女性的 Treg 细胞高于未妊娠女性或反复妊娠丢失（repeated pregnancy loss，PRL）患者[21]。这表明，当临近分娩，免疫抑制机制可能下降，因为身体做好准备通过分娩将胎儿"排斥"出体外[22]。

许多研究表明，受孕前 Treg 细胞的升高是胚胎成功植入必需的。因此，这意味着需要除胚胎以外其他的调节因素来导致 Treg 细胞的增加。一种理论是整个月经周期中的性激素水平变化，Treg 细胞的增加与卵泡期雌激素的升高有关。然而，RPL 患者雌激素的升高与 Treg 细胞的增加无关，这提示应该存在着阻止雌激素积极作用的潜在机制[22]。也有研究表明，Treg 细胞的扩增可能是由于暴露于父系抗原和滋养层细胞释放的信号因子[9]。关于影响 Treg 细胞升高的机制仍缺乏令人信服的证据。

（二）自然杀伤细胞

蜕膜组织细胞中自然杀伤细胞占比近 40%[9]。这些蜕膜 NK 细胞（dNK）具有不同的细胞表面受体，其毒性小于外周组织中 NK 细胞的非区分的细胞毒性作用[4, 9]。蜕膜 NK 细胞似乎在胎盘、植入、血管生成和螺旋动脉所需的重构中发挥着重要作用[5, 9, 12]。

在正常妊娠中，可见炎症通路的细胞因子 IL-6、TNFα、IL-12 和 C 反应蛋白增加，但未发现与这些细胞因子升高相关的系统性感染。这表明，着床/胎盘发育可能需要轻度的炎症反应[23]。然而，IL-18 和 TNFα 过度升高可能会产生灾难性的后果：打破各种白细胞介素之间的平衡，导致异常妊娠状态[23]。

与 T 淋巴细胞相比，NK 细胞也被认为是妊娠期，免疫抑制的主要驱动之一。胎盘显示出独特的 MHC1 分子，包括 HLA-C、HLA-E 和 HLA-G。蜕膜 NK 细胞通过杀伤免疫球蛋白受体（KIR）识别 HLA-C 分子。有人提出，如果没有这种特异性受体，不能充分血管化，可能导致其他妊娠问题，

包括子痫前期[12]。HLA-E 和 HLA-G 受体不太为人所知；虽然 HLA-E 确实在免疫识别中发挥了作用，而 HLA-G 在蜕膜的血管生成中发挥了明确的作用。这两种配体都被特异性 dNK 细胞识别和激活，而 T 淋巴细胞不能通过这种方式发挥作用。关于小鼠的研究支持 T 细胞是妊娠期免疫抑制/耐受的主要调节细胞的观点[20]。然而，人类滋养层细胞显示出一种特殊的 HLA 分子亚群，这些分子不能被 T 淋巴细胞识别，但可以被 NK 细胞所识别[12]。

由此可见，蜕膜 NK 细胞和 T 淋巴细胞在正常妊娠所需的免疫平衡中均发挥了重要作用，或许两者中的任何一个都不是正常妊娠的唯一条件，而是这两种细胞的抑制和激活状态的平衡才是成功妊娠所必需的。

五、免疫问题

（一）父源同种异体抗原

另一个必须思考的问题是，为什么父系抗原可以逃脱母体免疫系统的监管？答案很简单，他们并没有逃脱。胎儿组织可以在母体的血液中检测到，反之亦然。显然，母胎之间存在着一些交换，而大多数妊娠都可以顺利进行。这又回到了母体免疫系统对父系同种异体抗原的耐受性的想法，可能是通过性交时反复暴露于男方的精液和随后滋养层植入而建立的[17]。因此，母体免疫系统慢慢准备接受胎儿这一半同种异体物。这在组织移植实验中得到了完美的体现，含有父源 DNA 的异体皮肤被移植到妊娠的女性身上，并不被排斥直至妊娠结束[12]。

（二）抗磷脂综合征

抗磷脂综合征（antiphospholipid syndrome，APAS）是一种自身免疫性疾病，正常的磷脂是所有活细胞膜的一部分，被免疫系统攻击而致病。有血栓事件病史的 APAS 女性在妊娠期间接受预防性肝素和低剂量阿司匹林治疗[24]。据报道，这

种组合可以改善预后，因为它可以防止胎盘血管内血栓的形成。然而，植入失败的女性并不能从肝素/阿司匹林中获益，因为她们的问题在于滋养层分化和发育的能力，而这不受抗凝药的影响[7]。

六、研究疗法

（一）大分子

1. 静脉内注射免疫球蛋白

静脉注射免疫球蛋白（intravenous immunoglobulin，IVIG）治疗 RPL 一直存在争议，结果不一。免疫球蛋白是来自人类供体的纯化血浆，其中含有来自健康个体的抗体和自身抗体[3]。IVIG 通过多种方式调节免疫反应：通过抑制自身抗体的产生，阻止补体激活，增加 Treg 细胞，减少促炎性 NK 细胞（表 33-1）[7]。

Clark 等在 2006 年进行的一项 Meta 分析报告了三项随机对照试验，支持对 APAS 或 NK 细胞活性升高的患者在妊娠前使用 IVIG[25]。其中有两个报告了自身抗体的存在，一个抗甲状腺阳性，另一个抗磷脂抗体或抗核抗体阳性，并得出结论，给予 IVIG 治疗的患者活产率有统计学意义上的显著增加，36% vs. 19.3%（P=0.012）[25]。另一个系

表 33-1 妊娠期免疫功能障碍的治疗

干预措施	研究类型	作者	年份	结　果	进一步研究建议	ASRM建议
英脱利匹特	双盲 RCT	Dakhly	2016	与安慰剂相比，继续妊娠率/活产率增高（37.5% vs. 22.4%；P=0.005）	• 无 Meta 分析	未报道
	RCT	Meng	2016	NK 细胞升高的不明原因 RPL 患者随机分为英脱利匹特和 IVIG 组。英脱利匹特和 IVIG 治疗效果相当，不良反应和成本较低	• RCT 较少 • 无 Cochrane 综述	
白细胞免疫疗法	Meta 分析	Cochrane	2012	接受父方或第三方淋巴细胞免疫接种的患者活产率没有增加（OR=1.23, 95%CI 0.89~1.70；OR=1.39；95%CI 0.68~2.82）	• 针对 RPL 的 RCT	未报道
	Meta 分析	Borges	2016	重新分析 Cochrane 综述与新的 RCT 数据，免疫疗法可以提高活产率（OR=1.63, 95%CI 1.13~2.35）		
环孢素	适应性临床试验	Fu	2015	联合治疗（阿司匹林、泼尼松、肝素、免疫治疗、IVIG）失败的患者加用环孢素，获得了 77% 的活产率（n=26）	• 无 RCT 研究 • 无 Meta 分析 • 无 Cochrane 综述	未报道
他克莫司	前瞻性队列研究	Nakagawa	2014	患者根据 TH1/TH2 水平接受不同剂量的他克莫司（1mg、2mg、3mg）治疗，与未治疗组相比临床妊娠率升高（64% vs. 0%），TH1/TH2 水平较低的患者活产率较高（83.3% vs. 37.5% vs. 40%）	• 无 RCT 研究 • 无 ASRM 建议	未报道
	前瞻性队列研究	Nakagawa	2017	TH1/TH2 水平升高的 RPL 患者，随机接受与第一次研究相同的治疗。持续妊娠率/分娩率最高的是 TH1/TH2 水平最低组（46.3% vs. 21.4%, P<0.05），表明 TH1 是 ART 结局良好的预测指标，他克莫司可以改善预后	• 无 Cochrane 综述	

（续表）

干预措施	研究类型	作者	年份	结果	进一步研究建议	ASRM建议
泼尼松	Cochrane综述	Boomsma	2012	泼尼松在低生育力患者的 ART 助孕治疗中没有改善作用（任何病因）	• 关于 PRL 的 RCT 研究有限	不建议使用（2012）
	半随机对照试验	Fawzy	2014	既往 1 次或以上不明原因流产史患者接受泼尼松联合肝素治疗（非盲法），治疗组 12 周后继续妊娠率增高（38.6% vs. 24.6%，P=0.016）		
G-CSF	系统综述	Borges	2015	27 项随机对照试验中有 2 项涉及 RPL，且妊娠 / 活产率有改善，研究具有异质性	• 无 Cochrane 综述 • 关于人群 PRL 的 RCT 研究有限（大部分局限在亚洲人群）	未报道
	双盲 RCT	Barad	2016	正常体外受精患者，G-CSF 对临床妊娠率无改善		
	Meta 分析	Xie	2017	在接受体外受精的患者中，G-CSF 的宫内灌注增加了种植率和妊娠率（RR=2.35；95%CI 1.20～4.60；RR=2.52，95%CI 1.39～4.55）		
	Meta 分析	Li	2017	对 PRL 或薄型子宫内膜亚洲人群行 G-CSF 宫腔灌注，可以提高 IVF 种植率和临床妊娠率（RR=1.887，95%CI 1.256～1.2833；RR=2.312，95%CI 1.444～3.701）		
GM-CSF	RCT	Ziebe	2013	对 RPL 患者进行亚分析，治疗后活产率增加（P=0.02）	• 无 Meta 分析 • 无 Cochrane 综述 • 无关于 RPL 的随机对照试验	未报道
依那西普	适应性临床试验	Jerzak	2012	依那西普自然杀伤细胞数量减少，在妊娠个体中自然杀伤细胞下降更明显（P<0.05）	• 无 Meta 分析 • 无 Cochrane 综述	未报道
阿达木单抗	前瞻性队列研究	Winger	2009	在 TH1/TH2 升高的 RPL 患者中，阿达木单抗联合 IVIG 治疗与未治疗相比，活产率增加（73% vs. 0%，P<0.000 9）	• 无 Meta 分析 • 无 Cochrane 综述	未报道
IVIG	Meta 分析	Clark	2006	具有自身抗体的个体接受 IVIG 治疗，活产率增加（36% vs. 19.3%，P=0.012）	• RCT 研究有限	不建议使用（2006）
	系统综述	Polanski	2014	IVIG 增加了自然杀伤细胞升高患者的 ART 活产率（RR=3.94，95%CI 2.01～7.69），但研究设计之间存在的较大异质性，欠缺说服力		

RCT. 随机对照试验；ASRM. 美国生殖医学学会；IVIG. 静脉用丙种球蛋白；CI. 可信区间；OR. 比值比；RPL. 反复妊娠丢失；ART. 辅助生殖技术；G-CSF. 粒细胞集落刺激因子；GM-CSF. 粒细胞 - 巨噬细胞集落刺激因子；IVF. 体外受精

统性综述发表于 2014 年，分析了 ART 助孕周期中，IVIG 在 NK 细胞升高患者的应用，尽管结果是积极乐观的，但不建议作为 ART 的常规治疗，因为纳入的研究设计之间存在的较大异质性，包括 NK 细胞升高的实验室标准，妊娠结局的指标等[5]。这些结果强调了对更充分的针对 RPL 的研究的重要性。

虽然这些 Meta 分析不支持 IVIG 的使用，但它们并没有针对不明原因 RPL 患者给出建议。Ramos-Medina 的一项回顾性研究观察了 400 多名 RPL 女性，表明 IVIG 使她们获益[26]，IVIG 只给予那些患有 RPL 和 NK 或 NKT 细胞（具有 NK 和 T 细胞特性的 T 淋巴细胞）增多的个体。IVIG（$n=121$）组患者的活产率为 96%，而非 IVIG 组患者的活产率为 30.8%（$P<0.0001$）[26]。然而，在 2016 年的一项小型（$n=83$）随机对照研究中，患有继发性 RPL 的患者被随机分为安慰剂组和 IVIG 组，她们的新生儿观察至出生后 28 天，存活率没有差异（54.8% vs. 50.0%；95%CI 0.70～1.74）[27]。目前，美国生殖医学学会建议不要使用 IVIG 治疗原发性 RPL，因为它尚未被证明对妊娠有益，而且可能有明显的不良反应和较高的成本[28]。

2. TNF-α 抑制药

肿瘤坏死因子（tumor necrosing factor，TNF）抑制药是一组生物制剂，旨在抑制多种自身免疫性疾病中存在的炎症反应。在自体免疫 RPL 中，根本原因可能是由于 NK 细胞不受调控、TH1/TH2 淋巴细胞的失衡，或这些因素的同时存在。然而，由于其强烈的免疫抑制，TNF-α 抑制药可导致机会性感染的发生或潜伏性感染的激活[29]。有两种 TNF-α 抑制药被批准用于 RPL，分别是阿达木单抗和依那西普[3]。

3. 阿达木单抗

Winger 等在一项前瞻性队列研究中发现，如果 TH1/TH2 水平比均值高出 1 个标准差，阿达木单抗将降低 TH1/TH2 水平，并与较高的妊娠率相关[30]，阿达木单抗治疗组与 IVIG 治疗组

（73%）和未治疗组（0%）之间的活产率有统计学差异（$P<0.0009$）[30]。此外，与接受单纯 IVIG 治疗患者相比，阿达木单抗联合 IVIG 治疗患者的临床妊娠率（73%）更高（52%，$P<0.05$），尽管两者间活产率并无显著差异[30]。然而，治疗方案是根据患者主观意愿选择的，因此每组中患者的例数不均匀，从而导致纳入偏差。此外，样本量较小，且治疗组被进一步分为 4 个不同的研究组，显著降低了其结果的可信服力[30]。在进行随机对照试验之前，需谨慎看待这些令人鼓舞的结果。

4. 依那西普

依那西普是一种 TNF-α 免疫球蛋白融合蛋白，可使 TNF-α 失活，减少 TH-1 细胞因子，专为耐药性类风湿关节炎患者设计[31]。它可以下调 NK 细胞的激活，当 NK 细胞水平过高或功能状态失衡时，可能导致不孕症[31]。目前的文献支持有较大类风湿关节炎风险或患有类风湿关节炎的患者妊娠期间使用依那西普，因为妊娠可能会增加症状的严重程度。

Jerzak 等对依那西普应用于 RPL 和 NK 细胞升高的患者（$n=30$）进行了一项前瞻性研究[31]，总的来说，该药使妊娠率达到 57%，NK 细胞也较基线水平显著下降。在那些未妊娠的患者中，NK 细胞水平没有明显变化[31]。但由于样本量小，主要观察终点仅为妊娠，且缺乏对照组，因此应谨慎使用[31]。虽然很有前景，但还没有依那西普和 RPL 的随机对照试验数据，因此，只能在研究背景中应用。

5. 粒细胞 - 巨噬细胞集落刺激因子

集落刺激因子（colony-stimulating factor，CSF）是一组糖蛋白的集合，通过激活细胞内通路，刺激胚胎着床所需的细胞增殖和分化[32, 33]。综上所述，这些因素共同作用，可能通过影响发育中的子宫内膜来影响着床，并上调树突状细胞的活化能力，从而增加活性 T 细胞的数量[17, 33]。

粒细胞 - 巨噬细胞集落刺激因子（granulocyte-macrophage colony-colony-stimulating factor，GM-CSF）是一种特殊的 CSF，有助于多种细胞系的分化和增殖，包括巨噬细胞、中性粒细胞和嗜酸性粒细胞[3]。在一项大型多中心随机对照试验（$n=1332$）中进行了 GM-CSF 治疗不孕症的研究，比较了在有无 GM-CSF 的培养基中培养的胚胎，并对至少有一次流产的个体进行了亚分析[34]。二次分析结果显示，有过一次或多次流产史患者的活产率有所增加（28.9% vs. 24.1%，OR=1.35，95%CI 1.03～1.78）[34]。关于 RPL 使用 GM-CSF 的进一步研究是有必要的。

6. 粒细胞集落刺激因子

粒细胞集落刺激因子（granulocyte colony-stimulatin factor，G-CSF）是一种由蜕膜细胞和滋养细胞产生的细胞因子，靶向中性粒细胞的扩增，增加 TH2 的表达，激活 Treg 细胞，增加树突状细胞数量[3, 35, 36]。该因子在胎盘 – 子宫内膜界面产生，刺激子宫内膜，并可能在着床过程和卵巢功能中发挥重要作用[3, 35]。这一作用得到了 Ledee 等的支持，在接受 ICSI 或 IVF 助孕的女性中，卵泡液中低水平的 G-CSF 是胚胎成功植入的阴性预测因子（97%）。由于 G-CSF 在增加子宫内膜中细胞因子的分化和表达方面发挥了作用，已有研究评估了其对子宫内膜厚度和胚胎着床的影响。

关于 G-CSF 和不孕症的系统综述较多，包括 2017 年的一项系统综述 /Meta 分析，共纳入了 11 项关于子宫内膜生长和胚胎种植率的研究[37]。得出的结论是，宫腔内 G-CSF 灌注增加了胚胎植入率（RR=2.35，95%CI 1.20～4.60），妊娠率（RR=2.52；95%CI 1.39～4.55）和子宫内膜厚度（平均差 1.79；95%CI 0.92～2.67；$P<0.0001$）[37]。然而，关于 RPL 没有进行专门评估，各个研究中使用剂量和作用时间的差异较大[37]。另一项 Meta 分析纳入共 607 名患者的 6 项研究，包括 3 项随机对照试验，对 RPL 患者进行了亚组分析，发现预后有所改善（RR=1.8，95%CI 1.25～1.28）[38]。两项 Meta 分析都得出结论，在推荐 G-CSF 作为治疗选择之前，需要在更普遍的人群中，更高质量的随机对照试验。

（二）小分子

1. 泼尼松

泼尼松长期以来一直用于炎症性疾病、严重哮喘和自身免疫性疾病的患者。它被建议用于免疫系统过度活跃的 RPL 患者的免疫治疗[3]。

2012 年综述报道了在 ART 周期（ICSI 或 IVF）围着床期使用葡萄糖皮质激素，其中包括 14 项随机对照试验和 1879 名患有任何病因的生育力低下患者[38]。只有三项研究报告了活产率，但并没有显示活产率的增加（OR=1.21，95%CI 0.67～2.19）。亚组分析显示，接受 IVF 助孕患者的妊娠率高于 ICSI 助孕患者（OR=1.50，95%CI 1.05～2.13）[38]。他们得出的结论是，在接受 ART 治疗的患者中，糖皮质激素的使用应该仅限于研究。之后 Fawzy 等发表了一项准随机对照试验，研究了 334 例至少有一次 IVF 失败而接受 ICSI 助孕的患者，无使用激素或子宫畸形史，观察联合应用泼尼松和肝素的效果[39]。研究组从卵巢刺激时开始，每天给予 20mg 泼尼松，并持续到妊娠第 8 周。治疗组的妊娠率显著高于对照组[39]（42.8% vs. 30.3%，$P=0.028$），12 周后的持续妊娠率也显著升高（38.6% vs. 24.6%，$P=0.016$）[39]。然而，受试者不是盲法，而主要的研究结果没有临床意义。

泼尼松如何改善不明原因的 RPL 患者的生育力的机制尚不清楚。因此，ASRM 强调泼尼松不是一种适宜的药物，它的使用会增加妊娠相关并发症，包括糖尿病和高血压[2]。目前，ASRM 实践委员会的意见并不支持对 RPL 和 APAS 患者使用泼尼松[2]。

2. 他克莫司

他克莫司是一种免疫抑制药，主要用于预防移植排斥反应和自身免疫疾病。它可以特殊地阻断 T 淋巴细胞通路中的多个区域，通过阻止细胞毒性 T 细胞的扩增，阻断 IL-2 受体和 T 淋巴细胞的介质，如 IL2 和 INF-gamma[40]。作用的机制与其他免疫调节药相同：纠正 TH1/TH2 之间的不平衡，而在理论上 RPL 是由不受控制的 TH1 反应引起的。

据我们所知，目前仅有 Nakagawa 等[40, 41]发表的两项关于他克莫司和 RPL 的研究。其一是一项前瞻性队列研究（$n=42$），不明原因 RPL 受试者通过检测 INF-γ（TH1 标志物）和 IL-4（TH2 标志物）水平评估 TH1/TH2 的基线水平，然后根据 TH1/TH2 水平，在胚胎移植前分别给予不同剂量的他克莫司（1mg、2mg 或 3mg）。接受他克莫司治疗的患者妊娠率为 64%，植入率为 45.7%，而对照组为 0%[40]。与 2mg 组（50.0% 和 37.5%）或 3mg 组（40.0% 和 40.0%）相比，TH1/TH2 水平较低的患者的临床妊娠率（83.3%）和活产率（83.3%）最高[40]。在第二项前瞻性队列研究中（$n=124$），TH1/TH2 水平升高的 RPL 女性，持续妊娠率 / 分娩率最高的是 TH1/TH2 水平最低组为 46.3%，而 TH1/TH2 水平最高组为 21.4%，（$P<0.05$）[41]。他们的研究表明，TH1/TH2 升高可能预示 ART 治疗成功率的降低，而他克莫司可以改善预后[41]。我们期待着进一步的安慰剂对照的随机对照试验来证明其有效性和安全性。

3. 环孢素

与他克莫司一样，环孢素被用于器官移植后，通过抑制钙通路降低排斥反应发生的风险，钙通路对 T 淋巴细胞和 IL-2 的产生是至关重要的[3]。此外，它还可以增加 TH2 特异性细胞因子 IL-4，减少 TH1 相关细胞因子，同时促进有助于滋养细胞植入、生长和运动，防止滋养细胞凋亡的细胞因子的表达[3]。

对于抗磷脂抗体（APA）阳性的 RPL 患者进行的研究有限。Fu 等[42]评估了泼尼松、阿司匹林、肝素和 IVIG 联合治疗失败的 APA 阳性的 RPL 受试者（$n=26$），他们在先前治疗方案基础上［泼尼松 60mg/d，阿司匹林 80mg/d，肝素 5000U，2/d，IVIG

400mg/（kg·d）］，添加 50mg 的环孢素每天 2~3 次，控制环孢素血药浓度稳定在 80~150ng/ml[42]。并持续整个妊娠期，除非 APA 变为阴性，此时环孢素逐渐减少并停止使用。26 例患者中，20 例（77%）获得活产，3 例（11.5%）死产（妊娠 13 周、22 周和 26 周），3 例（11.5%）失访，观察到的并发症包括妊娠期高血压和早产，但仍需进一步的研究来评估环孢素的有效性和安全性[42]。

（三）细胞治疗

父方和第三方的淋巴细胞免疫

使用淋巴细胞免疫治疗的理论基础是产生母体免疫系统对半异体胎儿的耐受性。这是通过接种配偶或父方淋巴细胞，第三方或供体淋巴细胞完成的。父方淋巴细胞免疫使用来自父亲的不同于母系 HLA 亚型的淋巴细胞。以高剂量（100×10^6或更多）通过皮内或静脉注射入母体，以获得最大的治疗效果[3]。与相对熟悉的来自配偶的淋巴细胞相比，第三方淋巴细胞是完全外来的陌生抗原，应用剂量接近父源的 10 倍，仅静脉注射，理论上可以在母体免疫系统内提供更强大的反应。人们认为，淋巴细胞免疫将"保护"胎儿 HLA 抗原免受母体免疫系统的攻击[3]。虽然已有多项研究，但大多数样本量偏小，且结果存在偏倚，因此难以指导临床应用。

一项系统综述试图阐述这一问题，纳入 20 项关于 RPL、既往活产不超过一次，或其他非免疫学病因导致的不孕症的随机对照试验，比较了淋巴细胞免疫、滋养层膜输注或 IVIG 的治疗效果[6]。结果显示，父方淋巴细胞免疫（OR=1.23，95%CI 0.89~1.70）或第三方淋巴细胞免疫（OR=1.39，95%CI 0.68~2.82）相比，均不能增加妊娠 20 周后的活产率[6]。因此，这些干预措施不建议应用于不明原因的 RPL。而 2016 年的一项 Meta 分析重新分析了上述综述，并确定其中一项纳入研究的方法不够充分。该研究被剔除后，治疗组的（OR=1.63，95%CI 1.13~2.35）呈正相关[43]。已报道的不良反应包括感染和发热，不容忽视。

与所有的 RPL 免疫调节治疗方法一样，通过谨慎选择患者的随机对照研究将确定其真正的有效性。到目前为止，ASRM 还没有关于淋巴细胞免疫治疗的专门指南，因此它应该只在实验方案中进行。

（四）其他

英脱利匹特

英脱利匹特是静脉注射形式的脂肪乳剂，通过一种定义不明的机制抑制 NK 细胞功能。研究表明，英脱利匹特可能通过大量的受体发挥作用，抑制巨噬细胞，刺激网状内皮系统。该系统从细胞中去除识别该细胞为异常细胞的信号，使该细胞无法被免疫系统发现[3]。

一项针对 RPL、不明原因不孕症和 NK 细胞升高患者（$n=296$）的随机对照试验，取卵日给予 2ml 英脱利匹特（250ml 生理盐水稀释），对照组给予生理盐水，从取卵日开始持续至妊娠前 3 个月，结果显示持续妊娠率 / 活产率明显改善（37.5% vs. 22.4%；$P=0.05$）[44]。2016 年的一项随机对照试验比较了 IVIG 和英脱利匹特的应用效果，用药至妊娠第 12 周[45]，两组患者的活产率相似（97.5% vs. 98%；$P>0.05$）[45]。这些研究结果尚无法得出结论，还需要进一步的深入研究。

七、未来研究方向及结论

虽然已有大量的关于不孕症与免疫功能障碍的研究，但仍缺乏确切的证据。免疫功能障碍在不孕症和 RPL 的未来需要进一步研究添补知识空白。

当考虑到 Treg 细胞时，很容易得出理论，认为简单地给女性更多的 Treg 细胞就可以解决这个问题。然而，我们不能确定 Treg 细胞是否可以给予足够高的剂量来产生令人信服的差异，也不能确定它们是否会因为抗原转换导致更增强的免疫反应。产生 Treg 细胞通路中的其他区域也可以作为干预的靶点。FOXP3 是对 Treg 细胞产生与发育至关重要的转录因子，由于 FOXP3 位于细胞内，难以被诱导，使用先进的病毒诱导 FOXP3 的技术可能有助于解决这个问题[18]。通过病毒或基因治疗被认为可以诱导 IDO 的表达，而上调树突状细胞。此外，给予 G-CSF 可以增加 Treg 细胞，进一步增加耐受性树突状细胞数量。自然杀伤细胞也是一个潜在的靶点，但还需要更多的数据来确定最佳的活性数量或百分比、来源以及制作 dNK 细胞的途径。将来通过设计良好的研究，有望揭示自身免疫和 ART 的未知领域，使靶向治疗成为可能[5]。

第 34 章　人类白细胞抗原分型与医学辅助生殖

Human Leukocyte Antigen (HLA) Typing in Medically Assisted Reproduction

Sana M. Salih　Logan Havemann　Steven R. Lindheim　著

尹煜鹏　译　欧　莹　校

一、人类免疫系统

免疫系统在人类生存和繁殖中起核心作用。免疫系统经常被调节以防反应过度或反应不足，在对抗感染和癌症的同时避免自身免疫反应和适应妊娠过程。人体主要有两种免疫机制：先天免疫和适应性（获得性）免疫。先天免疫由天然免疫组成，如物理屏障（皮肤和黏膜）、正常菌群和非特异性免疫细胞（吞噬细胞和 NK 细胞）。适应性免疫包括体液免疫反应（产生抗体）和细胞介导免疫反应（产生淋巴细胞）。适应性免疫被细胞表面蛋白人类白细胞抗原（human leucocyte antigen，HLA）所诱导，该蛋白由主要组织相容性复合体（MHC）基因编码。MHC/HLA 负责识别 "自我" 和 "非我"，保护身体免受微生物和外来蛋白质的入侵，清除包括癌症在内的受损组织和异常细胞[1]。HLA-G 促进妊娠免疫耐受，在建立和维持正常妊娠中起着关键作用。HLA-G 基因扰动与不孕症和妊娠并发症相关，如着床失败和复发性流产，它促使胎盘发育不良和晚期妊娠并发症的发生，如妊娠期高血压、胎儿生长受限和妊娠期糖尿病[3-11]。最近随着辅助生殖技术（ART）的发展，允许选择移植 HLA 匹配的胚胎作为造血干细胞供体去治疗患有血液系统疾病的兄弟姐妹，如 Fanconi 综合征和白血病[12, 13]。

二、HLA 基因结构

MHC 是在脊椎动物中发现的一个超级基因位点，它编码多种蛋白质，包括细胞表面标志物和抗原呈递分子，在免疫系统中发挥重要作用。术语上 HLA 是人类 MHC 的同义词。然而在一些文章中 HLA 专门指 HLA 蛋白，而 MHC 指编码 HLA 蛋白的基因组区域。在本章中，MHC 和 HLA 可互换使用。经典人类 MHC 区域位于第 6 号染色体短臂 6p21.3，跨越 3.78Mb[14-16]。目前 HLA 基因图已成功绘制，包括 224 个基因，其中许多还不知道有哪些免疫功能。最近在经典 MHC 基因组区域之外发现了另外 23 个与 MHC 相关的基因，其跨越了 MHC 经典区域和额外的 3.8Mb，称为 MHC 延伸区域，对 MHC 经典区域和延伸区域的基因图绘制和解读正在进行中。MCH 在调节免疫方面具有明确的作用。MCG 对维持妊娠很重要，它极大地影响了繁殖和社会行为，包括配偶选择和亲缘识别[18-21]。

三、HLA 构成和功能

免疫系统最关键的功能之一是区分自我和非我的能力，这部分是由识别 MHC 抗原完成的。经典 MHC 区域被细分为三个区域：Ⅰ类、Ⅱ类和Ⅲ类。MHC 延伸区域包括Ⅰ类延伸区域和Ⅱ类延伸区域[17]。每个区域包含大量的基因位点，可分为蛋白编码基因、候选基因、非蛋白编码基因和假基因。在 MHC 延伸区域的 253 个基因位点中，只有 45 个已知为 HLA 样基因，分为 HLA Ⅰ类样基因、MIC 和 HLA-Ⅱ类样基因[22]。

（一）Ⅰ类基因组区域

Ⅰ类基因组区域包括编码 6 个经典和非经典Ⅰ类 HLA 的基因。三种经典Ⅰ类抗原（HLA-A、HLA-B 和 HLA-C）具有高度多态性，除了红细胞和滋养细胞，几乎所有细胞上都有表达[22, 23]。三种非经典Ⅰ类抗原（HLA-E、HLA-F 和 HLA-G）可以通过更有限的多态性和组织表达来区分。经典Ⅰ类 HLA 呈递细胞内的外源蛋白来激活 T 细胞的细胞毒性作用。Ⅰ类 HLA 是二聚体膜结合蛋白，能够将抗原呈递到细胞外。经典Ⅰ类 HLA（HLA-A、HLA-B 和 HLA-C）从细胞内呈递短肽给 CD8 T 细胞（细胞毒性 T 细胞）。简而言之，外来蛋白被宿主细胞吞噬，并被消化成更小的多肽，并呈递到细胞表面。所呈递的多肽长度约为 9 个氨基酸，在细胞内由被蛋白酶体分解的蛋白质产生。来自外来（非自身）蛋白的多肽经Ⅰ类 MHC 呈递被细胞毒性 T 细胞识别为外来抗原，启动级联反应，最终导致细胞死亡。

（二）Ⅱ类基因组区域

Ⅱ类基因组区域包括三种经典Ⅱ类 HLA（HLA-DP、HLA-DQ 和 HLA-DR）的基因。这些抗原具有高度多态性，并在抗原呈递细胞，尤其是免疫细胞（B 细胞、树突状细胞、巨噬细胞和单核细胞）的表面组成性表达[22, 23]。研究表明，在免疫系统激活过程中，经典Ⅱ类 HLA 的表达显著增加，可以在平常很少或没有表达的细胞类型上表达[24]。Ⅱ类区域还包含其他非经典Ⅱ类 HLA（HLA-DMA、HLA-DMB、HLA-DMO、HLA-LMP2 和 HLA-LMP7 等），其中一些有助于Ⅰ类抗原的加工和呈递。

经典Ⅱ类 HLA 由两条跨膜链（α 和 β）组成，每个链都有两个结构域。每个链上的远端结构域在细胞膜外非共价地结合形成肽结合槽，在那里抗原被呈现给 T 细胞。针对细胞外的外来蛋白，Ⅱ类 HLA 主要激活 B 细胞介导的体液免疫反应[22, 23]。经典的Ⅱ类 HLA（HLA-DP、HLA-DQ 和 HLA-DR）将细胞外的抗原呈递给 CD4 T 细胞（辅助 T 细胞）。简而言之，呈递外源抗原导致 CD4 T 细胞的增殖，进而刺激 B 细胞产生抗体或针对特定外源抗原细胞介导的免疫应答（细胞毒性 T 细胞）[22, 23]。

（三）Ⅲ类基因组区域

Ⅲ类基因组区域位于Ⅰ类和Ⅱ类区域之间，包括编码参与各种免疫相关的基因，如补体（C2、C4 和 CFB）、细胞因子（TNF、LTA、LTB）和热休克蛋白[25]。该区域包含未知的 HLA Ⅰ类样和Ⅱ类样基因，许多该区域表达的基因介导了免疫应答。它们在各种细胞过程中起着关键作用，如转录调控、管家基因、生物合成、电子传递和水解酶活性、参与细胞内或细胞间相互作用的蛋白质 – 蛋白质相互作用、分子伴侣和信号转导[22]。

四、HLA 分型的方法

由于人群中 MHC 位点序列和结构变异多，HLA 分型的鉴定变得复杂。目前，HLA 分型是使用 DNA 分型技术来完成的[26]。DNA 分型技术开始于从患者血液中的白细胞中提取 DNA。然后可以有多种分子水平的方法来确定存在哪些等位基因，包括序列特异性寡核苷酸探针（SSOP）杂交[27]，序列特异性引物（SSP）扩增[28]，基于序列分型（SBT）[29]。最常用的方法是 SSOP 杂交和 SBT，而更简单的方法，如 PCR- 限制性内切酶片段长度多态性（RFLP）[30] 和参照链介导的构象分析（RSCA）[31] 则不再使用[26]。

在 SSOP 杂交中，提取的 DNA 通过一组特定引物 PCR 选择性地扩增所需的位点。然后扩增的片段用各种设计结合补体序列的非放射标记 SSOP 进行探测。将 SSOP 与 PCR 扩增产物的结合片段拼接在一起识别特定的等位基因。考虑到 HLA 等位基因的复杂性和多态性，单个 SSOP 很少能够识别出一个等位基因，因此必须使用多种不同的探针。在 SBT 中，提取的 DNA 也像在 SSOP 杂交中一样 PCR 扩增所需位点。不同的是在分离出 PCR 扩增产物后，用 Sanger 测序确定 PCR 产物的核苷酸序列，以鉴定等位基因。

SSOP 杂交和 SBT 对临床和实验研究都非常有益。然而，SSOP 杂交只能给出低分辨率的等位基因分型结果，而 SBT 可以给出高分辨率的结果来识别基因多态性。由于 SBT 可以对一个基因的保守和多态区域进行测序，因此它可以识别新的等位基因，而这对于依赖已知序列进行识别的 SSOP 杂交等方法是不可能的。

由于 DNA 分型技术仍然昂贵和耗时，大量的研究已经使用高通量测序（NGS）技术。该技术融合了克隆扩增和更大规模测序甚至包括内含子在内的能力[32]。此外，最近出现的高通量基因分型平台，如免疫芯片（IlluminaSNP 芯片）[33]，具有优良的定位能力，而且比直接 MHC 分型和 NGS 方法更便宜、更快、更容易[34]。这些技术越来越受欢迎，且仍在不断发展，有望进一步阐明 HLA 在生殖健康中的作用。

五、正常妊娠中的 HLA

有效的免疫耐受是成功建立和继续妊娠的基础，因为母亲和她们的胚胎 / 胎儿的基因是不同的。目前，尽管研究已经确定了母胎耐受的多种重叠和冗余机制，但对于母体宿主不排斥"外来"胚胎 / 胎儿的确切机制尚未达成共识。相关研究明确了 HLA-G 在着床和妊娠中的重要性。

在妊娠期间，子宫和胎盘产生几种可溶性免疫抑制分子，由几种具有免疫抑制特性的白细胞分泌[35]。在植入过程中，囊胚侵入母体的蜕膜，母体和胚胎组织之间形成物理上的关联[35]。这时来自囊胚滋养外胚层的细胞开始分化为绒毛膜滋养层细胞、合体滋养层细胞（形成胚胎 / 胎儿胎盘和母体血液之间的屏障的细胞层）和绒毛外细胞滋养层细胞。后者侵入母体的蜕膜，在第 10 周至分娩期间维持母体对胎盘的血供方面具有重要的作用[35]。为了避免对胚胎的排斥，这些与母体

血液和免疫细胞直接接触的滋养层细胞不表达 I a 类 HLA-A 或 HLA-B 或 II 类 HLA[35]。另外，滋养层细胞表达 I b 类 HLA，即 HLA-E、HLA-F 和 HLA-G [8, 35]。在这 3 个基因中，研究得最好的是 HLA-G，它是滋养层所特有的，已被证明具有多种多样的功能。最重要的是，它具有免疫调节特性，可能会减弱母胎界面的母体免疫反应[35]。

HLA-G 分子特征是 mRNA 选择性剪接产生 7 种蛋白异构体，4 种亚型是膜结合蛋白（HLA-G1、HLA-G2、HLA-G3 和 HLA-G4），而三种亚型是可溶性蛋白（sHLA-G5、sHLA-G6 和 sHLA-G7）[36, 37]。根据 IMGT/HLA 数据库，HLA-G 的核苷酸变异可导致 50 种等位基因，16 种蛋白质和 2 个无义等位基因[15]。低水平的 sHLA-G 与一些妊娠并发症相关，如复发性自然流产、子痫前期和体外受精（IVF）植入失败[38, 39]。多种遗传和表观遗传因素可能会改变 HLA-G 的表达水平[40]。可溶性 HLA-G 可在非妊娠和妊娠女性的血浆中检测到[37]。HLA-G 基因的核苷酸多态性大多数并不改变氨基酸序列，然而它们可能对转录和 mRNA 表达水平有影响。HLA-G 基因的表达可能被位于基因调控区的特定多态性所调节[41]。此外，第 8 外显子 14bp 的碱基插入 / 删除（ins/del）也影响基因的表达[42]。

与其他 HLA 抗原不同，HLA-G 在胚胎 / 胎儿滋养细胞中的主要作用不是向白细胞呈现抗原，而是在免疫抑制和耐受中发挥作用。已有证据表明，HLA-G 是一种抑制性配体，可选择性地靶向于子宫淋巴细胞、巨噬细胞和树突状细胞上的白细胞免疫球蛋白样受体 B1（LILRB1），以及仅在子宫巨噬细胞和树突状细胞上表达的 LILRB2 [35]。HLA-G 与 LILRB1/LILRB2 结合干扰白细胞激活信号，通过以下机制发挥免疫抑制作用：①抑制 CD8 T 细胞的杀伤作用；②抑制 CD4 T 细胞的增殖和诱导作用；③抑制自然杀伤细胞的杀伤、迁移、增殖和细胞因子的产生；④调节母体单核细胞和 CD8 T 细胞的细胞因子的产生；⑤调节树突

状细胞的活化和成熟[35]。此外，HLA-G 与内皮细胞相互作用并通过诱导子宫自然杀伤细胞（uNK）产生趋化因子和细胞因子来诱导血管生成。

可溶性 HLA-G 不仅存在于孕妇的血浆中，也存在于羊膜液和体外培养胚胎的上清培养基中[37]。研究表明，sHLA-G 调节母体单核细胞产生细胞因子，并可诱导母体 CD8 T 细胞死亡，从而产生免疫抑制作用。一些报道表明，HLA-G 的水平可能预测生育成功，而 HLA-G 的多态性可能影响血浆中 sHLA-G 的水平[35, 43]。研究表明，母体血浆中 sHLA-G 的低表达与 HLA-G*01：01：03 和 HLA-G*01：05 N 等位基因低表达、HLA-G*01：01：08 和 HLA-G*01：04b 中表达、HLA-G*01：04：01 和 HLA-G*-1：01g 高表达有关[42, 44]。因此，母体血浆中 sHLA-G 蛋白表达的减少与 HLA-G 等位基因有关，与母胎界面的破坏和生殖失败有关[38]。研究表明夫妻任何一方中存在 HLA-G*0104 或 HLA-G*0105 N 等位基因与复发流产[45] 风险显著增加相关，胎儿有 HLA-G*0106 等位基因与流产和子痫前期风险增加相关[46, 47]。

六、HLA 和不孕

特定 HLA 等位基因在寻求生育和 IVF 治疗的女性中的优势尚未得到充分的研究。Costa 等报道了 33 对接受辅助生殖治疗的夫妇（病例组）和 120 对自然妊娠的夫妇（对照组）的 HLA 基因分型，证明单体型 HLA-G*01：01：01 在对照组中表现出明显更高的频率[38]，这种单体型的启动子区域被描述为"不孕防护者"，其编码区与 sHLA-G 高水平相关。有趣的是，这项研究的结果显示，那些在接受辅助生育获得成功结果的患者与对照组女性具有相同的单体型（HLA-G*01：01：01）[38]。

HLA 和 IVF

最近对 HLA 在体外受精和卵质内单精子注射（ICSI）中的作用的研究集中在妊娠的成功和失败与 HLA-G 等位基因的关系，但哪些等位基因对妊娠有保护作用，哪些等位基因提示有辅助生育的必要，目前没有共识。这在很大程度上与相似等位基因表达的可变性有关。一项研究报告表明与不孕组夫妇相比，HLA-G*01：03 在对照组夫妇中观察到的频率更高[48]，而另一项研究表明，一个非常相似的等位基因，HLA-G*01：03：01，常见于植入失败的夫妇[38]。

值得关注的是 HLA-G 基因和转录本中第 8 外显子存在 14bp 插入 / 删除多态性，这影响 HLA 基因表达，从而与 sHLA-G 表达水平相关[49]。与 14bp 插入的 HLA-G 等位基因纯合子相比，14bp 删除等位基因纯合子的夫妇生产的新生儿平均出生体重和胎盘重量更大（$P=0.008$ 和 $P=0.009$）[11]。

Costaetal 的一项包括辅助生育组 25 对夫妇和对照组 94 对夫妇的研究发现对照组有更多 14bp 删除的 HLA-G*01：01：02a 等位基因，其与妊娠成功和足够的 sHLA-G 有关（保护作用），而 14bp 插入的等位基因在病例组更常见，与辅助生育需求和不足的 sHLA-G 有关（易感作用）[38]。此外，对病例组的分层分析显示，ART 治疗失败的患者有更高的频率出现 14bp 插入的 HLA-G*01：01：02a 等位基因[38]。多项研究和一项临床 Meta 分析表明 14bp 插入与 sHLA-G 水平降低以及体外受精和反复植入失败的风险增加之间存在关联，其中含有 14bp 插入的纯合子的女性风险更大[38, 50, 51]。然而，14bp 插入对生殖过程的影响显示出相互矛盾的结果，一些研究者发现 14bp 插入对接受 ART 的患者的临床结果没有影响[52]。

大量的研究致力于阐明培养基中 sHLA-G 水平对妊娠成功的作用。多项研究都集中在 sHLA-G 水平与 IVF 和 ICSI 植入成功之间的正相关关系上[53]。然而，并不是所有的研究都证实了这些观点[54]。在一项研究中，sHLA-G 在胚胎培养基中的浓度和来自 49 对接受体外受精的夫妇的 326 个胚胎的胚胎形态与妊娠结局相关，所有成功妊娠的患者至少有一个胚胎的培养基 sHLA-G 浓度 ≥2U/ml，而所有胚胎的培养基 sHLA-G 浓度 <2U/ml 的患

者都没有成功妊娠[55]。研究结果显示，sHLA-G 浓度为≥2U/ml 的"良好级别"胚胎（7～8 个细胞，1～2 级）的妊娠率为 65%，表明足够的 sHLA-G 浓度是必要的，但不足以充分说明成功植入[55]。相比之下，一项盲法研究对来自三个辅助生育中心的 355 名患者的 1405 个胚胎上清液进行 sHLA-G 浓度的检测，发现只有一个中心提示胚胎上清液 sHLA-G 阳性与植入成功存在显著关联，而在其他中心则未发现任何关联[54]。该研究还表明 IVF 中的胚胎上清液 sHLA-G 阳性的百分比明显高于 ICSI，且胚胎上清液的 sHLA-G 的阳性百分比和浓度因胚胎培养基和 ART 的不同而在 ART 中心之间有所差异。一项从 29 个德国 ART 中心随机收集 2364 个体外受精周期的多中心研究表明，sHLA-G 检测是将妊娠率从 30% 提高到 40% 的独立影响因素[56]。最近的一项临床 Meta 分析对超过 6170 名患者的 15 项研究进行分析，探究胚胎培养基 sHLA-G 浓度预测妊娠成功的诊断准确性，结论是胚胎培养基中 sHLA-G 的存在有更高的妊娠率（3.79，95%CI 2.69～5.33，$P<0.000\,01$），作者建议进行进一步的临床研究来确认该结论[57]。

有趣的是其他生殖器官也会分泌 HLA-G。在不育男性的精浆中发现了 sHLA-G[58]。具有 HLA-G del14bp/del14bp 等位基因的男性的 sHLA-G 水平较高，并在 ART 治疗后更容易获得成功[58]。在接受 IVF 的女性的卵泡液中也发现了 sHLA-G（19/50，38%）[59]。需要进一步的研究来确认测量 sHLA-G 的临床应用价值。

七、HLA 和植入失败

体外受精的成功在于将基因不同的胚胎植入母体子宫内膜。HLA-G 在着床前胚胎中表达，由胚胎干细胞分泌[60, 61]。HLA-G 在早期胚胎中的表达对妊娠具有重要意义[8, 62]。着床前胚胎中 HLA-G 特殊转录本的存在与囊胚分裂率和 24～48h 受精后每个胚胎的卵裂球数量显著增加有

关（$P<0.0001$）[7]。关于夫妇存在相似 HLA 与不良妊娠结局的关系的研究呈现出混合差异。20 世纪 90 年代早期的研究表明，夫妻双方的遗传相似性，即共享多个 HLA 位点，可能导致复发性流产。一系列病例显示 HLA 相似的反复试管授精失败的夫妇经静脉注射免疫球蛋白（IVIG）治疗后妊娠成功（10 例患者中 5 例妊娠）[63]。在一部分反复体外受精失败和血循环高自然杀伤细胞（CD56+）的女性中，IVIG 治疗后活产率有所提高（38% vs. 0%，$P<0.0001$）[64]。2013 年一项对 10 个研究的系统回顾显示，IVIG 治疗后反复 IVF/ICSI 失败和不明原因不孕症的女性的植入率、临床妊娠率和活产率有所提高，然而单个胚胎的活产率没有受到影响[65]。然而，最近的一项研究检测了反复移植失败和移植成功的夫妇之间的 HLA 差异水平，发现反复移植失败和夫妻之间的组织相容性相似程度或共享 HLA 之间没有关联（$n=72$）[66]。多项研究证实了这些观点，另一项针对 25 例患者的研究表明，IVIG 治疗并没有改善反复不明原因的试管授精失败夫妇的活产率（15% vs. 12%，$P=0.52$）[67]。2015 年一项对 41 个研究的临床 Meta 分析评估夫妻共享 HLA 是否与复发性流产的发生相关，结论是尽管结果显示存在相关性，但这些研究存在高度的偏倚，结果应谨慎解释[68]。需要在这一领域进行更多的研究来阐明共享 HLA、复发性流产和辅助生育之间的潜在联系。

八、HLA 和早期流产

母胎耐受性和绒毛外滋养层对子宫内膜的侵袭受 uNK 调控[24, 69]。uNK 表达母体杀伤免疫球蛋白样受体（KIR），这些受体与在绒毛外滋养层上表达的配体 HLA-C 和 HLA-G 结合[70]。多种 KIR 受体亚型产生两种 KIR 受体单体型。KIR A 单体型是抑制性基因型，而 KIR B 单倍型是激活基因型。有两项研究报道了体外受精中 KIR 受体和 HLA-C 对流产的影响[71, 72]。Alecsandru 等研究了 1304 个试管授精周期中接受 2 次胚胎移植的

女性的 KIR 单体型与流产的关系[71]。与 KIR B 单体型携带者相比，KIR A 单体型携带者术后妊娠流产更常见（22.8% vs. 11.1%；P=0.03）。两次胚胎移植的供体卵周期中 KIR B 单体型的活产率降低（7.5% vs. 26.4%；P=0.006）[71]。Morin 等研究了在体外受精和子宫自然杀伤细胞（uNK）的背景下，HLA-C 对早期妊娠丢失的影响[72]。该研究选取了 668 个单个整倍体胚胎移植周期，用来研究母体 KIR 单倍型和胚胎 HLA-C 基因型对妊娠结局的影响。结果显示与 KIR B 单倍型相比，具有 KIR A 单倍型的女性体外受精后的妊娠丢失率明显减少（16% vs. 27.8%，RR=0.57，95%；P<0.01）。上述两项研究中 KIR 单倍型对妊娠结局的不同影响可能与不同的研究设计有关，因为在以后的研究中只移植了整倍体胚胎。Morin 等还研究了囊胚 HLA-C 等位基因与 KIR 不同单倍型的影响[72]。妊娠丢失率进一步受到胚胎 HLA-C 基因型的影响。KIR A 患者接受 HLA-C 基因型（C1/C1）纯合子胚胎后的妊娠丢失最少[72]。

九、结论

母胎界面、着床、妊娠和不孕症的免疫遗传是复杂的。目前对于不同 HLA-G 等位基因在这些过程中的作用尚未达成共识。研究认为不同 HLA-G 等位基因的启动子和编码区的变异与基因表达水平相关，这可能对一对夫妇的妊娠成功至关重要。某些 HLA-G 等位基因与不良的体外受精结果相关，比如着床失败、早期妊娠丢失和胎盘发育不良。需要对 HLA 变异等位基因进行进一步的研究，以阐明它们对基因表达的影响，并确定 HLA 变异与不孕不育和生殖失败之间是否存在因果关系。

第 35 章　出血性疾病与辅助生殖技术
Bleeding Disorders and ART

Veronika Levin　Rachel Booth　Shahab Minassian　著

胡达明　译　欧莹　校

一、凝血生理

凝血是一种正常的生理功能，对于组织灌注以及器官的功能维持是不可或缺的。一旦发生不可避免的血管损伤，必须迅速解决。该过程是通过凝块形成和凝块溶解的复杂平衡来完成的，血小板和凝血级联反应之间的相互作用保证功能正常发挥[1]。当血管损伤第一次发生时，它激活血管性血友病因子（vWF）一端与内皮下胶原结合，另一端与血小板受体结合。在此之后，血小板黏附介导许多凝血因子的释放，所有这些都有助于血管收缩和血小板活化。血小板活化只是止血的一个组成部分。在发生严重血管损伤的情况下，凝血级联反应也必须参与以形成足够的纤维蛋白塞，从而达到令人满意的止血效果[1, 2]。

凝血因子是由肝脏产生的。在被招募之前，它们最初处于非活性状态，在需要时它们通过错综复杂的级联网络变得活跃。简要地简化凝血级联反应：它涉及内在途径（凝血因子ⅩⅡ、ⅩⅠ、Ⅸ、Ⅷ）和外在途径（组织促凝血酶原激酶和凝血因子Ⅶ），它们最终会激活共同途径（凝血因子Ⅹ、Ⅴ、Ⅱ、和Ⅰ）。然后这个过程促使纤维蛋白原转化为纤维蛋白，形成稳定的凝块。纤维蛋白原是正常止血所必需的，因为它是转化为纤维蛋白的底物。纤维蛋白是凝血酶生成和血小板聚集的支持物，为随后的纤维蛋白溶解和伤口愈合形成底物[1]。当被激活时，凝血级联总是在减轻出血的同时也避免病理性血栓形成。血栓前状态可能是对损伤的必要生理反应。然而，同样重要的是该系统如何平衡并恢复稳态。有几种抗凝因子，例如蛋白C和S以及抗凝血酶Ⅲ，以及其他可快速促进凝块溶解的因子。此外，血小板系统和凝血级联都必须具有适当数量和质量参与该过程，才能顺利运行，避免病理状态。这些病理状态和元素不适当的功能最终可能导致许多问题，包括着床失败，并影响妊娠需求女性的辅助生殖技术（ART）的效果。

二、辅助生殖技术

辅助生殖技术（ART）包括许多针对直接操纵卵子的形式和策略[3]。ART最常见的形式是体外受精（IVF），并且由于技术的改进和更新，成功率不断提高。IVF通常从通过外源性促性腺激素控制卵巢过度刺激开始，然后在经阴道超声引导下从卵巢中取出卵子，在实验室中受精，最后经宫颈将胚胎移植到子宫中[3]。本章的重点是接受体外受精同时具有易栓症和血栓性疾病的女性患者。

三、出血性疾病

（一）血小板疾病

1. 妊娠期血小板减少症

妊娠期血小板减少症（gestational thrombocytopenia, GT）是妊娠晚期血小板减少症的最常见原因。正常的血小板计数在 150 000~450 000/μl，但患有GT的女性血小板计数低于正常阈值，这通常直到妊娠晚期才出现。然而，它通常不会低于 70 000/μl。血小板计数逐渐减少可能是更严重病理的信号，应继续监测。患病女性可无症状，且没有血小板减少症病史。分娩后，血小板计数预计将在 3 个月内恢复正常。虽然 GT 的发病机制尚不清楚，但部分被认为是自身免疫性相关，并且诊断条件确实与轻度特发性血小板减少性紫癜重叠。

2. 特发性血小板减少性紫癜

ITP 是一种由血小板抗体介导的血小板疾病，可加速血小板破坏并抑制其产生。具体而言，IgG 抗体与血小板结合并使其在网状内皮系统中容易受到螯合而过早损伤。它是妊娠期前两三个月血小板减少症的最常见原因[4, 5]。ITP 是一种异质性疾病，分为两个独立的类型：急性 ITP 和慢性 ITP。急性 ITP 通常见于病毒性疾病后的儿童。病理生理学涉及 IgG 抗体附着血小板表面的病毒抗原上，这可能导致黏膜出血。在大多数情况下，这种疾病是自限性的，通常只需要观察即可。然而，如果导致严重出血，则需使用口服皮质类固醇或静脉注射免疫球蛋白进行治疗（通常是用于慢性 ITP 的治疗方式）。慢性 ITP 起病隐匿，最常见于成人。它很少由病毒性疾病引起，并且不像急性形式那样具有自限性。伴有严重血小板减少症状的慢性 ITP 需要皮质类固醇或静脉注射免疫球蛋白，但如果这些方案无法止血或改善症状，则可能需要脾切除术作为最后的手段。

3. 血栓性血小板减少性紫癜

TTP 是一种血栓性微血管病，由血管性血友病因子裂解蛋白酶 ADAMTS13 活性降低引起。体格检查和实验室检查表现为五大症状：血小板减少症、微血管病理性溶血性贫血、发热、肾功能不全和神经系统体征。在大多数情况下，神经系统表现包括头痛、意识改变、癫痫发作和感觉运动障碍[7]。ADAMTS13 活性的缺乏阻止了循环性血管性血友病因子（vWF）从大多聚体切割成正常尺寸的较小多聚体的过程。血管性血友病因子的增加导致凝血级联反应失衡，然后导致不适当的血小板聚集和血栓形成[4]。该病症可以是获得性的，也可以是家族性的，ADAMTS13 的遗传性突变，可导致 ADAMTS13 缺乏症发生。

此外，已报道了使用噻氯匹定、丝裂霉素 C、环孢素、他克莫司、奎宁和氯吡格雷等药物后诱发 TTP 的罕见病例。TTP 往往发生在妊娠期，平均发病于胎龄 23.5 周；然而，它也可能发生在从妊娠早期到产后的任何时间点，并且常出现在分娩后[4]。TTP 的治疗包括在诊断后 24～48h 内进行血浆置换。虽然这是推荐的治疗方式，但文献也表明新鲜冰冻血浆输注和皮质类固醇治疗可行，但成功率较低[4, 6]。

4. 肝素诱导血小板减少症

HIT 是对肝素摄入的反应，有两种不同的类型。Ⅰ型 HIT 起源于自身免疫，不会产生临床后果。Ⅰ型 HIT 通常发生在肝素使用后 2 天内，伴有轻度血小板减少症，继续暴露于肝素，血小板计数仍可恢复正常。Ⅱ型 HIT 通常发生在肝素暴露时间超过 4 天的个体中，由于针对肝素 - 血小板因子 4 复合物的抗体形成而导致。可导致血小板减少，平均血小板最低点为 60 000/μl，并可导致明显的血栓形成[6, 8]。对于Ⅱ型 HIT，必须立即开始治疗，包括停用肝素和配用非肝素抗凝物（如阿加曲班或磺达肝癸钠），同时监测出血和血栓形成风险。此外，在这种情况下，香豆素可作为有效的抗凝物，但患者必须在香豆素达到最佳剂量时，联合非肝素抗凝物进行抗凝治疗[9]。

（二）血小板功能遗传性疾病

1. Bernard-Soulier 综合征

Bernard-Soulier 综合征是一种罕见的常染色体隐性出血性疾病，表现为血小板功能障碍、血小板减少和血小板形态异常。功能性血小板缺陷由糖蛋白（GP）Ⅰb/Ⅸ/Ⅴ复合物多肽突变所致，这对于血小板与暴露的内皮下层的初始黏附，以及血小板与 vWF 的结合至关重要。出血可能很严重，并可能使妊娠复杂化。受累患者需要输注血小板以治疗严重出血，尤其是在手术前。抗纤维蛋白溶解剂和 DDAVP 在某些情况下也很有用[1, 10]。

2. Glanzmann 血小板无力症

Glanzmann 血小板无力症是另一种常染色体隐性血小板疾病，导致血小板糖蛋白复合物（GP）Ⅱb/Ⅲa 的丢失或功能障碍。该复合物作用于黏附蛋白（如纤维蛋白原和 vWF）的受体。没有这种受体，血小板不能正常聚集以在血管损伤部位形成初始凝块。发病通常发生在新生儿期，随后可出现皮肤瘀、消化道出血和月经过多，需要尽可能输注血小板或Ⅶa 因子[1, 10]。

（三）获得性血小板功能障碍

1. 药物

许多药物会影响血小板功能。非甾体抗炎药是影响血小板功能的常用药物之一。特别是阿司匹林，一种众所周知的非甾体抗炎药，通过不可逆地抑制环氧化酶 -1 和环氧化酶 -2 抑制血小板的聚集，阻止血栓素 A2 和前列腺素的合成，这两者对血小板聚集都是必不可少的[1]。正是出于这个原因，阿司匹林通常在外科手术前 5～7 天停用，以降低手术出血的风险。其他可能对血小板产生不利影响的药物包括普萘洛尔、利多卡因、青霉素、氨苄西林和阿米替林，因为这些药物会干扰血小板膜。此外，咖啡因、长春碱、长春新碱和秋水仙碱等药物也会对血小板产生不利影响，因为它们可以抑制血小板磷酸二酯酶，从而有助于血小板聚集[11]。

2. 慢性肾脏病

慢性肾脏病（chronic kidney disease，CKD）对人体产生许多有害影响，这些影响包括影响血小板功能。CKD 除贫血外，还会导致尿毒症。有证据表明，尿毒症导致内皮细胞产生的一氧化二氮（NO）增加。NO 水平升高导致血液中循环 GMP 水平升高，从而导致血栓素 A2 和 ADP 水平降低，损害血小板聚集。CKD 由于肾脏促红细胞生成素生成减少而引起贫血。通常，红细胞占据血管中心，而血小板更接近内皮表面。这种与表面的接近允许血小板黏附在内皮上，并在出现内皮损伤时形成血小板塞。然而，对于贫血，血小板更分散而不是在内皮层的表面，减少对内皮的黏附，从而降低血小板聚集和血小板塞的形成。贫血还通过对 ADP 和血栓素释放以及循环 NO 和循环 GMP 浓度的影响而导致血小板功能障碍[1, 12]。

（四）血友病

1. 血友病 A 和 B

血友病是一种遗传性凝血障碍。有两种类型的 X 连锁隐性血友病：血友病 A（凝血因子Ⅷ的缺乏）和血友病 B（凝血因子Ⅸ的缺乏，也称为圣诞节疾病）。Ⅷ因子（FⅧ）和因子Ⅸ（FⅨ）都是凝血级联的重要元素，因此这些元素的缺乏会导致出血。出血的严重程度取决于血清中的特定凝血因子水平，出血的临床严重程度从轻度到重度不等。受累严重的患者可有深层肌肉出血，使血肿增大压迫邻近神经和脉管系统[1]。血友病与活化部分凝血活酶时间（aPTT）延长有关。

血友病 A 由 FⅧ检测结果确诊。大多数患者需要使用 FⅧ浓缩物进行替代治疗，具体取决于出血的严重程度。在轻度疾病患者中，静脉注射或鼻喷雾剂给予 1- 氨基 -8-D- 精氨酸血管加压素（DDAVP）便可从储备中动员 FⅧ，可避免使用 FⅧ浓缩物。相反，B 型血友病患者需要输注 FⅨ。最后，两种血友病之间的另一个主要区别是 FⅧ抗体（称为"抑制剂"）水平升高，可增加约 25% 的严重受累个体，导致血友病 A 发生[1, 6, 10]。

2. 血管性血友病

血管性血友病（con willebrand disease，vWD）是由 vWF 基因突变引起的最常见的出血性疾病。vWF 是由内皮细胞和巨核细胞分泌的黏附糖蛋白，具有两个主要功能：促进血小板黏附到受损的内膜和血小板以及 FⅧ 的运输和稳定。因此，vWD 与血小板功能异常和 FⅧ活性降低引起的过度出血有关。vWD 分为 1 型（vWF 的部分定量缺陷伴常染色体显性遗传）、2 型（vWF 蛋白的四种不同的亚型功能缺陷；常染色体显性遗传或隐性遗传）和 3 型（vWF 完全缺乏伴常染色体隐性遗传）。vWD 的临床表现为自发性出血，表现为鼻出血、月经过多、牙龈出血，尤其是外伤或手术后出现出血过多[1]。vWD 通常具有正常的凝血酶原时间（PT），活化部分凝血活酶时间（aPTT）可能正常或延长，具体取决于 FⅧ的降低程度。vWD 的初始筛查包括三个测试：vWF 抗原，vWF 活性（利斯托菌素辅因子活性）和 FⅧ活性。因为疾病类型决定了预期的治疗和管理方案，因此需要进一步的专业检测来确定 vWD 类型。轻度出血通常不需要干预，但过度出血通常需要对 vWD 1 型给予 DDAVP。DDAVP 对 2 型 vWD 效果较差（在某些亚型中是禁忌的），并且对 3 型 vWD 没有影响。在这些情况下，适当处理包括 vWF 的 FⅧ浓缩物是必要的[1, 11, 13]。

3. 维生素 K 缺乏症

维生素 K 对凝血级联反应至关重要，因为它是 γ- 谷氨酰羧化的辅助因子，这对于凝血因子Ⅱ、Ⅶ、Ⅸ和Ⅹ以及蛋白 C 和 S 的功能活化是必需的。维生素 K 缺乏症发生在严重营养不良的患者中，尤其在患有吸收不良性疾病（如乳糜泻和热带性口炎）的患者，以及在新生儿出生后的第一周或几个月（婴儿通常在出生时接受预防性的 1mg 肌内维生素 K 注射）内发病率较高。因此，维生素 K 的缺乏将导致凝血级联反应的破坏并导致过度出血[1]。

4. 纤溶酶原激活物抑制物 –1 缺乏

纤溶酶原激活物抑制物 –1（plasminogen activator inhibitor-1，PAI-1）是一种对纤维蛋白溶解途径的下调至关重要的必需蛋白，可减少凝血块分解和纤维蛋白降解产物的形成。该病较为罕见，为常染色体隐性遗传性疾病，可导致过度的凝血块溶解，导致轻至中度延迟出血。

5. 罕见的出血性疾病

罕见的出血性疾病约占所有遗传性出血性疾病的 3%～5%，包括纤维蛋白原、凝血因子Ⅱ（FⅡ）、凝血因子Ⅴ（FⅤ）、凝血因子Ⅷ（FⅧ）、凝血因子Ⅶ（FⅦ）、凝血因子Ⅹ（FⅩ）、凝血因子Ⅺ（FⅪ）和凝血因子ⅩⅢ（FⅩⅢ）的遗传性缺陷。它们的临床表现程度存在差异，通常以常染色体隐性方式遗传。虽然这些出血性疾病很少见，但在近亲结婚的家庭中，它们的患病率显著升高。由于这些疾病的罕见性，关于一般受影响个体的临床表现、诊断和管理，特别是在妊娠期间，可用的数据有限。因此，多学科团队应该密切监测这些人，包括专业中心和血液学家，因为他们可以更深入地了解疾病进展和预后[13, 15]。

纤维蛋白原的遗传性疾病分为定量缺陷（纤维蛋白原血症和低纤维蛋白原血症）和定性异常（异常纤维蛋白原血症）。纤维蛋白原疾病的治疗和预后取决于疾病类型。纤维蛋白原血症导致血液在所有凝血筛查试验中未能凝结。虽然许多患有遗传性纤维蛋白原疾病的个体是无症状的，但由于自发性出血和手术后失血过多，纤维蛋白原血症的出血倾向可能很严重。纤维蛋白原浓缩物是需要补充纤维蛋白原时的首选治疗方法[1, 13]。

FⅡ（凝血酶原）缺乏是最罕见的遗传性出血障碍，在一般人群中的患病率为 1∶2 000 000[13.14]。尚未发现凝血酶原完全缺乏患者，这表明完全性凝血酶原缺乏可能导致患者无法生存[14]。

FⅤ缺乏是一种非常罕见的疾病，常表现为鼻出血和口腔出血。因为没有可用于补充的 FⅤ浓缩物，因此，严重出血可用病毒灭活的新鲜冰冻血浆（FFP）治疗。FⅤ和 FⅧ联合缺乏也有发现，因此 FⅤ值降低的患者也应进行额外的检查以排除 FⅧ缺陷[13, 14]。

FⅦ是一种维生素 K 依赖性糖蛋白，通过其与组织因子的相互作用参与凝血，它是凝血的基础[14]。FⅦ缺乏症是所有罕见的遗传性凝血障碍中最常见的。血清中 FⅦ的多少与出血风险之间的相关性较低[13, 14]。FⅦ缺乏症具有可变的出血倾向。中枢神经系统血肿是严重病例中风险最大的并发症之一，通常在分娩后不久出现。FⅦ缺乏症的诊断由 FⅦ实验室检测决定。此外，在诊断 FⅦ缺乏症之前，必须消除维生素 K 缺乏或其他获得性凝血障碍疾病[14]。重组 FⅦ（rFⅦ）浓缩物被推荐用于该疾病的治疗[1]。

FX 是血栓形成途径中的第一种酶[14]。严重（纯合子）FX 缺乏症在一般人群中的发病率为1∶1 000 000，而杂合子 FX 缺乏症的患病率约为1∶500。虽然大多数杂合子在临床上是无症状的，但一些杂合子却有明显的出血倾向[13, 14]。如 FⅦ缺乏症所述，在进行 FX 缺乏症诊断之前，需排除维生素 K 缺乏症或其他获得性凝血障碍疾病。

FⅪ缺陷在德系犹太人中更为常见。因子水平与出血趋势之间存在可变关系[1]。出血最常由损伤或手术引起，FⅪ缺乏的女性出现月经过多和分娩相关的出血风险增加[14]。严重出血的治疗采用 FⅪ浓缩物和 rFⅦa[1]。虽然所有凝血因子对凝血级联反应都必不可少，但文献中的报告表明，FⅪ对凝血的重要性不如 FⅧ和 FⅨ，也许其他因素可能会影响 FⅪ缺乏的出血倾向[14]。

FXⅢ缺乏症非常罕见，同时它可能导致严重的出血和伤口愈合不良。大多数受累个体在生命早期即可出现脐带大量出血症状。最常见的死因是颅内出血，据报道，25% 的受累患者有此症状[16]。FXⅢ缺乏症有三种亚型（它们根据亚基 A 和 S 的存在与否而变化），它们的出血倾向各不相同。最好的替代疗法是使用 FXⅢ浓缩物进行治疗。如果没有 FXⅢ浓缩物，也可使用 FFP 和冷冻沉淀物用于提高 FXⅢ水平，但是会需要更大的剂量[14]。

（五）出血性疾病的其他原因

出血性疾病的其他原因包括晚期肝病、获得性血友病（被称为"抑制因子"的抗体，能阻断凝血因子的作用，尤其是 FⅧ）和药物。如前所述，肝脏对维持正常凝血功能至关重要，因为它除了清除体内纤维蛋白降解产物和活化的凝血因子外，还产生内在和外在凝血途径的所有成分。因此，晚期肝病可导致多种凝血功能异常，包括

凝血因子合成减少、凝血因子消耗增加（导致弥散性血管内凝血功能障碍）、血小板数量及质量的异常、纤维蛋白原功能异常以及加速溶栓导致过度失血[1]。具有凝血因子抗体的获得性血友病可能与其他自身免疫性疾病有关，例如类风湿关节炎（RA）、皮肤病、恶性肿瘤、药物（尤其是青霉素）和妊娠。这也会导致由于失血过多而导致的凝血功能降低[1]。

所有药物都有不良反应，在确定每个患者是否应该继续进行所选治疗时，必须对每个患者进行个性化治疗的利弊风险进行评估。许多药物会导致凝血功能的破坏并引起过量失血，这其中包括非甾体抗炎药（阿司匹林、酮咯酸等），抗凝物（华法林、肝素等），抗血小板药物（氯吡格雷，噻氯匹定等）和某些抗抑郁药（帕罗西汀、福西汀和舍曲林）。某些草药和偏方也可能导致出血，包括银杏叶、大量的大蒜、生姜、人参、锯棕榈和柳树皮[1, 10]。

四、易栓症

易栓症是由于凝血功能增强而易发生血栓形成倾向的一类疾病。易栓症可以是遗传性的（家族性的），也可以是获得性的。某些危险因素会增加易栓症存在的风险。仅在一级或二级亲属中患有深静脉血栓（DVT）或肺栓塞（PE）病史，并不能提升易栓症患病风险，因为这将导致约 25% 的患者有阳性家族史。即使是具有强烈家族史的患者也只有少数患有确诊的遗传性易栓症[1]。只有具有某些危险因素的个体，如 40 岁以下 DVT 病史，30 岁以下患有动脉血栓病史，复发性流产等，才需要易栓症检查。易栓症的初始筛查包括血细胞计数和凝血功能筛查，而进一步的实验室检查则取决于家族性或获得性易栓症的可能病因[1]。

（一）遗传性易栓症

家族性易栓症可能由凝血系统或纤维蛋白溶解系统的任何遗传缺陷引起，从而导致凝血酶形

成加速或纤维蛋白溶解受损。

（二）Leiden 第五因子（FVL）

家族性易栓症最常见的形式是 Leiden 第五因子（factor V Leiden，FVL）。FVL 导致活化蛋白 C（APC）的抗凝作用减弱。这种特性使得 APC 通过有限的蛋白水解使活化的辅助因子 V a 和Ⅷa 失活，从而导致血栓形成。在大多数情况下，对 APC 的影响是由因子 V 基因（凝血因子 V Leiden）中的单位点突变引起的，这导致 F V a 的突变，其对 APC 介导的失活的敏感度低于正常 F V a。FVL 具有常染色体显性遗传模式，杂合子中静脉血栓形成的风险增加 4～8 倍，纯合子增加 50～100 倍。此外，在纯合子患者或具有其他危险因素的杂合子患者中，静脉血栓形成的风险更高[1]。

（三）凝血酶原 G20210A

第二常见的家族性易栓症是凝血酶原 G20210A。凝血酶原（凝血因子Ⅱ）是凝血酶的前体，凝血酶是凝血级联反应的最终产物，可将纤维蛋白原转化为纤维蛋白以形成稳定的纤维蛋白凝块。G20210A 突变是腺嘌呤（A）在凝血酶原基因非编码区域 20210 的位置取代鸟嘌呤（G）导致血浆中凝血酶原浓度升高进而引起凝血酶原功能增加。凝血酶原 G20210A 具有常染色体显性遗传模式，杂合子中血栓形成的风险增加 3～4 倍。就像具有 FVL 的纯合子一样，与杂合子相比，具有凝血酶原 G20210A 的纯合子具有更大的血栓风险。一些个体同时具有 FVL 和凝血酶原 G20210A 的联合遗传，这增加了其血栓的风险，甚至大于单独存在其中一种突变[1]。

（四）蛋白 C 和 S 缺乏

蛋白 C 的遗传性缺乏是一种常染色体显性遗传性疾病。获得性蛋白 C 缺乏可发生于肝病、DIC 和华法林治疗等情况下。蛋白 C 使凝血因子中 F V a 和 FⅧa 失活，从而减少凝血酶的产生。家族性蛋白 C 缺乏导致静脉血栓栓塞的发生率增加，

包括浅表性血栓性静脉炎、深静脉血栓和肺栓塞。这些事件可能是自发的，也可能是由其他因素（如手术或妊娠）引发的[1]。蛋白 S 是蛋白 C 的非酶辅因子，其缺乏会导致蛋白 C 的功能异常。导致凝血酶的产生不会减少，同时血栓形成的发生率会增加。蛋白 S 的遗传性缺乏与蛋白 C 缺乏症的临床预判相似。蛋白质 C 和 S 都需要维生素 K 依赖性 γ-羧化，通过这个过程来实现功能活化及血栓调控[1]。

（五）抗凝血酶缺乏症

抗凝血酶（antithrombin，AT）具有抑制凝血酶和凝血因子Ⅸa、Ⅹ a、Ⅺa 和Ⅻa 的功能。AT 缺陷以常染色体显性遗传方式遗传，外显率可变，导致不同类型的疾病。Creasy 等[7] 按以下方式对疾病进行分类：1 型（抗原和活性降低），2 型（抗原水平正常但活性降低）和 3 型（一种罕见的纯合形式，活性很少或没有活性）。血栓形成的风险因疾病亚型而异，与肝素结合部位相比，影响反应性（凝血酶结合）部位的异常更大。文献支持 AT 杂合子的静脉血栓形成风险高于活化蛋白 C 抗性、蛋白 C 或蛋白 S 缺陷的患者。因此，尽管 AT 缺陷是易栓症中最不常见的，但它是最具血栓形成的风险[1, 7]。

（六）MTHFR 突变

MTHFR 突变是由于亚甲基四氢叶酸还原酶（MTHFR）基因中 677 位置的 C → T 突变产生亚甲基四氢叶酸还原酶（MTHFR）的热不稳定变体，其酶活性降低。这种突变导致血浆同型半胱氨酸水平升高。血浆同型半胱氨酸升高是静脉血栓栓塞的危险因素[17]，因为它可以通过各种机制诱导血管损伤，例如增加平滑肌细胞增殖，增强胶原产生，激活 FⅦa 和 F V，以及抑制蛋白 C 和硫酸肝素活性等。尽管高同型半胱氨酸血症以前曾被报告为静脉血栓栓塞的一般危险因素[18, 19]，但最近的数据表明，同型半胱氨酸水平升高是静脉血栓栓塞的中等危险因素[20, 21]。

（七）纤溶酶原激活物抑制物 –1 突变

如前所述，PAI-1 是一种具有抑制组织纤溶酶原激活物（tPA）和尿激酶（uPA）功能的蛋白质，它们是纤溶酶原和裂解纤溶的两种主要激活药。PAI-1 作为一种平衡机制，适当地分解形成的凝块，避免 VTE 的风险。然而，在 PAI-1 基因的启动子区域单个鸟嘌呤缺失 / 插入多态性（4G/5G）导致凝血级联反应的制衡被破坏。这导致血浆中 PAI-I 浓度升高，引起凝块形成和积聚增加，而没有适当的纤维蛋白溶解[6, 22]。

（八）获得性易栓症

1. 抗磷脂综合征

抗磷脂综合征（antiphospholipid syndrome，APS）是获得性易栓症最常见的形式[4]。它是一种自身免疫性疾病，既有临床症状，也有检测指标异常，至少需要两者中的一种。初始病情检查包括识别所有抗磷脂抗体：狼疮抗凝物、抗心磷脂抗体和抗 β2– 糖蛋白等。APS 可以是原发性的，患者没有明显的自身免疫性疾病，或者如果已经诊断为系统性红斑狼疮（SLE）或其他风湿性疾病，则为继发性。APS 会导致动静脉血栓形成。虽然 APS 的发病机制尚不清楚，但研究表明，抗磷脂抗体影响各种凝血途径，包括前凝血素 C、血小板（它们与血小板表面的磷脂相互作用，增加血小板黏附性以及 vWF 多聚体的产生）、组织因子和纤维蛋白溶解受损等。此外，抗磷脂抗体可以抑制如血栓调节素、蛋白 S、β2– 糖蛋白 I 和前列环素等抗凝物的活性[4]。

2. 活化蛋白 C 抗性

如前所述，大多数活化蛋白 C 抗性（activated protein C resistance，APCR）病例是由于遗传性 FVL 突变引起的。然而，也有一小部分病例（＜5%）活化蛋白 C 抗性与 FVL 无关。这是由于蛋白 S 缺乏[23]、抗凝血酶水平升高[24]和凝血因子 Ⅷ C 水平升高[25, 26]导致凝血级联反应的破坏。此外在使用第三代口服避孕药和激素替代疗法等一些外源性雌激素使用病例研究中也可发现 APCR 病例。

3. 高同型半胱氨酸血症

除了上面提到的遗传性 MTHFR 突变外，由于特定的维生素缺乏，也可出现同型半胱氨酸水平升高。这些维生素缺乏包括叶酸、维生素 B_6 和（或）维生素 B_{12} 的缺乏。如上所述，结合发达国家富含叶酸的饮食中可补充叶酸，包括美国补充 4 种叶酸[7]，最近的研究支持同型半胱氨酸水平升高是静脉血栓栓塞的弱危险因素[19, 21]。

五、妊娠期凝血功能变化

妊娠期间凝血功能发生许多变化，以应对产时及产后出血的挑战。在很大程度上，这些变化有利于形成高凝状态，以降低出血的可能性。表 35–1[21]总结了妊娠期间凝血因子的功能变化。

表 35–1 妊娠期间凝血系统正常功能的变化			
促凝因子		**抗凝因子**	
纤维蛋白原	增强	游离蛋白 S	减弱
凝血因子 Ⅶ	增强	蛋白 C	不变
凝血因子 Ⅷ	增强	抗凝血酶Ⅲ	不变
凝血因子 X	增强		
血管性血友病因子（vWF）	增强		
纤溶酶原激活物抑制物 –1（PAI-1）	增强		
纤溶酶原激活物抑制物 –2（PAI-2）	增强		
凝血因子 Ⅱ	不变		
凝血因子 V	不变		
凝血因子 Ⅸ	不变		

引自 Bremme KA. Haemostatic changes in pregnancy. Best Practice & Research Clinical Haematology.2003；16：153-168. Medcalf RL, Stasinopoulos SJ.The undecided serpin：the ins and outs of plasminogen activator inhibitor type 2.FEBS J 2005；272：4858-67.

在患有遗传性出血性疾病的女性中也观察到类似的妊娠凝血功能改变，这可能使这些女性的凝血缺陷正常化。然而，这种反应是可变的，这取决于存在的出血性疾病的类型[1]。此外，与没有凝血因子缺乏的女性相比，有因子缺乏的女性在妊娠期间可能无法达到相同的凝血因子水平。例如，妊娠期血友病 A 携带者Ⅷ因子水平逐渐升高，在妊娠晚期达到峰值。因此，大多数 A 型血友病携带者足月时 FⅧ水平达到高峰。另外，FIX 水平在妊娠期间不会显著增加；因此，大多数 FXI 水平较低的 B 型血友病携带者在足月时将继续存在凝血缺陷。这增加了这些女性出血的风险。此外，根据 vWD 类型，FⅧ和 vWF 抗原水平可能会发生变化，并且血小板减少症可能是由于异常的中间型 vWF 多聚体产生增加而导致。这可能引起自发性血小板聚集[13]。因此，在开始接受辅助生殖技术治疗之前，必须发现女性出血性疾病的先兆，特别是对于那些尝试 ART 的人。应密切监测患者，以评估是否需要通过凝血因子补充或抗凝治疗进行专门治疗或预防。

六、着床

着床包括三个阶段：定位、黏附和侵入。它发生在受精后 5～7 天。囊胚植入子宫内膜是一个复杂的信号通路过程，包括在胚胎和母体细胞表面表达的特殊受体[27]。

在透明带脱落后，胚胎去向子宫内膜，但子宫内膜和胚胎之间没有接触。着床的第一步称为定位。在定位之后，发生黏附过程，这是由子宫内膜上的受体与胚胎上的细胞外基质分子（ECM）配体之间的细胞表面受体通讯控制的限时步骤。在黏附过程中，胚胎附着在子宫内膜细胞上[27]。最后，着床过程中的最后一个也是最复杂的步骤是滋养层侵入子宫内膜。无论是在母体还是胚胎方面，这个过程涉及许多因素的上调和下调。例如，滋养层的初始侵入需要上调蛋白酶以降解 ECM。在此之后，绒毛外细胞滋养层（ECT）破

坏子宫内膜血管壁，使得胚胎细胞与母体血液进行首次接触[27]。血管浸润期间的凝血由组织因子（TF）的上调和外在凝血级联反应的激活以及纤溶酶原激活物抑制物（PAI-1）的增加来控制。PAI-1 本身可以调节细胞黏附和迁移。

最重要的是，在着床过程中，必须存在凝血，纤维蛋白沉积和纤维蛋白溶解的特定平衡，以便发生正常的滋养层侵入。随着纤维蛋白的积累，它迫使纤溶酶原转化为纤溶酶，从而刺激纤维蛋白溶解的过程。纤维蛋白溶解对于调节 ECM 至关重要，ECM 本身由纤溶酶原活化系统介导，以帮助细胞通过蛋白水解迁移以实现着床[27]。

七、出血性疾病和易栓症：对生殖与 ART 的影响

在文献中，许多因素已被公认为会影响 IVF 胚胎移植的成功率。影响这一过程的母体因素包括年龄、产次、刺激前的激素水平、窦卵泡数量、子宫内膜厚度以及转化子宫内膜的质量。限制着床成功的胚胎因素包括胚胎分级评估和胚胎移植在子宫中的位置。此外，子宫内膜以外的因素，包括细胞外基质分子（ECM 分子）、内皮细胞和血液循环因子，都有助于子宫内膜重塑以适应接受移植后的胚胎。此外，参与凝血和纤溶级联的因素也有助于子宫内膜的转化，影响着床过程。已经开展的关于孕妇遗传性和获得性凝血功能异常疾病的研究表明，相关疾病对妊娠结局的存在影响，特别是在接受 ART 的女性人群中[28]。

（一）易栓症对生殖与 ART 的影响

多项研究表明，由于胎盘床血栓形成，遗传性易栓症会增加孕早期和孕中期流产的风险[27]。此外，其他研究表明，与健康经产妇相比，在复发性植入失败中遗传性易栓症的患病率更高，这表明阻碍胚胎植入和早期胎盘植入的类似机制也可能发生在接受 ART 同时患有出血性疾病的女性中[29-32]。另外，文献中的其他研究挑战了上述不

良妊娠结局与易栓症之间的关系，表明两者之间实际上没有关系[27, 29]。例如，由于绒毛间空间的发育发生在妊娠 10 周后，因此很难得出结论，植入失败仅仅是由于易栓症导致的蜕膜血管中的微血栓形成[27]。此外，Gopel 等[33] 首次描述了 FVL 携带者的选择性优势，他们发现在 FVL 携带者中首次尝试体外受精后成功植入率为 90%，而在非携带者中成功植入率仅为 49%[27, 33]。这项研究不仅表明在滋养层入侵期间凝血酶沉积具有积极作用，而且还支持 Tan 等的研究[29]，即植入率升高是 FVL 突变女性的重要遗传优势，尤其是在尝试 ART 的女性中[29]。

Ivanov 等[27, 34] 不仅研究了易栓症对植入成功的影响，而且还研究了易栓症如何影响母体 – 胚胎受体相互作用和胚胎发育。在血栓形成增加的情况下，例如在遗传性易栓症的女性中，蜕膜细胞产生抗血管生成溶血因子，其是抑制 ECT 侵入所需的酶。因此，这导致 ECT 不充分地侵入蜕膜，导致血管转化不完全和胚胎细胞灌注不足[27]。灌注不足的胚胎细胞可能导致早期孕激素降低，特别是在那些尝试 IVF 的人中。在凝血酶原 G20210A 患者中，凝血酶原的血浆浓度增加，血栓形成的风险增加。在 FVL 患者中，FV 的循环半衰期显著增加，从而增加了血栓的风险。早期复发性流产（胎龄＜10 周）患者中凝血酶原 G20210A 比 FVL 更普遍。也许这是由于妊娠早期 APC 水平略有增加，也许这可能与凝血酶原 G20210A 患者的 IVF 失败率增加有关。尽管有这些建议，但文献为 FVL 和凝血酶原 G20210A 的晚期和早期复发性流产风险增加提供了有争议的证据，因为一些研究表明这些遗传性易栓症与 IVF 植入失败之间没有关系[27]。此外 Tan 等发现不良 IVF 结果与 FVL、凝血酶原基因突变、MTHFR 突变或 APCR 突变无关，需要更大样本量的对照研究来明确这种关系[29, 32]。

一些研究表明，遗传性血小板疾病与复发性流产或可能的植入失败之间存在联系。这一假设是基于血小板功能受损导致子宫胎盘血管系统紊乱的理论。具体而言，血小板聚集增加可能会导致血栓形成状态并增加绒毛间的血栓形成，从而导致胎儿预后不良[27]。此外，除了着床过程中的子宫内膜 – 胚胎相互作用外，血小板功能障碍和多态性也可能影响黏附过程。尽管有这些建议，但仍需要收集进一步的研究和证据来调查患有遗传性血小板疾病的 IVF 女性的妊娠结局。

叶酸缺乏或 MTHFR 突变的个体导致 DNA 低甲基化以及细胞发育和相互作用的异常，这可能导致不成功的妊娠。此外，低 MTHFR 活性影响蛋氨酸代谢，导致血浆中同型半胱氨酸水平升高。血清同型半胱氨酸水平的显著升高与内皮损伤和凝血级联活化导致的血栓形成增加有关。此外，虽然有迹象表明 MTHFR 突变对早期妊娠丢失和植入失败存在潜在影响，但这一结论在文献中仍存在争议，其在不孕症中的作用尚未得到广泛的研究[27]。此外，妊娠期间增加叶酸的补充可以掩盖 MTHFR 突变对 IVF 失败率的作用。因此，应推荐对接受 IVF 的 MTHFR 突变患者增加叶酸的补充[27]。

如上所述，纤维蛋白溶解对于植入是必要的，它能调节 ECM 与纤溶酶原活化系统，以帮助通过蛋白水解进行细胞迁移。然而，PAI-I 突变引起的纤维蛋白溶解抑制可导致滋养层侵入受阻[27]。具体而言，PAI-I 突变抑制纤溶酶原向纤溶酶的转化，导致纤溶酶低下，因此滋养层侵入子宫内膜组织受限，着床失败。

（二）出血性疾病对生殖与 ART 的影响

遗传性出血性疾病是与各种出血表现相关的终身疾病，特别是在孕妇中。患有遗传性出血性疾病的女性在妊娠和分娩期间遇到凝血挑战。这些女性的妊娠需要个性化管理，通常由产科医生、血液科医生和麻醉师组成的多学科团队提供。提前计划对于确保妈妈和孩子获得最佳结果至关重要[13]。

血管性血友病和血友病是女性遗传性出血性疾病发病率最高的疾病。妊娠期流产和出血的风险在血友病携带者中尚不明确。患有 vWD 的女性流产率为 15%，这与一般人群中 12%～13.5% 的流产率相似[13]。重要的是，患病女性的流产和出血率取决于遗传的 vWD 类型。尽管在文献和先前的研究中有这些证据，但我们对这些疾病的更多了解表明，单独的 vWD 不会损害生育力，也不会增加流产的可能性[13]。

由于 F Ⅱ缺陷是最罕见的凝血障碍之一，除了少数发表的关于产后出血的报告外，没有关于这种疾病的妊娠管理或结果的数据[14]。因此，对有存在这种缺陷同时渴望 AR 的女性的管理应咨询血液科医生。

由于 F V 或 F Ⅶ缺陷女性的罕见性，没有关于尝试妊娠和 ART 的治疗的可用数据[14]。

如上所述，F X 水平在妊娠期间会增加。然而，对于患有严重 F X 缺乏症和妊娠期不良结局史的女性，孕妇可能会从积极的替代疗法中受益，从而成功妊娠[14]。重要的是，如果给予血液制品维持 F X 水平以避免出血，则必须始终考虑与替代治疗相关的血栓形成的可能性。如上所述，血栓形成也可能对患者和尝试进行的 ART 有害。对于严重 F X 缺乏的个体，推荐使用凝血酶原复合物浓缩物。

无论分娩途径如何，患有严重 F XI 缺乏的孕妇易发生产时出血。但是没有证据支持 F XI 缺乏会影响自然流产或植入失败[14]。对妊娠期 F XI 水平的观察结果相互矛盾，发现的任何变化通常都没有临床意义[1]。

一些文献表明，Ⅱ型 F XⅢ缺乏症的女性易发生复发性流产，同时男性表现为不育；然而，这些研究没有得到充分的证实[16]。尽管报告病例很少，但从儿童期开始 F XⅢ替代治疗方案可能使更多患者达到生殖状态[16]。Asahina[35] 进一步描述，F XⅢ缺乏可导致胎龄 5—6 周龄蜕膜出血进而导致习惯性流产发生[35]。没有适当的凝血因子补充，

自发流产是不可避免的。这得到了 Inbal 等研究的支持，表明 F XⅢ在胎盘植入和继续妊娠方面起着至关重要的作用，高达 50% 的严重缺乏的孕妇在没有适当治疗的情况下会流产[36]。母体纤维蛋白原和 F XⅢ对胎龄 4—5 周后的胎儿至关重要，因为它们都大量存在于侵袭性滋养细胞周围的蜕膜基质中。当细胞滋养层侵入子宫内膜时，母体纤维蛋白原和 F XⅢ对于细胞滋养层细胞发挥粘连蛋白锚定起至关重要的作用[37]。

最小的小型试验已经解决了蛋白 S 和蛋白 C 缺乏对妊娠结局的影响。一些研究表明，这些缺陷中的任何一种都会增加晚期流产、UGR、死产和先兆子痫的发生率。然而，由于样本量小和研究数量少降低了结论的有效性，因此尚未建立明确的治疗建议。此外，如果筛查蛋白 S 缺乏症，则不应在妊娠期间进行筛查。这是因为蛋白质 S 水平在妊娠期间降低，因此在妊娠期间进行检测将导致许多假阳性结果[7]。

正常的纤维蛋白原水平在妊娠期间对于避免活动性出血、血栓形成风险以及早期和复发性流产至关重要。具体而言，纤维蛋白原在妊娠中的重要性已在纤维蛋白原基因敲除小鼠的研究中得到证实。在这些基因敲除小鼠中，妊娠不能维持到足月。纤维蛋白原缺乏的女性如果有足够的纤维蛋白原水平，特别是在妊娠 5～8 周期间，可能会妊娠并有正常的胚胎着床，因为如果不提供纤维蛋白原替代，这是最常见的流产时间[15, 38, 39]。总体而言，在几项研究中已经注意到纤维蛋白原在着床中起着至关重要的作用[14]；因此，纤维蛋白原水平的数量或质量的缺陷可导致 ART 植入失败。

八、孕前咨询和评估

所有计划尝试 IVF 的人都需要在一个周期开始之前进行基本评估，而不是首先优化他们的健康和合并症以尝试妊娠。对于有遗传性出血性疾病家族史的女性，应在妊娠前确定受累或携带者状态。这需要适当的孕前咨询和早期妊娠管理。

孕前咨询有两个主要目的：向家庭提供有关其疾病的遗传影响和适当管理的充分信息，并允许实施特定的妊娠计划，同时在需要时进行治疗[4, 7]。具体而言，在 ART 中，夫妇可以选择植入前诊断（pre-implantation diagnosis，PGD），以便在 IVF 植入之前测试胚胎的特定遗传状况。由于成本高昂，PGD 并不是患者的首选，但 PGD 可以避免植入由于特定的遗传性疾病而在未来产生不利影响的胚胎。PGD 与植入前遗传筛查（pre-implantation genetic screening，PGS）不同，后者仅检测染色体正常性，而不检测是否存在特定遗传病[3]。这在血友病携带者中尤其重要，由于许多受影响家庭的遗传知识缺陷，同时男性后代疾病影响更加严重。因为血友病携带者有 50% 的机会是男性胎儿受到影响，女性胎儿有 50% 的机会是血友病携带者[4]。

一般而言，对于在妊娠期间进行侵入性手术，或已出现明显出血，或凝血功能低于正常水平的患者，需要进行止血治疗。当需要预防或治疗时，应尽可能使用重组产品，以避免其他产品病毒传播的潜在风险[13]。

产前诊断在 vWD 女性中是一个挑战。1 型和 3 型 vWD 中涉及的特定突变尚不清楚，而 2 型 vWD 中存在多个突变。虽然必要时可以获得胎儿血液 vWF 水平，但这种侵入性手术存在风险。在告知患病孕妇进行产前诊断基因检测前，应告知孕妇这些潜在风险[4]。应向 vWD 夫妇提供遗传咨询，特别是对存在有重症Ⅲ型疾病胎儿风险的夫妇进行遗传咨询[7]。同样，文献支持为受 Bernard-Soulier 综合征影响的家庭提供产前诊断，特别是对存在先证者患儿的家庭。患有 Glanzmann 血小板无力症并接受过多次血小板输注治疗的女性应在受孕或尝试 ART 之前评估夫妇血小板抗原不相容性，以及是否存在针对胎儿抗原的特异性抗血小板抗体[7]。

所有考虑妊娠的女性都应在妊娠前进行全面的病史评估，尤其是在接受 ART 时。所有患有 SLE 的女性都应在受孕前进行抗磷脂抗体检测。

此外，受孕前有过复发性流产或血栓栓塞病史的女性也应接受 APS 评估[4]。在妊娠期间，由于观察到的凝血因子浓度增加，可能会出现假阴性实验室结果，因此如果临床高度怀疑这种疾病，在妊娠前评估 APS 就显得非常重要[4]。检测 APS 所需的必要实验室检测包括狼疮抗凝物、抗心磷脂抗体和抗 β2- 糖蛋白；此外，这些实验室检测必须至少间隔 12 周进行 2 次，才能满足 APS 的实验室检测标准[7]。

孕前检查血小板计数十分重要，这有助于区分 GT 和 ITP。区分这两种疾病很重要，因为在 ITP 的情况下，新生儿血小板减少症的风险很小但症状很严重[4]。

如上所述，在 ART 的背景下，关于遗传性易栓症与妊娠结局之间的关系存在相互矛盾的证据。Qublan 等[40] 发现易栓症是 IVF- 胚胎移植植入失败的重要原因之一，因此他们建议对多次 IVF- 胚胎移植失败的患者进行易栓症筛查（特别是 FVL 突变、凝血酶原突变、MTHFR 突变、蛋白质 S 和 C 缺陷、抗凝血酶Ⅲ及 APS）[40, 41]。Steinvil 等[42] 通过回顾性分析发现，在接受 ART 的女性中出现的常见易栓症与先前失败的 ART 周期数或生育率降低没有显著相关。与对照组相比，患有 APCR、FVL 和狼疮抗凝物阳性的女性的活产率显著提高，表明易栓症携带者状态与较差的生殖结果无关。因此，这项大型回顾性研究的数据证实，在接受 ART 的女性出现无法解释的生殖失败的情况下，既不筛查易栓症，也不进行抗凝治疗[28, 42]。另外，Speroff 和 Fritz[3] 建议对于不明原因反复流产且可疑流产（在妊娠 8 周或检测到胚胎心脏活动），前次妊娠出现胎盘功能不全或血栓形成引起流产的患者，筛查最常见的易栓症病因（APS、FVL、凝血酶原基因突变）。虽然遗传性易栓症很常见，影响了 15% 西方人群，并且是约 50% 的妊娠期 VTE 的病因，但 VTE 仅使 0.1% 的妊娠受到影响[43]。因此，由于妊娠期和产后 VTE 的罕见性，以及遗传性易栓症的高患病率，使得对孕妇进行易栓症的普遍筛查具有较高收益[43]，这可以推广至尝试接受 ART 妊娠的女性。美国生殖医学学会在其实践公报中目前不支持在反复流产的情况下检测遗传性易栓症[44]。

九、卵巢过度刺激综合征与出血性疾病和易栓症

卵巢过度刺激综合征（OHSS）是由于外源性促性腺激素过多引起的，可能发生在接受 ART 的女性身上[3]。在极少数情况下，OHSS 可能发生在接受氯米芬诱导周期的促排卵的女性身上。虽然 OHSS 的确切病理生理学机制尚不清楚，但它确认是医源性来源的，并且从轻度到重度具有广泛的病理生理变化。病因可能是由于毛细血管通透性增加，导致液体从血管渗漏至第三间隙，导致第三间隙体液积聚以及血管内脱水。此外，富含蛋白质液体的大量渗出导致血管内外渗透压不平衡，增加了液体向第三间隙的转移。血管内皮生长因子（VEGF）被认为对该过程存在影响，可将液体移出血管空间，导致腹膜液过多。

虽然这种疾病通常是自限性的，并在几天后自行消退，但它可能会持续更长时间，并且在受孕周期中似乎更具侵袭性[3]。最严重的 OHSS 形式包括卵巢肿大、严重腹痛、腹水、胸腔积液、血液浓缩、少尿、电解质失衡和高凝状态，可导致凝血功能异常严重情况危及生命。在接受 ART 的女性中，中度 OHSS 的发生率为 2%～4%，重度 OHSS 的发生率为 0.1%～0.5%[44]。OHSS 的危险因素包括年龄（<35 岁）、低体重、PCOS、较高剂量的促性腺激素、既往过度刺激和使用 hCG 黄体补充药[3, 44]。严重的 OHSS 需要住院治疗、监测和积极治疗，以改善液体变化、电解质失衡、血液浓缩和预防血栓形成。

OHSS 的主要并发症是动脉和静脉血栓，可发生在任何解剖部位。OHSS 期间血栓形成的风险随着雌二醇水平升高、脱水和血栓形成倾向增加而增加[44]。一些研究支持患有已知易栓症的女性接

受 ART 的血栓栓塞风险增加。Mor 和 Schenker 建议，希望进行 ART 并接受卵巢刺激的女性应接受易栓症筛查，以确定血栓风险较高的人群[44]。相反，Anderson 等[45]得出结论，接受卵巢过度刺激的女性血栓形成的风险很低（每个治疗周期约为 0.1%）；因此，不推荐对接受卵巢刺激的女性进行易栓症检测。这得到了美国胸科医师学会（ACCP）的支持，该学会建议不要对接受 ART 的女性进行常规血栓预防[46]。此外，Mor 和 Schenker[44]建议对发生 OHSS 和易栓症的女性进行抗凝预防。同样，ACCP 建议仅在发生卵巢过度刺激综合征（OHSS）的 ART 女性人群进行血栓预防，建议在临床 OHSS 治愈后 3 个月使用预防性 LMWH 以预防血栓形成[46]。最后，Ata 和 Urman[28]还建议对患有严重 OHSS 的女性进行预防性肝素或 LMWH 治疗。

十、ART 中出血性疾病和易栓症的管理

接受 ART 的女性担心在取卵期间或之后可能会出血。出血的严重程度取决于 vWD 的类型。例如，约 75% 的中度至重度 vWD 女性会出现明显的围产期出血，其中 vWD 女性的产后出血风险总体为 20%[4]。这些患者围产期出血的风险与 vWF/Ag、FⅧc 和 vWF/RCo 的水平有关。一般来说，治疗是在自发性出血事件的背景下或在高危个体的预防性背景下进行的。主要治疗方法包括 DDAVP（一种合成的加压素类似物）和 vWF-FⅧ浓缩物。DDAVP 能迅速和短暂地增加 FⅧ和 vWF 的水平。在急性出血事件中通过持续静脉输注 30min 以上给药，或者可以皮下给药或经鼻吸入进行预防[47]。与所有药物一样，DDAVP 也存在不良反应，可导致液体潴留和低钠血症。DDAVP 在 2 型和 3 型 vWD 患者管理中的效用不确定。因此，vWF-FⅧ浓缩物适用于这些患者。如果没有 vWF-FⅧ浓缩物，可以紧急使用冷沉淀。虽然抗纤溶治疗在 vWD 患者的管理中发挥作用，但由于其潜在的致畸性和对新生儿的影响，在妊娠和

哺乳期间应避免使用[4]。应由经验丰富的产科医生、血液科医生和麻醉科医生为患有 vWD 的女性提供多学科管理。在入院或任何侵入性操作前检测 FⅧc 和 vWF/RCo 水平、部分凝血活酶时间（aPTT）、血型和交叉配型以及血常规。vWD 女性在取卵时应监测出血情况，并根据需要使用血细胞制品和 DDAVP。虽然没有明确的建议针对患有 vWD 的女性进行检测或治疗，但应该在开始 ART 之前与血液学家讨论，特别是对于计划中的侵入性操作，例如取卵。

管理患有血友病的女性相对复杂，需要血液科和麻醉科会诊。在计划 ART 时，除了与血液学家讨论有关血液制品输注或进一步检测的管理外，还应考虑凝血因子水平和患者出血性疾病的管理。

如上所述，由于这些缺陷很少见，许多凝血因子缺陷的管理尚不完全清楚。因此，当遇到有这些罕见缺陷的女性时，最好与血液科医生讨论管理。Bolton 等[14]建议 FV 水平<1U/dl 的孕妇应接受 FFP 给药以避免出血。FFP 应在患者分娩、手术或任何侵入性操作之前进行。取卵过程中也应考虑使用，因为这种侵入性操作有时可能会在无意中刺穿脉管系统导致出血过多。此外，密切监测 FV 水平对于维持最低凝血 FV 水平至关重要。另外，部分 FV 缺乏且在侵入性手术过程中没有出血史的患者可以进行预防[14]。因此，在取卵期间，有足够的 FV 水平且没有出血史的女性可以预期地进行管理，而不是接受不必要的血液制品。此外，文献表明 FⅦ和 FⅦa 水平维持在 100~150U/dl 不会导致出血问题。因此，在这些 FⅦ范围内，女性可以适应 IVF 顺利取卵和正常胚胎植入。

对于 FXI 缺乏且无出血史的患者，无须进行预防，但如果需要，应提供 FFP。应在任何取卵操作之前与麻醉师进行沟通，以告知患者在取卵当天需要进行实验室检验及血制品准备。例如，如果考虑进行阻滞麻醉，通常在手术前使用 FFP 并确认 aPTT 处在正常范围[4]。此外，对于 FXI 缺乏和有出血史的患者，应在分娩前以及产后 2~3 天后给予 FFP，以降低延迟出血的风险[4]。可以在 ART 患者中考虑类似的管理计划。

如上所述，适当的 FXⅢ和纤维蛋白原对于植入都是必不可少的。此外，在 FXⅢ缺乏症患者中，复发性流产和子宫出血的发生率升高；因此，这些人需要定期输注 FFP 或 FXⅢ浓缩液以维持妊娠[4]。应在胎龄 5 周前给予 FXⅢ，以防止流产。在妊娠 5~8 周期间，足够的纤维蛋白原水平是必不可少的，因为如果不提供纤维蛋白原替代，易发生流产[15, 38, 39]。建议将纤维蛋白原维持在 0.6g/L 以上，如果可能的话，维持在 1.0g/L 以上[39]。也许这可以推广到接受 ART 的女性，她们可能还需要在取卵和胚胎移植之前补充纤维蛋白原。

Yoni 等[48]指出，动脉血栓并发症通常发生在胚胎移植（ET）后 10.5 天，而静脉血栓并发症通常发生在胚胎移植后 40 天。此外，与未接受 ART 的女性相比，接受 ART 的女性发生血栓事件的风险约高 10 倍。这种增加的风险可能归因于雌二醇水平的增加和其他因素，以及在 IVF 期间凝血和纤溶系统的激活，尤其是在并发 OHSS 的情况下[49]。正如上述讨论中提到的，血栓形成因素对 ART 后妊娠结局的影响、对子宫内膜粘连特性的改变和对滋养层侵袭能力的影响有关[27]。尽管存在这些联系，但很难评估每种出血性疾病对 IVF 失败风险和不良妊娠结局的影响，因为除了这些出血性疾病之外，还有多种因素会导致 ART 中的妊娠失败。然而，由于血栓形成因素可以改变植入过程，因此必须确定需要干预的类型、有效治疗的剂量（如果有必要），这将有助于调节凝血蛋白功能和控制胚胎移植时间，以改善 ART 后的妊娠结局[27]。重要的是要记住，每个妊娠期间患有易栓症的患者都需要根据具体情况进行评估，因为每个患者的治疗计划都是根据他们的个人和家庭病史进行个体化调整的。患有易栓症但从未经历过临床表现的无症状女性在妊娠或 ART 期间不需要抗凝治疗[4]。不建议对有任何个人或家族 VTE 病史的低风险突变携带者进行预防性抗凝治疗。在复发性流产的情况下使用抗凝药的临床试验有不同的结果；在一项大型、多中心、随机、安慰剂对照研究中，检查了不明原因流产女性使用阿司匹林或阿司匹林加肝素的情况，与安慰剂相比，活产率没有改善[4, 48]。

相反，一些临床医生在 ART 后给不孕女性开抗血栓药物，尤其是在既往存在移植失败和易栓症相关指标阳性的患者。这不是因为已证实有效，而是因为怀疑具有更好控制凝血并导致妊娠成功结果的合理性[34]。Grandone 等[50] 研究了这种方法及其是否改善患有易栓症女性的妊娠结局。Grandone 等发现，在不育夫妇中，患有易栓症女性获得良好妊娠结局的机会并不低，这与先前的研究一致[50, 51]。为了支持其他研究，Grandone 等发现在不孕女性中使用阿司匹林并不能改善妊娠结局，无论是否存在易栓症[50, 52]。另外，该研究支持 LMWH 在提高活产率方面的潜在益处，与易栓症无关[50]。Ivanov 等[34] 支持肝素对胚胎植入存在益处，因为它不仅有助于预防血栓形成，而且有助于与几种黏附分子、生长因子、细胞因子和酶（如基质金属蛋白酶）的相互作用，这些都是成功进行胚胎移植所必需的[53]。虽然一些研究和临床医生支持对患有易栓症的女性尝试抗血栓治疗，但文献证实，普通的易栓症筛查在不孕夫妇或先前失败的 IVF 患者中，无法区分妊娠预后较差的女性[50]。ACCP 对易栓症孕妇使用 LMWH 进行抗血栓预防有具体建议，具体取决于易栓症类型、VTE 个人史和 VTE 家族史，这与美国妇产科医师学会的建议有一定的一致性[21]。两个管理机构都建议对高危易栓症进行抗凝治疗，包括纯合 FVL 或凝血酶原 G20210A 突变[34, 54]。ACOG 将高危易栓症扩展到包括抗凝血酶缺乏症、凝血酶原 G20210A 突变和 FVL 双杂合子[7, 54]。这些建议得到了 Ata 和 Urman[28] 的进一步支持，他们不同意在 ART 或植入失败的夫妇中对先天性或获得性易栓症进行常规检测或治疗。此外，他们建议对于每名接受 ART 控制性卵巢刺激的女性，都应该详

细了解个人和家族病史以及 VTE 风险评估，如果这些评估是阳性的，那么只有在那时才需要进行易栓症的检测。同样，虽然肝素可能具有潜在的植入促进作用，但如果使用它来提高 ART 的成功率，则需要在进一步的大规模随机试验中对其进行研究，因为之前的研究在方法学上是有限且不充分的[7, 28]。

几项检查凝血酶原基因突变与 ART 失败之间关联的研究[28, 31, 40, 55] 显示，ART 失败的风险在患者组与正常对照之间总体上不存在显著关联（OR=1.48；95%CI 0.71～3.06），杂合子和纯合子之间的差异相似。同样，其他几项研究评估了 MTHFR 突变与 ART 结果之间的关联，MTHFR 携带者状态与 ART 结果之间没有关联[28]，纯合子和杂合子的表现相似。总的来说，凝血酶原基因突变和 MTHFR 突变都不会增加 ART 失败的风险。因此，不需要对尝试 ART 的女性进行特定的检测或管理[28, 56]。

由于抗磷脂抗体通过各种机制对身体发挥促血栓形成作用，因此 APS 患者在妊娠期间血栓形成的风险显著增加。此外，抗磷脂抗体可降低膜联蛋白 V 的水平，膜联蛋白 V 是一种由胎盘滋养细胞产生的强效血管内皮抗凝物。因此，患有 APS 的孕妇不仅可能发生血栓事件，而且可能经历自然流产、先兆子痫、HELLP 综合征以及 UGR[4, 7]。既往有血栓事件的 APS 女性应在妊娠期间接受阿司匹林和肝素抗凝治疗，而那些有抗磷脂抗体但无临床综合征表现的女性应在妊娠期间接受预防性抗凝治疗[4, 7]。

由于 PAI-I 在纤溶调节和着床中起着至关重要的作用，因此早期诊断妊娠期纤溶障碍是必不可少的。最重要的是，如果早期发现纤溶亢进，LMWH 治疗可能会避免凝血障碍引起的妊娠并发症，并可能有助于成功着床和提高接受 ART 女性的妊娠率。此外，研究表明，二甲双胍也是 PAI-I 突变女性的潜在管理选择，因为它有助于降低 PAI-I 水平、减少纤溶亢进和增加适当的着床[27, 57]。

如前所述，最好与血液科医生讨论这些接受 ART 的女性的最佳管理办法。

鉴于血小板功能障碍对植入失败的潜在作用，研究表明，或许可以考虑在该类患者群体中使用预防性抗聚集治疗来预防不良妊娠结局 [27, 58]。这种抗聚集疗法需要个体化并与血液学家讨论，因为这不是标准治疗和支持的建议。

在严重的 ITP 中，母体抗血小板 IgG 可以穿过胎盘并导致胎儿血小板减少。患有 ITP 的 ART 患者的治疗通常与普通 ITP 患者相似，不同之处在于不能使用致畸药物，如达那唑、环磷酰胺和长春碱。血小板输注仅用于危及生命的出血，因为输注的血小板生命在 ITP 患者体内是短暂的。糖皮质激素被认为是一线治疗，泼尼松通常根据患者的基础体重以 1mg/kg 开始。泼尼松的潜在不良反应在治疗开始前告知患者，包括体重增加、骨质流失、高血压和妊娠糖尿病。IVIG 是另一种有助于快速增加血小板计数的治疗方法。它特别用于在分娩或其他侵入性手术前几天帮助增加血小板计数。IVIG 在 2 天内以 2g/kg 的剂量给药；然而，重要的是要认识到治疗对血小板计数的改善是暂时的 [4]。虽然没有明确的证据或研究调查 IVIG 对接受 ART 的 ITP 患者的作用，但对于患有重度血小板减少或有 ITP 病史的患者，也许可以在取卵之前考虑使用 IVIG。在进行治疗之前，应该与血液学家讨论这是否真的需要并且可能会改善 ART 患者的预后。

TTP 的治疗包括在诊断后 24～48h 进行紧急血浆置换。TTP 存活患者的长期后遗症包括慢性肾功能衰竭、高血压和 TTP 复发。虽然输注 FFP 是 TTP 治疗中血浆置换的替代方法，但血浆置换仍是首选的治疗方式。最后，皮质类固醇也已成功用于治疗妊娠相关的 TTP [4]。TTP 应在 ART 开始之前进行治疗，并且应将先前的 TTP 记录在患者的病史中，以便在已经开始 IVF 周期后计划未来的潜在困境。

需要进行 ART 的女性应该进行广泛的病史收集，以筛查可能使她们出现凝血功能下降的任何潜在的合并症或药物，因为这可能会影响她们的 ART 成功。在侵入性操作期间可能需要保留一些药物，例如阿司匹林或 LMWH，而其他药物可能需要调整以避免对后代产生致畸性。每个女性都应该根据她的病史与患者讨论并制订个性化的治疗计划。在妊娠和尝试受孕期间可能需要继续使用一些致畸药物，例如华法林用于有置换机械心脏瓣膜的女性；因此，讨论药物是必不可少的。最后，还需要讨论草药，因为在 ART 和侵入性手术期间可能需要避免使用其中一些药物，以防止出血风险增加。

十一、总结

在生殖、受孕和最终分娩中凝血功能是必不可少的，并起着重要作用。妊娠有利于血栓形成状态，以克服和补偿分娩期间可能发生的潜在出血。然而，血栓形成状态的过度补偿会改变正常的生殖过程，并导致尝试妊娠的女性，尤其是接受 ART 的女性出现不良结局。本章旨在全面回顾现有的出血性疾病和易栓症，以及它们如何影响尝试妊娠的女性，重点关注以 IVF 形式接受 ART 的女性。虽然现有数据可以定义出血性疾病和易栓症的病因和后果，但仍有许多问题没有得到解答。这不仅是因为缺乏对某些疾病的了解，还因为缺乏足够的、有力的、随机对照的试验。这些试验可以描述关于出血性疾病或易栓症对妊娠和 ART 的影响，以及作为抗血栓药物对有易栓症史同时需要接受 ART 女性的潜在益处。总体而言，没有明确的临床证据支持对所有接受 ART 或多次 IVF 植入失败的女性进行易栓症的常规筛查，也没有明确的指南为接受 ART 的易栓症女性提供血栓预防。只有患有易栓症的女性同时出现 OHSS 并发症，建议在 ART 期间进行血栓预防。最后，应根据其独特的出血性疾病和对其特定出血性疾病的可用知识来管理患有出血性疾病的个体。

因此，我们作为医生的职责是通过最新的指南和研究尽我们的能力为我们的患者提供咨询，并根据患者的家庭和个人病史以及她的愿望来个性化我们的患者管理。此外，必须与多学科团队合作，管理出血和血栓形成性疾病患者，以提供最佳管理并避免出现潜在并发症。多学科团队可能包括产科医生、血液科医生、麻醉师，在某些情况下还包括母胎医学专家。

第 36 章　器官移植受者的医学辅助生殖
Medically Assisted Reproduction in Organ Transplant Recipients

Megan C. Smith　Steven R. Lindheim　著

尹煜鹏　译　欧　莹　校

一、背景

一个多世纪以来,人类在对器官移植的不断尝试中对其产生了新的见解。1902 年,实验外科医生 Emerich Ullmann 将一个活体肾移植到犬模型中,证明了肾移植和血管吻合的可行性[1]。接下来几十年,Ullmann 所描述的如何维持同种异体移植血液灌注和避免宿主排斥反应的难题不断被研究人员验证,直到 1954 年第一例人类肾移植成功,其器官供者是受者的同卵双胞胎[2]。这一开创性的成功归因于供者与受者在免疫学上的相似性,避免了普遍关注的器官排斥反应。在 20 世纪 60 年代,改进的移植技术很快被成功应用于肝和心脏移植中[3]。今天,移植技术取得了一定进展,即使是"非必要的"移植也成为可能,2013 年第一例成功的育龄子宫移植证明了这一点[4]（图 36-1）。

鉴于移植医学的进步,育龄及更年轻的患者接受同种异体移植也就不足为奇了。随着血管吻合技术、感染控制和免疫抑制方面的发展,自 20 世纪 50 年代以来,器官移植后妊娠在适当的临床管理下取得了良好的效果[5]。尽管器官移植术后的妊娠结局好,临床医生仍然认为这些妊娠是高风险的。因此,对母亲和胎儿进行积极的产前、围产期和产后干预是至关重要的。

其他的挑战包括移植术后持续的不孕。对于这些患者,可以考虑使用辅助生殖技术（assisted reproductive technology,ART）。ART 可以提高移植术后的妊娠成功率。对这些患者的管理必须强调在整个治疗过程中维持同种异体移植物的功能和优化孕期保健。

本章将介绍几个问题:①器官移植中最紧迫的挑战,以及如何规避移植后孕妇发生这些风险;

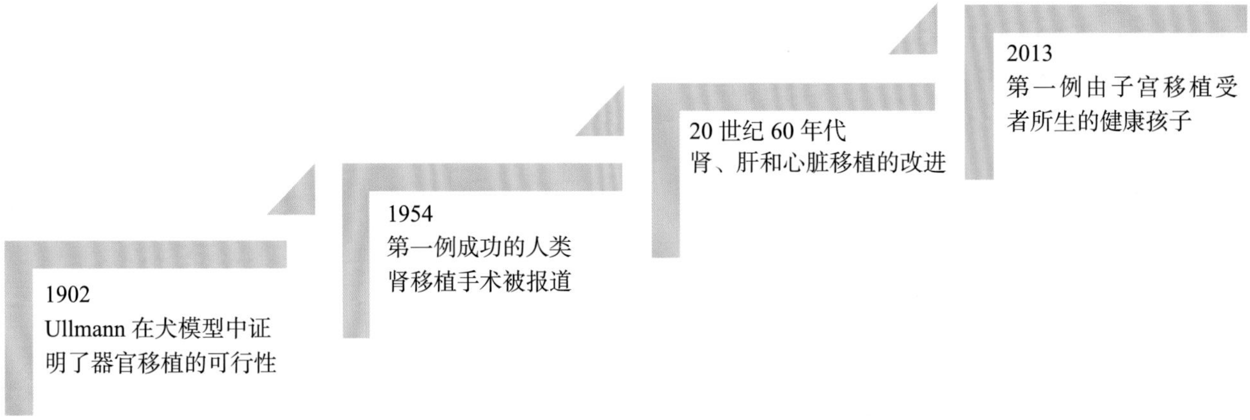

2013
第一例由子宫移植受者所生的健康孩子

20 世纪 60 年代
肾、肝和心脏移植的改进

1954
第一例成功的人类肾移植手术被报道

1902
Ullmann 在犬模型中证明了器官移植的可行性

▲ 图 36-1　移植医学领域取得重大成就的时间线

②免疫抑制对术后生育力的影响，以及如何规划患者的生育计划；③移植后妊娠的母胎并发症，孕期严密监测的必要性；④子宫移植的未来前景以及移植医学领域未来创新的可能性。此外，我们将总结对器官移植受者的辅助生育的特别关注事项。

二、生育力和免疫抑制

器官移植有能力延长器官衰竭终末期患者的生存期且效果良好。这对于有希望保存移植术后生育力的育龄女性尤其重要。在这些患者中，强力的免疫抑制是防止移植物排斥反应的必要条件，但使用免疫抑制药需要综合管理，以避免男性和女性患者的不孕不育。

一项关于免疫抑制药对男性生育力影响的研究表明，移植后免疫抑制药中常用的环孢素和西罗莫司对男性生殖系统有一定的影响（表 36-1）。两种药物都通过降低血清睾酮水平严重损害精子发生并破坏下丘脑 – 垂体性腺轴。但他克莫司仅轻微地抑制精子发生，并没有损伤睾丸的组织学证据[6]。如果把动物模型中所验证的免疫抑制药的伤害特征应用于人类，临床证据表明这些有害影响是可逆的。移植后男性的总体生育率与一般人群保持相似，这支持了移植后药物治疗引起的性腺功能障碍在移植后 6 个月内消失的观点[7, 8]。

表 36-1	免疫抑制药对男性生育力的影响	
药　物	药物作用	对生育力的总体影响
环孢素	损害精子发生和降低睾酮（T）水平	有害
西罗莫司	损害精子发生和降低 T 水平	有害
他克莫司	轻度、可逆的抑制精子发生	中性

尽管关于移植后成功妊娠的登记数据有限，女性移植患者显示出类似的生殖功能恢复过程[9]。

生理上的免疫反应通过增强子宫内膜对胚胎的容受性和促进胎盘定植来帮助妊娠[10]。因此，器官移植成功所必需的免疫抑制可能会对这些患者的生育和妊娠结局产生负面影响。虽然许多例移植后妊娠都是成功的且没有并发症，但研究发现，在器官移植的病例中，早产、低出生体重和死产的发生率都增加了[11]。下文将讨论胎儿的预后。

三、移植受者的咨询

接受免疫抑制治疗的患者应被告知移植后的治疗对生育力、妊娠和未来后代的生长发育的影响。此外，育龄期移植受者在接受器官移植时，应在术前接受避孕和妊娠选择的建议。

（一）避孕

口服避孕药的使用必须根据移植受者移植后的生育愿望和风险进行调整。雌激素成分可能增加肾素活性的底物血管紧张素原的水平[12]。由底物的增加引起的相关酶活性的升高增强了肾素 – 血管紧张素 – 醛固酮系统的活性，从而导致高血压。这种潜在的高血压加重是器官移植后需要考虑的一个重要因素。另外，仅使用孕激素的口服避孕药相关的不良反应较小，被认为可能比雌激素/孕激素制剂更安全[13]。然而，仅使用孕激素的口服避孕药的效果明显低于联合口服避孕药，并且有更高的阴道不规则出血风险[13]。口服避孕药的效果应在移植后预期的生育结果、患者的经济水平和彻底的个体化风险效益分析的背景下进行综合考虑[14]。

关于器官移植后宫内节育器（intrauterine device，IUD）的使用有不同的证据。早期的研究提出了免疫抑制对节育器效应存在潜在不良反应和增加感染的风险[15]。然而过去十年来的证据表明，大多数用于器官移植的免疫抑制药依赖的是 T 细胞抑制机制，其并不影响依赖于抑制巨噬细胞的宫内节育器产生效应[16]。此外有证据表明，与免疫功能正常的患者相比，节育器的使用并没有增加免疫抑制患者的感染风险[17]。因此，对于有雌激素或孕激素使用禁忌证的患者，宫内节育器被认为是一种替代的避孕方法。

（二）器官移植后妊娠前的等待期

当关注器官移植患者的移植后生育力时，评估移植前病理状态引起的潜在的生育功能障碍是至关重要的。这种功能障碍在终末期肾病（end-stage renal disease，ESRD）患者中最为明显，也被研究得最充分。

ESRD患者会出现过多的并发症，包括不孕不育和性功能障碍。ESRD患者经常进行定期透析，以努力减轻其肾脏状况的负面影响。透析依赖患者存在促性腺激素产生失衡，导致促黄体生成素（luteinizing hormone，LH）升高。在女性患者中，没有周期性的LH激增，导致无排卵[18]。在男性患者中，精子发生因为激素紊乱而受损，影响了精子的质量和数量[18]。除了激素紊乱外，血管钙化在慢性肾病（chronic kidney disease，CKD）患者中也非常普遍，导致盆腔血供不足，进一步损害性功能[19]。神经系统并发症是CKD患者常见的并发病，可能表现为自主神经病变。性交时交感神经、交感神经和副交感神经刺激不足可能导致阳痿，这是肾损伤患者备孕的另一个混杂因素[20]。

即使器官衰竭的并发症不直接导致不孕症，严重疾病的心理影响也可能导致潜在的肾和其他器官移植患者的性欲、性功能下降。尽管终末期肾病患者普遍存在生育问题，但器官移植成功后通常会恢复。然而，患者应该被告知器官移植所带来的独特的生育挑战。

如果移植后需要妊娠，临床医生和患者应该讨论患者在备孕前的等待期。McKay和2005年生殖问题和移植共识会议的成员建议，对于移植器官功能良好、感染风险低、没有使用致畸药物的患者，移植后1年就可以备孕[14]。在其他情况下，包括急性移植物排斥反应和血清肌酐高于1.5mg/dl，等待时间应超过1年[14]。

四、实体器官移植受者的妊娠管理

在器官移植中，适当的风险管理对患者的长期健康和生活质量至关重要。排斥、感染和维持足够的移植物功能是任何器官移植受者最紧迫的问题。育龄女性移植受者使用免疫抑制药物存在潜在致畸作用的额外风险，对这些患者的妊娠应谨慎管理。

（一）妊娠母体的考量

器官移植受者的妊娠被认为是高风险的，应特别注意与妊娠相关的治疗目标。关键问题包括高血压并发症的快速解决和维持移植物功能[14]。

1. 高血压

实体器官移植最常见的并发症之一是高血压，在移植人群中的患病率为70%～90%[21]。虽然高血压在所有实体器官移植受者中都很常见，但对肾移植受者血压升高的管理应特别注意，因为许多高血压原因为肾功能受损。据报道，女性肾移植患者妊娠期的高血压发病率很高，其进展为子痫前期的风险比一般妊娠人群高出6倍[22]。

移植后早期出现高血压的机制与面对持续性血管阻力导致的血管内容量扩张有关（图36-2）。肾移植后早期肾素浓度升高，其机制不确定，可能与异体移植物没有自主神经有关，导致钠含量增加和尿潴留[23]。在急性期，血管系统通过降低外周阻力来应对血管内容量的增加，以牺牲心输出量为代价来维持正常的血压。然而，在血管内容量升高的慢性期，如移植后期，血管张力增加导致动脉血压升高[24]。这种机制试图使心输出量恢复正常并长期保持心功能，但所导致的高血压是一个持续挑战。

2. 维持移植器官的功能

在非妊娠肾移植患者中，可以连续监测血清肌酐水平，以监测移植器官的功能[25]。然而，无论是正常肾还是移植肾，妊娠都会导致肾脏生理性超滤，从而降低了血清肌酐作为移植器官功能指标的准确性[9, 26]。如果考虑无法解释的同种异体

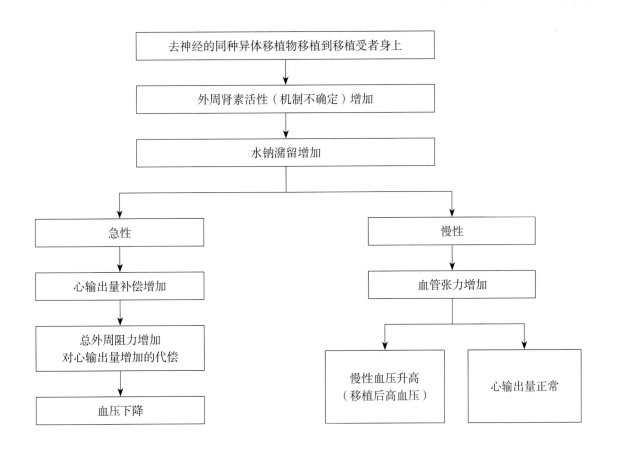

▲ 图 36-2　肾移植患者高血压的发病机制

移植物功能下降，超声引导下的肾活检是一种安全的替代方法，来检测排斥反应的组织学变化[14]。尿液质谱分析（mass spectrometry，MS）已成为一种诊断急性肾移植排斥反应的无创手段，并可能在活检显示明显的组织学损伤之前，检测出同种异体移植器官的功能下降[27]。MS 可以在早期检测出尿液中的基质降解产物，其表明急性排斥反应。

3. 感染

移植患者术后感染的发生率非常高，尽管移植医学有所进步，但仍导致了许多患者感染和死亡。虽然免疫抑制对于防止移植物排斥反应是必要的，但由于免疫功能不足，这些药物会增加感染的风险。感染的发生率为每 100 名患者中有 45 例，巨细胞病毒（cytomegalovirus，CMV）是最常见的致病微生物[28]，此外还有其他常见病原体

（表 36-2）。

6%～8% 的肾移植受者中有 CMV[28, 29]，CMV 感染在移植受者孕妇中尤其受关注，其是一组病原微生物 TORCH 中的一员。TORCH，包括弓形虫、风疹病毒、巨细胞病毒、单纯疱疹病毒和"其他"，可在子宫内传播，已知其会导致自然流产和严重的先天性畸形，包括肢体发育不全、小头畸形和唇腭裂[30]。"其他"代表了越来越多的具有类似属性的病原微生物，包括梅毒螺旋体（梅毒的病原体）、水痘 - 带状疱疹病毒和细小病毒 B19[30]。

CMV 感染对移植受者妊娠期的影响是复杂的。在免疫功能良好的患者中，CMV 感染可引起类似于单核细胞增多症的轻度感染症状或完全无症状。近 50%～100% 的正常成年人携带 CMV 抗体，表明之前接触过 CMV[31]。然而，CMV 毒力

表 36-2 移植后感染的常见病原体（按病原体类型和频率降序排列）

类 型	病原体
病毒	巨细胞病毒（CMV）
	水痘－带状疱疹病毒（VZV）
	单纯疱疹病毒（HSV）
	丙型肝炎病毒（HCV）
	乙型肝炎病毒（HBV）
细菌	结核分枝杆菌
真菌	白色念珠菌
	卡氏肺孢菌

的一个关键决定因素是宿主的免疫状态[31]。在免疫功能低下的个体中，包括移植受者，CMV 会导致播散性感染，从而导致肺炎和结肠炎[31]。这些疾病可能发展为急性呼吸窘迫和广泛的胃肠溃疡[31]。胎儿感染 CMV 可导致毁灭性的后果，包括颅内钙化、宫内生长迟缓和肝功能障碍，所有这些都可能导致胎儿和新生儿的发病[31]。存活下来的婴儿可能会遭受永久性的神经性听力损失和其他神经功能缺陷[31]。

移植术后对 CMV 和其他潜在感染的监测是至关重要的。血清学虽然有助于确定供体和受体的移植前 CMV 感染状态，但不能检测到活动性感染[32]。分子检测方法，特别是聚合酶链反应（PCR），在 CMV 感染检测和定量方面比其他诊断方法更加敏感和准确[32]。CMV 感染可以预防，特别是在给 CMV 阴性移植受者同种异体移植 CMV 阳性供体器官时[32]。大多数成年人和潜在的捐赠者已经接触过 CMV，不同的感染状态有不同的治疗方法。术前通过供体和患者的血清学检查确定 CMV 状态，可以主动管理潜在的感染。

（二）胎儿和新生儿的考虑事项

如果移植患者在使用免疫抑制药期间妊娠，胎儿将不可避免地暴露于这些药物。母胎隔离不能将免疫抑制药隔离在母体血液中。所有用于免疫抑制的药物都可以在妊娠期间进入胎盘和胎儿循环[9]。甲氨蝶呤、霉酚酸酯和来福诺胺有致畸性，在妊娠期间应避免使用[33]。然而，研究表明，羟氯喹、皮质类固醇、硫唑嘌呤和柳氮磺胺吡啶作为移植受者的免疫抑制药使用时，对胎儿发育的破坏可能较小[33]。

医学界一直担心，妊娠期间的免疫抑制可能导致胎儿先天性异常。虽然免疫抑制的患者的妊娠表现出较高的不良妊娠结局发生率，包括低出生体重和早产，但没有证据表明免疫抑制本身会导致出生缺陷[34, 35]。然而，上面讨论的特殊药物确实对胎儿发育有风险。

虽然大多数免疫抑制方案尚未被证明会导致移植患儿的不良结局，但这一人群显示出胎儿并发症的高发生率。在同种异体肾移植受者中，早产（52%～53%）、低出生体重（42%～46%）和宫内生长受限（30%～50%）的发生率升高，特别是在那些母亲高血压和血清肌酐水平超过 17mg/dl 的患者中[22]。在没有高血压、异体移植物功能受损和蛋白尿的情况下，似乎没有更高的流产风险[22]。另外，在存在这些危险因素中的任何一个的情况下，流产率为 11%～26%，约是一般人群的 2 倍[22]。

五、子宫移植患者的妊娠

（一）历史视角

实体器官移植患者的妊娠已经得到了充分的研究，但移植一个能够妊娠的功能性子宫已经成为研究人员感兴趣的一个新兴领域。几十年来，还没有一种成功的治疗方法可以让子宫缺失或功能失调的女性生育，许多女性已经决定使用代孕。不孕症与抑郁、焦虑和生活质量下降密切相关[36, 37]。恢复绝对子宫因素不孕症（absolute uterine factor infertility，AUFI）患者的生育力可能改变女性的一生，对此患者表现出了强烈的兴趣[38]。子宫移植是一种新兴的 AUFI 治疗选择，其可能归因于先天性子宫畸形，严重的宫内粘连，或既往子宫切除术[4, 39]。

1896 年，人们开始探索生殖移植的可能性，当时奥地利妇科研究小组在兔子身上进行了自体卵巢移植[40]。19 世纪末 20 世纪初，研究人员开始研究子宫移植的可能性，尽管这一时期发表的研究很少。随着 20 世纪 70 年代末体外受精的兴起，大多数不育夫妇能够妊娠，这使人们对子宫移植的兴趣推迟到 20 世纪 90 年代。研究人员对包括啮齿类动物和灵长类动物在内的动物模型进行了研究，随后很快就在人类身上进行了临床实验[41]。

2002 年，沙特阿拉伯团队发表了人类子宫移植的报告[41, 42]。一名在 20 岁时因产后出血而失去子宫的 26 岁患者接受了子宫移植。患者在移植后几个月出现急性血管血栓形成，供体子宫被切除。然而，面对手术的失败，组织病理学没有显示移植排斥的迹象，这是一个令人鼓舞的事情。

2013 年，在瑞典一个健康的新生儿在母亲接受子宫移植 1 年后出生，这激起了人们对该手术的临床研究兴趣。移植患者被诊断为先天性子宫缺失，这是 AUFI 不孕的众多原因之一[4]。强力的三重免疫抑制方案和三次轻度排斥反应的快速解决对此次在瑞典进行的手术的成功至关重要。尽管这一手术的性质有其特殊的医疗风险待继续解决，但这次成功增强了未来选择性子宫移植的希望[43]。正如瑞典移植团队所强调的，免疫抑制和细致的随访是未来手术的重要组成部分。迄今为止，在世界范围内已报道了 11 例子宫移植病例。其中 7 例妊娠，3 例活产[41]。

瑞典成功进行了子宫移植后，2016 年美国也尝试了该手术。手术似乎成功了，直到手术后 2 周紧急摘除供体子宫，因为真菌感染损害了移植物血管的完整性[44]。这些病例说明了一个成功的子宫移植的三个关键组成部分：维持足够的血供、积极的免疫抑制和严格的感染控制。

（二）伦理考虑

与肾脏、肝脏和心脏不同，子宫被认为是"非重要的"，在进行手术时会出现临床合法性的伦理问题。在这种情况下，支持这种"非重要"移植的论点逐渐流行起来并被临床接受[45]。目前已经成功进行了阴茎和睾丸移植，以及手和面部移植[46, 47]。这些身体部位对生存并不是必需的，但正如子宫移植一样，移植对心理和功能上的好处证明了该手术是合理的。

此外，还必须考虑到潜在的危害超过选择子宫移植所获得的收益的伦理问题。从技术方面来看，子宫移植的手术过程和管理与重要器官移植相似，这意味着其对移植受者和潜在胎儿的风险没有增加。如上所述，一些控制排斥反应所必需的免疫抑制药已经证明有致畸作用，但治疗方案的灵活性使临床医生能够规避这种风险。

Lefkowitz 等在 2011 年考虑了围绕该手术的伦理问题，并制订了 Montreal 子宫移植的伦理可行性标准[45]（表 36-3）。考虑到该手术对孕妇及其胎儿在医学上是安全的，并假设子宫移植的目的是生育，我们为接受者、供者和医疗保健团队提出了以下标准[45]。有人提出在进行子宫移植之前必须满足所有的伦理标准。

（三）子宫移植的未来

由于"无法拒绝的"生物工程器官的发展，对子宫移植的临床尝试可能很快就会变得不那么危险。器官工程是一种很有前途的避免免疫抑制和排斥反应的方法。一种被称为脱细胞化的技术已经被使用，将供体器官剥离到细胞外基质材料的支架上。该支架没有任何供体细胞（因此也没有潜在的供体抗原），然后接种来自所需器官的干细胞[48]。脱细胞化/再细胞化技术最初是为了改善实体器官移植技术，如今有望实现生物工程子宫的制成或部分切除子宫的再生，而且没有器官排斥的风险[49]。

表 36-3 **Montreal** 子宫移植的伦理可行性标准	
移植受者	是育龄期遗传定义的女性，无移植的医学禁忌证
	有记录表明先天性或后天性子宫因素不孕症，目前所有的金标准和保守治疗方案均失败
	是否有代孕和收养措施的个人或法律禁忌证，或寻求子宫移植（UTx）目的单纯是为了生育，并了解 UTx 在这方面提供的限制
	接受 UTx 的决定经专家心理评估没有被认为是不合理的，也没有干扰治疗诊断检查的心理疾病
	没有表现出不适合做母亲
	是否有可能使用抗排斥药物，并以负责任的方式方便治疗团队进行随访
	有足够的责任来同意，有足够的知情权来做出负责任的决定
移植供者	是育龄女性，没有医学禁忌证
	曾多次证明她的胎次结论或签署了一项关于死后器官捐献的事前声明
	无子宫损伤或疾病史
	有足够的责任来同意，有足够的知情权来做出负责任的决定，而不是胁迫
	是一个符合 Moore 的第三个标准的机构的一部分 a，因为它与制度的稳定有关
医疗团队	就风险、潜在的后遗症、成功和失败的机会向双方提供了充分的知情同意
	没有独立或与任何一方的利益关系
	如果捐献者或移植受者没有明确放弃这一权利，有义务保持匿名

a. Moore 和 Kinne 将领域实力、实验室背景和机构稳定性定义为外科创新伦理分析的关键组成部分

经许可转载，引自 Lefkowitz A, Edwards M, Balayla J. Ethical considerations in the era of the uterine transplant: an update of the Montreal criteria for the ethical feasibility of uterine transplantation. Fertil Steril. 2013;100(4):924–926.

六、器官移植受者的辅助生殖技术

尽管许多器官移植受者特别是那些还处于生育期的人的生育力已经恢复，但还是会有许多人与独立的生殖障碍或移植物功能障碍导致的不孕

症做斗争。

对于那些继发于移植物功能障碍的生育问题的患者，在尝试受孕前应治疗和控制潜在的移植物功能障碍。如上所述，建议在获得移植物功能后要推迟妊娠至少 1 年[14]。移植物的功能与肾移植患者的生育尤其相关，因为生殖功能障碍是肾功能不全患者已知的并发症之一[50]。总的来说，尽管关于其他实体器官移植患者的不孕症发病率的数据有限，但与一般人群相比，同种异体肾移植受者似乎表现出相似的生育力[50]。这表明在这些患者中应该使用相同标准的诊断和治疗方法，并在整个治疗过程中注意对同种异体移植物功能的监测[41]。

（一）体外受精

移植患者的体外受精（IVF）适应证与一般人群相似，包括输卵管疾病和男性因素不孕症。体外受精由于其安全性、高效率和微创性，是不孕症的一线治疗方法[51]。总的来说，关于移植患者的体外受精的讨论很少，尽管在这一患者群体中使用必须更加谨慎。虽然缺乏关于促性腺激素反应、植入率和妊娠率的数据，但包括卵巢过度刺激综合征和多胎妊娠在内的风险在这一患者群体中可能产生严重的后果。

现有的报告主要集中在肾移植患者上，最早报告的体外受精妊娠是在 1995 年，因此确定了该手术在移植人群中的有效性[52]。此后的一些病例报告表明，体外受精妊娠对移植物功能没有直接影响，而且这些患者的妊娠不会增加肾病发病率[52-54]。然而，一些病例表明 ART 可能间接导致移植物功能障碍。据推测，ART 引起的医疗性卵巢增大可能导致移植物受压和继发性肾梗阻，其可以通过对症治疗逆转[55]。

（二）ART 的替代方法

应该考虑使用一些用来在一般人群中减少试管授精并发症的方法应用于这一患者群体。这些方案包括微刺激方案、选择性单胚胎移植、选择

性低温保存以及随后的胚胎移植。

1. 微刺激方案

微刺激方案（minimal stimulation，MS）旨在产生更少数量的高质量卵母细胞用于体外受精，而不是像传统的卵巢刺激方案那样简单地产生更多的卵母细胞。据报道，接受 MS 体外受精治疗的患者的妊娠率和回收的卵母细胞数量与接受常规体外受精治疗的患者相似，此外，MS 还提供了一些额外的好处[56, 57]。

与传统的卵巢刺激方案经常出现生理上雌二醇升高和多个卵泡募集相比，使用选择性雌激素受体调节药（selective estrogen receptor modulator，SERM）或促性腺激素的 MS 发生 OHSS 的风险更低[56]。这些都是导致 OHSS 风险增加的主要因素，并导致液体从血管向间质转移，导致腹水、血液浓缩和高凝状态[58]。避免 OHSS 发生是至关重要的，特别是对于那些肾移植患者。

2. GnRH- 激动药扳机

另一个需要考虑的是使用 GnRH- 激动药（GnRH-a）而不是人绒毛膜促性腺激素（hCG）诱导卵母细胞成熟（扳机）的 GnRH 拮抗药（GnRH-ant）方案。数据表明，与 hCG 扳机相比，接受 GnRH-a 扳机的患者中涉及 OHSS 发病机制的关键激素（血管内皮生长因子、肿瘤坏死因子 α 和雌二醇）水平显著降低。这种作用的机制是 GnRH-a 也会刺激 LH 释放[59]，与 hCG 扳机相比，GnRH-a 半衰期更短，而 hCG 可以维持促性腺激素的产生超过一周[59]。临床 Meta 分析表明，GnRH-a 扳机明显比 hCG 扳机更安全[60]。一些研究报告称，使用 GnRH-a 扳机可显著降低 OHSS 的风险至 0～2%，与使用 hCG 扳机的 OHSS 发生率的5%～31% 相比，OHSS 的风险显著下降[60-62]。

在 GnRH-ant 方案中，GnRH-a 扳机可以单独用 0.1mg 曲霉素（一种合成的 GnRH-a 类似物），或在卵母细胞提取前 34～37h 同时给予 1500U 的 hCG（双触发）[63]。另外，可给予 0.15mg 醋酸亮丙瑞林（Lupron）或 300μg 喷鼻剂量的醋酸那法瑞林（Synarel）来刺激卵母细胞成熟[64, 65]。总的来说，虽然使用 GnRH-a 扳机可以将 OHSS 的风险降到最小化，但其益处必须与不太理想的妊娠结果相平衡。GnRH-a 组的妊娠概率明显低于 hCG 组（OR=0.75，95%CI 0.59～0.96）[57]。该策略目前仅被推荐用于那些打算冷冻保存其卵母细胞以供将来使用的患者[57]。GnRH-a 扳机可能在冷冻保存之外有更广泛的应用，但还需要对妊娠结局进一步研究。

3. 选择性低温保存

据报道，随着玻璃化冷冻保存技术的改进，其妊娠结果与新鲜胚胎移植（embryo transfers，ET）相当[66, 67]。选择性的低温保存和随后的冷冻解冻循环也有利于避免 OHSS，因为诱导排卵和提取卵母细胞会产生超量的雌二醇[68]。GnRH-a 触发与选择性低温保存的结合似乎基本上消除了接受这种方法的患者发生 OHSS 的风险，应该在移植人群中加以考虑[69]。

4. 选择性单胚胎移植

与多胎胚胎移植（multiple embryo transfer，MET）相比，选择性单胎胚胎移植（elective single embryo transfer，eSET）已被证明具有相似的妊娠结果，同时避免了多胎妊娠的风险[70]。因此，对于 35 岁以下有高质量的可供移植胚胎的患者，美国生殖医学学会（ASRM）建议选择 eSET，因为其预后是良好的[71]。

妊娠移植患者患子痫前期的风险会增加 6 倍（如上文所述），而多胎妊娠使患这种情况的风险又增加了 3 倍，使肾脏的负担远远超出正常范围[72]。在移植患者中，特别是肾移植患者中，子痫前期可能会产生灾难性的影响。虽然没有关于着床率和妊娠率的临床数据，但 ASRM 的 eSET 建议将是一种稳健的值得强烈推荐的方法。

七、结论

在考虑手术后妊娠时，器官移植人群是一类独特的挑战。对抗同种异体移植物排斥反应所必需的免疫抑制治疗可能存在潜在的生殖问题。大多数移植患者在术后 6 个月内恢复术前的生育水平。然而，在妊娠期间还会出现额外的风险。同种异体移植物在妊娠期的负担加重，可能使整个妊娠期的孕产妇健康管理更加复杂化。妊娠的移植受者也会增加不良胎儿结局的风险，包括胎儿生长受限和早产。如果仔细考虑这些因素，以及关注移植患者的高血压、感染和排斥反应问题，妊娠结局可能非常好。对于子宫因素不孕症患者，子宫移植是一个可行的前景方案。经适当管理的器官移植有可能挽救和延长生命，丰富患者生活，有计划的生育下一代。

第 37 章　卵巢过度刺激综合征
Ovarian Hyperstimulation Syndrome

Sule Yildiz　Baris Ata　著

滕　伟　译　欧　莹　校

卵巢过度刺激综合征（ovarian hyperstimulation syndrome，OHSS）是以毛细血管通透性增加，导致体液向第三体腔转移为特点的综合征。OHSS 主要表现为腹水、胸腔积液、低血容量、血液浓缩和高凝等，其中血栓栓塞是最严重的并发症，可能导致死亡。因此，OHSS 是不孕症治疗中最严重的并发症。

一、卵巢过度刺激综合征的病理生理

卵巢过度刺激综合征最常继发于辅助生殖技术（ART）使用促性腺激素促排卵治疗，而极少报道继发于自然妊娠。过度激活 FSH 受体基因突变导致 OHSS 易感性[1, 2]。在葡萄胎妊娠中，高水平的内源性 hCG 也可以诱发 OHSS[3-7]。

OHSS 的主要特点是毛细血管通透性增加，导致腹水和胸腔积液。血管内皮生长因子（vascular endothelial growth factor，VEGF）是血管通透性增加的主要分子[8-11]，有三种 VEGF 受体：VEGF 受体 1（VEGFR-1），VEGFR-2 和 VEGFR-3[12, 13]。VEGFR-1 和 VEGFR-2 表达于内皮细胞，VEGF 受体也表达在滤泡的颗粒细胞上[14-16]。此外，内皮细胞还产生一种可溶性形式的 VEGFR-1（sVEGFR-1），它是一种拮抗药，可与自由的 VEGF 结合，并阻止后者结合、刺激膜结合受体[17, 18]。

VEGFR-2 的激活增加了内皮细胞的有丝分裂活性，并导致血管通透性的快速增加[19]。此外，VEGF 引起小血管内皮屏障间隙增加[20, 21]。

VEGF 产生于卵泡发育期间的颗粒细胞。人绒毛膜促性腺激素（hCG）可增强促性腺激素刺激后 VEGF 的表达[22-25]。在多卵泡发育的情况下，hCG 使卵巢卵泡中已经增加的 VEGF 表达成倍增加。

卵巢肾素 – 血管紧张素系统（renin-angiotensin system，RAS）过度激活可能是 hCG 暴露和 VEGF 过度表达的中间步骤。卵巢 RAS 依赖于促性腺激素，它可能在优势卵泡的选择和发育以及排卵中发挥作用[26, 27]。

hCG 增加 RAS 通路的主要分子血浆血管紧张素酶原的浓度[28]。血管紧张素酶原也在卵巢[29]中转化为血管紧张素。血管紧张素 2 是 VEGF 表达的强刺激因子，血管紧张素受体拮抗药可抑制 VEGF 的表达[30-37]。

二、卵巢过度刺激综合征的危险因素

有效的预防是对有 OHSS 风险女性的识别。黄体化颗粒细胞的数量决定了 OHSS 的发生率和严重程度，这些细胞产生的过量 VEGF 是 OHSS 的主要原因[38]。显然，多卵泡生长会带来风险。风险因素可以分为主要危险因素和次要危险因素。无论控制性超促排卵（controlled ovarian stimulation，COS）方案是否存在风险叠加，首要危险因素均为内源性危险因素，次要危险因素在 COS 周期中出现。

（一）主要危险因素

年轻、低体重、多囊卵巢综合征（PCOS）和卵巢过度刺激综合征（OHSS）病史是主要危因素[39, 40]。然而，没有这些因素并不能100%令人放心。40岁以上的女性也有OHSS致死病例的报道[41-43]。体重指数（BMI）与卵巢过度刺激综合征（OHSS）发生风险的关系是不确切的。不考虑BMI的标准促性腺激素剂量可能导致瘦的女性的促性腺激素剂量相对较高[39]。另外，许多患有PCOS的女性存在高BMI。因此，BMI本身不应该被认为是一个风险因素。在没有其他主要危险因素的情况下发生OHSS的女性抗米勒管激素（AMH）水平比没有OHSS的女性高6倍[44]。与年龄和BMI相比，AMH是OHSS更好的预测指标，当临界值设置为3.36ng/ml时[45]，敏感度为90.5%，特异性为81.3%。

对于这些主要的危险因素，没有明确的阈值来精确地识别女性是否会发展为卵巢过度刺激综合征。此外，没有这些主要危险因素也不能保证不发生OHSS。因此，任何一个治疗周期开始之前就应该考虑存在发生OHSS的风险。

（二）次要危险因素

在一个刺激周期内，血清雌二醇（E_2）水平、E_2增长率、卵泡数量和大小以及收集的回收数量被认为是OHSS的次要危险因素。E_2分子本身没有直接的血管活性作用，在没有hCG的情况下，单纯高E_2水平不会引起OHSS[21, 46, 47]。在OHSS中，血清E_2水平仅代表颗粒细胞活性。

在OHSS患者和非OHSS患者中，血清E_2水平基本重合，仅具有中等的预测值[42, 48-50]。部分17, 20脱糖化酶缺乏的女性伴有低E_2水平也会发展为OHSS[51]。

已有多项研究评估了生长卵泡数量与卵巢过度刺激综合征风险之间的关系[41, 52-54]。虽然这两者之间有很强的相关性，但并没有一个精确的截断值来表示OHSS的风险显著增加。此外，在存在多卵泡生长[48]的情况下，卵泡数量和大小显示出高度的差异。卵泡计数本身并不能提高灵敏度、特异性和阳性或阴性预测价值[45]。

即使在没有明确阈值水平的情况下，识别主要和次要危险因素对于COS期间的风险评估是有用的。然而，他们的理解在诊所和医生之间有很大差异。

三、卵巢过度刺激综合征的预防

OHSS的发生是由于大量黄体化颗粒细胞产生了过量的VEGF。外源性hCG、内源性促黄体生成素或正在发育的妊娠产生的内源性hCG均可引起并维持过度的黄体生成素。外源性hCG注射或单次注射GnRH激动药触发的内源性LH（极少数情况下）可导致早期OHSS(在取卵后的前8天内)，而妊娠期hCG可导致晚期OHSS（取卵8天后）。OHSS除了根据发病时间进行分类外，还根据症状和实验室检查结果进行分类。轻度OHSS主要表现为腹胀、双侧卵巢增大、恶心，生化指标正常，也可能出现呕吐和腹泻。轻度OHSS通常具有自限性，除密切监测外不需要干预，而妊娠会导致病情的加重。中度OHSS的特征是在轻度OHSS症状基础上出现腹水，红细胞压积增加41%以上，白细胞计数（WBC）超过10 000/μL，以及低蛋白血症。中度卵巢过度刺激综合征患者腹胀等症状更为突出。重度OHSS除表现为中度OHSS外，还表现为腹水多、胸腔积液、呼吸困难、低血压、少尿、肝功能障碍，实验室检查表现为红细胞压积＞45%，WBC＞15 000/μL，肌酐水平在1～1.5mg/dl。重症OHSS是最严重的形式，可能危及患者生命。其症状为紧张性腹水、低氧血症、心包积液、肾衰伴少尿或无尿、血栓栓塞和呼吸窘迫综合征；实验室检查红细胞压积＞55%，肌酐＞1.5mg/dl[55]。

两个因素对OHSS的发生至关重要：①生长卵泡数量的增加；②黄体生成素对颗粒细胞的刺激时间延长。预防措施是限制发育卵泡的数量及减少黄体化细胞的数量。

识别高危女性，实施适当的刺激前措施，并根据抑制药物和促性腺激素剂量而选择最佳刺激方案是预防 OHSS 发生主要的策略。

在接受 IVF 治疗的 PCOS 女性中，联合使用二甲双胍可降低 OHSS 的发生率[56-58]。所有随机试验一致表明，患者每天口服 1000～2550mg 二甲双胍，无论使用多久均可获益。二甲双胍对卵母细胞数及最大雌二醇水平无影响[56]。二甲双胍对 OHSS 发生率的影响可能是通过降低胰岛素水平从而减少 VEGF 生成而实现的。的确，胰岛素刺激血管内皮细胞中 VEGF 的产生和分泌[59]。

促性腺激素剂量越低，卵泡生长越少，OHSS 风险越低。在 150～225U 治疗后过度反应的女性中，将 rFSH 起始剂量降低至 75U/d 时[60]，周期取消率较低。低剂量周期的临床结果相似，但募集的卵母细胞数量和 E_2 峰值水平显著降低，而未观察到引发 OHSS。尽管缺乏高质量的证据，仍可考虑使用较低剂量的促性腺激素。

在 ART 周期中，使用人绝经期促性腺激素或重组促性腺激素的 OHSS 发生率相当[61-63]。然而，研究排除了患有多囊卵巢综合征的女性，她们是发生 OHSS 风险最高的人群[64]。

使用 GnRH 拮抗药抑制垂体与较少的卵泡和较低的 OHSS 发生率相关[65, 66]。此外，通过 GnRH 拮抗药抑制垂体，可以将 GnRHa 而不是 hCG 用于卵母细胞的最终成熟，作为二级预防措施。对于有 OHSS 风险的女性，使用 GnRH 拮抗药是更好的选择。GnRH 激动药扳机将在下面详细讨论。

在未刺激周期中收集未成熟卵母细胞，然后进行体外成熟（IVM）是女性多囊卵巢的一种治疗选择。IVM 后不发生 OHSS。但 IVM 的妊娠率低于常规 IVF。另一种替代方法是有限的卵巢刺激，即给予促性腺激素直至优势卵泡达到 12mm，然后进行 IVF[67, 68]。据报道，20 名在以往的刺激周期中有过严重 OHSS 病史的女性中，无严重 OHSS 的临床妊娠率为 40%。

二级预防措施

二级预防策略是可用于已形成多个卵泡队列的女性的措施。

防止 OHSS 的一个有效的次要措施是停止注射 hCG 和取消治疗。OHSS 仍然可能在自发 LH 高峰和妊娠后发生，尽管很少[69]。如今，GnRH 拮抗药广泛应用于垂体抑制，使 GnRH 激动药扳机和冷冻保存所有胚胎而无须新鲜移植成为最佳选择。GnRH 激动药扳机可快速溶解黄体，比取消周期完全不扳机要好。

与自然周期中自发的 LH 激增相比，传统剂量 10 000U 的尿 hCG（uhCG）提供了增强和延长的黄体生成素刺激。uhCG 和 LH 的半衰期分别约为 33h 和 1h。重组人 LH（rLH）、重组 hCG 和促性腺激素释放激素类似物已被尝试作为 uhCG 的替代药物。重组 LH（rLH）能充分诱导卵母细胞成熟，中度 OHSS 发生率降低，而重度 OHSS 发生率无改变[70-72]。除了不能有效预防严重 OHSS 外，市场上的 rLH 制剂也缺乏达到这一目的所需的剂量，因此 rLH 扳机不是临床的一种选择。

减少 hCG 剂量已被建议作为一种二级预防手段[40, 73]。然而，没有随机对照试验支持这种方法。一项 Meta 分析比较了重组 hCG 和 uhCG 的疗效和安全性，发现其 OHSS 发生率相似[72]。

在 GnRH 拮抗药周期中，垂体仍对 GnRH 激动药敏感。因此，GnRH 激动药保持其诱导内源性 LH 激增的能力。GnRHa 扳机后，LH 在给药后 4h 左右达到峰值，并在 20h 左右迅速恢复到基线值。相反，在自然周期中，LH 需要 14h 才能达到峰值，然后是 14h 长的平台期，48h 后才恢复到基线水平[74, 75]。再加上 LH 半衰期较短，较短的 LH 峰降低了对颗粒细胞的促黄体生成刺激，限制了 VEGF 的产生。虽然减少黄体生成素会降低 OHSS 的风险，但它也会影响新鲜胚胎移植后的妊娠和活产率。建议加入小剂量 hCG 挽救黄体期，以维持临床结局，同时几乎消除 OHSS[74, 76, 77]。然而，即使是很小的 1500U hCG 也会引起早期重度 OHSS[78]，有报道称，即使仅使用 GnRH 激动药，而不使用 hCG，也有严重

OHSS 病例 [79, 80]。

1. Coasting 疗法

Coasting 疗法指的是停止注射促性腺激素，推迟注射 hCG，直到血清 E₂ 水平下降。其目的是通过阻止 FSH 刺激，使较小的 FSH 依赖卵泡中的颗粒细胞凋亡，从而减少对 hCG 的反应中 VEGF 的产生。的确，Garcia-Velasco 等前瞻性地表明，Coasting 诱导了所有大小的滤泡颗粒细胞的凋亡 [81]。然而，随着 Coasting 时间的延长，着床率和妊娠率有下降的趋势 [81-84]。随着 GnRH 激动药扳机的可行性，Coasting 现在很少使用，但它仍被认为可能是 GnRH 激动药周期的一种选择，但必须是 hCG 扳机。

2. 多巴胺受体激动药

多巴胺通过降低 VEGFR-2 磷酸化降低血管通透性 [85-87]。因此，多巴胺激动药卡麦角林（Cb2）显著降低 VEGFR-2 依赖的血管通透性，而不具有黄体溶解作用。

在临床试验中，服用 Cb2 可显著降低中重度 OHSS 的发生率，且对卵巢功能、着床和妊娠率无不良影响 [88-90]。卡麦角林使用方便、安全且有效预防 OHSS。建议从扳机或取卵日开始口服，0.5mg/d。

3. 肾素血管紧张素系统阻断

对高危患者使用血管紧张素转换酶（ACE）抑制药进行了评估 [91, 92]。由于其致畸性，它只能用于不涉及胚胎移植的周期，如卵母细胞捐赠者或所有胚胎都需要冷冻保存。一项研究报告了 4 名女性中没有 OHSS 病例，而另一项采用了类似的方案研究报告 10 名女性中有 20% 的严重 OHSS 病例 [91, 92]。

4. 大分子药物的应用

白蛋白和羟乙基淀粉（HES）溶液通过增加血管内的渗透压来减少液体泄漏。白蛋白也有望结合和失活循环中的血管活性分子。

与 2002 年 Cochrane 的报告相反，最近的大型随机对照试验显示白蛋白输注不能预防严重

OHSS [93-95]。预防性白蛋白治疗不仅无效，甚至可能会影响妊娠结局。白蛋白可以结合和失活成功胚胎植入所需的分子。与安慰剂组相比，白蛋白治疗组的临床妊娠率和持续妊娠率较低 [94]。

HES 是另一种大分子，与白蛋白不同，它不与其他分子结合。与白蛋白相比，分子量较大的 HES 可以在血管内停留更长的时间以维持胶体渗透压。一项随机对照试验报道，收集卵母细胞时输注 6%HES 溶液 500ml 比白蛋白和安慰剂更有效 [96]。其他研究也支持这一观察结果 [97, 98]。然而，由于欧洲药品管理局药物警戒风险评估委员会建议从市场上撤回 HES 溶液，因此 HES 的使用存在争议 [99]。

5. GnRH 拮抗药

在黄体期注射 GnRH 拮抗药可降低内源性黄体 LH 刺激，加速黄体溶解 [100]。即使这还没有被评估为一种预防策略，如果认为 OHSS 的风险高，在 GnRH 激动药扳机的周期中，给予几天 GnRH 拮抗药也是可以考虑的。

6. 减少胚胎转移数量及胚胎冷冻保存

由于内源性 hCG 导致 OHSS 发病延迟，在高危周期应推迟胚胎移植。一些专家认为，多胎妊娠由于 hCG 水平较高，其发生 OHSS 风险也较高 [101-103]。然而，仅仅 hCG 的存在似乎就足以诱发 OHSS [103]。显然，避免妊娠可以减少晚发型 OHSS。截至 2019 年，随着胚胎玻璃化冷冻的高成功率，以及研究表明卵巢反应过度的女性在新鲜胚胎移植后活产率已经下降，全胚胎冷冻保存是高危女性的最佳方案 [104]。

7. 避免 hCG 作为黄体支持药

使用 hCG 进行黄体期支持已被证明与 OHSS 发生率显著升高相关 [105]。因此，有危险的女性应避免使用 hCG 进行黄体期支持。

重要的是，上述预防 OHSS 的策略具有不同的作用模式，可以成功地联合使用，特别是在放弃新鲜胚胎移植的情况下 [106]。我们建议以下组合用于高 OHSS 风险的女性。

(1) 计划用 GnRH 拮抗药刺激，然后用 GnRH 激动药触发。

(2) 避免 hCG 用于触发和黄体支持。

(3) 计划冷冻所有胚胎，不进行新鲜胚胎移植。

(4) 服用 Cb2，剂量为 0.5mg/d，为期 7 天，从触发或卵母细胞提取日开始。

(5) 取卵后重新注射 GnRH 拮抗药 5 天。

患者术后月经周期提前证明这种组合可以加速黄体溶解，这与卵巢体积减小有关。

四、卵巢过度刺激综合征的管理

虽然 OHSS 是一种自限性疾病，但血栓栓塞和肺水肿可导致死亡。如今，肾衰竭罕见，在原有肝损害不存在的情况下，肝衰竭也不是主要风险。大多数病例可以在门诊进行治疗。

1. 入院时应记录生命体征和呼吸频率。评估是否有腹水和胸腔积液。全血细胞计数、包括白蛋白在内的肝肾功能和凝血功能检查是建立诊断和指导管理的初步实验室检查。

2. 必须保持循环量。住院患者需要静脉输液。必须注意避免快速和大量的水化，因为大量水化后可能会发生急性呼吸窘迫综合征[107]。在内皮屏障损伤的情况下补液会在短时间内迅速丢失[108]。

3. 尽管白蛋白被提倡用于维持胶体渗透压和弥补体液不足，但白蛋白在循环中停留少于 36h，并会移至间质，最终导致剩余的血管内液体外渗[108]。多个随机对照研究报告称，与白蛋白相比，使用其他大分子溶液可以减少穿刺需求，缩短住院时间，并更快地从血液浓缩中恢复[109-111]。右旋糖酐就优于白蛋白。

4. 根据临床判断决定穿刺时间和引流量。穿刺的绝对适应证是腹水导致呼吸困难，腹水压迫泌尿系统导致少尿，以及严重的腹胀。穿刺可快速降低腹腔内压力，从而增加静脉回流、心输出量和肾血流，而不会对子宫循环产生不利影响[112, 113]。腹腔穿刺或经阴道穿刺的结果相似。由于担心蛋白质流失，建议分次抽吸腹水[114]。然而，即使在没有白蛋白替代的情况下进行了大量引流，也未发生任何不良事件[115, 116]。穿刺后大量引流可以减少手术次数，直到病情缓解。

5. 很少需要住院治疗。中 / 重度 OHSS 可以在门诊通过穿刺、补液和抗凝进行合理管理[116, 117]。

6. 重新启动 GnRH 拮抗药注射可以加速 OHSS 的消退[100, 118, 119]。

7. 虽然抗凝治疗通常只用于血栓形成、血栓栓塞现象、不活动或肥胖的患者，但患有重度 OHSS 的女性可以从预防性抗凝治疗中获益。一旦开始抗凝，应在临床 OHSS 消退后至少持续 4～6 周或整个妊娠早期。

8. 当呼吸受损或存在心脏压塞时，胸腔穿刺和心包穿刺可能是必要的。这类病例可能需要在重症监护病房进行监护[92]。

9. 利尿药可导致血液进一步浓缩，并导致动脉血栓形成、肾衰竭和死亡[43]。应避免使用。

第 38 章　同性伴侣和单身女性接受医学辅助生殖
Same-Sex Couples and Single Women Undergoing Medically Assisted Reproduction

Ilana B. Ressler　著

滕 伟 译　欧 莹 校

虽然"传统的"核心家庭被定义为一对异性恋夫妇和他们生物学上孕育的孩子，但这种模式远非普遍适用。有越来越多的未婚异性恋夫妇，离婚的人，同性婚姻和未婚夫妇，以及有孩子或想要孩子的单身人士。随着社会家庭结构的变化，辅助生殖技术（ART）或医学辅助生殖（MAR）不断发展，提供了越来越多的建立家庭的选择和技术。本章将研究同性夫妇和单身女性生育孩子的不同方法，以及与这些特定人群有关的问题。

一、背景

在美国，大多数的孩子都出生在已婚的异性恋夫妇的家里，而越来越多的孩子出生在单身或未婚人士的家里。最近发布的 2015 年美国国家生命统计报告显示，有超过 160 万名未婚女性生育孩子（占所有出生人口的 40.3%）[1]。这伴随着社会对非婚生育的接受以及对女同性恋、男同性恋、双性恋或变性人（lesbian，gay，bisexual，or transgender，LGBT）群体的态度的转变。

据估计，在美国有 520～950 万成年人是 LGBT，占成年人口的 2%～4%[2]；而且，多达 600 万美国儿童和成年人的父母是 LGBT，但只有约 20 万儿童是在同性家庭中长大的[3]。关于这些孩子在同性家庭中的出生情况的人口数据很少（例如，这些孩子是由之前的异性恋夫妇所生还是由同性夫妇所生）。

在异性夫妇结构之外形成家庭的趋势越来越多，这不仅是由于对这些家庭单位的更广泛的接受，而且是由于 ART 技术改进和选择以及关于收养和婚姻的法律变化[4, 5]。当想要组建家庭时，单身女性和同性伴侣都有异性恋夫妇不会遇到的障碍。他们必须首先决定是否希望与孩子有生物学联系。否则，可能会寻求通过，这可能会带来另一组障碍。如果希望建立生物学联系，则必须采用涉及第三方的 ART。现在，我们将集中讨论针对这些特定人群的 ART 治疗方案及其相关问题。

二、单身女性

单身女性可用的生育治疗是用供体精子进行宫内授精或 IVF。据悉，第一次人工授精的尝试是由卡斯蒂利亚国王 Henry 四世完成的，他的绰号是"阳痿"。他于 1455 年与 Juana 公主结婚，6 年后生了一个女儿。人们认为他是阳痿的，并引入了人工授精的想法[6]。1784 年，科学家 Lazzaro Spallanzani 报道了一只狗的人工授精，成功生育 3 只小狗[7, 8]。现记录最早的人类人工授精是在 18 世纪 70 年代由有"科学外科手术的创始人"之称的 John Hunter 实施的[6]。19 世纪，在包括美国、俄罗斯、英国和丹麦在内的一些国家，人工授精的使用有所增加。这导致了它在 20 世纪 40 年代先后在动物和人类中的应用的增长。1953 年，Jerome Sherman 博士引入了一种用甘油保存人类精子、缓慢冷却和用固体二氧化碳储存的技术。

这使得在 1953 年第一次使用冷冻精子让人类受孕，并在 20 世纪 70 年代实现了精子库的商业化[6]。

从历史上看，治疗性供体授精（therapeutic donor insemination，TDI）主要用于具有男性因素不育症的异性恋夫妇。一项检查 1979 年与十年后医生使用 TDI 相比的研究表明，在 1979 年，9.5% 使用 TDI 的医生对未婚女性进行过这种治疗；而 1990 年则上升到 35%[9]。虽然关于精子捐献的专业社会指导方针包括了使用 TDI 的几种适应证，但它们并没有具体说明单身女性或同性女性夫妇。然而，该指导方针确实包括了 "没有男性伴侣的女性"[10]。这可能包括单身异性恋女性、单身女同性恋或女同性恋伴侣。

在配子捐献的特定方面有大量的监督。在美国，有关于筛选和测试潜在捐赠者的专业协会指南，以及美国食品药品管理局（FDA）指南[10-13]。对女性受者的评估应包括全面的病史和生育史、全面的体格检查、标准的孕前咨询和筛查、心理咨询、排卵评估以及输卵管和子宫评估[10]。

在选择捐精者时，患者可以选择匿名或已知的捐精者。在任何情况下，以下适用：一般来说，一个健康的捐赠者应具有已知的父系且没有已知的遗传问题。捐精者的筛查包括精液分析、心理评估、常见遗传病的基因筛查、病史、体格检查和实验室检查（包括传染病、血型和 Rh）。精子低温保存后，一般为 6 个月，并重复进行传染病检测。使用商业精子库精子的做法必须确保精子库符合地方和联邦的法律要求。

在选择精子捐献者时，患者应该考虑哪些特征对她来说是重要的。这些可能包括身体特征、种族、民族、宗教和教育背景。如果受体是 Rh 阴性或 CMV 阴性，也应考虑这些因素。

一项研究比较了单身异性恋和女同性恋，以及使用 TDI 的女同性恋伴侣[14]。这项研究发现，与女同性恋者相比，异性恋女性开始 TDI 治疗的年龄更大。影响他们开始治疗时间的常见因素有：工作保障、时间紧迫感、已经解决了的育儿方面

的问题，以及足够的社会支持。其他研究报告称，在使用 TDI 的人群中，单身异性恋和女同性恋女性在 TDI 的关注点和 TDI 结果方面与已婚女性在人口统计学上相似[15, 16]。

一般而言，单身女性不应被视为 "不孕" 或 "生育力低下"，除非她们在治疗前的生育力检查结果表明有其他情况。虽然使用供体精子进行宫内授精成功的最大预测因素之一是女性的年龄[17, 18]，但其他考虑因素包括使用口服药物或注射促性腺激素刺激卵巢、授精时机和授精频率。宫内授精比宫颈内授精具有更高的周期成功率[19, 20]。在一项对单身女性和女同性恋女性使用 TDI 的研究中，35 岁以下女性的总体妊娠率为 18.5%，35—40 岁的为 11.9%，>40 岁的为 5.4%。<35 岁的患者 8 个周期后累积妊娠率为 86%，35—40 岁的患者为 51%，>40 岁的患者为 32%。根据刺激方案（自然周期，氯米芬与促性腺激素）对年龄进行校正后，妊娠率无差异[17]。其他研究表明，在接受促性腺激素治疗的患者中，妊娠率较高[21]。

三、女性同性伴侣

在许多国家，女同性恋伴侣获得 ART 的机会有限或无法获得。在某些情况下，访问是作为一个单独的女性，而不是一对[22]。1985 年的一项调查显示，要求 TDI 的患者中只有 0.7% 是女同性恋伴侣[23]；最近的一项研究报告称，大多数以 TDI 为中心的人是女同性恋伴侣[24]。

对于女同性恋夫妇来说，受孕的选择不止一种。这包括一方提供卵母细胞并妊娠（使用 TDI 或 IVF），有时另一方在随后的妊娠中也会这样做。如果伴侣双方都希望在生物学上参与同一次妊娠，则可以从一名女性取出卵母细胞，与捐献的精子受精，然后将胚胎移植到另一名女性的子宫中。这一过程有几个名称，包括从伴侣接受卵母细胞（reception of oocytes from partner，ROPA）、互惠体外受精、共享孕产、共享受孕、共享生育或伴侣内捐赠卵母细胞[22, 25, 26]。

有研究调查了关于伴侣中谁将妊娠和生育孩子的决策过程[27-30]。原因包括渴望体验妊娠和分娩，基因联系的重要性，年龄和就业情况。虽然理论上双方都有可能妊娠，但有证据表明，少数女同性恋伴侣希望采用这种方法[24, 29, 30]。

当考虑他们的生殖选择时，女同性恋夫妇将与生殖内分泌学家进行医疗咨询，回顾双方的历史，并讨论如上所述的治疗方案。讨论关于匿名与已知的精子捐赠。孕前检查与异性恋女性类似，包括血型和 Rh 抗体状况、传染病筛查（艾滋病毒感染、乙型肝炎和丙型肝炎、梅毒、淋病、衣原体感染）、风疹和水痘免疫状况、巨细胞病毒抗体状况以及最近的巴氏涂片结果。通常提供孕前基因携带筛查。其他测试包括卵巢储备测试［第 3 天的卵泡刺激激素（FSH）与雌二醇，anti-Müllerian 激素（AMH），胃窦卵泡计数］，甲状腺功能和催乳素。除医疗咨询外，建议临床医师鼓励对精子捐献受者进行心理咨询[10]。

在为 TDI、体外受精或互惠体外受精选择捐精者时，女同性恋夫妇必须决定是否使用已知或匿名的捐精者。一项研究发现，59% 的女性希望匿名捐赠，主要是为了避免第三方的干扰。另一项小型研究发现，大多数女性想要已知的捐赠者。因为他们觉得他们的孩子有权利知道他们的基因来源，并与捐赠者建立关系[31]；还有一些人担心，如果他们的孩子不知道自己的父亲身份，他们在以后的生活中可能会有心理或身份问题。重要的是，已知捐赠者和匿名捐赠者的青少年在心理健康方面没有发现差异[30, 32]。

有证据表明，如果夫妻双方都愿意接受治疗，那么他们成功产下活胎的概率会更高。最近的一项研究表明，当夫妻双方都尝试受孕时，88.9% 的人成功产下活胎，而当只有一方尝试受孕时，这一比例为 68%。TDI 成功的患者平均需要 3 个周期，IVF 成功的患者平均需要 6 个 TDI 和 1.7 个 IVF 周期[24]。异性恋女性和女同性恋女性使用捐赠精子（TDI 和 IVF）的比较显示，与性取向有关的活产

结局没有差异[33]。女同性恋夫妇应该被告知，尽管没有被诊断为"不孕症"，但通常需要几个疗程才能成功，如果双方都愿意尝试，他们成功的机会可能最大。与所有患者一样，年龄是成功的最大预测因素之一。

四、男性同性伴侣

研究表明，男同性恋者决定成为父亲的原因与异性恋者相同。这些原因包括养育孩子的愿望，生命延续的感觉，孩子提供的家庭感，以及孩子在他们的生活中的稳定性[34]。然而，男同性恋者必须决定他们将如何成为父母。选择包括收养、提供寄养，以及使用卵母细胞捐赠和代孕进行 ART。与孩子有基因联系和允许对过程有更多的控制是男人选择使用 ART 的两个最常见的原因[4, 35]。

虽然许多同性恋男性选择收养作为他们成为父母的方法，但现在越来越多的人选择 ART 治疗。ART 的一个重要诱因是与孩子有生物学联系。然而，男同性恋利用 ART 的障碍仍然存在。最常见的障碍之一是费用，因为这一过程的费用可能高达 10 万美元；这包括捐赠者和代孕机构的费用，对捐赠者和代孕母亲的补偿，生育治疗费用，药物和法律费用。对许多人来说，这变得成本高昂。有些国家不允许卵子捐赠或代孕。那些生活在有这种限制的地区的人可以选择前往其他地方接受治疗，这被称为"生殖旅游"或"跨境生殖护理"。生殖旅游的原因包括法律目的和更好地获得治疗和高质量的护理[36]。在美国，关于代孕的法律各州不同。

进行 ART 的男同性恋者必须同时选择卵母细胞捐赠者和代孕母亲。代孕有两种类型，传统的基因代孕和妊娠代孕。传统的代孕方式是用受赠父母的精子给女性授精，然后孕育一个与她有基因关系的胎儿。妊娠代孕包括利用来自捐赠者的卵母细胞、来自受赠父母的精子进行体外受精，创造出胚胎，然后将其移植到卵子来源不同的女性子宫中。因此，代孕母亲与孩子没有基因上的

联系。1985 年报告了首例成功的代孕案例[37]。近年来，其在 ART 周期中的使用率已从 1999 年的 1.0% 上升至 2013 年的 2.5%，传统代孕很少被使用[38]。

对男同性恋者的医学检查和评估与异性恋者使用捐赠的卵母细胞和代孕者是一样的。当代孕者参与进来时，提供精子的男子被认为是"定向捐赠者"。FDA 必须确定他是否符合捐赠资格，但如果被认为"不符合"，使用精子是不被禁止的[39]。如果检测结果为 FDA 规定的一种传染性疾病阳性，则组织必须贴上相应的标签；医师必须与相关各方进行评估和讨论后才可以选择继续使用这样的精子[10]。

对任何精子来源都应进行精液分析。同性伴侣可以选择用其中一方的精子授精卵子，也可以将捐献的卵子分开，让双方的精子各授精一半。在决定精子来源时，考虑的因素包括以下几个方面：准父母的年龄（他们可能优先选择使用年长者的精子）；一方已经有了孩子，那么另一方优先有这个提供精子的机会；被认为有"更好的基因"的那一方；有更强烈愿望与孩子有生物学联系的一方[40]。一项研究表明，76% 的夫妇选择让双方的精子与捐赠的卵母细胞受精[41]。

在选择卵母细胞供者时，受赠父母可以选择匿名供者或他们可以联系的人（已知的供者或公开身份的供者）。许多人利用捐赠机构来协助选择捐赠者。与使用捐赠的精子一样，捐卵者必须经过由 FDA 监管的严格筛选过程。最佳捐赠者必须身体健康，没有已知的遗传问题，并且有生育力。捐赠者必须达到法定年龄，最好是 21—34 岁。评估过程包括心理评估和筛查、卵巢储备功能检查、常见遗传性遗传病的基因筛查、病史、体格检查和实验室检查（包括感染性疾病和卵巢储备标志物）[10]。FDA 血液检查必须在精子采集后 7 天内和卵母细胞采集后 30 天内进行。

在开始刺激周期之前，必须签订合同。建议捐献者一生最多接受 6 个刺激周期[42]。卵母细胞

供者的刺激与任何接受 IVF 治疗的女性相似。卵母细胞捐赠者通常有良好的卵巢储备，卵巢过度刺激综合征的风险增加。对捐赠者的金钱补偿反映了与捐赠相关的时间、身体和情感因素。有时还必须考虑到旅行费用。最近，冷冻供者卵母细胞的使用有所增加。这是由于自 2013 年冻存卵母细胞的"实验"标签被取消以来，冻存卵母细胞的可用性越来越高[43]。捐赠卵母细胞库像精子库一样已被使用多年。

在选择代孕时有几个考虑因素。他们应该达到法定年龄，最好在 21—45 岁。最好有至少 1 次无并发症足月妊娠，但阴道分娩次数不超过 5 次或剖宫产 3 次。所有潜在的代孕者及其伴侣都应接受心理健康专业人员的社会心理评估和咨询。重要的是，代孕者要有一个支持他的家庭和（或）社交网络，不要觉得自己是被强迫的[44]。大多数代孕妈妈表示，她们的动机是出于利他主义，以及希望帮助一个家庭尽快有一个孩子[35]。此外，他们的薪酬是一个很大的激励因素[45]。有些准父母可能有家人或朋友愿意代孕，但大多数人会利用代孕机构来帮助选择。

对于潜在代孕者的筛选和测试有多个组成部分。医学专业人员必须详细审查他们的病史，特别是他们的婚育史。她们应该通过医学检查才能妊娠。虽然 FDA 不要求对代孕母亲进行可能的传染性疾病筛查，但 ASRM 建议在胚胎移植后 30 天内对所有代孕母亲及其伴侣进行检测。仔细审查 ART 操作和妊娠风险并获得知情同意非常重要。代孕者应有独立的法律顾问，在开始治疗之前必须签署法律合同[44]。

关于男同性恋和他们的代孕者之间关系的研究有限。这种关系往往会延续到妊娠之后，而且总体上是积极的[40, 46]。许多代孕母亲去见孩子和其他家庭成员[46]。利用 ART 建立家庭的男同性恋者必须决定何时以及如何向他们的孩子透露这一过程的细节，包括使用捐赠的卵母细胞，代孕，以及哪个父亲与孩子有生物学联系。大多数以适

合儿童年龄的方式透露这一信息，并在儿童达到年龄时讨论更多细节[46]。

五、法律考虑

马萨诸塞州在 2004 年成为第一个将同性婚姻合法化的州。2013 年，美国最高法院宣布《联邦婚姻保护法》中限制联邦政府承认异性婚姻的条款是违宪的[47]。2015 年 6 月，美国最高法院裁定同性婚姻合法[48]。

希望收养或利用 ART 的男同性恋者仍然存在法律障碍。直到最近，同性恋父母收养孩子在某些州还是被禁止的。2016 年 3 月，一名联邦法官推翻了美国(密西西比州)上一项同性恋收养禁令，使其在所有 50 个州都合法化[49]。

所有使用第三方生殖的患者必须有法律合同。每一方当事人都应有自己独立的法律顾问。根据男方来自哪个州（或国家），以及代孕母亲在哪里分娩，他们可能不能在出生证明上有双方的名字。患者必须清楚自己所在州的法律，代孕母亲所在州的法律，以及代孕母亲分娩的州的法律。有偿代孕合同是被禁止的。

六、伦理考虑

关于人工授精的争论始于 1909 年的美国和 20 世纪 40 年代的欧洲。天主教会完全反对使用它。反对人工授精的主要论点是，这是一种通奸行为，它忽视了性交的宗教重要性，鼓励手淫，而手淫被天主教会视为一种恶习[6]。尽管有这些观点，捐赠精子库行业还是发展起来了。时至今日，许多国家仍不允许为单身女性或女同性恋夫妇使用捐赠的精子。1984 年一项关于单身女性和 TDI 使用的研究报告说，虽然某些单身女性可能被允许使用 TDI，但医生有权拒绝治疗[50]。最近的专业协会指南指出，拒绝向未婚男女同性恋者提供生殖服务是没有道德依据的[51]。无论婚姻状况或性取向如何，所有生育治疗请求都应得到平等对待。

捐献精子的一个问题是，如果一个男人捐献精子的次数太多，这可能导致亲生兄弟姐妹之间不为人知的亲密关系或婚姻。没有一个国家或国际登记处可以追踪一个男人捐献了多少次精子，也无法追踪多少孩子由此而生。虽然美国生殖医学学会（American Society of Reproductive Medicine）建议个人捐献卵母细胞的次数限制在 6 次以内，但目前没有任何方法可以追踪或证明之前做过多少次卵母细胞捐献[42]。由于缺乏准确的记录，关于每年有多少孩子是通过捐献精子受孕的，没有可靠的统计数据。

对于单身或女同性恋或男同性恋伴侣的后代，人们已经提出了担忧，认为最好的养育环境是已婚的异性恋家庭。一些反对者声称，母亲是提供一个更关怀和养育环境的必要条件，而且女同性恋者比异性恋女性更缺乏母性。其他反对者则表示，同性恋父母的孩子会被社会孤立，会有性别认同和性取向方面的困难，孩子患恋童癖或性虐待的风险更大[52-55]。然而，没有科学的数据来支持这些说法。美国心理协会特别工作组审查了这些数据，得出的结论是，育儿效果与父母的性取向无关；女同性恋和男同性恋父母同样可能为他们的孩子提供健康、支持的环境[56]。关于个性和性别认同发展的研究发现，女同性恋和异性恋父母的孩子之间几乎没有差异[57-60]。总的来说，研究表明，同性恋父母和异性恋父母的孩子在发展、适应和幸福方面没有什么区别。因此，ASRM 伦理委员会得出结论认为，拒绝向单身男女同性恋者提供生殖服务是没有伦理依据的[51]。

七、结论

建立家庭的情况和为人父母的途径不断变化。用来建立家庭的科学技术和工具也在继续迅速发展。虽然通过 ART 建立家庭的医学基础在婚姻状况或性取向方面可能没有差异，但在治疗患者时还需要考虑其他几个因素，包括心理和法律因素。这需要消息灵通的团队提供最好的治疗并解决所有考虑因素。

第 39 章　跨性别者与医学辅助生殖
Treating Transgender People

Kelly Tilleman　Chloë De Roo　Sylvie Lierman　Petra De Sutter　著

林德伟　译　　黄　岩　校

一、对作为父母的渴望

跨性别者和顺性别者一样，都渴望成为父母。患者调研报告表明，40%～50% 的跨性别者希望生孩子[1-3]。许多年来，关于跨性别者是否会是"好父母"的争论仍然存在。这场争论，类似于关于同性伴侣的育儿技巧的讨论，现在显然已经过去了。尽管没有大量研究，尤其是关于跨性别家庭儿童的长期健康研究，但跨性别主义似乎不会影响在跨性别父母的家庭中长大的儿童的性心理或性别认同[4-6]。父母跨性别时孩子越小，与跨性别父母的关系越好[7]。

如果父母的转变发生在孩子出生之前，那么重要的是在儿童早期讨论父母的跨性别身份，而不是在成长后期。如果孩子不是在亲密和安全的家庭氛围中被告知父母跨性别这件事，而是由另一个不是父母的人告诉孩子，这应该避免，因为这样的意外可能会对孩子造成毁灭性的伤害[8]。

研究表明，有孩子的跨性别者的身心健康评分比没有孩子的跨性别者好[9]。此外，孩子甚至被认为是避免跨性别成年人自杀的保护因素[10]。

正如 T'Sjoen 等强调的那样[6]，这不再是一个是否需要帮助跨性别者成为父母的问题，而是如何帮助的问题。性别确认治疗意味着对生殖能力的影响。跨性别激素治疗几乎总是对精子发生或卵母细胞成熟有可逆的影响，然而接受跨性别可能导致永久性丧失生育力[11, 12]。手术干预，包括切除性腺，显然会导致不育。

为满足跨性别者成为父母的愿望而提供的医学辅助生殖（medically assisted reproduction，MAR）类型取决于许多因素。例如，他们是否希望怀上一个遗传学相关的孩子，他们的伴侣（如果他们有一个）的性别是什么，MAR 与性别确认治疗的时间安排，以及他们获得 MAR 的地方立法是什么？一般来说，任何形式的 MAR 最好在跨性别激素治疗前或至少在周期性停止治疗后进行，因为这可以为跨性别者提供最佳 MAR 结局。

二、跨性别者的医学辅助生殖治疗

世界跨性别健康专业协会（World Professional Association for Transgender Health，WPATH）第七版护理标准建议，在开始任何 ART 或医疗干预之前，应与患者讨论生育力的选择[13]。此外，应解释每种 MAR 选项对生育率的影响，包括生育力保存选项，从而能够提供遗传相关的孩子。本章是 De Roo 等最近发表的一篇综述的后续[14]，并提供了治疗如何影响生育力、生育力保存、成功率以及跨性别者未来如何使用冷冻保存配子的相关信息。

三、跨性别女性生育力保存

跨性别女性的生育力保存选择包括冷冻保存射精精子或通过直接睾丸手术提取的精子和未成熟睾丸组织的冷冻保存。表 39-1 概述了跨性别女

技　术	描　述	注意事项	未来应用
	表 39-1　为跨性别女性提供生育力保存的选择		
精子冷冻保存	冷冻保存通过手淫或振动刺激获得的精子	• 技术成熟 • 手淫 • 青春期后	• 男性伴侣：需要供卵和代孕母亲 • 女性伴侣：IUI 或 IVF/ICSI，取决于精子质量，然后伴侣行胚胎移植
手术获取精子	经皮吸入睾丸或附睾的精子	• 技术成熟 • 无须手淫 • 手术操作 • 青春期后	• 男性伴侣：需要供卵和代孕母亲 • 女性伴侣：IVF/ICSI，取决于精子质量，然后伴侣行胚胎移植
睾丸组织冷冻保存	睾丸组织的手术活检	• 实验性的 • 青春期前后均可 • 可在生殖器重建时同时进行	• 男性伴侣：精子体外成熟，需要供卵和代孕母亲（现阶段不可能） • 女性伴侣：精子体外成熟，IVF/ICSI 后伴侣行胚胎移植（现阶段不可能）

IUI. 宫腔内人工授精；IVF/ICSI. 体外受精 / 卵质内单精子注射

经许可转载，引自 De Roo C. et al. 2016. [14]

性的可选择的生育力保存方法。对于每一种方法，应明确指出这种治疗是成熟的、创新性的还是实验性的。此外，应根据伴侣的性别讨论冷冻保存配子的未来用途。

（一）精子冷冻保存

通过手淫或振动刺激获得的精子可以通过冷冻保存以备将来使用。跨性别女性可能会发现为获得冷冻保存的精子进行手淫是很困难的。精液的冷冻储存可能会让跨性别女性想起他们（男性）的过去，并可能让跨性别女性觉得自己不是真正的女性，因为顺性别女性没有精子库[3, 15-18]。精子质量将决定未来哪种 MAR 方式最有效。

（二）手术获取精子

这项技术需要对睾丸进行穿刺，以提取或抽吸精子。这是 ART 中的一种标准方法。尽管这已经成为手淫极为困难的跨性别女性的一种选择，但需要注意的是这仍是一种外科手术[19]。

（三）睾丸组织冷冻保存

睾丸组织冷冻保存涉及睾丸组织的外科活检。这一操作无须手淫，在青春期前的男孩中也是可行

的[19]。这也是一种外科手术，可以与生殖器重建手术相结合，需要注意的是，这种操作是实验性的。

涉及组织解冻时，精子体外成熟是获得成熟精子必要的。目前，这一操作尚未成熟，仍处于基础研究阶段。然而，组织移植后行 ART 也是一种选择。这一操作虽然技术上可行，但移植后恢复男性内分泌功能又是跨性别女性不希望得到的结果。

四、跨性别男性的生育力保存

对于跨性别男性，生育力保存选项包括胚胎、卵母细胞或卵巢组织的冷冻保存（表 39-2 概述了理论可行的选择）。

（一）卵子冷冻保存

人类卵母细胞冷冻保存（通常称为"卵子冷冻"）需要跨性别男性进行激素刺激，取出卵母细胞，后续通常进行玻璃化冷冻保存。

激素刺激过程中需要频繁的阴道超声监测。然后行经阴道穿刺抽吸卵母细胞[3, 19, 20]。Armand 等最近的一项定性研究[20]清楚地表明，阴道检查，以及与睾酮和激素刺激中断相关的生理变化，都

技　术	描　述	注意事项	未来应用
胚胎冷冻保存	控制性卵巢刺激后取卵，受精后得到胚胎进行冷冻保存	• 技术成熟 • 控制性卵巢刺激 • 经阴道 • 青春期后 • 伴侣或供精	• 男性伴侣：需要伴侣的精子进行受精后冷冻保存胚胎，需要代孕母亲 • 女性伴侣：需要供精进行受精后，植入伴侣子宫内
卵子冷冻保存	控制性卵巢刺激后取卵，卵子冷冻保存	• 新技术 • 控制性卵巢刺激 • 青春期后 • 无需伴侣	• 男性伴侣：需要伴侣的精子，需要受体子宫（代孕母亲） • 女性伴侣：需要供精进行受精后，植入伴侣子宫内
卵巢组织冷冻保存	手术切除的卵巢组织行冷冻保存	• 实验性的 • 青春期前后均可 • 无须控制性卵巢刺激 • 可在生殖器重建时同时进行 • 无需伴侣	• 男性伴侣：卵子体外成熟后需要伴侣的精子，需要受体子宫（代孕母亲）（现阶段不可能） • 女性伴侣：卵子体外成熟后，需要供精进行受精后，植入伴侣子宫内（现阶段不可能）

表 39-2　为跨性别男性提供生育力保存的选择

经许可转载，引自 De Roo C. et al. 2016.[14]

会引起性别不符和烦躁不安。因此，在开始任何治疗之前，应仔细考虑这个问题。

然而，如果卵母细胞被成功取出并冷冻保存，未来每一个卵母细胞都可以通过解冻、受精和随后作为胚胎移植到子宫中。需要注意的是，卵母细胞的冷冻保存不需要在取卵当天进行受精，因此取卵阶段不需要精子。

（二）胚胎冷冻保存

胚胎冷冻保存是保存胚胎的方法，对于有男性伴侣的青春期后跨性别男性来说，这是一个很好的选择。这类夫妇有可能产生遗传学相关的后代。或者，供精来源的精子也可以用来为卵子授精。这种生育力保存方法需要卵巢刺激，并伴有与上述跨性别女性相同的心理和情绪压力。

（三）卵巢组织冷冻保存

卵巢组织冷冻保存需要手术切除卵巢。然而，患者不需要按照前文描述的方法使用激素进行卵巢刺激。由于跨性别激素治疗不会影响卵巢中

原始卵泡的数量，可以在生殖器重建手术时切除卵巢[21]。

然而，应该强调的是，这种技术目前被认为是高度实验性的，因为这种组织未来在患者身上的应用是值得怀疑的。当（如果）冷冻保存的卵巢组织被解冻使用时，理论上它可以被移植，或者卵泡可以在 IVF 实验室中进行体外成熟培养。卵巢的移植极有可能通过恢复跨性别者的女性激素活性而引起不良反应。理论上，在输卵管和子宫仍在原位的情况下，自然受孕是可能的。此外，可以尝试对移植的卵巢组织进行外源性激素刺激，以获得用于 IVF 或 ICSI 的成熟卵母细胞。

将来，可能会在 IVF 实验室中利用解冻的卵巢组织进行卵泡成熟培养，从而不需要移植。这项技术被称为卵泡体外成熟（in vitro maturation，IVM），将防止跨性别男性忍受卵巢组织移植相关的女性激素活性恢复。然而，实验室中未成熟卵泡的体外成熟尚不可行。IVM 仍然是高度实验性的，目前仅在基础研究（如研究实验室）中可

用。想进一步了解此方面，请参见 Ladanii 等的文章[22]，他们简要概述了卵巢冷冻保存领域的进展和未来研究的可能性。

五、跨性别者妊娠

在美国，与许多欧洲国家不同，子宫切除术伴卵巢切除术对于合法的性别重建是不必要的[6]。在瑞典，2013 年，跨性别合法化的绝育要求被裁定为违宪，而在比利时，2018 年颁布了新的立法，即性别改变可以仅基于行政程序，而无须治疗、诊断或手术[23]。这些变化明显影响临床实践[24]。

当跨性别男性决定保留卵巢和子宫时，他们可以选择在停止雄激素治疗后恢复生育力。无论之前是否使用过睾酮，跨性别男性都可以妊娠[25]。这也强调需要专门的产科护理，以满足妊娠的跨性别男性的需求。

对于跨性别女性来说，妊娠和分娩仍然是不可能的。Brännström 教授的瑞典研究团队进行了一系列子宫移植，并于 2014 年首次报告了的活产[26]。这为跨性别女性提供了辅助妊娠的可能[12]。然而，如果跨性别女性进行子宫移植，则会引起医学上的担忧[6, 16]。为了改变男性骨盆的解剖结构，以成功进行子宫移植，需要进行复杂的外科手术。免疫抑制治疗也是必要的，并且在妊娠期间可能是禁忌的[6]。然而，这本身与顺性别女性患者的子宫移植没有任何区别。

六、跨性别者的生殖护理

帮助跨性别者实现成为父母的愿望有很多可能的方法。然而，从文献中可以清楚地看出，尽管在技术上是可行的，但接受这些治疗的特定患者群体需要特殊的和专门的护理。跨性别者在接受 MAR 时会经历身体不适、情绪压力和明显的性别焦虑[20, 27, 28]。此外，在沟通中，医务人员可能会"出现性别误解"[27]，例如在与患者交谈时使用错误的代词[20]，以及经常使用"睾丸""阴道""卵巢"等特定性别的词语[20]。

应提供一个性别中立的环境，让医务人员了解跨性别者独特的首要的护理需求。可能需要对现有临床工作进行简单的更改，以创建正确的环境。这些可能包括以下方面。

1. 关于男性、女性、跨性别或性别中性患者身份的患者表格，如英国人类受精和胚胎学管理局（Human Fertilization and Embryology Authority，HFEA）制作的表格。

2. 提供无男女标识的洗手间。

3. 注意中性的沟通。

4. 意识到跨性别者的痛苦经历并建立信任的患者关系[20, 28]。

因此，有必要对生育诊所的工作人员进行专门培训，以解决跨性别者寻求 MAR 的各方面问题。只有这样，诊所才能提供最佳的跨性别生殖护理。

第 40 章　经阴道超声引导下异位妊娠的处理

Transvaginal Sonography-Guided Management of Ectopic Pregnancies

Luwam Ghidei　Gary N. Frishman　著

高　妍　译　　欧　莹　校

虽然大多数异位妊娠发生在输卵管内，但仍有 10% 的异位妊娠发生在输卵管外，这可能会导致显著的发病率和死亡率[1]。这些非输卵管异位妊娠和宫内合并宫外妊娠，如剖宫产瘢痕部位妊娠、宫颈妊娠、间质部妊娠、卵巢以及其他特殊部位的异位妊娠，可能与迟发的临床表现和漏诊有关，因而增加了急诊手术、危及生命的出血和子宫切除术的风险。幸运的是，由于超声技术的进步和诊断异位妊娠标准的明确，这些异位妊娠可以被早期发现，使患者可以接受更加及时和微创的治疗措施。选择合适的患者，在异位妊娠的部位使用化疗药物局部注射，代替或作为全身药物及手术治疗的辅助治疗，已成为一种安全有效的治疗选择[2]。

对于非输卵管妊娠的复杂性异位妊娠，局部注射与传统治疗方法相比有许多优点。通过使用超声引导操作，医生可以立即确认胎儿心跳活动是否停止。在有胎儿心脏活动的非输卵管异位妊娠和宫内合并宫外妊娠中，单独局部注射甲氨蝶呤，或在甲氨蝶呤全身治疗失效后使用局部注射，均已被证实有效[3, 4]。并且，对于那些甲氨蝶呤全身治疗可能失败的患者，比如胎龄＞9 周宫颈妊娠、β-hCG 水平＞10 000mU/ml，头臀长度＞10mm，或存在胎儿心管搏动的患者，在甲氨蝶呤全身治疗的基础上增加局部注射，可能提高保守治疗的成功率[5, 6]。

与手术治疗宫颈妊娠和剖宫产瘢痕部位妊娠相比，使用经阴道引导局部注射保守治疗，是一种不错的选择，因为能将发病率降到最低；而手术治疗与出血和破裂的风险显著相关[7]。并且，成功的保守治疗更有可能保留生育力，因为与手术治疗相比，子宫切除术的风险较低[8, 9]。此外，单药局部注射化疗相对全身注射甲氨蝶呤，化疗药物的毒性局限。在异位妊娠与宫内妊娠并存的情况下，局部注射治疗还可以保留宫内妊娠，这是全身甲氨蝶呤治疗不可能出现的结果。曾有数例报道，局部注射甲氨蝶呤或氯化钾成功地治疗了宫内合并宫外妊娠，并使同时存在的宫内妊娠继续妊娠至早产或足月分娩[10-12]。考虑到甲氨蝶呤可能被宫内妊娠吸收，氯化钾在理论上可能是更加安全的选择。本章的目的是回顾总结局部治疗的指征，注射技术及治疗结果。

一、患者选择标准

（一）诊断

非输卵管异位妊娠和宫内合并宫外妊娠可以在妊娠早期通过阴道超声（transvaginal ultrasound，TVUS）和高度敏感的定量 β-hCG 检测进行诊断。表 40-1 概述了超声检查结果如何提示非输卵管异位妊娠和宫内合并宫外妊娠。对于血流动力学稳定的患者，如果超声检查结果不确定，但高度怀疑异位妊娠的时候，进一步复查超声、三维超声或磁共振成像（MRI）可能有助于明确诊断[13]。值得注意的是，只有在排除宫内妊娠可能性的情况下，才可使用彩色多普勒。

表 40-1		非输卵管异位妊娠和宫内合并宫外妊娠的超声提示
异位妊娠种类	发生率	超声标准
宫颈妊娠[14]	0.01%	• 宫内未见孕囊 • 筒状的子宫颈 • 孕囊在子宫内膜以下 • 没有"滑动征"[a] • 彩色多普勒显示孕囊周围有血流
间质部妊娠[15]	0.02%～0.04%	• 宫内未见孕囊 • 孕囊位置偏离内膜线超过1cm，连续的外缘肌层厚度小于5～8mm • 间质线——回声线在子宫底横切面宫角区域，自子宫体腔外侧与孕囊或妊娠包块相连
剖宫产瘢痕部位妊娠[14]	0.1%～0.45%	• 宫内未见孕囊 • 孕囊位于子宫内膜水平的前面，覆盖了以前剖宫产下段瘢痕（可见或假定的瘢痕位置） • 多普勒检查显示功能性滋养层/胎盘循环 • 没有"滑动征"[a]
宫内合并宫外妊娠[14]	0.03%	• 宫内妊娠 • 输卵管或非输卵管宫外妊娠
卵巢妊娠	0.015%～0.03%	

a. 滑动征：当使用探头对子宫颈施加压力时，流产时妊娠囊会滑动到子宫颈管上方，而植入型宫颈妊娠则不会

（二）局部治疗指征

当诊断为非输卵管异位妊娠和宫内合并宫外妊娠时，应考虑局部治疗。局部治疗的禁忌证与全身甲氨蝶呤的禁忌证类似，包括异位妊娠破裂、血流动力学不稳定、不能或不愿意密切随访，以及局部治疗药物的禁忌证[2]。此外，经验丰富的外科医生和设备是必不可少的。血流动力学不稳定的患者和（或）宫外孕破裂的患者应立即进行手术治疗。与全身治疗类似，局部治疗时，患者也必须按要求随访，包括必要的血液测试、超声波和评估，以监测治疗，并能够在出现破裂症状时立即寻求医疗救治。值得注意的是，β-hCG在局部注射和期待治疗后的几个月内可能呈下降趋势；治疗后的随访非常必要[16]。对于局部治疗后无法长期密切随访的患者，首选手术治疗。在选择局部治疗药物时，应考虑到药物本身的禁忌证。

甲氨蝶呤的绝对禁忌证包括母乳喂养、免疫缺陷、对甲氨蝶呤的敏感性、活动性肺疾病、消化性溃疡和肝、肾或血液学功能障碍[3]。对于有甲氨蝶呤禁忌证的患者，氯化钾和高渗葡萄糖是可用于局部注射的替代药物，如上所述，理论上可能在宫内合并宫外妊娠中更好。氯化钾的禁忌证是罕见的。在迄今为止氯化钾局部注射治疗例数最多的研究中，239例患者并未出现孕产妇并发症。不过在个别案例中，曾有因穿刺针误穿孕妇盆腔或子宫而造成孕妇心搏骤停或中毒的报道。

有几种类型的非输卵管妊娠或复杂异位妊娠患者，可显著受益于保守治疗。对于希望将来生育的异位妊娠患者，应强烈考虑采用局部治疗的保守治疗。在一项系统综述中，90例保守治疗的宫颈异位妊娠中，只有4例（4.4%）需要子宫切除术。这表明，与历史报道相比，宫颈异位

妊娠治疗后的子宫切除术率下降了近 100%[17, 18]。91.7% 间质部位妊娠患者通过局部注射维持了输卵管通畅，67% 的患者在治疗后 1 年内受孕[19]。还有报道在一系列的病例中，通过局部注射成功地治疗了宫颈妊娠和剖宫产瘢痕部位妊娠，之后正常妊娠和分娩[8, 20]。另一个可能从局部注射治疗中获益的患者群体是全身甲氨蝶呤治疗失败高风险的人群，这部分人具有全身治疗失败的预后因素，例如异位妊娠部位具有胎心搏动。如上所述，与单独进行全身治疗相比，局部注射可以使非输卵管异位妊娠立即停止胎儿心脏活动，可以与全身甲氨蝶呤联合，或在全身甲氨蝶呤失效后在使用局部注射立即停止胎儿心脏活动，这都说明了该治疗方案的一个显著优势[3, 4]。对于 β-hCG 水平> 10 000mU/ml，CRL>10mm，或 9 周胎龄的宫颈妊娠，也应考虑局部注射[6]。

最后，希望保留宫内妊娠的异位妊娠患者应给予局部注射。如前所述，使用该技术后，已发生宫内妊娠[10-12]。

二、局部注射程序

（一）方法

非输卵管的复杂异位妊娠可以通过各种不同的方法局部注射细胞毒素治疗，包括腹腔镜、超声和宫腔镜引导[21, 22]。超声引导的方法提供了胎儿心脏活动停止的直接证据，同时还能够评估潜在的术中并发症，如异位破裂。尽管也有报道经腹部超声引导的入路是一种安全的选择，但通常选择经阴道的入路[23]。Framarino 等发表了一项 14 例间质性异位妊娠的病例观察，均为经腹部超声引导注射甲氨蝶呤（25mg）成功治疗，无并发症[24]。

（二）过程

理想情况下，新手应在手术室经阴道超声引导下进行局部注射，以避免出血的风险。该操作通常在镇静的情况下进行，但也有使用 1% 利多卡因局部麻醉或不使用麻醉（尽管后者治疗的是输卵管妊娠）[25]（图 40-1）。

手术时患者取截石位，按常规消毒和铺巾。使用经阴道超声探头评估盆腔游离积液深度并观察异位妊娠部位，采用反向 Trendelenburg 体位（头高脚低位）更利于观察。探头上固定的腔内穿刺引导器使穿刺针可按照预先设定的方向直接穿刺到妊娠囊内。常用的 17 号取卵针效果较好。为了破坏妊娠，可以将胎囊内的液体抽吸出来，计算安全注射的液体量，并通过注入灭胚剂[26] 将宫外孕的膨胀和破裂的风险降到最低。双腔取卵针可能特别适合于这一过程，因为它允许

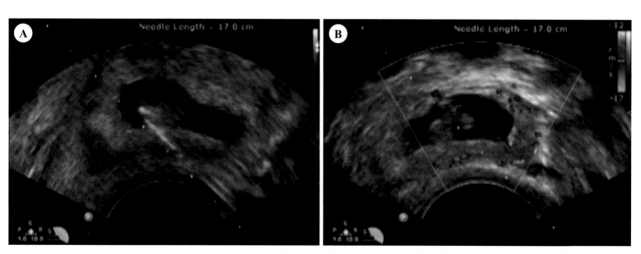

▲ 图 40-1　A. 有胎儿心脏活动的剖宫产瘢痕妊娠的经阴道超声；B. 在超声引导下将 17 号针插入妊娠囊，抽吸液体，剖宫产瘢痕妊娠被机械中断，并注射氯化钾，注意到胎儿心脏活动停止

将治疗液预加载到针尖，避免了空气的注入，同时允许通过第二腔取出胎囊内的液体。在超声引导下缓慢注射药物，以评估泄漏或即将破裂的迹象。如果胎儿有心脏活动，可以使用心内或胸腔内注射溶液，并观察胎儿心脏活动停止。此外，可以通过针在囊内的移动来机械切断异位。以反向 Trendelenburg 体位再次评估术后出血。彩色多普勒超声在病例开始时用于评估周围血管和评估胎儿心脏活动。这是特别有用的，因为在治疗过程中引入气泡可能会使传统的超声在手术结束时难以确认胎儿心脏活动停止。针的路径取决于异位的位置以及相关的结构和血管。尽管缺乏前瞻性的资料（异位妊娠除外），但在治疗间质性异位妊娠时，应考虑将针从内侧向外侧穿过，通过子宫侧进入异位，而不是通过囊的可能较薄的部位。例如，如果是间质异位，针被引导穿过子宫进入异位，注意避开子宫动脉。这也使任何出血发生在子宫内（可能是填塞子宫，以便能够识别出血），而不是进入骨盆。

（三）监护观察

在局部注射时及注射后，应当密切观察患者情况，以防发生出血或破裂。如患者在术后情况稳定，一旦发生破裂或出血可以及时返回医院，则可以于手术当天出院，并在门诊进行随访。术后建议盆腔休息。

非输卵管宫外孕治疗后可持续随访 β-hCG 水平，超声在常规随访中可能价值有限。可按单剂量甲氨蝶呤方案推荐的时间间隔来绘制 β-hCG 值变化曲线，以监测对治疗的反应[27]。然而，如果宫内妊娠未受影响，监测 β-hCG 水平变化可能对异位的妊娠灶无效。此外，医生应该记住，β-hCG 水平在开始下降之前可能会先上升。需要注意的是，需向患者告知，使用超声引导介入技术后异位可能持续 2～3 个月。因此，对于一个病情稳定的患者，只要 β-hCG 水平下降，即便存在持续性肿块的，也不应常规干预。曾有病例报道，剖宫产瘢痕部位妊娠经局部注射治疗后，超声检查发现妊娠晚期肿块持续存在[12]。如果局部注射联合全身多次甲氨蝶呤给药，应按多次注射方案推荐的间隔时间监测 β-hCG 的变化趋势、全血计数和肝肾功能情况，此外还应给予亚叶酸钙以减少全身使用甲氨蝶呤的不良反应[27]。虽然可以单次全身给予甲氨蝶呤治疗，但我们通常不给已进行局部注射的患者进行多次甲氨蝶呤治疗。

三、药物

（一）药物选择

在非输卵管异位妊娠和宫内合并宫外妊娠的局部注射过程中，最常用的胚胎毒性药物包括甲氨蝶呤、氯化钾和高渗葡萄糖。根据迄今为止的少数研究，甲氨蝶呤似乎是最有效的选择。一项前瞻性、随机、双盲研究比较了局部注射甲氨蝶呤和高渗葡萄糖治疗未破裂的输卵管异位妊娠的疗效。研究发现甲氨蝶呤优于高渗葡萄糖[28]。虽然还没有试验比较局部注射药物治疗非输卵管妊娠或复杂异位妊娠，但有一组病例回顾了甲氨蝶呤或氯化钾治疗输卵管、宫角和宫颈异位妊娠的结果。两种药物在局部注射时均能成功地使心脏活动停止，并且在治疗后的恢复时间上没有差异[29]。然而，在 70% 使用氯化钾治疗的病例中，需要全身使用甲氨蝶呤。这些病例更有可能发生并发症，提示 MTX 可能是治疗失败风险病例首选的杀胚剂。尽管如此，已有报道显示使用任何一种药剂的成功率均可达 93%～100%[5, 30]。因此，局部注射药物的选择应根据患者的特点和外科医生的偏好。目前尚无临床试验比较局部注射药物与安慰剂或单独使用针刺破坏妊娠囊之间的疗效差异。目前还不清楚究竟是胚胎毒性药物还是机械破坏囊的行为更有助于解决异位妊娠，但我们认为两种不同的治疗方法（注射胚胎毒性药物和机械性破坏妊娠囊）都有助于成功治疗。注射方法对所有药物都是一样的。

（二）甲氨蝶呤

甲氨蝶呤是一种叶酸拮抗药，可抑制 DNA 合成和细胞增殖。局部注射可使异位妊娠病灶在更高的剂量和长时间暴露于甲氨蝶呤，同时最大限度地减少全身不良反应。在比较局部和肌注甲氨蝶呤治疗输卵管异位妊娠的药物血清水平时，有相互矛盾的结果报道，目前尚无证据证实局部给药与较低的甲氨蝶呤血清水平相关[31]。在非输卵管妊娠以及宫内合并宫外妊娠中，目前尚无局部注射甲氨蝶呤的药代动力学研究。对于具有甲氨蝶呤治疗绝对禁忌证的患者，不可使用局部注射甲氨蝶呤代替全身注射甲氨蝶呤。对于剖宫产瘢痕部位异位妊娠，由于瘢痕内存在纤维化组织，限制了药物的进入，因此局部注射可能比单独全身治疗更有效[1]。仅在局部使用甲氨蝶呤可以使异位妊娠的心管搏动停止，但仍然可以联合其他局部药物或全身甲氨蝶呤治疗[32]。目前还没有对以上两种给药方案进行比较的临床研究。有报道的用于非输卵管妊娠或复杂异位妊娠的甲氨蝶呤局部注射剂量，如每 1~2 立方厘米，25~75mg，1mg/kg，单次剂量 100mg，固定剂量 12.5mg[11, 22, 33-35]。我们使用的剂量方案，是用体积略小于抽吸出的妊娠囊液量的 50mg/ml 的甲氨蝶呤溶液，注入妊娠囊。另一种方法是在胚胎部位注射 25mg 甲氨蝶呤，在胎盘部位再注射 25mg 甲氨蝶呤[35]。

如前所述，甲氨蝶呤局部注射可能与 β-hCG 水平下降较慢有关。局部注射治疗后，β-hCG 可能需要 21~177 天下降到检测不到的值[16, 26, 36]。通过观察两组 27 例患者的 β-hCG 水平的变化模式和超声相关影像，阐述了术后恢复过程。β-hCG 在局部注射后的几天内有增加的趋势，但通常不需要额外的治疗。同样，局部甲氨蝶呤化疗联合全身治疗后，孕囊体积和血管化均有所增加。可见局部注射甲氨蝶呤联合全身甲氨蝶呤治疗的成功率为 100%，但随访时间较长[16, 36]。

（三）氯化钾

氯化钾是一种心脏毒性药物，可用于非输卵管异位妊娠或合并宫内妊娠的宫外妊娠存在胎儿心管搏动的情况，以避免全身系统性化疗药物对宫内妊娠的毒性[37]。此外，氯化钾可用于有甲氨蝶呤禁忌证且仍符合局部治疗条件的患者。有报道的氯化钾剂量包括 2mEq/ml 氯化钾溶液 1~3ml[11]。

一项 27 例非输卵管异位妊娠的研究，其中 18 例宫颈妊娠、2 例剖宫产瘢痕部位妊娠、4 例宫角妊娠和 3 例宫内合并宫外妊娠，均使用经超声引导下局部氯化钾，成功率达 93%。值得注意的是，一例剖宫产瘢痕部位瘢痕妊娠出现了大出血，因此做了诊断性清宫术而不是 KCL。hCG 水平在 4 个月内均降至正常水平[5]。

（四）高渗性葡萄糖

高渗葡萄糖产生渗透作用，可导致滋养细胞组织脱水和坏死。高渗葡萄糖已被用于异位妊娠，与氯化钾类似，对宫内妊娠没有毒性，是有甲氨蝶呤禁忌证的患者的替代药物。有报道的剂量包括 20%~50% 的高渗葡萄糖 5ml[21, 38]。

（五）组合方法

联合用药已有报道，如局部注射氯化钾和甲氨蝶呤，或局部注射氯化钾联合全身使用甲氨蝶呤，这可能是根据初始 β-hCG 水平，是否存在胎儿心脏活动，治疗后的 hCG 下降速度和（或）临床判断而做出的决定。如果诊断时 β-hCG 水平超过 2000mU/ml，则可能需要额外全身注射甲氨蝶呤[39]。局部和全身联合使用甲氨蝶呤可以缩短 β-hCG 变为阴性的时长。一篇报道显示，经局部氯化钾和全身甲氨蝶呤联合治疗的宫颈妊娠，β-hCG 水平呈现逐渐下降，而且在一系列超声检查中观察到妊娠囊缓慢塌陷。患者每周随访一次，甲氨蝶呤给药后第 56 天 β-hCG 值＜10U/L[40]。

已有研究报道，使用治疗局部 KCL 注射后再次局部 MTX 注射治疗继续进展的妊娠[41]。据报道，在局部氯化钾治疗失败后全身使用 MTX 可获得成功。然而，这种方案也可能与重大风险相关，并需要仔细选择患者并充分沟通。Monteagudo 等报道了 14 例非输卵管异位妊娠[29]，10 个孕妇中有 7 个接受氯化钾治疗，随后肌内注射甲氨蝶呤，其中 4 例患者出现宫内妊娠流产、需要子宫动脉栓塞的大出血、血小板减少、胚胎囊破裂等并发症。值得注意的是，上述 4 例患者的 β-hCG 滴度均大于 29 000，提示并发症可能取决于以上病例的特点，而不是治疗方案[29]。

四、结果

局部治疗非输卵管异位和宫内合并宫外妊娠的经验仅限于病例报告和系列病例研究。目前还没有将局部治疗与手术治疗进行比较的前瞻性随机对照研究。在评估发表的结果时，还必须考虑发表偏倚的影响。

（一）宫颈妊娠

宫颈异位妊娠在普通人群和 IVF 妊娠中的患病率为 0.01%[42]。最近一些报告表明，羊膜内处理宫颈异位妊娠是一种有效的治疗方法。一项 38 例的宫颈妊娠系列病理研究中，经阴道超声引导行局部甲氨蝶呤或氯化钾治疗[8]，其中 22 例有胎儿心脏活动，3 例患者在局部注射时出现明显的出血，通过保守措施（颈管内 Foley 导管压迫止血和全身使用甲氨蝶呤）成功地处理了这一情况，2 例继续妊娠（孕 11 周和孕 12 周）因在局部治疗后 β-hCG 水平没有下降，而需要额外的全身甲氨蝶呤，未见甲氨蝶呤的不良反应报道。在平均 4.5 年的随访后，21 名女性中有 18 人成功妊娠，其中 1 人早产。所有患者均未再发生宫颈妊娠。尽管该系列病例研究的结论表明，局部治疗宫颈妊娠对于未来有生育要求的女性来说，是有效且安全的，包括那些大于 10 周的妊娠经治疗仍继续妊娠的情况。数据显示，诸如治疗失败、出血、子宫切除

术的风险是非常有限的[43]。Junior 等报道了 8 例伴有胎心活动的子宫颈异位妊娠患者的结局，β-hCG 水平在 3000～71 000mU/ml，所有 8 例患者均成功接受局部甲氨蝶呤和氯化钾治疗。值得注意的是，β-hCG 水平在治疗后 12 周时无法检测到，在治疗后 14 周，妊娠明显退化[44]。

（二）剖宫产瘢痕部位妊娠

第一例剖宫产瘢痕部位异位妊娠由 Larsen 和 Solomon 于 1978 年提出。剖宫产瘢痕异位妊娠的发生率不详，但仍在不断上升。估计发病率为 1/2216～1/800。鉴于现代产科技术的发展，这一发病率可能会继续上升。剖宫产在美国所有分娩中占 32.2%[45]。剖宫产瘢痕部位妊娠在妊娠早、中期有更大子宫破裂和出血的风险[1]。曾有一例剖宫产瘢痕部位妊娠的病例报道，β-hCG 18 000，采用了激进的治疗方案，包括局部甲氨蝶呤 1mg/kg，然后每 2 天肌内注射甲氨蝶呤，共 2 次，同时给予 0.1mg/kg 的叶酸。此后，每周给予甲氨蝶呤直到超声多普勒下无血流信号。β-hCG 在 58 天内从 18 000 降为阴性。值得注意的是，在甲氨蝶呤治疗 2 个月后，超声检查仍可显示妊娠囊。由于理论上剖宫产瘢痕部位妊娠的全身治疗可能受到纤维化组织的阻碍，因此局部治疗可能更有效。的确，甲氨蝶呤局部治疗可以缩短 β-hCG 转阴的时间间隔[1]。在一项 751 例剖宫产瘢痕部位妊娠的回顾性病例研究中，采用了各种治疗方法，44.1% 的病例发生了并发症。使用全身系统性甲氨蝶呤、刮宫术和子宫动脉栓塞三种治疗方法的并发症发生率最高（分别为 62.1%、61.9% 和 46.9%），从持续性异位妊娠，到子宫破裂引起的急性出血[36]。值得注意的是，甲氨蝶呤或氯化钾局部注射治疗在所有治疗方式中并发症发生率最低（9.6%）。

Jukovic 等报道了一个病例系列研究，7 例剖宫产瘢痕部位妊娠患者分别接受局部甲氨蝶呤、局部氯化钾或局部甲氨蝶呤和氯化钾联合治疗[46]。7 例患者中有 5 例在 6～10 周内 β-hCG 降

至阴性，因而得到了成功的治疗。其中两名患者出现大出血，需要输血和手术治疗。其中 1 例患者为宫内妊娠合并剖宫产瘢痕部位妊娠，采用单纯局部注射氯化钾治疗，当先前剖宫产瘢痕引起的出血需要紧急剖宫产时，宫内妊娠已进展到31 周。

与非输卵管性异位妊娠类似，经局部注射治疗后，宫颈瘢痕异位可能需要数周至数月才能解决。Timor-Tritsch 等报道了一项 26 例宫颈瘢痕部位妊娠的病例系列研究，分别在胚胎中注射 25mg MTX，在胎盘区注射 25mg MTX，以及全身注射 25mg MTX。平均治愈时间为 88.6 天，在此之前，血清 β-hCG 水平、妊娠囊体积和血管密度均有增加。血清 β-hCG 初始升高的原因尚不清楚，但可能与滋养细胞初始坏死期间储存的 hCG 释放有关。有趣的是，血管指数（Ⅵ）可能在监测和预测重大并发症中发挥作用。在 3 例因急性出血需要子宫切除术的患者中，Ⅵ显著高于 23 例未切除子宫的患者（63.1% vs. 17.8%）[36]。随着 β-hCG 和孕囊体积的增加，Ⅵ在治疗后也有立即增加的趋势。

（三）子宫间质部妊娠

间质部妊娠发生率为 0.02%～0.04%[47]。在一项 10 例间质部妊娠的病例系列研究中，采用局部注射甲氨蝶呤，成功率为 100%[30]。间质部妊娠经局部注射后，输卵管通畅，随后健康妊娠，但在随后的妊娠中再次发生间质部妊娠或子宫破裂的风险仍不确定[19]。

（四）宫内合并宫外妊娠

既往，宫内合并宫外妊娠的发生率被估计为 1/30 000，但最近的数据表明，异位妊娠的发生率更高，为 0.03%[48]。一项对美国辅助生殖技术（ART）登记的分析显示，接受 ART 的患者中宫内合并宫外妊娠的发病率为 0.15%[49]。虽然罕见，但由于辅助生殖技术的出现和成功，更多的宫内合并宫颈妊娠被诊断出来。在一项回顾性病例研究中，宫颈妊娠局部注射氯化钾注射液，可成功解决宫颈妊娠，但宫内妊娠流产、母体出血和早产均有发生[50]。甲氨蝶呤可成功用于治疗合并宫内妊娠的宫颈妊娠；然而，当想要保留宫内妊娠时，甲氨蝶呤局部注射可能不是首选。也有使用甲氨蝶呤局部注射治疗合并宫内妊娠的宫颈妊娠的成功案例[51, 52]。一例使用甲氨蝶呤和氯化钾联合局部注射治疗，而另一例仅使用甲氨蝶呤局部注射治疗。有几例报告显示，局部注射甲氨蝶呤或氯化钾成功地治疗了合并宫内妊娠的宫颈妊娠，并且宫内妊娠最终得以早产或足月分娩[10-12]。

（五）卵巢妊娠

卵巢妊娠极为罕见，发生率仅为 0.015%～0.03%[53]。尽管卵巢异位妊娠可能会被误认为黄体囊肿和（或）在手术时被误诊，经阴道引导下的抽吸和注射在早期诊断卵巢异位妊娠中是成功的。在一个病例报告中，直接将总剂量 50mg 甲氨蝶呤直接注射入卵巢异位妊娠灶，随后黄体囊肿破裂，β-hCG 水平逐渐下降，直到 8 周左右检测不到。该患者随后妊娠，并分娩了一个健康的孩子。原 Spiegelberg 的四个诊断卵巢异位妊娠的临床标准已经过时，因为它们需要手术干预来评估。应更新指南，纳入新的、更有效的治疗方案，如超声引导下卵巢异位妊娠局部处理[54]。

五、结论

在早期诊断非输卵管异位和宫内合并宫外妊娠的情况下，经阴道超声引导的局部治疗或作为全身性药物治疗的辅助治疗，可能是有生育要求且依从性好的持续妊娠患者的一种选择。对于那些由于平滑肌瘤、BMI 高、盆腔粘连、异位妊娠灶与阴道穹隆之间距离较远无法安全穿刺入羊膜腔，致使经阴道超声引导治疗困难或不可行的患者，经腹部超声引导的局部注射治疗可能是一种可行的选择[24]。在超声引导和适当的治疗后监测下，甲氨蝶呤、氯化钾和高渗葡萄糖等药物的局部注射可以安全地完成。多项病例报告和系列病例研究表明，局部治疗的成功率高，但并发症如出血和需要紧急手术处理的情况仍然存在，正如系统性治疗方案。治疗成功后，可以通过超声子宫造影、子宫输卵管造影或宫腔镜对子宫进行成像，以重新评估宫腔，便于患者进行咨询。仍需要多中心前瞻性随机试验来明确合适的候选人，比较局部治疗与内外科治疗，并优化局部注射的程序。

第四篇　改善医学辅助生殖的结果
Improving Outcomes in Medically Assisted Reproduction

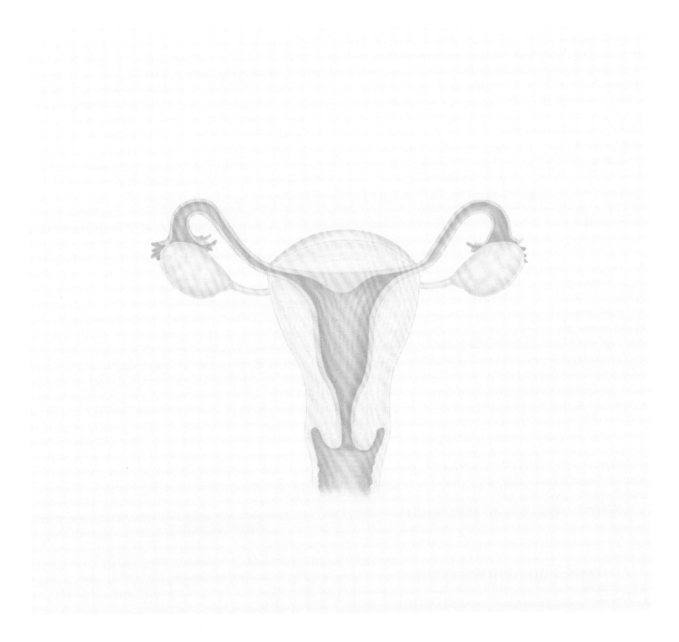

第 41 章　医学辅助生殖的并发症：多胎妊娠
Multiple Pregnancies as a Complication of Medically Assisted Reproduction

John Wu　David Prokai　Orhan Bukulmez　著
高　妍　译　　欧　莹　校

多胎妊娠一直是医学界感兴趣的话题。1895年，波兰病理学家 Dyonizy Hellin 建立了一个计算普通人群中多胎妊娠率的公式：他估计每 89 次妊娠中有 1 次是双胞胎；三胞胎的比例是 $1/89^2$，即 1/7921；四胞胎的比例为 $1/89^3$，即 1/704 969。直到今天，这些计算方法仍然与自然发生的多胎妊娠率近似[1]。然而，目前世界范围内的多胎妊娠率明显超过了赫林定律。为什么？不孕治疗的引入导致了多胎妊娠的激增，尤其是高阶倍数（三胞胎或以上）。最近的评估结果显示，不育的治疗导致 36% 的双胎发生率和 77% 的更高胎数的发生率。

多胎妊娠可由体外受精（IVF）或医学辅助生殖（MAR）以及非体外受精生育治疗（如促排卵和超排卵）引起。2011 年，美国 17% 的双胞胎和 32% 的高胎数妊娠是通过试管授精实现的[2]。IVF导致的双胎妊娠比例一直在稳步上升，而高胎数妊娠的比例在下降（图 41-1）。在 2015 年使用新鲜非供者胚胎进行体外受精后活产的女性中，单胞胎、双胞胎和高胎数妊娠的比例分别为 77.2%、22.1% 和 0.6%（图 41-2）[3]。需要注意的是，人工授精使用的超排卵药物氯米芬和（或）注射促性腺激素的是高胎数妊娠的主要原因，并随之而来一系列风险[2]。本章节将集中讨论体外受精后的多胎妊娠。

一、辅助生殖技术中的单卵双胎

试管婴儿导致多胞胎的最主要原因是胚胎移植的数量。单卵双胎有一个较小但仍然重要的贡献。单胚胎移植中，1.6%～5.6% 发生单卵双胎，高于 0.4% 的自然妊娠单卵双胎率[4-10]。单卵双胎的危险因素是有争议的。人们普遍认为，较年轻的卵母细胞和优质的胚胎更容易产生单卵双胎[11, 12]。两项 Meta 分析报告称，与卵裂期移植相比，囊胚期移植发生单卵双胎的风险增加了 2～3 倍[13, 14]。然而，最近的研究未能再次证明这种风险的增加。这些相互矛盾的结果可能反映了胚胎培养系统的进步和实验室技术的改进[7, 8]。尽管争论尚未解决，2013 年，美国生殖医学学会（ASRM）委员会建议，患者应被告知，囊胚期胚胎移植可能会增加单卵双胎的风险[15]。

消失的双胞胎

体外受精后的单胎妊娠中，有 10%～15% 在早期妊娠时开始为双胎妊娠。虽然这些妊娠最终结局是单胎活产，但研究表明，与单纯的单胎相比，双胎之一消失的单胎活产的低出生体重<2500g、极低出生体重<1500g 及早产的风险增加。特别是妊娠 8 周后发生的自发性消失双胎会明显引起这些风险的增加[16]。

二、多胎妊娠并发症

许多不孕不育患者可能认为多胎妊娠是一个理想的结局[17, 18]，但多胎妊娠有许多并发症，必须认真对待。

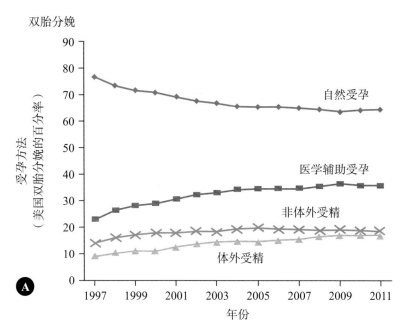

双胎分娩

◀ 图 41-1 1997—2011 年 不 同
受孕方法下的多胎分娩率变化
经许可转载，引自 Kulkarni AD,
Jamieson DJ, Jones HW, Kissin
DM, Gallo MF, Macaluso M, et al.
Fertility Treatments and Multiple
Births in the United States. Centers
Dis Control Prev N Engl J Med.
2013;23369(5):2218–25.

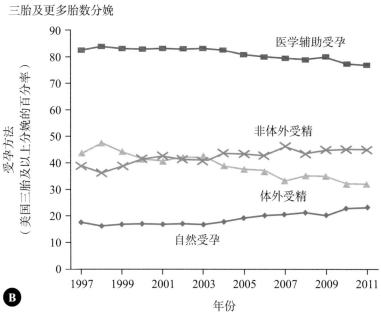

三胎及更多胎数分娩

（一）母体并发症

单胎妊娠的许多并发症会因多胎妊娠而加重，包括但不限于妊娠剧吐、高血压、剖宫产率升高、产后抑郁等[19-21]。

1. 妊娠剧吐

大多数妊娠在前三个月都会发生恶心和呕吐。虽然确切的机制尚不清楚，但普遍认为人类绒毛膜促性腺激素（hCG）水平升高是罪魁祸首。在

hCG 非常高的情况下，如葡萄胎妊娠和多胎妊娠，严重症状的发生率增加，包括妊娠剧吐，其特征是难治性恶心和呕吐，导致体重下降和（或）电解质紊乱。该症状可显著降低女性的生活质量，并可能严重到需要住院治疗[22]。

2. 高血压疾病

多胎妊娠的女性患高血压疾病的风险增加。单胎妊娠患高血压的基线风险为 6.5%。这

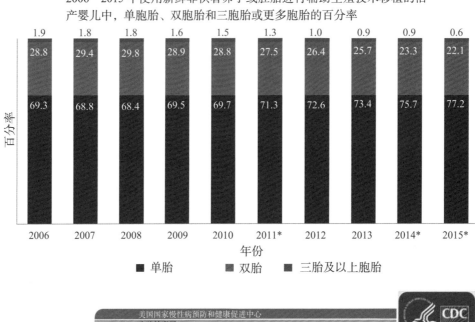

2006—2015 年使用新鲜非供者卵子或胚胎进行辅助生殖技术移植的活产婴儿中，单胎、双胞胎和三胞胎或更多胞胎的百分率

▲ 图 41-2　使用新鲜非供者卵子或胚胎的单胎、双胎和三胎及以上 10 年的年活产率（美国卫生与公众服务部，疾病控制与预防中心）

*. 由于四舍五入，总数不等于 100%

引自 2015 Assisted Reproductive Technology National Summary Report（From https://www.cdc.gov/art/pdf/2015-national-summary-slides/art_2015_graphs_and_charts.pdf）.

种随着胎儿数量的增加，风险成倍增加：双胞胎为 12.7%，三胞胎及以上胎数为 20.0%。在重度妊娠期高血压疾病中，也有类似的趋势：单胎为 0.5%，双胞胎为 1.6%，三胞胎及以上胎数为 3.1%[23]。

子痫前期是一种以高血压和蛋白尿为特征的妊娠综合征，在多胎妊娠中发生率增加，相对风险为 2.6[19]。子痫前期母体严重并发症包括肝肾功能障碍、凝血功能障碍、脑水肿、癫痫发作和脑卒中。妊娠合并子痫前期也会导致胎儿发病率和死亡率升高，在多胎妊娠，这些并发症发生的风险更高，特别是与妊娠 35 周前早产（34.5% 双胞胎 vs. 6.3% 单胎）和胎盘早剥（4.7% 双胞胎 vs. 0.7% 单胎）的发生率增加相关[19]。

3. 剖宫产分娩

在世界范围内，18.6% 的分娩是剖宫产分娩。剖宫产率为 6.0%~27.2%，发达国家的剖宫产率更高[24]。尽管剖宫产对胎儿和母亲都是一种有效的挽救生命的措施，但它也是一种可能带来孕产妇和围产期风险的大手术。剖宫产的潜在并发症包括子宫内膜炎、伤口并发症、出血、其他器官损伤和血栓事件（表 41-1）。

表 41-1　初次剖宫产并发症	
并发症	发生率（%）
子宫内膜炎	6
切口并发症	1~2
需要输血治疗的出血	2~4
手术损伤	0.2~0.5

经许可转载，引自 Hammad IA, Chauhan SP, Magann EF, Abuhamad AZ. Peripartum complications with cesarean delivery: a review of Maternal–Fetal Medicine Units Network publications. J Matern Fetal Neonatal Med (Internet). 2014 Mar 11 (cited 2017 Nov 14);27(5):463–474. Available from: http://www.tandfonline.com/doi/full/10.3109/14767058.2013.818970.

目前，双胎剖宫产率估计为 44%[25]。此前有人认为，对所有双胞胎妊娠施行计划性剖宫产可能会降低第二个出生的双胞胎之一新生儿发病率的风险。然而，最近更多的文献支持基于胎先露和羊水情况选择分娩方式，因为研究显示，计划性剖宫产一定会给孕产妇带来风险，然而新生儿的获益却有限。一项双胞胎分娩方式的研究，将第一个胎儿是头位的双胞胎妊娠随机分配到计划剖宫产和计划阴道分娩两组中，而不考虑第二个胎儿的先露情况。该研究发现胎儿或新生儿死亡或严重新生儿发病率没有显著差异（2.2% vs. 1.9%），而且 2 岁时的随访显示两组的死亡率和发育迟缓率相似[25]。尽管有证据支持阴道分娩在一些双胎妊娠中的地位逐渐升高，但剖宫产率仍然很高。产科医生缺乏经阴道分娩后臀取出术的培训可能是剖宫产率居高不下的原因。对于更多胎数妊娠的孕妇选择何种分娩方式更佳尚不清楚，但与单胎妊娠相比，剖宫产率明显增加。多胎妊娠在分娩时异常胎位的发生率也很高。

4. 产后抑郁症

在一项对 207 名通过体外受精受孕的女性的前瞻性研究中，根据爱丁堡产后抑郁量表，多胞胎的母亲患临床显著产后抑郁的风险增加了 3 倍。这些女性更容易感到疲倦、情绪低落、压力

大，甚至对为人父母产生疑问[21]。产后抑郁的可能原因之一是作为母亲的期望和现实之间巨大的差距。对于那些在受孕前就在情感和经济上投入了大量资金的试管婴儿患者来说，这一点可以被放大[26]。

产后抑郁不仅影响母亲的心理状态；它还会对其他方面造成负面影响，如母乳喂养时间缩短、与婴儿的关系受损、对婴儿和其他儿童的照顾以及与伴侣的关系等方面[27, 28]。

5. 孕产妇死亡

孕产妇死亡是最严重和最悲惨的孕产妇并发症，但幸运的是，这在发达国家很少见。与多胎妊娠相关的产妇死亡的研究数据很少。然而，在发展中国家，如马拉维（多胎妊娠率为 2.2%），多胎妊娠导致了被研究人群中 11.5% 的产妇死亡[29]。

（二）新生儿的风险

与单胎相比，多胎婴儿不良结局的风险更高，且风险随胎数增加而增加。

1. 早产

多胎妊娠最常见的胎儿并发症是自发性早产，这与围生期发病率和死亡率增加相关，并可能导致远期发病率增加[30]。超过一半的双胞胎和 90% 以上的三胞胎是早产（<37 周）或低出生体重（<2500g）（表 41-2）[31]。还有其他证据表明，与

表 41-2　胎龄和出生体重特征（按数量划分，美国，2015 年）

	所　有	单胞胎	双胞胎	三胞胎	四胞胎	五胞胎和更多胞胎
数量 [a]	3 978 497	3 841 219	133 155	3871	228	24
早期早产百分率 [b]	1.59	1.23	10.70	37.12	81.14	95.83
晚期早产百分率 [c]	9.63	7.82	59.11	98.63	98.25	100.00
极低出生体重儿百分率 [d]	1.40	1.08	9.56	36.35	79.09	100.00
低出生体重儿百分率 [e]	8.07	6.34	55.41	95.65	98.64	100.00

a. 集中美国全国数据，未区分五胞胎、六胞胎和更多胞胎；b. 妊娠不足 32 周；c. 妊娠不足 37 周；d. 小于 1500g；e. 少于 2500g
改编自 Martin JA, Hamilton BE, Osterman MJKS, Driscoll AK, Mathews TJ. National Vital Statistics Reports, Volume 66, Number 1, January 5, 2017. 2015 [cited 2017 Nov 15]; 66(1). Available from: https://www.cdc.gov/nchs/data/nvsr/nvsr66/nvsr66_01.pdf.

单胎早产相比，多胎妊娠导致的早产与死亡风险增加和发病率显著升高相关[30]。

早产的短期并发症包括低体温、呼吸系统异常、心血管异常、脑室出血、血糖异常、坏死性小肠结肠炎、感染和早产儿视网膜病变[32]。

早产最严重的远期并发症之一是脑瘫，这是一种永久性的神经系统疾病，影响运动技能，并可能影响思维、学习和沟通。双胞胎、三胞胎和四胞胎中至少一名儿童脑瘫的发生率分别约为1.5%、8.0%和42.9%，而这一比例在单胞胎中为0.2%[33]。

2. 宫内生长受限

在多胎妊娠中，胎儿生长受限与胎数多少成正比。这可能是由于胎盘不能满足多个胎儿的营养需求[34]。

低出生体重与早产、低血糖、窒息、体温调节受损、红细胞增多症、免疫功能受损以及死亡率最终增加相关[35]。单胞胎发生宫内生长受限的远期影响包括肥胖、代谢功能障碍、糖尿病、心血管和肾脏疾病。这方面缺乏双胎妊娠的具体证据，并且很可能与早产导致的高发病率混淆[36]。

3. 婴儿死亡率

多胞胎的婴儿死亡率是单胞胎的5倍（每1000例活产中为25.84：5.25）。婴儿死亡率随着多胞胎胎数的增加而增加，三胞胎和四胞胎的死亡率分别是单胞胎的12倍和26倍。在美国，多胎妊娠占所有出生的3%，但却占所有婴儿死亡的15%[31]。

（三）成本

1. 新生儿和婴儿发病率的经济影响

根据大量的成本分析，在围产期照顾双胞胎妊娠的成本约是单胎妊娠的3倍[37]。成本增加的主要原因是新生儿入院后新生儿重症监护室（neonatal intensive care units，NICU）使用率的增加导致。据估计，多胞胎的新生儿进入重症监护室的比例，双胞胎为25%，三胞胎为75%，四胞胎为100%[38]。在加拿大一家大型教学医院最近

进行的一项研究中，进入NICU的所有婴儿中有17%是ART后的多胎妊娠[39]。IVF多胎妊娠的新生儿从出生到5岁的住院费用是IVF单胎妊娠新生儿的3.3倍[40]。如果婴儿患有脑瘫等远期疾病，照料这些婴儿的费用还会增加。疾病控制和预防中心估计，脑瘫患者每人的平均费用为92.1万美元[41]。总的来说，在美国，每年ART导致的早产儿的医疗费用估计为10亿美元，这约相当于ART本身的总费用[38]。

2. 产妇发病率的经济影响

多胎妊娠的产前和分娩期的费用也必须计算在内。多胎妊娠本质上是高风险的，因此需要更频繁地去看产科医生，以便做更多的检查如超声波，以及更多围产期并发症监护，如妊娠糖尿病或高血压。此外，由于剖宫产率的增加，产科费用也增加了。在英国进行的一项大型多中心研究中，与正常的单胎妊娠相比，多胎妊娠的产前和产科护理费用增加了1倍[42]。

三、预防多胎妊娠

预防多胎妊娠最直接的办法是限制胚胎移植的数量。医源性多胎妊娠是患者和临床医生之间决策的结果，必须对双方进行认真的教育。

（一）全社会性的移植指南

如前所述，ART的应用是双胞胎和高阶倍数的发生率增加的主要原因。许多国家认识到并发症发生率的增加以及卫生系统成本的增加，因而颁布了严格的法律，对刺激方案和移植胚胎的数量进行限制，以限制多胎妊娠的发生率。在美国，美国生殖医学学会（American Society for Reproductive Medicine，ASRM）和辅助生殖技术协会（Society for Assisted Reproductive Technology，SART）公布了限制胚胎移植数量的指导方针，作为降低多胎妊娠发生率的一种手段[43]。根据患者的年龄、胚胎的阶段以及如果进行了胚胎植入前基因非整倍体（preimplantation genetic screening for aneuploidy，PGS）筛选，建议移植的胚胎数上限见表 41-3。除了指导方针外，还需要与患者就移植胚胎的数量进行仔细和透彻的讨论。这些复杂的讨论，需要建立在牢固的医患关系之上。

表 41-3　美国生殖医学学会（ASRM）对移植胚胎数量限制的建议

影响因素	年龄（岁）			
胚胎分类	<35	35—37	38—40	41—42
胚胎卵裂期				
整倍体	1	1	1	1
其他有利条件	1	1	≤3	≤4
其他所有	≤2	≤3	≤4	≤5
囊胚期				
整倍体	1	1	1	1
其他有利条件	1	1	≤2	≤3
其他所有	≤2	≤2	≤3	≤3

其他有利条件 = 以下任何一个条件：新鲜周期，期望有至少一个高质量胚胎可用于冻存或有既往体外受精（IVF）活产史；解冻移植周期，有可用玻璃化第 5 天或第 6 天囊胚，整倍体胚胎的第一次冷冻胚胎移植周期，或有既往 IVF 活产史

经许可转载，改编自 Penzias A, Bendikson K, Butts S, Coutifaris C, Fossum G, Falcone T, et al. Guidance on the limits to the number of embryos to transfer: a committee opinion. Fertil. Steril. 2017;107:901–903.

（二）选择性单胚胎移植

最近的研究证明了选择性单胚胎移植（elective single-embryo transfer，eSET）率上升的影响。在美国，一项研究表明，在 3 年期间，将 eSET 比率从 9.6% 提高到 22.5%，只会略微降低 35 岁以下女性的双胞胎比率（从 32.4% 降低到 28.3%）[44]。北欧国家，如瑞典、芬兰和比利时，通过更有力地使用 eSET 这一数据，多胞胎出生率已经低于10%。据报道，瑞典的 eSET 率达到 69.9%[45]。

选择性单胚胎移植在全球范围内尚未被接受

的原因有很多，包括女性年龄、生殖治疗史、胚胎分级等预后因素，以及包括公共资金、国家立法和有效胚胎冷冻保存的可及性等经济问题[45]。一项成本 - 效果研究也未能显示 eSET 与双胚胎移植（double-embryo transfer，DET）相比的优越性，作者的结论是，如何选择应由 ART 的经济覆盖范围、预后因素和患者的偏好决定[46]。

事实上，比较 eSET 和 DET 的随机对照试验表明，除非与非常成功的冷冻胚胎移植计划结合，eSET 会使活产率降低[47, 48]。一项 Meta 分析表明，卵裂期胚胎的 eSET 可使活产率降低 38%，多胎活产率降低 94%。然而，增加新鲜和冷冻 eSET 尝试的次数会导致与 DET 具有可比的累积活产率（cumulative live birth rate，LBR）[49]。因此，只有当纳入 eSET 失败后的单胚胎移植时，eSET 的累积 LBR 才可与 DET 相当[50]。

一项对英国人类受精和胚胎学管理局数据的分析建议，应避免在任何年龄移植 3 个或 3 个以上的胚胎，而 eSET 与 DET 的决定可以基于包括女性年龄在内的因素[51]。在加拿大等一些国家，政府资助的 eSET 项目使试管婴儿子女总数减少到 1/3，但也确实大大降低了双胞胎的比例。

目前，eSET 被用于预后良好的患者，如 35 岁以下的患者。一项来自芬兰的回顾性队列研究表明，如果联合随后的冻融胚胎移植周期，40—44 岁女性卵裂期的 eSET 结果仍可接受[53]；然而，eSET 方法对高龄育龄人口的可行性仍存在争议[52]。目前还没有高质量的证据来明确指导患者如何选择 eSET 或 DET。

利用形态学、PGS 和综合染色体分析，以及线粒体 DNA 含量等新技术[54]也可以作为选择"最佳"单个胚胎进行移植的手段，以增加成功妊娠和活产的可能性。

Forman 等进行了一项重要的随机试验，比较移植一个经 PGS 测试的整倍体囊胚期胚胎和移植两个未经测试的囊胚之间的持续妊娠率和多胎妊娠风险。总的来说，结果显示出相似的持续妊娠

率（分别为 60.7% 和 65.1%），并显著降低多胎妊娠的风险，从 53.4% 到 0%。这意味着接受单个整倍体囊胚移植的患者发生单胎妊娠的可能性增加了近 2 倍（60.7% vs. 33.7%，RR=1.8，95%CI 1.3～2.5）[55]。本文和其他研究结果 [56] 显示，在适当选择的患者中，选择性 PGS 单胚胎移植具有有效性和非劣效性。

目前，eSET 的指南包括植入前非整倍体筛选 [43]，尽管用于胚胎选择的 PGS 有其自身的争议 [57]。检测线粒体 DNA 含量的新技术也存在争议；最近的一项研究未能显示线粒体 DNA 含量与囊胚倍性、年龄和活力之间的任何相关性 [58]。

另一种减少胚胎移植数量同时保持成功妊娠结局的方法，是使用温和或最小刺激的体外受精方法 [59]。一项随机对照试验表明，虽然传统刺激方案产生的胚胎数量是温和刺激方案的两倍，但产生的整倍体胚胎总数（在卵裂期进行 10 条染色体分析）并不多于温和刺激方案 [60]。传统的刺激方法注重卵母细胞产量的最大化，因此可能会产生一个包含整倍体和非整倍体胚胎混合的池。如果温和刺激方案能产生更高质量的胚胎选择池，则可能不需要胚胎活检（以及 PGS 及其伴随的局限性）。

总的来说，体外受精后防止多胎妊娠的方法已经取得了一些进展。限制胚胎移植的数量已减少了多胎妊娠的机会，尤其是超过 3 胎的多胎妊娠。1998 年一篇具有里程碑意义的论文发表后，这一趋势加快了。该论文表明，在预后良好的患者中，DET 与移植 3 个或 3 个以上胚胎相比，妊娠率相当，但却大大降低了超过 3 胎的多胎妊娠的发生率 [61]。1999 年，eSET 被提出，进一步减少了双胎妊娠发生率 [62]。如今，研究和讨论集中在 eSET 协议的细化，以优化以上结果。随着新方案的确定和完善，继续研究 ART 的结果将非常必要，以便建立最安全、最有效的临床实践方法，并为包括 eSET 在内的复杂决策提供直接的患者咨询。

（三）eSET 的障碍

尽管有强有力的证据支持 eSET，但由于一些原因，患者和临床医生可能仍然不愿意接受这种方法。

许多患者继续要求进行多胚胎移植。患者因素包括不孕的持续时间、限制 IVF 周期次数的意愿、收入和对多胎妊娠风险的了解程度可能会导致这一决定 [63-65]。在一项对 449 名不孕女性的调查中，1/5 的患者说他们最想要的结果是双胞胎。在这些患者中，研究人员严重低估了多胎妊娠相关的风险和并发症 [64]。有趣的是，媒体对多胎妊娠的有利描述可能会促进多胎妊娠的愿望 [66]。在美国，与体外受精相关的高额费用影响了患者的决策。多个单胚胎移植周期比单个多胚胎移植成本更高。患者可能认为，双胞胎或三胞胎妊娠是实现"快速家庭"的最快和最便宜的方式。重要的是，高危妊娠和高危分娩的成本并不明显。

医生和临床因素也可能起作用。为了提高临床成功率，医生可能会为了获得更有利的妊娠数据而移植更多的胚胎。最后，正如之前所讨论的，即使完全遵守了 eSET 指南，移植的单个胚胎如发生同卵分裂，仍然存在多胎妊娠的可能性 [5]。

四、多胎妊娠并发症的预防

谨慎选择的卵巢刺激方案和精心挑选胚胎的策略（包括全面的患者咨询），作为多胎妊娠一级预防，是限制多胎妊娠发生率的首选手段。然而，当双胞胎，特别是多胞胎发生时，患者和提供者往往难以决定最佳的处理方案。

减少多胎妊娠

在 20 世纪 80 年代，减胎技术的发展使多胎妊娠相关的发病率和死亡率得到控制。欧洲 [67] 和美国 [68] 的首批病例报告描述了如何实现期望的单胞胎或双胞胎的减胎手术技术。该技术可通过多种方法实现，但最常见的技术包括使用经腹部成像，在胚胎胸腔内注射氯化钾（KCl）来实现心脏停搏[69]。传统上，胎儿的选择是基于技术因素，比如如何方便操作。随着超声技术的进步和产前基因诊断的出现，现在的减胎技术通常与绒毛膜取样（chorionic villus sampling，CVS）和颈部半透明测量相结合，以排除减除健康胎儿的可能性，而选择基因或解剖异常的胎儿[70]。

1. MFPR 后妊娠结局

自从最早的多胎妊娠减胎（multifetal pregnancy reduction，MFPR）病例报告发表以来，连续的出版物显示，总胎儿数减少使妊娠结局得以改善。

当 MFPR 被引入时，这项手术被提供给四胞胎或四胞胎以上的孕妇。一项多中心的报告证实了技术安全性，显示与对照组相比，胎儿流产率较低（妊娠 24 周内流产率为 16%），早产比例较低[71]。一系列论文表明，妊娠结果持续改善，胎数越多受益越大[72]。

由于四胎妊娠和更多胎数妊娠的明显受益，研究人员开始将 MFPR 的使用范围扩大到三胎妊娠。Yaron 等观察了未减胎的三胞胎与减胎为双胞胎的三胞胎的结果，发现流产率显著降低（三胞胎未减胎的流产率为 25%，三胞胎减胎为双胞胎的流产率为 6.2%），而且分娩时胎龄显著延迟 [三胞胎未减胎为（32.9±4.7）周，减胎为双胞胎的三胞胎为（35.8±3.9）周]。三胞胎减胎到双胞胎组的平均出生体重也明显更高[73]。另一项研究表明，从三胞胎减少到双胞胎，妊娠流产率从 15.41% 降低到 4.76%，出生低体重的发生率从 28% 降低到 11%[74]。

如何限制 MFPR 和对谁限制 MFPR 的伦理问题仍然存在。有些人认为，无论采用何种受孕方式，对双胎妊娠提供 MFPR 在伦理上都是允许的，因为有数据表明，当妊娠减少到单胎时，结局会有所改善[75]。

2. 情感负担

正在接受不孕不育治疗的夫妇需要面对许多容易引发严重焦虑的决定。在妊娠测试呈阳性的最初喜悦之后，多胎妊娠迫使父母面对他们以前从未考虑过的困境。选择 MFPR 的夫妇面临着一系列独特的情感和心理压力，这些压力可能会产生持久的影响。

法国的一个研究小组首先研究了 MFPR 的远期情绪影响[76]。对进行了减胎手术的夫妇进行了为期 2 年的随访。在 MFPR 后的第一年，减胎组报告了与他们的减胎决定相关的抑郁症状更高的发生率。在第二年，除了 2 名女性外，其他所有人都不再对自己减胎的决定有负面情绪，与有三胞胎的父母相比，她们实际上更少焦虑和抑郁。不管这些证据如何，每个患者和家属都会有一个独特的情感体验。不论患者的治疗阶段如何，提出减胎的问题具有相当的敏感性。

五、结论

对临床医生、患者和公众进行相关教育可以减少与 ART 相关的多胞胎数量和相关风险，从而带来巨大回报。在重新定义辅助生殖的成功结果的意义方面，文化的转变是必要的。社会准则和精心挑选的临床表现指标需要更加强调减少妊娠的胎数。全面的患者教育，结合对围产期医生和普通产科医生的跨学科教育，都是实现改善母婴结局的目标必备的。

第 42 章　降低多胎妊娠策略
Multiple Birth Minimisation Strategies

V. Peddie　Rachel Cutting　Jane Denton　著

冼业星　译　　郭新宇　校

自 1978 年 Louise Brown 出生以来，辅助生殖技术（ART）的进步使得在全球范围内有超过 500 万婴儿出生[1, 2]。然而，这并不是没有风险的：在 20 世纪 80 年代初和 90 年代末，英国和威尔士的所有新生儿中有 0.9% 和 1.4% 为多胎[3]，而欧洲其他地区也报告了有类似的倾向[4]。三胎及以上的多胎妊娠有类似的增长，Kulkarni 及其同事估计，在美国共有 36% 的双胎和 77% 的三胎及以上胎次是由 ART 产生的[5]。

双胞胎和三胞胎妊娠的出现同时会伴随着产科和新生儿发病率和死亡率的增加，其通常与早产有关[3]。并发症包括妊娠期糖尿病、高血压和先兆子痫、早产、胎儿生长受限、先天性异常和脑瘫等。这些并发症难免会引起医疗成本的增加，不仅仅表现在短期内的新生儿护理方面，而且还体现在儿童的健康和发展需求方面[6]。2011 年欧洲人类生殖与胚胎学会（European Society for Human Reproduction and Embryology，ESHRE）公布了来自 32 个欧洲国家的 ART 数据，其中强调单胎分娩的超早产率（孕 20～27 周）为 0.8%，双胞胎增加到 2.6%，三胞胎为 7.4%。极早产（28～32 周）也出现同样的趋势，分别从 2.5% 到 11.0% 和 37.4%，对于早产（33～36 周），分别从 8.7% 到 39.3% 和 43.9%[7]。

现在人们普遍认为，这些风险对母亲和孩子都是难以接受的。尽管选择性单胚胎移植（eSET）的使用率有所不同，从美国的 2.8% 到瑞典的 69.4%[8]，但现在由于社会和监管机构的压力，要求 IVF 机构采取措施负责任地实行降低多胎妊娠策略。

本章旨在回顾目前全球在采用 eSET 策略和共识方面移植胚胎数量的数据，这些策略和共识的实施以确保 eSET 不会影响患者的活产率。

一、全球现状

1993 年，瑞典为全球胚胎移植策略的转变提供了催化剂，自愿将体外受精周期中移植的胚胎数量从 3 个减少到 2 个。这几乎完全根除三胞胎或以上多胎妊娠的发生，每次胚胎移植的总妊娠率和分娩率不受影响，约为 1 : 3[9]。然而，双胞胎率保持相对稳定，每次分娩为 1 : 4[10]。这促发了一项多中心试验，移植一个鲜胚移植后如果没有妊娠，则继续移植一个冷冻胚胎与两个新鲜胚胎移植比较[11]。该研究得出结论，妊娠率没有差异，瑞典很快立法规定在大部分情况下只能移植 1 个胚胎。

2004 年，Pinborg 及其同事发表了一项回顾性研究的结果，该研究对通过 ART 出生的 8602 名孩子的数据发现，双胎的结果比单胎分娩的结果要差得多，因此引起了临床医生对选择单胚胎移植（eSET）的注意[12]。同年，比利时等欧洲国家公布数据显示，从卫生经济角度看，在 38 岁以下的女性中，移植单个优质胚胎同样有效，而且从健康经济角度来看具有成本效益的额外好处[13]。

2004 年 3 月，英国的生育部门促使人类受精和胚胎学管理局修订政策[14]，更改移植胚胎数量方案最多（女性＜40 岁）降到两个。这种转变显著降低了三胎的妊娠率，但双胎的妊娠率未变。

为了解决这个问题，HFEA 在 2005 年委托了一个专家组，他们发表了题为《一次一个孩子：减少 IVF 的多胎妊娠》的报告[15]。这表明体外受精的最佳结果不仅表现为活产，而且表现为体重正常的健康足月婴儿。

这不可避免地需要考虑在认为预后良好的患者中使用 eSET 策略，并制订专门针对多胞胎的策略。英国成立了一个"一次一个孩子"的多学科融合的专家小组，由参与生育保健方面的专业组织代表组成，促进产科和儿科保健的同事合作。因此，HFEA 于 2007 年发布了一份共识声明，要求所有获得 IVF 许可的中心在 2009 年之前制定一个清晰简洁的多胎最小化策略（multiple birth minimisation strategy，MBMS）。这一改革得到了英国生育协会（British Fertility Society，BFS）[16] 和临床胚胎学家协会（Association of Clinical Embryologists，ACE）的认可[17]。

HFEA 对多胎妊娠率（multiple pregnancy rate，MPR）设定了 10% 的国家限定比例，将通过设定每年降低的年度最大 MPR 目标：从 2009 年的 24% 降低到 2011 年的 15%，逐步实现控制多胎妊娠率[18]。为了支持英国部门的这一改革，"一次一个"委员会同意制定指导原则，并组织专家组对通过生育治疗手段造成双胎的相关著作、国家数据及其身心健康结局进行重点关注和优先考虑审批[15]。

该小组为患者和医疗保健专业人员通过开发包括提供基于网络信息和指南等来改进临床实践的途径来支持 eSET。此外，HFEA 为医疗工作人员举办了多场研讨会，以分享移植策略、方法和多胎妊娠率的经验和最佳应用指导。

该策略使多胎妊娠率显著降低，IVF 活产率从 2008 年的 1∶4，2013 年的 1∶6 到 2015 年的 1∶7，同时保持稳定的成功率（图 42-1）。这样的一个积极举措证明了生育部门对其试试的策略并充分利用他们可用的数据进行了规范[19]。

到 2010 年，土耳其还针对 35 岁及以下女性的第一周期和第二周期 eSET 进行了立法[20]。同样，加拿大的中央资金支持跨大西洋推出 eSET 立法，其目标是在每个治疗周期中使用 eSET，无论年龄或既往周期如何，这使得 MPR 从 25.6% 显著降低到 3.7%[21]。

在美国，Kulkarni 及其同事报道指出[4]，双胎分娩从 1971 年到 2009 年增加了 1.9 倍，三胎和多胎分娩从 1971 年到 1998 年增加了 6.7 倍。然而，后者从 1998 年到 2011 年下降了 29%。三胎和多胎数量的下降与 IVF 期间 3 个或更多个胚胎移植数目占比减少 70% 是相吻合的。

然而，在美国有超过 1/3 的治疗导致三胎和多胎。2012 年，实践委员会因患者采用 eSET 得到良好的预后而获得美国生殖医学学会（ASRM）的支持[22]。

二、资金和保险对 eSET 的影响

2003 年，比利时出台了一项政策，支持对所有夫妇提供最多 6 个周期的体外受精治疗，前提是女性年龄小于 43 岁。比利时政府意识到，如果积极鼓励 eSET，这将降低与多胎妊娠相关的围产期成本。该政策随后使得 eSET 的使用急剧上升[23]。其他国家，例如澳大利亚有大量的公共资金已经看到这方面产生的积极影响，并自愿采用 eSET，随后成功地降低了 MPR[24]。

重要的是要认识到给国家资助带来的贡献。然而，并非所有国家都如此。例如，在英国，通过国家卫生服务（NHS）提供的国家资助仍然很低，其 IVF 服务的委托率不同。英国部分地区有 NHS 全额资助 IVF 治疗，患者更愿意接受 eSET。相反，其他地区 NHS 限制了资助，例如 NHS 只资助一个周期，特别是如果不包括冷冻保存费用的话，患者更不愿意接受 eSET。

对于在移植当天只有两个优质胚胎的自费患

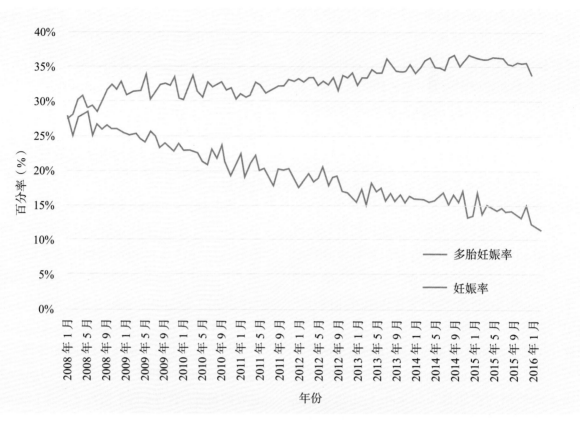

▲ 图 42-1　英国人类受精和胚胎学管理局数据反映了多胎妊娠持续下降的趋势，同时保持良好妊娠率
引自 Human Fertilization & Embryology Authority (2015) Improving outcomes for fertility patients: multiple births. http://www.hfea.gov.uk/docs/Multiple_Births_Report_2015.pdf.

者，无论预后如何，对于 eSET 的决定并不总是在道德和伦理上决定的[25]。因此，如果不考虑多学科协作 eSET 策略，医疗保健专业人员可能会发现自己"同情"支持双胚胎移植（DET）请求的理由。然而，在存在分歧和不确定性的情况下，医疗保健专业人员必须考虑产科和其他病史。

三、技术进步对 eSET 的影响：MBMS 胚胎选择

胚胎质量是预测 IVF 治疗成功的最具有影响力的因素之一[13]，直到目前为止，重点一直只放在静态形态学评估上。胚胎质量主要取决于卵裂球的数量、细胞分裂的均匀度和碎片程度，尽管也可以考虑卵母细胞的质量[26]。在英国，十多年前提出了一种 MBMS 算法方案，该方案基于可用的优质胚胎的数量[17]。虽然形态质量确保尝试推

进计划的一致性，但众所周知，胚胎形态的分级是主观的。随着 eSET 的引入，首先选择最有活力的胚胎变得更加具有挑战性。这促进了两种技术的发展：囊胚移植的增加和相关技术的发展，例如延时成像（time-lapse imaging，TLI）和非整倍体植入前基因检测［PGT-A，以前称为植入前基因筛查（PGS）］。

（一）囊胚培养

1998 年，澳大利亚的科学家率先探索了囊胚移植的潜力，Gardner 及其同事将第 3 天的着床率与在无血清培养基中培养至第 5 天的胚胎进行了比较[27]。他们得出的结论是，IVF 中囊胚的移植将产生可持续的妊娠率，同时减少移植的胚胎数量，从而最大限度地降低多胎妊娠的风险（图 42-2）。此外，不一致和不可靠的第 2~3 天胚胎选择最终促进了囊胚培养计划的发展，其妊娠

英国国家概况

趋势	2013 年 10 月至 2014 年 9 月	2014 年 10 月至 2015 年 9 月	2015 年 10 月至 2016 年 9 月
多胎妊娠率	16%	15%	14%
多胎出生率	14%	14%	—
妊娠率	35%	36%	35%
单胚胎移植	29%	31%	36%
囊胚	54%	61%	65%

◀ 图 42-2　英国人类受精和胚胎学管理局 2013 年 10 月至 2016 年 9 月国家概况

Human Fertilization & Embryology Authority (2015) Improving outcomes for fertility patients: multiple births. http://www.hfea.gov.uk/docs/Multiple_Births_Report_2015.pdf.

率很高，患者可以获得大量优质胚胎[28]。

为了满足人类胚胎发育需求而出现的序贯培养液的发展进一步促使了囊胚培养的应用，有报道称其种植率增加[29]，可能是因为移植的时间更接近于正常受孕的时间而提高胚胎选择[30]。

一项 Cochrane 评价[30] 得出结论，胚胎移植阶段的改变是否会影响活产率是值得怀疑的。虽然囊胚移植被认为是有益的并且能够提高活产率，但只是低质量的证据，还需要进一步精心设计的随机对照试验（RCT），特别是与 eSET 相关的试验。

虽然我们观察到大家对囊胚培养的兴趣逐步升高，但它确实存在现实的缺陷。如该技术劳动强度更大，需要专业的培养箱（低氧压），因此增加了总成本。

在胚胎冷冻保存的数量[31] 和采用囊胚培养策略的基因表达修饰（表观遗传学）的潜力方面也存在损害。表观遗传学是指可以改变表型特征的基因表达修饰（活性基因与非活性基因）。根据 DeRyke 等的说法[32]，至少有两个关键时期发生了表观遗传重编程，一个是在配子发生过程中，另一个贯穿在植入前胚胎阶段。移植时间和延长培养时间的改变可能会中断甲基转移酶活性和基因表达。虽然许多 eSET 成功的案例都建议延长培养，但应进行进一步研究以评估安全性。

（二）延时成像

尽管早在 1929 年就使用 TLI 来可视化兔子胚胎的种植前发育[33]，但它的使用仍主要是实验性的。然而，1997 年发表的一份报告显示了连续成像在评估人类胚胎中原核形成和极体排出方面的价值[34]。这些发现，可以促进了解更多有关植入前胚胎发育，激发了人们对使用非侵入性进行持续监测评估胚胎的兴趣。TLI 因而迅速发展，毫无疑问是为了响应全球实施 MBMS 的压力。TLI 允许在不干扰培养环境的情况下研究形态和发育动力学（统称为形态动力学）[35]，特别是在使用一步培养基的时候[36]。

人类植入前胚胎的第一项 TLI 研究表明，第一次卵裂后细胞核外观的同步性与妊娠率相关（$P < 0.05$）[35]。另一个丹麦研究小组得出结论，可以在培养的第一个 48h 内预测出高质量的囊胚，尽管这与妊娠率无关[36]。

从那时起，已经进行了进一步的研究以开发有助于胚胎选择的方法，许多研究显示出有希望的结果[37, 38]。引起胚胎着床潜力较低的负预测因素包括从一个到三个细胞的直接卵裂、两细胞阶段的卵裂球不均匀和四细胞阶段的多核化[39]。然而，最近有研究提出批判性的结论，目前的证据不支持常规使用 TLI。因此，患者不应因使用此"额外步骤"支付附加费用[40]。此外，Cochrane 评价指出，没有足够证据表明活产、流产、死产或临床妊娠优于传统孵化存在差异，而提倡 TLI 的使用，需要进一步研究以进一步阐明其有益[41]。

（三）非整倍体植入前基因检测

众所周知，胚胎非整倍性在 IVF 周期中普遍存在，并且这些致命的遗传因素导致形态良好的胚胎在移植后植入失败和早期流产。这种患病率随着女性年龄的增长而增加：约从 35 岁以下女性的非整倍体率 25% 增加到 40 岁以上女性的 75% 以上[42]。

染色体分析可用来辅助选择整倍体胚胎移植，从理论上讲，这应该可以提高植入率、降低流产率并缩短成功受孕的时间。创新方法可以进行全面的染色体筛选，例如微阵列比较基因组杂交（aCGH）——它使用滋养外胚层活检，利用全基因组扩增技术，同时在应用于微阵列之前用荧光染料标记 DNA。这种技术越来越多地被用于临床，迫切期待来自多中心精心设计的 RCT 的结果。已发表的研究报告了 PGT-A 使用具有更高分娩率的初步益处，具有统计学意义[43]。此外，一项系统评价表明，PGT-A 改进了胚胎选择方法，并可以降低预后良好患者的多胎妊娠率[44]。

（四）胚胎代谢组学评估

虽然在临床实践中没有常规实施，但未来可能用于改善降低多胎策略的一个有前途的领域是评估胚胎代谢组学。胚胎活力可以通过分析培养基中的成分来测量，这些成分要么被人类胚胎吸收，要么被人类胚胎释放[45]。需要进一步的研究来确定代谢组学、耗氧量或氨基酸运转能否将为我们提供一个确定的模型来选择理想的胚胎。

四、冷冻保存

将剩余优质的胚胎冷冻保存是体外受精周期的重要手段。因此，eSET 的成功实施在很大程度上取决于成功的冷冻保存方案，因为与 eSET 的累积周期相比（如一个新鲜的 eSET 周期，然后是一个冷冻的 eSET 周期），没有证据表明一周期移植两枚胚胎的累积活产率存在有显著差异[46]。

最近，随着向玻璃化冷冻发生逐步转变，传统的慢速冷冻方法逐渐减少。目前在延长培养胚胎和 MⅡ 卵母细胞的证据似乎在玻璃化冷冻中产生更一致的有利结果[47]。Loutradi 及其同事[48]进行了系统评价和 Meta 分析，并同样得出囊胚玻璃化冷冻优于慢速冷冻方法的结论。尽管如此，有些人认为慢速冷冻仍然有一席之地。

无论使用何种冷冻保存技术，都依赖于冻前胚胎的形态选择，因为将优质胚胎冷冻保存可能会得到解冻后更好的恢复[22]。在推荐一种方法优于另一种方法之前，需要进一步使用相同的解冻后存活标准和结果的 RCT 评估。

此外，还需要评估玻璃化的安全性和有效性及其应用高浓度冷冻保护剂的研究。然而，玻璃化冷冻技术的提高和信心似乎对 eSET 的采用降低多胎的策略产生了积极影响。

五、MBMS 焕然一新

在英国，HFEA 继续通过其在线工具"累积和分析"（cumulative sum analysis，CUSUM）与生育部门合作，实时监测多胎临床妊娠率。自 2012 年以来，IVF 诊所已经能够通过 HFEA 在线"诊所门户"直接访问 CUSUM。CUSUM 图有一个上限，如果超过该上限，则表明诊所的多胎临床妊娠率继续保持相同的比率或上升趋势，他们可能达不到年度目标。但是，如果医疗机构参与每月关键绩效指标（key performance indicator，KPI）会议，他们可以让多学科团队参与审查他们的 MBMS 并提出积极改善的意见。

HFEA 继续通过患者调查、与诊所的交流以及进一步基于实地的数据分析来收集证据。这有助于推动 HFEA 与 NHS 专员积极合作，讨论平等资金问题，以进一步支持 eSET 的采用。

六、结论

本章描述了为减少医源性多胎的公共卫生问题而进行的全球合作努力。在第 5 天获得一个或多个优质囊胚的情况下，有大量证据表明应该实施 eSET 策略。

eSET 的成功取决于准确的胚胎评估和选择方法，以及良好的累积妊娠率都很大程度上取决于有效的冷冻保存方法。TLI 和 PGT-A 等新技术可能会进一步帮助量化胚胎健康、活力和潜力。许多诊所已经将这些整合到 MBMS 中，以尝试使用 eSET 进一步优化妊娠率。

虽然体外受精结局和患者满意度可以用数字形式来衡量，但许多人认为让患者参与是治疗中最重要的部分，也是不可以替代。因此，多学科对于知情同意的参与是至关重要的。在英国，IVF 诊所拥有开展和实施个体化 MBMS 的自主权。但是，这些必须与积极的共识政策相符合，以便针对妊娠率和多胎妊娠率进行持续评估和随后的改进。

自 2009 年 HFEA 的 MBMS 启动以来，生育部门的观点随着其成功开展而发生了转变。接受和尊重专业地位（和界限），以及对多学科参与的信心，是成功应用 eSET 政策的关键。信息和数据的呈现方式，加上对监管功能的接受和信任，将确保维持有效的 eSET 策略，最重要的是改善母亲和婴儿的产科结局。

第43章 医学辅助生殖助孕后的多胎减胎
Multifetal Reduction Following Medically Assisted Reproduction

Neil Seligman   Stephanie C. Laniewski   著

陈小燕 译 欧莹 校

一、背景

辅助生殖的理想目标是促进受孕和健康活产；为实现这一目标所做的努力所带来的意外后果是多胎妊娠的急剧增加[1]。1980—1998年，美国多胎妊娠的发病率稳步上升，从每10万名新生儿中37.0例上升至193.5例[2]。双胞胎、三胞胎及更多胞胎的数量增加，在一定程度上与促排卵治疗及体外受精中多胚胎移植有关[1-5]。仅2012年，就有44%的多胞胎是借助辅助生殖技术出生的，而自然受孕的多胞胎只有3%[3]。

多胎妊娠围产期和产后并发症风险升高已得到充分证实[4-7]。表43-1显示，随着胎儿数量的增加，胎儿承担的风险也在成比例的增加。推迟生育的趋势导致使用辅助生殖技术的高龄女性人数不成比例的增加[6]，而这些女性容易出现孕前就存在的基础疾病。妊娠期间的生理变化会加剧母体疾病，而多胎妊娠会进一步扩大这些影响[7]。孕产妇心血管疾病是妊娠期间孕产妇发病和死亡的主要原因：35岁以上的女性孕前患慢性高血压的可能性增加2～4倍[8]。40岁以上女性妊娠时患子痫前期的概率将成倍增加。多胎妊娠会进一步增加妊娠期糖尿病、贫血、血小板减少症、妊娠剧吐、前置胎盘和产后出血的风险。而多胎妊娠的女性发病时间更早，病程进展更快。多胎妊娠分娩时几乎总是需要剖宫产，这本身就有其内在风险。

多胎妊娠还会给患者带来更大的经济和心理

风险（%）	单 胎	双 胎	三 胎	四 胎	五胎及以上
早产（全部）	7.74	58.71	98.35	97.97	100
早产（<32周）	1.23	10.58	39.27	71.95	100
生产时的平均孕周（周）（Stone——多胞胎）	40	35.3	31.9	29.5	<30
低出生体重	6.24	55.26	95.14	97.53	100
极低出生体重	1.07	9.56	36.96	65.43	90.91
早期死亡率（孕20周～1周岁）（每1000人的风险）	5.24	24.37	61.08	137.04	不适用
脑瘫（每1000人的风险）	2.3	12.6	44.8	不适用	不适用

表 43-1 多胎妊娠的胎儿风险与胎儿数量成比例地增加

负担[1, 4, 5-7]。因多胎妊娠需要更多密切的胎儿监测，更频繁的产检预约，同时因为妊娠相关并发症（如妊娠期糖尿病等）的风险更高，患者住院治疗及监测的机会更大，所以多胎妊娠的产前护理费用增加[9]。早产儿及低体重儿出生后通常不能住新生儿保育室，而需要在新生儿加护病房进行护理，这意味着更长的住院时间，更多的监测，且手术或介入操作的概率也更高[9, 10]。除分娩和最初住院之外，多胞胎的父母还要继续承担照顾多个同龄孩子的费用。尿布、衣服和儿童保育（或如果父母一方因要照顾子女而停止工作从而失去收入）会造成巨大的经济压力[9, 10]。多胞胎很难实现纯母乳喂养，而提供婴儿配方奶粉和奶瓶喂养将进一步加重经济负担。多胞胎家庭有更大的社会心理负担这个问题也不容忽视；研究表明，多胞胎家庭的父母抑郁、焦虑、婚姻不和和（或）离婚、虐待儿童以及年长兄弟姐妹中适应不良性行为的比例更高[7, 11, 12]。

二、术语与原理

多胎妊娠减胎术（multifetal pregnancy reduction，MFPR）是一项手术，其目的是减少妊娠胎儿的数目，使妊娠变得更安全，从而降低多胎妊娠所带来的不良结局的风险[4, 6, 7, 13, 14]。多胎妊娠减胎术不能完全消除妊娠时伴随的风险，也不能保证患者所期待的健康足月儿的出生[15]。因此，应向患者解释，多胎妊娠减胎术只作为一种减轻风险的手段，而不是预防风险的方法。

相反，当多胎妊娠中发现至少一个（而不是全部）胎儿异常时就需要选择性终止妊娠（ST）。选择性终止妊娠的目标有两个：一个是终止异常胎儿的继续妊娠，二是让未受影响的胎儿持续妊娠，预期得到一个健康活产[4, 13, 14]。

三、伦理问题

多胎妊娠减胎意味着"人类生命价值、减少伤害、预防痛苦或健康利益"之间的冲突[16]。虽

然多胎妊娠并发症的风险增加是公认的，但目前的数据是否能证明减胎是有必要的仍存在争议。监护的进步使三胞胎的预后得到改善。例如，三胞胎大大增加了极低体重儿出生的风险，但仍有90%的机会能生下体重大于1000g的婴儿，它们经过新生儿重症监护病房的护理后几乎都能存活下来[17]。再则，数量本身对短期结局没有显著影响，即出生体重相似的婴儿有相似的结局[17, 18]。尽管有这种争论存在，但辅助生殖技术的目标应该是实现单胎妊娠[19]。

从法律的角度看，多胎妊娠减胎术（MFPR）是否应该或已经被视为一种堕胎形式目前尚不清楚。各州的法律各不相同，但一般来说，在堕胎合法的地方，MFPR就是合法的。"流产"和"终止妊娠"是指从子宫取出胚胎或胎儿以及胎盘从而使妊娠终止。许多专家认为，MFPR并不是真正的"终止妊娠"，两者之间有着不同的伦理特征和使用理由。多胎减胎是一种为了能确保更健康的妊娠结局的手段，通过减少一个或多个胎儿，使得剩下的胎儿发育得更好[19]。在这种情况下，胎儿死亡是这个必要治疗的间接后果，尽管是一个不理想的结果[20, 21]。打个比方，一些人在水里快要淹死了，这时驶来一艘载满了人的救生艇，如果让水里的人都上船，那救生艇会因为超载而沉没，这样所有人都会淹死，因此，为了救下大部分人，牺牲小部分人似乎变得合理[22]。换句话说，当多数人的利益高于少数人的利益（一如被减灭的胎儿）时，一些牺牲往往是必要的，也是合理的[14]。

除MFPR与堕胎的区别之外，对减少胎儿的看法也不遵循传统的"反对堕胎/堕胎合法化"的二分法[16]。有多达1/3的多胎妊娠夫妇出于道德、宗教和伦理的原因而拒绝MFPR，他们同样反对堕胎[23]。但是，一些反对堕胎的人认为MFPR要么是为了改善保留胎儿的生命和健康，要么只是一种生活方式的选择[16]。将"健康"简单的看作一个生物学概念，那即使有经济保障或足够的关

注和情感支持，也会妨碍人们抚养孩子的欲望[24]。

大多数医生将接受减胎的决定看作是患者的决定，那些证明了堕胎是正确的论点也证明了减少胎儿也是正确的。这里面的原则是尊重自主权，这是知情同意的基础，承认女性有权根据其个人价值观和信仰去持有观点和做出选择[4]。女性有决定自己妊娠状态的自主权，但这自主权是否应该扩展到决定她所怀胎儿的数量，目前仍存在争议[25]。目前，只要堕胎仍存在争议，MFPR 也将继续存在争议。

从过程和伦理的角度来看，MFPR 和 ST 非常相似。它们最大的区别可能是，MFPR 减掉的胎儿可能是正常的，而 ST 中减掉的胎儿可能是异常的[14]。两种手术均应辩证地评估患者对重叠风险、生活方式框架、残疾的性质和可接受性以及自主权的理解[26]。

四、专业人员的建议

尽管许多专业协会都有关于最小化多胎妊娠风险策略必要性的声明，但很少有关于 MFPR 的。美国妇产科医师协会（American College of Obstetricians and Gynecologists，ACOG）和国际妇产科学联合会（International Federation of Gynecology and Obstetrics，FIGO）指出，无论是自然孕育的或是通过辅助生殖技术孕育的多胞胎，我们应该向女性提供关于多胎妊娠风险的非引导性咨询，以及 MFPR 可能带来的好处[4, 5, 19]。研究表明，行辅助生殖技术助孕的患者可能会把双胞胎或三胞胎看作是一个很好的结局；这可能受到许多因素的影响，包括尝试妊娠所付出的时间、辅助生殖技术的经济支出、双亲的年龄以及对大家庭的渴望[1, 6, 9, 10, 27]。患者往往会因为没有得到适当的咨询而没有很好地理解或严重低估多胎妊娠的围产期风险[1, 14]。

五、咨询

知情同意不仅仅是一次简单的交谈，而是提供谈话的人负责任地确保所有信息以一种浅显易懂的方式充分传达给患者[4, 28-31]。虽然多胎妊娠减胎不应被视为辅助生殖技术的一个堡垒，但必须在患者受孕前或受孕后准确地告知患者它的可行性。非引导性咨询在讨论诸如生育计划、产前诊断和堕胎等话题时是必不可少的[29-31]。抛开个人信念不谈，完整和准确的传达信息，同时尊重患者的自主权是一种职业责任[4, 29-31]。无论是直接给患者行多胎减胎术的术者还是直接或间接促进此类转诊的人，都应该尽可能多次向患者提供相关信息，使他们能够根据自身的情况做出最佳决定。这不仅意味着对减少多胎妊娠的风险、好处和局限性的准确描述，还意味着对任何替代方案的类似解释，包括多胎妊娠的孕期管理。同样，至关重要的是，患者知道他们的决定将得到支持而不必担心提供者的强迫或反对[4, 29-31]。当 MFPR 与一个医生的价值体系不一致时，他 / 她应该提供转诊至一个有经验的医生[4]。

六、遗传学检测

有越来越多的检测手段可以用于评估胎儿的健康状况；这些检测提供的信息主要集中在核型异常。非侵入性筛查，是检测母体血清分析物或胎儿游离 DNA 以用于评价胎儿非整倍体风险，而不构成任何胎儿损伤或丢失。然而，筛查实验的敏感性和特异性在双胎妊娠时降低；目前，无论是母体血清筛查还是胎儿游离 DNA 筛查都不能应用于多胎妊娠[7, 15]。问题就在于，多胎妊娠天生就具有更大的非整倍体风险（表 43-2）。

虽然多胎妊娠中任何一个胎儿染色体异常的风险与单胎胎儿相同，但在多胎妊娠中，这种风险是叠加的，因此使整体风险更高[4, 5-7, 15, 32]。过去，在没有其他明确风险因素的情况下，孕妇分娩时年龄达到 35 岁通常被作为行侵入性产前诊断的分界点[27]。每增加一个胎儿，女性被认为"高危妊娠"的年龄阈值就会降低。

表 43–2	与母体年龄及胎儿数目有关的非整倍体风险			
母体年龄	单胎（1/X）	双　胎	三　胎	四　胎
24	670	335	223	168
26	625	313	208	156
28	560	280	187	140
30	465	233	155	116
32	350	175	117	88
34	230	115	77	58
35	180	90	60	45
36	135	68	45	34

如果多胎减胎的目的是为了减少不良妊娠结局的风险，那么应该考虑胎儿染色体检测的异常——因为这本质上会导致自然流产、死产和新生儿死亡的风险增加。早期的超声表现如胎儿发育迟缓、颈部透明层增厚、鼻骨缺失或非生理性腹壁突出均提示潜在的胎儿畸形 [7, 15, 27, 32]。因此，为一个异常胎儿去做染色体核型分析显得毫无意义。然而，并不是所有的非整倍体胎儿都有肉眼可见的异常 [15]，所以，谨慎的做法是在多胎减胎前与患者进行关于产前基因诊断的谈话。咨询的内容应着重于选择和拒绝产前诊断各自的风险、好处和局限性 [6, 32]。

在多胎妊娠中，绒毛活检在技术上更具挑战性；在进行减胎术前，最重要的是尽一切努力将抽样误差的风险降到最低（例如，对同一位置进行多次无意取样）。对每个胎儿及其胎盘准确定位是至关重要的，应详细记录每个位置，以备将来参考 [5-7, 27, 32]。对于不准备减灭的胎儿，应取样以确保其核型正常。对于另一个胎儿是否需要取样取决于很多因素，如非整倍体的可疑指数、附加操作的潜在风险以及另外取样的技术可行性 [27]。另一个讨论点是在计划进行减胎前希望得到什么样的结果。一个完整的核型分析将排除任何数目异常或大的结构重排；但结果在 7～10

天内无法获得。荧光原位杂交（fluorescent in situ hybridization，FISH）可以获得更直接的信息，结果在 24h 内即可获得；然而，FISH 不如全核型分析全面。FISH 直接筛查常见的非整倍体（如 13 三体、18 三体、21 三体和性染色体非整倍体），约占绒毛活检非整倍体的 70% [6, 15, 27, 32]。因持续的多胎妊娠可能带来流产的风险，因此，提供者与患者应就检测目标进行谈话，包括推迟减胎以期获得完整的核型分析结果还是通过进行更多其他的准确性有限的检查以缩短绒毛活检和减胎之间的时间间隔 [16]。

七、结局

多项研究表明，MFPR 可改善妊娠结局 [33-35]。在一项 Meta 分析中，2240 例三胞胎减至双胎，对照组为 604 例行保守管理的三胎妊娠，24 周前胎儿丢失率为 5.1% vs. .11.5%（OR=0.45，95%CI 0.3～0.6），小于 28 周的分娩率为 2.9% vs. 8.4%（OR=0.35，95%CI 0.2～0.6），小于 32 周的分娩率为 10.1% vs. 20.3%（OR=0.5，95%CI 0.4～0.7），围产儿死亡率为 26.6/1000 vs. 92/1000（OR=0.3，95%CI 0.2～0.7）[36]。三胎减至双胎的好处大致可以概括为"一个月，一磅"。也就是说，减少一个胎儿能让孕期延长 1 个月及新生儿出生体重增加 1 磅。减胎后的双胎与一开始就是双胎妊娠的结果类似 [37]。

与减胎后妊娠结局最密切相关的因素如下：①初始妊娠数目；②最终妊娠数目；③妊娠年龄；④手术医生 / 中心经验。

（一）起始与最终妊娠数目

胎儿流产率和早产率随起止妊娠数目的不同而不同（表 43-3）[32]。当双胎减至单胎时流产率最低；当初始妊娠数目为 3 个、4 个或 5 个胎儿时，流产率保持稳定；当初始妊娠数目大于 5 个或最终妊娠数目大于等于 3 个时，流产率将大幅度增加 [32]。六胞胎的流产率更是超过 20% [35]。

表 43-3 按起始妊娠数和终止妊娠数分列的流产率

初始胎儿数目	结局为双胎的流产率	结局为单胎的流产率
≥5	12.1%	—
4	5.8%	4%
3	4.5%	6.1%
2	—	2.1%

经许可转载，引自 Stone, J., Ferrara, L., Kamrath, J., Getrajdman, J., Berkowitz, R., Moshier, E., Eddleman, K., 2008. Contemporary outcomes with the latest 1000 cases of multifetal pregnancy reduction (MPR). Am. J. Obstet. Gynecol. 199, e1–e4.

（二）孕周

大多数减胎在 10～13 周进行。因为在此期间进行手术，流产率没有显著性差异[35]。在孕周较晚时进行手术是否与较高的流产率相关目前尚不完全清楚[38, 39]，由于在较晚孕周进行的手术往往是由于不一致的产检异常或遗传问题，因此数据结果存在一定的混杂因素。在一组接受 ST 治疗的女性中，9～12 周手术的流产率为 5.4%，而 13～18 周、19～24 周和 25 周以上手术的流产率分别为 8.7%、6.8% 和 9.1%，差异无统计学意义[39]。

（三）手术者经验

1988 年，Berkowitz 等发表了第一次使用经腹手术减胎的报道，9 名女性中有 3 名完全流产（33%）[40]。随后，Berkowitz 及其同事发表了他们对另外 200 个连续病例的研究结果，在这些病例中，流产率为 9.5%，当他们的治疗例数增加到 400 例时，流产率下降到 8%[41, 42]。1999—2006 年，该团队已经完成了超过 2000 例减胎手术，在过去的 1000 例手术中，流产率为 4.7%[32]。在另一项有 3513 名女性参加的大型多中心研究中，也得出了手术经验丰富导致减胎手术流产率降低的结论。在这项研究中，流产率从 1990 年之前的 13.2% 下降到 1991—1994 年的 9.4%，再到 1995—1998 年的 6.4%[35]。减胎术的总体流产率为 9.6%，高于

Berkowitz 研究小组报道的流产率（1986—1999 年，其连续 1000 例病例的流产率为 5.4%）[34]。这种差异归因于所有手术都是在同一个中心完成，而且都是使用的经腹手术。随着时间的推移，流产率的改善也可以解释为 ART 的改善使得多胎妊娠的比例降低，更好的超声显示技术及绒毛活检的普及降低了留下异常胎儿的风险[36]。

总而言之，与自发的流产率相比，减胎术的应用使流产率增加的风险小于 1%[43]。

（四）选择性终止妊娠

选择性终止妊娠（selective termination，ST）的结局一般较好，其流产率与 MFPR 相当（报道的两者最大的流产率分别是 4.0% 和 7.5%）[27, 39]。初始妊娠数目及最终妊娠数目对 ST 的影响与 MFPR 相似；然而，当超过一个以上的胎儿被减掉时，流产的风险将大大增加。ST 术后分娩的平均孕周为 36～37 周。虽然胎龄似乎不是影响流产率的重要因素，但一旦决定，应尽快进行 ST 治疗[39]。

八、技巧

实施 MFPR 的关键步骤可以概括如下：①咨询；②超声"测绘"；③绒毛活检（选择性的）；④减胎；⑤随访。在患者第一次就诊时（最好是在 9～10 周），应进行咨询和超声测绘。超声测绘有以下几个目的：①确认妊娠数目和所有胎儿的存活情况；②确认孕周并评估生长发育情况；③确认绒毛膜性（排除单绒毛膜性）并记录胎盘和相关胎儿 / 孕囊的位置；④评估明显的异常（例如增厚的颈透明层）。

就诊前，应先行化验检查并取得结果（全血细胞计数，血型筛查，艾滋病毒和丙肝病毒检查）。当对胎儿的生长有疑虑时，最好在会诊前进行超声检查，以确保所有胎儿都是存活的。

大多数选择绒毛活检的女性需要随访（通常是 10～11 周）。将咨询 / 超声测绘与 CVS 随访分开的主要目的有两个。首先，这样做创造了一个

中立和无偏见的咨询环境，其次，这样有助于时间安排。试图在一次就诊中完成所有事情会因为时间不充足而给资源造成很大的压力。此外，许多女性对 MFPR 犹豫不决，她们或许在咨询后拒绝减胎，或超声发现异常，如自发的同卵双胎的死亡、生长不一致或重大的异常。选择胎儿进行减胎时要考虑的因素有：①位置，包括离宫颈的距离，胎盘取样的可行性，在不干扰邻近胎儿的情况下减胎的可行性；②胚胎发育；③明显的异常。

在所有因素相同的情况下，我们抽取离子宫颈最近的胎儿样本。一次取样限制在两个胎儿，每个胎盘取样不超过两次（如果需要确保足够的样本量）。

一旦患者选择进行减胎，则应尽快安排；对于选择取样的女性，时间安排应与取得细胞遗传学检测结果相一致（通常为 13 周）。后期需定期复查彩超以评估胎儿在间歇期内的变化，并把胎儿标记 / 定位与之前的超声检查结果相关联。在选择胎儿进行减胎时，我们需要考虑的因素与选择胎盘取样时一样，如果有细胞遗传学检测结果，需要一并考虑。同样，在同等条件和情况下，我们选择离子宫颈最远的胎儿进行减胎。因理论上有感染的风险，所以要尽可能避免选择离子宫颈近的胎儿，这样做同时可以减少液体渗漏。

减胎术作为一种门诊手术，在无菌条件下经腹部进行。用聚维酮碘溶液或氯己定对腹部进行消毒准备，并给超声探头套上无菌罩。在实时超声的引导下，用 22 号羊膜穿刺针插入胎儿胸腔，最好是穿刺到心脏内。一旦目测确定好位置，即注射 0.5～2.0ml 浓度为 2meq/ml 的氯化钾（KCl），观察胎儿心脏活动停止 60～120s 后取出穿刺针。用同样的方法在同一个穿刺点或经第二个穿刺点进行其他胎儿的减胎。对 5 个或 5 个以上胎儿的减胎术需要在一周内分两次进行。据报道，其他方法包括经阴道或经子宫颈抽吸术有更高的流产率。

在减胎后的 30～60min 内需重复超声检查，以确认被减的胎儿心管搏动停止以及剩余的胎儿依然存活。如果被减胎儿再次出现心管搏动，就需要重复减胎的步骤。减胎术既不预防性使用抗生素，也不使用局部镇痛；但在手术前和手术后会立即使用少量的苯二氮䓬类药物（通常是劳拉西泮）来缓解焦虑。

选择性终止妊娠与减胎术非常相似，虽然一些关键因素是不同的。一般来说，选择性终止妊娠常用于双胞胎。通常用于孕周较大时发现的胎儿异常或染色体非整倍体，在常规解剖超声诊断时进行。当需要进行细胞遗传学检测时，可以行羊膜腔穿刺来代替绒毛活检，可以单独进行，也可以在注射氯化钾之前进行。选择性终止妊娠通常需要使用更大规格的针（通常是 20G）或更多的氯化钾（通常是 1～5ml）。目前大家讨论更多、更关心的是穿刺针穿刺心脏的位置。

九、术后护理与随访

术后建议患者观察有无漏液、阴道出血、腹痛和发热。从被减的胎儿的囊中渗漏甚至涌出羊水，都是常见的，一般发生在术后最初的几天 [43]。即使影像学证实羊水过少，且不会增加流产的风险，我们也会进行后续的超声检查以确保安全。有时候我们会使用短疗程的抗生素，如阿奇霉素。手术后较早出现痉挛是很常见的，可以用对乙酰氨基酚来治疗。对乙酰氨基酚无法缓解的疼痛，严重的阴道出血或任何发热都需要进一步的评估病情。

术后一周需安排超声检查，以确认被减胎儿无心脏搏动。在大多数情况下，首次心脏内注射氯化钾（KCl）的失败率为 0 [44]。我们告知患者被减胎儿恢复心跳活动是可能的，但这可能性不大。若心脏活动真的恢复，则必须再次减胎。在此之后，建议医生在患者妊娠晚期时每 4 周跟踪一次胎儿的生长情况。在手术后的几周内，直到组织被完全吸收前，被减掉的胎儿都是可以看到的。直到分娩时，被减掉的胎儿通常很难被识别出任何组织。在 ST 里，较大的胎儿不能被吸收；然而，随着时间的推移，组织会被压缩，羊水会消失。被减的胎儿会随着胎盘一起被娩出，患者通常识别不出来。虽然标准的做法是将胎儿残留组织和胎盘一起送病理检查，但组织分离的程度限制了这种评价的有效性。

十、特殊情况

（一）减胎至单胎妊娠

越来越多女性选择减胎至单胎妊娠[6,45]。2000—2007 年，Stone 及其同事观察到，与 1986—1999 年相比，选择减胎至单胎的患者数量增加了 3 倍（11.8% vs. 31.8%）。然而，不同视角下的观点不同，把多胎减至单胎这种做法仍然存在争议，因为它不太可能改善结局。与减至双胎相比，三胎减至单胎有更高的足月分娩率和更高的出生体重[45-47]。Haas 等在孕 6～8 周时通过经阴道胎儿穿刺抽吸术也得出了类似的结果[48]。然而，较高的<24 周的早期胎儿丢失率和较低的出生率（通常高 1%～2%）并不能证明胎龄和出生体重的增加具有实际的临床意义。例如，与三胎减至单胎后平均胎龄为 37.7 周相比，三胎减至双胎的平均胎龄是 35.2 周，这对许多父母来说都是可以接受的结果[32]。尽管如此，这是一个复杂的讨论，我们应考虑到严重早产和孕产妇并发症如妊娠期高血压 / 先兆子痫和妊娠期糖尿病的减少[46,48]。

撇开这些研究中得出的结果差异性来看，孕妇的个人因素也许能证明减至单胎的合理性。减至单胎可明显降低既往有早产风险的女性再次发生早产的风险[5]。举个例子，如果一个孕妇既往出现过因宫颈功能不全导致的孕中期流产，那么双胎妊娠不仅会进一步增加本就很高的早产风险，而且还会限制现有干预措施的选择。减至单胎可能是减轻女性生理压力和心脏病等并发症的合理

措施[4]。此外，其他无形因素包括经济和社会心理因素以及个人偏好等[4]。

一个相关的问题是，双胎减至单胎变得越来越普遍[47]。同样的产科、内科和社会心理学的论据也可以用来证明减少双胞胎的合理性，但患者和医护人员却不这么认为[49]。年龄似乎是选择双胎减胎的一个因素。关于将双胎减至单胎是否会改善产科结局，证据是互相矛盾的。一些作者报道这样做结局没有变化[50]，而另一些作者则提出减胎可以降低早产率，但未减少早产儿或体重<第 5 百分位的出生[51-53]。关于 Haas 及其同事的研究结果，Drugan 等表示，"考虑到减胎后妊娠丢失的风险为 5%，每一例预防 RDS（不一定是致命的）的减胎将导致两次妊娠失败"[47]。

在我们看来，虽然选择性终止妊娠是合法的，但女性应有权将高阶倍数多胎减为单胎。在我们的实践中，除非有历史因素或患者要求，否则不会讨论将双胎减为单胎。套用 Evan 博士的话，在一个强调限制国家干预堕胎选择的多元化社会中，尊重一对夫妇不受干涉地选择一个而不是两个婴儿的自由权利怎么会错呢[6]。

（二）单绒毛膜双胎

单绒毛膜双胎的多胎率越来越普遍，从 1986—1999 年的 2.1% 上升到随后十年的 5.7%，这主要是辅助生殖技术的结果[45]。由于胎盘血管联通所引起的特殊并发症，即双胎输血综合征和选择性宫内生长受限，这些多胞胎胎儿不良结局的风险增加。单绒毛膜双胞胎中的一个死亡对幸存的另一个胎儿有严重的影响，包括神经损伤或死亡（30%～50%）[36]。从另一个角度来看，多胎妊娠中单绒毛膜双胎的风险与多胎胎儿的风险相同（即，双绒毛膜三胞胎的结局与四绒毛膜四胞胎的结局相同）。

大多数专家认为，只要其他胎儿看起来健康，减少单绒毛膜双胎是最好的结果。Myers 等报道

是其中一个最早提出的，在多胎妊娠情况下，减少单绒毛膜双胎可以改善妊娠结局[54]。约在同一时间发表的另一份报道显示，在 12 例减少了一对单绒毛膜双胎的孕妇中，直接并发症的发生率更高；然而，并发症为减胎孕囊的破裂，但均有良好的预后[55]。其他几项研究也表明，妊娠结局的改善在很大程度上是由于减少了早产，但代价是较高的流产率和至少一个胎儿的存活率较低[56-58]。Morlando 及其同事模拟了一项假设队列的系统综述的结果，研究对象是 1000 个双绒毛膜三胞胎。小于 32 周的早产率在减少单绒毛膜双胎组、不减胎组及减少单独胎盘的胎儿组分别为 5.5%、33.3% 和 17.6%[57]。单绒毛膜双胎的选择性减胎需要脐带凝固、脐带消融、射频消融或者微波消融，这些手术风险较高，而且能进行操作的中心有限。

第 44 章　医学辅助生殖的围产期结局
Perinatal Outcome of Medically Assisted Reproduction Pregnancies

Galia Oron　Benjamin Fisch　著

冼业星　译　　欧莹　校

目前，在美国出生的所有婴儿中，超过1.6% 是通过医学辅助生殖（medically assisted reproduction，MAR）受孕的[1]。欧洲人类生殖与胚胎学会的最新报告指出，在 2013 年，接受 ART 出生的婴儿占全国出生队列总数的 0.2%～6.1%[2]。同年，全世界估计有 500 万婴儿通过 MAR 出生[3]，当您阅读本章时，这个比例已经大幅上升。

孕产妇和围产期不良结局与 MAR 增加有关，包括妊娠期高血压、妊娠期糖尿病、前置胎盘和胎盘早剥、剖宫产、早产（preterm delivery，PDT）和低出生体重（low birth weight，LBW）。这些大部分并发症是与 ART 治疗相关的多胎妊娠率增加有关。然而，自 21 世纪中期以来的系统评价和 Meta 分析表明，MAR 受孕的单胎比自然受孕的单胎更容易出现不良围产期结局[4-10]，即使控制了年龄、产次、吸烟、不孕持续时间和先前存在的疾病等母体风险因素[11-13]。这一发现很重要，因为除了肥胖、饮酒和既往流产外，这些孕产妇危险因素本身就是不良产科结局的强有力预测因素[14]。

MAR 的围产期安全性越来越受到关注，因为其使用越来越广泛，并且在子代生命后期可能出现潜在的长期健康影响[15, 16]。

定义

1. 低出生体重：<2500g；极低出生体重：<1500g。

2. 早产：<37 孕周；极早产：<32 孕周。

3. 围产期死亡率：妊娠 20 周后的死产或出生后 0～27 天的新生儿死亡。

一、医学辅助生殖的围产期结局

（一）单胎围产期结局

美国疾病预防控制中心（Centers for Disease Control and Prevention，CDC）在 2013 年编制的最新美国监测报告称，美国 MAR 受孕婴儿中 LBW 率为 29.1%，而美国普通婴儿群体的 LBW 率为 8.0%[1]。此外，所有接受 ART 的单胎中有 33.6% 早产，6.1% 极早产。普通人群的相应比例为 11.4% 和 1.9%。总体而言，MAR 受孕的婴儿约占所有 LBW 婴儿的 5.8%，所有极低出生体重（very low birth weight，VLBW）婴儿的 5.1%，所有早产儿的 4.6% 和所有极早产儿的 6.1%。

这些数据与 21 世纪初发表的系统评价和 Meta 分析的结果一致，这些结果表明，在配对和非配对研究中通过 MAR 受孕的单胎发生低出生体重（LBW）、极低出生体重（VLBW）、早产（PTD）和极早产（very preterm delivery，VPTD）的风险增加[14-19]。这些研究首次反驳了传统观点，即 ART 新生儿围产期结局相对较差是由于与新技术相关的多胎妊娠频率较高。虽然到他们发表时，LBW 的绝对风险已从 20 世纪 90 年代增加的 2 倍多下降了不少，但即使在调整了产妇年龄、胎次和种族之后，仍显著高于一般人群。对这个风险下降的解释包括 MAR 技术的进步、超声引导胚胎移植的技术改进以及产科技术的变化从而有更密切的监测和干预[20]。

2012 年，一项对 30 项研究的队列研究（20 项配对和 10 项非配对）比较 MAR 受孕和自然受孕单胎的 Meta 分析观察到，在报道 LBW 发生率的 19 项研究（总共 28 352 例 ART 单胎）中，相对 MAR 组的 LBW 风险（RR）为 1.65（95%CI 1.56～1.75），与自然受孕相比，绝对风险增加了 3%。在 14 项报道 VLBW 率的研究（总共 27 105 名 MAR 单胎）中，MAR 组 VLBW 的 RR 为 1.93（95%CI 1.72～2.17），绝对风险增加 1%。在报道 PTD 的 22 项研究（总共 27 819 例 ART 单例）中，RR 为 1.54（95%CI 1.47～1.62），绝对风险为 3%，在报道 VPTD 的 11 项研究（总共 24 170 例 ART 单例）中，RR 为 1.68（95%CI 1.48～1.91）。

迄今为止进行的最新 Meta 分析包括 50 项队列研究，共有 161 370 名 MAR 受孕的单胎和 2 280 241 名自然受孕的单胎。MAR 组 LBW 和 VLBW 的 RR 分别为 1.6（95%CI 1.49～1.75）和 2.2（95%CI 1.84～2.43），PTD 和 VPTD 分别为 1.71（95%CI 1.59～1.83）和 2.12（95%CI 1.73～2.59）。ART 单胎的围产期死亡风险比对照组高 64%（RR=1.64，95%CI 1.41～1.90）。MAR 还与孕产妇及产科并发症高风险显著相关：30% 妊娠高血压；31% 妊娠糖尿病；27% 前置胎盘；83% 胎盘早剥；58% 剖宫产。即使数据分析仅限于使用配对的研究或调整后如产妇年龄、胎次、吸烟、既往医疗状况以及社会经济和人口统计参数等混杂因素的研究，风险仍然存在[21, 22]。

（二）双胞胎的围产期结局

根据 CDC MAR 监测报告，在 2013 年有 41.1% 的 MAR 妊娠以多胎分娩，而普通人群中这一比例为 3.5%[1]。与 MAR 受孕的单胎相比，MAR 受孕的双胎早产的可能性约为 4.5 倍，LBW 出生的可能性为 6 倍。因此，仅移植单个胚胎已成为普遍

趋势，使得美国 MAR 妊娠的多胎出生的百分比下降了 22.6%，从 2000 年的 53.1% 下降到 2013 年的 41.1%[1]。

2010 年，一项瑞典国家队列研究对 1982—2007 年出生的双胎进行了统计，其中 1545 名为 MAR 受孕，8675 名为自然受孕。报告称即使在调整了母亲年龄、胎次和吸烟后，ART 组的 VPTD 风险也会增加[23]。这些发现与同年发表的另一项 Meta 分析一致，该分析共包括 4385 对 ART 受孕的双胎和 11 793 对自然受孕的双胎，其中 ART 组在去除其他产科混杂因素后显示出早产和 LBW 的可能性更大[24]。2016 年，对 15 项队列研究（包括 6420 名接受 ART 受孕和 13 650 名自然受孕的双绒毛膜双胎）的 Meta 分析得出结论，ART 双胞胎的早产风险增加（RR=1.13，95%CI 1.00～1.29；P=0.05），极早产（RR=1.39，95%CI 1.07～1.82，P=0.01）和 LBW（RR=1.11，95%CI 1.00～1.23，P=0.05），VLBW 和围产期死亡率的组间差异无统计学意义。然而，每个结果分析的参与者人数与之对应的研究数量而有所不同，因此在这些研究中观察到了显著的异质性[25]。

然而，一些研究表明 MAR 多胎的围产期风险具有可比性。一项丹麦对 1995—2000 年出生的双胎进行了队列研究，其中包括 3438 名通过 ART 受孕和 10 362 名自然受孕的双胎，发现在对母亲年龄和产次进行分层后，发生 LBW、PTD 或围产期死亡率没有组间差异。当研究人群仅限于双卵双胎时，包括 1650 名 ART 受孕和 3546 名自然受孕，ART 组的平均出生体重和胎龄显著降低，但在对产妇年龄和产次进行调整后，这些差异消失了[26]。同样在 2016 年，一项荷兰研究评估了 6694 对异卵双胎的结果：470 人为诱导排卵，511 人为卵巢刺激 – 宫腔内授精（controlled ovarian stimulation and intrauterine insemination，COH-IUI），2437 人为体外受精（IVF），3276 人为自然受孕后（对照）。与对照组相比，COH-IUI 和 IVF 组的 LBW 和早产率相似[27]。

（三）新鲜胚胎移植与冷冻胚胎移植的围产期结局

随着近年来剩余胚胎的冷冻保存操作在全球范围内不断增加，在妊娠、活产率以及冷冻胚胎移植带来的产科和围产期结局方面积累了普遍令人安心的数据。然而，由于缺乏比较新鲜或冷冻解冻胚胎所生单胎的产科和围产期结局的随机对照试验，目前可用的数据均来自大型队列研究和观察性研究的 Meta 分析。

来自丹麦[26]、芬兰[28]和瑞典[29]的大型注册研究报告称，即使在调整了已知对妊娠结果有影响的混杂变量后，解冻移植出生的单胎比新鲜胚胎移植的结果更好。在所有三项研究中，冻融胚胎组的婴儿 LBW 发生率较低，在某些情况下，PTD 风险降低。在丹麦和芬兰的研究中，两组的围产期死亡率相当，而瑞典的研究报告冻融胚胎组的围产期死亡率更高。

其他研究比较了 ART 后接受冻融或新鲜胚胎移植出生的单胎与自然受孕的单胎的围产期结局，但结果好坏参半。一项针对北欧人群 20 世纪 90 年代后期至 2007 年出生的单胎的大型回顾性队列研究发现，冻融胚胎移植后出生（n=6647）的 LBW（aOR=0.81，95%CI 0.71～0.91）和 PTD 率（aOR=0.84，95%CI 0.76～0.92）比新鲜胚胎移植后出生（n=42 242）更低，但围产期死亡率更高（aOR=1.49，95%CI 1.07～2.07）。与自然受孕（n=288 542）相比，在调整母亲年龄、产次、子代性别和出生年份后，冷冻胚胎移植组的 LBW、PTD、VLBW 和 VPTD 的发生率更高。作者还报告了冷冻胚胎移植组的剖宫产率显著增加（26.3%，新鲜胚胎移植组为 22.6%，自然受孕组为 15.4%；P<0.001）[30]。这些发现得到了其他 Meta 分析的证实，这些 Meta 分析显示冷冻胚胎移植单胎妊娠与 LBW 和 PTD 相关[31, 32]。在 Maheshwari 等的研究中[31]，LBW（RR=0.69，95%CI 0.62～0.76）的绝对风险降低 3% 和 PTD（RR=0.84，95%CI 0.78～0.9）的绝对风险降低 2%，围产期死亡率的

RR 为 0.68（95%CI 0.48～0.96）。仅限于配对队列的分析，高质量的研究通过冻融胚胎的移植产生的持续风险降低。在 Zhao 等[32]的 Meta 分析中，包括 32 349 个冷冻胚胎移植周期和 94 472 个新鲜胚胎移植周期，注意到新鲜胚胎移植后出生的单胎 LWB 和 PDT 的风险降低，围产期死亡率与对照组没有显著差异。

应该指出的是，上述所有发现均来自对异质人群的不同研究的 Meta 分析，这些研究使用不同的冷冻保存方法［卵裂期和（或）囊胚阶段慢速冷冻或玻璃化冷冻］可能影响研究的结果。

Wennerholm 等[30]也报道，与新鲜胚胎移植和自然受孕相比，冷冻胚胎移植后单胎的出生体重更高，并且大胎龄儿（LGA）（分别为 5.8% 和 4% 和 3.9%）和巨大儿（>4000g）（分别为 5.7% 和 2.8% 和 3.4%）出生的风险增加。这些数据也得到了另一项队列研究的支持，该研究纳入了 550 名采用首周期新鲜胚胎移植 / 第二周期冷冻胚胎移植的组合（第 1 组）和 116 名采用首周期冷冻胚胎移植 / 第二周期新鲜胚胎的移植（第 2 组），调整出生顺序。考虑到第二个孩子通常比第一个出生的孩子重，作者发现尽管第二种组合的 LGA 风险仍然显著增加，但第一种组合的 LGA 风险更高[33]。冷冻胚胎移植后出生的单胎出生体重较高的原因仍不清楚。一种可能的原因是在新鲜周期中，COH 会破坏宫内环境，在冷冻周期中具有更好的胎盘和过度生长。然而，这并不能解释冷冻胚胎移植后出生的单胎的 LGA 风险高于自然受孕的单胎的风险。另一种可能的机制涉及在冷冻保存和解冻期间对人类胚胎的胎儿生长相关的表观遗传修饰发生改变。

最近一项基于英国人类受精和胚胎学管理局（HFEA）提供的数据的研究，包括 1991—2011 年在英国出生的 112 432 名单胎：95 911 个新鲜胚胎移植，16 521 个冷冻胚胎移植。冷冻胚胎移植组的 LBW（R=0.73，95%CI 0.66～0.80）和 VLBW（RR=0.78，95%CI 0.63～0.96）风险降低，高出

生体重（＞4kg）的风险增加（RR=1.64，95%CI 1.53～1.76），早产和极早产组间的风险没有差异。本研究除了可以调整产妇年龄和产次以及不孕原因和持续时间等重要混杂因素之外，还具有可查询的最大的国家数据集之一优势[34]。

二、不良结局的原因

关于MAR妊娠的不良围产期结局是否与技术或不孕症本身有关，一直存在争议。由于母体的先天条件，将MAR受孕与自然受孕单胎进行比较的研究存在一个内在问题：具有潜在生殖异常的低生育力人群与健康且可生育的一般人群。因此，在调整了年龄和胎次后，发现至少有1年不孕的女性所生的单胎与正常生育力的女性所生的单胎相比，其产科和围产期风险更高[35, 36]。

为了进一步分离这些因素的影响，来自不同国家的几个小组使用了同胞研究设计。队列由连续的单胎兄弟姐妹组成，其中一个兄弟姐妹是MAR受孕的，另一个是自然受孕的。然而，结果是相互矛盾的。在包括2546对兄弟姐妹的挪威研究中，MAR组和自然受孕组的围产期结局相似，作者得出结论，MAR婴儿围产期风险增加与导致母亲不育的因素有关[37]。荷兰更近的一项规模更大的研究使用同胞研究分析了272 551对兄弟姐妹，同时考虑了受孕方式、母亲特征和出生顺序。结果表明，孕产妇特征包括生育力低下，与围产期死亡率、LBW和PTD风险增加有关[38]。然而相比之下，一项针对13 692对单胎兄弟姐妹的丹麦同胞研究表明，与自然受孕婴儿相比，MAR婴儿的围产期风险增加。尽管MAR组的风险呈下降趋势，但与对照组的差异显著且持续存在。这些发现表明，治疗因素可能至少部分导致与MAR相关的不良结局[39]。

使用另一种方法，几项研究比较了在不同生育治疗（即诱导排卵、宫腔内人工授精和体外受精）后出生的单胎与自然受孕的单胎作为对照。他们发现，无论使用何种治疗类型，生育治疗相

关的风险都会增加，这显然表明该技术本身不是唯一导致不良结果的原因[12, 40]。作者认为，卵巢刺激可能导致产生多种功能不同的黄体，或对生长中的卵泡和发育中的卵母细胞产生不利影响。或者，卵巢刺激可能与胰岛素样生长因子结合蛋白-1（IGFBP）的分泌增加有关，这与胎儿生长受限和胎盘结构异常有关[41]。

迄今为止，2016年在中国对这一问题进行了最大的前瞻性研究。共纳入5639名单胎婴儿：1260名IVF后出生，1899名不孕女性接受非ART治疗后出生，2480名育龄女性自然受孕。分析针对重要的混杂因素进行了调整。与自然受孕组相比，不孕母亲所生婴儿的LBW和PTD风险增加。然而，在所有组中，ART受孕婴儿的风险最高，LBW的aOR为1.75（95%CI 1.12～2.92），PTD的aOR为1.26（95%CI 1.01～1.53）[13]。

三、减少MAR单胎围产期不利结局的尝试

（一）单胚胎移植

为了避免MAR多胎妊娠及其伴随的不良反应，研究人员正试图在MAR周期中仅移植单个胚胎。最近随着培养条件和冷冻保存的改进，以及建立最高质量的胚胎形态学标准概念进行最佳植入，这已成为可能。还更加重视患者教育，以便在全球范围内更好地实施这种做法。

在常规的体外受精周期中，通常在可用的胚胎中选择质量最好的一个胚胎移植，这个过程被称为选择性单胚胎移植（e-SET）。在卵裂期胚胎的随机对照研究表明，新鲜的e-SET产生的妊娠率与同时移植两个胚胎的妊娠率相当，多胎妊娠率和围产期及产科不良结果的发生率显著降低。囊胚期也有类似的结果。选择卵裂期或囊胚期胚胎，出生率没有显著降低[42]。其他人研究表明，与双胚胎移植后出生的单胎相比，选择性单胚胎移植后出生的单胎患PTD（RR=0.37，95%CI

0.25～0.55）和 LBW(RR=0.25，95%CI 0.15～0.45)的风险显著降低。与自然受孕的单胎相比，她们患 PTD、前置胎盘和妊娠糖尿病的风险几乎无区别[43]。

在与双胚胎移植（DET）相关的围产期死亡率方面对比，也报道了 SET 有较好的前景。来自澳大利亚和新西兰的一项包含 50 000 多名单胎出生的大型人口研究指出，DET 组的围产期死亡率比 SET 组高 53%（aRR=1.53，95%CI 1.29～1.8)[44]。此外，单个胚胎的移植，无论是否选择性，双胞胎现象几乎完全消除（同卵双胎消失后单胎出生)，与最初是单胎的 IVF 妊娠相比，这与 LBW 和 PTD 的可能性增加有关[45]。尚不清楚 IVF 双胎消失后的单胎不良结局增加是否与是由于吸收剩余双胎坏死的胎儿胎盘组织，随后释放细胞因子和前列腺素，或子宫 – 胎儿相互作用受损导致有关[45, 46]。尽管如此，应该牢记的是，移植单个胚胎仍然可以发生同卵双胞胎[47]，而且在双胚胎移植后出生的双胎的围产期死亡率是单胚胎移植后出生的同卵双胞胎的一半（aRR=0.48，95%CI 0.32～0.72)[44]。

最近一项对单胚胎移植进行的大规模研究，包含 2007—2012 年日本超过 140 000 名活产婴儿。结果表明，SET 的使用确实大大降低了围产期发病率，包括 PTD 和 LBW，以及围产期死亡率[48]。

（二）胚胎移植时间：囊胚与卵裂胚

将卵裂期胚胎（第 2～3 天）培养至囊胚期（第 5～6 天），临床医生能够根据形态学评分选择最高质量的胚胎进行移植。此外，接受囊胚期胚胎移植的女性构成了具有独特特征和良好预后的选择性队列。与接受卵裂期胚胎移植的女性相比，她们可能更年轻，卵巢对治疗的反应更高。尽管如此，仍然存在由于培养不成功而取消胚胎移植的风险。在超出基因组激活的培养情况下延长胚胎时间可能会对滋养外胚层细胞产生遗传和表观遗传改变，引发植入和胎盘的差异，并导致不良的

围产期结局[49-52]。尽管目前的文献表明，移植新鲜的单个囊胚比移植卵裂胚胎有更高的临床妊娠率和活产率[53, 54]，但证据的质量是中等到低级别的，仍然需要大型随机对照研究来得出一个明确的结论[55]。

一项基于瑞典人群的大型注册研究比较了 2002—2013 年囊胚期移植（n=4819）、卵裂期移植（n=25 747）或自然受孕（n=1 196 394）后出生的单胎的围产期结局。与卵裂胚胎组相比，囊胚移植组围产期死亡风险增加（aOR=1.16，95%CI 1.14～2.29），与自然受孕组相比，PTD 风险增加（aOR=1.17，95%CI 1.05～1.31）。他们还增加了前置胎盘和胎盘早剥的风险。尽管囊胚组中妊娠糖尿病的发生率较低，但 LBW 发生率较低，而巨大婴儿（＞4500g）发生率较高[56]。

系统评价和 Meta 分析研究表明，随着培养的延长，PTD 和 VPTD 的风险增加[57-59]。然而，这些发现说的是多个胚胎移植出生的单胎，但无法解释众所周知的双胎变成单胎而影响围产期结局情况。一些调整双胞胎消失现象和可能的母体混杂因素后的研究报告称，延长胚胎培养的 PTD 和 VPTD 风险增加（aOR=1.39，95%CI 1.29～1.50；aOR=1.35，95%CI 1.13～1.61)[60]，而其他则发现围产期结局与卵裂期移植相当，包括 LBW 和 PTD[61]。后一项研究与澳大利亚和新西兰最近的一项大型研究一致，该研究包括超过 40 000 名单胎出生，两组的 PTD 和 LBW 发生率相似[62]。在分析单卵裂胚或囊胚移植后出生的单胎的研究也发现组间没有差异[63]，即使这些组在去除母体混杂因素和胚胎质量方面配对后也是类似结果[64]。

迄今为止最大的研究分析了 2008—2010 年日本新鲜和冷冻解冻的卵裂期和囊胚期胚胎的单胚胎移植共 277 042 名单胎的结果。冷冻移植在 PTD 和 LBW 的风险显著降低，但胎盘粘连的发生率更高。囊胚移植与孕产妇风险之间没有显著相关性[65]。对新鲜和玻璃化解冻囊胚移植后围产期结

果的研究显示了类似的结果，尽管玻璃化与总体较高的出生体重相关[66]，即使仅限于 eSET[67]，其与卵裂期胚胎移植报告的结果相似。

（三）培养基类型

除了培养时间延长，培养基的类型对围产期的结果也有影响。调控细胞周期和 DNA 复制的基因已被证实更偏向某些类型的培养基[68]。此外，发现胚胎培养中的蛋白质来源是影响出生体重的独立因素[69]。

然而，培养基类型对出生体重的影响存在争议。荷兰的一项研究首次报道，无论胚胎是新鲜的还是冷冻解冻，在 Cook 培养基中的体外胚胎培养及在 Vitrolife 培养基中培养与低于平均单胎出生体重有关[70, 71]。其他人报告指出，与 Medicult Universal 或 Vitrolife GI 培养基相比，在 Medicult ISMI 培养基中培养胚胎后受孕的单胎中 LBW 的发生率更高[72, 73]。相比之下，许多研究并未发现不同培养基类型（G1.3/Global/G1.5、HTF/Sage、G5tm/Global/Quinn Advantage、Medicult/Cook/Vitrolife 和 Cook/Medicult）对平均单胎出生体重有显著差异[74-78]。最近，在控制了潜在的混杂因素并调整了培养持续时间后，未发现 Medicult 和 Vitrolife 培养的胚胎移植出生的平均单胎出生体重有显著差异[79]。一篇综述得出结论，尽管在动物研究中观察到出生体重的极端差异，但某些类型的培养基与人类出生体重之间的关系并不明确。在迄今为止发表的 11 项相关研究中，有 5 项报告了显著的相关关系[80]。

（四）胚胎质量

由严格的形态参数定义的胚胎质量是 ART 成功的主要预测因素。卵裂期胚胎质量与着床率和妊娠结局之间的关系已得到充分证实[81-83]。有许多关于囊胚形态与着床率、临床妊娠率和活产率之间关系的报道。囊胚的三个主要形态特征中，即囊胚扩张和孵化[84, 85]，滋养外胚层细胞的出现[86, 87]，或内细胞团（inner cell mass，ICM）的出现[88]，哪一个是植入和活产的最强预测因子仍不清楚。

第一项评估胚胎质量与围产期并发症可能相关性的研究是在新鲜卵裂或囊胚期 SET 后出生的单胎上进行的，以确保分娩的婴儿来自经过形态学分级的胚胎。将优质的单胚胎移植与劣质的 SET 进行了比较。高质量的胚胎移植与较高的临床妊娠率相关，但在调整重要混杂因素后，母体或新生儿不良结局无显著组间差异[89]。日本最近的一项研究也发现等级好和差的卵裂期胚胎的围产期结局相当，但它包括新鲜和冷冻胚胎移植，并且没有针对潜在的混杂因素进行调整[90]。需要更多的大型随机对照研究来证实使用形态等级差的胚胎而不是优质胚胎不会对后代产生短期和长期不良后果。

（五）最小的卵巢刺激

目前尚不清楚对卵巢刺激的反应是否会影响 IVF 治疗的产科结局。最近一项基于英国人类受精和胚胎学管理局（HFEA）提供的数据研究包括 591 003 个新鲜 IVF 周期，其中 584 835 个接受促排，6168 个未接受促排，共 98 667 个单胎活产。在调整了潜在的混杂因素后，在早产风险（aOR=1.43，95%CI 0.91～2.26）和 LBW（aOR=1.58，95%CI 0.96～2.58）方面，未发现促排周期和未促排周期之间存在显著差异[91]。当同一组使用大型英国国家数据库分析卵巢反应的作用时，该数据库包含 402 185 个促排的新鲜 IVF 周期，共 65 868 个单胎活产，他们发现过度刺激（≥20 个卵母细胞）的女性发生不良后果的风险显著高于反应正常的女性（10～15 个卵母细胞）（早产：aOR=1.15，95%CI 1.03～1.28；LBW：aOR=1.17，95%CI 1.05～1.30）。而次级（4～9 个卵母细胞）或反应差（＜3 个卵母细胞）的女性的风险没有增加。然而，这项研究因未能调整混杂因素以及数据集中包含多个周期的女性的局限性，因而真实样本量未知。此外，高反应组女性中多囊卵巢综合征的患病率很高，这与早产和低出生体重有关是已经明确的[92]。因此，需要进一步研究以确定增加的风险是否归因于潜在诊断或治疗相关参数，如胚胎植入期间的高雌二醇水平。

四、结论

与自然受孕的单胎相比，通过 ART 受孕的单胎发生母体和围产期不良结局的风险增加。尽管潜在的不孕症因素可能至少有部分原因，但该技术也起着重要影响。现在已经通过各种方法做出了巨大的努力来改善围产期结局，包括使用单胚胎移植、避免 E_2 水平大幅升高的过度刺激周期、采用不同的培养条件以及冷冻所有胚胎。虽然所有这些方法都是有利的，但没有一种方法本身是没有风险的。

第 45 章　辅助生殖技术婴儿的健康和发育

Effect of Conception Using Assisted Reproduction Technologies (ARTs) on Infant Health and Development

Virender Verma　Priya Soni　著

冼业星　译　欧　莹　校

一、背景

什么是辅助生殖技术（artificial reproduction technologies，ART）以及它们的各种方法、适应证以及优缺点已在本书的前几章中进行了相应的详细描述。第一个试管婴儿诞生于 1978 年[1]，到目前为止有 700 万新生儿是通过辅助生殖技术出生的，发达国家有 2%～3% 的分娩是通过 ART 受孕[2]。这个数字足以保证对这些婴儿可能存在相关的问题（如果有的话）进行详细分析。

辅助生殖技术步骤与自然受孕方式有很大不同，其需要向女性注射激素和其他有关药物，而且年龄较大的女性应用辅助生殖技术相对较多，所有这些因素都会导致心理、身体和社会压力，可能会对胎儿和新生儿的健康产生一定影响。此外，围产期状况越多，如多胎妊娠、早产、早产儿等，可能会增加发病风险。

已有大量关于 ART 受孕婴儿健康成长的文献发表，本章将通过对目前可用的主要证据，找出"与正常受孕的婴儿相比，通过辅助生殖技术受孕的儿童是否更容易出现健康问题"的答案。

二、辅助生殖技术妊娠和围产期结局

目前新生儿结局

ART 受孕后出生的婴儿被认为更大概率是低出生体重、早产儿和（或）早产、宫内生长迟缓（in utero growth retardation，IUGR），以及在新生儿重症监护病房住院（NICU）[3]。这可能是由于多胚胎移植导致的多胎妊娠引起的。几乎 1/4～1/2 的辅助生殖技术的受孕为多胎分娩[4]。单胚胎移植（SET）是一种相对较新的技术，其出现多胎妊娠的可能性较低[5]，因此有可能在降低早产率和减少低出生体重儿（LBW）方面提供更好的结局[6]。

有研究通过仅考虑单胎分娩来消除混杂因素（即多胎妊娠），发现不良事件（早产、低出生体重、新生儿重症监护病房入院率和住院时间等）的可能性仍然很高[7, 8]。一项 Meta 分析表明，在辅助生殖技术受孕的单胎妊娠中，围产期不良事件即死亡、低出生体重和（或）早产发生概率几乎翻了一番，大大增加了分娩早产儿的风险，出生先天性畸形婴儿的风险增加近 30%～40%[9]。Henningsen 等在对 13 692 名在辅助生殖技术受孕后出生的单胎儿童进行的大型队列研究中得出结论，辅助生殖技术婴儿的体重减轻了约 65g，生下低出生体重婴儿的概率增加了 40%，早产可能性增加了 30%[7]。此外，当无法正常受孕时，辅助生殖技术主要是治疗不孕症和（或）任何其他病因的选择措施。因此，其最起始的治疗标准可能会改变围产期事件的进展[10]。挪威的一项研究表明，ART 受孕婴儿的围产期发病率和死亡率明显较高，但当将围产期不良事件与同一对夫妇的先前受孕进行比较时，差异变得不显著[11]。Hayashi 等在

2012 年发表的回顾性研究中，比较了在通过促排卵受孕宫腔内人工授精（IUI）、体外受精（IVF）的 ART 方法受孕与正常受孕的单胎分娩的围产期发现，无论使用哪种辅助生殖技术，不良事件都是相似的[10]。

ART 辅助双胎妊娠的死亡率和发病率统计数据尚无定论，因为许多文章认为 ART 双胎妊娠增加了围产期不良后果，即低出生体重婴儿、早产和新生儿重症监护病房入院率与自然受孕的双胎相比增加了[12, 13]。相反，少部分研究在结果方面存在差异[9, 14]。

总的来说，如果通过辅助生殖技术帮助受孕的，新生儿的发病率和死亡率会增加。病因之一可能是不孕。

三、先天性畸形

有几篇文章得出结论，辅助生殖技术受孕出生的婴儿发生先天性畸形的概率增加[9, 15-17]。Wen 等在对 124 468 名通过不同辅助生殖技术（如体外受精 / 卵质内单精子注射等）出生的儿童的 Meta 分析中，估计合并风险等于 1.37（95%CI 1.2～1.48），但在亚组分析中比较个别 ART 方法（即体外受精和卵质内单精子注射）时，风险差异不显著。先天性畸形的风险在神经系统中最高，与自然受孕相比风险高出两倍多。其次是肾脏和泌尿生殖系统、胃肠系统和心血管系统[17]。另外，中国的一项大型研究表明，与正常人群相比，先天性畸形的发病率没有显著差异[18]。

如前所述，不孕是先天性缺陷的一个混杂因素[19]。因此，它可能是导致后代出生缺陷的独立风险因素。除非我们有足够的证据，否则将 ART 概念归咎于先天畸形的唯一原因是不准确的。Davies 等的研究表明，不孕症是导致出生缺陷的独立因素，与受孕方式无关[16]。Bonduelle 等比较了体外受精（IVF）与卵质内单精子注射（intracytoplasmic sperm injection，ICSI）后出生的 5 岁儿童的出生缺陷情况，发现 ICSI 辅助受孕出

现出生缺陷更明显[20]。澳大利亚的一项研究也发现了类似的结果[16]。然而，后来的许多文章发现，在将 ICSI 技术出生的孩子与 IVF 受孕的孩子进行比较时，先天性畸形的差异并不显著[17, 21]。

目前我们可以认为，无论是受孕方式、不孕，还是任何其他独立因素，都需要进行更多的研究来明确得出 ART 后代出生缺陷的真正病因。

四、ART 受孕孩子的长期健康结果

生长和性腺发育

大量研究支持这样的一种观点，即与自然受孕的儿童相比，ART 受孕的儿童的生长发育相似[20, 22, 23]。相反，一些研究也表明接受 ART 的孩子身高更高[24]。据推测，胰岛素样生长因子 I 和胰岛素样生长因子结合蛋白的数量增加是这些儿童生长增加的原因[25]。

性器官发育是这一亚群的重要问题，因为辅助生殖技术是治疗不孕不育夫妻的一种措施，并且通过 ART 受孕出生的孩子是否有正常的性发育也一直是焦点。有研究证实 ART 受孕儿童的性发育是正常的[26-29]。

有研究发现 8—14 岁男孩的阴茎和睾丸体积大小正常，该研究还发现抗米勒管激素（AMH）水平正常[26]。Belva 等发现唾液睾酮和抑制素 B 在正常范围内[28]。一项针对通过卵质内单精子注射出生的青春期女孩研究发现，性腺发育、阴毛生长和初潮没有显著差异，但这些女孩的乳房发育滞后[29]。

五、健康状况

大多数已发表的关于健康状况的文章都支持这样一个事实，即通过 ART 受孕的儿童与自然受孕的儿童疾病模式几乎没有任何差异。Beydoun 等发现与一般人群相比，ART 受孕的年轻人（18—26 岁）中慢性疾病模式差异不大[30]。

然而，也有研究不同意上述观点[20, 31, 32]。

Bonduelle 等发现在 ART 辅助受孕后出生的儿童患病、寻求医疗建议、住院或手术的可能性显著较高[20]。Ludwig 等发现，由于睾丸未降的发生率增加，在卵质内单精子注射后妊娠的男孩进行泌尿生殖道手术的风险更高[32]。

六、心血管系统

一些报告称，在某些或其他 ART 辅助受孕后出生的青少年中，高血压和糖耐量异常的发生率增加[33]。Scherrer 等得出的结论是，通过 ART 受孕且看起来很健康的孩子可能患有全身或肺血管功能障碍[34]。另外，Wikstrand 等发现通过卵质内单精子注射受孕后出生的 5 岁儿童的视网膜血管形成异常[35]。

以上所有证据都足以得出结论，建议对辅助生殖技术辅助受孕后出生的所有儿童进行长期随访。

七、神经系统和神经发育

多项研究发现，ART 辅助受孕后出生的孩子更容易患有神经后遗症，即脑瘫[36, 37]。尽管多胎妊娠和早产被认为是造成这种情况的主要原因[36, 38, 39]，但在单胎中也发现了呈正相关[40]。

然而，研究发现，与自然受孕的孩子相比，大部分 ART 受孕足月出生孩子的神经发育差异微乎其微[31, 41-43]。

截至目前，如果剔除多胎妊娠和早产等混杂因素，ART 辅助受孕后出生的孩子的神经发育与自然受孕的孩子相当。但是，建议长期随访和进一步研究。

八、社会心理发展和普遍性思维障碍

Wagenaar 等通过对父母和老师评估，研究了 ART 辅助受孕后出生的 9—18 岁儿童的社会、情绪和行为方面。在辅助生殖技术受孕的儿童中，外向行为不太明显，但抑郁和内向行为更为常见[44]。

Leunens 等发现，与正常受孕组相比，通过辅助生殖技术受孕的 8—10 岁儿童的运动和认知

发展没有显著差异[45]。在中国一项研究中，比较了卵质内单精子注射和体外受精（IVF）后出生的 4—6 岁儿童，在社会、心理和情感方面没有发现差异[46]。然而，自闭症障碍（autism spectrum disorder，ASD）在卵质内单精子注射组中更为普遍[47]。

九、癌症风险

这是最具争议的问题之一，因为一些已发表的研究表明，在辅助生殖技术后出生的儿童患某些特定癌症的概率增加了。

一项较早的研究发现，通过 ART 受孕的儿童患视网膜母细胞瘤的风险升高[48]，但后来对大数据的分析证实不存在相关性[49]。

总之，由于这种疾病的罕见性，辅助生殖技术辅助受孕后出生的儿童的癌症风险难以评估，但若存在任何关联，需要进行更大规模的病例对照和随访研究。

十、表观遗传异常

表观遗传学是指在不改变基因序列的情况下通过外部方法（即 DNA 甲基化和组蛋白修饰）对基因功能进行修饰。基因组印记是指其中一个等位基因沉默的过程，只有一个亲本（母本或父本）表达，这是一种正常现象，若异常会引起疾病[50]。

在谈到 ART 辅助受孕后出生的儿童的表观遗传学时，Laprise 报道说，一些罕见的遗传疾病，即 Beckwith-Wiedemann 综合征（BWS）、Angelman 综合征（AS）和视网膜母细胞瘤，在这一人群中更为常见[51]。另外，大多数其他研究人员报道 Beckwith Wiedemann 综合征、Angelman 综合征、视网膜母细胞瘤和 Prader-Willi 综合征之间的相关性不显著。此外，这些疾病非常罕见，准确的风险评估非常困难。

一些表观遗传变化可能导致成人发病障碍：Katari 等在 ART 受孕后出生的婴儿的脐带血和胎盘样本中发现 CpG 位点的甲基化改变（这可能会

影响基因表达）；许多这些基因与代谢紊乱即肥胖和糖尿病有关[52]。

从好的方面来说，最近的大多数文献显示ART辅助受孕与后代表观遗传异常的发生之间没有显著相关性[53]。

最后，除非进行更强有力的研究和广泛的随访，否则很难解释ART受孕和自然受孕之间的表观遗传疾病的微小差异。

十一、结论

总之，如果我们除去围产期不良事件（例如早产）等混杂因素，辅助生殖技术出生的孩子大部分是健康的。应该更加认真规划的问题是积极的产前和围产期管理。应在配备3级或4级新生儿重症监护室和熟练的新生儿团队的中心尝试分娩。这些儿童一旦有怀疑时应进行代谢紊乱、先天性缺陷和表观遗传疾病筛查。

尽管如此，仍然需要研究的是到底是ART过程本身还是潜在的不孕才是这些问题的根源。此时第一批的试管婴儿已成年，许多人现在都拥有自己的健康的后代。

第46章　辅助生殖技术全胚冷冻策略的有效性和安全性及围产期结局

Effectiveness and Safety of Freeze-All Strategy with Regard to Medically Assisted Reproduction and Perinatal Outcomes

Engin Turkgeldi　Sule Yildiz　Bulent Urman　Baris Ata　著

冼业星　译　欧　莹　校

尽管在患者管理方面和操作中存在差异，但所有医学辅助生殖（medically assisted reproduction，MAR）周期的最终目标都是在最短的时间里以合理的成本最终获得一个健康的单胎婴儿。这样的治疗也将减少不孕夫妇的心理和经济压力。

成功植入的两个重要条件是具有植入潜力的胚胎和子宫内膜容受性。虽然植入失败和流产主要归因于非整倍体胚胎，但约35%的整倍体胚胎也未能植入，这表明子宫内膜容受性在实现妊娠中具有重要作用[1]。

获得更多的卵母细胞意味着MAR的妊娠率更高[2, 3]。然而，为了实现这一目标，在卵巢刺激（OS）期间性激素的超生理水平可能会损害子宫内膜容受性并导致较低的出生率[4]。这种影响可能是由于不同的基因表达模式、子宫内膜形态的差异和（或）子宫内膜因激素水平升高导致它对胚胎的接受性降低。子宫内膜基因表达和子宫内膜形态在促排与非促排周期中表现不同[5]。卵泡期血清孕酮水平升高似乎是一种相对常见的现象，这种改变可能影响MAR成功的移植窗[4]。此外，在MAR期间使用的药物可能会影响子宫内膜容受性。例如，用人绒毛膜促性腺激素（hCG）诱发排卵可能会由于长时间接触hCG导致子宫内膜中促黄体激素受体的下调，从而可能降低着床过程中囊胚分泌的hCG的积极作用[6]。

除了OS对子宫内膜容受性和着床的不利影响外，一些观察性研究表明，移植新鲜胚胎导致的早产和低出生体重（LBW）的发生率更高[7]。

正是在这种背景下，在玻璃化等高效冷冻保存技术的支持下，一些专家提出通过冷冻所有胚胎并进行选择性冻融胚胎移植（elective frozen-thawed embryo transfer，eFET）来改善上述因卵巢刺激对着床率的不利影响，这种方法应该成为ART操作中的标准[8]。

在本章中，我们的目的是在现有的证据从孕产妇/围产期结局的角度研究ART中eFET效果，并确定应用全胚冷冻策略是否有益。

一、新鲜移植和选择性冷冻胚胎解冻移植的随机对照试验综述

一般全胚冷冻策略所依据的研究大多基于实验室，并未报告活产率，即MAR的最终终点。这引起了人们对这种方法的适用性的怀疑，原因有两个：体外发现并不总能转化为临床结局，即使它们确实如此，也不确定eFET能否会克服OS涉及的问题。目前，检验这一假设的理想方法是进行随机对照试验（RCT），比较新鲜转移与eFET的有效性。迄今为止，已有七项RCT检验了这一假设。

假设卵巢刺激和多个卵泡生长会损害子宫内膜容受性，这种影响会在卵巢反应高的患者中更

为明显，如剂量反应模式所示[9]。在迄今为止进行的七项 RCT 中，六项包括高反应者，即在扳机日平均雌二醇水平＞3000pg/ml 或平均获得 12 枚或更多卵母细胞的患者。我们将从反应最高的一项开始综述这些研究。

在一篇没有成为原创论著的简短交流报告中，Shapiro 等指出对窦卵泡计数至少有 16 个的女性进行的 RCT 专门研究，这些女性预测为高反应者[10]。122 名患者被随机分为新鲜或冷冻胚胎移植。新鲜组在第 5 天进行鲜胚移植，冷冻胚胎组在两原核期采用慢速冷冻法冻存，解冻后培养至囊胚期移植。在冷冻和新鲜移植组中，峰值血清雌二醇水平分别为 5427pg/m 和 5263pg/ml，取卵的平均数分别为 20.9 枚和 19.3 枚。冷冻移植组的持续妊娠率为 77.6%，新鲜移植组为 65.4%（P=0.19）。作者进行了控制胚胎质量的随机回归分析，并报告了冷冻胚胎移植组更高的临床妊娠率，具有统计学意义。显然，胚胎质量可能受到冻融过程的影响，应被视为与检测干预相关的一个因素。因此，调整胚胎质量的分析是不合适的。意向治疗（intention to treat，ITT）分析显示，冷冻和新鲜胚胎移植组的持续妊娠率相似，分别为 38/60（63.3%）和 34/62（54.9%）（P=0.63）[11]。

Chen 等招募了 1508 名患有多囊卵巢综合征（PCOS）的不孕女性，他们在接受第一个体外受精周期时，将她们随机分配到卵裂期的鲜胚移植或冷冻胚胎移植[12]。正如研究人群所预期的那样，患者高反应，在扳机日冷冻和新鲜胚胎组中的平均血清雌二醇水平达到 4288pg/m：4141pg/ml，分别获得了 14.4：14.2 个卵母细胞。虽然生化妊娠率（66% vs. 64.6%，P=0.57）、临床妊娠率（58.7% vs. 56.2%，P=0.32）和持续妊娠率（52.7% vs. 48.8%，P=0.13）相似，但冷冻胚胎移植组的活产率显著更高（49.3% vs. 42%，RR=1.17，95%CI 1.05～1.31，P=0.004）。这意味着每进行 14 次冷冻胚胎移植，而不是新鲜胚胎移植，就可以获得额外的活产。

Coates 等进行了一项研究，比较新鲜和选择性冷冻整倍体囊胚移植之间的活产率[13]。虽然该研究的主要目的是研究在植入前基因筛查（PGS）后移植胚胎的最佳策略，但研究提供了有关新鲜和冷冻胚胎移植周期结果的宝贵信息。179 名接受 PGS 的患者被随机分为全胚冷冻组或第 6 天新鲜胚胎移植组。文章中没有报道平均血清雌二醇水平，但在新鲜组和 eFET 组中获得的卵母细胞中位数分别为 14 和 17，这意味着卵巢高反应。新鲜组和 eFET 组的种植率相似（67.4%：76%，P=0.19）。然而，随着妊娠的前进，eFET 组的结果明显更有利，在新鲜组和 eFET 组中持续临床妊娠率报告分别为 40.9% 和 62.6%（P＜0.01），活产率为 39.8% 和 61.5%（P＜0.01）。但值得注意的是，结果是根据意向治疗分析得出的。由于 PGS 结果可用性方面的技术和组织问题，一些最初随机分配到新鲜移植组的患者被转移到 eFET 组。该研究的目的是制订临床管理策略，证明意向治疗分析的合理性。然而，由于我们感兴趣的是子宫内膜是否在促排周期或非促排周期为胚胎提供了更有利的环境，因此按方案分析更好地服务于当前的治疗。根据结果分析，在新鲜周期和 eFET 周期中，植入率（67%：78%，P=0.23）、持续妊娠率（61%：78%，P=0.1）和活产率（59%：70%，P=0.3）相似。

Shapiro 等对有 8～15 个窦卵泡预测为正常反应者的女性接受第一个 IVF 周期进行了一项随机对照试验[14]。最初的目标是 411 个样本量，然而在第 100 个囊胚移植后的中期分析后提前终止了。那时 137 名患者被随机分为新鲜和冷冻移植组，分别移植了 50 个和 53 个囊胚。新鲜和冷冻移植组扳机日的平均血清雌二醇水平为 3418pg/ml 和 3076pg/ml；获得的卵母细胞平均数分别为 14.1 枚和 12.9 枚。有趣的是，该研究将自己定义为正常反应人群，然而这些数值意味着卵巢高反应。作者报告了新鲜和冷冻移植组每次移植的临床妊娠率分别为 54.7% 和 84%（P=0.0013），孕 10 周时每次移植的持续妊娠率分别为 50.9% 和 78%（P=0.0072）。然而，有趣的是，这些值并非来自意向治疗分析。由于研究的问题是比较新鲜或冷冻移植策略能否会产生更好的临床结果，因此意向治疗分析将提供可以推广并应用于临床实际的结果。事实上，对研究数据的意向治疗分析显示，两组的持续妊娠率相似，新鲜和冷冻组转移组分别为 27/67（40.3%）和 39/70（55.7%）（$P=0.11$）。Shapiro 试验的另一个缺点是在两原核阶段使用慢速冷冻技术冷冻保存胚胎。目前他们数据的有效性值得怀疑，因为全世界几乎所有的医疗机构都喜欢在卵裂期或囊胚阶段进行玻璃化冷冻。

按时间顺序，第一个比较新鲜和冷冻转移周期结局的试验是在 2010 年由 Affatoonian 等进行的[15]。374 名血清雌二醇水平大于 3000pg/ml 或获 15 枚卵母细胞的患者被纳入研究。据报道，新鲜和冷冻胚胎移植组的种植率分别为 17.5% vs. 24.7%，持续妊娠率分别为 27.8% vs. 39%。然而，我们既不会详细分析这项研究，也不会在我们的综述中考虑它，因为它由于严重的方法学问题被美国生殖医学学会出版委员会撤回了[16]。

Shi 等最近的一项随机对照试验中调查了 2157 名排卵女性的新鲜和冷冻胚胎移植的结果[17]。参与者年龄在 20—35 岁，月经周期规律，并且是她们的第一个体外受精周期。新鲜胚胎移植组的平均雌二醇水平为 3110pg/ml，冷冻胚胎移植组为 3188pg/ml，获卵的平均数分别为 12.3 枚和 12.5 枚。新鲜组和 eFET 组的活产率（LBR）相似，分别为 48.7% 和 50.2%（RR=0.97，95%CI 0.89～1.06，$P=0.50$）。同样，两组的着床率、临床妊娠率、总妊娠丢失率和持续妊娠率相似。值得注意的是，在 eFET 组中，妊娠中期流产的风险显著降低。然而，这是一个事后分析。尽管 eFET 组中重度卵巢过度刺激综合征的风险显著降低，但这种并发症的一般发生率较低（0.6% vs. 2.0%；RR=0.32；95%CI，0.14～0.74；$P=0.005$）。高取消率是该研究的局限所在（新鲜组和 eFET 组分别为 15.3% 和 18.8%，$P=0.03$）。

Vuong 等最近发表的另一项排除 PCOS 的不孕女性的 RCT[18]。782 名女性被随机分配到卵裂期胚胎的新鲜移植组或 eFET 组。两组中最多移植两个胚胎。主要结果是第一次胚胎移植后的持续妊娠。在新鲜和冷冻移植组中，扳机日的平均血清雌二醇水平分别为 2029pg/ml 和 2019pg/ml。新鲜组和 eFET 组的持续妊娠率分别为 36.3% 和 34.5%（RR=1.05；95%CI 0.87～1.27；$P=0.65$），第一次移植后的活产率分别为 33.8% 和 31.5%（RR=1.07；95%CI 0.88～1.31）。种植率和临床妊娠率两组相似。异位妊娠、流产、多胎妊娠、主要周期中的 OHSS 或妊娠并发症的发生率没有显著差异。第一周期后的活产率和 12 个月的持续妊娠率在各组之间相似。冷冻胚胎组围产期结局的单胎出生体重是唯一有显著差异。总之，冷冻胚胎移植的活产率与新鲜胚胎移植相似。冷冻胚胎移植可降低中度或重度卵巢过度刺激综合征的风险。表 46-1 对上述 RCT 进行了总结。

总之，据推测，与 PCOS 或卵巢高反应的女性相比，促排卵卵巢反应正常的女性由于雌二醇水平较低，对新鲜胚胎移植周期的子宫环境的影响可能较小。然而，除了一项研究之外，所有研究都有高反应者。此外，即使在这种情况下，临床结果也并不总是显示冷冻胚胎移植有益。Chen 等显示了冷冻胚胎移植的显著益处，但应该认识到 PCOS 为一个非常特殊的患者群体，并且由于他们患 OHSS 的风险增加，他们最好采用全胚冷冻策略。尽管如此，值得注意的是，尽管不显著，但在高卵巢反应患者中观察到临床结局改善的趋势。然而，如上所述，随着卵巢反应从高水平到正常水平，这种益处或趋势会逐渐减少并最终不复存在。此外，全胚冷冻策略增加了达到受孕的时间、成本和通过推迟治疗并对胚胎进行额外步骤可能产生的风险。最后，根据目前的证据，提供常规的全胚冷冻策略似乎是对来自特定组的数据的过度概括，并且基于此而大幅改变所有接受 IVF 的患者的临床操作是一个太大的飞跃。

表 46-1 新鲜胚胎移植与选择性冷冻胚胎移植的随机对照试验

	Shapiro 等 [10]		Shapiro 等 [14]		Chen 等 [12]		Coates 等 [13]		Vuong 等 [18]		Shi 等 [17]	
	新鲜	冷冻	新鲜	冷冻	新鲜	冷冻	新鲜	冷冻	新鲜	冷冻	新鲜	冷冻
随机数量	67	70	62	60	762	746	46	82	391	391	1080	1077
扳机当天的平均血清雌二醇水平，单位为 pg/ml（SD）	3418 (1501)	3076 (1438)	5263 (2832)	5427 (3037)	4141 (2159)	4288 (2210)	N/A	N/A	2029 ± 1616	2019 ± 1470	3110 ± 1525	3188 ± 1558
冷冻胚胎阶段	N/A	2PN 卵母细胞	N/A	2PN 卵母细胞	N/A	卵裂	N/A	囊胚	N/A	卵裂	N/A	卵裂
胚胎移植阶段	囊胚	囊胚	囊胚	囊胚	卵裂	卵裂	整倍体囊胚	整倍体囊胚	卵裂	卵裂	卵裂	卵裂
活产率 (%)	60/129 (46.5)	74/130 (56.9)			320/762 (42)	368/746 (49.3)	27/46 (71.2)	60/82 (73.2)	123/391 (31.5)	132/391 (33.8)	542/1080 (50.2)	525/1080 (48.7)

2PN. 两原核

二、冷冻胚胎移植对围产期结局影响的研究综述

比较新鲜和冷冻 ART 周期的围产期结局的早期研究表明，早产（PTB）、胎儿体重和先兆子痫的发生率存在差异[19, 20]。很难确定单一因素（例如新鲜或冷冻胚胎移植）的影响，因为 ART 包括许多相互影响的变量，如父母因素、使用的药物、受精方式、培养基和移植时间等。还应该注意的是，大多数关于该主题的研究都是观察性的，很少有随机对照试验。一些发病率相对较低的不利围产期结局使其难以在 RCT 环境中进行评估[21]。促排周期中的超生理激素水平是导致新鲜胚胎移植后不良围产期结局的可疑因素之一。

在 ART 妊娠中，分娩 SGA 的风险被认为会增加，但结果存在争议。最近，一项创纪录的关联研究比较了 5536 例自然受孕的单胎妊娠和 6470 例 ART 单胎妊娠，并在调整了母亲年龄、种族、婚姻状况、母亲教育、吸烟状况、产前保健、产次、妊娠高血压和婴儿性别后，在这两组之间，他们在统计学上没有显著差异（OR=1.1，95%CI 0.96~1.27）[22]。另外，ART 妊娠的早产和低出生体重（LBW）风险较高（分别为 aOR=1.23，95%CI 1.08~1.41 和 aOR=1.26，95%CI 1.08~1.47）[22]。一项来自英国从 1991—2008 年所有 ART 周期包括 402 185 个周期的 65 868 个单胎分娩的观察性研究，并在调整治疗时间、女性年龄、ART 适应证、不孕症类型（原发性或继发性）、胚胎移植和单胎或多胎妊娠后，与获 10~1 枚卵母细胞的女性相比，获 20 个或更多卵母细胞的女性发生 LBW 和 PTB 的风险更高[23]。在这项大型北欧队列研究中，与新鲜胚胎移植后出生的儿童相比，冷冻移植 IVF 周期后的妊娠合并 SGA、LBW 和 PTB 的可能性更小[19]。此外，与新鲜周期受孕的单胎相比，冷冻移植周期受孕单胎的 LGA 率和出生体重＞4500g 显著增加[24]。

Kalra 等分别比较了 38 626 周期鲜胚移植和 18 166 周期冷冻胚胎移植后受孕结局。在单胎中，早产率没有表现出任何差异。然而，新鲜胚胎移植后整体 LBW 的概率明显更高（AOR=1.35，95%CI 1.20~1.51）[25]。最近，Weinerman 等比较了在转基因小鼠模型中移植鲜胚和玻璃化囊胚后的围产期结局[26]。无论移植新鲜的还是冷冻的囊胚，超排周期中的胚胎移植都会导致了更小的足月胎儿。这表明胎儿生长障碍可能是由超排卵环境引起的胎盘血管生成和血流改变的结果。这些发现表明，超生理激素水平会对子宫内膜功能产生不利影响，导致 LBW 和 SGA。

尽管观察性研究显示新鲜周期和冷冻周期之间的胎儿体重存在微小但显著的差异，但在随机对照试验中差异并不显著。随机对照试验的结果与观察性研究结果相矛盾。报告出生体重的四项 RCT 中有三项未表明新鲜胚胎移植和冷冻胚胎移植之间存在显著差异，而一项 RCT 报告新鲜胚胎移植显著降低了出生体重，低出生体重发生率较高[12, 18, 27]。

应该注意的是，来自观察性研究和 RCT 的绝大多数数据都是卵裂期胚胎移植周期。对卵裂期移植的观察是否适用于囊胚转移是值得怀疑的，因为囊胚移植越来越普遍了。一项基于人口的注册研究，检测了囊胚移植后出生的 4819 单胎，25 747 卵裂胚移植和 1 196 394 个自然受孕，发现与卵裂期移植（AOR=0.71，95%CI 0.56~0.88）或自然受孕（AOR=0.70，95%CI 0.57~0.87）相比，囊胚移植的 SGA 风险显著降低[28]。最近，一项系统评价和 Meta 分析评估了囊胚与卵裂期胚胎移植单胎妊娠的围产期结局，主要评估 37 周前早产和低出生体重（＜2500g）。他们报告了在新鲜周期中囊胚移植后＜37 周的早产率显著增加（RR=1.15，95%CI 1.05~1.25，P=0.002）。此外，他们发现在新鲜周期中囊胚移植后的 SGA 分娩较少。然而，在冷冻周期中囊胚移植后，观察到 LGA 分娩比卵裂胚更多。在新鲜周期中，两组的 LGA 没有观察到差异[29]。

除了 PTB、LBW 或 SGA 外，其他与妊娠相关的并发症，如异位妊娠、高血压疾病、围产期死亡率和胎盘异常，在新鲜或冷冻移植后可能以不同的比率发生。这些将在下面讨论。

基于注册的研究和一些随机对照试验一致显示冷冻胚胎移植后先兆子痫的风险增加。在 Chen 等的研究中，发现 eFET 后先兆子痫发生率增加了 3 倍（比率为 3.12，95%CI 1.26～7.73，P=0.009）[12]。来自瑞典和日本的 CoNARTaS 小组和基于注册的研究报道了类似的结果[20, 24, 30]。在北欧注册研究中，行 eFET 后，高血压疾病的概率增加了 2.63 倍（1.73～3.99）。同样，在瑞典（aOR=1.32，95%CI 1.07～1.63）和日本（aOR=1.58，95%CI 1.35～1.86）注册研究中，先兆子痫发生的风险更高[20]。在最近发表的一项回顾性研究中，包括 15 937 例 ART 分娩，其中 9417 例单胎妊娠和 6520 例双胎妊娠，比较了单胎妊娠和双胎妊娠以及自体卵子和供体卵子妊娠中新鲜和冷冻移植的先兆子痫风险。他们将先兆子痫分组为无严重特征的先兆子痫、有严重特征的先兆子痫、伴有早产的先兆子痫和伴有叠加先兆子痫的慢性高血压。结果表明，在所有组的单胎妊娠中，冷冻胚胎移植后的先兆子痫风险高于新鲜移植组。在冷冻移植组和新鲜移植组之间，用供卵受孕的单胎妊娠的先兆子痫发生率相似（分别为 10.78% 和 12.13%，P=0.56）。然而，捐赠卵子移植妊娠的先兆子痫率是自体卵子妊娠的 2.69 倍。潜在的机制可能是来自供体卵子的不同 HLA-C 模式。在来自自体卵子的双胎妊娠中，与新鲜胚胎移植相比，冷冻胚胎移植后出现重度先兆子痫和伴有早产的先兆子痫的比率也更高（分别为 9.26% 和 5.70%，P<0.01；14.81% 和 11.74%，P=0.04）[31]。然而，Shi 等[17] 和 Vuong 等[18] 最近的随机对照试验的结果在排卵正常的女性中，与上述数据相矛盾。两项研究均报告新鲜和冷冻移植之间的先兆子痫没有显著差异（比率分别为 1.36，95%CI 0.77～2.42；比率为 2，95%CI 0.18～21.97）。

许多研究表明，与囊胚和冷冻胚胎移植相比，卵裂期和新鲜胚胎移植的异位妊娠风险更高[32-35]。

在最近发表的一项回顾性研究中，基于 69 756 个体外受精 – 胚胎移植周期的结果，包括 45 960 个（65.9%）鲜胚和 23 796 个（34.1%）冻胚移植周期，观察到冷冻胚胎解冻移植妊娠后每次临床妊娠的异位妊娠率低于新鲜胚胎移植（OR=0.31；95%CI 0.24～0.39）[36]。

据报道，这些研究中异位妊娠的总发生率约为 1.5%。新鲜和冷冻胚胎移植之间的绝对差异在 0.5%～1.4%，冷冻胚胎移植更有利。然而，最近三项比较鲜胚和冷冻胚胎移植 RCT 报道两组异位妊娠率比率相似[12, 17, 18]。此外，两项研究（其中一项为 153 115 例 ART 妊娠英国注册研究）发现鲜胚和冷冻移植后异位妊娠的发生率相似[37, 38]。鲜胚和冷冻周期之间的异位妊娠率数据相互矛盾。在得出胚胎状态的因果推断之前，应考虑 ART 适应证，如输卵管病变、移植技术、每个周期移植的胚胎数量以及子宫内膜准备方法等[39]。

在 Chen 等的 RCT 中，eFET 组有 2 例死产和 5 例新生儿死亡，而新鲜胚胎移植组没有这一令人的不安事件。比较新生儿死亡的 P 值为 0.06，缺乏统计学意义。同样，一项基于注册的研究显示 eFET 后围产期死亡的风险增加（aOR=1.9，95%CI 1.03～3.54）[24]。最近的一项 Meta 分析报告了相矛盾的结果[21]。相反，Vuong 等报道了 3 例死产，所有这些都发生在新鲜胚胎移植组，而冷冻移植组则没有[18]。由于死胎和围产期死亡率是严重的后果，即使是轻微的增加也令人担忧，并且可能是反对 eFET 的有力理由。然而最近的研究令人欣慰。

胎盘植入是一种罕见的妊娠并发症，具有潜在的严重后果。几项研究调查了与冻胚或鲜胚移植有关的胎盘相关并发症。Ishiara 等报道了高龄产妇与前置胎盘（AOR=1.05，95%CI 1.02～1.08）和妊高征（PIH）发病率增加之间的关系，后者也被归类为胎盘相关并发症（AOR=1.07，95%CI

1.06～1.09）。这项研究的一个显著发现是在 FET 后发生胎盘植入（AOR=3.16，95%CI 1.71～6.23）和 PIH（AOR=1.58，95%CI 1.35～1.86）的概率显著增加[20]。

由于分析没有针对已知的风险因素进行控制，因此这些观察结果不包括 FET 和胎盘植入之间因果关系的证据。然而，在一项病例对照研究中，为了调查胎盘植入和冷冻胚胎移植之间的关系，50 名植入胎盘的女性与 150 名没有植入胎盘的女性在年龄和剖宫产前状况方面进行了配对，以新鲜胚胎移植为对比（aOR=3.2，95%CI 1.14～9.02）[20, 40]。关于 FET 和胎盘植入之间联系的可能机制是 FET 周期中血清雌二醇水平低。在鼠模型中，显示低剂量的雌二醇通过维持子宫处于延长的接受状态而允许滋养层向内生长。此外，子宫内膜在更薄时，导致滋养细胞旺盛生长。

总而言之，尽管一些证据表明冷冻胚胎移植可能与 PTB、LBW、SGA 和异位妊娠的更好结局

相关，但数据远非决定性的。此外，一些证据表明冷冻胚胎移植可能与高血压疾病、死产、围产期死亡率和胎盘异常的风险增加有关。

三、结论

最近的高质量研究中，超生理性性激素水平可能会对 ART 结果产生不利影响，并且常规的全胚冷冻策略可以克服这种影响的假设似乎不太可信。根据目前的证据，正常和低反应人群似乎都没有从 eFET 中受益。另外，FET 可被视为高反应者的医学指示干预措施，因为为了预防这些患者的卵巢过度刺激综合征，应该避免新鲜胚胎移植。因此，应基于卵巢反应推迟新鲜移植而支持 eFET，而不是所有 ART 周期的通用策略。

同样，关于冷冻胚胎移植对产妇和围产期结局影响的现有证据是有限的，不足以支持一种移植方法优于另一种。

第47章　促性腺激素释放激素激动药与拮抗药方案下玻璃化冷冻解冻胚胎移植结局

Outcome of Vitrified-Thawed Embryo Transfer in the GnRH Agonist Versus Antagonist Protocols

Mete Isikoglu　著

黄　岩　译　　郭新宇　校

一、基本原理

辅助生殖技术（assisted reproductive technology, ART）的不良治疗结局中有很大一部分是多胎妊娠，包括双胎妊娠导致的。因此，ART 的主要挑战之一是在不会显著降低总体妊娠率的同时避免多胎妊娠。如果可以选择最好的胚胎进行移植，同时冷冻和解冻技术进一步改进，则可以实现这一目标。

自从 20 世纪 80 年代中期，已经开展了体外受精来源的卵裂期胚胎的冷冻保存技术。1983 年，澳大利亚科学家首次报道了通过冷冻胚胎移植（frozen embryo transfer, FET）成功妊娠的案例[1]，随后 1984 年在荷兰报道了第一例冷冻胚胎移植后活产的胎儿[2]。冷冻胚胎移植的主要优势在于提高了单次促排卵的累积妊娠率，降低多胎出生率，减少了治疗费用，并且能够预防卵巢过度刺激综合征（ovarian hyperstimulation syndrome, OHSS）及相关并发症[3]。多胞胎出生的经济成本比单胎出生要高得多。单胎生产的平均医疗费用估计为 9329 美元，而一对双胞胎的费用为 20 318 美元，三胞胎的费用为 153 335 美元[4]。

传统的慢速冷冻方案已广泛用于人类胚胎的冷冻保存。这一方案基于低浓度冷冻保护剂和缓慢的降温速度。玻璃化冷冻（即玻璃样状态）是一种日益普及的冷冻方法，基于一种超快速的冷冻保存方法，其目的是改善由冷冻保存造成的损伤，包括低温损伤、细胞内冰晶形成和断裂损伤。脱水原理也适用于玻璃化冷冻，但透水性等概念的作用不那么重要。为了实现细胞内玻璃化，细胞内水分含量的减少和高黏稠的细胞质是必要的。为了促进这一过程，胚胎被暴露于高浓度的渗透性和非渗透性冷冻保护剂中，从而实现细胞的急剧收缩和快速冷却。为了避免高渗环境的影响，应尽量减少胚胎置于高浓度冷冻保护剂中的时间。冷冻前囊胚腔人工皱缩和微量冷冻载杆（例如电镜网格和冷冻环）等改进措施极大地提高了囊胚玻璃化冷冻的存活率。

2000 年首次报道了玻璃化冷冻解冻的囊胚移植后成功妊娠，1 年后便报道了玻璃化冷冻囊胚移植后成功活产。

对于目前已发表的文献进行综述，Edgar 等报道，现有证据表明，玻璃化冷冻是目前冷冻保存 M Ⅱ卵母细胞的首选方法。早期卵裂阶段的胚胎可以通过慢速冷冻和玻璃化冷冻方法进行冷冻保存，其冷冻效果没有差异。囊胚最好是玻璃化冷冻，但理想的慢速冷冻也可以达到类似效果[5]。

迄今为止，影响 FET 临床结局的因素一直被探究，包括控制性超促排卵（controlled ovarian hyperstimulation, COH）方案、冷冻方案、冷冻和移植胚胎的选择、胚胎移植前的子宫内膜准备以及接受 FET 的女性年龄。

有趣的是，在现有文献中，迄今为止尚未对促性腺激素释放激素（gonadotrophin releasing hormone，GnRH）激动药和拮抗药方案中玻璃化冷冻胚胎的结局进行严格评估。在少数研究中，在探究其他影响因素时提到过这一问题。

本章将讨论促排卵方案中使用的 GnRH 类似物类型对玻璃化冷冻 / 解冻周期结局的影响。

二、背景

辅助生殖技术的最终目标是让患者获得单胎妊娠。选择性单胚胎移植同时冷冻保存剩余胚胎，在减少多胎妊娠的同时能够保证较好的妊娠率。此外，冷冻保存能够降低 OHSS 高风险患者的发病率。而且，对于子宫内膜不佳的患者，全胚冷冻后行冷冻胚胎移植提高了植入率。

根据在 ESHRE 登记的欧洲各国生殖医疗机构的数据，过去 10 年中，试管婴儿从业者更倾向于移植较少数量的胚胎（图 47-1）。

根据同一数据库，2009 年 FET 周期占"新鲜"周期的比例为 28.0%（2008 年为 26%），但在一些国家，这一比例要高得多：瑞士为 43%，瑞典为

32%，芬兰为 40%[6]。

在美国，在过去 15 年中冷冻解冻胚胎移植对活产总数的贡献一直在不断增加（图 47-2）。

由于玻璃化冷冻是一种有效且安全的方法，因此近十年内玻璃化冷冻的使用率在全球范围内普遍增加。与冷冻 / 解冻胚胎移植结局相关的因素包括 COH 方案、冷冻方案、冷冻移植胚胎选择、新鲜 IVF/ICSI 周期中行冷冻移植的胚胎来源、胚胎冷冻时女性年龄、FET 时女性年龄、冷冻胚胎质量、解冻胚胎后卵裂情况、冷冻保存相关损伤、黄体酮补充、激素替代、窦卵泡计数、血清 FSH 水平、内膜厚度、平均移植胚胎数目、平均优质胚胎数、胚胎冷冻原因、卵裂球损伤及胚胎融合情况[7-9]。

三、临床讨论

在回顾性分析中，Ashrafi 等研究了临床和胚胎因素对冷冻解冻胚胎移植妊娠结局的影响。对使用慢速冷冻技术的 247 个周期的分析显示，在新鲜周期中，与拮抗药方案相比，GnRH 激动药长方案具有更高的临床妊娠率和植入率[7]。其他一些研究人员报告了相互矛盾的结果：Seelig 等发现无论是使用 hMG（15.4%）和 recFSH（13.1%）的长方案还是使用 hMG（15.4%）和 recFSH（13.1%）

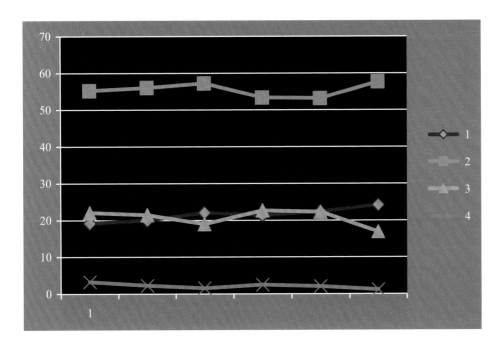

◀ 图 47-1　2004—2011 年，欧洲国家每个新鲜周期移植的胚胎数量的百分比

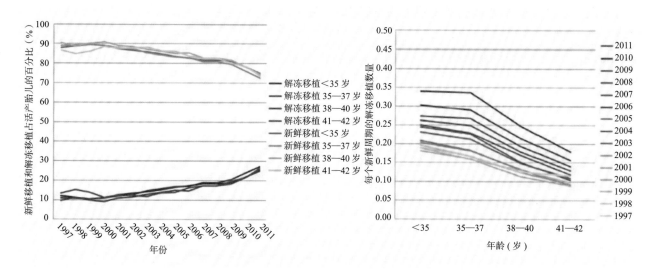

▲ 图 47–2　A. 1997—2011 年，美国每个年龄段辅助生殖中新鲜移植和解冻移植对活产总数的贡献；B. 1997—2011 年，美国每年每个新鲜周期的解冻移植数量（改编自 CDC 2013.）

的拮抗药方案，妊娠率是相似的[10]。与这些发现相似，Eldar-Geva 等发现 GnRH 拮抗药 /GnRH 激动药、GnRH 拮抗药 /hCG 或长方案的冷冻胚胎移植结局相似[11]。

Shi 等回顾分析了涉及 22 个临床变量的 2313 个玻璃化冷冻解冻周期，其中不包括囊胚移植。激动药长方案（51.6%）的临床妊娠率高于短方案（33.7%）和其他方案（35.5%）[12]。在另一个回顾性分析中，Ahlström 等评价了不同变量对冷冻解冻后单囊胚移植临床结局的预测价值，发现激动药方案和拮抗药方案的活产率分别为 39.2% 和 38.8.%（P=0.98）[13]。

我们回顾性分析了我们自己的数据，即从 2011 年 11 月至 2015 年 7 月期间的玻璃化冷冻 / 解冻周期（图 47–3）。在所有激动药和拮抗药周期中，都是由重组人绒毛膜促性腺激素扳机。

在 91 例冷冻保存病例中，48 例来自卵裂期（第 2 天或第 3 天），而 43 例为囊胚期。

在此期间，所有 FET 均使用激素替代周期。对于子宫内膜的准备，从周期的第 1 天开始给予戊酸雌二醇，2mg/d，并且逐渐增加到 6mg/d，并且在 FET 前 2 天开始使用阴道给药 90mg 黄体酮栓。经阴道超声评价内膜厚度。

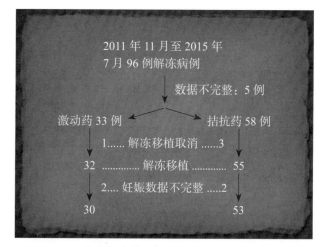

▲ 图 47–3　玻璃化冷冻 – 解冻胚胎移植的回顾性描述性分析流程图

两组患者的年龄、丈夫的年龄、BMI 及 IVF 周期数相似（表 47–1）。

表 47–1　两个群体的人口统计和一般特征			
	激动药	拮抗药	P 值
患者例数	33	58	NA
年龄	31.7±5.1	31.7±5.2	0.97
丈夫年龄	35.6±4.5	36.1±6.6	0.68
体重指数	24.4±4.0	23.3±4.0	0.24
是否做过体外受精	3（9%）	6（10%）	0.52

患者不孕因素见表 47-2。激动药组输卵管因素导致的不孕比例较高，这被认为是巧合，需要纳入更多患者排除这一影响。

表 47-2　两组病因分类			
	激动药	拮抗药	P 值
男性因素	11（33%）	14（24%）	0.35
子宫内膜异位症	1（3%）	1（1.7%）	1
输卵管因素	9（27%）	2（3.4%）	0.001
未知因素	3（9.1%）	11（19%）	0.20
排卵因素	5（15%）	14（24%）	0.31
多个因素	1（3%）	2（3%）	1

各组间新鲜周期促排卵方案间的变量没有统计学差异（表 47-3）。

表 47-3　两组 COH 变量			
	激动药	拮抗药	P 值
COH 天数	9.8±1.5	9.5±1.5	0.27
GN 用量	1977±586	1925±579	0.68
E_2 峰值	2225±1205	2244±2443	0.97
窦卵泡数目	14.65±5.9	13.38±7.8	0.47

COH. 控制性超促排卵；GN. 促性腺激素；E_2. 雌二醇

冷冻前胚胎参数见表 47-4 和表 47-5。

表 47-4　第 2～3 天胚胎冷冻前参数			
	激动药	拮抗药	P 值
	13	35	NA
MⅡ卵子数	12.3±6.7	12.1±6.2	0.93
受精率	93%	89%	0.49
睾丸取精比例	1/13	2/35	1

MⅡ. 第二分裂中期

卵裂期和囊胚期胚胎解冻后情况、妊娠率、植入率分别见表 47-6 和表 47-7，各变量间无统计学差异。

表 47-5　第 5 天胚胎冷冻前参数			
	激动药	拮抗药	P 值
	20	23	NA
MⅡ卵子数	18.75±7.5	17.22±6.6	0.48
受精率	93%	88%	0.46
睾丸取精比例	1/20	0/23	0.46

MⅡ. 第二分裂中期

表 47-6　卵裂胚解冻后参数、妊娠率和植入率			
	激动药	拮抗药	P 值
	13	35	NA
冷冻胚胎数	3.75±2.7	4.75±3.7	0.49
存活率（%）	89.9±24.9	83.9±24.6	0.56
部分退化率（%）	10.13±24.9	16.13±24.6	0.56
胚胎移植数	2.38±0.92	2.33±0.70	0.89
妊娠率（%）	42.9	26.1	0.64
植入率（%）	19.0±25.8	6.6±15.7	0.12

表 47-7　囊胚期解冻后参数、妊娠率和植入率			
	激动药	拮抗药	P 值
	20	23	NA
冷冻胚胎数	5.63±2.8	5.19±2.6	0.55
存活率（%）	86.3±22.7	85.2±21.8	0.86
胚胎移植数	2.5±0.8	2.32±0.7	0.48
妊娠率（%）	33.3	34.5	0.93
植入率（%）	14.0±0.2	13.0±0.3	0.87

解冻后即移植和解冻培养后再移植两亚组所占比例在拮抗药和激动药方案中无统计学差异（表 47-8 和表 47-9）。

表 47-8　第 2～3 天冷冻胚胎解冻后立即移植和培养后移植的百分比			
	激动药	拮抗药	P 值
立即移植	9（70%）	26（74%）	1
培养后移植	4（30%）	9（26%）	0.72

表 47-9　第 5 天冷冻胚胎解冻后立即移植和培养后移植的百分比

	激动药	拮抗药	P 值
立即移植	18（90%）	22（96%）	0.32
培养后移植	2（10%）	1（4%）	0.59

四、最新进展和结论

FET 已成功在全球范围内开展，除新鲜胚胎移植外，为患者实现妊娠提供了更多机会。然而，对于胚胎冷冻保存的最佳策略仍然缺乏共识。虽然患者的个人情况、控制性促排卵方案、胚胎形态动力学及冷冻解冻技术都被深入研究，目前不同类型 GnRH 类似物对玻璃化冷冻 / 解冻临床结局的影响仍没有得到广泛关注。我们的研究是第一个直接关注 GnRH 类似物对玻璃化冷冻 / 解冻移植结局影响的研究。本研究也是首次比较了卵裂期胚胎和囊胚的结局。在目前的数据中，激动药和拮抗药方案的周期中，胚胎玻璃化冷冻解冻后的参数和妊娠结局非常相似。因此，冷冻解冻胚胎移植后发育的潜力似乎与 GnRH 类似物无关。这个问题仍然需要高质量的前瞻性随机试验来获得更有力的证据。

第 48 章　囊胚移植
Blastocyst Transfer For Everyone

J. Preston Parry　John S. Rushing　著

黄 岩 译　郭新宇 校

医学领域一个最难回答的问题便是"我们到底该怎么做才能有益于患者"？对于医生，在决定患者是否应该只选择囊胚移植时，并不像看起来那么明确。乍一看，如果希望最大限度地提高患者妊娠率，同时遵循目前移植胚胎数量的标准，只移植单囊胚是有意义的[1]。尽管可以为这种移植方案提供成功案例，但对于每个患者来说，能够获得最大妊娠率的并不一定是这种方案。患者自主权、实验室水平和成本效益等几个因素可能会导致卵裂期胚胎移植是合理的。患者的情况和愿望各不相同，因此，对于一个大多数适合的方案，也很难说这种"一刀切"的方案是合理的。通过分析囊胚移植与卵裂胚移植之间的主要区别，临床医师更容易向患者描述胚胎移植理想与现实之间的平衡，从而帮助患者做出决定。

本章主要目的在于评估囊胚移植和卵裂胚移植的时机，探索潜在证据，从而解释优先卵裂胚而非囊胚移植的因素。

一、囊胚移植适应证

综合来看，当出现以下 3 种情况时，患者应优先选择移植囊胚而不是卵裂胚：①根据现有的移植指南，患者移植的卵裂胚和囊胚数量接近；②移植相同数量胚胎时，囊胚比卵裂胚表现出更高的妊娠率；③对于质量较差的胚胎，囊胚培养可能会导致无可利用胚胎的风险，此种情况下移植到体内也不会提高活产率。

综上，如果进一步的囊胚培养能够证实胚胎的发育潜力，当任何发育阶段的一个（或两个）胚胎进行移植时，选择更具有发育潜力的胚胎会得到更好的临床结局。

二、胚胎移植的数量

美国生殖医学学会（ASRM）和辅助生殖技术协会（SART）一直在努力减少"多胞胎流行病"。对此问题的认识可以追溯到 1965 年 8 月 25 日《生活杂志》的报道，Pergonal 被称为"产生五胞胎的神奇药物"。虽然这篇文章早于 IVF，但对于 20 世纪 80 年代的美国，当 IVF 开始变得更加普遍时，观察到的双胞胎、三胞胎和多胞胎的出生率与年龄调整后的出生率之间开始出现显著差距[2]。在 1971—2001 年，双胞胎出生率增加了几乎 2 倍，三胞胎及多胞胎出生率增加了 7 倍多。

生殖医学领域技术的进步对于既减少移植胚胎的数量同时获得相当甚至更高的成功率至关重要。并且，公众的压力以及来自 ASRM、SART 和其他医学组织的指南也有助于阻止多胎妊娠的趋势。因此，从 1998 年到 2011 年，两个或更多胚胎移植比例从 79% 下降到 24%[2]。因此，与 IVF 相关的双胞胎比例似乎趋于稳定，在 13 年的时间里，三胞胎和多胞胎比例下降了 33%，即从 48% 下降到 32%。

为了进一步减少多胎妊娠，2017 年 ASRM 和 SART 发布了更为严格的胚胎移植数量的指南

（表 48-1）[1]。根据这些指南，不管胚胎是卵裂期还是囊胚期，所有女性的整倍体胚胎应该进行单胚胎移植。同样，如果胚胎未进行 PGT 检测，但患者预后良好，则所有 37 岁以下的女性都应该进行单胚胎移植，无论是卵裂期还是囊胚期。此外，如果女性未满 35 岁并且未进行 PGT 检测，同时不确定预后，她应该最多移植两个胚胎，不管是卵裂期还是囊胚期。除这些情况外，由于女性高龄伴随非整倍体率增加，指南允许更加灵活的调整移植策略。然而，根据 IVF 患者年龄分布统计数据，人们预计，至少有 1/2~2/3 的使用自身卵子行 IVF 的女性患者移植胚胎数目相同，无论胚胎是囊胚还是卵裂胚。因此，如果患者希望最大限

度地提高妊娠率并且限制移植的数量，那么选择质量最好的胚胎可以提高每个周期的成功率。

三、囊胚移植是否比卵裂胚移植妊娠率更高

胚胎学家有时会感到很惭愧。形态欠佳的早期胚胎可能发育成的优质囊胚。优质胚胎可以是非整倍体。即使是几个小时有时也会导致胚胎从"丑小鸭"变成"白天鹅"，早上选择移植的胚胎可能会在下午发生变化。多种因素促成了这一点，胚胎植入前遗传学检测和代谢组学、胚胎实时监测等潜在技术将是进一步检测胚胎发育潜力的重要工具。

父系 DNA 可能是影响胚胎发育的关键潜在因素之一。虽然母体来源的遗传物质控制了受精卵的前两轮分裂[3]，但质量差的精子对胚胎的后续发育产生更多的负面影响[4, 5]。因此，虽然形态学的损伤很容易判断，然而胚胎发育超过卵裂期的时间越长，识别 DNA 相关缺陷的机会就越大，尤其是与精子相关的问题，这可能是卵裂胚形态难以预测囊胚质量的原因[6]。此外，即使仅有一个可利用胚胎，相对于卵裂胚，囊胚移植也有其优势，因为 hCG 扳机后子宫收缩会逐渐减弱[7]。并且，高雌激素环境不利于早期胚胎发育，不能提高良好的生长发育环境[8]。

不管何种原因，多个报道都表明在胚胎移植数一致的条件下，囊胚移植妊娠率更高[9-11]。一篇 2016 年发表在 Cochrane Lib 上的综述表明囊胚移植相对于卵裂胚移植的优势比为 1.48（95%CI 1.20~1.82）（图 48-1）[12]。这些结果来自 13 项研究，包括 1630 名患者（包括使用供精的夫妇或女性）。临床妊娠率（OR=1.3，95%CI 1.14~1.47）和玻璃化冷冻的累积妊娠率（OR=2.44，95%CI 1.17~5.12）也有利于囊胚移植（其中四个早期研究使用慢速冷冻方式，其卵裂期移植累计妊娠率高于囊胚期，但是冷冻技术及囊胚培养技术的局限也是导致这一偏倚的潜在因素）。值得注意

预　后	年龄（岁）			
	< 35	35—37	38—40	41—42
卵裂胚 [a]				
整倍体	1	1	1	1
其他优势 [b]	1	1	≤3	≤4
其他因素	≤2	≤3	≤4	≤5
囊胚				
整倍体	1	1	1	1
其他优势 [b]	1	1	≤2	≤3
其他因素	≤2	≤2	≤3	≤3

表 48-1　关于限制胚胎移植数量的建议

a. 更多完整的解释请参见正文
b. 其他优势。新鲜周期：预期一个或多个高质量胚胎可用于冷冻保存，或曾体外受精周期后活产；冷冻胚胎移植周期：玻璃化冷冻第 5 天或第 6 天囊胚、整倍体胚胎、第一个冷冻胚胎移植周期或体外受精周期后活产
请注意：在患者的病历中应清楚记录移植超过建议数目的额外胚胎的理由
经许可转载，引自 Practice Committee of the American Society for Reproductive Medicine and the Practice Committee of the Society for Assisted Reproductive Technology. Guidance on the limits to the number of embryos to transfer: a committee opinion. Fertil Steril. 2017;107(4): p. 901–903.

的是，由于临床医生倾向于移植更多的卵裂胚而非囊胚，亚组分析中相同数量胚胎移植结果表明囊胚移植更具优势。虽然双胎（OR=1.05，95%CI 0.83～1.33）或多胎妊娠（OR=0.45，95%CI 0.18～1.15）没有统计学差异，但是卵裂胚的多胎妊娠率还是有所增加。同样值得注意的是，囊胚移植的流产率略有增加（OR=1.15，95%CI 0.88～1.50），尽管这也没有统计学意义。最后，来自 Cochrane 的分析没有发现卵裂胚移植和囊胚移植累积妊娠率的差异，但这一结论的证据级别很低。

四、低质量卵裂胚在子宫内比体外培养更容易发育成囊胚

如果患者预后良好并计划全胚冷冻后续移植，那么培养到囊胚期进行全胚冷冻妊娠率要高于卵裂胚冷冻[13]。这一差异与胚胎体外培养过程中的自然选择相关。然而，即使选择优质卵裂胚进行

玻璃化冷冻，其存活率还是低于囊胚冷冻[14]。因为卵裂胚移植后，剩余胚胎继续培养到囊胚阶段，所以，既然要进行囊胚培养，那囊胚移植就是顺理成章了。

如果囊胚培养后胚胎移植和冷冻适用于预后良好的患者，那么卵裂胚移植更多的适用于胚胎数量少、质量差的患者。尽管第 3 天能够反应胚胎的大体情况，然而一些质量较差胚胎在后续培养中发育潜力良好，但是大部分质量较差的卵裂胚不能发育成囊胚。这与 Cochrane 上的研究结果一致，即培养至囊胚阶段增加了没有胚胎移植的风险（OR=2.5，95%CI 1.76～3.55，第 2～3 天 3.6%，第 5～6 天 8.5%）[12]。然而，缺乏胚胎移植并不一定意味着妊娠结局发生了变化。对于卵裂期胚胎质量差的患者，有限的数据表明继续培养至囊胚期不会使结局更差，并且可能会有所帮助。一项前瞻性研究使用了前期数据作为对照，比较

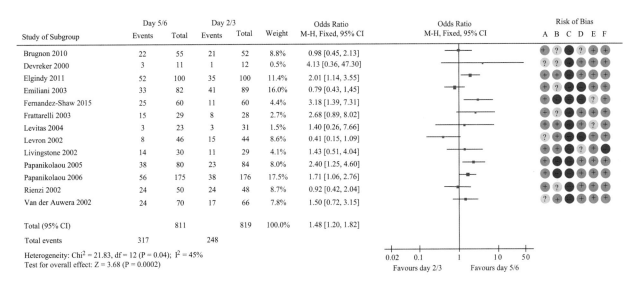

▲ 图 48-1　比较囊胚与卵裂胚移植活产率的森林图示例

经许可转载，引自 Glujovsky D, Farquhar C, Quinteiro Retamar A, Alvarez Sedo C, Blake D. Cleavage stage versus blastocyst embryo transfer in assisted reproductive technology. The Cochrane Library. 2016; 6(Jan 1).

了相似质量胚胎的移植结局，研究表明，卵裂期胚胎移植的妊娠率为 27.2%，同时由质量较差的卵裂胚发育来的第 5 天的胚胎的妊娠率为 33.5%（而且有 7.6% 没有可利用胚胎移植）[15]。对于相似的质量差的胚胎，囊胚移植具有较高的妊娠率、较低的流产率（卵裂期 20.4% vs. 囊胚期 13.2%）和较低的多胎妊娠率（卵裂期 13.6% vs. 囊胚期 9.4%），虽然都没有统计学意义。但是对于胚胎移植数量，卵裂胚平均移植数为 5.2，囊胚平均移植数为 2.4。需要更多的研究探讨低质量的第 3 天移植与培养到囊胚后移植妊娠结局的差异，就目前来看，并无研究表明卵裂胚移植是有利的，反而可能得到较差的结局。此外，如果 ASRM/SART 指南建议移植相似数量的卵裂胚和囊胚，而大于两倍移植数量的卵裂胚移植却不能增加妊娠率，这一数据为预后结局差的患者囊胚移植提供了更有利的证据。

五、不利于囊胚移植的案例

（一）患者自主权

医学伦理的核心原则是患者自主权。早于纽伦堡法典和塔斯基吉梅毒研究，具有里程碑意义的 1914 年纽约案例 Schloendorff vs. Society of New York Hospital 裁定未经同意的医疗干预可被视为伤害[16]。治疗高血压、糖尿病和癌症的临床医生经常发现他们的患者与他们自己的偏好不同，并且在善意和非恶意的自主权之间取得平衡可能很困难。接受辅助生育治疗的患者中，使用补充和替代药物的现象普遍存在，即使这可能会降低高达 30% 的临床妊娠率和活产率，但是仍为临床医生所接受[17]。许多患者会选择囊胚移植，因为数据表明总体上囊胚移植活产率更高，对于质量差的胚胎，卵裂胚移植似乎也不能改善妊娠结局。然而，并非所有患者都会做出这样的选择，大多时候他们仅仅会同意 ICSI、辅助孵化或补充和替代药物。尽管自主权并没有赋予患者强迫临床医生进行危险或不道德操作的权利，但它确实给予患者可以选择看似和其他治疗方式类似，但更低效的治疗方式的权利。告知和尊重患者是护理的核心，即使他们的选择与医生的期望相悖，例如选择卵裂胚而不是囊胚移植等情况。

（二）实验室技术

尽管胚胎学的进步促进"持续培养"变得相对标准，但并非全球所用中心都在进行囊胚培养。这与卵裂胚培养已经很普及但仍然有中心坚持 ZIFT 和 GIFT 技术一样。由于囊胚培养后移植具有更好的临床结局，理论上来讲，患者更倾向于选择这一成功率更高的方案。但是，患者获得生育护理的机会可能受到制约，例如地理因素或其他障碍导致患者不能接受全方位治疗[18]。因此，IVF 周期中，应尽可能克服障碍进行囊胚培养。

（三）成本效益

卵裂胚移植和囊胚移植之间没有进行过经济分析。然而，卵裂胚和囊胚移植的累积活产率没有统计学差异，尽管对于玻璃化胚胎冷冻，囊胚移植更具优势[12]（值得注意的是，文献在这个问题上的统计数据不足，因为这个偏倚趋于零，未来进一步的研究更应该关注新鲜周期的总累积活产数）。囊胚培养增加了试管婴儿周期的花费，但是卵裂胚冷冻费用及为了增加累积妊娠率而额外进行的胚胎移植也增加了 IVF 周期的花费。也有人认为，由于囊胚培养可能会出现无可利用胚胎的情况，那么重复 IVF 的花费应该考虑在内[19]，但这可能主要适用于预后不良的患者，对于他们来讲，任何培养方案重复周期的可能性都很大[15]。此外，除了活产率、流产率、胚胎培养和冷冻费用外，成本效益模型还应考虑新生儿结局。囊胚移植似乎有较高的早产率（22%～31%），而年轻产妇的早产比率（12%～23%）较低，但这些数据来自观察研究[19]。最后，花费需要区分与患者直接相关的花费和与社会相关的花费，这将取决于患者是否有 IVF 保险以及其他因素。

六、结论

当缺乏更高质量的研究时，很难确定最佳胚胎培养方案。在已发表的研究中，存在着大量的异质性和值得怀疑的地方，因此很多情况下卵裂胎和囊胚移植都可以。许多面临医疗选择的患者会将问题转向医生，并问"你会为家人做什么？"如果按预后分层，这个问题就容易回答了。如果预后良好的患者并且可利用胚胎较多，根据 ASRM 和 SART 指南，移植卵裂期和囊胚期的数量一样，那么囊胚的植入率较高，选择囊胚移植妊娠率更高。如果在预后不良的患者中，卵裂期的"同情移植"并不能改善结局，甚至可能使结局恶化，那么"至少我有机会"的信念可能是一种适得其反的错觉。因此，对于大多数患者，在尊重患者自主性的情况下，应首选囊胚移植。成本效益等进一步研究可能会改变这种观点。然而，考虑到植入前遗传学检测不断增加的趋势，卵裂期活检不如囊胚活检准确，对胚胎的危害更大[20]，未来可能每个人都会接受囊胚移植。

第49章　子宫内膜容受性检测
Endometrial Receptivity Testing

Jacqueline Y. Maher　Rebecca A. Garbose　Mindy S. Christianson　著

陈小燕　译　　欧莹　校

学习目标

读完本章后，读者们将能做到如下几点。

1. 了解卵巢激素的产生和着床胚泡对子宫内膜容受性的调节。

2. 解释目前子宫内膜容受性检测的知识，包括子宫内膜容受性的生物标志物。

3. 描述用于确定最佳子宫内膜容受性和提高妊娠率的诊断方法，包括子宫内膜组织学、生化标志物和子宫内膜容受性阵列。

一、背景

胚胎植入子宫的过程是胚胎和内膜的良好发育，两者的同步化以及两者之间的信号传导的结果。子宫内膜和胚胎以一种复杂的方式进行沟通，通过精密的遗传和激素的相互作用结合在一起[1]。为了使持续妊娠顺利进行，这些步骤的精确协调是至关重要的。子宫内膜容受性是指子宫内膜允许胚胎黏附、植入子宫肌层、发育胎盘并最终导致成功妊娠的能力。虽然着床过程是复杂的和多因素的，但一个存活的胚胎和子宫内膜容受性之间的相互作用是至关重要的。多年来，诊断子宫内膜容受性的准确试验一直是具有挑战性的。许多研究人员研究和开发了子宫内膜组织学、生物标志物和非侵入性超声指标来检测子宫内膜容受性的缺陷[2]。

尽管辅助生殖技术（ART）在过去40年中取得了进步，但总体胚胎着床率和妊娠率仍然相对较低。尽管优化了胚胎因素，如移植经基因筛查过的整倍体胚胎，但着床率仍然不尽如人意，这表明体外受精-胚胎移植（IVF-ET）周期的成功率不仅取决于有活力的胚胎，还取决于子宫内膜的容受性[3]。高质量整倍体胚胎移植不成功通常为子宫内膜容受性异常引起[4]。

近年来，研究人员开始在人类和动物模型中揭示子宫内膜容受性的复杂性[1]。然而，子宫内膜和胚胎之间协调关系的细节仍不清楚，主要是因为研究着床的体外模型不存在，早期胚胎研究涉及伦理障碍[5]。在这一章中，我们将对子宫内膜容受性及其与卵巢激素产生和胚胎植入的关系进行概述，重点关注子宫内膜着床窗口。我们还将重点介绍用于诊断理想的子宫内膜容受性和优化妊娠率的诊断方法。讨论的关键部分包括子宫内膜组织学、生化标志物和子宫内膜容受性阵列（endometrial receptivity array，ERA）。

二、"种植窗"

特定的分子、遗传和激素因素促使子宫内膜的发育和容受性，只有在最佳条件下和精确的时机才能允许胚泡植入[1, 6]。着床有一个特定的时间线，从孕激素暴露开始，子宫内膜从接受前期过渡到接受期，称为"种植窗"（window of implantation，WOI）。在接受期之后，很快就是一个不接受或难接受的时期[1]。在接受前阶段，胚泡可以在子宫内膜腔内存活，直到接受状态开始。当着床窗口结束，子宫内膜转变为非接受期时，胚泡在宫腔内的存活将不再可能[1]。

在一个典型的 28 天自然周期中，WOI 开始于第 19 天或第 20 天，并在血清孕酮水平达到峰值时保持开放 4~5 天[2, 7]。植入失败一词可能指两种不同的情况：①没有检测到 β-hCG 水平或②可检测到 β-hCG 水平，但在经阴道超声上看不到妊娠囊，也称为生化妊娠[8]。WOI 受到卵巢激素调节和各种影响内膜与胚胎对话的着床因素的严格控制。

三、卵巢激素调节子宫内膜发育和容受性

子宫内膜在形态上分为功能层和基底层。由于卵巢激素的作用，功能层增厚和松弛，而位于子宫肌层附近的基底层在月经周期中仍然存在[9]。功能层由两个主要细胞区域组成：①表面和覆盖上皮腺的单层上皮细胞；②基质，由细胞外基质、成纤维细胞、血管和免疫细胞组成[10]。子宫内膜周期分为三个阶段：增殖期、分泌期和月经期，与卵巢、卵泡和黄体期相互作用（图 49-1）。在增殖期，卵巢雌二醇引起间质细胞和腺体的增殖以及螺旋动脉的延长。排卵后，在分泌期，黄体产生的孕酮将子宫内膜转变为着床所必需的接受期（图 49-2 和图 49-3）。

卵巢分泌雌二醇和孕酮是调节和激活子宫内膜着床的关键因素。虽然孕酮一直被认为在着床和维持妊娠中起着关键作用，但卵巢雌激素在着床中的作用还不是很清楚，而且具有物种特异性[11]。先前的研究表明，雌激素对子宫内膜的增殖以及为植入做准备是必需的。这种发育也可能在胚泡激活和持续生长中发挥作用，因此对于有效的植入是必不可少的[6, 12]。

（一）雌激素对子宫内膜的启动作用

雌激素，特别是雌二醇，在月经周期的卵泡期诱导子宫内膜的增殖。除了增殖，雌二醇能使子宫内膜启动促进着床所必需的分子变化[13]。值得注意的是，雌激素上调子宫内膜内雌激素受体（estrogen receptors, ER）和孕激素受体（progesterone receptors, PR）的活性[14]。雌激素受体（ER）的两种不同亚型，ERα 和 ERβ，调节雌激素对子宫内膜的影响。ER-α 在子宫内膜中含量最丰富，在卵泡期活性最强，排卵后活性下降。ERβ 定位于腺上皮和血管上皮，由于孕酮诱导这两种 ER 亚型的下调，在排卵后活性也降低[13]。

在使用外源性雌二醇的情况下，如替代周期 FET 或供卵胚胎移植周期，雌激素剂量与自然周期中的血清水平相似，可在子宫内膜内诱导 ER 和 PR 活性。为了实现适当的子宫内膜启动，雌二醇暴露的持续时间必须超过一定的水平。然而，一旦超过这个时间长度，雌激素治疗的时间长度就有一个很宽的窗口期，直到开始补充孕激素。Navot 等检查了供受者周期中雌激素治疗时间的灵活性，并报告了适当的雌激素治疗可持续 5 天至 6 周，且不会对妊娠率产生负面影响[15]。其他研究人员已经证明，在长达 14 周的雌激素治疗后，长期雌激素暴露并不会降低妊娠成功率[16-18]。然而，由于异常子宫出血通常在雌激素治疗 9 周后开始，建议在 9 周后停止胚胎移植计划以优化结果[16]。

（二）孕酮对着床窗的调节作用

排卵后，复杂的内分泌活动是分泌期的特点，也是导致子宫内膜组织学明显变化的主要原因[19]。孕激素受体（PR）亚型，PR-A 和 PR-B 可使孕酮拮抗雌激素活性。孕酮下调 ER 和上皮性 PR，而间质 PR 浓度始终保持一致[6]。在啮齿动物模型中，PR-A 基因突变会导致不孕，而孕激素拮抗药 RU-486 的治疗可以推迟子宫内膜接受窗口[1]。然而，WOI 的一个关键是子宫内膜容受性是不可逆转的，不能延长持续时间或逆转[20, 21]。进入非接受期最终导致胚胎不能存活，并对着床产生负面影响[1, 7]。

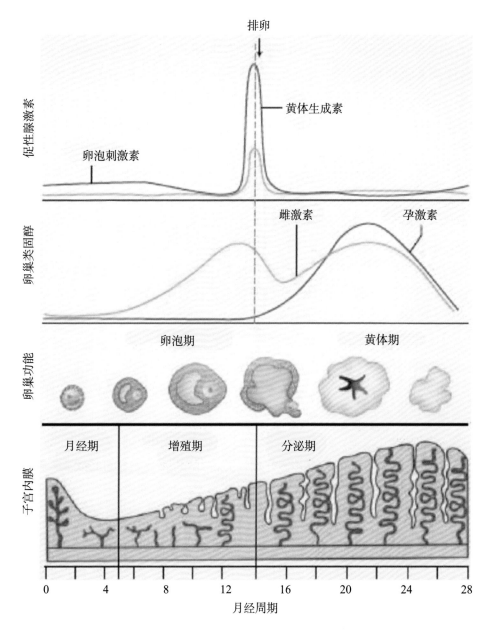

◀ 图 49-1 月经周期
引自 Emans SJ, Laufer MR, Goldstein DP. The Physiology of Puberty. Pediatric and Adolescent Gynecology. 5th ed. Lippincott Williams & Wilkins; 2005.

黄体酮治疗使内膜出现一个明确的容受窗，仅持续 24~48h[22]。在早期的研究中，Navot 等发现，卵裂期胚胎在第 17~19 天（第 15 天定义为黄体酮注射的第一天）移植时，报告的妊娠率为 40%，而如果 ET 发生在第 16 天或≥第 20 天，则没有妊娠[7]。虽然这表明最佳胚胎移植时间在孕激素暴露后 3~5 天，但 WOI 的最佳定义仍然存在争议[23, 24]。

四、子宫 - 胚胎对话

成功的着床需要子宫内膜和胚泡之间复杂的相互作用和信号传递，具体步骤包括定位、黏附

和穿透。定位是滋养层组织与子宫内膜腔上皮的最初接触，而胚泡黏附需要增加间质血管的渗透性[25, 26]。最后一个阶段，穿透，涉及滋养层通过管腔上皮侵入基质，连接母体血液供应，并开始子宫内膜蜕膜化[1, 26]。

为了使上述一连串的事件发生，子宫内膜和胚胎之间必须进行对话。已发现有几个基因在子宫内膜容受性中起作用。例如，HOX 基因，特别是 HOXA10 和 HOXA11，在分泌期表达增加，与雌二醇和孕酮水平升高相关。植入后和妊娠早期，蜕膜显示出高水平的 HOXA10 和 HOXA11

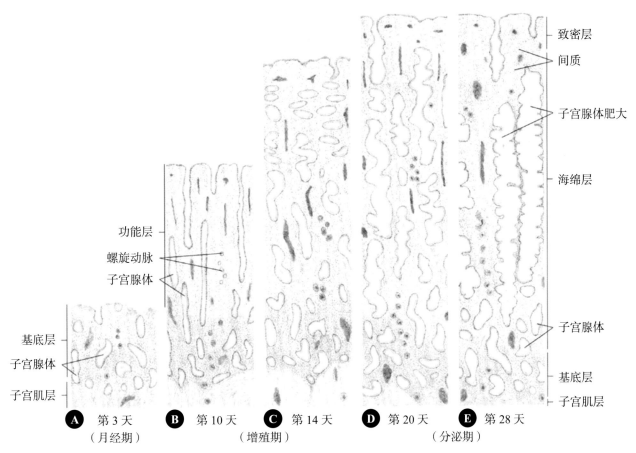

▲ 图 49-2　月经周期：子宫内膜的结构性改变

经许可转载，引自 Zhang S-X. An Atlas of Histology. New York: Springer; 1999.

mRNA[27, 28]。Hox 基因还调节影响着床的其他基因的表达，包括胞饮突、整合素和 IGFBP-1[29-32]。

　　许多细胞因子和生长因子与容受性和着床有关，包括白血病抑制因子（LIF），是白介素 6 家族的成员，肝素结合的表皮生长因子，整合素，黏蛋白 1，Wnt 信号和 β- 连环蛋白蛋白[33-35]。在月经周期的分泌期，子宫内膜 LIF 的分泌受原激肽 1（PROK1）的调节。在啮齿动物模型中，LIF 缺失的母体出现植入失败。当 LIF 阴性的囊胚被移植到野生型假孕子宫中[36]，随后会发生胚胎死亡，这表明母亲的 LIF 对胚胎植入和发育都是至关重要的[37]。在人类中，LIF 在胚胎植入中所扮演的角色尚不清楚。整合素也与母胎对话有关[35, 38]。在 WOI 期间，整合素 αvβ3 的表达由 HOX 基因上调[38-40]，并在对生育力有负面影响的情况下如子宫内膜异位症时出现水平降低[39, 41]，尽管其他研

究尚未证实这些发现[41, 42]。另一个影响着床的潜在介质是 MUC1，由子宫上皮内的胚泡下调。虽然它的具体作用尚不清楚，但 MUC1 在月经周期的卵泡期增加[43]，并在黄体期的前半部分保持较高水平[44]。

　　WNT 蛋白是一大群富含半胱氨酸的分子，在胚泡激活中发挥作用[45]，并诱导子宫内膜中 LIF 的表达[1, 5]。子宫 Wnt 信号在着床前胚胎附着时被刺激，并且对于促进激活的胚泡附着到子宫内膜是必要的[46]。阻断 Wnt/β-Catenin 信号通路导致着床减少，这在小鼠模型中表现为较小的胎仔数量[11, 45, 46]。

五、子宫内膜活检、组织学和生物标志物

（一）子宫内膜日期标记

Noyes 等[47]首次报道了月经周期中子宫内膜

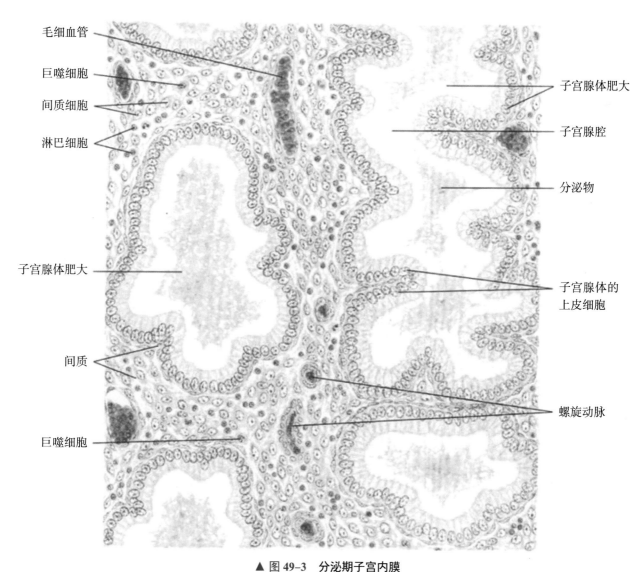

毛细血管

巨噬细胞

间质细胞

淋巴细胞

子宫腺体肥大

间质

巨噬细胞

子宫腺体肥大

子宫腺腔

分泌物

子宫腺体的
上皮细胞

螺旋动脉

▲ 图 49-3　分泌期子宫内膜
经许可转载，引自 Zhang S-X. An Atlas of histology. New York: Springer; 1999.

的组织学变化，并发表了一篇标志性论文，建立了通过子宫内膜活检和随后的组织学来标记子宫内膜日期的标准[47]。他们的发现被确认为多年来用于妇科实践中评估黄体功能和诊断黄体功能缺陷的里程碑式发现。一项针对正常生育和不孕不育女性的多中心研究（n=847），研究目的是检查两组间子宫内膜组织学日期测定是否存在差异[48]。在检测到尿促黄体激素峰值后，受试者被随机分配到不同组进行黄体期组织活检。当研究小组比较黄体期正常生育女性和不孕不育女性的活检组织时，他们发现子宫内膜成熟延迟的活检组织百分比没有显著差异。这项研究的结果促使临床

发现，子宫内膜的组织学测定不应用于常规生育评估[48, 49]。

　　子宫内膜组织学的另一个应用是评估黄体期缺陷（luteal phase defect，LPD），即黄体异常导致孕酮分泌减少，阻碍子宫内膜对着床的接受性。假设没有产生足够的黄体酮来支持分泌期的子宫内膜，那么胚胎就不能植入和生长。从理论上，我们还可以通过子宫内膜组织学观察来评估分泌期子宫内膜。在 20 世纪 40 年代末，Georgeanna Seegar Jones 博士率先提出了这一想法，他根据 Noyes 标准观察基础体温、孕二醇水平和子宫内膜活检标本，以确定 LPD[50]。随着更灵敏的血清

分析方法的发展，Jones 证实了那些通过组织活检确诊的 LPD 患者在月经周期的黄体期血清孕酮水平显著下降[51]。Smitz 等[52] 报道称，无论是每天注射油剂黄体酮 50mg，还是阴道内用微粒化黄体酮，都可以纠正女性的 LPD[52]。孕酮和人绒毛膜促性腺激素在体外受精卵巢刺激周期中用于黄体期支持的效果相似[53, 54]。然而，直到今天，对于 LPD 的定义、测试或治疗方法还没有达成共识。此外，美国生殖医学学会 2015 年的一份委员会意见得出结论："尽管黄体酮对着床过程和早期胚胎发育很重要，但 LPD 作为一个导致不孕的独立因素尚未得到证实"[55]。

（二）胞饮突

胞饮突也叫子宫内膜突起，是依赖孕激素的细胞器，从自然月经周期的第 20 天到第 21 天从子宫内膜突出[56, 57]（图 49-4）。虽然胞饮突的确切作用机制尚不清楚，但它们被认为是胚泡黏附所必需的，并被认为是子宫内膜容受性的生物标志物。胞饮突通常在孕激素暴露 6～8 天后出现；在人的子宫内膜中表达约 48h，而完全发育的胞饮突只存在 1 天[56, 58]。用胞饮突的作用来阐释子宫内膜种植窗主要是基于以下假设，即胞饮突持续时间小于 48h，可用于预测子宫内膜容受性。

1995 年，Nikas 等在 14 名接受体外受精人工周期的女性中，使用活检的办法检查胞饮突，并将此作为预测子宫内膜容受性的指标。根据胞饮突完全发育的时间差异和短暂的成熟窗口，他们希望可以把胞饮突作为一种用于确定个体理想植入时间的工具[56]。该小组同时还发现，控制性卵巢刺激（COH）周期对胞饮突形成的质量和寿命并未产生影响，但与自然周期相比，COH 周期的胞饮突形成早 1～2 天[59]。然而，Ordi 和 Quinn 等最新的人类研究发现，不孕女性的内膜也能规律地形成胞饮突，这质疑了胞饮突在临床中作为种植窗标记的实用性[60, 61]。

总而言之，子宫内膜活检和组织学检查以及

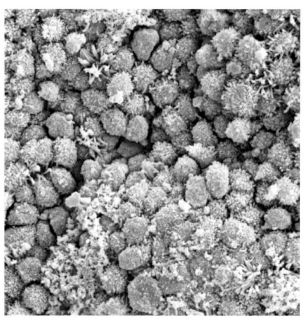

▲ 图 49-4　电子显微镜下胞饮突的组成，取月经周期黄体生成素峰后 7 天的子宫内膜样本

经许可转载，引自 Gemzell-Danielsson K, Bygdeman M. Effects of Progestogens on Endometrial Maturation in the Implantation Phase. In: Croxatto HB, Schürmann R, Fuhrmann U, Schellschmidt I, editors. New Mechanisms for Tissue-Selective Estrogen-Free Contraception; Berlin, Heidelberg Springer; 2005. p. 119-138.

子宫内膜胞饮突的评估在目前的临床实践中都较少应用。

六、子宫内膜容受性的生物标志物

在月经周期的分泌期，子宫内膜发生一系列生化变化来为着床做准备。容受期分泌型子宫内膜的组织学和分子特性是探索和确定对着床至关重要的标志物的一个来源，从而改变不孕症。这些生物标志物的异常可能是由于个体的内在异常、激素刺激不足或系统性疾病导致子宫内膜功能改变引起[62]。表 49-1 中详细列出了文献中候选生物标志物评估的摘要。尽管这些生物标志物在评估子宫内膜容受性方面提供了希望，但缺乏准确性、可预测性以及对侵入性技术的需求等持续存在的限制，在这方面需要更多的研究。未来改善子宫内膜容受性的创新方法包括子宫内膜干细胞和基因疗法[76]。

表 49-1　子宫内膜容受性的生物标志物汇总

生物标志物	功　能	作者 / 研究	研究和结论
• 孕酮受体 β • PAEP • 趋化因子配体 14	• 孕酮受体 β（PGR-β）：子宫内膜容受性与胚胎植入 • PAEP、趋化因子配体 14（CXCL14）：上调分泌中期内膜 mRNA 的转录	Leach 等，2012[62]	• 假设蛋白在内膜分泌期受到调节，而不孕女性的表达模式发生变化 • 在不孕患者的分泌期行子宫内膜活检 • PGR-β 减少，PAEP 和 CXCL14 增加，提示种植窗（WOI）可能提前关闭 • 可能是诊断标志物或治疗靶点
• 整合素 β-3 • 整合素 α-1 • 整合素 α-4	• 整合素：将细胞与细胞外基质结合的受体蛋白，以指导上皮细胞的生长和功能 • 不同类型的子宫内膜细胞上有 9 种不同的整合素亚基	Lessey 等，2011[2]	• 健康患者的容受期上皮可能与不孕患者不同，表现为黄体期内膜活检的不协调（≥3 天 "移位"） • 不孕患者上皮整合素 β-3 免疫染色出现延迟 • 月经周期关键阶段整合素的调节或干扰整合素的表达可能降低子宫内膜容受性 • 整合素表达的调节可能具有治疗价值
• 降血钙素	• 参与钙稳态调节的多肽激素 • 在胚胎植入时，在鼠腺上皮中由孕酮一过性诱导	Kumar 等[63]	• 给予降钙素反义寡核苷酸可抑制大鼠胚胎着床 • 分泌中期子宫内膜降钙素表达减少 • 孕酮对子宫内膜降钙素的表达有调节作用 • 孕酮诱导分泌型子宫内膜降钙素表达与推测的 WOI 在时间上一致
• 白血病抑制因子（LIF）	• IL-6 家族细胞因子 • 在小鼠着床中起关键作用，因为 LIF 缺陷小鼠完全不育	Aghajanova 等[64]	• 与先前关于复发性流产或不孕患者 LIF 表达下降的研究结果矛盾（SAB 无法确定） • 明确了 WOI 期间子宫内膜胞饮突的时空表达与 LIF 之间的相关性
		Miko ajczyk 等[65]	• 研究了不孕症患者和复发性流产患者与生育对照组子宫内膜组织中胞饮突和 LIF 的时空表达 • 结果表明，LIF 降低与不孕不育或反复自然流产未必相关
• HoxA10	• 同源盒转录因子，负责子宫的正常发育 • 子宫内膜的周期性表达，在 WOI 期间达到峰值 • 受雌激素和孕激素的调节	Zanatta 等[66]	• 发现子宫内膜异位症患者黄体中期 HoxA10 没有出现预期中的表达上升 • 结论：HoxA10 表达可以部分解释子宫内膜异位症患者的不孕症
• 黏蛋白 1（MUC-1）	• 糖蛋白被认为能对子宫内膜提供润滑和保护，能防止细菌和蛋白分解对子宫内膜的攻击 • 细胞黏附分子的表达在囊胚植入中起重要作用	Bastu 等[67]	• 假设相对较低的 MUC-1 水平是成功植入必要条件 • 评估来自反复种植失败（RIF）女性和对照组女性的子宫内膜和血液样本 • 在 WOI 期间，RIF 女性的血液和组织 MUC-1 含量显著低于育龄女性
• Stathmin I	• 细胞骨架相关蛋白 • 细胞周期进程中微管动力学的调节器 • 在胚胎着床部位进行特定调控	Dominguez 等[68]	• 子宫内膜容受前期上皮间质细胞增殖并为着床做准备的假设意义 • Stathmin I 在容受性子宫内膜中表达下调 • 放置宫内节育器的难治性子宫内膜的表达模式完全逆转，这可能会抑制蜕膜形成并干扰侵袭过程

（续表）

生物标志物	功　能	作者 / 研究	研究和结论
• 膜联蛋白 A2（Annexin A_2）	• 细胞骨架相关蛋白 • 促进血管内皮细胞表面纤溶活性。表达于蜕膜的羊膜上皮细胞、间充质层、滋养细胞和血管内皮细胞	Dominguez 等[68]	• 膜联蛋白 A2 在容受性子宫内膜中表达上调 • 放置宫内节育器时，上皮细胞中 Annexin A2 表达显著减少，间质细胞中没有 Annexin A2，这表明难治性子宫内膜中缺乏功能性 Annexin A2 • 结论：Annexin A2 在受孕子宫内膜中上调可能是为胚胎植入所需的细胞与细胞间黏附的顶极准备变化的重要因素
• COX 酶 • 前列腺素 E_2 和 $F_{2\alpha}$	• 前列腺素增加血管通透性，参与子宫内膜蜕膜化，并在着床过程中起关键作用 • 为了合成前列腺素，花生四烯酸被环氧合酶（COX1 和 COX2）氧化生成 PGH_2，它是所有前列腺素的前体 • 在体外受精患者中，子宫内膜前列腺素合成缺陷与 RIF 有关[69]	Achache 等[70]	• RIF 患者与对照组相比，cPLA2a 和 COX-2 表达水平降低 • 结论：与生育对照组相比，反复试管授精失败的患者前列腺素合成似乎受到干扰 • 子宫内膜前列腺素合成减少可能导致子宫内膜容受性降低
		Vilella 等[69]	• 先前的研究表明，在自然周期和体外受精患者的体外受精过程中，子宫内膜液中前列腺素 E_2 和前列腺素 $F_{2\alpha}$ 的浓度显著升高 • 子宫内膜上皮中特异识别的前列腺素 E_2 和前列腺素 $F_{2\alpha}$ 合成酶在 WOI 期间受激素调节 • 体外胚胎黏附模型表明，抑制前列腺素 E_2 和前列腺素 $F_{2\alpha}$ 或前列腺素受体（EP2 和 FP）可以阻止胚胎黏附，这可以通过重新添加这些分子或使用它们的激动药来克服 • 胚胎移植前 24h 子宫内膜液中前列腺素 E_2 和前列腺素 $F_{2\alpha}$ 的浓度是潜在的无创的预测内膜容受性和胚胎着床的生物标志物
• IL-6	• 具有广泛细胞效应的细胞因子，包括促进生长、抑制生长和细胞分化以促进炎症和血细胞生成 • 在颗粒细胞、黄体和膜细胞、子宫内膜和着床前胚胎中表达 • 可在接受体外受精的女性的血清和卵泡液中检测到	Altun 等[71]	• IL-6 水平升高与不孕症相关 • 卵巢过度刺激综合征患者卵泡液中 IL-6 水平升高 • hCG 日时卵泡液中 IL-6 水平与年龄、雌二醇呈显著正相关 • 经校正分析发现 IL-6 水平<4.0pg/ml 的体外受精（IVF）患者临床妊娠的可能性增加近 4 倍 • 结论：IVF 患者卵泡液中 IL-6 水平降低与临床妊娠的可能性增加相关，并假设子宫内膜容受性可能是 IL-6 水平升高的任何有害影响的目标
• 瘦素	• 由 "Ob" 基因编码的脂肪细胞衍生激素 • 可能是生殖功能充分营养状态的标志 • 在整个月经周期中波动	Chakrabarti 等[72]	• 评估瘦素在 IVF 妊娠结局中的作用 • 发现血清和卵泡液中的瘦素呈正相关 • 血清瘦素水平与子宫内膜厚度呈负相关 • 结论：在 IVF-ET 中，升高的瘦素可能通过调节子宫内膜容受性而对妊娠率产生不利影响

（续表）

生物标志物	功　能	作者 / 研究	研究和结论
• 转化生长因子（TGF）超家族与MMP2、MMP9、TIMP1 基因	• 转化生长因子 β：多功能细胞因子，作为黏附分子和受体，可能增加子宫内膜的容受性 • MMP2：基质金属蛋白酶参与生育力低下女性 WOI 期间细胞外基质的分解及其基因表达和活性的升高	Skrzypczak 等 [73]	• 在特发性不孕症、不明原因复发性子宫内膜癌（SAB）患者和对照组的子宫内膜活检组织中检测 TGF-β2 和 MMP2、MMP9 和 TIMP1 基因的表达 • 排卵后 7～9 天的内膜活检提示：TGF-β2 的表达在特发性不孕症患者中的表达是对照组的 2.8 倍，在原因不明的复发性 SAB 患者中的表达是对照组的 2.1 倍 • MMP2、MMP9 和 TIMP1 基因在研究组和对照组之间无显著差异 • 在对照组的子宫内膜活检组织中，TGF-β2 和 MMP9 的表达呈显著负相关 • 提示 TGF-β2、MMP2、MMP9 和 TIMP1 四种基因的表达异常与不孕症和早孕丢失有关
• 膜突蛋白	• 膜组织延伸刺突蛋白 • ERM 家族的成员，包括 Ezrin 和 Radixin，它们连接质膜和基于肌动蛋白的细胞骨架	Martin 等 [74]	• 研究了体外模拟胚胎黏附的黏附特性，并研究了 ERM 蛋白在两种不同细胞系中的表达，它们分别代表容受性子宫内膜和非容受性子宫内膜 • 结论：子宫容受性需要下调或缺乏 moesin，moesin 是一种极化较小的肌动蛋白细胞骨架
• 糖蛋白 125（CA–125）	• 糖蛋白是最为人所知的上皮性卵巢癌的肿瘤标志物 • 由非卵巢肿瘤和包括子宫内膜在内的正常组织产生 • 在卵巢过度刺激的患者中，糖蛋白血清水平上升，尽管来源和产生机制尚不明确	Brandenberger 等 [75]	• 发现无论是血清 CA-125 水平，还是从 hCG 日到胚胎移植（ET）日的升高，对 IVF 的结局都没有任何预测意义 • 与子宫内膜厚度或获卵数及受精卵子数均无关 • 结论：常规 IVF 周期的 CA-125 血清水平与 IVF 结局无关

七、子宫内膜容受性阵列

分子影响和子宫内膜基因表达在子宫内膜容受性和着床中起关键作用 [77]。子宫内膜容受性阵列（ERA）是近十年发展起来的一种对子宫内膜活检组织进行微阵列分析的方法 [78]。ERA 测试可以确定特定的转录信号，并能识别自然和人工刺激周期中的接受期子宫内膜 [79, 80]。ERA 测试将测试样本的基因图谱与对照组患者自然周期的黄体生成激素峰值后 7 天（黄体生成素 +7）或黄体酮注射后 5 天（P+5）以及在子宫内膜人工周期中雌激素激发后的活检组织进行比较。这项测试是一个定制的阵列，包含 238 个差异表达的基因，并与计算预测因子相耦合。生物信息学预测器通过

选择在不同的子宫内膜容受性模型中表达一致的基因来创建基因标记 [81, 82]。ERA 确定子宫内膜是否是容受期，并计算个性化的 WOI 以优化胚胎移植的时机 [82]。

当子宫内膜适合胚泡植入时，该测试将子宫内膜样本归类为"可接受"，或在不利于植入时，将其归类为"非可接受"。然后将"非接受性"ERA 细分为"容受期前"或"容受期后"，并在活检时为其分配确切的子宫内膜状态 [81]。在 ERA 检测中，一些患者的 WOI 延迟，而另一些患者可能是容受晚期。另一部分患者的接受性窗口异常短。该方法准确、重复性好，子宫内膜日期测定的特异度为 0.89，灵敏度为 0.99，病理分类的特异度为

0.16，灵敏度为 0.99[81, 83]。这些观察表明，ERA 是一项优于组织学测定的测试，并且具有作为一种诊断工具的价值。

在一项对 17 名 RIF 患者的初步研究中，接受 ERA 检测和随后的个性化胚胎移植使患者的临床妊娠率从 19% 上升到 60%[84]。在一项前瞻性的多中心试验中，在接受 ERA 测试后，85 名患有 RIF 的女性与 25 名既往没有试管授精失败的对照组进行了比较。虽然没有统计学意义，但在 RIF 患者中，25.9% 的患者存在 WOI 改变的非接受性子宫内膜，而对照组的这一比例为 12%。容受期对照组着床率为 55%，妊娠率为 81.8%。相比之下，容受期 RIF 患者的种植率为 33.9%，妊娠率为 51.7%。在接受个体化胚胎移植的非容受期 RIF 患者中，种植率为 38.5%，妊娠率为 50%。这项研究表明，在约 1/4 的 RIF 患者中存在子宫内膜因素问题，WOI 似乎可以通过 ERA 检测进行调整[84]。

一项更大规模的 ERA 回顾性研究评估了 3 组患者：RIF 患者（n=80），一次胚胎移植失败的患者（n=93），子宫内膜厚度≤6mm 的患者（n=13）。ERA 检测显示 RIF 组有 27.5% 的患者子宫内膜为非容受期，显著高于 1 次 IVF 失败组患者的 15%（P=0.04）。根据 ERA 结果进行个性化胚胎移植后，RIF 组的持续妊娠率为 42.4%，植入率为 33%。值得注意的是，在那些顽固薄型子宫内膜但为容受期内膜的患者，在进行 ERA 加个性化胚胎移植后，总体妊娠率为 66.7%[80]。虽然 ERA 前景很被看好，但它是一种相对较新的诊断工具，目前正在进行多中心临床试验，还需要更多的研究结果来验证其作用。

八、控制性超促排卵、孕酮水平和种植窗

虽然 WOI 的时间在不同女性之间会有所不同，但如果一个女性在接受 ART 助孕时也会改变种植窗。对于接受 COH 和 IVF 的患者，外源性促性腺激素的使用被认为是损害子宫内膜容受性的，因为超生理水平的雌激素会改变子宫内膜的发育。尽管没有资料显示 COH 会导致子宫内膜胞饮突的表达发生变化，但与自然周期相比，它们平均提前 1~2 天出现，这表明 WOI 发生了移位，从而导致 IVF 新鲜周期种植率的降低[59]。

一些研究已经前瞻性地评估了 COH 对临床结果的影响。在一项比较新鲜胚胎移植（n=50）和冷冻囊胚移植（n=53）的随机对照试验中，冷冻胚胎移植的植入率、临床妊娠率和每次移植的持续妊娠率（分别为 70.8%、84% 和 78%）显著高于新鲜胚胎移植（38.9%、54.7% 和 50.9%，P<0.001）。这些结果表明，与使用人工周期准备子宫内膜的 FET 周期相比，新鲜 ET 周期的子宫内膜容受性受损[85]。

在一篇纳入 63 项研究的 Meta 分析中，评估了 55 199 个新鲜 IVF 周期，包括 7229 个冻融周期和 1330 个赠卵移植周期，其中孕酮提前升高的周期以≥0.8ng/ml 为阈值来定义，在 β-hCG 注射日出现孕酮过早升高并接受新鲜周期胚胎移植的女性，与未出现孕酮过早升高的周期相比，妊娠率降低。以孕酮水平为基础的计算汇总效应大小分别为 0.8~1.1ng/ml，OR=0.79；1.2~1.4ng/ml，OR=0.67；1.5~1.75ng/ml，OR=0.64；1.9~3.0ng/ml，OR=0.68，P<0.05。有趣的是，PPE 对冷冻胚胎移植或新鲜供卵移植周期的妊娠结局没有影响[86]。这进一步支持了 COH 对 PPE 的潜在不利影响，并被认为是导致容受窗移位的原因，而进行冷冻胚胎移植时在某种程度上能克服这个问题（图 49-5）。

九、结论

子宫内膜的容受性和胚胎与子宫内膜之间的同步性是胚胎黏附、着床和侵袭的关键。ART 仍然是一个低效的方法，因为即使移植高质量的基因正常的胚胎，也会发生许多植入失败，而这似

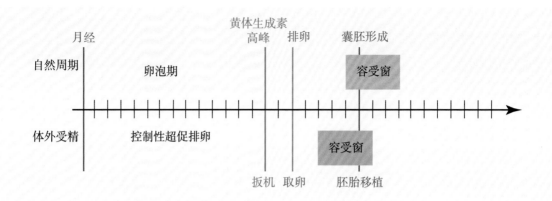

▲ 图 49-5　体外受精过程中控制性超排卵周期容受窗的变化

乎是子宫内膜容受性改变引起的结果。

　　在过去，子宫内膜活检结合组织学评估一直被用来评估 WOI。到目前为止，已经有一系列的诊断工具可以更好地评估子宫内膜的容受性，包括经阴道超声、生物标志物和 ERA 测试。在 ART 周期中使用 COH 的不利影响已经被确定，由于 PPE 会引起 WOI 的变化，所以它仍然指导着我们

是否进行新鲜胚胎移植和胚胎冷冻。虽然初步的数据似乎很好，但我们仍然需要更多的数据来进一步评估子宫内膜容受性试验。子宫内膜容受性测试阐明了子宫内膜的准备情况，使得胚胎更好地黏附、植入和形成胎盘，指导临床实践，帮助优化和个体化性交、IUI 或胚胎移植的时机，以实现成功妊娠。

第 50 章 雄激素改善卵巢反应性
Androgens for Improving Ovarian Response to Stimulation

Kayhan Yakin 著

陈小燕 译 欧 莹 校

卵巢刺激反应差是生殖内分泌学和不孕症实践中的主要挑战之一。目前的努力未能延缓卵巢衰老或补充卵巢储备。然而，多年来，一些经验性疗法已被证实可以促进卵泡生长。在这些治疗中，基于雄激素在卵巢生理中的重要作用，补充雄激素治疗的生物合理性引起了极大的关注。本章对在卵巢刺激中支持应用雄激素以及雄激素调节剂作为辅助的文献证据进行严格评价。

一、雄激素在卵泡生长中的作用

雄激素是控制早期"促性腺激素非依赖性"卵泡生长的主要因素之一[1]。虽然卵巢内因子的功能和相互作用在许多方面仍不清楚，但越来越多的证据表明，雄激素、FSH、AMH 和雌二醇之间存在着重要的平衡以促进卵泡的最优生长[2]。

肾上腺源激素脱氢表雄酮（DHEA）主要由肾上腺产生，是卵巢和其他靶组织类固醇合成的基本底物[3]。脱氢表雄酮在特定细胞中的类固醇激素合成酶作用下转化为雄烯二酮和睾酮，两者都可以通过芳构化转化为雌激素。睾酮也可以转化为效力更强的 5α- 双氢睾酮。随着年龄的增长，血清中脱氢表雄酮和睾酮水平逐渐下降[4]。

雄激素受体（AR）是作为配体活化核转录因子起作用的，但雄激素的非基因组效应也已被报道[3, 5, 6]。AR 在卵泡发育的所有阶段都有表达，包括卵母细胞、颗粒细胞和膜细胞[7, 8]。从初级卵泡阶段开始，颗粒细胞中 AR 的浓度不断增加，在

窦卵泡期达到峰值[7-13]。在 AR 诱导的调控卵巢卵泡发育的基因中，只有一小部分直接的基因被鉴定出来，包括 Kit 配体、microRNA-125b、环氧合酶 –2、双调节蛋白、细胞周期蛋白依赖性激酶抑制因子 –1/p21 和肝脏受体同源基因[14]。

雄激素受体的重要作用在各种动物模型中都有记载。在猴子[15, 16]和绵羊[17]中注射雄激素被证明可以启动卵泡招募，刺激早期阶段的卵泡生长，并增加生长卵泡的数量。此外，这些作用可以通过给予抗雄激素物质来阻断[10, 18, 19]。颗粒细胞特异性 AR 基因敲除小鼠的特征是卵泡发育和排卵减少，卵泡闭锁增加，产仔数量减少和生育力降低[8, 20-22]。

研究表明，适量的雄激素与卵泡刺激素（FSH）协同作用，通过不同的机制可以促进卵泡的生长发育。表 50–1 总结了雄激素在卵泡形成中的作用机制。卵泡成熟早期阶段雄激素水平不足可能阻碍这一过程，导致卵泡变性和细胞凋亡增加。基于这些生物学事实，我们可以假设，当卵泡生长发育受损，例如在卵巢储备功能低下或卵巢早衰的女性中，在促性腺激素使用之前或同时应用雄激素，可能会改善卵巢反应性。

二、DHEA 的补充

提出使用 DHEA 作为卵巢刺激的辅助手段的想法最早出现在 2000 年 Casson 等的一系列病例报道。当其中一个病例在自我使用了 DHEA 后雌二

表 50-1 雄激素作用机制的研究进展
• 刺激初级卵泡、窦前卵泡和窦卵泡的发育，不依赖促性腺激素 [10, 12, 16]
• 抑制卵泡闭锁 [23-25]
• 抑制细胞凋亡 [26]
• 上调卵泡刺激素受体表达并为卵泡刺激素刺激的卵泡生长和成熟做准备 [1, 9, 25, 27-29]
• 与卵泡刺激素一起在卵泡募集和颗粒细胞增殖中起协同作用 [30]
• 调节抗米勒管激素表达和抑制卵泡刺激素诱导的芳香酶表达来维持以雄激素为主的卵泡内环境 [1, 2, 31]
• 通过增加自身受体的表达和活性来自动放大局部效应 [1]
• 增强胰岛素样生长因子 –I 的促生长和促进生存作用 [32]

表 50-2 脱氢表雄酮对卵巢储备功能低下女性的作用
• 提高获卵数 [33-40]
• 提高受精率 [36, 40]
• 改良胚胎形态分级 [36, 37, 40]
• 提高妊娠率 [37-42]
• 与美国全国体外受精统计数据相比，流产率较低 [43]
• 降低非整倍体率 [44]
• 改良的卵巢储备标志物（窦卵泡计数、抗米勒管激素）[39, 45-47]
• 平衡 Th1/Th2 免疫反应和（或）调节 T 淋巴细胞种类与反应 [48]

醇水平峰值上升了 18 倍，卵巢反应得到显著改善后，人们对 DHEA 辅助卵巢刺激这一话题的兴趣急剧上升 [33, 34]。随后，由多个小组研究了补充脱氢表雄酮对激素水平、卵巢储备和体外受精结局的影响。这些发表的研究表明补充 DHEA 对卵巢储备减少的女性的生殖结局和卵巢反应有潜在的有益影响，但绝大多数的证据质量较低。从动物研究数据外推到临床实践中，DHEA 变成了一种"灵丹妙药"，被广泛宣传为"第一种能够恢复卵巢活力及其功能的药物，使患者获得更多更好的卵子" [35]。表 50-2 总结了对 DHEA 进行 6～12 周预处理后观察到的结果，这些研究包括病例系列研究、自身"前后"对照试验、历史病例对照研究和非随机试验。不幸的是，这些研究的结果在随机试验中几乎都不能重现。

尽管在临床实践中有近 20 年的使用经验，但却从未有过设计良好的大规模的随机对照试验。值得注意的是，一个营销良好且轻而易举就能买到的非处方的口服补充剂，要做它的实验研究设计是很难实现的，因为卵巢反应差的女性在随机试验中可能会被分配到安慰剂组，所以她们并不愿意参加随机试验。然而，到目前为止，一些小组成功地进行了小规模的随机试验。

第一项非盲法随机对照试验（n=33）比较

了 17 名在补充 DHEA 后完成 26 个刺激周期的不良反应女性和 16 名完成 25 个周期的对照组女性的临床结果。与对照组相比，DHEA 组在胚胎质量和活产率方面都有显著改善（23.1% vs. 4.0%；$P < 0.05$）[49]。然而，这项研究在方法学和统计学方面都受到了严厉的批评 [50, 51]。因此，我们应谨慎对待他们的发现。

Artini 等在一项小型随机对照试验（n=24）中发现，在卵巢刺激前 3 个月每天补充 75mg DHEA 在获卵率、受精率和临床妊娠率方面没有显著的改善 [52]。另一项非盲法随机对照试验 [53]，是已发表的随机对照试验中病例数最多的一个研究（n=208），结果显示补充 DHEA 不能增加取卵的数量，也不能改善妊娠率。然而，这项研究也被批评存在较高的选择、执行和人员流失偏倚的风险 [54, 55]。

在一项非盲法随机对照试验 [56]（n=133）中，在诱导排卵前 12 周每天使用 75mg DHEA，在较年轻（<40 岁）的第一周期反应不良的患者中，每个胚胎移植的临床妊娠率（24.1% vs. 21.3%）和每个周期的临床妊娠率（20.9% vs. 15.2%）均显著增加。

Tartagni 等在一项双盲、安慰剂对照试验中，对 109 名不明原因不孕的年轻女性进行了分析，报告称，与对照组相比，服用 8 周 DHEA 的女性获得的卵子数量相似 [（8.9±1.8）vs.（8.2±2.2）]，但活产率（22% vs. 13%）显著高于对照组（22% vs. 13%），流产率（0 vs. 27.8%）低于对照组[57]。

Yeung 等研究了补充 DHEA 对三种不同患者群体的影响。在第一个双盲安慰剂对照试验中，分析了 22 名原发性卵巢功能不全女性（<40 岁，闭经至少 4 个月，性激素缺乏，以及两次血清 FSH 记录在更年期范围内）。与对照组相比，服用 75mg DHEA 16 周的女性窦卵泡数更多，卵巢体积更大，但 AMH 和 FSH 水平相似[58]。在第二项随机对照试验中，包含 32 名预期反应不良的女性，在补充 DHEA 后导致血清 DHEAS、游离雄激素指数和卵泡 DHEAS 水平显著增加，但在卵巢反应和临床结局参数方面没有发现显著改善[59]。在第三项随机对照试验（n=72）中，作者证明补充 DHEA 12 周可提高血清雄激素水平，但在预期正常的卵巢反应患者的卵巢储备标志物或卵巢反应方面并未带来任何益处[60]。

一项双盲随机对照试验（同上：脱氢表雄酮干预治疗卵巢老化）被实施用于测试 DHEA 预处理是否能改善预期卵巢反应不良的女性的临床结果，并为一项大型多中心 DHEA 试验的设计提供参考[61]。Jayaprakasan 等在 2015 年欧洲人类生殖与胚胎学会年会上公布了他们的发现。60 名年龄为 23—43 岁，窦卵泡数<10 个或血清 AMH 水平<5pmol/L 的卵巢储备功能下降的女性，接受 75mg/d 的 DHEA 治疗，最长持续 16 周（中位数为 12 周）。DHEA 组的女性获卵数相似（中位数为 4 个卵子）。研究组和对照组的临床妊娠率（28.6% vs. 36.0%；RR=0.79）和活产率（25% vs. 32%；RR=0.78）相似。作者总结说："这项试点试验的成功招募表明，一项大规模的决定性试验是可行的，但因对 IVF 结果缺乏影响——甚至缺乏趋势——所以它不能优先考虑"[62]。

相反，来自埃及的最新非盲法随机对照试验报告称，在博洛尼亚标准中被定义为反应差的女性，每天接受 75mg 脱氢表雄酮治疗 12 周后获卵数 [（6.9±3.0）vs.（5.8±3.1），P=0.03]、受精率 [（62.3%±27.4）vs.（52.2%±29.8）；P=0.039）] 和持续妊娠率（28.5% vs. 12.8%）显著增加[63]。

有人可能会质疑，补充更长时间的 DHEA 是否可能通过影响促性腺激素反应的卵泡池来改善试管授精的结局。反对长时间使用 DHEA 的主要论点是，在卵泡晚期长期暴露于高雄激素水平可能会导致不利的卵巢内环境，降低从排卵前卵泡获取的卵母细胞的受精潜力[64, 65]。一些专家还认为，反应差的女性，无论年龄大小，卵泡内雄激素浓度与正常反应的女性相似，这一观察结果将挑战雄激素补充的假说[66]。

对上述数据的解释还应考虑到小样本量带来的偏倚以及研究设计、患者群体、反应不良的定义和卵巢刺激方案等主要差异。Cochrane 的一篇综述没有显示从 Meta 分析[55] 中移除高偏倚风险的研究有任何益处。尽管文献报道的结果值得进一步考虑，但数量较少的随机对照试验并不能代表补充脱氢表雄酮益处的最终结论。在有高质量的证据支持这样做有明确的益处之前，脱氢表雄酮预处理改善卵巢反应被认为是经验的治疗[67]。

三、睾酮预处理

对于睾酮预处理能否改善反应差的患者的卵巢反应和临床结果，证据是存在分歧的。第一项双盲、安慰剂对照的随机试验[68] 研究了 53 名女性使用睾酮凝胶（10mg/d，持续 15～21 天）的情况，结果显示，与安慰剂相比，卵丘 – 卵母细胞复合体（COC）的数量没有显著增加（平均差异，+0.31 COC，95%CI 2.16～+2.26）。在随后的一项开放标签的随机对照试验中[68]（n=110），Kim 等报道，与未预处理组相比，睾酮预处理（12.5mg/d，持续 21 天）的 COC 数量显著增加（平均差异，+1.60 COC，95%CI +0.97～+2.23）[69]。这两项研究的系统综述显示，睾酮预处理可使临床妊娠率和活产率分别提高 15% 和 11%[70]。在另一项随机对照试验中，Kim 等研究了睾酮对预处理持续时间的影响，结果显示，只有在使用 3～4 周后，COC 数量才能显著增加[71]。

相反，最新的随机对照试验研究了包括 48 名博洛尼亚标准定义的反应差的女性，结果显示，与不接受治疗相比，接受透皮睾酮治疗 21 天的女性在 COC 数量（3.5 vs. 3.0）、受精率（66.7% vs. 66.7%）或活产率（7.7% vs. 8.3%）方面没有差异[72]。

总而言之，已发表的数据是相互矛盾的，睾酮预处理可能与获取的卵母细胞数量的小幅增加有关。即使现有的证据似乎是有利的，它的有效性还有待于大规模的、设计良好的随机试验来证明。

四、芳香酶抑制药的辅助应用

使用芳香化酶抑制药作为促性腺激素的辅助药物，用于刺激反应性差的患者，其基本原理是抑制颗粒细胞中的芳香化酶活性。反过来，这不仅创造了一个促雄激素的卵巢微环境，而且还使得脑垂体逃脱了雌激素反馈，导致促性腺激素水平升高。阿那曲唑和来曲唑作为高效、可逆的芳香化酶抑制药被用于不良反应患者的辅助治疗。

由于人们担心芳香化酶抑制药可能致畸，所以它在临床上的应用受到了阻碍。Biljan 等质疑来曲唑用于治疗不孕不育的安全性，他们的研究结果显示来曲唑可能增加心脏和骨骼畸形的风险[73]。这篇文章发表之后，来曲唑生产方发表了一份声明，建议不要将来曲唑用于除乳腺癌治疗以外的适应证。许多专家认为，这些化合物不太可能产生致畸作用，因为它们的半衰期很短（45h），可以确保在妊娠前从体内完全消除。然而，越来越多的证据反驳芳香化酶抑制药的致畸风险[74, 75]，芳香化酶抑制药用于绝经前女性的不孕症仍然是超适应证用药。

对于辅助使用芳香化酶抑制药是否能增强不良反应患者的卵巢反应，证据尚不确定。第一个小型随机对照试验显示，来曲唑 + 重组 FSH（rFSH）为刺激反应差的患者提供了一种低成本的替代方案，可获得与 GnRH 激动药 + rFSH 方案相当的妊娠率[76]。

Garcia-V elasco 等 2005 年的文章（n=147）表明，在 GnRH 拮抗药 + 促性腺激素刺激中添加来曲唑可显著提高血清雄激素水平，获得更多的卵母细胞（6.1 vs. 4.3，P=0.033），更高的种植率（25% vs. 9.4%，P=0.009），但每个周期都具有可比的临床妊娠率（22.4% vs. 15.2%）[77]。同样，另一项具有类似设计的随机对照试验（n=70）显示，每个胚胎移植的临床妊娠率没有差异（25.8% vs. 20%）[78]。

三项临床试验比较了 GnRH 拮抗药 +FSH+HMG+ 来曲唑刺激方案与微量 FSH+HMG 方案。在一项前瞻性非随机对照试验中（n=534），辅助性来曲唑治疗未能增加获卵数 [（12±6）vs.（13±5.3）]，但与微刺激方案相比妊娠率（37.9% vs. +51.8%）更低[79]。同样，另一项随机对照试验发现，辅助性来曲唑治疗显著降低了卵母细胞数 [（8.5±1.1）vs.（9.2±1.2）] 和妊娠率（4.4% vs. 12.2%）[80]。第三项随机对照试验报告了两组的卵子数量相似，但来曲唑组的妊娠率较低（13.3% vs. 16.7%）[81]。

在一项非盲法随机对照试验中，Lee 等比较了 GnRH 拮抗药与 HMG 单独给药和来曲唑 +HMG 序贯给药方案（n=53）后表明，来曲唑治疗组，促性腺激素使用剂量更少、持续时间更短，但两组活产率相当[82]。

最近的一项双盲、安慰剂对照随机试验（n=70）研究了根据博洛尼亚标准定义的不良反应患者，当 GnRH 拮抗药 +FSH 方案与来曲唑联合使用时，在 FSH 总剂量、促排时间、获卵数和临床妊娠率方面没有显示出任何差异[83]。

严格的证据评价表明，来曲唑缩短了促排卵的时间，但关于它们可以增强低反应患者卵泡应答的假设尚未得到证实。

五、Meta 分析和系统综述

几项 Meta 分析以卵巢储备减退女性补充雄激素治疗作为主题进行研究[55, 70, 84-89]。一项全面的 Cochrane 综述报告了使用 DHEA（OR=1.88，

95%CI 1.30～2.71）和睾酮（OR=2.60，95%CI 1.30～5.20）的持续妊娠率或活产率更高[55]。然而，当排除具有高风险偏倚的低质量研究时，两种辅佐剂使用的获益将不再显著（DHEA：OR=1.50，95%CI 0.88～2.56，睾酮：OR=2.00，95%CI 0.17～23.49）[55]。

Meta 分析提供的证据受到以下因素的限制：研究之间的异质性，涉及的研究人群的差异；对卵巢低反应的不同界定、雄激素补充的类型、剂量和持续时间的不同；以及卵巢刺激方案。此外，由于单个原始研究的样本量较小，其较大的置信区间反映了计算处理效果的不准确性。

六、雄激素治疗的不良反应

雄激素按规定剂量补充 6～16 周通常耐受性良好，且不良反应少见。最常报道的不良反应与其男性化作用有关，包括痤疮、脱发、多毛和嗓音加深，其中一些可能是不可逆转的[90, 91]。短期使用 DHEA 可能与高密度脂蛋白胆固醇水平下降、胰岛素抵抗和糖耐量受损有关[92]。肝功能障碍、高血压、急性躁狂症状和惊厥易感女性的癫痫发作也有报道，尽管很少报道[93-96]。DHEA 可能会抑

制细胞色素 p_{450}，导致该系统代谢的多种药物的血清浓度升高[97]。另一个关于长期使用雄激素的担忧是雌激素或雄激素依赖性恶性肿瘤的风险。据报道，绝经前女性患乳腺癌的风险与循环中雌激素和雄激素的水平呈正相关[98]。

一篇对围绝经期或绝经后女性使用 DHEA 的研究的 Cochrane 综述指出，没有任何证据表明 DHEA 能提高生活质量，除了在性功能方面有轻微的改善，但有一些证据表明，与安慰剂相比，DHEA 与雄激素的不良反应有关[99]。

七、结论与未来发展方向

在卵巢刺激前补充雄激素并没有得到最好的证据支持（图 50-1）。根据现有的动物和人类研究模型，雄激素积极参与卵巢内对卵泡发生的调控。因此，卵巢微环境中雄激素水平的提高可能会促进卵泡的生长发育。它们会补充卵泡池或增加储备枯竭的女性的卵巢反应的假设还有待证实。在缺乏有力证据的情况下，生物学上的似是而非并不能证明医学实践是合理的。因此，临床医生应抵制提供补救措施的诱惑，直到它们在设计良好的临床研究中被证明是有效的。

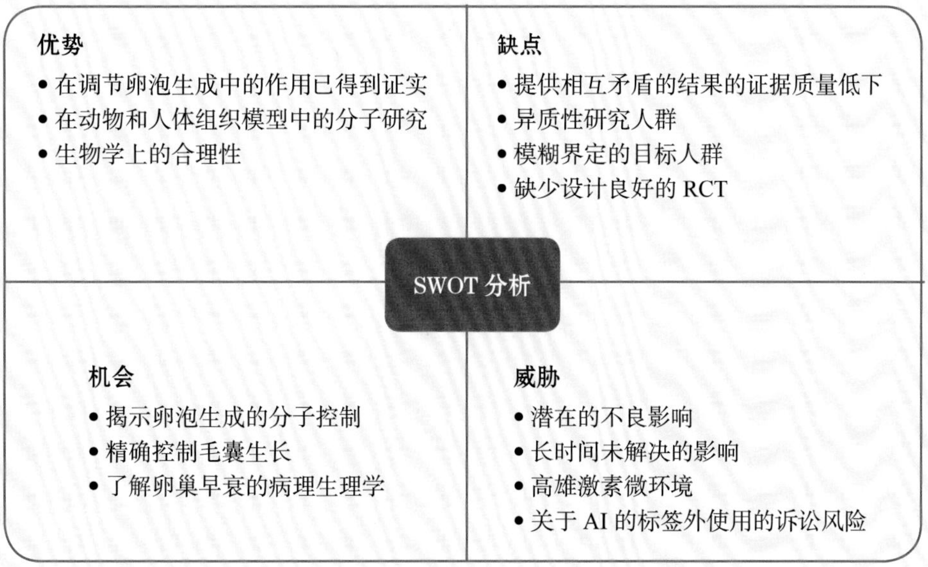

优势
- 在调节卵泡生成中的作用已得到证实
- 在动物和人体组织模型中的分子研究
- 生物学上的合理性

缺点
- 提供相互矛盾的结果的证据质量低下
- 异质性研究人群
- 模糊界定的目标人群
- 缺少设计良好的 RCT

SWOT 分析

机会
- 揭示卵泡生成的分子控制
- 精确控制毛囊生长
- 了解卵巢早衰的病理生理学

威胁
- 潜在的不良影响
- 长时间未解决的影响
- 高雄激素微环境
- 关于 AI 的标签外使用的诉讼风险

▲ 图 50-1　雄激素及雄激素调节药用于卵巢刺激的 SWOT 分析
RCT. 随机对照试验；AI. 芳香酶抑制药

第五篇　第三方辅助生殖

Third Party Reproduction

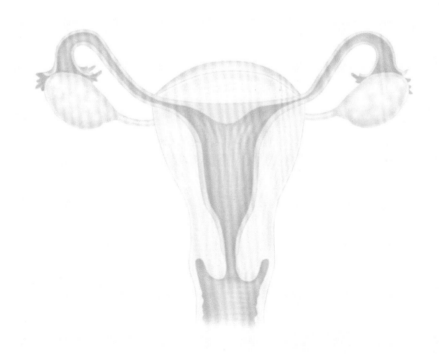

第51章 赠 卵
Oocyte Donation

Nadine Massiah Jonathan Briggs Meenakshi Choudhary 著

欧 莹 译 陈小燕 校

一、定义

卵母细胞捐献（oocyte donation，OD）是一种医学辅助生殖技术（MAR），指女性自愿将自己的卵母细胞用于其他女性的高级生殖治疗或研究。生殖治疗中 3%～23%MAR 周期是继发于卵母细胞捐献[1-6]。

二、背景

第一个卵母细胞捐献周期于 1982 年在澳大利亚进行[7]。该患者成功受孕，但在孕 10 周时以流产告终。1984 年美国报道了第一例 OD 周期的活产婴儿[8]。而在此 6 年前的 1978 年，世界第一例试管婴儿路易丝·布朗在英国出生[9]。目前，卵母细胞捐献是一种公认的生殖治疗方法，但因国家法律、伦理观点和宗教信仰不同，世界各地的实施有所差异。卵母细胞捐献在世界范围内越来越受欢迎，在2014 年就有超过 20 万名儿童因赠卵周期出生[10]。

（一）发生率

在欧洲各国之间，卵母细胞捐献周期的发生率存在差异。1997—2010 年，欧洲报告的卵母细胞捐献周期占辅助生殖治疗总周期数（n=178 027）的 3%[11]。然而，到了 2012 年，在 26 个欧洲国家的所有 ART 周期中，这一比例上升到 5.9%，其中西班牙的赠卵周期数最多[6]。每个国家的赠卵周期数占比为 0%～23.9%[6]。最新数据显示，澳大利亚的赠卵周期率约为 1.5%，英国和加拿大为 4%，

美国为 11.9%，拉丁美洲为 17%[1-6]。在美国，约 18% 的 ART 活产婴儿来源于赠卵周期。

（二）适应证

表 51-1 总结了卵母细胞捐献的适应证。概括来说，卵母细胞捐献适用于卵巢功能衰竭或卵巢缺失的女性，还适用于卵巢虽然有功能但卵巢储备减少或在体外受精治疗期间卵子质量持续较差或胚胎质量较差的女性。该治疗可以使这些女性受孕、经历分娩并拥有一个完整的家庭。早发性卵巢功能不全（premature ovarian insuffciency，POI）是卵母细胞捐献的主要适应证。它是指在 40 岁之前卵巢功能的减退甚至丧失。约 1% 的青春期后女性会发生原发性卵巢功能不全[12]。染色体异常如特纳综合征和脆性 X 染色体会导致性腺发育不全[13]。FSH 受体突变也被认为是卵巢功能不全的原因之一[13]。在高达 5% 的 POI 女性中，自身免疫性卵巢功能损伤（类固醇细胞的自身免疫）是导致她们不孕的原因[14]。卵巢功能不全的继发性医源性原因包括：不可逆地破坏卵巢组织的化疗或放疗、交界性或恶性卵巢肿瘤的双侧卵巢切除术、减瘤手术或卵巢囊肿剔除术中危及生命的大出血。还有一些 POI 的原因尚不清楚。

20 世纪 80 年代以来，欧洲和美国的首次生育平均年龄逐渐升高[14]。延迟生育导致高龄生育期女性寻求生殖治疗，但是卵子数量、质量和染色体分离错误的不利影响导致她们生殖治疗成功率

下降。赠卵应用于年龄相关的卵巢储备下降可以改善 ART 周期的活产结果。据报道，英国约 2/3 的赠卵周期应用于 40 岁以上的女性[2]。

对于那些希望阻断严重遗传疾病遗传给后代的女性来说，卵母细胞捐献是除胚胎植入前遗传诊断或产前诊断外的另一种选择。当与代孕配合，卵母细胞捐献可以使同性男性伴侣生育与其中一方有血缘关系的孩子。卵母细胞捐献并不仅仅用于生殖治疗，还可用于干细胞和生殖医学研究。卵母细胞捐献使得旨在阻断线粒体疾病遗传的线粒体替代疗法研究得以发展。

表 51-1　卵母细胞捐献适应证

治疗性目的
- 患有高促性腺激素性性腺功能减退症的女性
  - 原发性卵巢功能不全，如特纳综合征、性腺发育不良
  - 继发性卵巢功能不全，医源性原因如化疗或放疗后、双侧卵巢切除术
- 卵巢储备减少的女性
  - 高龄生育年龄
  - 其他导致储备不足的情况，如卵巢子宫内膜异位病灶手术
  - 原因不明
- 有辅助生殖技术性因素的女性
  - 卵母细胞质量差
  - 卵母细胞反复受精失败
  - 胚胎质量差
  - 多次体外受精周期失败
- 有遗传问题的女性
  - 任何可能使后代致病的显著遗传突变或携带
- 分享卵子的选择
  - 患者捐献一些卵子以获得部分治疗减免

研究目的
- 促进临床转化和改进的科学和技术，如卵母细胞老化、基因组学和基因编辑及线粒体替换技术的研究

线粒体替代治疗
- 线粒体捐献给可使后代有高突变负荷风险的细胞质线粒体疾病的患者
- 因胚胎质量差而导致的反复植入失败（尽管仍有争议）

（三）可行性

卵母细胞捐献的合法性在世界各地各不相同。在一些国家，如德国，MAR 是合法的，但卵母细胞捐献是被禁止的。在美国，虽然卵母细胞捐献是允许的，但能否获得捐献的卵母细胞取决于几个因素，如健康保险政策或经济能力。在英国，卵母细胞捐献由国家卫生服务机构资助，但不同地区间入选标准方面存在差异，这些指标包括患者年龄、现子女数和既往周期数。然而，供体不足导致一些患者等待赠卵长达 3 年之久。在赠卵合法性方面的国际差异可能使跨境生殖服务日益增加。

（四）卵子捐献者类别：利他 / 已知 / 共享卵子

用于生育治疗的卵子捐献者可以是无私的或定向的捐献者。利他捐献者通常指的是卵子捐献者不认识接受者，她们慷慨地将自己的卵子捐献给她们不知道身份的女性。定向捐献者将她们的卵子捐献给她们认识的女性，如朋友或家人。在美国，有一些机构将潜在的卵子捐献者与受捐者联系起来。在这种情况下，捐献者和接受者可以见面，并接收对方的身份信息。捐献人被称为定向捐献人，而不是利他捐献人。无私的捐献者比已知的捐献者更多见。一项问卷调查报告称，41% 的潜在卵子捐献者倾向利他捐献，而 25% 的人选择定向捐献[16]。

卵子捐献的一个有争议的原因是卵子共享，在一些国家，接受 MAR 的女性分享她的卵子以换取 IVF 治疗费用的降低，这通常被认为是"互助福利"[17, 18]。一项针对英国 234 对 IVF 夫妇的调查报告称，尽管 90% 的夫妇愿意为他人的生育治疗捐献卵子，但实际只有 3.8% 的接受 IVF/ICSI 的女性签署了卵子共享同意书。2013 年，英国有 709 名女性在卵子共享计划中进行了卵子捐献，每周期活产率为 38.1%[19]。以研究而非治疗为目的卵子捐献是另一种情况，在这过程中卵子捐献给了研究项目，而不是捐献给他人生育后代[20]。

三、卵子捐献过程

本章从卵子供体的角度讨论卵子捐献的过程。受赠者为了赠卵周期亦须接受咨询、体检及子宫内膜准备周期，但这些超出了本章的范围。

（一）招募

包括广告在内的卵子捐献者的招募方法受到国家对卵子捐献是否管制的影响。生殖中心可以通过在其网站、当地大学和社区内的其他地方刊登广告，也可以通过在杂志、全国性报纸、电视和社交媒体上刊登广告进行全国性招聘。匿名和补偿不足经常被认为是人们拒绝捐献的原因[21-23]。赠卵在美国商业化，允许捐献者匿名或者不匿名，因此不存在捐献者短缺的问题。西班牙作为欧洲开展最多赠卵周期的国家，商业化是不允许的，匿名捐献是强制性的。一项对获得经济补偿的赠卵者的研究表明，利他主义是这些女性捐献卵子的主要原因。然而，该研究报告同时指出，捐献前的经济动机和捐献后的满意度之间存在显著的负相关[24]。允许经济补偿的国家已经提高对赠卵者的经济补偿以鼓励年轻女性赠卵。缺乏志愿者的其他原因包括对并发症的恐惧、时间成本和伦理问题（表 51-2）。

表 51-2　导致卵母细胞供者不足的因素
• 时间成本
• 不匿名
• 缺乏或不充分的补偿
• 赠卵的潜在并发症
• 种族
• 伦理问题
• 公众对赠卵需求缺乏认识

在缺乏监管机构的情况下，美国生殖医学学会于 2012 年发布了配子捐献的广泛指导方针[25]。经过或未经过证实的具有生育力的，年龄最好在 21—34 岁的潜在捐献者，均可被招募。其他国家也有类似的年龄标准。赠卵者年龄在 35 岁以下与染色体异常风险降低和较高的活产率相关。潜在的捐献者被招募后，需要经过严格的筛选和咨询，才能被批准进行实际的捐献。

（二）筛查过程

筛查的目的是选出适合捐献卵子的健康女性。这确保了卵子捐献者、接受者以及后代的安全和获益。它还能用于确定哪些女性可以在医疗健康风险最小的情况下进行卵子捐献。经过医学和遗传筛查后，只有 17% 的潜在捐献者被认为是合适的[26]。筛查可分为四部分：①病史和家族史；②体格检查；③调查；④心理评估。应详细记录捐献者的病史和家族史。理想情况下，捐献者应身体健康，没有遗传性疾病。体检应包括血压和体重指数。调查包括基线调查，如卵巢储备测试以及遗传病和传染病筛查。遗传筛查至少包括染色体核型分析和囊性纤维化试验。一些私人诊所会扩大遗传疾病筛查的范围。Wallerstein 等报道，约 11% 的潜在捐献者因遗传问题而被排除[27]。传染病筛查通常包括艾滋病毒、乙型和丙型肝炎、梅毒、淋病、衣原体和其他如巨细胞病毒、弓形虫病和疱疹病毒。来自或去过寨卡病毒流行国家的潜在捐献者必须接受寨卡病毒筛查，以降低该病毒传播的风险[28]。各中心排除潜在捐献者的原因各不相同。在一些中心，潜在的捐献者如果有血友病、接受过器官移植、有较高的性传播疾病的风险如静脉注射毒品或 1 年内有文身史等或患有痴呆或任何退行性或脱髓鞘疾病，都会被排除在外[25]。有人建议对所有接受赠卵的人都进行卵母细胞的隔离检疫。隔离检疫时间最长可达 180 天。一些生育中心采用心理评估的方法，以确保捐献者在心理上有能力承担捐献过程，并在之后积极应对她们的决定。

（三）赠卵周期

在经过满意的病史询问、检查、筛选和心理评估后，捐献者将被邀请签署卵母细胞捐献同意书。同意书必须在治疗前签署，表明治疗过程是知情的。血型和表型特征，诸如身高、头发和眼睛颜色等，被用来匹配捐献者和接受者。一个赠卵周期的受者数量取决于获得的卵母细胞数量和当地政策。一项对 249 个赠卵周期的回顾性研究报告发现互助赠卵周期的受者成功率为 94%[29]。在选择赠卵者后，捐献者和接受者同步进入新鲜卵母细胞捐献周期。目的是当接受者的子宫内膜已经为胚胎移植做好了最佳准备时，成熟的卵母细胞可以及时从捐献者体内取出并受精。控制性卵巢刺激是为了使多个卵泡同步发育。与 GnRH 受体激动药长方案相比，GnRH 受体拮抗药方案降低了卵巢过度刺激综合征（OHSS）的风险，且不影响活产率[30]。超声监测确保了卵泡生长的及时评估和获取卵母细胞的扳机时间。人绒毛膜促性腺激素（hCG）或 GnRH 激动药可用于模拟自然排卵中内源性 LH 峰[31]。hCG 比 GnRH 激动药有更长的循环半衰期，因此与激动药扳机相比，hCG 后持续的 LH 受体活性增加了 OHSS 的风险[31]。在此之前，捐献者可以退出捐献她的卵母细胞，尽管这种情况存在差异。一旦卵母细胞被获取并给予接受者，那么其所有权就转移到接受者身上。在某些情况下，接受者可能没有排上接受新鲜的卵母细胞捐献周期的机会。在这种情况下，捐献的卵母细胞被玻璃化冷冻保存以备接受者将来使用。卵母细胞库的工作原理与此类似，卵母细胞被分批冷冻，形成一个供体卵子库。对捐献者进行后续复查是必要的，以确保其恢复月经周期并从赠卵过程中恢复。

（四）赠卵的辅助生殖结局

赠卵周期的成功率与捐献者的年龄有关，而与接受者的年龄无关。对于 40 岁以上的女性来说，这是最成功的治疗选择。成功率还取决于移植的胚胎数量。2013 年，在欧洲新鲜胚胎、冷冻胚胎和冷冻卵母细胞的赠卵治疗的妊娠率分别为 49.8%、46.4% 和 38.5%，每个胚胎移植的活产率

为 29.5%[6]。在卵子共享周期中，捐献者和接受者的活产率分别为 38.1% 和 35.0%[18]。在拉丁美洲等没有胚胎移植数量限制的国家，有着较高的活产率（42.5%）伴随着较高的多胎妊娠率[5]。美国辅助生殖技术协会（SART）2015 年报告的初步数据显示，新鲜赠卵的总活产率为 50%，冷冻赠卵的总活产率为 38.4%。新鲜赠卵单胎妊娠活产率为 36.5%，冷冻赠卵单胎妊娠活产率为 29.9%[32]。随着玻璃化冷冻卵母细胞库的激增，建议告知接受者供者冷冻卵母细胞比新鲜卵母细胞活产率略低。

（五）赠卵者卵母细胞捐献的风险

卵母细胞捐献的风险可分为短期风险和长期风险（表 51-3）。卵巢刺激的影响包括身体风险，如腹痛/腹胀、情绪波动、头痛、恶心、卵巢过度刺激综合征和血栓形成。对药物的过敏反应也可能发生。在接受控制性卵巢刺激的女性中，出现中度至重度卵巢过度刺激综合征的比例不到 5%。虽然不常见，但 OHSS 可导致严重的并发症[33]。

表 51-3　卵子捐献的风险和并发症

短期风险及并发症	激素的作用	• 腹部不适或疼痛
		• 情绪波动
		• 头痛
		• 卵巢过度刺激综合征
		• 血栓
	取卵术的影响	• 腹部或骨盆疼痛
		• 阴道出血
		• 血管损伤
		• 感染
		• 肠管或膀胱损伤
远期风险及并发症	激素的作用	• 卵巢癌、子宫内膜癌、乳腺癌或结肠癌的风险（不确定）
	整个卵子捐献过程	• 心理问题
		• 长期未知的影响

目前还没有对 OHSS 的有效治疗方法；可以采用支持性护理、液体复苏和预防性抗凝治疗来应对[33]。超声引导经阴道卵母细胞提取（TVOR）被认为是一种安全有效的手术[34]。虽然并发症不常见，但包括盆腔疼痛、阴道壁出血、感染、盆腔脓肿和局部结构如血管、肠道或输尿管损伤等。

目前缺乏对卵子捐献供体人群的长期随访研究。虽然大多数卵子捐献者在捐献后是满意的，但仍有一些捐献者经历了长期的心理影响[35]。此外，捐献者可能想知道她们捐献的卵子是否成功活产后代，或者可能想知道出生的孩子是否受到良好对待。

乳腺癌和子宫内膜癌与内源性雌激素暴露有关，过度刺激还可能导致交界性卵巢肿瘤的发生或恶变[36]。尽管看似合理，但由于缺乏强有力的证据，人们不能就卵子捐献本身继发的妇科癌症风险得出结论。

（六）卵子捐献中接受者及后代的风险

在一项匹配了年龄和孕产史的新鲜胚胎移植单胎妊娠的研究中发现，与自体卵子妊娠相比，供体卵子妊娠患子痫前期、妊娠高血压和剖腹产的风险更高[37]。Mascararenhas 等[38]发表了一项 Meta 分析，比较了体外受精后新鲜胚胎移植后赠卵妊娠和自体卵子妊娠之间的妊娠结局，发现与自体卵子妊娠相比，赠卵妊娠早产和低出生体重的风险增加。重要的是，要意识到高龄产妇和特纳综合征的产妇发生产科并发症的风险增加，这可能会影响赠卵妊娠和自体卵子妊娠之间的并发症和风险的结果比较。

四、卵子捐献的促进因素和障碍

（一）法律和监管方面

世界各国对卵子捐献的规定各不相同。在意大利和德国等一些国家，捐献卵子是非法的。允许捐献卵子的国家设有相关立法，并由官方机构或权威机构进行管理。西班牙是第一个为辅助生殖制定单独法律的国家，该法律于 1988 年 11 月通过[39]。西班牙目前关于卵子捐献的立法是根据《辅助人类生殖法》第 14/2006 号法律设立的，由全国辅助生殖委员会监管[40]。英国关于卵子捐献的立法是根据 HFEA 法案 1990 设立的[41]，而卵子捐献是由英国人类受精和胚胎学管理局（HFEA）密切监管的。在希腊，关于卵子捐献的立法是根据 2005 年实施的第 3305/2005 号法律设立的，由其国家医疗辅助生殖管理局对包括卵子捐献的体外受精治疗项目进行管理[42]。在美国，有卵子捐献的相关指南但没有监管机构。由每个州各自决定是否允许捐献卵子。在美国，没有关于 ART 或卵子捐献的州或联邦法规。美国生殖医学学会制订了配子捐献指南[33]，生殖中心可以自行选择是否遵循这些指南。同样，在日本也没有关于 ART 或卵子捐献的立法。然而，日本生殖医学会已经颁布了生殖中心可以遵循的指导方针[43]。

法律规定内容包括可以被提供的家庭子女数量以及单身女性作为受赠人。在西班牙，一个人捐献的卵子只能赠予组成 6 个家庭，而在英国则是 10 个家庭。在希腊，捐献仅限于 10 个孩子。在西班牙和英国，赠予单身女性是合法的，而在希腊，这是不允许的。

（二）匿名性

捐献者的匿名性是决定供受双方是否参与赠卵治疗的一个重要因素。在大多数国家，捐献者是匿名的，他们的身份永远不会被接受者或其孕育的孩子所知道（表 51-4）。英国的情况也是如此，但在 2005 年之后，匿名捐献就被取消了。HFEA 建议应以向供体后代提供多少信息量的公众咨询为基础，向着取消供体匿名的方向迈进[44]。现在的法律规定，在 18 岁时，通过捐献卵子孕育出生的后代有权知道捐献者的身份[44]。在西班牙，只有出于医疗原因，才能披露捐献者的身份且这只能通过法庭获得。但在美国，捐献者、生殖中心和受赠人可通过事先协议决定是否匿名。

	补 偿	匿名情况
欧洲		
法国	仅补偿其费用	只能匿名
西班牙	围绕固定支付 900 欧元上下浮动	只能匿名
英国	监管机构设定的补偿费用固定上限为 750 英镑 / 每个周期	可匿名也可公布 捐献者身份可在后代 18 岁时告之
荷兰	固定补偿 900 欧元	只能匿名 捐献者身份可在后代 16 岁时告之
丹麦	固定金额补偿其费用	可匿名也可公布 捐献者身份可告之后代
塞浦路斯	无监管限制的经济补偿	只能匿名
捷克共和国	补偿包括支付其费用和额外报酬	只能匿名
德国	不固定的经济补偿	只能匿名
比利时	低于 2000 欧元的不固定的经济补偿	法律允许可匿名也可公布
葡萄牙	不固定的经济补偿	只能匿名
芬兰	已核实的费用 +250 欧元固定补偿	可匿名也可公布 捐献者身份可告之后代
瑞典	地区差异性经济补偿	可匿名也可公布 捐献者身份选择性告之后代
乌克兰	禁止经济报酬	可匿名也可公布 捐献者身份不可告之后代
波兰	无监管限制的经济补偿	只能匿名
奥地利	禁止经济报酬	可匿名也可公布 捐献者身份可告之后代
瑞士	允许经济补偿	不可匿名
俄罗斯	允许经济报酬	可匿名也可公布 捐献者身份不可告之后代
美洲		
加拿大	仅允许支付其费用	可匿名也可公布 捐献者身份可告之后代
美国	建议补偿可至 5000 美元, >5000 美元需要说明	可匿名也可公布 捐献者身份可告之后代
墨西哥	无相关信息	可匿名也可公布
巴西	禁止经济报酬	只能匿名

表 51-4 各国卵子捐献者的补偿和匿名情况

（续表）

	补　偿	匿名情况
亚洲等		
澳大利亚	仅允许支付其花费	可匿名也可公布 捐献者身份可告之后代
新西兰	仅允许支付其花费	可匿名也可公布 捐献者身份可告之后代
中国	禁止经济报酬	仅可用于获卵>20枚的辅助生殖患者。只能匿名
印度	平均250～500美元，无相关规定	仅匿名捐献 捐献者身份可告之后代
非洲和中东		
以色列	固定支付给捐献者约5787美元	仅可匿名
伊朗	无相关规定，允许商业性赠卵项目	可匿名也可公布
黎巴嫩	无相关规定	可匿名也可公布
南非	补偿时间成本和费用。建议<5000兰特	可匿名也可公布

（三）补偿

不同国家关于赠卵的经济补偿存在差异（表51-4）。一些国家，如以色列，禁止任何经济补偿，允许支付已被证实的费用[45]。其他国家，如西班牙、希腊、法国、比利时和英国都规定了补偿限度。卵子捐献者只得到旅费和失业补偿。根据生殖中心的决定，给予捐献者的补偿在500～1000欧元。在美国，捐献者得到的补偿可能超过其所花的费用，据报道，捐献者们得到的补偿可高达8000美元[46]。2016年，ASRM伦理委员会认为，对卵子捐献者的经济补偿是合理的，因为补偿反映了赠卵给捐献者带来的时间投入、不便和不适。此外，补偿不应取决于获卵数、既往赠卵周期数、赠卵目的或捐献者的特征/种族。在对1427名美国民众的调查中，90%的人支持给予卵子捐献者经济补偿，90%的人认为补偿应该低于1万美元[47]。美国的一些中心，包括生殖研究中心，在道德上反对为捐献者提供大量的经济补偿，因此导致捐献者明显少于其他中心[48]。

（四）父母的合法性

卵子捐献者不是孩子的合法父母，对孩子没有任何法律或经济责任。仅赠卵接受者和她的伴侣是孩子的合法父母。笔者至今尚未发现任何国家将卵子捐献者视为合法父母。

（五）跨境生殖治疗

跨境生殖保健（cross-border reproductive care，CBRC）或生殖旅游正在兴起。据估计，CBRC在北美和欧洲占ART治疗的5%。当所在国家出现卵子捐献者短缺、禁止OD或赠卵周期费用较高时，患者就会选择CBRC来进行卵子捐献治疗。2013年，欧洲12个国家的CBRC患者中赠卵项目占19.4%[6]。在美国，赠卵治疗在CBRC患者中也占了很大比例，这通常是由于该治疗在本国的受限性所致。遗憾的是，至今仍缺乏关于CBRC患者的具体资料和随访数据。

（六）道德方面

卵子捐献的志愿者都是健康女性。一个伦理问题就是赠卵治疗使这些健康女性成了患者，使她们面临一系列的医疗风险，尽管她们不存在健康问题。卵子捐献不仅不会改善捐献者的健康还会损害她们的健康。知情同意不足是另一个不容忽视的伦理问题。提供不充分的信息可能导致捐献者对卵子捐献潜在的风险缺乏充分认知。志愿者在做出决定前需要充分了解情况。经济补偿是一个引发全球争论的伦理问题[49]。众所周知，补偿是促使女性赠卵的一个激励因素。如果潜在的捐献者主要关注经济回报，她们可能不会充分考虑赠卵所带来的风险和影响。她们可能会因为需要钱而接受这些风险和影响。赠卵补偿还可能导致人体的商品化，因为卵母细胞作为身体的一部分可以用来交换金钱[50]。

（七）心理咨询和社会心理方面

咨询是卵子捐献过程中对捐献者和接受者都非常重要的组成部分。影响咨询是指就卵子捐献过程中的影响对受赠双方进行咨询，包括生理影响和心理影响。治疗咨询是一种谈话治疗方法，在这个过程中咨询师带着同理心去倾听并专注于帮助人们更好地理解和学习各种策略以应对他们在赠卵过程中可能出现的消极想法和疑问。咨询师并不是一个容易的角色。他们必须做到不偏不倚。理想情况下，咨询师不应受雇于生殖中心，以尽量减少他们对生殖中心的利益偏见。这更容易被潜在的卵子捐献者和整个社会所接受。

卵子捐献者和接受者都有必要接受咨询。对于所有参与卵子捐献过程的人来说，影响咨询应是强制性的，且应该成为卵子捐献过程的一部分。然而，治疗咨询作为一种面向所有人提供的选择，人们可根据自身需要决定是否参与。生殖中心对卵子捐献者和接受者提供免费且保密的治疗咨询服务是非常有价值的。咨询因其所具有的社会心理与伦理关系，使它成为卵子捐献过程中的一个重要组成部分，免费咨询服务将减少由于经济限制所导致的接受度差的风险并对人们未来的健康有促进作用。在英国一项包括217名捐献者和接受者的调查中，84%的受访者认为受赠双方都应该接受咨询[51]。卵子捐献者应就捐献所涉及的有关生理、心理和伦理问题接受咨询。心理问题源于对决定捐献卵子的后悔、担心未来自己无法受孕、与赠卵孕育的孩子没有联系以及不知道自己所赠卵子是否成功孕育出胎儿。一项研究报告称，67%的卵子捐献者希望知道接受者是否成功受孕[52]。另一项研究表明，捐献前的矛盾心理和捐献后的满意度之间存在负相关，因此对具有强烈经济动机的捐献者进行捐献前的仔细咨询是至关重要的[53]。咨询内容还应包括一些捐献者分享的积极经验。一项对30名无私和匿名的捐献者的研究发现，在捐献后的12～18个月，大多数捐献者都非常满意，不良反应非常小。她们中没有人对捐献决定表示后悔[52]。一项对23名捐献者的研究发现，捐献者的满意率为91%，有74%的人希望再次捐献卵子，不良症状的报告也很少见[54]。美国的一项调查（n=25）评估了匿名捐献者的心理特征和捐献后满意度。在捐献卵子后，80%的女性表示愿意再次捐献[53]。关于卵子接受者的咨询应强调以下内容：能否抚养跟自己没有血缘关系的孩子、是否向子代透露他们是通过赠卵孕育的、是否匿名（这取决于实施赠卵所在的国家法规）以及用同一供者的卵子孕育兄弟姐妹所面临的困难。咨询师既是向接受者提供正确信息的人，也是接受者可以公开谈论赠卵的人。一项研究表明，80%的赠卵接受者没有告诉任何人她们接受赠卵的决定，同时80%的人不打算告诉她们的后代[55]。在英国，HFEA建议制订更好的指南，对受赠人和赠卵所孕育的后代进行咨询。在为卵子捐献和不孕治疗提供咨询的领域里建立专业的咨询者培训联盟，可以促进专业知识的共享。英国不孕不育咨询协会就是英国不孕不育咨询师专业协会的一个范例，它致力于促进与不孕不育和辅助生殖治疗相关的高水平咨询。

五、卵子捐献的其他类型

（一）用于研究的卵子捐献

医学和临床实践的发展有赖于研究。研究中心进行着各种各样的研究，包括以提高对卵子功能和发育认知为目的的研究以及改善生殖医学结局的研究[56]。对卵母细胞的研究非常重要，因为它为发现包括卵巢衰老在内的生育问题以及这项研究的潜在治疗靶点铺平了道路[57]。

（二）线粒体捐献

线粒体捐献，也被称为线粒体替代治疗（mitochondrial replacement therapy，MRT），是体外受精的一个复杂进展和新的应用。英国是目前唯一允许生殖中心为线粒体疾病女性进行 MRT 的国家[58]。它的目的是阻断线粒体疾病从母亲传给后代以及未来的遗传风险。它使用来自供体卵母细胞的健康线粒体，可以通过母体纺锤体移植或原核移植来完成[59]。母体纺锤体移植是指将线粒体异常的健康卵母细胞核移植到具有健康线粒体的去核供体卵母细胞中。原核移植发生在异常自体卵母细胞和供体卵母细胞各自受精后。含有母体异常线粒体的胚胎原核被移植到含有健康线粒体的胚胎（受精的供体卵母细胞）中。线粒体捐献对高龄女性或反复种植失败患者的意义存在很大争议，因为缺乏强有力的证据支持，所以应该推迟到有更多研究证据阐明线粒体老化的概念及其在 ART 中的作用时再进行。尽管在没有对 MRT 治疗实施监管的国家有活产婴儿的报道，但我们仍建议这些新治疗应该以规范的方式提供，并准备好对 MRT 儿童的生长和他们的生存进行长期随访。

（三）双配子捐献

双配子捐献比卵子捐献少见[60]，可以有两种方式。接受者可以接受捐献的卵子与捐献的精子进行受精，然后进行胚胎移植。另外一种方法是胚胎是从另一对接受体外受精治疗的夫妇那里捐献的。双配子捐献可用于其他夫妇的治疗、胚胎学家的研究或培训。与卵子捐献一样，胚胎捐献者应接受咨询，讨论胚胎捐献的影响。双配子捐献的适应证包括男女双方均不孕不育同时需要赠卵和捐精的患者、同性伴侣、卵巢储备不足的单身女性以及无法在漫长的赠卵排队中等待的老年女性。还有些人可能有遗传性疾病，他们不想把这种疾病传给后代，如一对夫妻双方都是常染色体隐性遗传病的携带者。替代卵子捐献和双配子捐献的方法是无子女生活、收养或寄养。

六、卵子捐献未来的发展方向

卵子捐献的规范和流程需要国际标准化。需要进一步研究以确定共享卵子所需的最佳卵母细胞数量。还需要研究评估咨询对卵子捐献和双配子捐献的长期心理和社会影响的作用。还应对卵子捐献者进行长期随访研究，以评估对癌症发展的影响。

七、结论

卵子捐献在辅助受孕中起着重要作用（表 51-5）。对赠卵伦理方面的担忧已经被提出，但这些问题可以通过建立在良好临床实践基础上的规范的利他服务来解决。

表 51-5 有关卵子捐献的建议

- 所有潜在的卵子捐献者都应被充分告知捐献卵子的影响，并提供治疗咨询的机会
- 应告知所有卵子捐献者有关治疗所在国家对匿名方面的法规
- 提供卵子捐献周期的诊所应通知赠卵者，在采集卵子捐献给接受者之前任何阶段她们都可以自由退出
- 所有卵子捐献者应按照当地或国家标准进行感染方面和遗传方面的体检筛查
- 对于访问或生活在寨卡病高发地区的人，应考虑关于卵子捐献者和寨卡病毒的建议
- 不孕不育专家要起到的作用是以赠卵者为中心，确保在卵子捐献过程中赠卵者的安全和健康

第52章　精子捐献
Sperm Donation

George Koustas　Peter Larsen　Corey Burke　Lone Bruhn Madsen　著

陈世钦　译　黄岩　校

一、精子捐献史

第一次有记录的成功人工授精应用是在 18 世纪 90 年代，当时苏格兰人 John Hunter 第一次成功地使用患有尿道下裂的丈夫的精液在人类身上进行了同源人工授精。

将近 1 个世纪后，也就是 1884 年，费城杰斐逊医学院的 William Pancoast 医生决定对他的一位患者采取另一种治疗方法，这位女性在很长一段时间里一直无法妊娠。在进行了大量检查后，Pancoast 医生得出结论，问题出在她丈夫的精子数太低。Pancoast 医生没有将丈夫精子数低的事实告知这名女性和她的丈夫，而是召见了这名女性进行最后一次"检查"。当这名女子被氯仿麻醉昏迷不醒后，医生向她的宫颈注入了一满管注射器的精液。精液是他的一名医科学生刚刚捐献的。9 个月后，这位女性生下了一个健康的男孩。Pancoast 医生没有告诉这位女士那天她在"诊所"里发生了什么。直到 1909 年 Pancoast 医生去世后，捐献者人工授精（donor insemination，DI）成功的真相才为人所知。当时，授精当天在场的其中一名学生 Addison Davis Hard 医生在《医学世界》杂志上发表了一封信，其中包含了所有细节，因此，这是第一份成功使用捐献者精液进行人工授精的报告。

从第一例捐精人工授精开始，又实施了几例案例，但这些都是保密的，出于保护隐私的原因，所有记录都被销毁了。然而，人们逐渐接受了捐精者定期为需要精液来受孕的女性授精的做法。

1953 年，美国精子冷冻的先驱 Jerome K. Sherman 医生介绍了一种简单的方法，可以用甘油和慢速冷却，然后在固体二氧化碳中冷冻人类精子。此外，他还证明，冷冻的人类精子在解冻后可以使人类卵子受精，并正常发育。因此，第一例成功的人类冷冻精子妊娠于 1953 年被报道[1]。这一过程被争论了几年，被许多人认为是"通奸"（并被宣布为非法）。

然而，在 1964 年，捐精人工授精在美国佐治亚州得到了承认，后来它在整个美国变得合法，前提是得到接受捐精夫妇双方的书面同意。直到 1977 年，美国估计至少有 1000 名儿童是使用冷冻精子出生的[2]。今天因捐献精子而出生的儿童人数不得而知，但可能有数十万人。今天，许多生育诊所使用来自中央捐献精子库的精子（图 52-1），其中大部分位于欧洲和北美。然而，一些生育诊所也使用自己当地捐献者捐献的精液。

二、对精子捐献的监管

世界范围内精子捐献的合法性和监管范围差别很大，从在一些国家没有任何监管到在一些国家视为非法。关于精子捐献的法律一般涉及界定捐献者 / 接受者的权利和义务、费用补偿、每位捐献者允许的后代数量、筛查和捐献者匿名。

在大多数国家，捐献者被都免除了所有作为父亲的权利和义务。然而，在许多国家，捐献必须通过精子库或生育诊所进行，以保护捐献者能

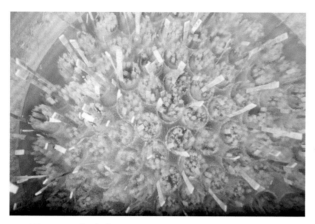

▲ 图 52-1　保存在 Cryos 国际精子库液氮中的冷冻精子

免除这些义务。

对许多人来说，使用"精子捐献者"一词意味着捐献是一种利他主义行为。然而，大多数国家允许向捐献者支付一定数额的款项。在这些国家，捐助者的补偿通常是由法律规定的。然而，某些国家，如意大利和法国，只允许捐献精子作为自愿行为，不能获得报酬，而美国的捐献者每次捐精最高可获得 150 美元。英国使用的另一种方法是允许捐献者获得与捐献相关的费用（例如旅费）的补偿[3]。

为了将血缘关系的风险降至最低，许多国家的法律限制了单个精子捐献者允许生育孩子的数量。允许的数量通常由使用精子的国家的人口决定。限制后代数量是精子库面临的比较困难的挑战之一，因为各国对允许的后代数量没有普遍的限制规定。美国和加拿大没有关于每个捐献者生育后代数量的规定，大多数精子库只能遵循美国生殖医学学会（American Society for Reproductive Medicine，ASRM）制订的指导方针，该指导方针建议每 85 万人中每个捐献者最多可生育 25 个孩子[4]。其他国家，包括英国、丹麦、德国、西班牙和新西兰，每个捐献者允许生育的后代数量是固定的，为 6 个到最多的 15 个[5]。澳大利亚的限制因州而异。

三、精子捐献者匿名与非匿名

精子捐献者主要有两种类型：匿名和非匿名。

匿名捐精是指捐献者对受捐者及其后代享有隐私权。受赠者根据身体特征、国籍、智力、学术成就和专业背景等不可识别的信息选择捐献者。中国、西班牙、法国和希腊等国家大多允许匿名捐献。

在个人自主原则下，孩子了解其基因起源的权利日益受到重视，近年来，出现了一种强烈的非匿名开放身份捐献趋势。这允许精子捐献者的后代在达到一定年龄后可获知捐献者的身份，这个年龄通常是 18 岁。继 1985 年瑞典之后，许多其他国家已经取消了捐献者匿名，尽管大多数国家直到 2008—2018 年才取消捐献者匿名。一些国家，如丹麦，同时允许匿名和非匿名精子捐献。表 52-1 列出了不同国家关于捐献者匿名的状况，以及接受者的婚姻状况和性取向是否允许她在特定国家使用捐献者精子。

国际研究报告称，大多数父母倾向于尽早公开妊娠的性质，与异性恋伴侣相比，同性恋女性似乎更愿意公开[6]。一些父母担心告诉孩子他们的生物起源可能会产生有害的社会或心理影响，或者导致孩子拒绝他们的非亲生父母。此外，一些父母可能不希望透露男方的不育症情况，特别是在精子捐献和辅助受孕没有被普遍接受的文化中。然而，报告表明，与自然受孕的孩子相比，6 岁、8 岁和 12 岁的捐精者受孕子女的心理健康没有负面影响，智力发展和亲子关系也没有产生负面影响[7-12]。研究还显示，大多数精子捐献者强烈认为父母应该对后代公开配子捐献的使用情况[13]。

2014 年发表的一项研究比较了丹麦捐精者 30 年来的动机和态度，结果显示，如果取消匿名，匿名捐精者将停止捐献的比例分别为 51%（1992 年）、56%（2002 年）和 67%（2012 年）。然而，不同年份之间的差异在统计学上并不显著[14]。此外，研究还显示，如果取消匿名，15%～22% 的匿名捐献者会接受后代的联系[14, 15]。在另一项调查美国匿名捐献者样本队列的研究中，86% 的捐献者对与其后代接触的前景持积极态度[16]。这些差异可能可以用人口统计学差异和样本队列中的差异来解释。

表 52-1 各国捐献者匿名与受赠者允许使用精子的情况

捐献者匿名情况	国　家	允许的受赠者
匿名	法国	异性恋夫妇
	中国	
	西班牙	• 单身女性
	希腊	• 同性恋和异性恋伴侣
	比利时	
	瑞士	异性恋夫妇
	德国	通常为异性恋夫妇
非匿名	荷兰	
	澳大利亚	
	新西兰	• 单身女性
	英国	• 同性恋和异性恋伴侣
	瑞典	
	芬兰	
	葡萄牙	
匿名与非匿名并存	丹麦	
	美国	

此信息在本书撰写时是正确的

从历史上看，捐献者受孕的后代曾多次尝试获取他们的精子捐献者的身份。Mahlstedt 等[17] 报道，25% 的捐精者受孕后代希望获得捐献者的身份信息，36% 希望建立联系，26% 希望建立关系[17]。具体地说，动机包括单纯的好奇心、对医疗风险和血缘关系的调查，以及更多地了解精子捐献者[18]。有趣的是，最近的数据显示，与卵子捐献者相比，精子捐献者对与捐献受孕后代的潜在联系的回应更积极，这可能表明捐精者比卵子捐献者更重视父母和孩子之间的基因联系[19]。这些有趣的发现可能表明精子捐献者更希望生育，分享他们的"好"基因[19, 20]。此外，年龄是一个关键因素，有孩子的大龄捐精者比年轻捐精者态度更加积极（30% vs. 9%）[21, 22]。此外，与异性恋精子捐献

相比，同性恋和双性恋捐精者对与他们的后代接触持更开放的态度，这表明性取向对此有影响[23]。

虽然大多数研究报告对子女获得身份识别或非身份识别的知情权持积极态度，但很少有人关注捐献者和捐献者-后代之间的潜在相互影响。在目前发表的为数不多的研究中，这些研究往往强调捐献者在捐献前和捐献后进行咨询的迫切需要，以避免对捐献者的生活和家庭产生负面的长期后果[13, 24-26]。一些研究还报告说，捐献者出现在后代的生活中可能会对其父母构成威胁[27]。

此外，如今意识到匿名性不能得到完全保证也是很重要的。如果匿名捐献者的 DNA 甚至其亲属的 DNA 存在于可用于家系调查的数据库中，那么匿名捐献者就有可能被追踪[28]。

四、捐精者的选择和筛查

捐精者的筛选流程在不同的精子库中差别很大。大多数精子库最初是根据一系列参数选择捐精者，包括传染病筛查、基因筛查和精子质量。然后是对其他特征的筛查，如个性、3～4 代家族史和年龄。

（一）筛选的规程

除了对捐献者 / 受赠者的保护外，大多数允许捐献精子的国家也有针对精子健康和安全的规定。最大的监管机构之一是美国食品药品管理局（Food and Drug Administration，FDA）。

2005 年，FDA 发布了一项名为《21 CFR 1271-人类细胞、组织以及基于细胞和组织的产品》的法规，这是一套管理人类细胞、组织和基于组织产品的联邦法规。与之前的法规相比，《21 CFR 1271》包括的人体组织范围更广，并且包括了生殖细胞[29]。其重点是确保人类组织产品的安全性，防止可能的传染病传播。这些规定包含对所有组织捐献者的筛选的具体要求，其中对精子捐献者有许多具体要求。这些规定包括登记所有涉及收集、加工、标记、储存、运输和使用捐献精子的

设施。注册的设施要接受 FDA 或精子库所在国国家卫生当局的定期检查。

（二）传染性疾病的筛查

根据 21 CFR 1271 法规和欧洲联盟（欧盟）的立法，对捐献者进行的筛查包括评估捐献者感染传染病机会增加的风险因素。这包括了审查有关的医疗记录和对捐献者进行体检。

然后，与捐献者进行面谈，了解其家庭病史、社会行为和过去的医疗状况，这些可能揭示捐献者是否有更高的相关传染病感染风险。所有的组织捐献者都必须筛查艾滋病毒Ⅰ型和Ⅱ型、乙型肝炎病毒、丙型肝炎病毒、梅毒螺旋体、衣原体和淋病（淋球菌）。此外，还必须对捐精者进行人类嗜 T 淋巴细胞病毒（HTLV）Ⅰ型和Ⅱ型筛查，在许多国家捐精者还必须筛查巨细胞病毒（CMV）。

（三）遗传学筛查

在大多数的精子库中，对潜在的精子捐献者进行遗传学筛查是捐献资格检查的标准组成部分，尽管基因筛查的水平各不相同。与诊断性检查相比，筛查的一个显著特点是，筛查通常针对的是没有任何特定健康问题的迹象或症状，也没有先兆增加风险的个人。

筛查项目必须符合一定的标准。在许多国家，尽管在遗传学方面进行了一些调整，Wilson 和 Jungner 标准仍然是适用的标准[30]。

大多数精子库都强调将未来孩子的患病风险降至最低，许多精子库遗传病的筛查将由三代人的家族史分析开始。在欧盟国家，《欧盟组织和细胞指令》是必须遵守的[31-33]，并在各成员国进一步实施。这意味着，许多国家的潜在精子捐献者都是按照以下标准进行评估的。

1. 在潜在捐献者的一至三级亲属中或在捐献者本人中发生严重的常染色体显性或 X 连锁隐性疾病。

2. 在潜在捐献者一级亲属或捐献者本人中发生严重的常染色体隐性遗传病。

3. 在潜在捐献者的直接亲属（包括任何子女）或供者本人发生严重畸形。

4. 在潜在捐献者的一级和二级亲属中发生原因不明的发育障碍。

5. 潜在捐献者的一级和二级亲属中发生严重的多基因或多因素疾病。

作为遗传学筛查的一部分，大多数商业精子库都会对捐精者进行染色体核型分析，以确保捐献者具有正常的 46，XY 核型。

此外，大多数精子库的捐精者都要接受一定数量的隐性遗传病携带者筛查。不同的精子库筛查的基因数量差异很大。病理突变检测呈阳性的捐献者候选人通常会被拒绝。

到目前为止，已经对相对常见（少数）的与显著发病率和预期寿命减少相关的隐性疾病进行了携带者筛查。一个例子是囊性纤维化（cystic fibrosis，CF）的筛查，它在包括美国、丹麦和澳大利亚在内的多个国家实行。另一个例子是 β 地中海贫血，这种疾病的筛查传统上在塞浦路斯、以色列和土耳其等国家实行，但也适用于在国际精子库捐献的捐献者。

某些特定的疾病在特定的群体中更常见，对这些特定群体进行进一步筛查的情况是存在的，比如具有德系犹太人背景的个人。基于血统的筛查的缺点是，疾病并不会只局限于特定的群体，而且由于多种族背景，无法确定谁处于风险之中[34]。也有越来越多的证据表明，许多所谓的种族疾病的范围超出了特定种族群体的界限[35]。因此，这导致了一些精子库使用泛种族方法来进行携带者筛查。这意味着，所有有资格捐献的捐献者在被接受成为捐精者时，都会进行所有隐性疾病的筛查。实行扩大化的携带者筛查，不可避免地导致了更多捐献者被拒绝，因为筛查中包含了更多的基因。

几种实验方法都得出了相同的结论：每个人都是多种致病突变的携带者[36-38]。这些研究表明了人类生殖的真正复杂性，无论精子捐献者的用途如何，并且不只是反映在关注的标准上。由于每个人都是 3~5 种隐性疾病基因的携带者，拒绝临床特征变异阳性携带的捐献者而不对接受者进行检测可能是过时的方案。这也可能导致受赠者错误地认为纳入捐献计划中的捐献者是"无突变的"[39]。

实现保护未来儿童免受大量高度遗传性疾病影响的筛查目标的一种方法，是在筛查手段中反映遗传现实，捐献者和接受者都进行大量隐性疾病的筛查。这种方法被称为"配对"，可能会在未来使用捐献精子方面得到更多的利用。

（四）精子质量与精子分析

在被接受成为捐精者的筛选过程中，进行精液质量的评估是必需的。捐精者必须有非常好的精子质量。

对潜在的捐献者来说，需进行一次或多次的精子质量评估，评估通常是在 2~5 天的禁欲时间间隔之后进行。精液样本应该在液化后进行检查，不超过射精后 1h，以最大限度地减少精子暴露在精浆中的时间。液化过程通常不到 15min，但也能长达 1h[40]。

基于精子质量筛选捐精者并没有统一的可接受标准，但可以应用世界卫生组织（WHO）关于正常精液质量的最低标准[40]（表 52-2）。

表 52-2　根据世界卫生组织（2010）指南，"正常"精液质量的最低标准	
参　数	参考值下限
精液量（ml）	1.5（1.4~1.7）
精子总数（100 万个 / 射精）	39（33~46）
精子浓度（100 万个 / 毫升）	15（12~16）
总活力（前向运动 + 非前向运动，%）	40（38~42）
前向运动率（%）	32（31~34）
存活率（存活精子，%）	58（55~63）
精子形态（正常形态，%）	4（3.0~4.0）

参考限值是较低水平的"正常值"

所有捐献给精子库的精液都经过处理（例如，密度梯度离心、洗涤和添加冷冻保护剂、冷冻保存、测试解冻），这将不可避免地导致活动精子的损失。这意味着捐献者样本的精子质量必须非常好，最终产品才能满足受赠者的要求，并适合用于人工授精。

在生育诊所，通常为了诊断目的对患者进行精液分析，以收集信息，以便选择适当的生育治疗措施。这意味着精子分析非常全面，包括几个宏观和微观检查步骤。

1. 宏观检查通常包括评估精液体积、pH、外观、液化和黏稠度。

2. 微观检查包括评估精子浓度、活动度、形态、活力、聚集和凝集。此外，还可以进行精子抗体包被试验和精子与宫颈黏液之间的相互作用分析。一些诊所还进行精子 DNA 完整性检测，如精子染色质结构分析（sperm chromatin structure assay，SCSA）[41]。

在精子库，精液分析并不那么全面，因为捐献者是健康的年轻男性，没有不育史。在这里，精液分析不是作为一种诊断工具，而是作为一种确定样本质量的方法。精液体积、精子活力和浓度是所有精子库评估的主要参数。形态通常也是精液分析的一部分，至少在最初的评估过程中是这样。

2011 年，Ping 等提出了与精液参数相关的中国精子库的接收标准。该专家组提出，要求供者的新鲜精液液化时间<60min，精子密度≥6000 万 /ml，活动率（快速和缓慢前进精子）≥60%，正常形态>30%，解冻后精子活动率≥40%，每管活动精子数≥1200 万，冷冻解冻存活率≥60%。研究还表明，精液参数不符是最常见的拒绝因素（55%）[42]。

2014 年，Thijssen 等[43] 报告说，比利时精子库之间的捐精接受标准存在很大差异。

对原始精子浓度的要求下限范围从 1500 万 /ml 到 6000 万 /ml。此外，对于前向运动精子率，一个中心要求至少要达到 30%，而另一个中心要求则高达 70%。而精子形态正常率的最低标准要求范围为 4%～25%。

Cryos 国际精子库（丹麦奥尔胡斯）只接受前向运动精子至少要达到每毫升 1 亿个的捐献者。

北美和欧洲的精子库通常提供一些不同质量的精子样本。可利用的样本的质量通常被定义为"MOT"，即每毫升活动精子细胞的浓度。例如，"MOT30"样本每毫升含有 3000 万个活动精子细胞。大多数精子库提供 0.5ml 的小瓶或麦管。

MOT 质量被定义为解冻后，即处理后的精液样本在冷冻后解冻，然后重新分析。在处理过程中，包括冷冻和解冻，运动能力的丧失是不可避免的，这意味着解冻后的运动能力评估是很重要的。这种解冻后的运动性评估决定了商业上可利用的标本的质量。检测的样本分析结果将决定整个样品的质量，因此，彻底混匀是必不可少的。

通常提供的不同质量的精子，包括了用于宫颈内人工授精（intracervical insemination，ICI）治疗的添加了冷冻保护剂的未处理精液，或用于宫腔内人工授精（IUI）治疗的密度梯度离心和洗涤过的精子。一些精子库提供较低 MOT 质量的精子用于 IVF 或 ICSI 治疗。大型精子库已经开发了工厂式的设施，能够全天分析和处理尽可能多的样本。当精子库人工评估活动力和浓度时，经常使用的是 Makler 计数板（以色列海法市，赛飞医疗仪器公司）。众所周知 Makler 计数板可能会高估精子的浓度和活力，但它的使用非常快速和简单，这也是许多精子库和生育诊所使用它的主要原因[44]。

一些精子库现在正在使用计算机辅助精子分析（computer-assisted sperm analysis，CASA）[45]，特别是在有许多实验室技术人员和几个采集点的情况下。CASA 有助于最大限度地减少主观性以及内部和人员之间的差异，并实现标准化和文档化，这是确保 ART 过程中使用最佳精子样本的一部分（图 52-2）。

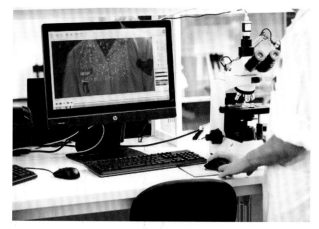

▲ 图 52-2　计算机辅助精子分析（CASA）
使用 CASA 分析精子质量，可最大限度地减少男科医生的主观性影响，并使精液样本评估标准化

五、结论

捐献精子的使用并不是新鲜事物，捐献的精液如今被广泛用于异性伴侣中因严重男性因素导致的不育，以帮助他们孕育，以及在没有男性伴侣的情况下帮助单身女性和女同性恋伴侣妊娠。从历史上看，精子捐献和受孕一直是保密的。然而，近年来，支持开放的国际趋势越来越大。在一些国家，接受者可以在匿名和非匿名捐献者之间进行选择，在这些国家，使用非匿名捐献者可以确保未来的孩子有可能知道捐精者的身份。在其他国家，只允许使用匿名或非匿名的精子捐献者。

捐精过程通常是受法律监管的，这意味着捐精者需要进行筛查，以降低传播传染病和遗传病的风险。遗传病检测是一个日益受重视的领域，特别是由于遗传兼容性方面的知识和技术的不断增加。精子捐献的另一个关键方面是确保精子的高质量，这意味着确保冷冻解冻后精子样本的高度活动性是精子处理过程中的一个关键因素。总而言之，精子捐献过程中的各种程序将使最理想的精子样本可用于人工授精或其他辅助生殖技术。

第 53 章　胚胎捐赠
Embryo Donation

Jody Lyneé Madeira　著

杨　艳　译　　黄　岩　校

自 20 世纪 80 年代初胚胎冷冻保存技术问世以来，它通过提高累积妊娠率和促进选择性单胎移植明显改善了医学辅助生殖（medically assisted reproduction，MAR）的治疗效果[1]，但随之而来也出现了一些新的、难以抉择的问题。现在不孕夫妻通常会保留多余的胚胎，但他们还需要在子女完婚后、夫妻一方死亡以及离婚的情况下为剩余胚胎选择一种处置方式。鉴于超过 80% 的 IVF 周期使用新鲜胚胎，患者通常会有多余的胚胎[2]。

选择合适的胚胎处置方式不仅对夫妻双方来说很困难，它同时也对社会政策和法律法规提出了挑战。某些处置方式例如丢弃或捐赠给干细胞研究，已经引起了广泛的争论和争议。此外，还有一个问题是如何处理大量的"无主"胚胎，据最近的数据估计仅在美国就有超过 100 万个"无主"胚胎[3]。对于诊所和胚胎储存机构而言，冷冻保存大量胚胎是"昂贵且耗时的"，同时涉及"伦理和实际问题"[4]。尽管一些国家对胚胎的储存时间制定了立法限制，但美国目前并没有这样的监管方案；相反，一些机构则通过提高费用来阻止长期储存[5]。因此，当患者不想再继续支付冷冻保存费用时，他们可能会对选择胚胎处置方式感到压力，通常将其称为决策干扰[5]。

对于大多数患者而言，胚胎主要的处置方式包括用于个人移植、捐赠给科学研究或培训胚胎学家、捐赠给另一对夫妇用于移植、丢弃或销毁，或冷冻保存[2]。其他不太常见的方式包括：在女性不太可能妊娠阶段将其同情性植入子宫（根据 Lyerly 等的说法，"极少数"患者喜欢）以及进行一场小型胚胎处置仪式。据 Lyerly 等报道，只有不到 5% 的美国生育诊所提供后面这些替代方案[2]。

患者对于胚胎的态度会在治疗过程中发生变化，因此选择处置方式的过程变得更加复杂。起初，患者可能会将冷冻保存的胚胎视为受孕资源，是最终实现生育健康婴儿的一种手段[6]。胚胎看起来像是一张"保险单"，用于保护生育力或作为一种保护措施，以免现有孩子发生任何事情[7]。后来，他们对胚胎的看法截然不同，特别是如果他们冷冻保存的胚胎实际上是他们现有孩子的兄弟姐妹[5, 8]。患者在移植前收到胚胎照片后，甚至可能会更加依恋自己的胚胎[6, 9]。在任何时候，他们都可能感受到准父母的责任感或"保护潜在后代的幸福和利益的义务"[6, 9]。

尽管患者可能会在第一次 IVF 周期后数年甚至数十年才确定并实施他们选择的胚胎处置方式，但这些关于在死亡、离婚、未付款和失去联系时应如何处置剩余胚胎应在患者第一个 IVF 周期之前就做出决定，以充分保护他们以及诊疗机构的合法利益。然而，令人惊讶的是，据 Lyerly 等报道患者"经常"在胚胎冷冻前不会被问及他们的处理倾向，而只是在捐赠或处置时才被问及[2]。此外，只给患者一次机会让其选择处置方式，并不符合最佳实践[2]。

本文将回顾患者如何选择胚胎处置方式的决

策，为什么这个决策很困难，以及当他们崩溃时会发生什么。文中首先探讨了影响患者决定选择哪种处置方式的因素，以及某些选择更受欢迎或更有争议的原因。随后描述了为什么做决策会很困难，并质疑日益严重的废弃"无主"胚胎问题。最后讨论了可能提高患者处置决策的便利性以及质量的潜在解决方案。

一、患者如何选择处置方式

患者根据胚胎的利用价值和可接受的方式评估胚胎处置方案，并优先考虑有意和尊重的处置方式[2]。影响处置方案的因素包括人口特征、家庭和个人问题、对胚胎道德地位的看法（看作人类或非人类）、对胚胎的感知责任、对社会的感知责任、处置信息的充分性、可接受性的选择，以及对医疗专业人员的信任[10]。例如，Lyerly 等发现对于没有孩子、孩子很少或赋予胚胎较高道德地位的患者更有可能使用或储存胚胎以备将来繁殖。但对于胚胎冻存已超过 5 年、认为胚胎道德地位低下，并且高度关注其胚胎福利、未来胎儿或孩子的患者更有可能丢弃或无限期地储存它们[2]。

在选择胚胎处理方案时，患者通常首先确定他们理想的家庭规模。那些想要更多孩子的通常会保留他们的胚胎以供自己生殖使用。家庭规模反过来又取决于患者的年龄、财务状况和健康状况，尽管冷冻保存的胚胎使年龄的因素降低，因为它们可能起到"安乐毯"的作用[10]。患者可能不愿意为冷冻胚胎移植分配财政资源，或者他们可能对将来的周期将如何影响他们的健康持谨慎态度。如果患者不确定他们的家庭规模或确定不会使用他们的胚胎，他们将面临更困难的处置抉择。

处置方案的选择通常取决于患者对医疗专业人员的信任程度。信任程度在某些处置决策上（如捐赠给科研）可能比其他决策（如废弃）会具有更大影响。如果患者对医学缺乏信任，他们可能不愿意捐赠给科研；他们可能担心专业人员会滥用胚胎或让他们发育成儿童[11]。相反，那些将胚胎捐赠给科研的人有着积极的治疗经验和及对医学的充分信任[5]。信任度降低可能与信息不足有关。认为自己缺乏某些选择信息的患者通常可能会因"对科学的普遍恐惧"而被劝阻不要将胚胎捐赠给科学研究，例如"胚胎移植给别人、废弃、创造嵌合体、用于优生或将胚胎'培养成婴儿'"[5]。Samorinha 等发现虽然相比其他选择，患者会收到更多关于捐赠给科学研究时患者会了解更多的相关信息，但他们仍然可能缺乏有关特定研究目标的详细信息[12]。

患者的处置决策也可能受到他们是否赋予胚胎道德或人类地位的影响；这种地位可能需要特殊的保护措施，例如确保胚胎被妊娠，或者阻止胚胎进一步发育[13, 14]。患者夫妇可能会将处置决策比作其他生殖选择，如收养、终止妊娠和组织捐赠。选择将胚胎捐赠给科研而不是处理掉的夫妇可能会觉得他们的选择更像是捐赠组织而不是终止妊娠，但那些丢弃胚胎的人可能会觉得他们是在保护潜在孩子不被收养或抛弃[14]。宗教信仰可能会加剧或缓解决策冲突，决定特定的处置方案（如孕育每个胚胎）或排除其他方案[11]。胚胎具有象征意义的特性例如代表夫妻关系，也会影响处置决策[6]。

研究表明，患者对胚胎道德地位的看法通常不如患者对胚胎的责任感重要[10, 15]。与胚胎遗传学相关的患者可能会感到生育责任，表现为对胚胎或潜在孩子的福利关注，从而引发对潜在孩子可能由陌生人抚养并面临未知危险的恐惧[10]。这种遗传关系非常重要，以至于很少有夫妇愿意考虑将多余的胚胎捐赠给他人用于生殖用途；据澳大利亚的一项研究显示仅有 22% 的夫妇愿意考虑捐赠，4% 的夫妇认为自己可能会捐赠胚胎[16]。患者可能更愿意捐赠获赠卵母细胞发育而来的胚胎[17]。

对于希望自己的胚胎对他人有用但又不希望其他人抚养胚胎可能发育而来的孩子的患者来说，将胚胎捐赠给科学研究是一项普遍的选择。这些人感到需要对自己的胚胎有保护责任，但同时也有通过他们的胚胎处置回馈社会的利他义务。他们可能会觉得自己的胚胎具有"很高利用价值"，并认为破坏是一种浪费[11, 14]。捐赠给科研，既允许患者保护胚胎也将其用于社会公益，阐明胚胎如何"同时……用于医学研究或临床实践，以及用于生殖的本体论研究，具有的工具价值不应被浪费"[12]。选择这种处置方式的患者可能乐观地认为它所涉及的风险最小，并且可以改善医学辅助生殖技术、公共卫生和（或）疾病的临床治疗[12]。根据 Samorinha 等的说法，如果患者是年龄超过 40 岁、受教育程度较高的白种人，他们更有可能将胚胎捐赠给科研；如果他们认为自己的胚胎是生命或潜在的孩子、具有高道德地位或象征着夫妻关系，他们就不太可能捐赠[12]。但 Deniz 等发现一些患者认为他们缺乏有关此选项的足够信息，并且不知道"如何选择研究计划以及他们将收到的有关研究信息的数量"，这些都是选择捐赠给科研的潜在障碍[18]。

最不受欢迎的处置选项是捐赠给另一对夫妇或个人用于生殖用途；Lyerly 等发现只有 7% 的患者表示他们很可能会选择此项，而 59% 的患者表示他们几乎不可能选择此项[2]。在某些国家是完全禁止向另一对夫妇捐赠胚胎的，因为它涉及许多"情感、道德、法律和社会心理方面"的问题[19]。在澳大利亚、比利时、巴西、加拿大、芬兰、法国、荷兰、葡萄牙、俄罗斯、西班牙、英国和美国的一些州等是允许的[19]。即使在允许这样做的国家，法规也存在很大差异，并且"很少有临床医生……对程序有明确的指导方针"[19]。在美国，美国生殖医学学会（ASRM）颁布了胚胎捐赠的专业指南，指南要求捐赠者和接受者都进行咨询，并禁止对胚胎捐赠者进行补偿，而胚胎捐赠者通常不知道他们捐赠的胚胎结果[20]。

最后，因为"回馈社会和帮助他人"的利他愿望，胚胎破坏通常被认为不具吸引力[2]。但对于低质量的胚胎来说，这似乎是一个合适的处置选择。或者对于不希望他们的胚胎用于研究或捐赠给另一对夫妇进行生殖用途的父母来说，这可能是最佳选择。同样，缺乏对伦理处理程序的了解可能会阻止患者选择此选项[18]。

二、处置方式选择困难和遗弃胚胎问题

许多研究人员发现，尽管很少有夫妻不同意[1]，但患者通常难以选择如何处置胚胎[10, 11, 21]，特别是因为生活环境以及对胚胎的看法在整个治疗过程中发生了变化。因此，选择一种胚胎处置方式可能感觉不像是一个理想的结果，而更像是"最低不适感的选择"[6, 14]。

由于大多数患者在接受 MAR 之前已经选择了一种胚胎处置方式，他们可能不知道是否会有任何胚胎需要冷冻，当然也不会考虑他们会死亡或离婚。如果患者在 IVF 之前缺乏有关冷冻保存的信息，或者对获取的信息没有足够重视，他们可能没有准备好选择哪种处置方式[10]。或者他们当时可能专注于他们的生育机会，并不太可能考虑除了自己的生育用途之外的处置选择。一旦患者开始治疗，他们可能会以不同的方式看待他们的胚胎，特别是在他们获得更多关于胚胎数量和质量的信息之后、在孩子出生之后，或者在某些胚胎"批次"被证明成功或不成功之后[10]。Nachtigall 等发现患者对胚胎质量以及冷冻保存的胚胎可以存活多长时间非常感兴趣；而那些胚胎数少或质量差的患者会"对胚胎冷冻移植投入感情和经济是否值得"产生怀疑[5]。

迟疑未定的胚胎处置决策不仅让患者感到苦恼，也让那些负责储存或处置可能被遗弃的胚胎的机构感到很为难[2]。经历决策冲突的患者可能会将他们的选择推迟 5 年或更长时间，或将他们的胚胎永久冷冻[22]。由于对胚胎的态度会随着时间的推移而发生变化，患者对拥有多余胚胎的宽慰可能最终会变成疲倦、不愿做出处置决策，甚至后悔[9, 22]。那些最初对自己的处置决策有信心的人在以后实施这些决策时可能会非常优柔寡断犹豫不决。

幸运的是，实证研究已经确定了许多可以预测患者何时会因胚胎处置而发生决策冲突的因素。不确定家庭是否完整的患者很可能会发生严重的决策冲突，同样那些确定家庭已经不完整的患者也会如此；这几类患者知道他们必须尽早面对处置决策。相比之下，知道自己想要更多孩子的患者往往决策冲突较低[22]。此外，为其胚胎赋予完全道德地位或毫无道德地位的患者也可能具有较低的决策冲突。然而大多数患者处于这两种立场之间，并且他们的决定更具挑战性，尤其是当他们赋予自己的胚胎一定的但又不完全的道德地位[22]。

当患者想要的选择无法获得时，夫妻双方就更加难以抉择了。女性可能希望诸如胚胎处置仪式或安慰性胚胎移植之类的选择，但这很少有诊所能够提供[10]。希望将胚胎捐赠给另一对夫妇用于生殖用途的患者可能面临额外的困难。据Bankowski等报道，大多数提供胚胎捐赠的诊所实际上还未完成过捐赠周期[1]。Nachtigall等观察到一些最初对胚胎捐赠感兴趣的患者由于他们所在的诊所缺乏捐赠的基础设施，所以最终选择了另外一种处置方式[5]。那些在美国食品药品管理局（FDA）颁布要求对配子提供者进行传染病检测的最新政策之前冷冻胚胎的人可能根本无法捐赠[2]。当没有可接受的处置选择时，患者可能会选择继续冷冻胚胎[10]。

最糟糕的选择是患者有意或无意遗弃他们的胚胎。遗弃的胚胎被定义为那些没有"父母"（患者）明确的书面处置说明而长时间保存的胚胎，这些胚胎要么无法联系到患者以提供处置决策，要么患者故意不做决定[4]。患者搬家、婚姻状况的改变、未能在一定期限内做出决定，或者根本没有做出决定[23]。当患者没有确认他们的选择时，诊所和储存机构可能并不愿意对这些胚胎进行任何明确的处理[4]。

根据Sweet等的报道，胚胎遗弃的风险增加与患者的几个特征相关，包括教育水平低、家中有更多孩子、长期储存胚胎、因生育欠下巨额债

务、对IVF有部分或全额保险，主要诊断为输卵管或子宫内膜因素的不孕或患有子宫内膜异位症，以及拥有大量冷冻胚胎[24]。Sweet报道称，患者每年因支付冷冻保存费而导致放弃风险增加7.8%[24]。当患者决定不使用多余的胚胎后，胚胎失去了生育价值也可能被遗弃[25]。

被遗弃的胚胎引发了几个伦理问题，从可接受的处置选择有哪些到谁可以做出这些选择决定[25]。ASRM伦理委员会建议，在尽力尝试与胚胎所有者联系的前提下，失去联系超过5年，相关机构可自行丢弃胚胎[26]。

三、改进处置决策的策略

尽管处置决策的选择很困难，但临床医生可以帮助患者做出更迅速明智的决定。生殖医学专业人员会影响患者处置选择的时机和结果，并影响他们对储存胚胎存活能力的态度[5]。相应地，患者认为临床信息的提供和支持对于他们做出选择非常重要；他们希望医疗专业人员成为有关胚胎冷冻保存和处置决策的主要信息来源，甚至认为诊所有义务协助做出这一决定[5]。

然而这些信息需求和期望可能无法被满足。虽然患者信任医生并认为他们最容易从中获得相关信息，但一些报道说，一旦受孕，他们与诊所的沟通"急剧减少"，另一些报道指出，他们收到的有关IVF的信息要比胚胎处置的信息多得多[5]。许多患者想要详细的信息，但他们收到的是"官方的"，或"影响力"或"重要性"较低的书面材料[26]。当某些处置方式（例如捐赠给科研机构或另一对夫妇）本来就相对不透明或复杂时，有关处置选项的信息尤为重要，患者需要有关这些选项所涉及的更多细节。

患者和研究人员都找到了简化处置决策并最终减少大量冷冻保存胚胎的解决方案。建议患者有机会参加后续教育研讨会或支持小组，或者有机会咨询经过专业培训的顾问，他们可以在选择处置选项或情感支持方面提供帮助[5]。研究人员

Nachtigall 等建议在冷冻保存之前和之后定期向患者提供有关处置选择的"全面而详细"的信息，包括有关储存胚胎数量和活力以及储存费用和条款（包括费用增加）的广泛信息，以及资深医学专家或顾问的帮助[5]。Lyerly 等建议"详细的信息和专业的支持"可能会"减轻顾虑并促进知情及做出决定"[22]。最后，Samorinha 等推荐包含"社会心理护理……应该对……年龄、宗教、特质焦虑以及冷冻胚胎概念更敏感"的决策指南[12]。

知情同意为有关胚胎处置的相关信息提供了合理的机会，特别是当患者可能经历一定程度的决策冲突以及他们准备实施处置决策时尤为重要。无可否认，要求患者在接受 MAR 之前选择一种处置方式是至关重要的，因为估计有 1/3 的患者不会再次确认他们最初的处置选择[18]。然而，当时患者的注意力主要集中在其他事情上时，他们可能平均花费不到 1 个小时来考虑这个决策[18]。基于这个原因，应该给予患者其他的、后续的机会来重新审视处置决策。Lyerly 等建议"定期重新讨论处置偏好，以便稍后与患者接触……当他们自己可以理解胚胎处置决策的复杂性并在他们的生活环境中考虑它们时"[22]。这可以像在患者的账单信函中附上处置选项的更新信息一样简单[22]。共享决策模型为患者咨询处置选择提供支持，帮助患者通过健康的临床关系更新和发展处置偏好，允许患者表达他们的观点，并为他们提供相关信息以减少决策冲突[27]。

实施这种基于证据的解决方案将一个阶段的知情同意过程转变为由两个或三个阶段组成的以患者为中心的过程，不仅是基于理性和自主的决策，也是基于信任和治疗关系[28]。重点不是最初的知情同意，而是随后的治疗后接触，此时患者压力较小且焦虑程度较低[12]。在治疗后定期重新审视患者的处置偏好可能更好地符合患者对这些处置方式的认知和决定。一开始，许多人甚至可能没有"关于他们胚胎的道德观点或反应偏好"；而这些观点和偏好在后续的治疗中会逐渐形成[10]。

如果改变知情同意过程以更好地反映患者处置决策，知情同意的最初目标将是"不是确保患者对'备用'胚胎处置过程的承诺，而是传达胚胎冷冻保存可能会产生的不良后果"[10]。定期回顾胚胎处置决策也可以防止患者在储存期限到期或发生其他变化时感到惊讶[25]。当然，这也增加了诊所行政人员的工作负担[25]。Apte 等发现一家诊所的工作人员与储存胚胎的患者取得联系时，不得不向许多患者发送多封信件；26.7% 的胚胎储存达 1 年的患者和 50% 储存至最后一年的患者需要不止一封信件才能成功联系上[23]。尽管如此，这种联系政策使诊所能够更有效地丢弃无应答患者的胚胎，从而减轻"无主"胚胎的负担[23]。

出于这些原因，最好的方式是既要求患者完成预先决定处置方式，诊所还应定期与患者保持联系，并要求他们确认其最初的处置选择。这种策略既为患者作为不完善的决策者提供了"安全网"，又允许诊所在无法联系到患者时处理胚胎[25]。一项随机对照试验，实验组与心理健康专家会面，讨论处置选择并提供额外支持，而对照组接受标准程序。结果发现与对照组相比，实验组"提高了对胚胎捐赠用于科学研究的认知，并可能增加了捐赠的倾向"[29]。

最后，开发新的教育项目是改善处置决策的另一个有希望的选择。诊所可以促进患者之间的讨论，以便处于治疗早期阶段的夫妻可以从老患者的建议和经验中受益，以应对胚胎处置决策和情感方面的问题[27]。技术革新也为教育患者提供了新的选择。可以开发新的多媒体电子学习应用程序来教育患者，让他们更好地为剩余胚胎选择处置方式[30]。

第 54 章 子宫移植：一种试探性方法
Uterus Transplantation: An Experimental Approach

Mats Brännström Jana E. C. Pittman 著
滕 伟译 欧 莹校

绝对子宫因素不孕（absolute uterine factor infertility，AUFI）一直被认为是不可治疗的，直到最近，子宫移植（uterus transplantation，UTx）被证明是一种潜在的有效治疗手段[1]。2014 年，报道了移植后的活产，这些 UTx 使用无私的活体捐赠者[1]和接受者的母亲[2]作为子宫捐赠者。

患有 AUFI 的女性要么是子宫缺失（先天性 / 外科手术），要么是子宫异常（解剖 / 功能异常），从而阻止胚胎植入或进一步妊娠。子宫缺失可在出生时发生，属于 Mayer-Rokitansky-Kuster-Hauser（MRKH）综合征的一部分，约每 4000 名女童中有 1 例[3]。这是进行 UTx 尝试的主要人群，但占 AUFI 患者的不到 3%。MRKH 的女孩在处女膜上方没有阴道，也没有子宫。子宫可被阴道窝上方的残基组织所取代，而在双侧盆腔侧壁上则可被两小片肌肉层组织所取代。很大一部分 MRKH 女性在泌尿 / 肾脏系统中有其他畸形，其中单侧肾脏发育不全是最常见的畸形。第一个 UTx 后分娩的受者只有一个肾，这可能是她发展为子痫前期的主要潜在原因[1,4]。

AUFI 的最常见原因是子宫切除术后无子宫，而子宫切除术是女性可能接受的最常见的主要妇科手术。在育龄期进行子宫切除术可能是由于良性疾病（平滑肌瘤或子宫内膜异位症）、恶性肿瘤（宫颈癌或子宫内膜癌）或产后并发症（子宫收缩乏力、子宫破裂或胎盘植入引起的大量产后出血）。

所有子宫发育不全的病例以及有单角或双角子宫等子宫缺陷的女性中都存在妨碍妊娠的子宫解剖异常。虽然双角 / 单角子宫受孕率与正常子宫相比无差异，但其妊娠早期流产率增加，妊娠后期早产和胎儿畸形的发生率增加也更为常见[5]。

子宫因素不孕的其他原因与子宫腺肌症或子宫辐射损伤有关，常伴有继发性反复流产 / 着床失败。子宫移植可以为这些女性提供一种治疗方法，也可以为那些在放射影像学上没有明显子宫疾病且有高质量的卵母细胞 / 胚胎，但仍反复流产 / 着床失败的女性提供一种治疗方法。

宫内粘连，最常发生在刮宫或子宫内膜炎后，通常可通过宫腔镜切除治疗。然而，尽管反复进行宫腔镜检查，仍有近 70% 的 3 期和 4 期重度宫腔粘连患者处于不孕状态[6]。子宫移植将成为治疗这些女性不孕症的唯一方法。

据估计，在 1 亿人口中，AUFI 的总体患病率约为 20 000 名育龄女性[7]。

以前，患有 AUFI 的女性成为母亲的两种选择是收养或使用代孕技术。收养在所有的社会中都是不被接受的，如果被接受，通常不包括女同性恋夫妇或单身母亲。代孕可以是利他的，也可以是商业的。在大多数国家，由于法律、宗教和（或）伦理原因，这种技术是不允许的。子宫移植将是 AUFI 的唯一解决方案，它提供了遗传学、妊娠和法律方面的完整母性。此外，妊娠的典型风险（血栓栓塞、高血压、先兆子痫、糖尿病等）

和与分娩相关的风险，如盆底功能障碍，都是由母亲承担，而不是像代孕中那样由第三方承担。然而，不可否认的是，在活体捐赠 UTx 中，将子宫捐献给 AUFI 患者的女性也有风险。

从 2013 年到 2017 年 11 月，共进行了 36 次 UTx 尝试，其中约一半作为科学报告发表（表 54-1）。在 2013 年之前，有两次失败的尝试都是在没有手术准备或术前研究的情况下进行的。世界上第一例 UTx 病例（2000 年）在沙特阿拉伯使用活体供体进行[8]。然而移植后不久，子宫坏死被切除。世界上第二次 UTx 尝试发生在土耳其（2011 年），涉及一名已故捐赠者 UTx 手术[9]。约在 UTx 后 2 年，发生了两次早期流产[10]，在成功 UTx 后 6 年，尚未有分娩健康儿童的报道。

以动物为基础的现代 UTx 研究是在千禧年前后开始的。最初的研究包括啮齿动物，然后是家养动物，然后是非人类的灵长类动物模型。这些模型被用于研究手术、对缺血的耐受性、排斥反应的检测、免疫抑制和生育力[12, 13]。这种基于研

究的方法遵循已建立的摩尔标准[14]和 IDEAL 推荐引入外科创新[15]。

在这篇综述文章中，详细介绍了以生育结果为终点的 UTx 动物研究和 2013 年及以后所有发表的人类病例。

一、动物 UTx 生育力研究

在多个动物物种中对 UTx 后的生育力进行了研究，实验包括自体、同基因和异基因模型。同源和自体 UTx 模型只测试 UTx 手术的结果，包括改变子宫的血液供应和流出和改变子宫的固定或位置。其他异体 UTx 模型测试免疫抑制的影响和在妊娠前或妊娠期间可能发生的排斥反应发生。

（一）猕猴 UTx 模型的生育力

非人类灵长类动物模型，如猕猴，是最后的临床前阶段，与人类环境最相关。迄今为止，在非人灵长类物种中报告的第一个（也是唯一的）后代是在猕猴的自体 UTx 后产生的[16]。在那份报告中，两只食蟹猕猴接受了保存单侧输卵管和卵

表 54-1　子宫移植经验案例（截至 2017 年 9 月）					
国家和城市	出版 / 个人通信	年　度	捐赠类型	手术捐赠	妊娠 / 分娩
Jeddah，Saudi Arabia	出版[8]	2000	LD（1）	剖腹手术	
Antalya，Turkey	出版[9, 10]	2011	DD（1）	剖腹手术	
Gothenburg，Sweden	出版[1, 2, 11]/ 个人通信	2013	LD（9）	RAL	8 例分娩
Xian，China	出版	2017	LD（2）	剖腹手术	
Prague，Czech Republic	个人通信	2016	DD（4），LD（4）	剖腹手术	
Cleveland，USA	出版	2016	DD（1）	剖腹手术	
Sao Paulo，Brazil	出版	2016	DD（2）	剖腹手术	1 例妊娠
Dallas，USA	出版	2016—2017	LD（6），DD（1）	剖腹手术	
Tubingen，Germany	个人通信	2016—2017	LD（2），	剖腹手术	
Belgrade，Serbia	个人通信	2017	LD（1），单卵性双胎	剖腹手术	1 例妊娠
Guangzhou，China	个人通信	2017	LD（1）	剖腹手术	
Pune，India	个人通信	2017	LD（2）	剖腹手术	

LD. 活体捐赠；DD. 已故捐赠；RAL. 机器人辅助腹腔镜手术

巢的自体移植。1 例成功妊娠分娩，该动物子宫动脉与双侧髂外动脉吻合，仅在保留的输卵管一侧有静脉流出，由子宫深静脉与卵巢静脉各一条。将直径 1～2.5mm 的移植物小血管端侧与髂外血管吻合，采用 12-0 缝合线。在随后妊娠的动物中，完成 4 条血管连接的复杂手术共耗时 13.5h，热缺血时间近 5h。3 个月后开始自发月经，并发生自然交配。妊娠第 5 周，证实为宫内妊娠。在第 143 天发生生殖器出血之前，妊娠一直很顺利。由于胎盘部分早剥的迹象，进行了剖宫产，生下了一个活胎，但胎儿呼吸窘迫。没有人试图确保胎儿的进一步生存。在非人类灵长类物种中，没有关于异基因 UTx 后生育力的研究。

（二）绵羊 UTx 模型的生育力

绵羊的 UTx 模型已经在世界各地的许多 UTx 团队中进行了测试，是进行临床前训练的一个很好的模型。自体和异体 UTx 模型都对 UTx 后的生育力进行了测试。

自体 UTx 模型采用子宫 – 输卵管 – 卵巢移植，将子宫动脉、子宫 – 卵巢静脉、卵巢动脉端侧血管吻合术（含主动脉补片）与髂外壁吻合[17]。auto-UTx 后约 3 个月，5 只母羊与公羊配种，4 只母羊配种成功。其中 3 例在足月前 2 周左右（145 天）行剖宫产分娩，子代正常。后代出生后未进行随访。

异体羊 UTx 模型采用子宫切除术，子宫动、静脉短血管蒂，分别位于输尿管水平以上[18]。同样的手术在受者身上同时进行，子宫可以在非繁殖绵羊之间转移。移植是通过双侧端对端子宫动脉和静脉的吻合，以及将移植物的阴道边缘附着到接受者开放的阴道穹窿上。12 只移植母羊在 UTx 后第一周接受环孢素免疫抑制维持和泼尼松治疗。UTx 术后 3 个月左右，对 5 只母羊进行胚胎移植（ET）。接受供体，单一新鲜卵裂期 ET 3 例，冷冻囊胚 ET 2 例。其中 3 例妊娠：一例是异位妊娠，一例妊娠 105 天，第三例是早产但发育

完全的羔羊，胎龄标记为正常[18]。这首次证明了 UTx 在同种异体移植大型动物模型中的成功。

（三）兔 UTx 模型的生育力

只有一项研究检查了兔模型 UTx 后的生育力。9 例异体 UTx 手术在新西兰大白兔身上进行，供者和受者的生育力都得到了证实[19]。子宫与整个血管树，包括子宫血管，髂内，以及下腹腔静脉和主动脉的手术分离。两个吻合口分别为主动脉 – 主动脉端侧和腔静脉 – 腔静脉端侧。免疫抑制用他克莫司。经过 2 个月的移植恢复期后，用 hCG 诱导排卵后，将玻璃化冷冻的供体桑椹期胚胎移植到 1 只兔体内。共有 17 个胚胎被解冻，并在剖腹手术中放置在子宫的两个角内。ET 后 9 天，超声检测到一个有妊娠和心跳的胎囊，继续生长了 7 天以上[19]。然而，随后发生了伴有胎儿吸收的自然流产。妊娠停止的原因无法明确确定，但似乎与血流量减少无关，因为在尸检时，移植物髂内动脉的吻合口大小正常。

（四）大鼠 UTx 模型的生育力

大鼠 UTx 模型在早期临床前试验中被广泛使用。同基因和异基因 UTx 后的生育力都进行了测试。在同基因 UTx 中，用近交系的 Lewis 大鼠作为供体和受体[20]。模型采用原位 UTx，左子宫角半子宫切除术后，移植物与受体右髂总动脉端到端吻合。实现了阴道 – 阴道端到端吻合术，将右侧子宫的上半部分与子宫移植物的顶端吻合术，以允许自发交配的正常受精。对照组为左侧半子宫切除术。UTx 动物的妊娠率与对照组相似，每次妊娠的幼崽数量没有差异。UTx 组和假手术对照组的后代在出生后 60 天内的生长轨迹相似。

第一个关于异基因 UTx 后生育力的报告在大鼠模型中进行了探索[21]。子宫供体为深色刺豚鼠，受者为 Lewis 大鼠，两个主要组织相容性位点（RT1，RT2）不一致。通过微渗透泵给予他克莫司免疫抑制以防止排斥反应。按照伦理批准的预先规定，实验在妊娠期 2/3 时经剖宫产手术终止。

妊娠率（妊娠雌性人数 / 雌性总数）在 UTx 组和接受他克莫司假手术治疗组中均有 60% 左右。此外，在这两组中，每只动物的胎儿的中位数范围相似，但低于未接受他克莫司治疗的假手术动物。这是首次在任何物种中证明异基因 UTx 后妊娠，是 UTx 概念的基本证明，可能是未来人类 AUFI 的治疗方法。

在后续研究中，Lewis 大鼠作为子宫供体，piebald-virl-gsk 大鼠作为受体，使用异体组合，并使用他克莫司作为维持免疫抑制[22]。UTx 组的妊娠率略低于两个假手术对照组，其中一个也接受了他克莫司。UTx 后代的出生体重与对照组相同，直到 16 周，幼崽的生长轨迹与对照组相比也没有改变。这一数据首次表明，就围产期结局而言，异基因 UTx 可能被认为是安全的，至少在啮齿动物物种中是如此。

（五）小鼠 UTx 模型的生育力

首次成功植入 UTx 是在小鼠体内，将同基因供体子宫移植到异位位置，并将子宫移植物的子宫颈置于腹内[23]。移植模型为腔静脉与移植物主动脉吻合，端侧与受者主动脉、腔静脉中腹部耦合，采用显微外科 11-0 线吻合血管。由于这是 C57BL76xCBA/ca F-1 自交系母系之间的同源移植，因此不会发生免疫排斥反应，因此不需要免疫抑制。在 ET 后妊娠的最初报告中，通过腹部中线小切口经子宫肌层途径完成，仅偶尔观察到早期妊娠[23]。较低的着床率很可能是由于宫腔积液，继发于位于腹腔位置的子宫颈在输卵管内形成黏液堵塞。

在随后的小鼠 UTx 模型中，通过将宫颈外化作为宫颈皮肤气孔来避免宫腔积液，允许排出子宫 / 宫颈黏液[24]。作为自身对照，接受移植的小鼠保留原有子宫，比较着床率和受孕率。3～6 个胚泡被转移（通过一个小小的中线切口通过子宫肌层）到移植的子宫和原本的子宫中。移植子宫的每个子宫的妊娠率与自然对照子宫以及与假手术

的非移植动物子宫的妊娠率相似。后代出生体重正常，直至成年的生长轨迹均遵循正常曲线。移植子宫的雌性和雄性后代均表现出正常的生育力。

在同系小鼠模型中进行的另外一项研究重点关注了器官获取到移植之间缺血时间的影响。冷缺血 24h 后显示可生育存活的子代[25]，但 48h 后没有，这表明子宫对缺血条件有很大的耐受能力。目前还没有在小鼠中测试异基因 UTx 后的生育力的研究。

二、临床试验

在适当的临床试验和公布数据的情况下进行的人体 UTx 尝试报告如下。这还不包括 2000 年[8]至 2011 年的前两例[9, 10]，这两例没有注册为临床试验，也没有导致任何活产。

（一）瑞典临床试验和结果

2013 年，在一项观察性临床试验中，瑞典进行了 9 例 LD UTx 手术[26]。8 名患者患有 MRKH，1 名患者因宫颈癌接受了子宫切除术。对捐助者、受助者和受助者的伴侣进行了全面的医疗和心理调查[27]。所有供体的孕产史均正常，无反复流产或产前 / 产后病史。带着双侧血管蒂（包括髂内段）的切除后子宫进行持续 10.5～13h 的恢复[26]。供体围术期预后良好，无患者需要输血。1 例供体在子宫切除术后 2 周出现输尿管阴道瘘，可能是由于手术透热热损伤所致。在捐献子宫后 3 个月修补瘘管并再植输尿管。在手术后 1 年的随访中，该患者和所有其他捐赠者的心理和医疗健康状况良好[28]。

受者在移植物被最终取出及修剪之前开始手术。手术准备包括剥离髂外和阴道穹隆，并与膀胱和直肠分离，然后从受者身上取出子宫。与接受子宫切除术的患者相比，在 MRKH 患者中，这种阴道穹隆部准备工作有些烦琐，这可能是由于 MRKH 患者的阴道较短，以及阴道穹隆部上方幼稚子宫的解剖存在变异。在供者切取移植物并准

备后，冷冻并冲洗的子宫被放置在受者的盆腔内。采用双侧端侧吻合子宫蒂的髂外支，包括子宫血管、髂前动脉和髂内静脉片/段。手术时间4～5h，住院时间最长9天。免疫抑制方案为围术期两剂量胸腺球蛋白加甲泼尼松龙诱导。从手术当天开始，每天给予他克莫司和吗替麦考酚酯（MMF），并连续4天口服糖皮质激素[26]。8个月后，如果在此期间没有或只有一次排异反应发生，则停用MMF，但对于发生多次排异反应的患者，则用硫唑嘌呤替代MMF。6个月的结果是9个子宫中有7个仍然在原位[26]。2例子宫移植在4个月内被切除。其中一例为双侧子宫血管血栓闭塞，另一例为持续宫内感染，发展为宫内脓肿[26]。

在UTx后的第1年，所有7例患者的子宫动脉血流均在正常范围内[29]。有趣的是，宫颈活组织检查显示，7名女性中有5名在第一年出现了亚临床、轻微的排斥反应，但所有的排斥反应都在短期使用皮质类固醇或增加他克莫司后逆转[11, 29]。在UTx后的前3个月，受者和伴侣的心理结果总体上是乐观的，对移植物的存活只有轻微的焦虑[30]。

根据研究方案，UTx术后约12个月，行单次ET。2014年9月4日，UTx后的第一个活产在瑞典发生，患者在第一个卵裂期胚胎的ET后妊娠[1]。根据定义，这是第一个成功的UTx手术，因为每个UTx的最终目标都是一个健康的婴儿。然而，该患者是瑞典试验中第5个接受UTx的女性[26]，也是全球第7例UTx病例[8, 9, 26]。在这个成功的UTx病例[1]中，在妊娠第18周诊断出排异反应，通过间歇性增加皮质类固醇有效地逆转了排异反应。从那以后，她的妊娠一直很顺利，她一直工作到31周零5天，直到她出现强烈的头痛，并因子痫前期住进医院。次日上午行剖宫产术，获得一名正常胎龄体重的健康男婴（1775g；–11%）。

第二个UTx婴儿[2]于2014年11月通过选择性剖宫产分娩，原计划35＋0周分娩，但由于胆汁淤积提前3天。患者也是第一次ET就成功受孕妊娠，但这是一次囊胚移植。婴儿出生体重正常

（+4%）。这个病例的独特之处在于捐赠者是分娩这个孩子的人的母亲。因此，同一个子宫被用来连接三代人。

第一个[1]和第二个[2]UTx儿童，以及2014—2017年分娩的6个[11]儿童，都是健康的。在7名接受过ET尝试的UTx女性中，带回家的婴儿率现在是6/7，临床妊娠率是7/7，其中一名接受者在妊娠第15周时流产。在最初的实验阶段，UTx的这种显著疗效清楚地表明，UTx将在未来作为一种既定的AUFI治疗方法发挥临床作用。

在瑞典，已经启动了第二次UTx活体捐赠者试验。到目前为止，已有2例病例使用机器人辅助腹腔镜进行供体手术，供体手术效果良好，受者的移植物存活了几个月。2018年，计划完成另外6～8个病例，并开始对前两个病例进行ET试验。

（二）中国临床试验和结果

世界上第12次UTx尝试发生在2015年底的中国[31]。该病例使用机器人辅助腹腔镜对42岁的绝经前母亲进行子宫切除，她将子宫捐献给患有MRKH的22岁女儿。该手术遵循瑞典试验[26]的一般原则，但有一个主要区别。固定的子宫流出不是通过子宫静脉，而是通过子宫–卵巢静脉。原因尚不清楚，但在论文[31]中指出，子宫静脉很难识别。这名42岁的捐赠者可能在10年前就进入了更年期，使用她的子宫输卵管静脉需要进行卵巢切除术。自然，这引起了人们对捐赠者骨质疏松和心血管疾病的长期医疗后果的关注。然而，由于避免了复杂的子宫静脉解剖，手术时间在供体大大缩短了，移植物是通过阴道取出的。供体手术采用开腹手术，双侧髂外血管端侧吻合[31]。目前还不清楚未来妊娠时子宫–卵巢静脉是否有足够的长度。在这种UTx手术后，静脉的流出和附着将通过骨盆的髂外血管，而不是上腹部的腔静脉和左肾静脉。妊娠时，子宫–卵巢静脉的子宫入口随着子宫体积的增大而向上腹部移动。这可能会导致这些静脉的伸展和影响血液流量。

接受者手术的持续时间是瑞典试验的两倍，这表明在血管壁厚度最小的情况下，子宫 - 卵巢静脉的吻合比使用髂内静脉[26]的贴片 / 段要困难得多。这种延长的热缺血时间似乎没有影响子宫功能，因为患者在 UTx 后约 1.5 个月有自发和规律的月经。在报告中[31]，UTx 术后 1 年的结果显示，出现了 10 次自发月经，移植后第二年开始尝试 ET。患者仅发生 1 次排斥反应（2.5 周后），由临床症状（腰痛、疲劳、发热）诊断，CD4/CD8 比值升高证实。排斥反应在静脉注射皮质类固醇治疗 3 天后消失。关于 ET、妊娠和活产的结果报告预计将在 2018 年发布。研究结果将在未来的机器人辅助子宫取出术中具有重要意义，该机器人辅助子宫取出术仅使用卵巢静脉作为流出血管。

（三）美国临床试验和结果

美国已经启动了两项 UTx 试验。第一项研究涉及使用已故捐赠者 UTx 程序，目前正在克利夫兰诊所进行。2016 年 2 月第一个病例不幸地在约 2 周后以移植物移除结束，并在媒体和科学报告中被提及[32]。由于移植物需跨州运输，冷缺血时间较长，超过 8h。供体出现真菌性阴道感染，在取出时未诊断。这种真菌感染后来也影响了移植物的血管树，由于移植物髂内动脉的感染性动脉瘤，移植物被切除。

美国的第二个 UTx 试验是 2016 年 9 月在达拉斯启动的活体捐赠者试验[33]。前 5 次尝试的结果已经被报道。与瑞典试验中[26]相似的剖腹手术技术被使用，手术时间约为 8h。前 3 例手术失败，原因是血管并发症，包括流入和流出问题[33]。在这 3 例初始病例中，第一个病例的移植物在最初的 2 周内被切除。在随后的 2 个病例中，移植物存活时间分别为 3 个月和 6 个月。

（四）巴西临床试验和结果

全球第三例已故捐赠者 UTx 于 2016 年 9 月在巴西圣保罗完成[34]。它涉及一个来自已故捐赠者的 UTx 手术给一个患有 MRKH 的年轻女性。切取过程被故意延长，以避免在准备过程中及在解除夹闭后再灌注时血管泄漏。术后恢复良好，月经规律。据报道，截至 2017 年 9 月，她已经妊娠 20 周。这是一个很有希望的结果，可能成为死亡捐献者 UTx 后的第一个活产。

三、结论

子宫移植是 AUFI 的第一种有效治疗方法。由于在各种动物模型中进行了细致的研究准备，2013 年的初步人体临床试验通过在 2014—2017 年的几例分娩中取得了成功。许多新的试验正在各大洲进行。子宫移植还会停留在这个实验阶段数年，因为这将有时间进一步优化程序，并确保它对捐赠者、受者和儿童的长期医疗和心理影响是安全的。

第六篇 生育力保存
Fertility Preservation

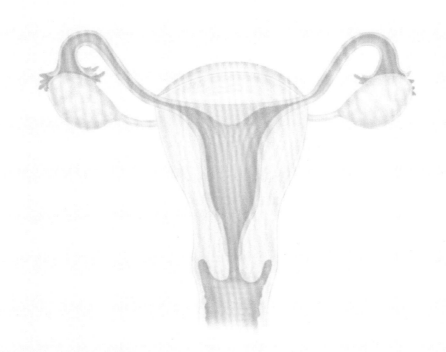

第55章 精液保存：实用指南
Semen Cryopreservation: A Practical Guide

Charlene A. Alouf　Gerard F. Celia　Grace Centola　著

林德伟 译　黄 岩 校

一、背景

尽管在 1776 年首次观察到精子冷冻，然而直到 20 世纪 50 年代 Sherman 及其同事才首次成功报道了精子冷冻保存 [1, 2]，1953 年报道了第一例由冷冻解冻后的精子进行人工授精后妊娠并活产的婴儿 [3, 4]。随着精子冷冻方法的发展，精子解冻后恢复率、妊娠率和活产率提高，精子冷冻作为一种成功的方法在生精障碍、严重少精子症、解剖异常及在医疗程序或治疗中有医源性绝育风险的患者中得到广泛应用。通常情况下，患者在输精管切除术前，甚至在成功恢复输精管后，为了保险起见，也会冷冻保存精子，因为输精管在输精管吻合术后会纤维化，导致精子浓度降低 [5]。在参军、睾丸手术或激素替代治疗之前，也建议对精子进行冷冻保存 [6-8]。最近，精子库被推荐作为一种保障措施，以防止衰老导致的男性生育力损伤，包括随着男性年龄的增加，孤独症和精神分裂症的风险增加 [9-12]。精子库也可能为生殖器官化疗或手术治疗提供保障 [13, 14]。例如，对于无精子症、严重少精子症和克氏综合征患者，建议冷冻保存睾丸组织。

在 ART 中，如果伴侣在取精当天不在，或者有射精或精液收集问题的病史，通常会将精子进行短期冻存，作为不孕症治疗的备用方案 [15-18]。睾丸组织和附睾抽吸物可以冷冻并储存，以备将来在 ART 周期中使用，以避免重复活检或手术取精与取卵同步进行的问题 [1, 8, 9, 17-22]。

在美国，精子冷冻主要来源于供精。Gerkowicz 及其同事的研究表明 [23]，仅在 SART 报道的周期中，供精使用的趋势就有所增加。本摘要评价了 SART 在 1996—2014 年收集的数据，其中 4.4% 的新鲜和解冻周期使用冻融的捐献精子（74 892 个周期）。2011 年全年呈上升趋势，并在 2014 年全年保持不变。基于此，精子冷冻过程的安全性和有效性已通过大量使用捐献精子的报告得到证实。几个里程碑式的研究报道了精子冷冻时间对妊娠结局的影响，其中包括使用储存超过 20 年的精子进行人工授精和 IVF 后，成功妊娠并活产的病例 [24, 25]。据报道，截至 2012 年，使用冷冻精子后活产的最长时间是约在 41 年前捐献的一份精液样本，这表明精子冷冻技术在早期就取得了成功 [26]。

正如预期的那样，使用冷冻精子的安全性已通过大规模供精周期得到证明。Gerkowicz 及其同事发现，在调整患者和周期变量后，供者（冷冻）和非供精（主要是新鲜精子）之间的围产期结局相似 [23]。在对 SART 数据的分析中也表明相似的结果，即在 2012—2013 年，具体分析了 2186 个供精周期，使用供精在流产率、分娩时胎龄或出生体重方面没有显著差异 [27]。丹麦的一项研究比较了 1881 例由供精 IUI（IUI-D）出生的单胎结局，与 4281 例由夫精（IUI-H）IUI 出生的单胎结局 [28]。虽然这篇研究的主要目的是在调整混杂变量后，将自然受孕和 IUI 的结局进行比较，自然受孕率与 IUI 组非常相似。IUI-H 或 IUI-D 单胎围产期死亡率没有差异。同样，一些研究报道了手术取精冻融后的安全性[19, 29-31]。

对于冷冻前精液分析时参数在正常范围内的样本，通常可以预计总活动精子回收率约为 50%。这些样本的丢失对卵质内单精子显微注射技术（intracytoplasmic sperm injection，ICSI）或常规 IVF 授精影响很小。精子冷冻和解冻的效果可以在解冻后分析的精子参数中看到，包括线粒体功能损伤和 DNA 碎片增加[32, 33]。解冻后精子的恢复取决于最初冷冻的精子质量[34, 35]。低浓度的精子样本（精子总数＜100 000）或通过手术取精获得的标本中回收的精子冷冻解冻后可能会导致精子完全丢失，这可能在 ICSI 当天带来意想不到的挑战，尤其是在没有供精精子备份选项的情况下。尽管很少发生，样本量也很小，Kathrins 等报道称，射精样本中约 7% 的精子完全丢失，手术取精样本中约 5.8% 的精子完全丢失[35]。尽管来自 TESE 和严重男性因素不孕患者的新鲜精子样本首选卵母细胞单精子注射，但提前冷冻以避免在取卵当天发生无精子症时取消取卵或卵母细胞冷冻仍然符合夫妇的最佳利益。

二、低温保存程序

几十年来，精子冷冻保存方法不断发展，以促进解冻后精子活力的恢复。成功的精子冷冻保存不仅需要对低温生物学原理有基本的了解，还需要一个拥有熟练工作人员和足够设施的实验室[16, 36]。冷冻保护剂用于降低冷冻过程中细胞内冰晶形成和渗透性休克[1, 16]。精子冷冻的标准冷冻液是甘油，可以单独使用，也可以与添加物（如适当的缓冲液）或蛋白质（如蛋黄）[1, 6, 16] 一起使用。目前，大多数精子库使用甘油与蛋黄的混合物，商用的是 TEST- 卵黄 – 甘油（TYB）冷冻液。在缓慢向精液样本中添加冷冻液以避免对精子细胞的渗透效应，将样本以 0.5ml 的体积放入标记的冻存管或塑料麦管[6, 16, 17, 36]。冻存管是首选，因为

冻存管为均匀样品冷却提供了更大的表面积体积比，易于在实验室处理，并且易于标记[36]。

冷冻过程包括使用程序化冷冻仪或手动缓慢降温和玻璃化冷冻方法快速降温。通常，解冻速率应与冷冻速率相匹配[1, 16, 36]。样本可以使用程序化降温仪或手动冷冻。对于手动过程，将冻存管置于冷藏温度下 30~45min，然后将冻存管悬浮在液氮蒸汽中，暴露在液氮温度下，之后将其直接插入液氮储存罐[6, 17]。或者，可以将装载冻存管的金属棒直接放入液氮干燥容器中，在液氮蒸汽中放置 30min，然后直接浸入液氮[6]。用于实验的冻存管通常在 24~48h 后解冻，以确定冷冻存活率。

精子可以在精液中进行冷冻保存，或者可以通过梯度离心或简单的洗涤离心程序后从精液中获取活动精子，然后在液氮中冷冻[6]。在上述过程之后，将精子放入培养液中，并添加冷冻液以完成冷冻过程[6]。解冻后的精液将进一步处理，以便在解冻后进行宫内人工授精或 IVF/ICSI。如果标本在冷冻前处理，解冻后可立即准备进行宫内人工授精。

在使用样本之前，将每个精子库的精液样本的解冻后测试结果提供给 ART 机构。精子库客户必须同意将标本转移到 ART 中心用于 ART。然后，ART 实验室可以确定应使用何种处理方法来产生足够数量的正常活动精子或活精子，以用于标准治疗，如宫内人工授精、常规 IVF 授精或 ICSI。在每种情况下，实验室解冻精液的操作都在于增加活精子的回收率。实验室将根据患者治疗方案和预估该周期获卵数，确定需要解冻的精子冻存管数量。实验室必须注意操作程序，因为解冻的精子比新鲜精子对渗透应激和离心更敏感。通常，在冻存管解冻后，用培养液缓慢稀释精液（以避免渗透性休克），然后以低速最多离心 10min。然后可以将沉淀重新悬浮并直接用于宫内人工授精。或者，清洗后的精子可以进行上游，以进一步获得活动精子，用于 IVF 或 ICSI。

三、手术取精

在 ICSI 出现之前，通过手术取出精子进行 ART 治疗是一项迫不得已的措施，只有最高质量的精子才能得到理论上的成功[37]。然而，目前手术取精已成为一种相对常见的操作，许多临床报告受精率接近新鲜射精来源的精子[38-41]。这一趋势给无精子症患者带来了希望，他们可以在不借助供精的情况下生育自己的生物学后代。然而，这也引起了生殖诊所和实验室在何时以及在多个周期中必须多久采集一次精子的伦理问题。

四、无精子症的原因

可能从手术中受益的无精子症患者分为两类：梗阻性和非梗阻性。梗阻性无精子症是指先天性或后天性的生理学阻塞阻止正常精子射精。先天性无精子症可由囊性纤维化、先天性输精管缺失或其他解剖缺陷引起。梗阻性无精子症也可能是由于输精管切除术（或输精管重接术失败）、感染（如沙眼衣原体或前列腺炎）或急性生殖道损伤造成的[42]。总的来说，患有梗阻性无精子症的男性可能仍然表现出正常精子或精子生成减少，这使得通过手术方式获得精子相对容易[42, 43]。

相反，非梗阻性无精子症是由精子发生异常引起的。非梗阻性无精子症的病因包括结构异常，如精索静脉曲张；遗传性疾病，如克氏综合征；发育异常，其中之一是唯支持细胞综合征（sertoli cell-only syndrome，SCO），其特征是睾丸中缺乏精子生成细胞，因此没有精子。由于潜在原因的广泛差异，手术取精的方法往往更具侵入性，成功率较低，部分原因是精子发生的异质性。尽管如此，即使在最严重的情况下，手术方法也能带来希望[42]。还应该注意的是，在某些情况下，梗阻性和非梗阻性因素都会导致无精子症，尽管这些病例通常与纯非梗阻性无精子症的治疗方式相同。

五、无精子症患者手术取精的方法

手术获取患者精子的常见方法有 5 种：经皮附睾穿刺取精（percutaneous epididymal sperm aspiration，PESA）、显微外科附睾穿刺取精（micro-surgical epididymal sperm aspiration，MESA）、睾丸穿刺取精（testicular sperm aspiration，TESA）、睾丸精子提取（testicular sperm extraction，TESE）和显微解剖睾丸取精术（micro-dissection testicular sperm extraction，micro-TESE）。有许多优秀的参考文献详细介绍了每种手术的操作和益处，因此在本书中，我们将把范围限制在对每种手术操作的简单描述及其最常见应用的介绍上。PESA 和 MESA 是用于直接从附睾抽吸精子的简单穿刺技术[42]。获得的样本残余组织少，红细胞最少。该方法主要用于阻塞性无精子症患者，其患者能够产生足够的精子。

类似地，TESA 是一种简单的睾丸穿刺技术，通过抽吸获得一部分生精小管。因此，与 PESA 和 MESA 不同，TESA 样本通常包含组织样本，需要进一步处理以分离精子。该手术最常用于梗阻性病例或作为诊断程序。TESE 和 Micro-TESE 是更具侵入性的手术，更适合于非梗阻性病例或作为穿刺取精失败后的额外尝试[42-44]。这两种手术都需要对其中一个或两个睾丸进行手术活检，从而产生大量的组织，这些组织必须经过处理才能分离出精子。此外，由于这些细胞是直接从生精小管获得的，由于没有经历射精，因此它们并不能算完全成熟。运动力通常很低，主要是抽搐或缓慢旋转，而不是向前运动。尽管如此，当活动的精子被认为适合做 ICSI 时，其受精率和妊娠率还是可以接受的[40, 41, 45]。

六、样品处理

生殖实验室中精子处理的目标是实现合理的优化、浓缩和足够数量的等份，以便于胚胎学家将精子样本应用于 ART。这些终点的量化是困难的，因为实验室在回收精子预期方面差异很大。对于手术来源的样本，与经验较少的技术人员相比，具有丰富经验的实验室更喜欢未被处理的标本，并且可以轻松地从精子很少的标本中回收精子。因此，每个实验室都必须定义自己的标准并实施质量控制措施，以便可以坚持这些标准。一旦确定了参数，就有许多处理样品的方法，每种方法都有其特定的优点和缺点。此外，样品收集和冷冻保存之间的时间可能因实验室和具体样本质量的不同而有很大差异。许多研究表明，在操作前数小时到数天的延长培养可能会产生更多的活动精子[45-47]。这是否影响最终临床结局尚未确定。

最基本的处理方法是简单的离心，得到沉淀后并重悬，以获得适当浓度的精子等份样本。此方法适用于含有较少碎片、红细胞和组织的精子样本。离心前，应计数初始样本中的总运动精子，从而调整培养基和（或）冷冻液的体积使重悬的精子能够达到所需的浓度。尽管没有达成共识，但研究表明最好的操作方法是离心时间少于 10min，离心力小于 800g[48, 49]。偶有报道 300～400g 是最佳离心力。

像射精的精液样本，具有较高的精子密度并且精子活力较好，也可适用于梯度离心，以去除不运动的精子和碎片[50]。与一般的离心方法类似，当样品相对清洁时，梯度离心最为有效，进一步建议将样品分为多份离心，每份原始样品不超过 1ml。应根据生产厂家的说明书使用梯度分离液。离心后，沉底合并后在 0.5ml 培养基中重悬，并计数确定精子浓度和活力。然后考虑到解冻时的预期浓度，将其等分用于冷冻保存。

来自 TESA、TESE 和 Micro-TESE 的活检样本通常富含组织。这需要在使用和（或）冷冻前将精子从组织中分离出来。在这些情况下，已经描述了许多分离精子的方法，其中最常见的是切碎、机械研磨、挤压和酶消化[51]。

组织切碎是处理活检样本的最简单和最常见的方法。样品首先放置在中等大小的培养皿（通常为 100mm）中，悬浮于精子洗涤液中。使用手术刀或无菌刀片，在体视显微镜下将组织切成小块悬浮于培养液中，然后用倒置显微镜检查是否存在活的游离精子。这种方法对于处理富含精子的组织是简单有效的，尽管可能需要酶消化才能从质量较差的组织样本中获得可用的精子[51-53]。

研磨是一种更粗暴的机械分离精子和组织的方法。这种方法使用研钵和研杵代替刀片研磨组织，以产生更细碎的活检样本悬浮液。它比切碎要快得多，而且更容易将精子释放到溶液中；然而，这也会增加损伤成熟精子的风险。研磨后，将样本放在有盖培养皿中，并使用高倍倒置显微镜来确定活精子的存在和浓度。

挤压是一种从活检样本中分离成熟精子的高效机械方法[51]。为了应用这项技术，生精小管应相对完整；因此，不建议外科医生进行过度处理。样品放在盘子里，最初用小针头将小管从结缔组织中分离出来，其中胰岛素注射器使用效果较好。分离后，每个小管的一端紧靠培养皿底部，同时用钝工具沿着小管轻轻挤压管腔内容物。此程序通常使用弯曲 30°～90° 的巴斯德玻璃移液管和无菌显微镜载玻片。在仔细处理每个小管后，应在培养皿中寻找有活力的精子。然后可以切碎或研磨剩余组织，以优化回收效果。

无论使用何种方法从活检样本中机械分离精子，目标都是分离出尽可能少污染的精子样本。为了优化从组织中分离精子这一过程，应抽吸培养皿中的培养基和悬浮液，注意避免组织碎片，并将其放置在锥形离心管中。如果将来需要额外的处理，剩余的组织应置于单独标记的冷冻管中冻存。离心后收集沉淀的精子，可按照新鲜精液的方法进行冷冻保存，或在室温下置于 2～4ml 红细胞裂解缓冲液（155mM NH_4Cl、10mM $KHCO_3$ 和 2mM EDTA；pH 7.2）中 10min，以进一步优化[54]。研究表明，红细胞裂解液大大提高了样品解冻后用于 ICSI 的能力。在处理之后，再次离心沉淀，然后按照之前描述的程序进行冷冻保存处理。

利用 I A 型和 IV 型胶原酶进行消化已被证明能有效地从机械分离后精子很少或没有精子的样本中回收精子[52, 53]。该方法主要通过与酶共孵育，然后离心并重悬沉淀，然后如前所述进行冷冻保存处理。这种方法的一个潜在缺点可能是精子膜蛋白的改变，尽管 ICSI 的使用能够避免这一问题[53]。

七、标本抽样

关于使用的冻存管类型和样本的等份数量高度依赖于各个实验室的经验。需要考虑的因素包括解冻样本中预期的活精子数量、ICSI 中预期的卵母细胞数量以及精子复苏率。解冻后活精子的数量约为初始精子的 50%，应在使用前通过解冻试验进行验证。虽然很难预测某一 ICSI 过程所需的精子数量，但通常的做法是，自然周期 IVF、微刺激周期 IVF 和卵巢储备减少的患者所需精子较少，而年轻的、只有男性不育因素的患者可能会产生大量需要授精的成熟卵子。最关键的因素是复苏率。这取决于冷冻前处理程序、精子活力，以及活检中活精子总数。对于精子数量极少的情况，可以在冷冻保存之前分离单个精子，并采用新的玻璃化技术来确保精子复苏率[55]。数量足够的样品应分成最小可用体积，使用 0.25ml 吸管、0.5ml 冻存管和 1.0ml 冻存管作为冷冻载体。

八、解冻后

解冻程序应与之前描述的冷冻方法相匹配。通常，将麦管或冻存管从储液罐中取出，并在室温下放置在实验室工作台上 10～15min。然后，缓慢摇匀冻存管，将麦管或冻存管置于 37℃ 的培养箱中再放置 10～15min。重要的是，在解冻后 30min 内从精子冷冻液中取出有活力的精子，因为长时间暴露于甘油可能会影响精子活力。

解冻后处理程序取决于样品的质量和性质。具有高活力精子的样本可以通过离心去除多余的冷冻液，而精子活力较低的样本应使用预热的培养基进行稀释，以避免活精子的进一步损失。在培养箱中培养 2～4h 通常有助于在使用前恢复运动能力。在完全缺乏活力的情况下，可以使用各种方法来识别有活力的精子，包括低渗膨胀、柔韧性测试或化学处理[51]。

九、知情同意、处置协议和预先指示

每个国家的法律在知情同意和生殖组织库（包括处置）方面可能有所不同。因此，该过程应符合地方和国家认证机构的标准和公共政策以及州和联邦法规，包括有关直接捐赠的详细规定。医院或执业法律团队应在使用前审查并批准同意书。同意书应每年审查一次，并根据需要进行修订，作为主动借鉴当前司法先例的手段。

任何医疗或实验室服务同意书的内容都可能相当复杂，甚至对最知情的患者来说也是相当具有挑战性的。FDA 和联合委员会已经发布了临床研究和医疗保健治疗中知情同意的一般要求，以确保信息的有效沟通和传播[56, 57]。此外，2003 年，Shuster 等发表了关于同意书和处置协议中包含内容的建议和指南[58]。获得同意不应仅仅涉及签名，还应提供一个沟通的机会，说明实验室和机构的意图、冷冻保存过程以及双方、诊所 / 实验室和男性患者的责任[56-58]。同意书应以八年级阅读水平书写，易于阅读，因为相关人员的医疗知识水平可能有限。同意书应向患者 / 精子储户提供信息，并概述选项或计划，并由实验室成员或公证人（如果在外部签署）见证签字。对于生殖组织库中存储的每个样本，所有监管机构都应有权进行审查[56-58]。

与胚胎可能是两个伴侣的"财产"不同，自体精子是男性患者 / 储户的唯一财产。冷冻保存同意书至少应包括以下内容。

(1) 医院或机构的名称和地址。
(2) 合同日期。
(3) 精子储户 / 患者的打印姓名和签名。
(4) 见证人的打印姓名和签名。

(5) 冷冻保存期限（即短期或长期精子冷冻保存）。

(6) 短期或长期保存的解释及相关费用。

(7) 处置协议的期限（每季度或每年等）。

(8) 潜在风险（设备故障、复苏率低）。

(9) 免除设施 / 机构的责任。

(10) 由于标本可能会在不同的时间间隔内发生变化，在 ART 中使用冻融标本无法保证存活或妊娠，也无法在不解冻测试 / 质控样本的情况下预测复苏率。

(11) 患者 / 精子储户有责任与诊所 / 精子库保持联系，从而保证续费。如果实验室无法联系精子储户，应提供可接受的替代联系人。

(12) 客户必须指定样本丢弃时的处置方式，包括试图通过认证邮件联系最后已知的地址或其他联系地址。应在同意书中定义放弃和处置的条款，包括丢弃的条款及其相关费用。

(13) 样本将用于伴侣、供体卵母细胞的辅助生育或直接捐献。样本不用于匿名接受者的受精。

(14) 对于直接捐献，同意书应包括明确的指示或声明，包含或排除使用情况，例如周期数或出生子女数，如果是已婚夫妇，则应包括离婚情况。

(15) 死亡、丧失行为能力、离婚时的处置，包括以下内容。

① 销毁。

② 捐献用于研究。研究应符合 QA、QC 或临床分析的要求。此类研究产生的生殖组织或胚胎不会转移到动物或人类体内。

③ 定向捐献时样本的信息为最初储存时的信息。

④ 应用于伴侣后续的 ART 中。

⑤ 将样本转移到其他经授权的、认可的实验室中储存或使用。

(16) 死者精子的使用必须明确说明[59]。

(17) 一份临时声明，表明在诊所 / 实验室人员或外部公证人在场的情况下，可以随时书面通知更改或撤销同意书。

同意书可以包括一份信息表，以澄清并介绍技术术语和操作流程，包括在液氮或液氮蒸汽中的冷冻保存过程、回收和储存相关的信息。此外，信息表或知情同意书应概述冷冻保存前所需的最低限度传染病预防工作。至少，为了保护冷冻罐内储存的所有标本，应对患者 / 精子储户检测，包括以下内容。

(1) HIV-1 和 HIV-2。

(2) 梅毒。

(3) 乙型肝炎表面抗原。

(4) 乙型肝炎核心抗体。

(5) 丙型肝炎。

(6) 巨细胞病毒（IgG 和 IgM）。

即使精子储户计划与伴侣一起使用精子，也应建议进行传染病检测。如果需要胚胎移植，或者将来可能捐献胚胎，则需要进行额外的检测以符合 FDA 要求。此外，同性男性夫妇可能会选择使用非性亲密伴侣的样本，因此，FDA 规定要求进行传染病检测。

十、生殖组织库的实验室操作

低温液氮储罐应根据实验室质量控制要求进行维护。液氮水平应控制在制造商范围内或实验室确定的可接受范围内。实验室最好能够在储罐发生故障的情况下，使用已制订的备份计划。在建议使用期限之外，不得将低温罐用于临床标本储存。除非是"隔离"罐，否则标本应始终完全浸入液氮。"隔离"罐应该为蒸汽罐，罐上的冻存管仅位于罐的上部，以防止冻存管之间在液体中相互污染。当液相蒸发时，这些储罐会在气相内出现较大的温度波动。为了避免可能影响冻存样品质量的温度波动，蒸汽储罐中的液相应有更严格的最小波动范围。

液氮储存罐中样本信息应同时以电子版和纸质版存储，并随时记录样本的增减。此外，应每年进行实物盘点并记录。若库存不一致或样本丢失应立即报告给实验室主任。

十一、展望未来

先前研究表明，正常参数的精子其活力具有相当的弹性。即使在冷冻和储存条件不太理想的情况下，对精子功能的影响也很小，这可能是由于活动精子的总数弥补了冷冻损伤。然而，在精子活力严重受损或接近完全无精子症的情况下，挑战仍然存在，其中单个精子活力有无法恢复的风险。由于常规方法没有足够的参考，因此无法在 ART 中可靠地使用这些精子，因此在这一领域具有巨大的研究机会。

最近介绍了冷冻干燥和单精子冷冻的方法[60, 61]。这些方法适用于低浓度精子标本，包括最低限度的再水化或优化的解冻过程，这可能会降低冷冻损伤。

第56章　人类胚胎的低温保存：基本原理和当前的考虑
Cryopreservation of Human Embryos: Basic Principles and Current Considerations

Helen Hunter　Natalie Getreu　Maureen Wood　Barry Fuller　著

林德伟　译　　黄　岩　校

在过去的 40 年里，体外操纵生殖细胞以纠正不育问题的能力已取得显著进展并成为常规做法。整个过程的一个关键促进因素是成功应用冷冻保存技术来"停止生物时间"。在胚胎冷冻保存中尤其如此，从而使新鲜移植后剩余的高质量胚胎能够保存数年。这一措施改善了特定条件下的患者管理，并提高了不育治疗的总体累积成功率[1, 2]。

有关基础低温生物学的知识与体外胚胎学研究并行发展，因为胚胎提供了良好的模型，可以在系统中测试冷冻保存中遇到的生物物理事件，该系统明确定义了解冻后存活和持续发育的标准[3-5]。本章将概述胚胎冷冻保存相关基础科学的最新进展，并讨论在不孕症治疗中这些技术的应用前景。

一、基础低温生物学对胚胎冷冻保存的贡献

（一）低温生物学的应用历史

不孕不育治疗中冷冻保存方案的发展依赖于对低温生物学的理解，而低温生物学本身就是一门年轻的科学。20 世纪 60 年代，"低温生物学"成为一个公认的术语，1963 年，国际低温生物学学会成立。现在人们普遍认为，冷冻保存是指将活的但处于停滞状态的细胞维持在必要的冷冻条件下，−196℃ 至 −170℃（前者为液氮温度）。

人们花了几十年的时间了解低温要求的重要性（例如：为什么其他温度，例如 −80℃不可以）。此外，我们现在知道，通过应用一些不同的生物物理方案（见下文），可以实现成功的冷冻保存。例如，胚胎冷冻保存的两种常用技术是快速玻璃化冷冻和控制慢速冷却（controlled slow-rate cooling，CRSC），这两种技术对细胞和分子结构都有类似的改变。在本章中，术语"冷冻保存"用于涵盖所有这些方案。

几个世纪以来，科学家们一直就低温对生物学的影响着迷。他们很容易发现，在冷却过程中，水相变形成冰，这对生物系统中的死亡或生存都是一个戏剧性的、不可避免的挑战。19 世纪 90 年代，Molisch 使用一个经过改进的显微镜系统观察到植物组织中的冷冻过程[6]。他注意到，当冰开始形成时，植物细胞捕获了纯净水。这导致液体体积缩小，浓缩了原先存在于原始水环境中的溶质。细胞暴露于高渗环境是冰晶形成过程中的核心问题之一。

一些植物细胞通过合成特定糖和溶质，进化出了抵御低温的能力，这是 Maximov 最早认识到的[7]。我们现在了解到，这种机制可以抵消冰晶形成引起的损害（称为"冷冻干燥"），而保护细胞免受损害的溶质称为"渗透剂"。因此，渗透剂如果可以应用于其他系统以产生"冷冻保护"，那么其也可能具有保护作用，从而允许细胞在接触冰晶时存活。

在生殖低温生物学方面，这些知识无疑影响了 Polge 及其同事在 1949 年寻找溶质，使家禽精子在深度冷冻期间得以存活[8]。他们见证了通过添加甘油作为无毒渗透剂而成功实现冷冻保护，这开启了应用冷冻保存的新时代。

（二）胚胎水冰相变的挑战

为了了解胚胎是如何在深低温下存活下来的，有必要对水转化为冰的阶段做一些解释。我们知道，生物反应需要液态水[9]，如果在结冰过程中除去这种基本液体，那么无论温度本身是否降低，都会给生存带来极大的挑战。

有几篇综述详细讨论了这一与冷冻保存相关的问题[10, 11]。简言之，水以随机定向的分子形式存在，通过氢键相互连接形成基质。对于大多数生物过程，这使溶剂分子能够与重要的溶质和离子相互作用，并为大分子结构提供稳定性。随着温度降低，水分子的旋转速度减慢。由此产生的水分子–水分子自缔合导致分子间相互作用力更加牢固，在适当的低温（冰点）下，会导致水分子排列形成六边形冰核。它们在整个含水环境中反复扩增，形成六角冰，这是通常观察到的冰晶的形式。

随着网络开始稳定，能量被释放出来。这被称为"结冰潜热"，可以使用热电偶直接测量。冰核形成节点是改进冷冻保存胚胎方案的关键因素。

网络的开放晶格特征导致液态水密度与冰的密度略有不同。这就是为什么在 CRSC 期间，冰主要聚集在样品顶部的原因。冰格不包括从原始溶液转移到残余液体的溶质。这是因为结冰不是瞬间发生的：随着温度的降低，水溶液中结冰的量会稳步增加。这导致残留溶液中截留的溶质浓度不断增加，随着冷却的进行，对细胞产生累积的渗透压力。如果这一过程线性连续进行，一直持续到必需的深低温，那么胚胎不太可能在低温保存和长期储存中存活。

幸运的是，化学和物理以一种有益的方式进行了干预。在某一深低温下（见下文），所有基质都会发生固化。然后，系统被"锁定"到一个无法进一步改变的布局中，并在多年内保持稳定。可以想象，对于细胞来说，经历这样的极端脱水可能会造成损伤：细胞膜可能会不稳定，胞质可能会因 pH 变化而损伤，蛋白质损伤和生命所必需的细胞器受损。所有这些对胚胎来说都是致命的[10, 11]。

这些事件的发生是渗透作用的结果，导致水从细胞移动到周围具有高渗透势的残余液体部分。在 CRSC 期间，细胞膜在阻止冰晶初始生长方面起到了部分作用，因而成核则发生在周围的冷冻溶液中。

然而，除渗透性损伤外，还有另一种可能的损伤来源。如果细胞质能够保持足够的残余水分子，残余水分子就可能使细胞内的冰晶成核。如果冷却过程中，在生物物理方面，整个系统不能保持渗透平衡，这一结果就可能会发生。如果在 CRSC 期间冷却进展过快，这是最常见的情况。因此，细胞内残余的液态水不可避免地会使细胞内冰晶成核，这几乎总是会造成致命的胚胎损伤。

胚胎冷冻保存过程中的许多事件已借助冷冻显微镜进行了描述和机制方面的解释，从而可以直接肉眼观察冷冻过程[5, 12]。

（三）冷冻保护：胚胎如何在低温储存中存活

前面的内容清楚地表明，任何细胞，包括胚胎中的卵裂球，都无法在低温储存中存活，除非能够在渗透动力学的基础上细胞内水分能够减少或阻止冰晶的形成。在这两种情况下，都会伴随着细胞大分子的极度脱水。无论采用何种冷冻保存方法（CRSC 或玻璃化冷冻），都会达到同样的结果。

（四）冷冻保护剂

对于某些无毒渗透液，如果它们能够在实际冷却过程中与水分子安全结合，那么它们可能对冷冻保存过程有用。这就是冷冻保护剂（cryoprotectant, CPA），即在冷冻和解冻过程中可以改变水结构的溶质（解冻后迅速从胚胎中除去水分同样重要！）。

根据 Polge 关于甘油如何用作冷冻保护剂的开创性报告[8]，研究表明，蔗糖或其他多元醇等溶质也可能具有冷冻保护剂的特性，前提是与水形成氢键的趋势较强。这是因为，随着温度降低，这些溶质会影响冰晶的形成方式。从动力学角度来看，在冷却的早期阶段，在"锁定"阶段之前，即当一切变为固态时（如上所述），就可以提供保护。一旦细胞凝固，如果温度继续下降，就不会发生进一步的损伤。

冷却过程中需要平衡不可避免的渗透压力，这也解释了为什么需要如此高浓度的冷冻保护剂。例如，这些浓度远高于它们在药理学上的使用浓度。

胚胎在标准培养基中是以等渗条件（约等于 0.15mol/L 氯化钠）培养。一旦冰晶形成，−5℃时残余液体中的盐浓度将通过冻结增加到 3.51mol/L。然而，在 1mol/L 冷冻保护剂（例如甘油）的作用下，盐浓度的增加会缓解。即使温度降低到低于 −30℃，冷冻保护剂的效果也非常有效，细胞中盐浓度是可以接受的[11]。这种特性在低温生物学中被称为冷冻保护剂的依数效应[13]。

在寻找其他有效的冷冻保护剂时，Lovelock 和 Bishop 于 20 世纪 60 年代[13]提出化合物二甲基亚砜［DMSO］作为低毒的水改性溶质。如今，DMSO 是一种常用的冷冻保护剂，有着广泛的应用。直到十年后，根据 Karow 等的研究，"冷冻保护剂"一词才被正式采用[14]。自那时以来，很少有其他溶质具有所需的改造水的特性，能够成为有效的首选冷冻保护剂。有趣的是，胚胎冷冻保存从接受二甲基亚砜作为普遍使用的冷冻保护剂时便开始转变为接受不同类型的多元醇，丙二醇（1,2-丙二醇；PrOH）已成为 CRSC 的主要成分。

为了保护细胞大分子，主要的冷冻保护剂必须能够进入细胞。一些冷冻保护剂（如 DMSO 和甘油）能够保护胞质，因为它们可以穿过细胞膜。另外一些大分子冷冻保护剂（如蔗糖或聚合物）不能跨膜，且效果较差，尽管它们仍能发挥一些冷冻保护剂的效果。因此，CPA 根据其渗透细胞的能力进行分类[15-18]。

大量研究表明，在几乎所有情况下，胚胎在冷冻保存期间都需要细胞内冷冻保护剂。细胞外冰晶的生长可以通过非渗透性冷冻保护剂进行调节，这有助于减少对渗透作用的影响。然而，非渗透性冷冻保护剂不能提供主要的低温保护[16, 17]。例如，在 CRSC 胚胎冷冻保存过程中，PrOH 经常补充蔗糖和海藻糖，以增强细胞内液体水的有序再分配，并降低后期细胞内冰晶的形成[19]。对于玻璃化冷冻，蔗糖和聚合物（如 ficoll）也可包含在溶质混合物中[20]，以通过其非理想的物理化学性质来改变水的物理化学性质（在动力学基础上限制水分子的流动性，使冰核在快速深低温冷却期间无法生长）。

考虑到有效冷冻保护所需的冷冻保护剂浓度相对较高，并且它们直接影响细胞–水相关性（在任何温度下），除非冷冻方案得到优化，否则冷冻保护剂毒性可能会损伤胚胎。由于 CPA 毒性广泛作用于细胞和分子靶点[16, 21]，因此冷冻保存前的冷冻保护剂孵育时间和使用时的温度必须定义为实现有效冷冻保护的最低条件。

另一个令人困惑的挑战是冷冻保护剂相关的渗透压，这是由于溶质进入细胞过程，主要是通过简单的跨膜扩散完成的[16, 22]。这需要一定的时间，但水跨膜扩散的速度要快得多。因此，当胚胎被放入冷冻保护剂中时（其中的浓度可能是≥0.5mol/L），由于水渗出细胞，卵裂球会立即皱缩。冷冻保护剂和相关的水分子随后进入细胞内，以重新平衡和恢复细胞体积[5, 23]。

使用较低温度将细胞与冷冻保护剂孵育，能够减轻冷冻保护剂的化学毒性，但也可能导致更长的暴露时间。例如，如果冷冻保护剂暴露温度降低（如≤10℃）[24]，则可能需要更长的暴露时间才能达到良好的细胞内渗透效果。对于在冷冻保存结束时稀释冷冻保护剂的步骤，同样需要考虑化学和渗透毒性。这就是为什么浓度梯度、时间控制的方案被常规应用于胚胎冷冻保存，以最小化所有相关风险的原因。

可以使用预测模型，纳入变量，如水或冷冻保护剂的细胞膜通透性系数[25]。然而，需要进行实际测试来验证最佳冷冻保护剂冻存方案，以实现解冻后的高复苏率。

到目前为止，冷冻保护剂作为水改性试剂降低细胞应激应该是明确的，同时其损伤细胞功能也被接受。如果胞质中的特定溶质含量异常高，几乎所有正常的生物过程都会受到影响。并且，如果产生毒性，在冰晶形成之前就会损伤细胞。

渗透作用也可能出现问题。例如，如果需要相对高浓度的渗透性冷冻保护剂，与水的运动相比，则穿过细胞膜所需的时间较长。

温度也是至关重要的，因为较高的温度（例如37℃）将导致哺乳动物卵母细胞的冷冻保护剂渗透速度比常温下更快[26]，但加速冷冻保护剂注入会增加毒性风险。较低的温度（例如<10℃）可以减轻化学毒性，但需要较长的暴露时间[24]。

（五）胚胎冷冻保存与冷却方案

为了提高胚胎冷冻保存效率，对冷却速度的控制必须与生物物理的性质相关。温度的控制对 CRSC 和玻璃化都至关重要。这两种方法通常被视为相互对立，但从细胞内生存所需的生物物理变化来看，情况并非如此。

（六）采用 CRSC 法进行胚胎冷冻保存

早期胚胎成功冷冻保存是通过使用 CRSC 获得的[3, 27]，其中"慢"速约为 –0.3℃ /min。基于这一成功方法，Mazur 和其团队提出了一个"双因素假设"[27]，以说明两种不同的情况，即在不同的冷却速度下可能发生冷冻伤害。Mazur 的假说提出，为了在低温保存下存活，细胞必须最大限度的脱水，从而使细胞溶质中不可能有任何游离液态水转变成冰。

温度低于或等于 –40℃时，水分子会形成冰核[28]。另外，细胞通常无法承受这种极端脱水，

这不仅影响代谢相互作用，还影响许多分子结构（如细胞膜双层结构和细胞器，甚至影响蛋白质或 DNA 等大分子）。除非能够达到超低温，否则可能会造成不可逆转的破坏[29, 30]：本质上，这是一种"第二十二条军规"式的处境。

冷冻保护剂的存在可以在一定程度上缓解冰核问题，但不能完全消除控制冷却速度的要求。使用液氮蒸汽（LN2）作为冷却剂的低温冷却器促进了 CRSC 的应用[31, 32]。在 CRSC 期间，细胞外结冰本身是必不可少的脱水驱动力。因此，冰的形成可以是朋友也可以是敌人，这取决于位置。

Mazur 的假设表明，细胞内结冰会导致细胞损伤，因此细胞需要最大限度脱水才能消除细胞内结冰的风险[33]（表 56–1）。在最佳缓慢冷却速度 –0.3℃ /min 下，添加冷冻保护剂保护了胚胎的超微结构，允许在超低温降温期间脱水。此时，发生了另一个重要的相变（见下文）——"玻璃化"转变（T_g）。除玻璃化外，不可能有进一步的分子变化，因此卵裂球的所有成分在很长一段时间内"稳定"，其跨度至少在几十年甚至上百年间。

表 56–1　Mazur 的双因素损伤假说[22, 34]
• Mazur 的损伤因素 1 与非常缓慢的冷却速度（比最佳速度慢得多）相关。这样，胚胎将长时间暴露在与冰相关的极度脱水环境中。即使存在冷冻保护剂，在达到 T_g 的安全性之前，也会发生致命伤害
• Mazur 的损伤因素 2 与快速冷却速度（比最佳速度快得多）有关，导致细胞内游离水不能响应因冰晶形成而增加的细胞外渗透势，没有足够的时间离开胚胎，因此引起细胞内冰成核，引起细胞损伤

这些描述过分简化了低温保存过程中发生的复杂生物物理过程，其中许多仍有待充分阐明。然而，Mazur 的双因素假设确实倾向于改变过去 30 年中对胚胎 CRSC 的观察结果[22, 34]。该假设还解释了胚胎 CRSC 中一些步骤的基本原理，这些步骤现在已经成为标准

T_g.“玻璃化”转变；CRSC. 控制慢速冷却

如果细胞内脱水对存活至关重要，那么外部介质中冰核形成是关键的一步。这是通过麦管中

"播种冰"的各种机制实现的[22, 35]。为了优化胚胎脱水，细胞内的水需要随着外部冰负荷的逐渐增加而不断被清除[36]（实际上在 –40℃以下）。此时，细胞内几乎完全脱水，因此可以修改 CRSC 程序以更快的速度冷却，使胚胎降到 T_g 以下，这也是临床上常用的一个冷冻方案。

几项研究现表明，温度低于 –100℃对于长期保存冷冻胚胎至关重要[37, 38]。然而，T_g 从 –120℃至 –130℃才能实现真正的长期低温稳定性，即胚胎在包含冰、溶质和冷冻保护剂的低温保存基质中完全固化。用于胚胎储存的液氮温度（–196℃）或 LN2 蒸汽（约 –170℃）温度低于 T_g，为贮存温度的任何微小波动提供"安全保障"（例如，当添加液氮时）。

如果允许较大的温度波动，T_g 提供的保护很快就会失效，这就是为什么胚胎储存温度的检查和记录非常重要。

（七）采用玻璃化冷冻法进行胚胎冷冻保存

对于玻璃化冷冻，超低温和极度脱水对胚胎存活同样重要。60 多年来，人们已经知道，通过使用不同的方法，可以在超低温下完全防止冰核形成[39, 40]。对于普通水溶液，防止冰核形成只能通过以极高的速率冷却（1000℃/min 以下）。由此，水分子即使在通过 T_g 后也保持了液态水的状态特征，从而有效地生成没有任何晶体结构的玻璃化状态。

Rall 和 Fahy[41] 对小鼠胚胎进行了开创性研究，之后冷冻生物学家一直在努力将其发展成为一种冷冻储存细胞的实用方法。他们假设非常高的冷冻保护剂浓度将允许在较低的冷却速度下达到玻璃状态（现在约在 –100℃/min）并提供胚胎在低温储存期间存活所必需的极度脱水条件。然而，冷冻保护剂浓度＞60%w/v 导致的高细胞毒性令人担忧。因此，重点放在确定毒性最小的冷冻保护剂和使用多个冷冻保护剂组合，使其中每个冷冻保护剂都低于毒性阈值[42]。

在玻璃化冷冻中使用无细胞毒性的高浓度冷冻保护剂[43-46] 正在谨慎地应用于人类胚胎冷冻保存。对于传统的冻存管或麦管冷却速度不能满足要求，因此引入了替代装置，例如抽吸吸管和冷冻环，只保存小的液体样本（含有胚胎的样本＜10μl）。这使得胚胎能够达到"玻璃化状态"[47, 48]，胚胎样本有效地"跨越"了水分子在达到 T_g 之前形成冰核的倾向。商用玻璃化冷冻设备的示例如图 56–1 所示。

在过去的 5 年中，玻璃化冷冻在临床胚胎冷冻保存中越来越流行，许多 IVF 诊所现在都使用这种设备[20, 49, 50]。此外，诊所已经逐步改进了玻璃化冷冻方案，使冷冻解冻后胚胎存活率超过 CRSC[51-53]。然而，其中一些比较是回顾性的，很难在这一领域进行前瞻性研究。

玻璃化无须使用梯度降温设备，冷却步骤可以快速进行，避免了缓慢冷却所需的时间。并且，玻璃化冷冻过程需要操作人员更加熟练，特别是在某一天需要冷冻保存几个胚胎的情况下。不过，许多中心已努力提高玻璃化冷冻的成功率[50]。

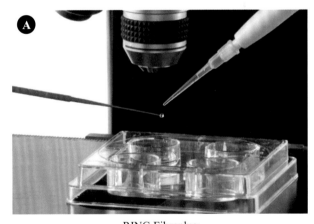

RING Fibreplug

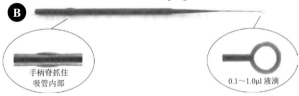

手柄脊抓住吸管内部　　　0.1～1.0μl 液滴

▲ 图 56–1　**A. 向 Fibreplus 上添加胚胎；B. RING Fibreplug**
图片由 CryoLogic Ply Ltd., Blackburn, Victoria, Australia 提供

（八）胚胎解冻方案的重要性

胚胎解冻与冷冻方案同样重要，因为不理想的解冻方法会损伤冷冻保存的胚胎。当低温保存的胚胎在 T_g 温度范围（约 $-120℃$）之上解冻时，高溶质积累可能导致细胞损伤。即使在玻璃化胚胎中，$-110℃$ 以上水分子会开始移动[54]。当胚胎解冻时，任何现存的冰晶都可能生长和重组，这一过程称为奥斯特瓦尔德熟化[55]。冷却过程中形成的许多微小的细胞内冰核中心可以溶解并重新沉积到较大的冰晶上。如果升温速度较慢，冷冻水溶液中更可能出现这种情况[55]，但也可能在玻璃化后发生。在冷却过程中，如果 T_g 温度能够安全通过，则不会立即造成伤害。然而，在解冻期间，如果有可移动的水，冰晶可能会从这些成核中心生长。这一概念被称为"解冻时冷冻"[56]。

与解冻速度相关的生物物理学尚未完全理解[57]。理论上，缓慢的升温可以为渗透再平衡留出时间[3]，因为冰基质首先融化，液态水可用于收缩的细胞。小心控制冷冻保存液的稀释步骤可以防止反渗透和卵裂球的过渡肿胀[5, 58]。在稀释阶段加入渗透缓冲液（如蔗糖）有助于减轻损伤[59]。然而，缓慢升温已被证明会导致囊胚损伤[60]。

对于玻璃化冷冻的胚胎，快速解冻至关重要[61, 62]。在冷冻保护液稀释阶段可能出现渗透性损伤，因为细胞内初始冷冻保护液浓度较高。

（九）冷冻保存胚胎的基本问题

如果胚胎储存温度高于 T_g，则极有可能发生冷冻损耗。因此，考虑到冷冻保存细胞的"产品稳定性"，对其施加"储存保质期"是实用的。例如，美国食品药品管理局（FDA）规定 $-80℃$ 储存的红细胞的保质期为 10 年[63, 64]。

从物理化学的角度来看，只要一直储存在 T_g 以下，不太可能出现与储存时间[65] 相关的细胞损伤。

冷冻保存的胚胎可能会受到储存温度波动的影响，比如，如果补充液氮的时间延迟，或者相邻的样本被取出。例如，储存在冻存架上的"深冷冻"样品可能会受到温度变化的影响，从仓库中取出时，温度在几分钟内从 $-135℃$ 降至 $-60℃$[66]。毫不奇怪，超过 T_g 范围内的重复温度变化对细胞活力产生影响[66]。

一些细胞有从 LN2 到 LN2 蒸汽储存的可能，这是因为人们担心传染源可能通过液氮传播[67]。安全问题与用于胚胎玻璃化的"开放式"设备特别相关，其中样品可能直接暴露于 LN2，因此建议使用封闭胚胎容器[68]。

而液氮蒸汽可提供 -170~$-150℃$ 的储存环境，容器可能发生温度的快速变化，例如当容器打开时。储罐内的铝制冷冻架可作为"冷水槽"提供一定的热稳定性[69]。

然而，在大多数 IVF 诊所中，由于担心液氮蒸汽温度波动，首选的储存方法仍然是浸泡在液氮中。胚胎通常作为小体积样品储存在有护套的玻璃化载杆中（图 56-2），并且不与铝架直接接触，因此不需要铝架的作用。

储存或运输过程中温度波动导致胚胎活力丧失的可能性，特别是玻璃化胚胎，必须由液氮直接引起的交叉感染风险来权衡[70]。在所有情况下，为了优化冷冻保存胚胎的存储，应该制订协议来管理和监测胚胎冷冻情况。

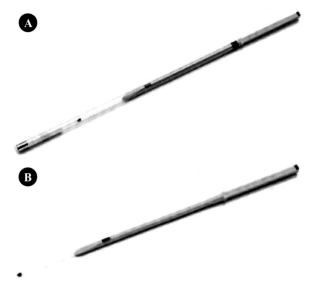

▲ 图 56-2　玻璃化冷冻载杆 Cryotop
图片由 Kitazato Corporation, Tokyo, Japan 提供

二、胚胎冷冻保存的临床应用

本节旨在概述英国一家大型 NHS IVF 中心，并对操作和监管的基本原理进行一些反思。

（一）胚胎冷冻为什么重要

在一家拥有可靠方案和熟练胚胎学家的诊所，研究结果表明，多余的有潜力的胚胎可以安全储存，解冻或升温后不会明显丧失植入潜力[49]。能够成功储存胚胎以备将来使用，增加了患者对单胚胎移植的接受度，这有助于降低多胎妊娠率[71]。

胚胎冷冻保存（即未计划新鲜移植）在患者管理和生育保存方面具有重要作用。胚胎冷冻保存使患者卵巢过度刺激（OHSS）风险得到控制[72]，也使植入前遗传学检测（pre-implantation genetic testing，PGT）服务得以发展。囊胚活检后行玻璃化冷冻；经过检测的胚胎可以在随后的周期中进行解冻并移植，从而有足够的时间进行遗传学检测和患者咨询。

出于医学原因的生育保存是另一个新兴领域。英国生育学会公布了出于医学原因对女孩和成年女性进行生育保护的政策和实践指南[73]。此外，对于化疗/放疗前有冷冻胚胎的女性，FET 后的活产率与年龄匹配的对照组相似[74]。

（二）临床实践中冷冻保存的方式、内容和时间

对于胚胎冷冻保存的实验室方案或政策的选择，没有绝对的共识或规定。虽然各个专业机构已经发布了共识[75, 76]，但 CRSC 和玻璃化冷冻的各种方案仍在广泛使用。Rienzi 及其团队的 Meta 分析[77] 显示，与 CRSC 相比，玻璃化冷冻似乎提供了更好的临床结局，但需要注意的是，在比较临床结局时，证据质量大多较低。

已经制订了胚胎分级以及选择胚胎是否移植和冷冻保存的指南[76, 78]。具有非常严格冷冻标准的诊所往往报告更好的胚胎存活率和 FET 成功率，

但每个取卵周期的 FET 周期也可能更少，因此，与采用更宽松冷冻标准的诊所相比，他们每新鲜周期的累积妊娠率可能更低[2]。

近年来，在临床结局提高的基础上，是否应该对一个生育周期内产生的所有胚胎进行冷冻保存，引发了一场争论[79-81]。然而，在积累更多证据之前，人们对这种方法表示谨慎[82]（表 56-2）[75-77, 83, 84]。

（三）临床中胚胎的解冻

如果一半的卵裂球看起来完好无损，则认为卵裂期胚胎在解冻后存活下来[76]。对于囊胚，至少 75%～90% 的细胞在解冻的胚胎中应该是完整的[76]。

英国临床胚胎学家协会的一份共识报告[75] 强调，解冻方案必须与冷冻保存方案相匹配，跨中心的胚胎移植可能会影响植入能力。这不仅是由于冷冻胚胎转移的风险，而且如果冷冻保存胚胎的同一诊所随后解冻，则最有可能获得最佳存活率。至少，解冻应使用相同的溶液、载体系统和方案。应让患者意识到跨中心转移胚胎会影响临床结局的可能风险[70]。

三、结论

自首次报道 FET 之后成功妊娠和活产以来，胚胎冷冻保存技术和对相关理论的研究在 30 年内迅速发展[85, 86]。从最初被认为是一项研究技术开始，胚胎冷冻保存已成为全球范围内不孕症治疗的主要组成部分。在过去的 10 年里，新的方法，特别是玻璃化冷冻，正在对胚胎冷冻保存技术产生重大影响。然而，日常应用不应脱离技术人员的培训和专业发展，这是临床工作的必要方面。

对胚胎冷冻保存所涉及的所有原理有一个基本的了解是至关重要的，因为每一步都可能影响胚胎存活。最近在一篇编者按[70] 中表达了这些担忧，其中确定了与胚胎冷冻保存相关的特定风险，即非优化程序可能产生负面影响。

表 56-2 胚胎冷冻保存

- 原核阶段（PN）冷冻

  - 选择性 "全胚冷冻" 周期在 PN 使用 CRSC 进行。这项政策在解冻胚胎时提供了灵活性（允许患者利用未来培养技术领域的进展）；最大化 ET 的机会（因为所有受精卵都被冷冻保存）；并且避免了对玻璃化冷冻胚胎的长期稳定性的担忧。虽然受精卵冷冻保存时潜在的胚胎质量尚不清楚，但每个 FET 周期的临床妊娠率与我们的玻璃化冷冻囊胚移植相似（Hunter，未发表的数据）。由于对该方法具有广泛的专业知识和良好经验，缓慢冷冻仍然是首选。此外（也是重要的），通常大量胚胎需要在狭窄的时间窗内冷冻（即 PN 消失之前），这使得在繁忙的实验室中进行玻璃化冷冻很困难

- 早期卵裂（EC）阶段

  - 自从囊胚培养出现以来，低温保存很少在 EC 阶段进行。当进行 EC 冷冻时，尽管比较两种冷冻技术的优越性的证据相对较差[77]，但仍然优先选择慢速冷冻而非玻璃化冷冻。这两种方法均可用于胚胎发育阶段的冷冻保存，具体取决于实验室的操作习惯

- 囊胚阶段

  - 囊胚冷冻保存仅通过玻璃化冷冻进行，没有囊胚腔塌陷，存活率约为 92%，着床率为 30%（与 37% 的新鲜着床率相比）（Hunter，未发表的数据）。一些实验室使用 CRSC 报告了良好的结果，但数量相对较少（M Wood 个人通信）。目前的临床数据可能无法证明囊胚腔塌陷是合理的[83]，数据仍然有限，每个中心都应根据自己的实践和结果对此进行比较

- 储存时间

  - 在英国，胚胎只能在法定期限内保存（在同意时指定，两个配子提供者后续同时同意延长储存时间）。在撰写本书时，由于 COVID-19 大流行，自 ART 周期保存之日起 10 年的标准法定期限已延长至 12 年[84]

英国曼彻斯特 St. Mary 试管婴儿诊所的经验，在此进行 CRSC（用于原核和早期卵裂阶段胚胎）和玻璃化冷冻（用于卵母细胞和囊胚）

CRSC. 控制慢速冷却；ET. 胚胎移植；FET. 冷冻胚胎移植；ART. 辅助生殖技术

第 57 章　青春期前儿童的生育力保存
Fertility Preservation in Prepubertal Children

Leslie Coker Appiah　著

陈世钦　译　黄岩　校

在过去的 25 年里，癌症发病率缓慢上升，2017 年新增病例为 170 万例。在这些病例中，10 270 例发生在儿童人群，70 000 例发生在 15—39 岁的青少年和年轻成人（adolescents and young adults，AYA）[1]。幸运的是，由于早期发现和治疗的进步，癌症死亡率显著下降，儿童人口的 5 年生存率为 80%～85%。不幸的是，AYA 的生存率并没有明显改善，5 年生存率仍保持在 70%[2]。AYA 生存率较低的原因包括肿瘤生物学方面的差异、临床试验较少、缺乏覆盖范围较广的医疗保险以及就业不足和缺乏教育等。尽管如此，到 2020 年，预计将有 50 万儿童时期曾患癌症的幸存者步入育龄期，他们将面临癌症治愈后带给他们的各种影响。因此，癌症幸存者的护理关怀范围应将患者的生活质量囊括在内。在癌症幸存后的生存期中，是否能成为父母是现代公认的一个衡量生活质量的重要指标，幸存者将其描述为生存最重要的方面之一[3]。一项对 1713 名年龄在 18—60 岁的儿童时期癌症幸存者的健康结果的研究结果显示，接受有损生育力治疗的女性中，原发性卵巢功能不全的患病率为 12%。男性的患病率更高，66% 的高危男性经历了生殖细胞功能障碍，12% 的男性经历了间质细胞功能障碍[4]。鉴于这些发现，在给予性腺毒性治疗之前的生育力保存是癌症护理的一个至关重要的方面。

世界各国投入了更多的精力，将各学科结合起来，关注接受了影响生育的治疗的个人生育和生殖健康需求[5, 6]。学科包括妇科学、泌尿学、肿瘤学、内分泌学、生殖内分泌学和不孕症、伦理学，以及各自领域内的基础科学研究团队。对于接受性腺毒素药物治疗的个体，生育力保存的循证实践指南和共识声明现已确立。来自美国临床肿瘤学会（American Society of Clinical Oncology，ASCO）和美国生殖医学学会（American Society of Reproductive Medicine，ASRM）的指南描述了癌症治疗给生育力带来的风险、生育力保护咨询的现状，以及在什么情况下应该提供标准的和研究性的生育力保存[7, 8]。这些指南已经得到了美国妇产科医师协会（American College of Obstetrics and Gynecology，ACOG）、美国儿科学会（American Academy of Pediatrics，AAP）和儿科血液肿瘤护士协会（Association of Pediatric Hematology Oncology Nurses，APHON）的认可[9-11]。尽管这些指南广泛存在，但能记得在接受癌症治疗前讨论其所带来的生育风险的患者数量仅略有增加，从不到 50% 到现在的 60%[12-15]，接受生育力保存治疗咨询的人数范围保持在 2%～50%[16, 17]。患者生育力保存所面临的挑战不在于与指南保持一致，而在于克服生育力保存的障碍。事实证明，这一挑战在选择有限的青春期前人群中更加突出。

在向个人和家庭提供有关生育风险的咨询时，应考虑几个因素，包括年龄、治疗类型、治疗剂量、疾病位置和影响基线生育力的潜在条件。女性出生时有着有限数量的原始卵泡，有

200 万～400 万个。随着时间的推移，主要通过闭锁和排卵，卵泡数量会消耗，约有 400 000 个或 10% 的卵泡保留在青春期[18]。当卵泡数在 50 岁减少到 1000 个时，绝经就接踵而至。健康女性在绝经前约 10 年内生育力自然下降[19]。化疗药物通过破坏细胞分裂来影响生长中的卵泡，导致细胞凋亡和闭经。然而，一旦停止治疗，卵泡生长就会恢复，在大多数情况下，月经会恢复。烷化剂和辐射是非细胞周期特异性的，因此不仅影响正在生长的卵泡，还会损害静息池或卵巢储备。个体年龄越小，治疗前静息池越大，治疗后卵巢储备越高。卵巢储备的减少会导致卵泡加速丧失。因此，尽管个体可能会恢复月经，但卵巢功能不全（以前称为卵巢早衰）可能会显著早于自然生育力下降的预期年龄。卵巢功能不全指的是治疗后 2 年内月经完全消失的急性卵巢衰竭（acute ovarian failure，AOF）。这一定义通常被扩展到 5 年，包括那些在治疗后 5 年内曾恢复月经但随后又停止来月经的人[20]。

男性产生精子的能力几乎是无限的。然而，由于自然流产、晚期胎儿死亡、出生缺陷和后代发育/行为异常的风险增加，男性 45 岁后不孕不育的风险增加[21]。接受烷化剂治疗的男性有最大的不育症风险，接受治疗的霍奇金淋巴瘤患者中，无精子症的发生率超过 90%，这些治疗包括氮芥末、丙卡巴肼和环磷酰胺。在接受 CHOP 化疗方案治疗的男性中有 30% 出现永久性无精子症。在接受减少烷化剂累积剂量的联合化疗的男性中，预计会有超过 95% 的人精子水平正常。骨髓移植中的化疗方案导致超过 95% 的人患上无精子症。接受顺铂和卡铂治疗的睾丸癌患者预计 2 年后精子正常率为 50%，5 年后为 80%[22]（表 57-1）。

颅脑、全身和盆腔照射对生育力有显著的有害影响。在女性中，年龄是其最重要的保护因素，在经历 AOF 之前，青春期前的卵巢耐受盆腔放射（≤15Gy）的剂量高于青春期后（≤10Gy）或成人（≤6Gy）[23]。然而，研究已经证实，低至 2Gy 的

表 57-1　化疗对精子发生的影响	
诊断与治疗	治疗后生育力情况
霍奇金病	
MVPP	无精子症＞90%
MOPP	无精子症＞90%
ChlVPP/EVA 混合	无精子症＞90%
COPP	无精子症＞90%
ABVD	暂时性无精子症，18 个月时恢复正常
非霍奇金淋巴瘤	
CHOP	30% 出现永久性无精子症
VAPEC-B	精子正常＞95%
VACOP-B	精子正常＞95%
MACOP-B	精子正常＞95%
VEEP	精子正常＞95%
多种恶性肿瘤的骨髓移植	
单独使用环磷酰胺	40% 的 FSH 升高
白消安与环磷酰胺	80% 的 FSH 升高
CBV	FSH 升高＞95%
大剂量美法仑	FSH 升高＞95%
BEAM	FSH 升高＞95%
睾丸癌	
顺铂/卡铂	2 年基础治疗后 50% 精子正常，5 年后 80% 正常

MVPP. 盐酸氮芥、长春碱、丙卡巴肼和泼尼松龙；MOPP. 盐酸氮芥、长春新碱、丙卡巴肼和泼尼松龙；ChlVPP/EVA. 苯丁酸氮芥、长春碱、泼尼松龙、丙卡巴肼、阿霉素、长春新碱和依托泊苷；COPP. 环磷酰胺、长春新碱、丙卡巴肼和泼尼松龙；ABVD. 盐酸阿霉素、博来霉素、长春碱和氮烯唑胺；CHOP. 环磷酰胺、阿霉素、长春新碱和泼尼松龙；VAPEC-B. 长春新碱、阿霉素、泼尼松龙、依托泊苷、环磷酰胺和博来霉素；VACOP-B. 长春碱、阿霉素、泼尼松龙、长春新碱、环磷酰胺和博来霉素；MACOP-B. 盐酸氮芥代替长春碱；VEEP. 长春新碱、依托泊苷、表柔比星和泼尼松龙；CBV. 环磷酰胺、卡莫司汀和依托泊苷；BEAM. 卡莫司汀、依托泊苷、阿糖胞苷、美法仑和促卵泡刺激素
经许可转载，引自 Howell SJ, Shalet SM. Spermatogenesis after cancer treatment: damage and recovery. J Natl Cancer Inst Monogr 2005;34:12–17.

卵巢辐射仍然会导致 50% 的卵巢功能下降。盆腔和全身照射子宫 ≥30Gy 会导致不可逆的皮质纤维化损伤，而小剂量辐射造成的损伤可以通过高剂量雌激素治疗纠正[24]。子宫损伤会导致流产、早产和低出生体重婴儿。而在男性中，青春期前状态不是性腺损伤的保护因素。男性生殖细胞对辐射的影响高度敏感，据报道，>1.2Gy 射线照射就会导致不育。间质细胞对辐射更具抵抗力，20Gy以上的射线照射才会导致雄激素缺乏[25]。颅内辐射通过直接损伤下丘脑和脑垂体继而导致性腺激素减退，从而导致男性和女性的不孕不育。虽然卵巢和睾丸功能可能正常，但由于缺乏促性腺激素的刺激，仍需要使用促性腺激素进行辅助生殖技术来受孕。

为了就生育力保存的选择向个人提供充分的咨询，需要准确的风险分层。然而，由于缺乏强有力的幸存者长期随访数据，风险评估极具挑战性。直到最近，这些信息才变得更加可用，尽管不具备所有治疗方案的全面性。目前的风险分层模型将性腺毒性治疗后卵巢完全衰竭的可能性分为低风险 <20%、中等风险 30%~70% 和高风险 >80%[26]（表 57-2）。属于低风险类别的药物包括甲氨蝶呤、长春新碱、放射性碘、蒽环类药物和烷化剂累积剂量总体减少的多药联合疗法。由于烷化剂对性腺的毒性最大，因此基于这些药物开发了风险分层模型。对于量化评价治疗后生育力下降高风险个体，环磷酰胺当量剂量（cyclophosphamide equivalent dose，CED）和烷化剂剂量（alkylating agent dose，AAD）评分系统现在都是公认的方法。AAD 描述了烷化剂对生育力的累积剂量效应，是为晚期效应研究小组进行的两项病例对照研究而开发的[27, 28]。性腺毒性是通过比较研究人群在第一、第二和第三个三分组中的药物剂量分布来确定的，其中最高剂量分布在第三个分组。CED 是后来开发的，因为 AAD 只针对研究人群，不能用于跨人群的比较[29]。在男性中，$4000mg/m^2 \leqslant CED < 8000mg/m^2$ 与伴侣妊娠的危险比（hazard ratio，HR）0.72 有关（CI 0.55~0.95，$P=0.019$）。$8000mg/m^2 \leqslant CED < 12\,000mg/m^2$ 与HR=0.49 相关（CI 0.36~0.68，$P<0.001$）。在相关性中，第三个分组的 AAD 总和表示几乎降低了50%（HR=0.48，CI 0.36~0.65）妊娠的可能性。在女性中，$4000mg/m^2 \leqslant CED < 8000mg/m^2$ 表示非手术提前绝经的相对风险（relative risk，RR）为 2.74（CI 1.13~6.61，$P<0.025$）。$CED \geqslant 8000mg/m^2$ 表示非手术提前绝经的 RR 值为 4.19（CI 2.18~8.08，$P<0.001$）。第三个分组的 AAD 相当于非手术提前绝经的 RR 值为 4.99（2.53~9.84，$P<0.001$）。在临床实践中，当接受 $CED \geqslant 4000mg/m^2$ 或第三分组 ADD 的化疗药物时，应建议个人考虑精子、

表 57-2 生育风险分层		
生育力低 / 不育高风险 > 80%	生育力低 / 不育中风险 30% ~ 70%	生育力低 / 不育低风险 < 20%
• 骨髓移植预处理	• 急性髓细胞性白血病	• 急性淋巴细胞性白血病
• 霍奇金淋巴瘤的烷化剂治疗	• 肝母细胞癌	• 肾母细胞瘤
• 转移性软组织肉瘤	• 骨肉瘤	• 软组织肉瘤：Ⅰ 期
• 转移性尤因肉瘤	• 非转移性尤因肉瘤	• 视网膜母细胞瘤
• 局限性盆腔或睾丸放射治疗	• 软组织肉瘤：Ⅱ / Ⅲ 期	• 生殖细胞肿瘤（保留生育力）
	• 成神经细胞瘤	
	• 非霍奇金淋巴瘤	
	• 霍奇金淋巴瘤烷化剂 TX 交替治疗	
	• 颅脑脊髓辐射 >24Gy	

卵子和胚胎冷冻的标准生育力保存选项。接受 CED 值≥8000mg/m² 的化疗药物的患者还应考虑试验性治疗，如卵巢组织冷冻并抽吸卵母细胞体外成熟，以及当由于时间或成本限制而无法进行标准治疗时的睾丸组织冷冻。

AAD 和 CED 的局限性在于，这些模型仅限于熟知的烷化剂对生育的影响，而不包括范围广泛的性腺毒性未知的新制剂。这些新的药物包括非经典的烷化剂，如替莫唑胺，紫杉烷（包括紫杉醇和多西紫杉醇），酪氨酸激酶抑制药，如伊马替尼，拓扑异构酶抑制药，如伊立替康，免疫疗法，包括贝伐单抗和曲妥珠单抗，以及其中最新批准用于儿童的药物，以及免疫检查点抑制药，如培溴利单抗。历史上导致低生育风险（＜20%）和中等风险（30%～70%）的因素也需要更好地描述，以便进行个性化的风险分层。最终，基于年龄、基线生育状况、卵巢和睾丸生物学中的遗传差异以及接受的化疗和放射制剂的模型将提供对不同治疗和年龄的风险的最佳估计。

一、女性生育力保存的选择

当务之急是在开始癌症治疗之前进行关于生育选择的咨询。一旦化疗开始，就没有标准的选项可用，试验性选项也有限。成年女性生育力保存的标准选择包括成熟卵母细胞冷冻、胚胎冷冻以及卵巢防护和移位。通过射精、睾丸抽吸和提取获取精子进行冷冻以及睾丸防护是男性的标准治疗方法。成人的试验性选择包括未成熟卵母细胞冷冻保存、体外成熟以及卵巢和睾丸组织的冷冻保存。青春期前女童的试验性选择包括未成熟卵母细胞的冷冻保存、体外成熟和体内激活，这是最新的技术。在青春期前的男童中，睾丸冷冻保存是唯一的选择，这是一项试验性的选项[30]。

（一）常规选择

成熟卵子冷冻现在是不孕不育的标准选择，成功率为 35%～60%，这取决于年龄和潜在的不孕

症伴随原因[31]。成熟卵子冷冻保存的好处是不需要伴侣，使其成为儿童和年轻人的可行选择。以往为获取卵子进行促排卵刺激需要 14 天，且患者被要求处于早卵泡期，即月经来潮的 2～4 天。技术的进步现在允许随时开始周期，可能发生在卵泡期或黄体期，平均促排卵时间为 10～11 天[32-34]。

对青春期前个体进行促排卵刺激是不可行的，因为下丘脑 - 脑垂体轴受到负面抑制，直到青春期才被释放，其机制尚未完全了解。然而，全国各地的几个中心已经开始成功地对青春期后早期有急性卵巢衰竭风险的人进行促排卵刺激[35-37]。对青少年进行促排卵刺激需要技巧和敏锐性，因为这些人通常无法耐受经阴道超声，可能需要更高剂量的促性腺激素。经腹部超声通常用于镇静地监测卵泡，经阴道超声用于取卵。更高剂量的促性腺激素可能会增加卵巢过度刺激综合征（ovarian hyperstimulation syndrome，OHSS）的风险，可能会使个人面临液体外渗、高凝和肺动脉栓塞的风险，从而导致癌症治疗的延迟[38]。研究还表明，青春期后个体的卵母细胞产量可能较低。考虑到 25 岁以下年轻女性玻璃化冷冻解冻两个卵子后活产的可能性为 28%，而拥有六个卵子的年轻女性为 31%，因此需要更多的卵子来提高生育率[39]。因此，青少年接受卵巢刺激（ovarian stimulation，OS）的理由必须是获取足够数量的卵子以便以后成功受孕。

由于在制造胚胎中的法律考虑，胚胎冷冻保存是为 18 岁及以上的个人服务的。大多数试管婴儿项目女性年龄上限是 42 岁，因为此后成功率显著下降，35 岁以下的女性平均成功率为 40%[40]。促排卵刺激和取卵需要 10～12 天的时间。胚胎冷冻保存的局限性是需要伴侣或精子捐赠者，而且卵巢功能不能保存。因为胚胎所有权问题的存在，在进行辅助生殖之前，法律咨询和相关文件是必要的。

随着正式的生育保护计划的进展，卵巢移位（ovarian transposition，OT）越来越多地被使用。卵巢功能保存的成功率很高，达 65%～95%，这

取决于所使用的放射治疗方式。特别是，Meta 分析表明，盆腔近距离放疗和体外放射治疗中的 OT 分别有 94% 和 65% 的卵巢保存率[41]。对 OT 的担忧包括血流丧失和因卵巢位置转位而受孕困难。因此，建议保持卵巢和输卵管之间的关系，以最大限度地减少不孕的风险和体外受精的需要。没有必要将卵巢移位回骨盆，妊娠可以通过自然受孕和更常见的试管授精实现。卵巢防护包括在盆腔放射期间阻断卵巢。这项技术的成功率被严重低估了，但散射效应仍然是一个令人担忧的问题。这在一定程度上可能是因为同时进行化疗，使得很难区分这两种治疗方法对生育的影响。

（二）试验性选择

试验性选择包括卵巢组织冷冻、未成熟卵母细胞冷冻、促性腺激素释放激素激动药（GnRHa）抑制卵巢和卵巢组织体内激活。卵巢组织冷冻保存（ovarian tissue cryopreservation，OTC）是目前最成功的跨年龄组生育力保存的试验性疗法，组织移植后临床妊娠率为 57.5%，活产率为 37%[42, 43]。虽然卵巢组织获取作为一种外科手术风险并不高，但对于哪些人应该进行 OTC 仍存在一些争议。自 1996 年以来，欧洲一直采用恶性疾病下卵巢组织冷冻保存的爱丁堡标准[44, 45]。根据该标准，当癌症治疗后性腺功能衰竭的风险≥50%、此前未接受高性腺毒性化疗、无手术禁忌证和感染血清学阴性时，推荐采用 OTC。卵巢组织冷冻保存也提供给患有非恶性疾病、性别差异和性别多样性的个体，以及那些有加速卵泡丢失的遗传易感性的个体。在美国，传染病血清学并不是 OTC 的禁忌证，可对需要储存的传染性样本进行储存隔离。目前，全球有 130 例源自卵巢组织冷冻保存的活产[46, 47]。获取卵巢组织时的年龄从青春期到 35 岁左右不等，有 2 份报道称，在月经初潮之前接受 OTC 的人中有 2 例活产。一个人处于青春期前，另一个人处于青春期[48, 49]。接受 OTC 手术的患者既有通过自然受孕妊娠的，也有辅助生殖技术实现妊娠的。

鉴于这项技术已被证明是成功的，一些研究人员建议不再将 OTC 视为试验性的。移植的组织已经被证明可以存活长达 10 年[43]。

获取的未成熟卵母细胞通过体外成熟（in vitro maturation，IVM）和冷冻保存是一种诱人的试验性治疗，因为它不需要促排卵刺激，也不需要伴侣。与卵子和胚胎冷冻类似，这是一种涉及镇静的外科手术，不能保存卵巢功能。卵泡在月经周期的卵泡期和黄体期都可进行抽吸。未成熟卵母细胞冷冻保存的主要局限性是，由于缺乏促排卵刺激，可能抽吸到的卵泡极少。IVM 已被证明在多囊卵巢患者中是成功的，活产率为 20%～35%[50-52]。随着 OTC 的出现，获取未成熟卵母细胞，并在采集卵巢组织时进行体外成熟和冷冻，现已得到广泛应用。人们仍然担心，从青春期前卵巢提取的卵泡 IVM 不适合受精，这是因为存在异常的不生长卵泡，体外生长和成熟缓慢。令人安慰的是，卵巢组织移植时这些卵泡显示出生长和获得成熟复合体的能力[52]。

GnRHa 疗法用于卵巢保护一直是最有争议的试验性选择。原因包括在研究中使用不同的激动药，以及大多数回顾和前瞻性研究追踪期较短，以及不准确的生殖力指标，如月经功能恢复、卵泡刺激素和雌二醇水平。最近的研究承认，尽管月经、卵泡刺激素和雌二醇可以反映当前的卵巢功能，但这些指标并不能预测未来的功能或生育和活产的可能性。目前文献中推荐将妊娠和长达 3 年的随访期作为最终指标，认为这更准确地反映卵巢功能[53, 54]。在一个包含了 29 项随机对照试验的 Meta 分析中，10 项符合纳入标准，最终分析显示 GnRHa 治疗后卵巢功能保留 OR=1.83（1.34，2.49）[55]。大多数研究都是在乳腺癌人群中进行的；因此，只有在与患者就 GnRHa 疗法的各项利弊进行明确和透明的讨论后，才能在其他癌症人群中使用 GnRHa 疗法来保护卵巢。GnRHa 疗法通常用于癌症治疗期间的月经抑制，并且不良反应较少，如潮热、易怒和骨密度降低，所有这些都可以通过加用醋酸炔诺酮或雌二醇来改善[56, 57]。因此，人们可能会被告知，他们正在接受 GnRHa 治疗以抑制月经的时候可能会存在卵巢保护的次要好处。此外，更新的 ASCO 指南反映了当前的知识，即"当成熟的生育力保存方法，如卵子、胚胎或卵巢组织冷冻保存不可行时，可以向患有乳腺癌的年轻女性提供 GnRHa 疗法，使因化疗引起的卵巢功能不全发生的可能性稍微降低"[58]。

卵巢组织体外激活技术是各种原因导致的 POI 患者的最新试验性选择[59]。到目前为止，这些研究是在被诊断为特发性 POI 的女性身上进行的，还没有扩展到癌症幸存者。在获取卵巢组织后，需将卵巢条状组织碎成立方体。然后用磷脂酰肌醇 3K（phosphatidylinositol 3 K，PI3K）刺激卵巢立方体。然后将 PI3K 刺激的立方体进行自体移植，然后用促性腺激素刺激卵巢、取卵和试管授精。其作用机制是通过 PI3K 刺激促进原始卵泡的生长和通过卵巢立方体促进次级卵泡的生长。到目前为止，通过这项技术，已有 4 名活产婴儿成功降生。

二、男性生育力保存选择

（一）常规选择

精子库是男性生育力保存的唯一常规选择。年仅 11 岁的年轻男性个体是可以产生精子的（Tanner 分期Ⅱ～Ⅲ期）。对于不能提供标本的男性，可以通过射精或在振动刺激辅助和电射精或睾丸精子抽吸或睾丸组织活检来获取精子[60, 61]。电射精是在麻醉下通过在直肠内放置探头并传输模拟前列腺和精囊的电流来产生射精的[62, 63]。不良反应包括直肠灼热和疼痛。睾丸精子抽吸术（testicular sperm aspiration，TESA）、睾丸取精术（testicular sperm extraction，TESE）和显微取精术（microdissection testicular sperm extraction，Micro-TESE）的成功率分别为 15%～50%、20%～60% 和 40%～67%。

（二）试验性选择

治疗前的试验性选择是通过冷冻保存睾丸组织或睾丸细胞悬液而存在的，包括自体 SSC 移植、睾丸组织移植（自体移植）和体外精子生成。从睾丸或采集的睾丸组织中提取的精子可以用酶消化和冷冻保存。在青春期前的男孩中，没有成熟的精子可供采集；然而，精原干细胞是存在的，并可用于试验性治疗。根据 IRB 批准的方案，青春期前睾丸组织冷冻保存方案可以提供给从出生到 13 岁的男性（根据 Tanner 分期Ⅲ期）。青春期前男孩的睾丸冷冻保存是一项未经验证的技术，但研究表明，未来有可能产生可存活的精子[64]。用于睾丸组织采集的活检术需切除高达 25% 的睾丸实质。急性白血病未缓解时，不应考虑睾丸活检，因为在活检时，理论上存在将白血病细胞引入睾丸的风险。值得注意的是，目前尚不清楚最初化疗后精子完整性的持续时间[65-67]。因此，护理的标准是在开始治疗之前收集精子或组织，以确保样本数量，并将可能导致妊娠丢失和（或）出生缺陷的精子损伤的风险降至最低。治疗期间的实验性选择包括放射治疗期间的睾丸屏蔽防护和暂时性的性腺移位。睾丸移位的位置包括骨盆或会阴放疗前的前腹壁[68]。用促性腺激素激动药抑制男性性激素用于生育力保存并不利于精子发生的恢复，因此不推荐使用。

三、决策与伦理

当照顾孩子时，因为孩子对共同决策的贡献得到了重视，医生 – 患者的二元组合变成了三元组合。了解这一人群中的决策和伦理考虑是有必要的，特别是涉及参与试验性研究[69]。共同决策时需要使用儿童和家庭能够理解的术语，并尊重可能存在的价值观上的差异。需要时间来充分了解治疗方案以及短期和长期影响。在对儿童实施试验性方案之前，伦理学家的参与使其能够深思熟虑地考虑研究、批准和招募方面的潜在挑战，这些挑战可能会提前地得到解决。有知情同意能力的较低年龄为 9—10 岁，大多数当局认为，9 岁以下的儿童不能参与知情同意。10—12 岁的儿童可以提供口头同意，而 12—17 岁的儿童通常需要为试验性研究提供书面同意。最近的作者对青少年知情同意的概念提出质疑，建议 12 岁及以上的儿童可以提供书面同意[70]。儿童参与同意过程中的生活服务可以缓解其焦虑，提高儿童 – 家长 – 医生模式的体验。

四、生存

美国国家癌症研究所（National Cancer Institute，NCI）将癌症幸存者定义为从癌症诊断到生命平衡期间的个人，包括无癌生存、慢性或间歇性疾病以及姑息治疗[71]。因此，在诊断时，生存护理应纳入个体的护理连续体。生存的生育力和生殖方面包括治疗后的生育评估、激素缺乏、骨盆辐射的后遗症和受孕时间。

（一）卵巢储备的评估

对接受癌症治疗的女性童年幸存者的卵巢储备评估仍然是一个有争议的领域。基础窦卵泡数（antral follicle count，AFC）是最可靠、最直接的卵巢储备指标，它是通过经阴道超声将双侧卵巢 2~10mm 的卵泡数平均得到的。因此，在不能耐受经阴道超声的青少年中获得 AFC 是具有挑战性的。AFC<5 被认为是卵巢储备减少[72]。抗米勒管激素（anti-Müllerian hormone，AMH）血清检测是一种间接测量卵巢储备的方法，因此比 AFC 应用更广泛。AMH 具有双峰表达，出生后水平下降，4 岁时上升，8 岁时再次下降。然后水平第二次上升，到 25 岁时到达平台期，水平开始缓慢下降直到更年期[73]。AMH<0.5ng/ml 与即将发生的早绝经一致，预示着卵巢对卵巢刺激的低反应性。0.5~1.0ng/ml 的数值表明卵子供应有限，储备减少，生殖窗口缩短。正常的参考范围在 >1.0ng/ml 至 <3.5ng/ml，AMH 升高 >3.5ng/ml

通常与多囊卵巢综合征和 OHSS 的风险一致[74]（表 57–3）。尽管卵巢储备减少的界值已经确立，但 IVF 后 AMH 预测活产的准确性仍然很差[75]。

表 57–3　抗米勒管激素（AMH）与卵巢储备

AMH(ng/ml)	临床情况	影　响
极低（0.5）	即将到来的早绝经	预测卵巢对刺激的低反应
低（<1.0）	有限的卵子供应	缩短的生殖窗
中间范围（1~3.5）	正常范围	高危化疗考虑生育力保存
升高（>3.5）	多囊卵巢或多囊卵巢样卵巢	卵巢过度刺激的风险

Elchuri 等是首次尝试描述 AMH 在儿科人群癌症治疗后的效用的[76]。他们根据年龄将 AMH 水平分层为第 5、第 50 和第 95 个百分位数，以提供一个诺模图来定义卵巢储备减少。在这个分层模型中，卵巢储备减少被定义为 AMH 小于第 5 个百分位数。相反，评估治疗前 AMH 水平作为治疗后卵巢功能的预测指标已被广泛研究。最近的一项研究表明，治疗前 AMH 水平 >2ng/ml 的患者在化疗后以每月 11.9% 的速度恢复其 AMH 水平。AMH<2ng/ml 的个体以每月 2.6% 的速度恢复[77]。重要的是，AMH 已被证明在月经周期不规则之前和 FSH 水平升高之前降低[78]。

研究表明，确诊后 5 年以上有自然月经的儿童癌症幸存者，过早绝经的风险是正常的 13 倍。进一步的研究表明，这些幸存者的妊娠率显著降低，38%（男性 30%，女性 46%）报告妊娠，而对照组为 62%。约 13% 的幸存者需要超过 12 个月的尝试才能妊娠，相比之下，同胞对照组的这一比例为 8.3%[20, 79]。

目前还没有指南建议根据治疗前的 FSH、AMH 或 AFC 值来进行生育力保存，或者在没有卵巢功能不全的临床迹象的情况下进行治疗后的监测。儿童肿瘤学小组建议对所有接受潜在性腺毒性方案治疗后的青春期后个体进行转诊，即使没有任何 POI 的迹象或症状，以对未来的生育力进行评估，以及转诊那些需要 HRT 进行青春期诱导的 POI 患者[80]。建议检查包括 13 岁时的基础 FSH、LH 和雌二醇，以及月经异常和雌激素缺乏体征者的基础 FSH、LH 和雌二醇[81]。AMH 检测尚未被认为是年龄小于 25 岁的个体的标准检查；然而，几位作者描述了一种应用治疗后 AMH 的算法。Dillon 等证实，治疗前 AMH 水平＞2ng/ml 的患者在化疗后以每月 11.9% 的速度恢复其 AMH 水平。AMH＜2ng/ml 的个体以每月 2.6% 的速度恢复[77]。Guzy 和 Demeestere 建议在癌症治疗前进行 AMH 基线检测及每年行 AMH 检测评估卵巢储备，以跟踪下降的速度。当 AMH 低于正常年龄水平或个人希望生育力保存时，应转诊至 REI 进行生育预处理[82]。鉴于 AMH 已被证明在月经周期不规则和 FSH 水平升高之前已降低，每年监测 AMH 和 FSH 是一种合理的方法，如果 AMH 低于年龄参考范围或 FSH＞10，则转诊至 REI[78]。

（二）睾丸储备的评估

睾丸功能的评估包括评估生精小管内生殖细胞的生精作用和间质细胞产生的睾酮。如前所述，与间质细胞功能相比，较低的化疗剂量就会损害生殖细胞功能。精子发生的评估通常不是在儿童时期进行的；然而，精液分析可以在青春期后的任何年龄进行。研究一致表明，盆腔放疗和化疗后恢复的时间为 12～72 个月[25, 83]。因此，在实践中，精液分析通常被保留到个体对受孕感兴趣，并且至少在治疗后 12～24 个月进行。COG 长期随访（long-term follow-up，LTFU）指南建议每年通过勃起、夜间遗精和性欲等指标来评估青春期开始及节律和性功能[80, 84]。体格检查应包括 Tanner 分期和通过 Prader 睾丸计测量睾丸体积。建议在 14 岁并且有青春期延迟或停滞和（或）睾酮缺乏的临床体征和症状时评估基线睾酮。最近，有证据

支持 AMH、抑制素 B 和睾丸体积对青春期障碍和原发性睾丸损伤的早期诊断是有用的[85]。睾酮过低的症状包括性功能、体质和认知障碍（表 57-4）。低睾酮水平的长期后果包括与睾酮水平正常的男性相比，死亡风险估计增加 1 倍[86]。激素替代疗法通常由儿科或成人内分泌科或生殖泌尿科医生提供。建议当总睾酮低于 230～300ng/dl 和（或）游离睾酮为 5～9ng/dl 时，对个体进行激素替代治疗[87]。需要进行密切监测，以评估青春期诱导或青少年和年轻成人对睾酮替代疗法的反应。

表 57-4 睾酮过低的症状		
性 功 能	体 质	认 知
• 性欲减退	• 贫血	• 抑郁
• 高潮延迟	• 肌肉减少	• 积极性减少
• 夜间勃起减少	• 骨密度减少	• 整体幸福感下降
• 勃起功能障碍	• 潮热	• 失眠
		• 易怒
		• 嗜睡
		• 短期记忆丧失

（三）生殖健康问题

儿童癌症幸存者的生殖健康问题包括性腺功能不全、不育、骨密度降低和精神分裂症、女性的泌尿生殖系统症状、性功能障碍和移植物抗宿主病（graft-versus-host disease，GVHD）[88]。对女性骨盆进行放射治疗会增加流产、早产和低出生体重的风险。阴道纤维化、狭窄和瘘管形成发生率在 ≥90%～100%[89]。在没有激素敏感型肿瘤的个体中，血管舒缩和泌尿生殖系统症状可以通过激素和非激素治疗来控制。HRT 用于儿童青春期诱导，或作为替代剂量用于经历卵巢功能不全或 AOF 的青少年和年轻人[90]。经皮 HRT 是补充治疗的首选方法，可提供连续的生理性剂量的 HRT，避免了通过肝脏的首过效应[91, 92]。使用孕激素来保护子宫和完成乳房发育通常是具有挑战性的。可供的选择包括每月 12 天，每天持续口服一片孕

激素治疗，或使用左炔诺孕酮宫内用药。目前还没有控制良好的对照研究来比较各种子宫保护方案。然而，左炔诺孕酮宫内节育器已用于治疗子宫内膜增生和防止子宫内膜癌复发[93]。由于大多数儿科癌症的幸存者通常不会患上激素敏感型肿瘤，非激素和研究性治疗如脱氢表雄酮、选择性雌激素受体调节药奥培米芬和二氧化碳激光通常不适用于儿科人群。

女性干细胞移植（stem cell transplantation，SCT）后的生殖系统移植物抗宿主病（GVHD）备受关注。生殖系统 GVHD 常合并全身疾病，发病率为 25%～49%。典型的分布是 68% 的会阴和 28% 的外阴阴道，通常在 SCT 后 7～10 个月发病。晚期疾病可在 1～2 年后发生，复发率未知。GVHD 的表现包括外阴发红、糜烂、溃疡和裂隙以及外阴腺的压痛，如果不治疗，最终会形成瘢痕[94, 95]。这是与生殖器萎缩相比，生殖器萎缩表现为淡粉色的阴道组织，接触时容易出血，阴唇细薄，可能融合。建议对所有异源 HSCT 患者进行 GVHD 的早期评估，以早期诊断和预防阴道狭窄和缩小。阴道狭窄可通过扩张器治疗或手术修复。治疗应主要包括局部免疫抑制药，如皮质类固醇、他克莫司或环孢素。局部使用雌激素可作为伴随的雌激素减少症状的对症治疗，但不应被视为一线治疗[96, 97]。

对癌症治疗后的青少年幸存者应进行性功能障碍评估，方法与成人类似。有针对男性的成熟的筛查工具，但没有针对女性的黄金标准筛查工具；因此，可以建议使用多种工具[98]。筛查阳性后，应将患者转诊给这一领域的治疗专家。研究表明，青少年癌症幸存者和他们的同龄人一样对性行为感兴趣，从事危险性行为的比率相当于同胞对照组[99]。重要的是要认识到，由于计划生育咨询的性质，个人通常将"不孕风险增加"等同于"不孕"，而不考虑避孕。因此，在治疗期间和生存期间评估性活动和避孕需求是至关重要的。

五、结论

癌症治疗的进步极大地改善了被诊断患有癌症和其他威胁生命的疾病，且目前正在接受化疗药物治疗的人的未来前景。幸存者需要并且期待与这些突破相称的生活质量。在关注改善幸存者的心脏、肾、肺和神经功能的同时，也必须继续关注治疗后的生育问题。对患有癌症的青春期前儿童的治疗方案必须是全面的，包括生育力风险评估，尽可能地实施生育力保存方案，评估 HRT 治疗前后的性腺功能，并注意通常被低估的生存中的生殖问题。消除障碍的干预措施包括父母的意识、提供知识、转诊地点数量增加、立法努力涵盖生育保护治疗，以及降低总成本。通过这样做，我们为癌症患者日后的生育提供了一个机会，这将是癌症治疗领域的巨大成就。

第58章 有不育风险的青春期前男童的生育力保存

Fertility Preservation for Prepubertal Boys at Risk of Infertility

Rod T. Mitchell　Federica Lopes　著

陈世钦　译　　黄岩　校

对于有不育风险的青春期前男童，目前还没有生育力保存的明确选择。这些个体未来生育的可能性取决于精原干细胞在青春期前睾丸中的存活情况。这些干细胞最终将在青春期精子发生阶段开始后产生成熟的配子。在这一章中，我们将描述青春期前睾丸发生的重要变化，以及在此期间生育力可能受到损害的临床情况，特别是儿童时期癌症治疗的影响。我们将讨论目前冷冻保存青春期前有不育风险男孩的睾丸组织的选择，以及正在研究的实验方法，作为未来恢复生育力的临床策略。

一、青春期前和青春期男性的睾丸生精上皮细胞

青春期的开始时间在不同的哺乳动物物种中是不同的，灵长类动物的出生和青春期开始之间有明显的间隔。在人类中，青春期通常从9—13岁开始，持续2~4年，然后才能达到完全的性能力成熟。在这个漫长的青春期前，睾丸体积保持相当恒定（从出生到10岁时为0.57~1.5ml）[1]，这导致了普遍认为的假设，即这一时期代表着一个静止期。然而，几项研究表明，儿童的睾丸组织远非处于休眠状态[2,3]，尽管在此期间发生的细胞和分子修饰的确切细节需要进一步研究。

出生后睾丸发育的第一个重要时期发生在生命的头6个月，即所谓的"小青春期"，此时可观察到支持细胞数量增加了6倍，生殖细胞数量增加了3倍[4]。这导致睾丸体积加倍，尽管临床评估似乎无法检测到这种增加[5]。最近，据报道，大多数睾丸的最初生长发生在出生后的前4周内[3]，这可能是激素适应宫外生活的结果。在出生时，大多数生殖细胞是精原细胞，在胎儿时期从生殖母细胞分化而来。在婴儿期，生殖母细胞的剩余部分分化为精原细胞，精原细胞是青春期前大部分时期唯一存在的生殖细胞群[6]。

形态研究表明，儿童睾丸中的生精小管为实心索（直径60~65μm）结构，管腔仅在8—9岁左右形成[7]。这些小管主要由未成熟的支持细胞（>90%；每个横切面超过20个细胞）和发育早期的精原细胞组成[8]。

支持细胞不仅是最丰富的，也是儿童时期增殖最活跃的细胞：支持细胞数量的这种指数增长是生精小管长度增加的原因，同时管周肌样细胞的数量和体积也增加。支持细胞的这种增殖在生命的头几个月里较快，在儿童时期较慢[9]。随着生精索的延伸，每横切面的支持细胞数量减少，但每个睾丸的支持细胞总数是增加的。

支持细胞是上皮细胞，需要固定在基底板上，因此，由于它们的增殖，生精管拉长。在儿童时期，由于支持细胞的数量丰富，加上生殖细胞的稀少，似乎形成了一层假复层上皮。由于一个成熟的支持细胞在成年期精子发生过程中只能支持营养一定数量的生殖细胞[10-20]，因此，青春期前的体细胞增殖对未来的生育力具有重要意义[21]。

儿童时期生殖细胞也在增殖，然而，其增殖速度比支持细胞低得多，因此，即使每个睾丸的生殖细胞数量增加，定量研究也显示每个支持细胞或每个小管横切面表达的生殖细胞数量减少[1, 22]。精原干细胞（spermatogonial stem cell，SCC）池是生殖细胞的一个重要亚群。SSC 通过自我更新或分化，导致精子发生。SSC 位于生精小管的基底膜上，周围环绕着支持细胞，其特征在人类中仍然知之甚少[23]。这种独特的细胞群体在其微环境中的维持很可能涉及内在和外在因素。SSC 代表了关键的精原细胞群体，必须在青春期前保存，以便未来有可能生育。

在青春期开始时，支持细胞进入有丝分裂停滞阶段并开始进一步成熟，形成血生精小管屏障并发展细胞质突起[8]，同时生殖细胞开始增殖。精原细胞的增殖是生精小管直径增加的原因，而曲细精管直径的增加又会导致睾丸体积的显著增加，这在临床上是可以观察的。其结果是，支持细胞沿着生精小管呈柱状层分布（每个横截面约 10 个细胞），该阶段生精小管主要由处于不同发育阶段的生殖细胞填充。

虽然早期精母细胞的出现与青春期的开始有关，但在青春期前的睾丸中偶尔可以发现初级精母细胞，在极少数情况下，也可以在 4 岁时就发现精子细胞，尽管在这个阶段不产生精子[7]。这些细胞类型的存在被认为代表了完成精子发生的初步试验，最终以细胞凋亡结束。同样，在青春期开始的头几年，初始几波精母细胞不可避免地退化，只有当细胞死亡减少，再加上增殖率增加，生殖细胞才会逐渐成为能够完成精子发生的细胞[3]。同样，精子的首次出现并不意味着完全的性成熟：整个过程只有在开始 2~4 年后才能实现[8]。

在青春期前，间质中很少有未成熟的间质细胞[2]。然而，在青春期早期，在第二性征发育或任何临床可察觉的睾丸体积增加之前，间质细胞前体将能够对促黄体激素（LH）产生反应并合成睾酮。睾丸睾酮的这种增加与精原细胞的开始增殖

和凋亡的减少、生精管直径的增加、支持细胞的成熟和最终的青春期相一致。

从 9 岁开始，随着睾丸体积的增大，黄体生成素和卵泡刺激素（FSH）开始升高。13 岁以后，激素水平急剧上升，睾丸的大小接近成年 ≥12ml 的最终体积。在青春期前和青春期，高水平的 FSH 和睾酮诱导支持细胞的增殖和成熟（细胞器改变，紧密连接的形成和抗米勒管激素的分泌减少），而间质细胞的增殖和成熟受黄体生成素的控制。在青春期和青春期后早期，精子发生的效率很高，尽管精子异常并不少见。

二、有不育症风险的年轻男性

不育症影响着高达 15% 的育龄男性，其中约 50% 被认为是特发性[24]。对于那些可以确定原因的病例，这可能是在胎儿、青春期前或成年期间发生的事件的结果。男性不育的病因有很多，包括遗传、非遗传因素和环境因素[25]。

虽然大多数患有不育症的男性在成年时确诊，但也有许多与不育症相关的疾病可能在出生时或在儿童时期就被发现。遗传原因，如 Klinefelter 综合征和许多性发育障碍（disorders of sex development，DSD）与生殖细胞发育障碍有关[25]。文献还描述了一种睾丸发育不全综合征（testicular dysgenesis syndrome，TDS），被认为是由于胎儿时期的遗传和（或）环境影响而引起的[26]。除了对生育的影响，TDS 还包括一些相关的异常，包括隐睾症、尿道下裂和睾丸癌。对于这些在成年前生殖细胞发育受损、未能建立正常精子发生的人来说，没有既定的选择来保存或恢复生育力，任何开发这种治疗策略的尝试都需要克服生殖细胞发育的潜在损害。

除了那些因睾丸发育障碍而导致不孕不育的人外，还有一个重要组别患者的不育症是在儿童时期接受性腺毒性治疗的结果。这主要包括儿童癌症患者，在他们中，使用化疗和（或）放射治疗方案是标准做法。在大多数患者中，睾丸功能

在治疗前被认为是正常的，随后不育的风险主要与患者接受的治疗有关，尽管在某些情况下可能有一些潜在疾病的影响[27]。不孕不育的风险在很大程度上取决于他们将接受的治疗类型。

（一）化疗

虽然所有的化疗药物都会影响生育力，但效果会因使用的药物不同而有所不同（表 58-1）。此外，剂量、频率和持续时间也是重要因素[28]。被认为与最高程度的性腺毒性有关的化疗药物包括丙卡巴肼和烷化剂，如环磷酰胺，以及铂类药物，如顺铂[28, 29]。对于儿童时期的环磷酰胺治疗，虽然很明显随后不育的风险存在剂量反应，但尚未确定会导致无精子症的上限累积剂量，或低于此剂量不会发生无精子症的较低累积剂量[30]。

表 58-1　化疗药物的性腺毒性		
	分　类	药　物
高 / 中风险	烷基化剂	环磷酰胺
		白消安
		美法仑
		异环磷酰胺
		丙卡巴肼
	铂类	顺铂
		卡铂
低风险	抗代谢药物	甲氨蝶呤
		阿糖胞苷
		巯嘌呤
	抗肿瘤抗生素	博来霉素
		放线菌素 D
		阿霉素
	长春花生物碱	长春新碱
		长春碱
	其他	依托泊苷
		天冬酰胺酶

（二）放疗

涉及性腺区域的辐射也会导致生精上皮的损伤，这取决于剂量、照射野和分次计划（Mitchell[18] 综述）。而低剂量单次放射治疗 [2～4Gy（Gy 是 GREY 的首字母缩写，即电离辐射的 SI 单位。1Gy 是每千克吸收 1 焦耳的辐射能量）] 可能与精子生成的恢复有关，超过 6Gy 的剂量被证明会导致至少持续 2 年的无精子症，而高达 20～24Gy 的剂量会导致生殖细胞完全凋亡和永久性的无精子症。对于接受分次全身照射（total body irradiation，TBI）治疗的男性，据报道性腺功能恢复的患者不到 20%[31]。

大多数儿童癌症治疗涉及使用多种化疗药物和（或）放射治疗，因此不孕不育的风险取决于整个方案，而不是单个药物。急性淋巴细胞性白血病是最常见的儿科恶性肿瘤，其标准治疗可被认为风险相对较低（不育风险<20%），而用烷化剂治疗霍奇金淋巴瘤被认为是高风险（不育>80%）治疗[28]。虽然在某些情况下，患者最初可能接受低风险治疗，但在复发需要使用高性腺毒性药物治疗的情况下，他们可能随后被重新分类为高风险[32]。这将包括干细胞移植，除了其他几种非肿瘤性慢性疾病外，干细胞移植经常用于复发的儿童癌症。干细胞移植的预处理与生殖细胞衰竭（无精子症风险>85%）的高风险相关，这与所使用的特定方案（例如，白消安或环磷酰胺与 TBI）有关[32]。

对于睾丸发育和功能正常，但有高风险继发不育的患者，例如在接受高性腺毒性治疗之前，可以选择进行睾丸活检和冷冻保存睾丸组织，以备将来临床使用。然而，必须强调的是，这应该被认为是试验性的，因为缺乏使用冷冻保存的睾丸组织恢复生育力的既定临床选择。

三、生育力保存

（一）通过保护青春期前的睾丸保存生育力

生育力保存的一种方法是将性腺留在原位，

并修改治疗方案，以减少性腺毒性药物的使用。这种方法已经在霍奇金淋巴瘤成年男性患者身上得到了证明，在他们中，使用含有丙卡巴肼的方案与使用另一种含有达卡巴嗪的方案进行了比较。接受前者治疗的男性中有 86% 表现出无精子症，而接受后者治疗的所有男性都恢复了精子生成[33]。

在需要性腺毒性治疗的情况下，一种选择可能是联合治疗以保护睾丸。抑制下丘脑 - 垂体 - 性腺轴的激素疗法已被提出。许多啮齿类动物的实验研究证明，激素治疗（如 GnRH 拮抗药、性类固醇）可以保护睾丸免受化疗所致的损害，甚至在化疗给药几周后恢复生育力[34]。然而，这还没有成功地转化到灵长类动物模型，在人类身上的有限证据并不支持这种方法的临床应用[29]。

最近关于粒细胞集落刺激因子（granulocyte colony-stimulating factor，G-CSF）应用的研究表明，在包括恒河猴在内的动物模型中，对生育力有一定程度的保护作用。然而，这种方法也尚未被转化到人类身上[35]。

（二）通过睾丸组织冷冻的生育力保存

有不育症风险的青春期男孩可以选择成熟的精子冷冻保存技术，以满足他们未来为人父母的愿望。然而，对于那些无法提供精液样本的人和尚不可能提供精液样本的青春期前患者，只有实验性的策略来保存他们的生育力。然而，动物研究表明，当冷冻保存的睾丸细胞被移植到绝育动物的生精小管中时，精子发生可以恢复[35]。此外，令人信服的证据表明，通过再次植入冷冻保存的卵巢皮质，成功地恢复了受医源性不孕症影响的 c 成年女性和女孩的生育力[36]，这为开发冷冻保存睾丸组织和细胞的技术提供了支持，为未来可能恢复年轻男性患者的生育力提供了支持。

（三）青春期前男性睾丸组织的冷冻保存

睾丸组织冷冻保存仍然是实验性的，因此应该作为伦理批准的研究的一部分进行。目前，与那些向成年男性、成年女性和女孩提供生育力保存选择的中心相比，只有少数中心制订了冷冻保存年轻男性患者睾丸组织的措施[37]。例如，在瑞士，直到 2013 年，19 个为青春期前女孩进行卵巢皮质冷冻保存的肿瘤中心中，没有中心进行过睾丸冷冻保存[37]。

尽管如此，世界各地越来越多的中心正在冷冻保存青少年和有不育风险的男子的精子样本，其他的中心正在实施他们的研究计划，包括冷冻保存睾丸活检组织。冷冻保存精子是世界各地许多中心的普遍做法，选择冷冻精子的年轻男性数量正在稳步上升。

法国一项超过 40 年的调查显示，18 岁以下患者转诊到精子库的比例有所增加，年龄也在逐渐降低，可以收集精子样本的最年轻患者年龄为 12 岁[38]。2012 年前，在回答欧洲人类生殖与胚胎学会（European Society for Human Reproduction and Embryology，ESHRE）问卷调查的欧洲和以色列医院中，有一半（14 家医院中有 7 家）报告称，它们向有不育症风险的年轻患者提供睾丸冷冻保存，其余医院则计划在未来建立这一系统[39]。在几个国家，向年轻患者提供生育力保存选择的一定程度上的差异性受到了关注[38, 40, 41]。

目前，各方正在作出特别努力，统一和协调临床实践，并加强各中心和国家之间在癌症患者生育力保护方面的知识交流。肿瘤生育联盟成立于美国（芝加哥西北大学），包括来自全球 19 个不同国家的中心，为采用跨学科方法解决肿瘤患者生育问题提供了一个网络平台[42]。

（四）睾丸组织冷冻保存的方法

在极低的温度下（液氮温度 –196℃）保存成熟的睾丸细胞（精子）的效果已经得到了很好的证实。青春期男孩的精子样本通常是通过手淫获得的。精子也可以通过电射精、阴茎振动刺激获得，或者采用更具侵入性的手段，通过外科手术从附睾部或睾丸取出精子，这可以与另一个计划中的程序同时进行[43, 44]。获得年轻患者的精液样本或在睾丸活检过程中发现成熟细胞的情况下，都使用了既定的精子冷冻方案，主要是使用浓度为 6%～15% 的甘油作为冷冻保护剂（图 58-1）。

然而，对于从年轻男孩身上获得的活检组织，收集的睾丸组织中只含有未成熟的精原细胞，已经开发了替代的冷冻保存方案。重要的是，这些新方法旨在保护精原干细胞的生存能力，这种细胞有可能通过重新填充生精小管来恢复精子发生。

目前研究了两种主要的冷冻保存方法：慢冻法和玻璃化法。利用从卵巢皮质冷冻保存女性生育力中获得的知识，青春期前睾丸组织的初始冷冻方法为程序慢速冷冻，这仍然是最广泛使用的方法[45]。冷冻是在计算机控制的设备中进行的，温度以指定的速度降低。时间 - 温度方案通常包括几个步骤，以 1～2℃ /min 的速度冷却，直到达到一定的温度（通常是 -8～9℃），在指定的温度下保持 5min，然后再次冷却，直到组织移动到液氮中（Onofre 等[46]）。

另一种冷冻保存的方法为非温度控制的方法。组织碎片被放入冻存管中，然后置于一个装满异丙醇的小容器中。之后，将冻存管放入 -80℃冰箱中。该系统预计以 1℃ / 分钟的速度降低组织的温度，从而能够估计组织达到 -80℃所需的时间。最终，装有组织的冻存管被转移到液氮中进行长期存储[47]。这种方法耗时较少，避免了购买昂贵设备的经济负担，并有着与慢速冷冻程序相似的结果，这使其在采集点距离组织冻存库较远或在发展中国家很有用。

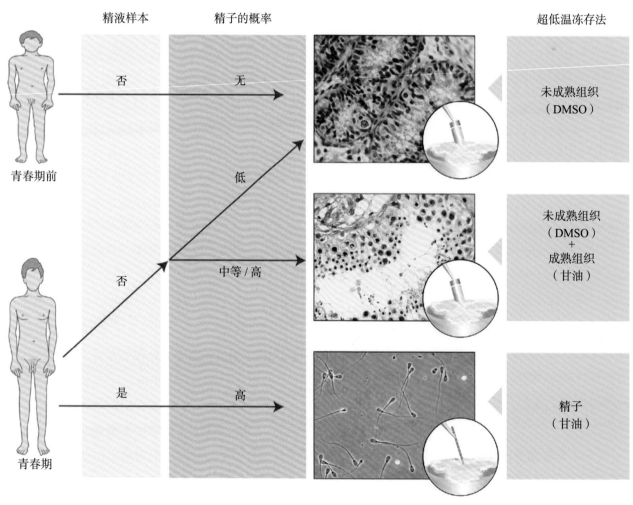

▲ 图 58-1　精子冷冻的精液样本方案
DMSO. 二甲亚砜

玻璃化冷冻是一种超快速的方法，它提供了慢速冷冻法之外另一种选择。快速的冷却速度避免了细胞内冰晶的形成，防止了细胞膜的损伤。玻璃化既可以用作开放的固体表面系统，也可以用作封闭的固体表面系统。

水 – 冰转换是细胞和组织在低温保存过程中经历的最困难的步骤，因此经常使用冷冻保护剂（cryoprotectant agent，CPA）来降低细胞内冰晶形成的温度，并在脱水 / 复水过程中稳定细胞膜，以保持细胞的完整性和细胞与细胞之间的相互作用。

一般来说，与玻璃化冷冻法相比，慢速冷冻法需要的 CPA 浓度更低，因此减少了它们潜在的细胞毒性作用。用于含有未成熟细胞的睾丸组织的主要冷冻保护剂是渗透剂二甲基亚砜（dimethyl sulphoxide，DMSO）（图 58-1）。到目前为止，0.7～3mol/L 浓度的 DMSO 用于冷冻成人组织的效果令人满意，并被证明在保存青春期前人类睾丸组织方面也是有效的[46]。然而，乙二醇也被成功地使用[45]。此外，添加 0.1mol/L 蔗糖（一种非渗透性CPA）似乎可以促进解冻后的精原细胞增殖[48]。

相比之下，玻璃化冷冻需要更高浓度的 CPA，在某些情况下，可以使用混合冷冻保护剂来降低每个单独冷冻保护剂的细胞毒性。虽然在冷冻保存后的青春期前睾丸组织中已经证实了精原细胞的存在，但这些细胞的活力和精子生成及受精能力尚未确定。

（五）睾丸组织冷冻保存的患者选择和知情同意

考虑将睾丸组织冷冻保存的大多数人是那些接受性腺毒性治疗的恶性或非恶性疾病患者[39]。睾丸组织冷冻保存仍然是实验性的，因此这种做法应该作为伦理学批准的研究的一部分开展[27]。

选择患者的标准应明确定义，并取决于各种因素（表 58-2）。患者特定的因素包括一般健康和心理健康。健康状况可能受到潜在疾病或其治疗的影响。具体地说，化疗通常会增加感染和出血的风险，这两者都是睾丸活检手术后并发症的

风险因素。外在因素也可能影响患者的选择。这包括拟计划治疗的性腺毒性风险。

表 58-2　决定青春期前男性睾丸冷冻保存适宜性的因素（包括患者选择的爱丁堡标准）
外在因素
● 专业知识和设施（如临床组织储存设施）
● 睾丸冷冻保存的伦理 / 监管批准
● 治疗开始前的可利用时间
患者选择标准
● 年龄为 0—16 岁
● 高不育症风险（>80%）
● 无法通过手淫获得精液样本
● 既往无临床意义上的睾丸疾病（如隐睾症）
● 适合手术（总体健康，感染和出血风险低）
● 知情同意［父母、患者（如有可能）］
● HIV、梅毒和肝炎血清学阴性

虽然大多数中心只考虑对那些被认为是性腺毒性"高风险"的人进行睾丸活检，但此类情况并不普遍。患者对睾丸组织冷冻专业领域的了解也是一个重要的影响因素，因为目前只有有限数量的中心提供睾丸组织冷冻保存[39]。一个关键的限制因素是可用于进行活检的时间，因为癌症治疗通常在确诊后几天内开始，这意味着在这些患者中，咨询、知情同意和进行活检的时间很短。

遴选标准是经过伦理审查和批准后确定的，应被视为未来讨论、研究和改进的起点。根据爱丁堡性腺组织冷冻保存选择标准（表 58-2），基于几个因素来选择患者，这些因素包括由于治疗而导致不孕不育的"高风险"（>80%）。先前有严重睾丸损伤的患者被认为不适合做这项手术[27]。

重要的是，睾丸组织冻存不应该提供给能够获得精液样本的人，因为精液冷冻后再进行人工授精、体外受精或 ICSI 是公认的保存生育力的方法。因此，对青春期状况的评估很重要。对于成年睾丸体积（≥12ml）的青春期后患者，应考虑通过手淫获得精液样本，而对于睾丸体积≤3ml 的青春期前患者，睾丸冷冻保存是唯一的选择。对

于那些处于青春期中期的人来说，他们不太可能获得精液样本。然而，由于睾丸中可能存在精子，因此可以采用睾丸活检，睾丸组织储存使用两种不同的方法，分别保存精原细胞和精子[39]（图58-1）。

这个进程的一个关键方面是确保充分的咨询和知情同意。所有接受可能影响生育的治疗的个人都应接受有经验的专家的生育咨询，以讨论相关风险，并在适用的情况下列出生育力保存的选择。人们认识到，不同中心提供的生育咨询充分性可能有所不同，即使是现有的生育力保存方法，如精液冷冻保存，为患者提供的咨询服务也可能非常少[49]。对于正在考虑睾丸冷冻保存的患者，除了告知这种形式的生育力保存的实验性质之外，还应该讨论该方案的风险和益处，以及目前尚没有使用组织恢复生育力的可能。

根据知情同意的相关法律要求，必须获得患者的完全知情同意，在患者被认为没有能力知情同意的情况下，应在患者许可的情况下寻求其合法监护人的知情同意，基本原则是保护儿童的最大利益[39]。

四、恢复生育力

（一）从冷冻保存的睾丸组织中恢复生育力

到目前为止，还没有可以使用冷冻保存的青春期前睾丸组织恢复男性生育力的临床应用报告。然而，近年来，已经有使用冷冻保存的卵巢皮质恢复了女性生育力的成功案例，这使得在世界范围内出生了超过 60 个活产婴儿[36]。这包括一个从青春期前女孩身上取出卵巢组织并冷冻保存，然后在成年后移植回患者体内，获得自然妊娠和活产的病例。

这种方法不能直接转化到男性身上，主要是因为青春期前卵巢和睾丸生殖细胞成熟阶段的重要差异，但它确实支持了青春期前男性可能保留生育力的总体概念。事实上，动物模型中的一些实验方法已经验证了几种可能适用于青春期前男

性生育力保存的方法。

（二）睾丸组织移植

动物研究显示睾丸移植成功使生殖细胞分化，由精原细胞分化为能够使卵母细胞受精并产生后代的细长精子细胞[50]。这首先是通过将新生小鼠的睾丸组织移植到免疫缺陷小鼠背部皮肤下来证明的[10]。从那时起，已经成功地使用包括灵长类动物在内的其他几个物种的异种组织进行了移植，产生的精子能够通过 ICSI 授精获得囊胚[10]。

尽管如此，有些物种的异种移植并不成功，最值得注意的是人类。对胎儿、新生儿和青春期前人类的睾丸组织进行异种移植的实验尝试可以使精原细胞分化为早期减数分裂生殖细胞（粗线期精母细胞），但不会进一步分化为单倍体配子[11]。

宿主物种对于睾丸组织成功移植的重要性在绒猴身上已经得到证明。未成熟的绒猴睾丸，异种移植到免疫缺陷的小鼠宿主中，不会导致精子发生；然而，当用绒猴睾丸进行自体移植时，完全的精子生成实现了[12]。这表明人类组织的自体移植可能会成功，尽管异种移植缺乏成功经验。事实上，考虑到对异种移植的潜在担忧，如病毒传播、DNA 损伤和表观遗传修饰，自体移植更有可能成为未来临床应用的可接受方法[29]。

这种方法能否被证明是成功的，在它可以用于临床实践之前，有一些重要的因素应该被考虑在内。首先，尽管组织可能会产生精子，但这不太可能恢复自然生育力，因为移植的组织不会连接到剩余睾丸的生精小管。因此，需要从通过移植而成熟的组织中提取精子，用于 ART。其次，更重要的是，使用这种技术必须避免再次发生恶性肿瘤的可能性。这更有可能成为血液系统恶性肿瘤患者的潜在风险。目前正在进行研究，以制订策略，以确保可以从睾丸组织活检中排除或根除恶性肿瘤的渗透[32]。

（三）精原干细胞的分离与移植

虽然睾丸组织移植不太可能恢复剩余睾丸

的生精功能，但从冷冻组织中移植精原干细胞（spermatogonial stem cell，SSC）可能会提供这样的选择。这在几个动物模型的实验中取得了成功。

从新生小鼠睾丸分离的 SSC 直接注射到生殖细胞切除的小鼠生精小管中，已经成功地产生了能够产生后代的功能性配子[13]。SSC 移植也已经成功地在恒河猴身上进行，产生了能够使用 ICSI 受精的精子[35]。

然而，到目前为止，还没有人描述过这种方法在人类中的成功使用。只有一项研究报告了在患者中使用这种方法[14]。该项研究涉及男性霍奇金淋巴瘤患者（n=11），他们的睾丸组织在治疗前被采集并冷冻保存。细胞悬浮液随后被移植回其中五名男性的睾丸网，但尚未有精子发生恢复的报道。尽管令人失望，但这可能与几个因素有关，这些因素是可能被克服的。首先，采用的冷冻保存方法可能不是保存 SSC 活性的最佳方法。其次，被注射的细胞处于原始细胞悬浮液中，目前尚不清楚样本中有多少 SSC。最后，生精小管定植的效率尚未确定。鉴于 SSC 被认为约占总精原细胞的 1∶3000，这种方法可能需要在移植前进行 SSC 的体外繁殖，此外还需要改进注射技术[29]。

（四）体外精子发生

自 20 世纪初以来，科学家一直在探索从未成熟的男性生殖细胞体外培养精子（Martinovitch，1937；Steinberger 和 Steinberger，1970；Song 和 Wilkinson，2012；综述）[15, 16]；然而，直到最近几年，这才被证明在小鼠模型中起作用[11]。这项研究证明了利用新生（出生后第 6 天）小鼠的睾丸组织在体外可以获得完全的精子生成。在 34℃，5%CO_2 的潮湿环境中，在气液界面的琼脂糖柱上培养睾丸碎片，产生能够通过显微注射使卵母细胞受精并产生存活后代的单倍体细长精子细胞[11]。

尽管佐藤的培养系统取得了成功，但其效率和一致性相对较低，这表明需要改进这项技术，才能将其用于研究哺乳动物的精子发生或转化为人类应用以保存生育力[17]。因此，一些研究致力于改善培养系统[17, 18]。已经确定了几个因素可以提高体外精子生成的效率。这些物质包括褪黑素、卵泡刺激素、黄体生成素和视黄醇[17, 19]。

尽管器官培养代表着一种很有希望的方法，但有几个小组一直在尝试使用永生化的生殖细胞与体细胞支持细胞共同培养来使精子成熟[20]。这些研究表明生殖细胞能够成熟到精子细胞阶段；然而，没有证据表明它们的授精能力[51]。虽然在开发这些技术方面已经取得了进展，但它们还没有被转化为临床应用。只有一组报道了在卵质内注射从减数分裂生殖细胞体外分化的细长精子细胞后的活产[52]；然而，这些结果没有被其他研究小组复制[16]。因此，对此必须谨慎解读。

五、结论

与有不育症风险的青春期后和成年男性的情况不同，这部分人群可以受益于成熟的精子冷冻存储和辅助生殖技术，而旨在保护青春期前男孩生育力的方法还处于早期实验阶段。冷冻保存睾丸组织／细胞越来越多地被提供给特定的儿童，尽管目前还没有证据表明它们未来在恢复生育方面的作用。目前的研究旨在确保睾丸组织的冷冻保存方法是最佳的，确保组织的活性和安全性，以供未来的临床使用。作为正在进行的实验研究的一部分，组织再移植或体外精子发生的方法也在开发中。在几个动物物种中使用这种方法实现了完全的精子发生和产生后代，再加上从成年和青春期前女性移植冷冻卵巢皮质后恢复女性生育力的成功，为未来青春期前有不育风险的男孩保留生育力提供了临床选择的希望。

第 59 章　生育力保存的最新进展
Recent Advances in Fertility Preservation

Shrenik Shah　Wendy Vitek　著
程　怡　译　黄　岩　校

生育力是大多数被诊断患有癌症的年轻男性和女性所关心的问题，因为大多数癌症患者将因为癌症手术、化疗、放疗和延迟生育而面临不孕风险。生育力问题会影响癌症患者的生活质量、癌症相关治疗决策和患者的治疗依从性，甚至可能影响其生存率[1]。因此，生育力保存咨询是年轻男女性癌症患者在癌症综合护理方面需重点关注的一个方面。最前沿的生育力保存技术，如卵母细胞、胚胎和卵巢组织的冷冻保存，给处于青春期前女孩和年轻女性提供了多种生育力保存选择，但因相关技术应用的时间短，这些技术所能反馈的长期效果是有限的。对于大部分男性而言，生育力保存会选择直接将精液冷冻保存，但随着睾丸组织冷冻技术的进步，将为青春期前男孩提供更合适的选择。未来生育力保存技术的发展将进一步加深我们对新型癌症疗法带来的不孕风险的认知，以及为当前生育力保存提供更多具有长期安全性和有效性的技术选择。此外，配子体外成熟技术和人工配子相关研究为无法在癌症治疗前储存配子的癌症患者创造了更多选择[2]。

一、生育力保存咨询服务的进展

不孕风险评估个体化是生育力保存咨询服务水平进步的体现。不孕症所面临的风险取决于多种因素，如癌症类型、癌症治疗方案和患者个人因素等[3]。例如，由生殖器官引起的癌症可能需要进行相应的治疗手术，而这些手术类型会限制患者的生育力，因此临床医生需要根据患者的预后和对未来生育力的意愿为其提供能保存生育力的手术方案[4]。癌症治疗相关因素，如化疗药物种类、药物剂量和多种治疗方式的组合，均应纳入生育力保存风险评估。化疗中的烷化剂和放疗中的盆腔辐射对性腺毒性的影响最大。最后，年龄、性别和遗传因素等个体特征进一步影响了性腺毒性的风险程度。随着年龄的增长，女性的卵巢储备会下降，较低剂量的烷化剂和辐射容易导致卵巢早衰。除了年龄，性别也在一定程度上影响生育力的保存。例如，青春期前男孩比同龄女孩更容易受到化疗和放疗的性腺毒性影响[5]。在遗传因素影响方面，BRCA 基因已被相关研究证明与卵巢储备减少有关，当 BRCA 基因发生突变，将可能导致不孕[6]。将癌症诊断、治疗、年龄和性别等多种因素囊括在内的在线风险评估工具可用于量化评估癌症患者个体化的不孕风险[7]。生育力保存咨询的未来方向将是进一步探讨癌症患者的治疗方案中免疫疗法给患者带来的不孕风险。

二、女性生育力保存的进展

有不孕风险的女性或面临不孕风险的女性可以通过卵母细胞、胚胎和卵巢组织冷冻等技术进行生育力的保存（图 59-1）。卵母细胞和胚胎储存需要进行控制性超促排卵（controlled ovarian hyperstimulation，COH）和取卵手术，而卵巢组织冷冻则需要腹腔镜进行部分或完全卵巢切除术。

合适的手术时机、手术的安全性和手术的成功率是决定采用这些技术中的哪一种的主要考虑因素。

控制性超促排卵方案的逐步完善允许患者在生育力保存咨询后迅速进行卵母细胞和胚胎储存。传统的控制性超促排卵方案从月经周期的早卵泡期开始。根据患者现处的月经周期阶段决定患者开始促排卵周期的时机，完成一个完整的卵母细胞或胚胎的储存过程可能需要 2～6 周，这会导致患者癌症治疗发生令人无法接受的延迟。随机开始的控制性超促排卵方案可以在月经周期的晚卵泡期和黄体期开始，并且研究结果表明随机启动方案与在卵泡早期开始的传统方案具有同等可观的结果[8]。随机启动控制性超促排卵方案可将完成卵母细胞或胚胎储存的时间缩短至 2 周，避免延迟开始新辅助化疗或辅助化疗[9]。对于不能将癌症治疗开始时间推迟 2 周的女性，卵巢组织冷冻保存是另一种可供考虑的选择。卵巢组织冷冻需要进行腹腔镜部分或完全卵巢切除术，而切除术可在放置癌症输液港时进行，以最大限度地降低成本和麻醉风险[2]。对于无法进行卵母细胞储存的青春期前女孩，卵巢组织冷冻保存是其唯一的选择。

卵母细胞、胚胎和卵巢组织储存的安全性是患者和供者最关心的问题。卵母细胞或胚胎储存需要进行控制性超促排卵，对于患有激素敏感型癌症的女性患者而言，她们最关心的问题通常是在刺激周期期间和周期之后遇到的高于生理水平的雌二醇和孕酮含量可能带来严重的后果。此时可以对常规和随机启动的控制性超促排卵方案进行一些调整，以最大限度地降低患者体内的雌二醇和孕酮水平。来曲唑是一种芳香酶抑制药，患者可在控制性超促排卵期间和取卵后立即服用以降低其体内雌二醇水平。与不服用来曲唑的实施控制性超促排卵方案患者相比，接受来曲唑治疗的女性患者可产生同等数量的卵母细胞和胚胎，

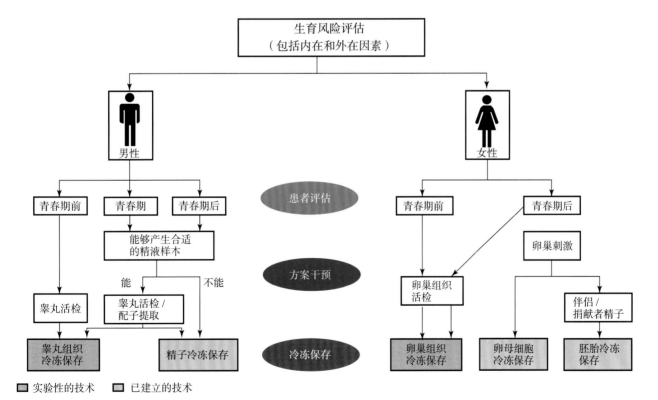

▲ 图 59-1　基于青春期状态的男性和女性癌症患者的已建立和实验性的生育力保存技术

经许可转载，引自 Anderson RA, Mitchell RT, Kelsey TW, Spears N, Telfer EE, Wallace WH. Cancer treatment and gonadal function: experimental and established strategies for fertility preservation in children and young adults. Lancet Diabetes Endocrinol. 2015 Jul;3 (7):556–567.

其血清雌二醇峰值水平显著降低[10]。为了验证来曲唑在控制性超促排卵方案中的安全性，研究人员进行一项比较研究，研究对象是 79 名乳腺癌患者（其中 81% 患有雌激素受体阳性癌症）和 136 名未接受超促排卵的对照患者。该研究的中位随访时间为 2 年，从来曲唑组的 23 个月到对照组的 33 个月不等。在此期间，来曲唑组有 3 例（占比 4%）复发，对照组有 11 例（占比 8%）复发。两组之间的无复发生存率没有显著差异。这项研究不是随机的，因此可能存在选择偏差，但实验组和对照组在年龄和癌症复发的预后标志物等生物学数据接近。尽管业界通常认为治疗后头 2 年内复发风险最高[11]，但尚无长期随访数据证明这种假设。另一个降低雌二醇和孕酮峰值水平的方式是使用 GnRH 激动药而不是使用标准 hCG 扳机来诱导最终卵母细胞的成熟，为取卵做准备[12]。GnRH 激动药触发 LH 激增，但不支持在黄体期持续释放 LH。控制性超促排卵会同时诱导多个黄体生成，缺乏 LH 支持会导致这些黄体溶解。黄体溶解导致取卵后雌二醇和孕酮水平迅速下降，这在不影响卵母细胞或胚胎储存的数量或质量的情况下，最大限度地减少了患有激素敏感性癌症的女性的超生理激素暴露的可能性。这种方法还几乎消除了控制性超促排卵引起的一类罕见但严重的并发症，即卵巢过度刺激综合征（ovarian hyperstimulation syndrome，OHSS）的风险。以目前的研究而言，因考虑到安全性和有效性，卵巢组织冷冻保存被认为暂时是实验性的。腹腔镜部分或完全卵巢切除术允许分离由原始卵泡组成的卵巢皮质组织。皮质组织被解剖成小碎片并冷冻保存。将解冻的卵巢皮质组织自体移植到残余卵巢或骨盆侧壁可使患有各种恶性肿瘤的女性出现自然妊娠和体外受精妊娠[3]。尽管暂时没有出现卵巢组织自体移植后发生癌症复发的病例，但人们担心移植的卵巢组织可能会被癌细胞污染，特别是类似乳腺癌等可转移至卵巢的癌症[13]。原始卵泡体外诱导成熟技术将避免卵巢组织冷冻保存所面临的风险。这种方法已在动物模型中取得成功，但尚未在人类中广泛应用[14]。在未接受卵巢刺激的患者进行部分或完全卵巢切除术时，将同时从卵巢组织中取出成熟卵母细胞和未成熟卵母细胞[15]。成熟的卵母细胞可体外受精并进行了胚胎冷冻保存。未成熟的卵母细胞可以使用含促性腺激素处理的培养基诱导其在体外成熟，通过这种技术将诱导后成熟的卵母细胞进行冷冻保存。对于患有卵巢癌的女性而言，卵巢癌是其实施控制性超促排卵和解冻的冷冻保存卵巢组织自体移植的禁忌证，而这些技术可以使患有卵巢癌的女性完成妊娠并实现活产。虽然这些案例证明了这种方法可以帮助妊娠并实现活产，但由于卵母细胞恢复的效率尚不清楚，这种选择并未受到广泛应用。

对于化疗前进行卵母细胞、胚胎和卵巢组织冷冻保存的癌症女性而言，活产率代表了生育力保存的成功率，但这方面的临床数据是有限的。临床医生通常会根据癌症女性在卵母细胞或胚胎储存时的年龄提供其获得活产机会的建议，活产机会是从因不孕相关诊断而接受体外受精（in vitro fertilization，IVF）的女性推断出来的[16]。在一项包含 309 例病例的 Meta 分析中显示，卵巢组织冷冻保存和随后进行自体移植的活产率为 57.5%，其中 78% 患者被诊断为恶性肿瘤，卵巢组织的冷冻保存的平均年龄为 29.3 岁，自体移植时的平均年龄为 33.0 岁[17]。已有案例报道表明青春期前卵巢组织冷冻保存和随后的自体移植可使患者成功妊娠[18]。生育力保存技术的未来发展方向将从癌症患者角度出发，探讨原始卵泡的体外成熟、从原始生殖细胞或多能干细胞分化发育成人工配子，同时收集临床数据反映女性卵母细胞、胚胎和卵巢组织冷冻保存的长期安全性[2]。

三、癌症治疗期间卵巢保护的研究进展

维持卵巢的内分泌功能以及生育力对于患有癌症的育龄女性的生活质量和整体健康非常重要。已有学者提议在化疗期间使用 GnRH 激动药联合

治疗以保护卵巢。化疗中如环磷酰胺等药物可诱导生长中的卵泡凋亡，从而减少雌二醇和抑制素 B 的负反馈，导致促卵泡激素（follicle-stimulating hormone，FSH）驱动的卵泡募集增加和卵泡加速生长。有学者提出关于 GnRH 激动药通过几种机制来保存卵巢储备的假设。长效 GnRH 激动药在给药后 7～10 天诱导 FSH 产生下调，从而抑制下丘脑 – 垂体 – 卵巢轴。血液循环中较低的 FSH 水平减少了由 FSH 驱动的卵泡募集介导的卵巢储备的加速损失。另一种可能的保护机制是 GnRH 激动药减少卵巢灌注，减少化疗药物向卵巢的输送。GnRH 激动药与其诱发的低雌激素状态相关的不良反应包括潮热、阴道干燥和骨质流失。醋酸炔诺酮是一种具有雌激素特性的孕激素，已被证明可以保持骨质量并显著减少血管舒缩症状而不增加阴道出血率，但可能不适合患有激素敏感型癌症的女性。对于化疗期间给予 GnRH 激动药的女性癌症患者群体，鉴于开展能够比较和跟踪生育率等长期结果的研究具有一定的难度，因此与生育率相关的结果，如生育力、流产率以及与联合治疗后的孕产妇和新生儿结局等相关的数据有限。因此，大多数 GnRH 激动药联合癌症化学治疗的研究旨在表明化疗后 1～2 年月经恢复率或卵巢早衰率的差异。最近的研究选择卵巢储备标志物如抗米勒管激素（anti-Müllerian hormone，AMH）和窦卵泡计数（antral follicle count，AFC）的变化来作为检测卵巢储备减少的标准。迄今为止，已发表了 12 项关于乳腺癌女性的联合 GnRH 激动药与化疗或单独化疗的随机对照试验。最近的一项 Meta 分析发现，与单独接受化疗的女性相比，在化疗期间接受 GnRH 激动药联合治疗的乳腺癌女性发生卵巢早衰的概率显著降低，GnRH 激动药联合治疗的优势比（OR）为 0.34，95%CI 为 0.025～0.46，P 值为 0.026[19]。尽管在化疗期间与 GnRH 激动药联合治疗的乳腺癌女性卵巢早衰可能减少 34%，但美国生殖医学学会（American Society for Reproductive Medicine，ASRM）　和

美国临床肿瘤学会（American Society of Clinical Oncology，ASCO）均未推荐 GnRH 激动药联合治疗作为女性癌症患者保存生育力的主要手段，可能是由于有限的疗效和数据的局限性[20, 21]。两个学会都建议将 GnRH 激动药联合治疗作为生育力保存的一种补充手段，但不能代替卵母细胞、胚胎或卵巢组织冷冻保存。卵巢保护的未来发展方向将包括进一步了解 GnRH 激动药是否可以保护除了乳腺癌以外癌症治疗的女性的卵巢功能，以及开发可防止卵泡丢失而不与癌症治疗手段发生相互作用或冲突的生育保护药物[2]。

四、男性生育力保存的研究进展

对于有不孕风险或风险不确定的青春期后男性，精子冷冻保存是一种生育力保存选择（图 59-1）。如果一对夫妇有兴趣在短期内受孕，也可能需要精子冷冻保存，因为大多数专家建议在化疗或放疗后男性患者至少等待 9～12 个月再尝试妊娠[22]。理想情况下，精子冷冻应选择在癌症治疗开始之前或之后不久进行。能够手淫和射精的男性可以提供新鲜的精液进行冷冻保存。如果男性患者存在精液收集困难，可以尝试辅助射精方法，例如阴茎振动刺激或电击射精。另一种选择是附睾抽吸或进行睾丸精子提取术（testicular sperm extraction，TESE）以获得精子进行冷冻保存。据报道，TESE 可以在睾丸癌男性（根据射精样本判断为无精子症）进行睾丸切除术时进行，此途径冷冻保存的精子复苏率很高[23]。冷冻精子的成功受精率取决于许多因素，包括解冻后的运动计数，和样本选择哪种授精方式，即体外受精或卵质内单精子注射（intracytoplasmic sperm injection，ICSI）。因男性癌症指征而接受 IVF/ICSI 的夫妇的活产率据报道高于因其他指征而接受 IVF/ICSI 的夫妇[24]。

睾丸组织冷冻保存是无法获得精子的青春期前男孩的一种实验性选择[2]。睾丸组织可以通过睾丸活检获得，获得的组织和精原干细胞可以冷冻

保存。将来，希望睾丸组织可以自体移植以恢复患者的生育力，或可能进行体外诱导成熟以产生足够量用于 IVF/ICSI 的精子。目前，这两种方法都没有尝试用于人类的生殖系统。男性生育力保存的未来进展将包括通过安全的睾丸组织自体移植、体外诱导精原干细胞成熟或来自精原干细胞或多能干细胞的人工配子为青春期前男孩提供更多可行的生育力保存选择。

五、结论

通过随机启动的和改良的控制性超促排卵方案用于卵母细胞和胚胎冷冻保存、用于自体移植的卵巢组织冷冻保存和化疗期间联合 GnRH 激动药治疗，为患有癌症的女性提供了多种安全有效的生育力保存选择。卵巢组织冷冻保存并在以后进行自体移植是青春期前患有癌症的女孩的一种选择。患有癌症的男性可以通过手淫、辅助射精或手术提取精子等方式进行精子冷冻保存，以供将来通过 IVF 或 ICSI 进行授精。可以为患有癌症的青春期前男孩提供睾丸组织冷冻保存作为实验性的生育力保存选择。了解癌症治疗相关的不孕风险以及研究其长期安全性的结果和数据将促进生育力保存咨询的发展与完善，而体外诱导生殖细胞成熟、人工配子、人工受精卵和生育力保护药物的发展将提供更多类型生育力保存方案。

第 60 章　预防性腺毒性
Prevention of Gonadotoxicity

Zeev Blumenfeld　著

程　怡　译　黄　岩　校

一、性腺毒性

在过去的 40 年中，儿童、青少年和年轻人的恶性疾病发病率每年增加 0.6%[1-5]。事实上，恶性肿瘤是世界范围内的主要公共卫生问题，并且是美国的两大主要死亡原因之一[1]。另外，恶性肿瘤死亡率持续下降，从 1970 年的 6.5/100 000 下降到 2012 年的 2.4/100 000，下降了 63%（儿童为 65%，青少年为 60%）[1-5]。这种降低归因于儿童所患的所有种类癌症的 5 年生存率从 1975—1977 年的 58% 提高到 2005—2011 年的 83%[1-9]。在过去的 50 年中，这些变化使癌症幸存者的占比增加了近 3 倍[10]。被诊断出恶性肿瘤后存活下来的人数占美国人口百分比从 1971 年的 1.5% 增加到 2001 年的 3.5% 和 2007 年的 3.9%[10]。

根据目前的趋势推断，将有超过 4% 的癌症幸存者，在普通人群中比例约为 1 : 25。事实上，基于癌症统计数据的几项预计推测，在美国，40 岁以下的女性中，每 49～250 名女性中就有 1 人患有或将患癌症[11, 12]。有部分学者推测，在 20—30 岁时，每 250～1000 人中就有 1 人是癌症幸存者，而一些出版物报道，在过去 10 年中，育龄女性的恶性肿瘤发病率为 7%，且 5 年生存率不断提高[13-15]。在美国，每年有 790 000～1 665 540 例新发癌症患者被诊断出来，而在过去几年中，几乎每 7 名确诊患者中就有 1 名是育龄女性[1-3, 16]。美国有超过一百万的癌症幸存者是育龄患者，而全世界有数百万的癌症患者，尝试保护这些患者的生育力是全球关注的热点[16-26]。

尽管 5% 或更多被诊断为恶性肿瘤的患者处于育龄期[1-3]，但化疗和放疗的晚期后遗症影响了大部分的癌症幸存者，已成为一个常见的医疗问题。长期幸存者可能会遭受多种长期后遗症，例如卵巢功能不全（premature ovarian insufficiency, POI），以往称为卵巢早衰（premature ovarian failure, POF）、生育力低下、不良妊娠结局和后代的健康情况或癌症发病率[13-15]。对于那些在恶性肿瘤中幸存下来并期待正常生育的患者来说，POF/ POI 和相关的不孕症是性腺毒性化疗的不幸后遗症。事实上，在过去的 30 年中，关于针对进行性腺毒性化学和放射治疗的年轻人和青春期前儿童生育力保存的出版物呈指数级增长。因此，由于年轻人恶性肿瘤发病率的增加和长期生存率的显著提高，医学界，包括妇科医生、血液科医生、肿瘤科医生、生殖内分泌学家、儿科医生、风湿病学家、内分泌学家、全科医生、家庭医生和几乎所有的专科医生，对那些承受性腺毒性的放化疗患者的生育力保存产生了巨大兴趣。对生育力保存的普遍关注，反映了目前对暴露于性腺毒性放化疗的儿童和育龄患者的护理标准的进步。抗性腺毒性治疗对患者身体的长期影响是医学中的普遍优先考虑的事项，旨在改善和保持幸存者的生活质量，包括他们未来的生育力和性腺功能。新创造的"肿瘤生育"专业和生育力保存已经影响了生殖内分泌学和许多其他医学专业，例如肿瘤学、辅助生殖和低生育率治疗[20-30]。

目前对暴露于性腺毒性治疗的青春期后女性中保存生育力的主要方法如下[20-30]。

1. 已婚患者和有男性配偶 / 伴侣的患者进行控制性超促排卵和取卵后行体外受精，胚胎冷冻保存，对于没有男性伴侣的单身女性可选择将未受精的 M Ⅱ 卵子冷冻保存。

2. 卵巢组织的活检和冷冻保存。

3. 卵巢固定术——将一侧卵巢（或两侧）从照射区移出。

4. 在性腺毒性化疗期间通过长效促性腺激素释放激素激动药（GnRHa）暂时抑制内分泌。

二、性腺毒性化疗前卵巢功能的抑制

（一）使用 GnRH 类似物进行卵巢功能抑制的原理

先前研究表明，青春期前女孩性腺毒性化疗后性腺功能保存的机会比青春期前男孩要高得多[29-31]。由于大多数在青春期前接受淋巴瘤治疗的长期存活女性保留了正常的卵巢功能[31]，而接受类似治疗的成年女性中只有一半人能具有正常的卵巢功能[20]，因此在性腺毒性损伤之前和期间，通过诱发可逆性和暂时性促性腺激素分泌不足，使成年女性处于青春期前的生理状态，在临床上对患者是有利的[25-31]。根据这一基本原理，许多生殖中心通过模拟青春期前激素环境，使用 GnRHa 联合治疗来改善和将性腺毒性化疗的影响降到最低[25-31]，临床上对癌症幸存者进行 POI 预防优于在其发生性腺毒性后对其进行治疗，坚持"预防胜于治疗"的理念。

（二）以往和现在使用 GnRH 激动药保存生育力的相关经验

通过无创伤性辅助治疗减少化疗引起的性腺毒性一直是临床医生关注的热点[20, 25-30]。Globe 等在约 40 年前利用小鼠模型检验了这一假设，表明 GnRHa 保护雄性小鼠免受环磷酰胺诱导的性腺毒性[32]。然而，后来的研究发现，与女性相比，GnRHa 联合治疗对男性无效[20, 25-31]。且有假设提出[20, 25-32]代谢不活跃的原始卵泡比分裂、活跃生长的卵泡得到更好的保护效果[30]。在性腺毒性化疗后，青春期前女孩保留完整的性腺功能的概率要比青春期前男孩高得多[20, 25-33]。在青春期前接受淋巴瘤治疗的癌症女性长期存活者中，超过 90% 的卵巢功能得以保留，只有少数接受过类似治疗的成年女性保留了其卵巢功能[31]，因此临床前和临床研究已诱导出一种暂时且可逆的青春期前促性腺功能低下的环境，模拟女性青少年的性腺生理状态，应用于性腺毒性化疗之前和期间的育龄女性[20, 25-31]。

30 多年前，一项研究评估了 GnRHa 联合性腺毒性化疗之前和之后的卵巢组织学变化，这是迄今为止唯一一个公开发表评价卵巢组织学变化的研究，而此类研究显然不能在临床上利用女性作为实验对象[34]。这项随机前瞻性研究表明，GnRHa 可以保护卵巢组织免受环磷酰胺诱导的性腺毒性[34]。与没有 GnRHa 联合治疗的环磷酰胺对照组相比，环磷酰胺与 GnRHa 联合治疗后，每日卵泡下降率显著降低（$0.12 \pm 0.012\%$ vs. $0.057 \pm 0.019\%$，$P < 0.05$），并且在性腺毒性化疗期间丢失的原始卵泡数量显著降低（$64.6 \pm 2.8\%$ vs. $28.9 \pm 9.1\%$，$P < 0.05$）[34]。

在临床工作中，许多临床医生在化疗的同时使用 GnRHa 联合治疗来保存生育力并最大限度地减少化疗对性腺的毒性作用[6-10]，其理念是预防患者发生 POF 胜于治疗已发生的 POF，坚信："预防胜于治疗"[20, 25-30, 35-60]。因此，这种无创且廉价的联合治疗已在世界范围内获得普及和研究，并且在过去十年中，许多医生一直在使用它[20, 25-30, 35-60]。迄今为止，有 24 项研究（16 项回顾性研究和 8 项 RCT）报告了超过 3000 名在化疗之前和同时接受 GnRHa 治疗的患者，均表明患者的 POI 率显著降低，同时也有 8 篇研究，共纳入 350 名患者，实施 GnRHa 联合治疗没有带来 POI 率的显著下降[20, 25-30, 35-70]。GnRHa 辅助联合治疗的患者中，几乎 90% 恢复了规律的月经和正常的卵巢功能，而仅化疗的对照组这一比例仅约为 50%[20, 25-30, 35-64]。然而，恢复周期性卵巢功能（cyclic ovarian function，COF）、正常的促性腺激素和其他性激素水平，如雌二醇、孕酮和 AMH，甚至窦卵泡计数（AFC），只是评价生育力的替代指标。因此，比较接受 GnRHa 治疗的癌症存活患者与未接受 GnRHa 治疗的癌症存活患者的自然受孕率才是最正确的[20, 25-30, 35-64]。事实上，接受 GnRHa 辅助联合治疗的幸存者的自然受孕率为 23%~88%，而在没有 GnRHa 联合治疗的情况下接受化疗的对照组的自然受孕率为 11%~35%（$P<0.05$）[20, 25-30, 35-64]。

有关 RCT 试验的 14 项 Meta 分析和最近的 4 次国际专家共识[44, 45] 以及许多较小的研究，批判性地总结了 GnRHa 联合治疗的效率，得出的结论是这种联合化疗可以显著降低 POI 风险并增加幸存者的受孕率[20, 25-30, 35-64]。过去几年有学者发表了三项令人信服的、近期的、大型的、前瞻性的 RCT[50, 51, 72]。编号为 POEMS-SWOG S0230 的研究招募了激素受体（hormone receptor，HR）阴性的乳腺癌患者[50]，而 PROMISE-GIM6[51] 研究中大多数患者为 HR 阳性。这三项 RCT 均显示 GnRHa 组的 POI 率显著降低（$OR=0.28~0.30$；$P=0.04$）。此外，GnRHa 联合治疗显著提高了受孕率（$OR=2.45$；$P=0.03$）[50, 51]。而且，对在 5 年无病生存期（disease-free survival，DFS）方面没有差异的幸存者的长期评估，随访时间中位数为 7.3 年（范围 5~8.2 年）[51]，显示 GnRHa 组 5 年累积 COF 恢复率为 72.6%（95%CI 65.7%~80.3%），而对照组为 64%（95%CI 56.2%~72.8%），年龄调整后（$HR=1.48$，95%CI 1.12~1.95，$P=0.006$）[51]。

POEMS-SWOG S0230 研究是美国国立卫生研究院（National Institute of Health，NIH）赞助的前瞻性 RCT，其中 257 名绝经期前乳腺癌患者接受了单独化疗或 GnRHa 化疗[50]。与对照组相比，GnRHa 治疗组的多个治疗终点的 COF 率和妊娠率均有所提高[50]。出乎意料的是，与仅进行化疗组相比，GnRHa 联合治疗组的总生存期（over-all survival，OS）和 DFS 率更高[50]。化疗两年后，仅化疗组的 POI 率为 22%，而 GnRHa 联合治疗组的 POI 率仅为 8%（$OR=0.30$，95%CI 0.09~0.97，$P<0.04$）[50]。仅化疗组 18 名尝试妊娠的幸存者中有 12 名成功妊娠，而在 GnRHa 组中尝试受孕的 25 名幸存者中有 22 名成功妊娠（调整后的 $OR=2.45$；$P<0.03$）[50]。此外，GnRHa 联合治疗的幸存者生下了 18 名健康新生儿，而仅化疗组只有 12 名[50]。令人惊讶和意外的是，作者发现 GnRHa 组的 4 年死亡率显著低于没有 GnRHa 的化疗组（$P=0.05$）[50]。

与这个有争议的问题非常相关的是，过去反对使用 GnRHa 保存生育力的研究者发表的一篇文章[53]，该文章得出结论，即 GnRHa 辅助联合治疗显著提高了霍奇金淋巴瘤（Hodgkin lymphoma，HL）幸存者的妊娠率（$OR=12.8$；$P<0.001$）。此外，这些先前反对 GnRHa 联合治疗的人[53] 已经发声：“对分析进行了高度调整，然而……令人惊讶地发现了有力间接证据支持在接受早期不良的 HL 治疗的女性中预防性使用 GnRH”。因此，这些研究人员[53] 得出结论“……本研究中的多变量分析表明在治疗期间使用 GnRH 类似物是一个强有力的、独立的和非常显著的妊娠预测指标”。这项研究支持在 HL 女性患者中使用 GnRHa 辅助联合治疗以保存卵巢功能和生育力[53]。

此外在过去 20 多年的随访中，我们已经证明，与化疗同时的 GnRHa 联合治疗显著提高了幸存者的自然妊娠率（$P<0.006$），同时大量年轻女性具有 COF（$OR=6.87$）[37]。GnRHa 组 91 名患者（62.7%）受孕 179 次，而对照组只有 32 名患者（41.6%）妊娠 56 次（$P<0.003$），分别生育 132 名和 42 名新生儿（$P<0.01$）[37]。GnRHa 组 58% 的幸存者自然妊娠，而对照组只有 35%（$P=0.006$）[37]。这些令人振奋的结果与最近三个大型 RCT 研究的结果一致[50, 51, 72]，同样发现 GnRHa 治疗组患者的 POI 对比于对照组的 POI 显著降低（$OR=0.28~0.3$；

$P<0.001\sim0.04$)。

尽管生育力保存的金标准是受孕，但重要的是要提出 GnRHa 辅助联合治疗后的高妊娠率，这在三大洲的三个不同研究中得到证实。

- 在 Wong 等的研究中[55]，在英国，71% 的幸存者在 GnRHa 联合化疗后受孕。
- 在 POEMS-SWOG 研究[50]中，在美国，88% 的幸存者在 GnRHa+ 化疗后受孕。
- 在我们的研究中[37]，在以色列，62% 的幸存者自然受孕。

此外，GnRHa 辅助联合治疗在降低 POI 和保护 COF 率方面也有效，不仅适用于接受常规化疗的患者，而且适用于接受性腺毒性化疗的骨髓移植后幸存者[59, 60]。

最近有三个国际会议共识支持使用 GnRHa 来保存生育力，包括 2015 年圣加仑国际专家共识[44] 和美国国家综合癌症网络指南（www.nccn.org）[45, 71]。第 14 届圣加仑国际会议和专家共识[44] 支持正在接受化疗的乳腺癌患者使用 GnRHa 联合治疗的依据是，化疗期间的 GnRHa 治疗 "已被证明对 ER 阴性乳腺癌年轻患者预防 POF 和保存生育力有效"[44]。该共识指出，GnRHa 联合治疗还提高了随后的成功受孕率，而不会影响疾病治疗效果[44]。第二次专家共识会议，美国国家综合癌症网络指南（www.nccn.org），总结了十项结论性建议[45]。这些建议根据癌症患者保留生育力的证据水平和推荐等级（根据 ESMO 临床实践指南）进行分级[45]。根据 ESMO 分类，获得最高等级 IA 的唯一结论（在 10 个结论中）是关于 GnRHa 的结论[45]。这一结论指出："至少在乳腺癌患者中，在化疗期间使用 LHRHa 抑制卵巢应该被认为是保护卵巢功能和生育力的可靠策略，鉴于新数据表明该治疗方案的安全性和有效性，应得到推广应用（IA）"[45]。第三次国际共识会议，即第二次年轻女性乳腺癌国际共识指南[71] 也得出结论，在 HR 阳性和阴性乳腺癌的年轻患者中使用 GnRHa 是有益的，并且具有预防 POI 的保护

作用。三个国际专家会议[44, 45, 71] 的结论与大多数 RCT 的 Meta 分析和最近的总结，包括 Cochrane 等合作的分析[47]，具有矛盾之处，支持使用 GnRHa 联合治疗并得出结论，认为它与 POI 风险降低，受孕率显著提高相关。此外，具有重要临床影响的是，在化疗期间使用 GnRHa 可以显著消除血小板减少症患者中与血小板减少相关的月经过多[20, 25-30, 35-64]。

最大和最近的 Meta 分析[42] 得出结论如下。

- 总体而言，包括 1231 名乳腺癌患者在内的 12 项 RCT 符合评估条件。
- GnRHa 联合化疗与 POI 风险显著降低相关（OR=0.36，95%CI 0.23~0.57；$P<0.001$）但具有显著的异质性（异质性 $P=0.026$）。
- 在评估化疗后 1 年闭经的八项研究中，GnRHa 的使用降低了 POI 风险（OR=0.55，95%CI 0.41~0.73，$P<0.001$），没有异质性（异质性 $P=0.936$）。
- 在评估 PR 的五项研究中，更多接受 GnRHa 治疗的患者成功受孕（33 名 vs. 19 名；OR=1.83，95%CI 1.02~3.28，$P=0.041$；异质性 $P=0.629$）。
- 在三项研究中，DFS 未观察到差异，（HR=1.00，95%CI 0.49~2.04，$P=0.939$；异质性 $P=0.044$）。

最近，Leonard 等[72] 总结了 Anglo Celtic 团队前瞻性 OPTION 试验的结果，这是一项前瞻性随机对照试验，对 227 名 I～ⅢB 期乳腺癌患者随机分为 GnRHa 联合治疗组和单独化疗组。GnRHa 组患者 1~2 年的闭经率减少至 22%，而对照组为 38%（$P=0.015$），GnRHa 组患者 POI 减少至 18.5%，而对照组为 34.8%（$P=0.048$）。GnRHa 组的 FSH 水平在 1 年和 2 年均较低（分别为 $P=0.027$，$P=0.001$）。该 RCT 得出结论，GnRHa 可以降低早期乳腺癌的 POI 风险，尤其是对 40 岁以下的患者有效。

（三）GnRHa 对生育力保存的影响机制

学者们提出了 5 种可能存在的机制来阐明

GnRHa 具有改善性腺毒性化疗对患者不利影响的作用[28-30]。

1. 模拟青春期前的低促性腺激素环境

由 GnRHa 引起的促性腺激素低下状态造成了青春期前的激素环境。性腺毒性化疗会破坏许多卵泡，导致性激素和抑制素浓度降低[26-30]。血清类固醇性激素和抑制素水平的降低对下丘脑和垂体产生负反馈，从而增加促性腺激素的分泌，主要是 FSH。高 FSH 浓度可能会增加静息状态下窦前卵泡的募集和成熟率，从而促进卵泡生成这一单向过程。由于这些正在生长的卵泡及其分裂的颗粒细胞在卵泡发生过程中具有活跃的代谢活动，因此它们可能会受到化疗中性腺毒性作用的影响，从而增加卵泡死亡率[26-30]。同样地，Meirow 研究团队[73, 74]提出了"倦怠"假设，以描述由于接受性腺毒性化疗的性腺中卵泡生成增强而导致卵泡加速死亡。他们假设烷化剂可能通过磷脂酰肌醇 3- 激酶（phosphati-dylinositol 3-kinase，PI3K）信号通路增强蛋白质磷酸化，从而加速原始卵泡（primordial follicles，PMF）的活化，导致"倦怠效应"和卵泡死亡[73, 74]。

Morgan 等[75]解释了化疗相关的性腺毒性的机制，表明 POI 的发生是由于 PMF 的死亡，而 PMF 的消亡是通过直接影响和加速卵泡生成以取代受损的生长卵泡导致的[75]。性腺毒性作用不仅直接损害卵母细胞，还通过损害颗粒细胞发挥间接作用[75]。患者体内存在或缺失体积较大的促性腺激素依赖的生长卵泡会影响 PMF 从非活动的静息池中补充出来的速度[75]。因此，尽管部分患者体内抑制素和雌激素血浆浓度较低，GnRHa 给药也能通过使垂体中 GnRH 受体脱敏、干扰负反馈产生的 FSH 分泌增加来中断具有破坏性的恶性循环[26-30, 75]。

也有其他学者[76, 77]提出了高促性腺激素水平可能对 PMF 所在的静息池产生不利影响。β-LH 转基因小鼠，其 LH 水平显著增加，在出生时具有与野生型对照相当数量的卵泡[77]。然而，几周后，长期暴露于较高的 LH 浓度会导致小鼠的原始和初级卵泡池显著损失，这支持了高促性腺激素水平可能对卵泡池有害的观点，与所假设的病理生理恶性循环一致[26-30]。

尽管通常认为非分裂卵泡池（主要是原始卵泡）不依赖促性腺激素，但一些研究表明初级卵泡和原始卵泡可能表达 FSH 和 LH 受体的信使RNA（messenger RNA，mRNA）[78, 79]。这些研究成果符合这样的概念，即使是原始的和初级的未成熟卵泡也可能不是促性腺激素非依赖性的[80-82]。

Patel 等[83]报道，FSH 可以调节卵巢生殖干细胞（ovarian germinative stem cells，OGSC），例如位于成年哺乳动物性腺表面上皮的多能、非常小胚胎样干细胞（very small embryonic-like stem cells，VSEL）及其"祖细胞"。现有研究报道了 4 种 FSH 受体（FSHR），但只有 FSH-R1 和 FSH-R3 具有生物活性。Patel 等[83]研究了 FSH 对 FSH-R1 和 FSH-R3 以及对 VSEL 的干细胞特异性标志物 Oct-4A、Sox-2 和对羊卵巢中的 OGSC（Oct-4）的影响。他们发现 FSH-R3 的 mRNA 转录增加，但 FSH-R1 的表达量在给予 FSH 孵育后并未增加[83]。FSH-R1 是 GPR 受体超家族的成员，是一种分子量为 75kDa 的蛋白质，在生长卵泡的颗粒细胞上表达，通过配体刺激激活，通过 cAMP 信号转导产生类固醇[81, 83]。FSH-R3 由 OSE 和颗粒细胞表达，是一种大小为 39kDa 的蛋白质和一种生长因子受体，可通过 MAPK 途径特别是细胞外调节激酶（extracellular-regulated kinase，ERK）促进 DNA 合成从而促进细胞增殖[81, 83]。FSH-R1 和 FSH-R3 的不同之处在于其转录本在 9–11 号外显子上的不同，具体表现为 FSH-R1 缺乏 11 号外显子并具有 9 号外显子和 10 号外显子，FSH-R3 具有 11 号外显子但缺乏 9 号外显子和 10 号外显子[81, 83]。

综上所述，假设 FSH-R3（缺少 10 号外显子）是调节 FSH 对卵巢生殖干细胞的作用以在出生后诱导新卵子发生的关键因素，这可以解释为什么之前寻找 FSH 受体 10 号外显子突变的研究未能产生任何结果，因此得出结论，PF 不具有 FSH

受体[81-83]。未能检测到 PF 上存在 FSH 受体的研究使用了选自 FSH-R1 受体的 10 号外显子片段作为 rtPCR 引物，而在卵巢生殖干细胞上发现活性 FSH 受体的研究表明 FSH-R3 在 PF 上缺乏 10 号外显子和 GSC[81-83]。因此可以得出结论，FSH 通过 FSH-R3 调节卵巢干细胞进行自我更新、克隆扩增和分化为卵母细胞和卵泡[81-83]。对于那些仍然不相信并坚持认为 PMF 与促性腺激素无关的学者，可能会提出另一种理论解释机制[26-30]。即使 PMF 可能不依赖促性腺激素，原始卵泡和初级卵泡也明确依赖于生长因子（growth factors，GF），例如骨形态发生蛋白 -4、骨形态发生蛋白 -7 和骨形态发生蛋白 -9（BMP-4、BMP-7、BMP-9）激活素和许多其他激活素[80]。这些 GF 以及可能由促性腺激素依赖性卵泡分泌的其他 GF 可能会诱导 PMF 脱离不分裂的、休眠的、不活跃的卵泡池[80]。因此，FSH 通过作用于生长卵泡，促进 GF 的分泌[80]。GnRHa 联合治疗最初会导致病情加重，并在 7～10 天内通过受体脱敏导致垂体分泌功能下调，导致 FSH 分泌减少。FSH 水平的降低阻止了依赖 FSH 的卵泡分泌 GF，因此阻止了 GF 对 PMF 的激活，导致更多的 PMF 留在未定型的"休眠"阶段，并最大限度地减少烷化剂对它们的最终破坏[26-30, 80]。因此，即使对于那些认为 PMF 的激活是卵泡发育的早期阶段，并且其从休眠状态的退出可能与促性腺激素无关的人来说，FSH 可能通过更高级的 GN 依赖性卵泡分泌的 GF 影响早期卵泡发生[84, 85]。事实上，PMF、初级卵泡和早期卵泡发生完全不依赖促性腺激素的理论及观念可能需要重新评估和重新考虑[30]。

2. 直接影响 GnRH 受体

人类卵巢也含有 GnRH 受体，类似啮齿动物的性腺，但浓度较低[30, 86-88]。GnRH 配体激活其受体可能会减少细胞凋亡[86]。Imai 等[89]已经表明，无论促性腺激素浓度如何，GnRHa 都可能降低多柔比星的体外促性腺毒性作用。他们已经证明了 GnRHa 对化疗诱导的 GC 损伤具有直接的体外保护作用[89]。最近，Del Mastro 和 Lambertini 研究团队表明 GnRHa 对卵丘细胞具有直接的抗凋亡作用[106, 107]。

3. 减少卵巢灌注

雌激素能够增加子宫卵巢灌注[89]。另一个可能解释 GnRHa 联合治疗在减少化疗相关性腺毒性方面的有益作用的机制是由垂体 - 性腺脱敏下调产生的低雌激素环境导致子宫 - 卵巢灌注减少[30, 89, 90]。在大鼠卵巢刺激模型中，高雌激素水平可增加卵巢灌注，而以剂量依赖性方式进行 GnRHa 给药显著减轻了卵巢灌注现象[89]。由于 GnRHa 诱导的垂体脱敏，形成的低雌激素环境产生使子宫 - 卵巢灌注减少可能会减少卵巢对化疗药物的累积暴露，进而导致化疗药物对性腺毒性作用降低。学者们对这种可能性立即提出了一个问题，即生殖器内部暴露的减少是否可能与化疗同时接受 GnRHa 治疗的患者癌症发生生殖器内转移的风险增加有关。迄今为止，GnRHa 联合治疗的癌症女性的总生存期和 DFS 与对照组没有差异[30, 40-48]，在一项 RCT 中，DFS 甚至显著升高[50]。

4. 鞘氨醇 -1- 磷酸

有人提出，鞘氨醇 -1- 磷酸（Sphingosine-1-Phosphate，S-1-P）及其激动药类似物，如芬戈莫德（FTY720），可能与化疗诱导的卵母细胞凋亡有关[30, 91-93]。S-1-P 分子具有多种不同的活性，是一种多效性脂质介质，除了维持细胞活力、参与血管生成和血管成熟、侵袭、存活、炎症、过敏和哮喘等生理过程外，还参与细胞生长和癌症进展[30, 91-93]。合成该分子的鞘氨醇激酶与降解该分子的 S-1-P 裂解酶和磷酸酶之间的平衡决定了其在细胞内的浓度[30, 91-93]。有人提出，GnRHa 可能上调卵巢 S-1-P，从而减少化疗引起的卵泡死亡[30]。破坏啮齿动物中的 Bax 基因 Bcl-2，或将 Bax 拮抗药靶向表达到雌性小鼠生殖干细胞，可以防止阿霉素的性腺毒性作用，并保护卵母细胞在体内或体外免受破坏[30, 91-93]。缺乏酸性鞘磷脂酶的卵母细胞，无法降解 S-1-P 并产生神经酰胺，其对多柔比星体外诱导的细胞凋亡具有抗性[30, 91-93]。将 S-1-P 注入小鼠卵巢周围囊泡可防止辐射引起的卵巢卵泡破坏[30, 91-93]。Zelinsky 等的研究已经表明[94]，在卵巢放射前通过直接卵巢内插管对雌性猕猴注射 FTY720 或 S-1-P 一周，可以维持卵巢卵泡并恢复月经周期[94]。FTY720 在生育力保存方面比 S-1-P 具有更有效的作用[94]。更令人信服的是，FTY720 不仅能保留卵泡，还保存了生育力和自然受孕能力。经过抗辐射保护的雌性受孕和分娩的后代发育正常，没有表现出基因组不稳定的证据[94]。在异种移植到裸鼠体内之前，用 S-1-P 预处理的成人卵巢皮质切片的 PMF 损失显著低于未处理的对照组[94]。此外，S-1-P 保护雌性生殖细胞免受辐射，而没有明显的基因组损伤现象[95]。但是，在长期化疗或放疗期间输注 S-1-P 或 FTY720 的长期卵巢插管对于患有恶性肿瘤的女性是不切实际的。未来的发展方向应该改善 S-1-P 的靶向性腺给药方法，而不是全身吸收，以尽量减少卵泡损失，并且不危及化疗和放疗系统性对抗肿瘤细胞的能力。虽然 GnRHa 辅助联合治疗的有利效果可能与卵巢内 S-1-P 或类似抗凋亡分子增加有关的假设是非常引人关注的[30]。但 GnRHa 可能上调卵巢内 S-1-P 效应的假设是推测性的，有待验证。

5. 生殖干细胞的保护

十多年前，Tilly 的研究团队[96, 97]通过发布他们的研究数据彻底改变了经典概念，提出啮齿动物性腺可能拥有进行连续有丝分裂和复制能力的生殖细胞。他们[96, 97]认为这些生殖干细胞（germinative stem cells，GSC）可以恢复卵巢 PMF 储备。他们的研究挑战了生殖内分泌学的经典信条，即哺乳动物雌性在分娩时卵泡储备固定且不会增加，并且生殖细胞在宫内环境中就已失去了自我更新的能力[96-99]。哺乳动物出生后不存在卵子再生的理论准则已经确立并传播了 60 多年。Tilly 等所提出的革命性概念引发了一场持续的争论，即哺乳动物卵巢是否能够在出生后重新生成卵泡[96-102]。最近的研究结果表明，产生卵母细胞的 GSC 可能确实存在，并且可以从成年啮齿动物甚至人类的卵巢中分离出来[100-102]。在这些革命性研究数据发表之后，人们推测 GnRHa 注射可能会保护未分化的 GSC，最终产生新的 PMF[29, 30]。为了验证这种可能性推测，我们在长达 1 年的时间内对患者进行了追踪研究，发现在接受化疗前或同时进行 GnRHa 治疗的患者中，约 1/3 观察到了绝经期 FSH 水平增加和 AMH 水平低至无法检测[20, 25-30]。然而，在性腺毒性化疗和 GnRHa 联合治疗约 1 年后，FSH 水平降至正常，90% 的患者 AMH 升高，超过 60% 的患者自然受孕[20, 25-30, 35-41]。我们推测大多数正在生长的卵泡都被性腺毒性化疗破坏了，而在原始卵泡阶段之前的 GSC 可能受到 GnRHa 联合治疗的保护[20, 25-30, 35-41]。卵泡发生从 GSC 阶段到成熟的格拉夫卵泡，可能持续 6～12 个月，可以理解为什么这些患者的卵巢恢复活力持续了将近 1 年。受保护的 GSC 开始卵泡生成、成熟、AMH 和雌激素的分泌，后者反馈使 FSH 水平降至正常[20, 25-30, 35-41]。同样，这个假设需要进一步的数据，并且这种机制是否可以归因于 GnRHa 仍有待验证。

（四）利与弊的争论

迄今为止，38 篇研究（12 篇 RCT、25 篇非 RCT 和 14 篇 Meta 分析）报告了 3000 多名在化疗期间接受 GnRHa 治疗的患者，发现恶性疾病幸存者或因自身免疫性疾病［如系统性红斑狼疮（systemic lupus erythematosus，SLE）］肾炎接受环磷酰胺脉冲治疗的患者的 POI 率显著降低[20, 25-30, 35-41, 108]。然而，也有 10 篇文章不支持将 GnRHa 作为一种有效的生育力保持方式[20, 25-30, 35-41, 108]。近几年来，关于 GnRHa 是否能最大限度地减少性腺毒性和保存生育力，学者们的态度从否定转为肯定。似乎在过去的几年里，学者们趋向于一个积极的结论，结束了争论，并表明 GnRHa 辅助联合治疗确实可以保存卵巢功能和生育力（更高的 PR 值），而不会对 OS 或 DFS 产生不利影响[20, 25-30, 35-41, 108]。

三、生育力保存的无创替代方法和新尝试

只有 GnRHa 已被临床证明可以保护人类的生育力并减少化疗引起的性腺毒性。然而，在临床前期、动物或体外研究中，许多其他药物被建议作为预防性腺毒性的可能有益药物[103-105, 109]。

1. GnRH 拮抗药。

2. 口服避孕药（OC）。

3. 鞘氨醇 –1– 磷酸 /FTY720（S1P 类似物，芬戈莫德）。

4. AS101– 三氯碲酸铵（二氧噻吩 –O，O'）。

5. AMH。

6. G-CSF。

7. 伊马替尼。

8. 右雷佐生（ICRF-187）。

9. 黄体生成素（luteinizing hormone，LH）。

10. 诱导多能干细胞（induced pluripotent stem cells，ipSC）体外生成卵母细胞。

四、结论

建议为所有面临性腺毒性化疗的年轻女性提供所有保存生育力的选择：GnRHa 联合化疗以及卵母细胞、胚胎或卵巢组织冷冻保存[20, 25-30]，即使在高风险的情况下也是如此，如白血病患者。学者们乐观地希望在几年内，"人工卵巢" –IV 技术，即将 PMS 培养成含有 MII 成熟卵母细胞的格拉夫卵泡，在临床上成为可能，而无须在性腺毒性引起的 POI 的患者中进行卵巢自体移植。虽然这项技术在人类身上还不成熟和不可用，但在啮齿动物中的初步成功，以及海藻酸盐凝胶中的三维卵泡培养，有望在几年内实现临床应用。因此，应向面临性腺毒性药物治疗的年轻女性提出并提供保持生育力的所有途径[108, 109]。

第 61 章　卵巢组织冷冻保存
Ovarian Tissue Cryopreservation

Pankaj Talwar　Pooja Awasthi　著

相轩璇　译　　郭一帆　校

早期诊断的改进，外科手术、放疗和化疗方面的显著进步，不仅大大提高了癌症患者的生存率，也大大提高了许多其他疾病（自身免疫性疾病、卵巢疾病、骨髓移植、辅助卵巢切除术）的生存率。这些进步也极大地提高了儿童和年轻人的治愈率。根据发表在美国的一项研究（2016 年 1 月），癌症存活率正在增加，预计增长率为 31%（2016 年为 1550 万例，2026 年为 2030 万例）。我们这一代常见的癌症部位包括乳腺癌（女性，360 万例），前列腺癌（约 330 万例），妇科癌（130 万例），结肠直肠癌（150 万例），黑色素瘤（120 万例）[1-3]。Von Wolff M 等（2015）记录了欧洲 1000 多名患者接受了 OTC[4]。根据 2017 年 ESHRE 卵母细胞工作组的数据，在 2010—2015 年，17 个欧盟国家中有 12 个国家进行了 OTC，7 个国家报道进行了 OTT。5529 例患者进行 OTC 治疗，237 例进行 OTT 治疗。在所有国家中，德国 OTC/OTT 患者数量最多（1895 /85），法国以 1373 例 OTC 患者排名第二，比利时以 727 例 OTC 患者[5] 排名第三。

癌症治疗后生存率的增加，特别是年轻女性影响卵巢储备导致 POF 和 POI[6]。然而，为了处理医源性不孕症，生殖生物学家可以获得各种生育力保存技术，如卵巢固定、ART、卵母细胞冷冻、卵泡培养和体外成熟。卵巢皮质冷冻保存是一种促进生殖年龄癌症患者性腺功能保存的技术。癌症的相关风险，包括放疗和化疗在内的治疗对生殖健康有不利影响。Donnez[7] 首次报道了卵巢组织冷冻保存和移植后的活产。根据最新数据显示，通过冷冻解冻的卵巢组织移植，活产率已达到 30% 左右，全世界已有近 100 例活产的报道[8]。

一、卵巢储备

卵巢储备，卵泡数量在胎儿妊娠中期有 600 万～800 万个，出生时减少到 100 万～200 万个，青春期下降到 30 万个，37—38 岁进一步下降到 25 000 个，更年期阶段降至 1000 个或更少。图 61-1 显示了生命不同阶段的卵泡数量。

二、历史背景

Hovatta 等对人类卵巢组织冷冻保存方面进行了初步研究。他证实了人类卵巢对冻融方案具有低温耐受性，因为皮层中的原始卵泡是不成熟的、休眠的、分化较低的，没有带。缺乏透明带和皮质颗粒使这些未成熟的卵母细胞对冷冻保护剂具有耐受性[9-11]。图 61-2 显示了一个时间轴，包含科学家的姓名和他们的科学研究。

三、卵巢组织冷冻保存的适应证

对于侵袭性恶性肿瘤，如果没有足够时间进行诱导排卵、卵母细胞提取和卵母细胞或胚胎冷冻，则需要立即进行促性腺激素治疗，卵巢组织冷冻保存是唯一的选择。

卵巢组织冷冻保存可用于青春期前女孩[12-17] 或患有激素敏感的恶性肿瘤[18] 的女性。Anderson

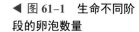

◀ 图 61-1　生命不同阶段的卵泡数量

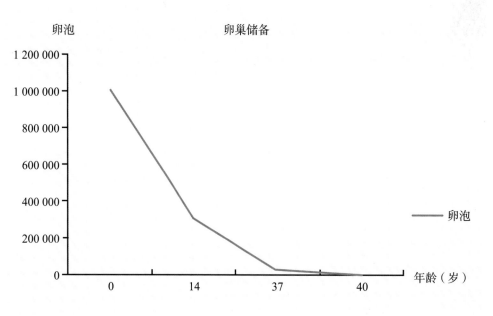

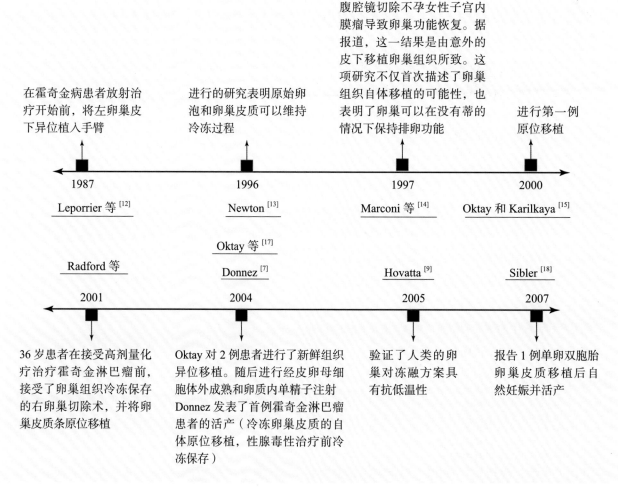

▲ 图 61-2　卵巢组织冷冻科学家的科学研究时间表

等记录了化疗后窦卵泡计数（AFC）和卵巢体积的减少。在化疗期间，尽管 E_2 水平保持不变[19]，但 AMH 和抑制素 B 会快速下降。图 61-3 总结了卵巢组织冷冻保存的适应证。

四、卵巢组织库推荐指南[20, 21]

1. 患者年龄（<37 岁）。

2. 卵巢储备和功能状态（AMH 水平、AFC、绝经前 FSH）。

3. 肿瘤医生和患者对癌症治疗计划和预后的详细讨论。

4. 应获得成年患者的知情同意。

5. 卵巢转位：当进行盆腔放射治疗时，可以提供卵巢转位（卵巢固定术）。

6. 当胚胎冷冻保存不可行时，应进行卵母细胞冷冻保存。

7. 应向患者解释癌细胞传播的实验性质和潜在风险。

8. 通过患者咨询。

9. 将来想要孩子的愿望（50 岁之前）。

10. POF 的高风险。

11. 青春期前的女孩，她们没有任何其他选择。

12. 当胚胎和卵母细胞不需要冷冻时（对激素刺激不敏感，不允许 ATR）。

五、癌症导致的卵巢损害处理

在任何年龄段，卵巢卵泡都很容易受到导致 DNA 损伤的因素影响，包括电离辐射和化疗。这

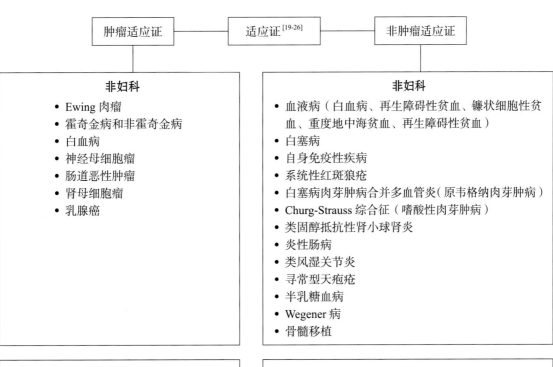

▲ 图 61-3　卵巢组织冷冻保存的指征

种抗癌治疗以剂量依赖的方式影响卵泡储备，最终导致闭经和卵巢早衰[22]。

（一）放射治疗与卵巢损伤

计划接受腹部、盆腔和全身照射的癌症患者，由于原始卵泡的丢失，有患不孕症、性腺年龄降低和卵巢早衰的风险。老年女性卵巢功能衰竭的风险更高，因为卵巢损伤的程度取决于总照射剂量、位置、分级和治疗时的年龄。据估计，人类卵巢导致 50% 的原始卵泡（LD50）丢失的放射敏感性为 2Gy[23]（表 61-1）。

表 61-1 年龄相关有效杀灭剂量（ESD）[23, 24]	
年 龄	有效杀灭剂量
出生时	20.3Gy
10 岁	18.4Gy
20 岁	16.5Gy
30 岁	14.3Gy

（二）化疗与卵巢损伤

大多数用于化疗的药物都以一种或多或少类似的方式起作用，即产生 DNA 交联，进而导致 DNA 断裂，最终触发细胞凋亡。只有紫杉烷是微管稳定剂，不同于 DNA 损伤药物[25-27]。

表 61-2 总结了这些药物的作用方式及其如何影响卵母细胞质量。图 61-4 总结了不同化疗药物的毒性水平。

六、女性癌症患者的各种生育方法

根据恶性肿瘤的类型和严重程度，癌症患者有各种多样的生育方法。表 61-3 总结了女性癌症患者的各种生育力保存技术。

七、卵巢组织冷冻保存技术

滤泡活力、组织间隔和细胞间接触的完整性必须通过冷冻保存技术得到保障[9, 30]。因此，已进行研究确定最有利的冷却速率和脱水时间。现在已经确定，为了获得满意的结果，需要充分的冷冻保护剂，通过基质和颗粒细胞渗透到卵母细胞[9]。选择最佳的冷冻方式必须尽量减少冰晶的形成。

（一）卵巢组织采集[31]

1. 早期卵泡期是组织收集的最佳时机，以避开大的卵泡 / 囊肿或黄体。由于血管过多和空间占位，会导致解剖扭曲。

表 61-2 总结不同化疗药物的毒性水平		
药物名称	作用方式	如何影响卵母细胞的质量
环磷酰胺	破坏 DNA（DNA 的交联，作用于鸟嘌呤邻近的 N-7 位置）	导致 DNA 链断裂，碱基配对异常。抑制细胞分裂，从而导致细胞凋亡。儿童系统性红斑狼疮患者的环磷酰胺暴露与血清抗米勒管激素降低相关[28]
丁砜	损害 DNA	增加成熟萎缩卵泡数量，导致细胞收缩、染色体和细胞质破碎、凋亡[29]
蒽环类	损害 DNA	阻断 DNA 复制，导致双链 DNA 断裂；随后它还能诱导生长中的卵泡基质和颗粒细胞的凋亡
紫杉烷类	作用于 β- 微管蛋白，抗有丝分裂剂	破坏微管的功能，从而抑制细胞分裂的过程
阿糖胞苷	染色体损伤	破坏 DNA，从而导致细胞凋亡
铂金复合物	破坏 DNA（DNA 的交联，作用于鸟嘌呤邻近的 N-7 位置）	导致 DNA 链断裂，碱基配对异常。抑制细胞分裂，从而导致细胞凋亡

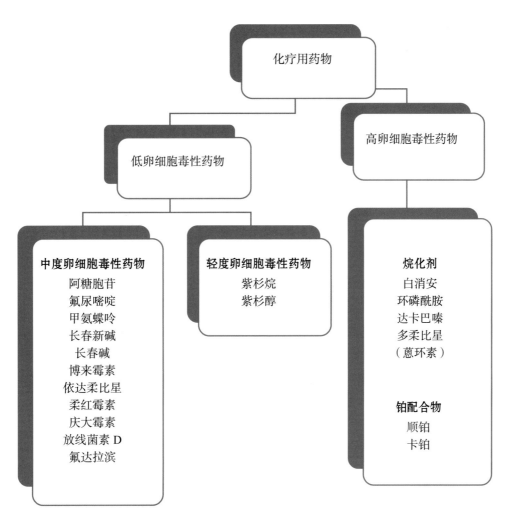

▲ 图 61-4　不同化疗药物毒性水平总结

表 61-3　癌症女性患者的生育力保存技术

生育力保存技术	对卵巢刺激的要求	手术是否会延迟最终的癌症治疗	对男性伴侣的要求	成功率	特殊的考虑因素
使用活性时间长的GnRH激动药	不需要	不延迟	不需要	未记录	有争议的
卵母细胞冷冻保存	需要	是的，会延迟	不需要	每周期妊娠率50.2%或每胚胎移植率55.4%	无
胚胎冷冻	需要	是的，会延迟（出现）	是	患有癌症的女性的累计妊娠率为66%	无
体外成熟	不需要	不延迟	不需要	未记录	无
卵巢皮质冷冻保存	不需要	不延迟	不需要	患有癌症的女性的妊娠率为25%	当卵巢恶性转移高危时，无指征

经许可转载，改编自 Muñoz M，Santaballa A，Seguí M A，et al. SEOM Clinical Guideline of fertility preservation and reproduction in cancer patients.Clin Transl Oncol. 2016；18（12）：1229–1236.

2. 组织应冰运至实验室，在 4-（2- 羟乙基）-1 哌嗪乙烷磺酸（HEPES）缓冲介质中。

3. 卵巢组织应在全身麻醉下通过腹腔镜收集，因为它具有较好的早期恢复。

4. 应避免卵巢电凝，因为它会导致卵巢皮层原始卵泡的热损伤。

（二）冷冻保护剂的制备 [31]

二甲基亚砜（DMSO）、丙二醇和乙二醇基溶液对人卵巢组织的冷冻都同样有效。

由于其抗原性，我们不添加蛋白质补充剂。

（三）制备所需的冷冻保护剂

步骤 1：DMSO 1.06ml，蔗糖 0.1mol/L 溶液 1ml，患者血清 1ml，加入 6.94ml 碳酸氢盐培养基，颗粒体积为 10ml。

步骤 2：然后通过 0.22μm 的面粉进行面粉消毒，将混合剂冷藏。

步骤 3：将 4ml 冷冻保护液倒入 60mm 培养皿中，放在冰上至少 30min，以便在标本放入其中进行平衡之前将溶液冷却。

步骤 4：将 1ml 溶液放入冷冻瓶中，用冰冷却。

（四）皮质切片的厚度

1mm 的薄片，表面积 2mm×2mm 到 5mm×5mm，该组织更有利于促进冷冻保护剂的平衡 [32-35]。

（五）组织学分析

为每个患者随机抽取一个有代表性的卵巢皮质样本，进行组织病理学检查。标本应用甲醛包裹固定，并嵌入石蜡中。

垂直于卵巢表面切割 5 个 μm 切片，用苏木精 - 伊红染色。对所有的卵泡进行系统计数。连续部分可用于后续分类。

八、冻结方案

卵巢组织的冻结可以通过缓慢冷冻或玻璃化来实现（图 61-5）。

（一）缓慢的冷冻和玻璃化

有缓慢程序冷冻研究显示，卵巢间质的存活率相对较低。这项研究已经通过透射电子显微镜 [35] 得到验证，这是一种精确评估细胞膜、线粒体和其他细胞器的冷冻损伤的技术。

玻璃化是一种可靠的冷冻保存方法，将组织短暂暴露在高浓度的渗透冷冻保护剂中，然后直接浸入液氮中。这在细胞中形成玻璃样状态，避免形成破坏性冰晶 [36]。通过玻璃化的 OTC 已被证明可以提高所有组织腔室的生存能力。然而，卵泡的存活率与缓慢冷冻后仍然相似，卵巢间质和血管的完整性大大改善。所有因素汇总见表 61-4。

（二）缓慢的冻结

包括添加冷冻保护剂和程序冷却（蒸气相至 -196℃）（图 61-6 至图 61-11）。

（三）缓慢冷冻（平衡程序） [37, 38]

1mm 厚度的组织切片应放置在冷冻保护剂溶液中。将切片放入 60mm 猎鹰盘中，充满冷冻保护剂溶液。

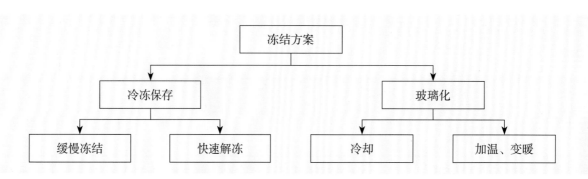

▲ 图 61-5　冻结方案

表 61-4　玻璃化与缓慢冷冻因素		
因　素	玻璃化	缓慢冻结
设备	廉价	昂贵
CPA 浓度	高	低
冰结晶	没有	有
冷却速率	高	低
化学损伤	较多	较少
机械损伤	少或没有	较多
消耗的时间	较少	较多
存活	较好	较弱

（四）快速解冻

1. 低温容器从液氮中取出。在室温下解冻 30s。

2. 低温容器从液氮中取出。在室温下解冻小瓶 30s。

3. 用逐渐降低浓度的蔗糖清洗组织。

4. 用 10% 的自体血清进行最后一次清洗。

5. 皮质已准备好移植。

（五）玻璃化

玻璃化可以通过使用冷冻保护剂使细胞瞬间冻结，并使它们转化成非晶态固体或玻璃状结构，而不形成冰晶（图 61-12 至图 61-15）。

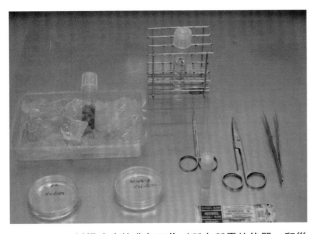

▲ 图 61-6　缓慢冷冻的准备工作（所有所需的仪器、卵巢和冷冻混合物）。卵巢被保存在由二甲基亚砜组成的冰和冷冻介质中，蔗糖保存在室温下

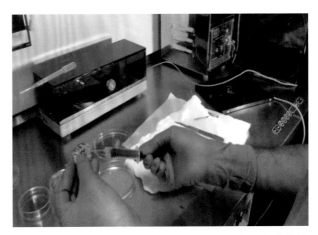

▲ 图 61-7　抽吸卵巢上的窦卵泡，如果回收了未成熟的卵母细胞，则进行体外培养成熟。这是此两种技术中的常见步骤

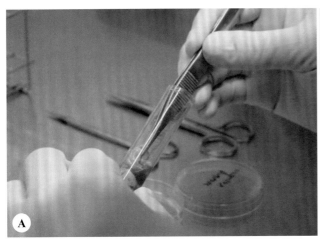

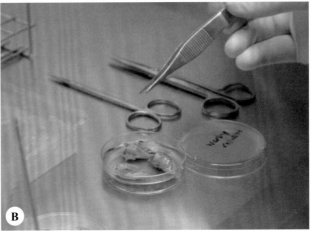

▲ 图 61-8　已将卵巢标本移至含有 4℃ 4-（2- 羟乙基）-1- 哌嗪乙烷磺酸缓冲培养基的 60mm Falcon 体外受精板上，卵巢被分成两半，以便于处理

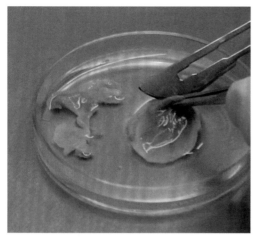

▲ 图 61-9　用粗解剖钳小心地夹住卵巢组织，逐渐从皮质中剥离髓质，确保髓质被完全切除，留下白色白膜

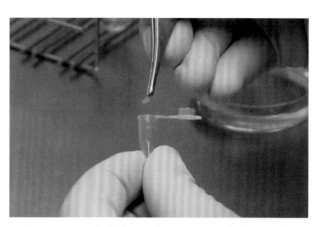

▲ 图 61-11　彻底清洗后，将其装入含有冷冻介质的冷冻瓶中，并在 4℃下浸泡 30~40min。如果有可能，可以使用振动器。每次都要送一个皮质和髓质小标本进行 PCR 和组织病理学研究

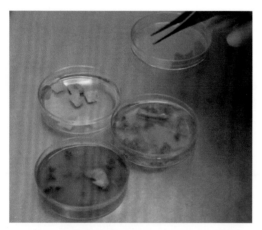

▲ 图 61-10　切割的卵巢皮质碎片通过在不同的放有洗涤介质的器皿盘中移动，来清洗所有的碎片和血液

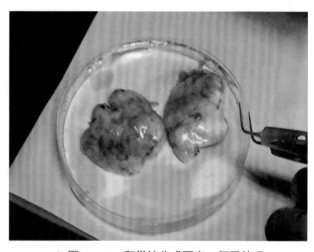

▲ 图 61-12　卵巢被分成两半，便于处理

九、冷却

- 冷冻保存需要超薄的组织切片，以及移植后的快速血供重建。
- 将 ES 和 VS 放置至室温（25~27℃）。将 ES 小瓶（15ml）全部倒入一个 60mm 的盘子中。
- 将提取出来的组织放在培养皿上，等待 25min。
- 将全部内容的 VS 小瓶（15ml）倒入一个 60mm 的盘子中。用镊子将 ES 中的组织转移到 VS 的表面。
- 等待 15min。
- 平衡到 VS 后，将组织放置在 Cryo M 装置上。将 Cryo M 装置快速放入新鲜的液氮中。

- 检查该组织是否呈半透明状态。将 Cryo M 设备插入盖子并扭转。确保它是否被完全封住了。
- 皮质屑在培养基中各平衡 5min，然后装入 Cryo M 装置上，然后浸入液氮中进行存储。本方法改编自 Kitazato 卵巢皮质玻璃化手册[39]。

加温（玻璃化）

1. 从液氮中取出组织，快速浸泡在解冻溶液中，在 1s 内加热到 37℃。

2. 浸泡后，将组织放入解冻溶液中 1min。

3. 将稀释液（DS）（15ml）倒入一个 60mm 的器皿盘中。将解冻液（TS）与组织一起倒入一个 90mm 的器皿盘中。

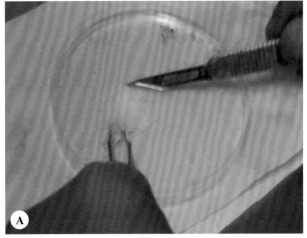

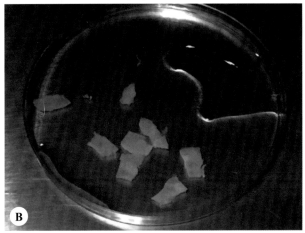

▲ 图 61-13　使用精细仪器，移除完整的髓质，最后适当切割，皮质应该是薄而透明的，玻璃化的准备工作更具挑战性

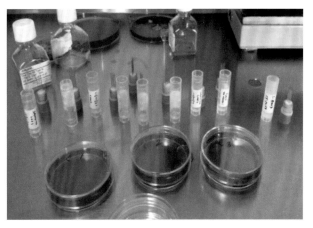

▲ 图 61-14　移动皮质条通过 Kitazato 卵巢皮质玻璃化介质。在室温下，皮质在培养基中平衡 5min

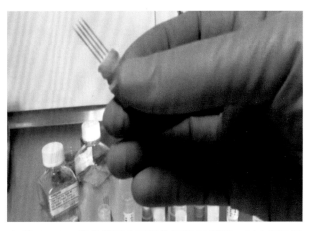

▲ 图 61-15　准备用于皮质条的低温 M 装置。对小瓶进行适当的标记，因为它们要长时间冷冻保存

4. 用镊子将 TS 中的组织转移到 DS 中，等待 3min。

5. 倒入洗涤液（WS₁）（15ml）和（WS₂）（15ml）放入 60mm 的器皿盘中。在等待稀释完成的同时进行此准备。

6. 将组织从 DS 转移到 WS₁，等待 5min。

7. 在 WS₁ 中的组织转移到 WS₂，等待 5min。

8. 在 WS₂ 中 5min 之后，立即移植或培养这些组织。

本程序改编自 Kitazato 卵巢皮质玻璃化手册[39]。

十、移植

卵巢组织冷冻保存的目的是在患者无疾病并希望妊娠后，将一对解冻的皮质条重新植入患者体内（即自体移植）（图 61-16）[40]。通常通过腹腔镜手术将冷冻保存的卵巢组织重新植入盆腔。幸运的是，如果至少有一个卵巢存在[10]。

每个位置都有明显的优点和缺点。然而，尽管绝经后的卵巢被认为是原位研究中最受欢迎的部位，但是异位和原位部位均被研究用于冷冻保存卵巢组织的移植[10, 34]。

主要有两种技术用于皮质条带的原位再植入：①在保留卵巢的情况下，将冷冻解冻的卵母细胞组织切片固定在去皮质的髓质上[41]；②或在皮质囊下用小切口推动，在没有卵巢的情况下，可以将皮质切片放置在腹膜窗口[7, 42-44]。卵巢组织在原位再植入的优点包括：自然受孕；卵泡发育的有利条件（氧气、压力和腹膜腔液的存在）。

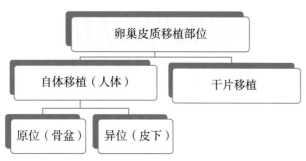

▲ 图 61-16 卵巢组织冷冻的目的是将一些解冻的皮质条重新植入患者体内

2006 年，DemeestetereI 等在异位和原位联合部位进行卵巢组织移植后，报道了一名早期接受骨髓移植治疗的女性的卵巢功能和自然妊娠[34]。

一名女性，绝经 2.5 年，在卵母细胞组织移植术后 3 个月，将卵巢组织自体异位移植至耻骨上部位，导致自然妊娠，随后生下健康的婴儿[45]。研究表明，OTC 对儿科患者也是一种可行和安全的选择。

在成年人中，通常要进行 4～5 次卵巢皮质活检（1mm×0.5mm×1.5mm 厚）。但由于卵巢体积小，应行左侧卵巢切除术。

Gellert SE 等最近发表的一篇论文，记录了318 例女性的 360 例卵巢组织移植（OTT）。95%的女性恢复了正常的卵巢内分泌功能。50% 的新生儿来自自然受孕且健康（除了一个来自家庭倾向的染色体异常）。在 9 例女性中，OTT 后出现恶性肿瘤复发，但不是因为移植导致的[46]。

十一、卵巢组织移植的结果

Donnez 在 2015 年发表了一项关于 111 名女性进行 OTC 再植入活产率的研究。根据调查显示，29% 的 LBH（n=32）女性受孕。2 名女性每人生了 3 个孩子，其中有 33 个（+4）活产和正在妊娠，证明该技术的效率性以及未来自然繁殖中性腺功能的恢复[40]。表 61-5 总结了在人类和动物中进行的组织移植的结果。

十二、卵巢皮质保存的未来

从原位和异位部位移植后的成功活产，以

及原始卵泡培养、体外成熟和体外活化（in vitro activation，IVA）的新技术，表明女孩和成年女性的生育力更强。由于卵巢组织玻璃化是一种有效，更经济，组织损伤最小的技术，因此也记录了几次妊娠和少数活产。此外，除了鞘氨醇 -1- 磷酸（sphingosine-1-phosphate，SIP）和血管移植的后果外，各种移植方法在保存生育力方面取得了重要进展，如通过具有细胞外组织基质（extracellular tissue matrix，ECTM）支架的人工卵巢移植。内皮生长因子（vascular endothelial growth factor，VEGF）和肝素结合肽（heparin-binding peptide，HBP）修饰的纤维蛋白[58]。

与卵母细胞相比，原始卵泡明显不容易受到冷冻保护剂引起的损伤。这是因为大小、代谢率慢、缺乏透明带。

卵巢组织冷冻保存的最新实践如下：①卵巢皮质条冷冻保存；②全卵巢冷冻保存；③ IVM；④卵泡培养。

（一）全卵巢冷冻保存

近年来，利用多梯度冷冻装置对全卵巢进行冷冻保存[59-63]。

虽然结果是鼓舞人心的，但通过人类全卵巢移植来恢复生育力，目前尚未被报道，然而，再次引入恶性肿瘤的风险也与该技术相关。

（二）体外成熟度

体外成熟（in vitro maturation，IVM）是一种能使卵巢卵泡在体外成熟的方法。OTC 和 IVM 的结合，以及卵母细胞的玻璃化，可能是一种很有前途的技术，可以保持癌症女性的生育力。Abir、Grynberg 等和 Prasath 报道了通过 IVM 成功的活产婴儿[53, 64-66]。

（三）卵泡培养

除卵巢组织冷冻保存外，卵泡培养也被认为是保存生育力的一种有前途的方法[67]。

1. 特别是对于没有伴侣的年轻患者。

作 者	年 份	研 究
卵巢活性恢复		
Oktay 和 Karlikaya[47]	2000	有文献记载，卵巢组织原位移植导致了在绝经期促性腺激素刺激下的卵泡发育
Oktay 等[45]	2004	据报道卵巢皮质异位移植到前臂后，经促性腺激素刺激，产生 3 个卵母细胞
Dunlop CE 等[48]	2016	报道了在 10 年前冷冻保存的卵巢皮质原位再植入后，通过大剂量化疗后，成功受孕并诞下一名健康男婴。患者为 32 岁女性，曾接受造血干细胞移植治疗。腹腔镜原位移植术后 15 周和 29 周排卵，可检测到抗米勒管激素
活产		
Roux C 等[49]	2010	报道了一例镰状细胞性贫血患者自体卵巢组织移植后的活产情况。报道的研究为非恶性疾病的治疗开辟了新的视角
Muller A[50]	2012	报道德国首例冷冻解冻卵巢组织再植活产
Revelli 等[51]	2013	报道了意大利的冷冻卵巢组织原位移植术后发生了自然受孕和活产
Stern C.J 和 Gook D[52]	2013	据报道，一位女性双侧卵巢切除术后，通过冷冻解冻皮质条异位移植首次妊娠
Prasath 等[53]	2014	卵巢癌患者卵巢切除术后经体外成熟，冷冻保存的胚胎首次妊娠和活产
Suzuki N 等[54]	2015	据报道，日本有 2 例活产婴儿在皮质条玻璃化后进行体外活化。在一名早发性卵巢功能不全病史超过 1 年的患者身上，将玻璃化的温热皮质条移植到输卵管浆膜下
Jensen 等[55]	2017	据报道，全世界接受冷冻卵巢组织移植的女性中，约有 86 例活产和 9 例正在妊娠
动物研究		
Godsen 等[55]	1994	报道了绵羊自体冷冻解冻卵巢组织后羔羊的活产
Salle B 等[56]	2002	记录（2 例双胞胎和 2 例单胎）在移植前将冷冻解冻的半卵巢移植到先前切除的卵巢门后的妊娠情况（6 只羔羊中只有 3 只存活）
L Lillu 等[57]	2008	报道了小鼠冷冻解冻的卵巢组织原位移植后恢复生育力的可能性

表 61-5　卵巢组织移植结局

2. 胚胎 / 卵母细胞冷冻保存，存在卵巢过度刺激风险的患者。

3. 有癌细胞重新引入的相关风险的患者，因此无法进行移植。

十三、结论

在恶性肿瘤的情况下，卵巢组织冷冻可能是最合适的生育力保存方法，因为冷冻保存含有原始卵泡的皮质比卵母细胞和胚胎冷冻更为有益。因此，可以避免对癌症治疗的延迟。虽然对年轻女性来说，卵母细胞和胚胎的冷冻保存是一种很有前途的生育方法，但它们也有其局限性。卵巢组织冷冻保存（OTC）是一种独立于 COS（受控卵巢刺激）的方法，具有更大的应用范围，提供了一个延长的生育窗口，患者可以立即接受癌症治疗。目前，对于儿科患者和激素依赖性疾病患者来说，它是唯一的生育保留选择[68]。

第62章 种族对卵巢刺激和生育力保存的影响

Effects of Ethnicity on Ovarian Stimulation and Fertility Preservation

Heather Skanes-DeVold　Ashley Wiltshire　Sana M. Salih　著

王婷婷 译　周 知 校

学习目标

完成本章的阅读后，读者应该熟悉以下内容。

1. 种族因素对卵巢刺激影响的最新知识。

2. 不同种族中辅助生殖应用及其结局的差异。

3. 种族和民族因素对癌症患者生育力保存的影响。

一、背景

根据 2013 年美国国家卫生统计报告[1]，约 12.1% 的 15—44 岁女性患有不孕症或面临生育力下降的风险。在约 50% 被诊断为不孕症的女性中，即 6.9% 的 15—44 岁女性，被报道曾经接受过辅助生殖服务。因此，许多人评论辅助生殖技术（ART）只是少数特权女性的医疗选择[2]。选择 ART 的最大障碍是费用。除了经济障碍，还可能存在地域障碍。最近的一项横断面研究发现，美国超过 2500 万育龄女性生活在缺乏医疗资源的地方[3]。

研究表明，青春期初始年龄和围绝经期症状在不同种族和民族之间存在差异[4]。与其他医学领域类似，在获得和使用 ART 医疗方面也存在种族差异。美国国家卫生统计报告显示，非西班牙裔黑种人女性比非西班牙裔白种人女性更容易患不孕症[1]。然而，尽管非裔美国人的不孕率较高，但与白种人相比，他们寻求生育治疗的可能性更小，接受先进的 ART 助孕的可能性较低（图 62-1）[5]。在接受辅助生殖服务方面的不平等，经常归因于不同种族之间社会经济地位的差异。美国国防部对 1457 名接受第一个周期 ART 治疗女性进行的回顾性队列研究发现，在能够平等获得治疗的情况下，非裔美国女性使用辅助生殖服务的可能性会提高 4 倍[6]。

在过去 10 年中，尽管费用和医疗保健存在差距，但 ART 治疗周期的总数增加了 26%[7]。随着医疗保健服务的增加和治疗不孕不育意识的提高，新的女性群体为了满足自己成为母亲的愿望会积极寻求治疗。这种不断壮大的患者群体带来了关于治疗方案和卵巢反应的新问题。一个争议性的问题是，种族差异是否是影响生育治疗中卵巢反应性的主要因素。

二、卵巢反应性的评估

（一）卵巢反应性

控制性卵巢刺激，以确保适当的卵巢反应，在合理妊娠的同时避免卵巢过度刺激综合征的风险，这是不孕症治疗的关键环节。虽然已经有一些卵巢反应不足的推荐指标，但并没有被广泛认可的标准。制订标准化的定义已经成为当前研究的重点问题。这一定义将有助于从业人员以统一的方式识别和预测"不良反应者"，以便不同研究间进行比较，从而较好地推广研究结果。

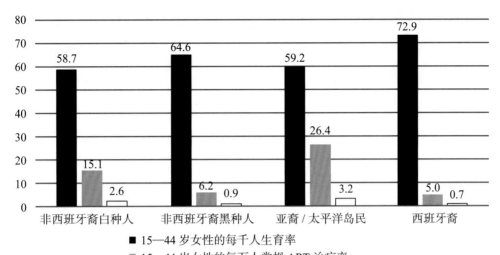

▲ 图 62-1　与白种人和亚裔女性相比，2013 年 15—44 岁西班牙裔和黑种人女性的每千人生育率相对较高；而与西班牙裔和黑种人女性相比，亚裔和白种人女性接受 1 个或 3 个周期辅助生殖技术（ART）治疗的比例最高
经许可转载，引自 Shapiro AJ, Darmon SK, Barad DH, Albertini DF, Gleicher N, Kushnir VA. Effect of race and ethnicity on utilization and outcomes of assisted reproductive technology in the USA. Reprod Biol Endocrinol 2017; 15:44.

卵巢反应可以通过抗米勒管激素（AMH）、窦卵泡计数（AFC）、基础卵泡刺激素（FSH）、雌二醇、抑制素 B、卵巢体积和多变量预测模型来评估。在这些方法中，AFC 和 AMH 具有最高的特异性和敏感性，但仍有 10%～20% 的假阳性率[8]。由于身体规律的变化、闭锁卵泡的存在和超声医生的技术水平差异，AFC 指标评估存在时机（周期可变）、各中心差异和成本的局限性。AMH 的主要局限性是检测缺乏标准化[9]。对两个随机、对照、多中心试验的大规模回顾性分析发现，AMH 优于 AFC，且无论女性是否妊娠，AMH 与获卵数的相关性都高于 AFC[10]。

一般来说，卵巢低反应可以定义为对标准的卵巢刺激方案没有反应，也不能募集足够数量的卵泡[11]。一些研究将卵巢低反应定义为刺激后<3～5 个卵泡，雌二醇峰值<300～500pg/ml，第 3 天 FSH>7～15mU/ml，或既往因卵巢低反应取消周期[8]。2010 年，ESHRE 共识会议制订了博洛尼亚共识（表 62-1）。该共识要求至少一个既往刺激周期，且至少满足以下条件中的两项：高龄、

既往卵巢低反应、卵巢储备功能检测异常[8]。尽管建立了这些共识标准，但其可靠性仍存在争议。主要的争议是缺乏人口的同质性，年龄、AFC 和 AMH 的截断值，关注卵母细胞的数量而非质量，包括风险因素，过度诊断可能性在内的支撑证据，尚缺乏大规模验证[12]。

（二）种族和卵巢反应的检测

最近的研究表明，种族和卵巢反应相关性的结果相互矛盾。多项研究表明，在卵巢储备、衰老和反应方面存在显著的种族差异（表 62-2）。一项对年龄小于 42 岁，接受第一次或第二次体外受精治疗的 229 名西班牙女性和 236 名印度女性的前瞻性队列研究发现，印度女性的卵巢比西班牙女性衰老 6 岁。此外，这项研究发现，印度裔患者通常更年轻、AMH 更低、BMI、FSH 更高和不孕持续时间更长，这可能反映了卵巢储备功能低下早期诊断能力的差异[21]。另一项 809 名女性的前瞻性纵向研究发现，即使在控制年龄、体重指数、HIV 感染状况和吸烟后，黑种人女性 AMH 值

表 62-1 卵巢储备的博洛尼亚共识	
必须有一个刺激周期,以诊断卵巢低反应[a],此外,以下 3 项中至少满足 2 项	
1. 高龄(>40 岁)或任何卵巢低反应的其他危险因素	危险因素包括遗传因素(如 Turners、FMR1 前突变)、盆腔感染、子宫内膜异位症、化疗史等
2. 既往卵巢低反应(或在常规刺激方案下,卵母细胞≤3 个)	
3. 卵巢储备检测异常	窦卵泡计数<5~7 个卵泡或抗米勒管激素<0.5~1.1ng/ml

a. 卵巢储备检测异常的>40 岁患者可被视为卵巢反应不良,这可以代替一个刺激周期

经许可转载,引自 Ferraretti AP, La Marca A, Fauser BC, Tarlatzis B, Nargund G, Gianaroli L, Definition EwgoPOR. ESHRE consensus on the definition of "poor response" to ovarian stimulation for in vitro fertilization: the Bologna criteria. Hum Reprod 2011; 26:1616–1624.

表 62-2 黑种人女性与白种人女性活产率比较

	比 值	95%CI	P 值	参考文献
RR	0.63	0.44~0.90		[6]
OR	0.55	0.35~0.85	$P=0.007$	[13]
OR	0.62	0.55~0.71	$P<0.001$	[14]
ARR	1.31	1.26~1.37	$P<0.001$	[15]
AOR	0.62	0.56~0.68	$P<0.0001$	[16]
AOR	0.73	0.57~0.92	$P=0.008$	[17]
AOR	0.60	0.51~0.72	$P<0.05$	[18]
RR	0.74	0.63~0.91		[19]
OR	0.30	0.10~0.89	$P=0.035$	[20]

RR. 相对风险;OR. 比值比;ARR. 调整后相对风险;AOR. 调整后比值比

的平均下降幅度也比白种人女性更大,为 −25.2%(95%CI −43.0~−1.9,$P=0.037$)[22]。然而,一项对 2308 名不孕女性的大规模回顾性队列研究,根据 32 个祖先血统信息标记将女性分为欧洲人、非洲人、中亚 / 南亚人或东亚人,得出的结论是卵巢储备或反应指标(包括 FSH、AMH、AFC 和获卵数)没有差异(P 值分别为 0.16、0.12、0.22 和 0.26)[23]。这项研究提示,受试者自我报告种族的可靠性可以用来解释,或至少有助于解释关于卵巢反应和种族相关性相悖的研究结果。然而,值得注意的是,该研究中 88.9% 的患者准确地报告了自身的种族[23]。

三、少数族裔的 ART 结局

在那些有足够卵巢反应性并进行体外受精治疗的患者中,值得关注的是不同种族之间的结局仍然存在差异。美国辅助生殖技术结局的国家数据库由辅助生殖技术协会(SART)负责维护。全美国 95% 的体外受精周期需要在 SART 注册。

SART 发表了多项关于种族趋势的长时间跨度回顾性队列调查。Shapiro 等分析了 2004—2013 年接受体外受精治疗的 1 132 844 名女性的数据,结果显示近来所有种族的生育率均有所下降,在西班牙裔和非西班牙裔黑种人女性中最为明显,并且所有种族的自体 ART 治疗率均有所增加,但是西班牙裔和非西班牙裔黑种人女性自体 ART 治疗率的增长最不明显(图 62-2)[5]。最近一份关于体外受精结局种族趋势的报告对 1999—2000 年和 2004—2006 年进行了比较[15],这项研究分析了 158 693 个使用非供体胚胎的体外受精周期,每个周期的活产率在所有种族群体中都有所增加。鉴于 ART 技术的不断发展,如重组促性腺激素、卵质内单精子注射和植入前基因筛查等更先进的技术,这一结果是预料之中的。与本章前面所描述的一致,SART 的数据发现在所有女性中诊断为卵巢储备功能减退的比例有所增加,尤其是在非裔美国女性中增加更高(7.5%~14.4%;$P≤0.001$)。此外,白种人女性的活产率总体上有更大的增加,这进一步提示了黑种人和白种人女性之间 ART 活产结局的差异在扩大(22.2% vs. 32.3%;$P≤0.001$)[15]。

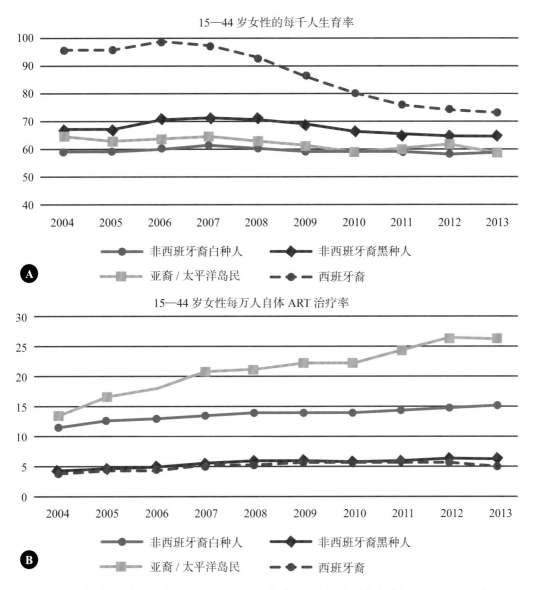

▲ 图 62–2 **A. 2007** 年后，所有群体的生育率都下降了，这种下降在西班牙裔女性中最为明显；**B.** 在所有群体中，接受 **1** 个或 **3** 个周期辅助生殖技术（**ART**）治疗的人数增加，这种增长在亚洲女性中最为明显

经许可转载，引自 Shapiro AJ, Darmon SK, Barad DH, Albertini DF, Gleicher N, Kushnir VA. Effect of race and ethnicity on utilization and outcomes of assisted reproductive technology in the USA. Reprod Biol Endocrinol 2017; 15:44.

另外，尽管在 IVF 刺激期间雌二醇的峰值水平较高，但非裔美国女性和白种人女性的冷冻胚胎移植结局似乎相似[20]。

研究表明，这种结局差异并不完全是黑种人与白种人之间的差异。McQueen 在对伊利诺伊州接受首次自体体外受精周期的女性进行的回顾性分析中发现了类似的结果[24]。这项研究在 2010 年 1 月至 2012 年 12 月期间进行。在总共 4045 名女性受试者中，包括 3003 名白种人、213 名黑种人、

541 名亚洲人和 288 名西班牙女性。McQueen 的研究表明，与白种人相比，非裔美国人和亚裔女性的临床妊娠率均显著降低，黑种人为 0.63（95%CI 0.44～0.88），亚裔为 0.73（95%CI 0.60～0.90）；活产率较低，黑种人为 0.50（95%CI 0.33～0.72），亚裔为 0.64（95%CI 0.51～0.80）；以及更高的自然流产率。与白种人女性相比，在美国的中东 / 北非（MENA）血统的女性中也发现活产率降低，流产率升高。在一项对 2006 年 5 月至 2014 年 5 月期

间首次接受自体体外受精周期的 190 名中东 / 北非女性和 200 名白种人女性进行的回顾性队列研究中，在考虑了年龄和体重指数的影响后[13]，中东 / 北非女性的活产率显著减少，为 0.55（95%CI 0.35～0.85，P=0.007），流产率显著增加，为 2.55，（95%CI 1.04～6.27；P=0.036）。与白种人女性相比，三个少数族裔的所有单胎婴儿中，中度和重度生长受限和早产率均有所增加，体外受精结局的差异也揭示了婴儿发病率的增加[16]。

美国以外的许多研究都与这些发现一致。Dhillon 等在英国进行的回顾性队列研究比较了 13 473 个第一周期的 IVF 结局和来自 16 个国家的 Meta 分析数据[14]。与白种人女性相比，黑种人女性的临床妊娠率明显较低，为 0.41（95%CI 0.25～0.67；P<0.001），活产率较低，为 0.42（95%CI 0.25～0.70；P=0.001），这与之前的研究一致。此外，他们的研究表明，南亚女性的活产率也显著降低，为 0.80（95%CI 0.65～0.99；P=0.04）。本研究中的控制因素包括年龄、体重指数、不孕病因、不孕持续时间、既往活产、既往自然流产和移植胚胎数量[14]。在一项使用英国国家 ART 数据库的观察性研究中，对 2000—2010 年接受首次 IVF/ICSI 周期的 38 709 名女性进行了比较[25]。Jayaprakason 等发现，与英国白种人女性相比，少数族裔群体（爱尔兰白种人、印度人、孟加拉人、巴基斯坦人、非洲黑种人和亚洲女性）的活产率明显较低，为 0.59（95%CI 0.42～0.82；P≤0.01）。有趣的是，与英国白种人女性相比，东南亚、非洲 – 加勒比海和中东人群的活产结局有降低趋势，但没有显著差异，分别为 OR=0.86（95%CI 0.71～1.05；P=0.15），0.53（95%CI 0.28～1.02；P=0.06）和 0.49（95%CI 0.18～1.34；P=0.16）[25]。

大量研究认为种族 / 民族可能是卵巢储备和辅助生殖技术结局的重要影响因素，下一个问题是"为什么"（表 62-3）。一些人认为这些种族 / 民族差异的起源可能是由于环境 / 发展因素。一项回顾性研究比较了目前居住在英国的孟加拉国移民，

调查了 179 名年龄在 35—59 岁的健康女性[31]。他们检测了成年移民和儿童移民的卵巢储备功能相关指标。主要结果指标包括血清 AMH、抑制素 B、FSH 和 E_2，来源于生物标志物的人体测量学指标。他们还使用了包含生殖、人口和健康变量的结构化问卷。结果显示，那些在移民前在孟加拉国度过大量时间的人（即成年移民），其卵巢储备功能标志物低于那些在儿童时期就早早来到英国的人[31]。这项研究强烈表明，环境因素可能对卵巢反应有很大影响，从而也影响 ART 的结局。孕酮提前升高可能影响体外受精结局的种族差异。孕酮水平升高与体外受精周期中活产率降低相关。一项研究发现，白种人女性中只有 2.3% 的周期出现孕酮提前升高>2ng/ml，相比之下，西班牙裔女性为 6.3%，亚裔女性为 5.9%，非裔美国女性为 4.4%，因此增加了少数族裔体外受精较差结局的发生率。

表 62-3　少数族裔辅助生殖技术成功率降低的原因	
病　因	参考文献
子宫因素	[5, 6, 15, 16, 18, 20, 26]
输卵管因素	[5, 13, 15, 16, 18–20, 27]
肥胖	[26, 28, 29]
自然流产	[5, 13, 15, 28, 30]

不同种族间 ART 结局不同的另一个可能原因是病因学的种族差异。一项系统性综述发现，与白种人女性相比，不孕症诊断、自然流产和肥胖可以解释少数族裔体外受精后临床妊娠率和活产率较低的部分原因[32]。研究表明，与白种人女性相比，黑种人女性因输卵管因素和子宫因素（包括子宫肌瘤）导致不孕症的比例更高[5, 6, 15]。根据之前引用的 SART 种族趋势队列研究，2004—2006 年，既往无 ART 治疗史的非裔美国女性患输卵管因素不孕的概率是白种人女性的 2.5 倍（45% vs. 17.9%；P<0.001）[15]。1999—2000 年

和 2004—2006 年首次接受 ART 治疗的所有女性中，输卵管因素不孕显著减少，但在非裔美国女性中减少不明显。在非裔美国女性中，输卵管因素不孕症从 63% 降至 45%（P<0.001），在白种人女性中，输卵管因素不孕症从 28.2% 降至 17.9%（P<0.001）。尽管两组的输卵管因素比例都显著降低，但两组间输卵管因素比例的差异显著增加（P=0.015）。1999—2000 年和 2004—2006 年，非洲女性被诊断为子宫因素不孕比例仍然是白种人女性的 3 倍（分别为 12.4% 和 3.9%，P<0.001）[15]。黑种人女性子宫肌瘤的发病率是其他女性的 3 倍，这导致在同等机会获得医疗服务的环境下，ART 成功率也会下降[6]。由于影响生育的因素很多，卵巢反应和辅助生殖技术结局不同的原因很可能是多因素的，包括种族、环境和发育因素、病史和妇科病史以及解剖因素。

少数族裔的生育力保存

尽管 2006 年 ASCO 报告建议所有女性癌症患者在开始治疗前接受生殖咨询，但咨询率仍存在巨大的性别差异。虽然 60% 的男性和女性都被告知癌症治疗可能会对其生育力产生不利影响，但 Armuand 等最近的一份报告显示，只有 14% 的女性接受了癌症生育治疗方案的咨询，而男性的比例为 68%[33]。保持男性生育力是通过相对简单和非侵入性的精子冻存入库实现的。针对女性的程序要昂贵得多，且具有侵入性，并且由于需要激素治疗，它们会显著延迟癌症治疗达 2~3 周；所有这些因素导致寻求保留生育力的女性比例很小。在接受治疗的女性中，基于教育水平、经济地位和种族的差异更大[28, 34-36]。昂贵且侵入性的方法很复杂，会延迟癌症治疗，需要足够的信息并转诊至生殖内分泌学家，并且通常不在保险范围内[37, 38]。虽然肿瘤学家似乎会向所有患者

提及不孕症的风险，但与白种人患者相比，黑种人、西班牙裔和亚裔女性不太可能向生殖内分泌学家寻求后续咨询。未上过大学、家庭收入较低且不是白种人的女性接受咨询和保存服务的可能性更低[38]。一项研究显示，拉丁裔女性在癌症治疗前采取措施保留生育力的概率比白种人女性低 80%，而接受调查的非裔美国女性中没有一人在癌症治疗前接受过生育力保存服务[28]。教育水平和经济地位也是造成接受治疗者之间差异的重要原因。

四、争议和结论

鉴于非裔美国女性在寻求不孕治疗的人群中只占一小部分，且治疗效果也较差，因此有理由相信目前的文献数据库可能无法囊括这一亚组患者。非裔美国人也更有可能患有子宫肌瘤和输卵管因素不孕等疾病，这可能会将他们排除在研究之外[39]。目前的研究中因为纳入不足，可能会导致治疗方案不全面，从而导致治疗后的活产率下降的相关结果。此外，一些患者和医疗提供者都很难确定种族，这可能会导致当前有关评估种族的研究不够客观。

在生殖自由是一项消极人权的假设下，联合国建议各国"确保计划生育、医疗和相关社会服务不仅旨在防止意外妊娠，而且旨在消除非自愿不孕不育和低生育力，以便所有夫妇都可以获得他们想要的子女数量，与此同时还要为其收养儿童提供便利"[40]。理解不同种族在生殖健康方面的潜在差异是实现消除生育障碍这一目标的一种方式。确定卵巢反应的种族差异是否确实存在，可能有助于进一步制订治疗方案，提高少数族裔人口的活产率，并有助于开发预测低反应者的新方法。

第63章　精子库管理
Managing a Sperm Cryobank

Karla Turner　Paul Wilson　著

钟静静　译　　卢智勇　校

精子库为有需要的男性保存生育力，主要是面向即将接受可能导致不育的医疗或外科手术的男性。目前，出于别的原因在精子库保存生育力的行为也变得普遍，其中包含医学原因和其他原因，医学原因涉及使用细胞毒性药物或患有免疫性疾病，如类风湿关节炎，其他原因涉及高危职业，如军人。另外，主动捐献精子的志愿者精子也在精子库进行精子冷冻保存。

本章简要概述精子库在进行精子冷冻保存时应注意的事项。

一、存精者

精子库提供精子冷冻服务成功的关键在于存精者，存精者是成功提供服务最关键的一步。即使是个人意愿，但存精行为需要在国家的法律框架下被允许，并在被授权的医疗机构中进行；此机构在高效、合法的情况下为有强烈存精意愿的人提供服务。

作为存精者，也要承担相应的责任，具体如下。

- 精子存储前须进行血源性病毒筛查。
- 在约定时间到场。
- 采集至少一份精液样本进行储存。
- 签署知情同意书。
- 提供联系方式，并同意在保存期间保持联系。
- 如有需要，同意并履行个人和医疗机构之间其他特殊条款，例如支付持续保存的费用。

医疗机构及其工作人员、相关从业人员有责任确保程序到位，以促进上述工作，确保提供优质服务，尽可能实现患者的愿望，并确保"良好的患者体验"。

了解需要存精的原因，有助于根据相关信息制定符合法律规定的适宜的同意书并提供定制服务。它还有助于将来处理样本相关问题时，能与存精者本人保持联系。

针对个别存精者，整个过程和程序需谨慎处理。来到医疗机构的人可能最近经历了重大的人生变故，如被诊断为恶性肿瘤晚期。若是青少年，可能会因在父母陪同下咨询的时候，谈论私人的问题而感到尴尬，如取精方式的讨论。

初步咨询应包括在获得适当同意之前提供的信息。这需要工作人员努力了解该特定个人的具体情况，不应基于个人的婚姻状况做出假设。应展示所有选项，以确保签署的同意书准确反映个人意愿。此类沟通应督促工作人员不仅考虑精子样本的实用性，而且还应考虑如果有要求，如何将精子用于未来的治疗服务。

对于需要进行急存的存精者，如在危机时迫切需要保存。在这种情况下，需注意确保服务的质量，且确保存精者提供信息的正确性和完整性，否则可能会在未来给医疗机构、患者甚至是患者伴侣带来不必要的麻烦。当出现或假设出现某些复杂情况时，精子库应毫不犹豫地向其监管机构寻求特别说明和（或）酌情寻求独立的法律咨询，这会减轻储精库可能面临的法律风险。

在填写同意书之前确保存精者理解同意书中的"知情同意"。知情同意的前提是存精者的自主权，即个人有权对自己的健康状况做出决定。为了实现这一目标，所提供的信息必须使个人能够做出知情决定，并理解存精的目的、益处、风险以及拟议治疗的任何其他影响。这可能会很困难，因为在冷冻储存时可能还不知道将要进行的治疗的影响。

对于那些难以做决定的人，需要被告知同意条款不会限制其未来的选择[1]。由于每个人都是独一无二的，应避免精子库实行一刀切的政策或方法，这可能会导致未来的困难。

正如英国公开的法律案例所表明的那样，在获得同意时不向个人提供足够的信息 / 咨询可能会产生与完全未填写同意书相同的后果[2-6]。在这种情况下，这可能意味着签署的同意书在法律上是无效的。因此，建议保存提供给个人的所有资料的书面记录（如果可能，附上文件版本号），以证明在取得同意和储存样本之前提供了适当的资料。

无论出于什么样的原因进行存精，精子库有责任确保精子样本被安全、合法地储存，并且知情同意书上能准确地反映存精者的意愿。对于存精者来说，期望获得这样的服务是完全合理的。

Gillick 能力

Gillick 能力是英格兰和威尔士医学法中的一个术语，用于确定未满 16 岁的儿童是否具备在无需父母许可的情况下做出自己医疗决定所需的智力和成熟度。

二、精子库配置

从表面上看，管理精子库似乎相对简单。存精者被转接到精子库，安排预约，填写同意书，采集、处理和储存样本，以备日后使用。

实际上，提供全面服务很少如此简单。可能存在以下问题。

- 对于急存的患者，其病毒学筛查结果尚未明确。
- 个人可能由于焦虑或疾病而无法根据要求提供精子样本。
- 在签署同意书前，需要去解释一些专业的问题。
- 如果患者的地址 / 联系方式发生更换，并且没有告知精子库，与其保持联系可能会变得困难。
- 精子库可能会收到将精子样本转移到国内或国际上的其他医疗机构的要求。
- 由于精子库可保存精子样本较长的时间（可能为数十年），法规或协议可能会发生变化，导致它们可能与存储时的信息和同意书存在显著差异。

这些情况下，精子库的管理需要仔细的规划、完全的了解任务、潜在问题和结果。因此，该服务必须配备训练有素、有能力和有同情心的工作人员，他们需要有足够强的适应能力，能够为所有用户提供专业的服务。所有工作人员都必须充分了解监管机构制定的法律框架，以确保精子样本被合法存储（图 63-1）。

（一）工作人员

对样本的处理和存储的责任应由受过适当培训的科学家或技术人员承担。必须决定由谁协助完成同意书并提供所需的咨询。这些角色需要深入了解并理解监管框架和同意书的复杂性。不仅在精子储存时，而且在储存期间，都应回应患者的咨询，并且咨询师应具有治疗及其影响方面咨询的经验。

应向有关工作人员提供培训，并定期进行更新培训。工作人员必须了解到，存精者与精子库建立的联系和未来启用冷冻精子标本的决定也可能影响到其伴侣、家庭和可能妊娠的孩子。

（二）精子库设备

精子库要遵守现行的法律法规，精子样本的采集、处理及保存遵循专业指南。由专业协会和监管机构提供的最佳实践指南可以帮助确保提供高质量的精子冷冻保存服务，例如由英国生物医学男科医生协会[7] 和临床胚胎学家协会[8]，美国生殖医学学会[9] 和美国临床肿瘤学会[10]，欧洲人类生殖与胚胎学会[11]，以及英国国家健康和保健卓越研究所[12] 和 HFEA[13] 发布的指南。

在英国，为了获得保存许可证，精子库必须遵守 HFEA 实践守则中规定的指导方针[13]，并定期进行检查，以确保遵守。HFEA 检查的时间可以事先商定或事先宣布。尽管每个医疗机构都应对各自的操作步骤进行审查和风险评估，但仍应遵守已公布的指南以确保样本得到安全处理，并以风险最小化的方式保存。

为了精子样本安全，精子冷冻库的访问权限应仅限于被授权人员。精子库需对所有精子样本进行持续警报监测，并连接到随叫随到的设备 / 自动呼叫器，以提供 24 小时覆盖的应急机制（图 63-2）。

（三）冷冻保存知情同意书及合同

患者抵达后，应在储存前获取与患者有关的信息，该信息需尽可能全面。收集的信息对于维持未来的患者联系至关重要，应包括以下内容。

- 患者全名（曾用名）。
- 身份证明，理想情况下包括患者的照片，如护照或驾驶执照。
- 患者的伴侣或其他近亲信息。
- 介绍患者转诊的临床医生信息及其全科医生的详细信息。
- 电话联系信息。

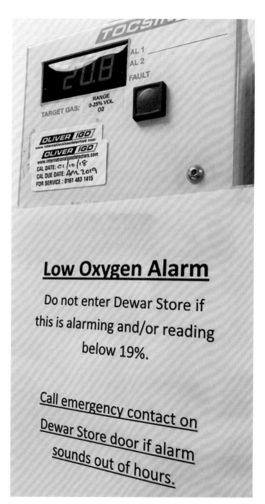

▲ 图 63-2　精子库的低氧警报是必要的，可确保员工安全。所有警报应定期维护，以确保良好的工作状态，并应有明确的标志以提醒工作人员在触发警报时采取行动

图片由 Bristol Centre for Reproductive Medicine, Bristol, UK 提供

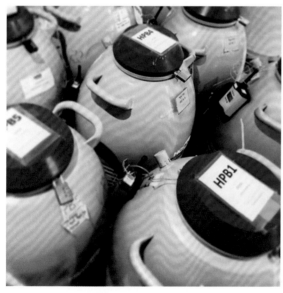

▲ 图 63-1　精子库中的液氮杜瓦瓶（译者注：即液氮罐）。所有杜瓦瓶均单独上锁，并配有低液位液氮报警器，以确保样品始终保持在安全的环境中

图片由 Bristol Centre for Reproductive Medicine, Bristol, UK 提供

- 电子邮件地址，以及因该方法联系可能存在的风险制订相应协议。

在精子样本采集前，应按要求填写知情同意书。还需签署相关的合同，合同应强调包括保存费用在内的与在精子库中保存精子相关的各项条款。合同应明确储存期间各个阶段各方的责任。这不仅有助于在不可预见的情况下保护精子库，而且有助于确保患者已被告知他们自己在保存期间的责任。每个精子库都有权决定哪些条款是必要的，但建议包括以下内容。

- 对精子冷冻保存的责任和限制，如对可能导致样本丢失或不可预见情况的声明。
- 存精者有义务保持联系，遵守有关精子冷冻保存的条款和条例，以及不这样做可能造成的后果，如拖欠保存费用时，其精子冷冻标本会受到什么影响。

重要的是要声明，精子库有责任确保合同条款合法，符合任何国家法律，并在必要时具有法律约束力或强制执行能力。在起草精子冷冻保存合同时，应寻求独立的法律咨询意见（图 63-3）。

（四）样本采集、处理和保存

需提供一个适当的精子样本采集室。存精者使用一个不能进行精子样本采集的区域是行不通的，也不符合高质量的服务。采集室应在安静的区域，远离过度噪声和公共区域，并应配备洗涤槽、舒适的椅子或床和可锁的门。存精者使用过的房间必须进行消毒，采集室在选择家具时必须经过深思熟虑。房间的大小和过道也很重要，因为一些存精者可能需要卧床或坐轮椅。

提供相应的色情作品以促进样本采集是被允许的，但关于这一点目前在财力和道德方面仍有争议[14]。一些人认为，将医疗保健资金用于色情作品是一种浪费；相反地，如果存精者在没有某种形式的刺激下无法完成样本采集，可能会放弃存精，这也是对资源的浪费，对存精者来说这也是非常痛苦的（图 63-4）。

提供成人内容的可行性有些复杂，提供满足所有患者群体的内容而不致违法是很困难的。内容格式必须满足感染控制要求，这就排除了杂志。DVD 可能很贵，并且需要配备显示器，以及隔音设备或耳机（必须可清洁）以供自由选择。提供互联网接入以允许存精者选择自己所需的资源可能会给互联网供应商带来麻烦，存精者访问不适当或非法的互联网内容会造成隐患。因此，每个精子库必须通过仔细考虑每个选项或方案的优缺点以及国家法律来决定如何管理提供成人色情作品（图 63-5）。

在精子样本采集后，根据精子标本具体情况，采用最优方案处理、保存。需要告知存精者精子标本的精子质量及未来使用计划。还需要考虑患者是否需要保存更多的样本，尤其是在有创性治疗开始之前的潜在生育力。

还必须确定样品容器、低温保护剂和低温保存方法。另外载体选项包括安瓿和麦管（密封型或开放型），载体必须按照当地法规贴上适当的标签，这些法规通常包括使用几个单独的标识符，

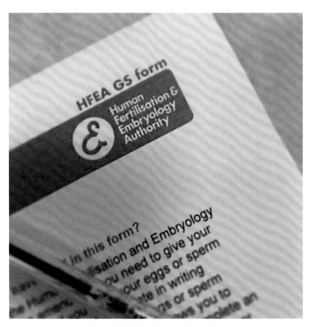

▲ 图 63-3　样本采集前应填写法定同意书。在英国，人类受精和胚胎学管理局（**HFEA**）为此目的提供了一种"**配子存储（GS）表**"

图片由 Bristol Centre for Reproductive Medicine, Bristol, UK 提供

并且标签的使用方式在历经多年仍然保持标识功能（图 63-6）。

必要时，个别精子样本根据具体情况可能需要单独存放在一个独立的液氮罐中，这可以避免一些相关风险。

精子冷冻室里，可选择气相液氮罐或是液相液氮罐进行保存。液相存储相对简单些，并且这项技术也经过了充分测试，几乎不需要进行持续的维护。监测液氮（liquid nitrogen，LN2）水平是这项技术的关键，监测器需要根据液氮水平发出警告。然而，与气相液氮罐[15]相比，LN2 罐被认为具有更高的交叉污染风险。因为向 LN2 罐添加液氮通常是通过罐口倒入液氮，这样会使样本被污染的风险增加。

气相保存降低了交叉污染的风险，但与液相保存相比，由于维护成本和 LN2 使用的增加，设备的复杂性更高，持续运行成本可能更高。气相保存系统的优点是，样本可以在不从罐中拿出的情况下进行检测，从而降低了处理风险。

无论选择哪种冷冻罐保存方式，都应在精子库保留适当的 LN2 储备，以应对可能出现的供应问题。

（五）保存记录和管理

选择一个适当的存储系统对于方便查找，以及在检查或丢弃样本时最大限度地减少对其他样

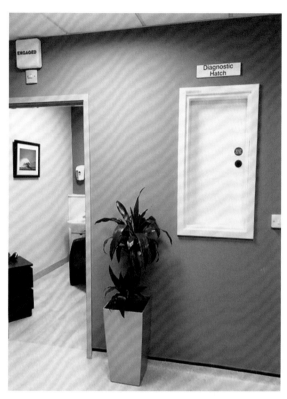

▲ 图 63-5　用于移交精子样本的传递窗

窗口应靠近取精室，以确保样品在采集后立即传给男科医生（图片由 Bristol Centre for Reproductive Medicine, Bristol, UK 提供）

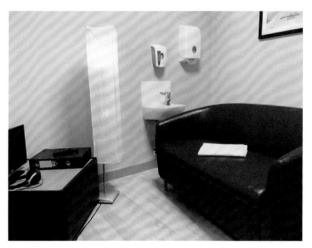

▲ 图 63-4　精子样本采集室

这个房间应含舒适的、易清洗的家具，一个洗手盆和可锁的门（图片由 Bristol Centre for Reproductive Medicine, Bristol, UK 提供）

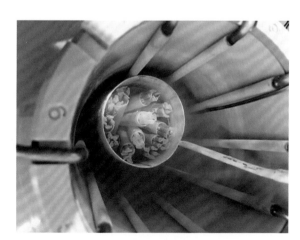

▲ 图 63-6　储存精子样本的冻存管

精子样本在热密封的高安全冻存管中低温保存。每根冻存管都贴有对应的标签，同一个患者使用同一种颜色的冻存管（图片由 Bristol Centre for Reproductive Medicine, Bristol, UK 提供）

本的影响十分重要。颜色编码的使用有助于提供快速的视觉辅助,从而限制了样本暴露在非最佳标准温度下的时间。冻存管使用射频识别(radio frequency identifcation,RFID)标签,可以进一步加强样本识别和提取。

从一开始就创建一个计算机化的数据库对于确保冷冻室的顺利运行至关重要。推荐内容如下。

- 患者标识。
- 存储中的容器数量。
- 存储日期。
- 同意期限到期日。
- 付费冻存期限到期日(如果适用)。
- 记录本记载冻存管相关的管理信息(例如,"存精者只能通过电子邮件联系""存精者失去联系""存精者现在希望被称为……""存精者保存费到期待缴")。

使用这种格式可以方便地生成日期列表,以便按优先顺序与存精者联系,并在样本缴费临近到期日时提醒工作人员。

为了促进与患者的沟通,记录最后一次交流或尝试进行交流的记录。这些信息记录在存精者档案中,确保翻阅时能快速查看这些信息。

应备份数据库并保证其安全,以确保患者信息的机密性。还应定期进行内务管理,以确保识别和纠正数据输入错误。此类错误可能会导致审查和列表生成过程中出现复杂情况。应定期审查计算机的历史记录,以确保其以易于访问的格式保存。

(六)与存精者保持联系

低温库管理的"提交"系统

"提交"系统确保所有样品在其同意期内保存。这种系统通常是数字的,允许生成按时间顺序排列的列表,确保冷冻库知道即将到期的日期。

应定期审核保存的材料和相关记录以确认储存的目的和时间,对纸质和电子记录与保存的材料一致性进行审核,并确定所需的措施。建议一个有效的"提交"系统,以确保机构与样品存放

人员之间定期接触。"提交"系统确保所有样品都在其同意期内保存。这种系统通常是数字化的,允许生成按时间顺序排列的列表,确保精子库知道即将到期的日期。

联系的目的是确保准确记录患者的意愿,并且如果法定同意期即将结束,患者有时间对冷冻标本做出知情决定。对于一些患者来说,提醒他们储存了精子可能会让他们痛苦地想起他们不愿回首的一段时间。然而,长时间不与存精者联系无疑会增加失联的可能性。

英国的精子库被要求采取"合理的"步骤与患者保持联系。然而这一点维持得很差,精子库可能会因为许多原因与患者失去联系,包括地址的改变、患者有意识地决定不回应,或者可能是患者已经死亡。

定期联系的频率取决于存精者同意保存其样本的时间。如果同意时间仅为1年,谨慎的做法是在6个月时进行联系,列出可用的选择。如果同意的时间是10年,每年或两年一次的联系被认为更合适。

鉴于样本可以被保存多年,这一过程通常会不断地增加工作量,因此应配备合适的人员。即使是一个相对较小的保存设施,每周仅保存一个病例,在第一年年底需要写52封信,但在10年的存储期结束时最多需要写520封信。

对于精子库来说,管理失联存精者的样本是有疑问的,结果上也是对资源的浪费,所以必须仔细考虑。精子库应确保对从冷冻罐中移除样本的决定都经过仔细的风险评估,并在必要时寻求法律建议,根据个案情况考虑任何潜在的法律责任。

(七)联系方式

精子库不应仅靠一种方法与个人保持联系,但应注意保密问题和可能适用的所有监管限制。此外,冷冻库应允许个人有充足的时间考虑选择和做出回应。

电话联系通常比写信快。然而,由于涉及保

密问题或通话产生的情绪反应，患者可能无法在适当的位置接听电话。任何试图通过电话联系的细节都应记录在患者记录中，以确保护理的连续性并为决策提供信息。当发生"失联"时，这一点尤为重要。

通过信件联系，消除了存精者对被人听到的担忧，还提供了精子库的书面记录。此外，患者记录中还应包括一份信件的副本，以保持连续性。书面联系的一个缺点是其成本和可靠性，因为即使使用了注册或签名的邮政服务，预期的收件人也可能不会收到信件。

近年来，通过电子邮件进行的联系也变得越来越普遍。电子邮件是快速的，可靠的，而且通常是免费的。然而，关于保密性的担忧出现了。在使用这种沟通方法之前，存精者和精子库都必须意识到对保密性的潜在威胁，并采取必要的步骤，将所涉及的风险降到最低。精子库还应确保他们了解有关联系形式的相关立法，如在欧洲，2018 年实施了《欧盟通用数据保护条例》[16]。

工作人员应注意误向错误的人透露敏感信息的风险。电子邮件由于服务中的自动完成功能，更有可能出现机密信息泄露。一些国家的法律规定收件人以外的人可以打开信件，这使得通过普通邮件发送的纸质信件似乎也不太安全了[17]。不幸的是，由于电子邮件的性质，很难阻止收件人以外的人阅读邮件。

精子库还必须确定联系存精者的行动的限制范围。在这种情况下，越来越多的社交媒体的使用带来了一个有趣的困境。虽然社交媒体可以提供更多途径来探索实现联系的方式，但应记住，失去联系可能是个人有意识并经过仔细考虑的决定。

（八）在建立联系时需要提供的信息

定期与存精者联系，可确保样本继续合法存储，并反映存精者的最新情况或意愿。以下信息可包括在通信中。

1. 患者冷冻的记录，包括其冷冻管的数量。

2. 冷冻储存的原始日期。

3. 当前同意书的有效期。

4. 精子样本冷冻的到期日。

5. 详细说明以下选项的信息。

(1) 延长当前同意期限。

(2) 收取后续的冻存费或如何自筹资金。

(3) 修改或删除记录的伴侣信息。

(4) 更新联系信息。

(5) 将样本从存储罐中移除（例如，允许精子库销毁样本）。

(6) 对当前的同意书进行更改。

重要的是要确保信息被清晰简明地提供，以帮助患者理解和遵守。提供一份带有回信信封的简短问卷是可行的，让患者快速轻松地表明他们的愿望。

（九）处理不合规问题

尽管所有人都试图建立正确的系统，但不幸的是，精子库 – 患者的联系有时可能会中断。对于精子库而言，在同意期限之外储存样品可能构成刑事犯罪，并导致诉讼或被吊销设施许可证。然而，对潜在的不可替代的珍贵样品的处理决不能漫不经心。相反，应根据具体情况对每次处置进行风险评估。精子库必须确信在与患者失去联系并决定从储存库中移除样本时，能够安心地发出声明表明已经努力尝试与患者取得联系并给予了患者充足的时间做出反应，移除样本的决定是合理的。应在患者记录中保留所有尝试联系的证据和风险评估。

（十）储存库的样本移除及处置协议

应建立健全的、当地批准的精子样本移除伦理处置程序，包括对所有文件和与个案相关的许可进行双重见证，以确保从储存库移除是适当的。

三、法律和道德考虑

与精子库相关的国际法规差别很大，有些国家没有任何相关的国家法律，有些则有详细的立法[18-22]。与精子库业务相关的法律和道德问题包括充分的同意文件和所有权问题。

详细研究由于精子库而产生的法律、伦理和道德问题超出了本章的范围。因此，建议读者就适用于其具体情况的法律框架寻求更具体的指导。

（一）同意书

在许多国家，必须提供书面形式的同意文件。应向同意冻存样本的个人提供有关知情同意性质的咨询，因为这可能会对他们自己和伴侣的生殖未来产生严重后果。如果发现患者很难或不愿意就样本储存以外的任何事项做出同意决定，则必须向患者明确解释，如果情况发生变化，这可能会限制精子用于未来治疗的能力。

（二）值得注意的法律案例

关于精子库运行中导致的精子样本采集、保存、领用时相关的法律案件。通常集中在以下问题上。

1. 在手术取精或储存之前未能获得或准确记录同意书。

2. 从业人员和精子库机构缺乏获取和记录同意书的能力。

3. 存储设施故障。

从这些案件的判决中可以清楚地看出，详细记录配子提供者的同意意愿是至关重要的。此外，必须有证据证明精子冻存者得到了正确的信息，足以支持患者做出知情同意的决定。

四、结论

精子库提供的任何有成效的服务，以及对储存样本的后续管理，都需要患者、精子库和该机构运行所依据的法律框架之间的和谐关系。

对精子库来说，系统运行不佳的后果可能会导致财务损失和名誉损害。最坏的情况下，是可能导致许可证被吊销，甚至暂停或关停。对于存精者来说，精子库服务不佳可能会导致样本存活率意外降低，无法按预期方式使用样本，或者可能会丢失不可替代的样本。这类事件可能会给予患者终身的心理伤害，对此类伤害（即便赔偿）也无法取得满意的结果。

通过确保充分考虑了精子存储服务的各个方面，可以显著降低各类风险。关注细节有助于确保提供高质量的服务和最佳的患者体验。

第 64 章　胚胎冷冻室的管理
Managing an Embryo Cryobank

Eleanor Taylor　著

阮海玲　译　　卢　惠　校

随着人们对选择性单胚胎移植（elective single embryo transfer，eSET）的接受程度越来越高，在单次超促排卵和 IVF 治疗过程中产生多余的体外胚胎已经是一种普遍现象[1]。因此，对于辅助生殖医疗机构来说，建立成功的胚胎冷冻保存方案就变得非常重要。实际上，具有成功冷冻和保存胚胎的能力可以帮助医疗机构根据患者的个体需求定制个性化的治疗方案。例如，新鲜胚胎移植并非对所有的患者都适合，冷冻保存方案为部分患者提供了一个在更有利的时间移植单胚胎的机会[2]。

为了实现胚胎的冷冻和保存，拥有一个结构良好、能发挥最佳功能的冷冻室是必不可少的。冷冻室的设计和布局需要经过精心考虑，良好的设计即可以最大限度地降低使用液氮时潜在的健康和安全风险，也可以支持在该场所内安全地处理冷冻胚胎。

另外，高质量的人员培训也是不容忽视的。相关人员培训不到位会降低临床工作质量，最终损害患者的利益。应对所有冷冻室活动进行风险评估，并制订适当的 SOP。工作人员培训不足不仅会对结果产生不利影响，而且还会增加工作场所发生事故的风险。涉及低温冷冻保存样本的临床事故往往会造成灾难性的后果，应尽可能将此类事故发生的风险降至最低[3]。

最后，医疗机构有责任确保每个在冷冻室中保存的样本安全且可追溯。当临床不良事件发生时，应确定影响因素，并采取措施以降低未来发生类似事件的风险。医疗机构应不断通过程序审核来评估是否符合标准，以及是否可以做出改进来改善服务。本章探讨了胚胎冷冻室从最初的设计到日常管理的各个方面。

一、冷冻室设计

冷冻室的设计应支持安全有效的处理临床冷冻样本，并符合相关的法律法规。冷冻室的大小应足以容纳以下设备。

- 液氮储存罐（基于液氮冷冻的容器或气相容器，用于冷冻保存配子和胚胎）。
- 液氮运输罐（可移动的储存罐，用于为冷冻室提供液氮和维持储存罐内液氮水平）。
- 程序冷冻仪（如需要）。
- 个人防护装备（personal protective equipment，PPE）。
- 处理液氮和处理低温保存样品的设备。
- 处理冷冻保存样品和处理实验室文件的工作空间。

（一）储存罐数量

以下因素将影响冷冻室所需的存储容量。

1. 治疗周期数。

2. 胚胎冷冻保存策略。

3. 每个储存罐的存储容量。

4. 对于有已知病毒感染的患者，需准备单独的"病毒阳性"储存罐。

建议还应有一个备用储存罐，以便在紧急情况下使用。这个储存罐需装满液氮，处于"随时可用"的状态，以防正在使用的储存罐发生故障。

（二）液氮运输罐

一些医疗机构会将液氮运输罐存放在冷冻室外部，并通过管道将液氮输送到临床区域的分配装置中。这种方式会受到连接管长度的限制，随着管道长度的增加，调节管道温度所需的时间和液氮体积也会增加，这可能不符合成本效益（图64-1）。

一些医疗机构可能会选择安装设备生产液氮，从而减少对外部供应液氮的依赖。液氮生产设备也可产生用于低氧培养箱的 LN2，可是安装液氮生产设备的成本极其高昂。

液氮供应公司使用可移动的液氮运输罐来运输液氮会更方便。如果需要转移液氮运输罐去进行填充，那么人工处理的风险评估以及相关的培训是不可或缺的（图64-2）。如液氮运输罐转移时需要使用电梯，要着重采取相关的安全措施，确保在运输液氮罐时，包括无关群众在内的任何人都不会进入电梯。

建议医疗机构和液氮供应公司之间签订第三方工作协议，指定液氮交货的频率。并针对公众假期制订特定的交货时间表，以确保始终有足够

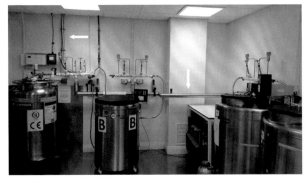

▲ 图 64-1　冷冻室管道系统
箭示将外部液氮连接到冷冻室内的多个储存罐所需的管道系统（图片由 Knutsford Hewitt Fertility Centre, Liverpool Women's NHS Foundation Trust, Liverpool, UK 提供）

的液氮可用。还应制订应急计划以应对意外事件，例如因不可抗力（如恶劣天气）而错过运送时间。实验室工作人员应有一套检查系统，以确认每次订购的液氮已经送达。

（三）地面

冷冻室地面应由抗液氮材料制成。非专业设计用于承受低温的地面（如：漆布或 PVC 覆盖物）可能会随着时间的推移而开裂，从而造成绊倒危险或损害地面结构完整性。

（四）氧气浓度监测

液氮在高于 –196℃ 的温度下转化为氮气，氮气含量的升高会导致氧气浓度降低，因此在冷冻室的有限空间内使用液氮可能会造成环境缺氧。由于存在窒息风险，应采取相应的安全措施。

冷冻室内的所有区域都应通风良好，并安装低氧传感器（图 64-3），高度约为距地面 1 米。传感器会在两种不同氧浓度时发出警报：初始警报在 19.5% 的氧气水平发出，进一步的警报在 18% 的氧气浓度发出。

警报系统应与通风系统相连，以帮助恢复冷冻室内的氧气浓度。如果传感器警报激活，工作人员都必须离开冷冻室，并且在警报停止之前不

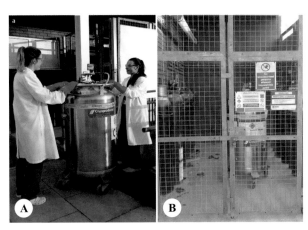

▲ 图 64-2　**A.** 医疗机构工作人员在冷冻室和安全的室外储存区之间移动液氮运输罐；**B.** 液氮供应公司可以进入该区域

图片由 Knutsford Hewitt Fertility Centre, Liverpool Women's NHS Foundation Trust, Liverpool, UK 提供

得重新进入。可以使用便携式氧气传感器，但要注意工作人员可能无法意识到他们正在进入缺氧环境，并可能在警报启动之前晕倒。

（五）设备维护

冷冻室内的所有设备都需要定期维护，以降低设备意外故障的风险。维护只能由有资质的人员进行，所有服务报告应由医疗机构保留。

（六）冷冻室安全保障

样本安全至关重要，对冷冻保存样品的获取应严格限于实验室人员。这可以通过使用密码、钥匙卡或锁定的系统来实现，冷冻室内的每个储存罐也应单独上锁，以防止未经授权的个人进入冷冻室以及接触储存的配子或胚胎（图 64-4）。

（七）储存罐管理

液氮储存罐通常用于储存冷冻保存的卵母细胞和胚胎（图 64-5A）。液氮使整个储存罐内部均

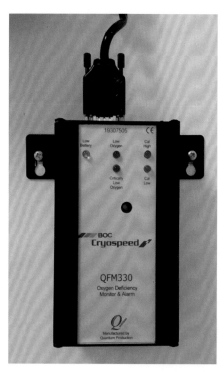

▲ 图 64-3　可用于冷冻室内检测环境低氧的氧气监测装置
图片由 Knutsford Hewitt Fertility Centre, Liverpool Women's NHS Foundation Trust, Liverpool, UK 提供

匀保持 –196℃的温度。

一些医疗机构可能会选择将冷冻保存的样品储存在 –190～–180℃的气相容器中（图 64-5B）。但在容器内可能形成垂直的温度梯度是需要被考虑的，气相容器也需要一个电源来维持其自动填充功能。因此，需要备有备用电源来支持其在停电时正常运行。玻璃化冷冻的胚胎特别容易受到温度波动的影响，如果储存容器的温度波动到高于 –150℃，胚胎的活力可能会受到损害。

监测储存罐的温度至关重要，因为温度变高（例如事故、物理损伤或不良行为）可能会造成毁灭性的后果，会使数百名患者失去他们无可替代的胚胎。

建议所有储存罐都安装能连续记录储存罐内部温度的装置，既可以使用温度探头来直接测量，也可以使用监测罐体重量的装置来间接测量。如果储存罐的温度超出了可接受的范围，则会激活监控设备触发警报系统提醒工作人员，以便储存罐温度有任何偏差都可以快速得到解决。还应建立一个健全的非工作时间待命系统，以便工作人员能够处理紧急情况，例如有胚胎需要尽快从故障罐转移到备用罐中。

警报触发时，必须确定其根本原因，因为有些警报可能是由于探测器的功能不正常造成的。

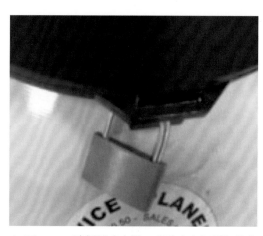

▲ 图 64-4　液氮罐应上锁，以防止未经授权的个人接触储存的配子或胚胎
图片由 Assisted Conception Service, Glasgow Royal Infirmary, Glasgow, UK 提供

因罐内的液氮储备不足造成的报警，可以通过向容器中添加液氮迅速解决。但是，如果不能通过手动添加液氮来稳定罐内的温度，可能是储存容器的真空隔离层已受损，应尽快将冷冻保存的胚胎和配子转移到另一个罐中。

在处理疑似真空隔离层受损的储存罐时，必须注意采取安全措施。如果低氧警报器处于报警状态，则不应进入冷冻室，同时也不应在非工作时间独自进入冷冻室工作。

建议医疗机构按照严格的时间表来维持液氮水平，以减少冷冻保存样品因意外升温而受损的风险。还应在储存罐内设置一个安全的液面高度，以应对如液氮延误运送等意外情况。

在冷冻室内移动储存罐时应小心。对存储容器的撞击可能会损坏周围的真空结构，从而导致容器温度升高。储存罐外壳上存在冷凝水或冰霜表明真空失效。移动储存罐最简单、最安全的方法是将它们安装在带有能锁定轮子的可移动底座上，但移动时仍要小心。

（八）员工培训

由于使用液氮会存在严重的安全风险，应为所有可能直接或间接接触液氮的工作人员提供培训。工作人员应了解低温液体的危险特性，了解保护自己免受液氮伤害的措施，以及在受伤或紧急情况时应采取的行动。

直接接触液氮或穿着非隔热设备接触液氮会导致低温灼伤。因此，工作人员应接受正确使用冷冻室内的个人防护装备（PPE）的培训（图 64-6）。使用面罩或护目镜来保护眼睛，防止被飞溅的液氮灼伤。使用非吸水性隔热手套保护双手，并使用防护围裙保护躯干。鉴于液氮黏度低，会迅速渗透多孔材料，非专用服装将无法提供足够的低温灼伤保护。鞋子不应有孔洞，裤子也不应塞进靴子中，以免双足暴露在液氮下。所有人员都应了解在持续低温灼伤时应采取的急救程序。

二、冷冻保存胚胎的储存管理

（一）获得患者同意

在进行任何冷冻保存操作之前，要确认患者是否同意进行冷冻保存。一些患者如果不希望进行任何进一步的治疗或基于伦理理由而反对治疗，他们可能不愿意冷冻保存胚胎。同意胚胎冷冻保存的患者可能有特定的要求，例如一些患者只同意冷冻保存原核期胚胎，或一些患者可能希望对其胚胎保存的时间长度进行限制。

应告知患者所有与胚胎冷冻保存相关的风险，医疗机构和患者在胚胎储存期间各自的责任以及监管限制。应明确说明患者需缴纳的费用是否与胚胎储存相关，以及如果不支付此费用或医疗机构无法联系患者，将采取什么措施。

最佳的做法是以书面形式获得患者的同意，口头信息可能存在被误解或记录不准确的问题。

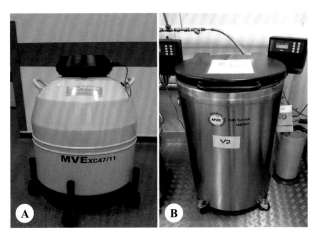

▲ 图 64-5　A. 液氮储存罐；B. 气相储存罐
图片由 Assisted Conception Service, Glasgow Royal Infirmary, Glasgow, UK 提供

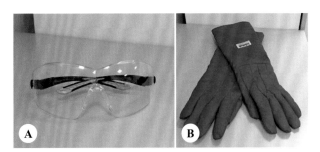

▲ 图 64-6　用于液氮和冷冻保存的个人防护装备（PPE）
A. 护目镜；B. 隔热手套（图片由 Assisted Conception Service, Glasgow Royal Infirmary, Glasgow, UK 提供）

保留患者书面治疗同意书的副本也有助于解决治疗后发生的任何投诉或法律纠纷。

如果患者的意愿发生改变，他们应该有更新他们已签订的同意书的机会。要采取措施以确保任何的变更都能迅速传达给实验室工作人员，以便能够立即进行适当的处理。

（二）胚胎储存装置的选择

有许多不同类型的胚胎储存装置可供临床使用。首次选择存储装置时，应考虑一些与冷冻室管理有关的因素。

1. 存储装置的尺寸和每个储存罐可以存储的胚胎数量。

2. 冷冻室可容纳的储存罐数量。

3. 存储装置是否有不同颜色，以便于识别患者。

4. 存储装置上存在可视化的信息，易于识别患者身份。

5. 存储装置易于从储存罐中取出。

6. 存储装置的耐用性。

（三）胚胎储存装置的标签

胚胎可追溯性在冷冻室管理中非常重要。使用全面的系统对储存装置进行贴标将有助于提高胚胎的可追溯性，并最大限度地降低从储存罐中取出冷冻保存的胚胎时发生错误的风险。

最佳的做法是规定存储装置应使用三个患者标识进行标记，其中一个应是唯一标识。这通常是通过在冷冻装置的标签上标记患者的姓名，出生日期和唯一的病历编号来实现。如果冷冻装置标签还包括冷冻保存的日期，唯一的存储设备编号以及存储的胚胎的数量和发育阶段，那么冷冻室可以精准地定位胚胎。

存储装置的编号对于正在接受胚胎植入前遗传学检测（pre-implantation genetic testing，PGT）的胚胎至关重要。在基因上被诊断为适合移植的胚胎需要以绝对准确的方式进行定位。

冷冻装置贴标可以使用不褪色的记号笔书写或打印标签。在使用手写标签的情况下，重要的是抄录的信息清晰可辨，并使用适当的墨源，以便标签能够长时间暴露于液氮或液氮蒸气中。对于打印标签，使用适当大小的字体以确保可以快速轻松地读取标签信息。所有标签都需要牢固地固定在冷冻储存装置上，以防止患者识别信息在存储过程中丢失。

储存装置的标签是建立胚胎可追溯性的关键步骤，所有标签在使用前应由两名工作人员检查，以确保不会发生任何错误。在使用自动打印标签设备时，建议打印额外的标签并附加到患者病历记录上。

（四）胚胎储存

根据储存罐类型和冷冻的样本类型，储存罐可以分开放在冷冻室内的特定位置。典型的存储方式是使用带编号的罐或架子，再细分为冷冻提桶、冷冻支架和冷冻载杆（图 64-7）。储存罐内的所有存储位置都应明确，不能有任何歧义。

将胚胎放入冷冻室时，应有两名工作人员在场。一名工作人员将需要冷冻保存的胚胎放入储存罐，另一名工作人员作为过程的证人。第二名

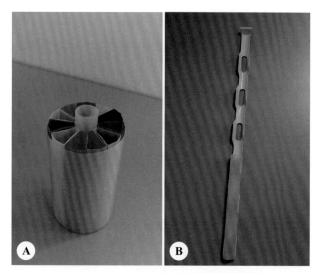

▲ 图 64-7　在储存罐内使用的存储支架
A. 储存杯，包含 12 个不同颜色的储存位置（11 个三角形包围 1 个圆形）；B. 连接在支架上的单个套管（图片由 Assisted Conception Service, Glasgow Royal Infirmary, Glasgow, UK 提供）

工作人员要验证胚胎是否已被放置到正确的位置，并确认患者记录中是否记录了准确的存储位置。这一点很重要，因为在记录最终存储位置时发生的错误会给将来的工作造成困难，可能需要花费大量的时间来搜索整个储存罐去定位胚胎的位置，并且这会将储存罐中的胚胎置于不必要的风险中。

为保存生育力而储存的卵母细胞或胚胎应分别存放在两个不同的储存罐中，在储存罐发生灾难性故障时，可以降低患者失去所有冷冻保存的配子和胚胎的风险。虽然分开存储的方法可以用于所有冷冻保存的胚胎，但医疗机构可能更倾向于将所有"低风险"患者的胚胎存储在一个储存罐中。

所有患者在辅助生殖治疗前均应接受病毒筛查。为人类免疫缺陷病毒（HIV）、乙型肝炎病毒（HBV）和丙型肝炎病毒（HCV）检测呈阳性的患者提供治疗的机构应确保筛查结果为"病毒阳性"患者的胚胎与"病毒阴性"患者的胚胎分开储存。尽管迄今为止尚未报道过在冷冻保存的胚胎之间发生的疾病传播事件，且理论上发生这种交叉感染概率性极低，但仍然存在交叉感染的可能。因此，至少应有三个专用于病毒阳性样本的储存罐：一个用于 HIV 阳性胚胎，一个用于 HBV 阳性胚胎，一个用于 HCV 阳性胚胎。还可能需要更小的储存罐来存放多种病毒检测呈阳性的患者的胚胎。

（五）从储存罐中取出胚胎

虽然许多患者选择使用他们的冷冻胚胎，但一些患者可能会要求将他们的胚胎从储存罐中取出丢弃或捐赠用于科研。

在取冷冻胚胎时，应由实验室的两名成员进行身份确认。根据存储记录和存储装置上的患者识别信息进行交叉核对，无误后才能取出胚胎。

胚胎移出后应更新存储系统记录。建议由专人负责更新和检查存储系统记录，定期的检查也有助于识别与胚胎取出有关的任何问题。考虑到错误的识别可能会产生毁灭性的后果，建议至少每年进行一次此类审核。

虽然许多患者与医疗机构保持着良好的沟通，但一些患者需要明确说明他们对冷冻储存胚胎的打算，遗憾的是，有些患者与机构完全失去了联系。如果储存胚胎的费用由第三方（例如国家医疗保健系统或保险公司）承担，则失联的情况可能会发生得更为频繁。与患者失去联系的风险会随着胚胎储存时间的延长而增加[4]。每年向患者发送信件可减少患者失去联系的风险，信件应告知患者他们的治疗方案，并提醒患者在更改地址时告知医疗机构。建议将所有信件的副本归档在患者的临床记录中，作为机构尝试联系他们的记录。

国家监管机构可能会规定医疗机构保存胚胎的最长时间，如在英国 HFEA 的时间限制为 10 年，除非患者是为了保存生育力而保存胚胎，当然患者也可以要求缩短储存的时间。

1. 先进的胚胎储存系统

每个医疗机构都应该有一个识别胚胎储存期即将结束的程序。

这可以通过电子数据库来实现。数据库可根据存储有效期对冷冻室的数据内容进行排序和分类，告知患者储存到期日期，并为其储存的胚胎的去向提供选择，例如用于个人治疗、丢弃或捐赠。由于患者进行治疗所需的准备时间不同，因此在到期前 12 个月与患者联系是比较好的选择，这可以确保胚胎在合法保存的期限内进行任何需要的治疗。

如果医疗机构不能识别出即将"到期"的胚胎，可能会导致胚胎在其法定到期日期后仍被继续保存。这可能会导致患者无法使用他们储存的胚胎进行治疗，也可能导致医疗机构的许可证被暂停/吊销，这也是为什么开发和维护一个监测胚胎储存有效期的系统非常重要的原因。

2. 后续的冷冻管理

随着辅助生殖治疗成功率的提高，医疗机构应从一开始就开发高效的冷冻室管理系统。同时，负责管理冷冻样本的团队规模应足够大，以确保：

(1) 提前约 12 个月确定所有即将到期的胚胎。

(2) 及时联系患者，告知其胚胎储存到期日期。

(3) 给予患者足够的时间决定他们希望如何使用储存的胚胎，以及接受治疗的机会。

(4) 采取适当措施联系失联的患者。

(5) 胚胎在储存到期时及时地从储存罐中移出。

医疗机构还需要制订具体的草案，以确定以下情况如何管理冷冻保存的胚胎：①离异；②夫妻间对冷冻胚胎的去向有不同的选择；③医疗机构被告知患者已经死亡。

通常，只有在夫妻双方都同意治疗的情况下，胚胎才会被用于治疗。然而，如果使用供体配子获得的胚胎，尤其是随后发生夫妻离异，情况可能会变得复杂。在英国，HFEA 建议给予对冷冻保存胚胎的去向存在分歧的夫妻 1 年的"冷静期"，希望随着时间的推移能达成一个解决方案。如果在"冷静期"结束时尚未达成一致，则应将胚胎从储存罐中取出并丢弃。死亡患者的冷冻胚胎只有在患者明确同意可以在死后使用的情况下才能继续保存。

应该制订符合法律要求和患者意愿的胚胎放弃程序，确保以合适的方式执行胚胎从储存罐中取出并丢弃的行为。一些患者希望能够为被遗弃的胚胎举行"葬礼"，医疗机构应当配合患者指定一个既符合法律法规也能够满足患者期望的程序。医疗机构工作人员应该记住，夫妻从冷冻室中取出胚胎等同于遗弃孩子一样[5]。

三、存储核查

应定期检查冷冻室内储存的胚胎，以确认电子和纸质储存记录准确反映了储存罐内的实际储存情况。这使机构能够确定他们放入和取出胚胎的 SOP 是否合适以及是否被遵守。发现的任何差异都应尽可能纠正，并进行调查以确定根本原因。

不同的国家法规通常会明确规定应执行检查的频率。例如，HFEA 规定，英国所有获得许可的医疗机构应至少每 2 年进行一次存储检查。但是完成全部存储检查可能非常耗时，一些大型医疗机构会先对冷冻保存的样本进行一定比例的抽查，只有在存在异常的情况下才会进行全面检查。

由两名工作人员进行实物检查，第一名工作人员负责检查，第二名工作人员担任证人。培训对在实物检查过程中所涉及的冷冻保存样品的处理非常重要。冷冻保存的胚胎对温度波动极为敏感，工作人员必须保护好冷冻保存的胚胎，使胚胎在检查期间不会受到不受控制的解冻或升温，不受控制的解冻或升温可能会损害胚胎将来的存活能力。在处理玻璃化冷冻的胚胎时应格外小心，玻璃化冷冻的胚胎比慢速冷冻的胚胎更容易受到温度波动的影响。

执行实物检查

以下是一个成功的示例。

1. 收集冷冻胚胎储存在同一个罐内的所有患者的临床病例记录。

2. 将患者临床病例记录中的冷冻记录与电子存储数据库和储存罐的记录进行交叉核对。检查以下详细信息是否存在差异。

(1) 患者姓名。

(2) 患者出生日期。

(3) 病历号。

(4) 冷冻保存的胚胎数量。

(5) 冷冻保存的胚胎阶段。

(6) 冷冻保存日期。

(7) 胚胎在储存罐中的位置。

3. 检查患者的同意书，以确认取得有关胚胎储存的书面同意。还应根据电子数据库和纸质记录交叉检查患者同意胚胎储存的时间长度，以确认记录的储存到期日是正确的并且没有过期。

4. 尽可能检查每个子位置的实质内容，以防止存储的内容过度移动。每位患者储存的胚胎应与以下物品清单进行交叉核对。

(1) 冷冻储存载杆的数量。

(2) 冷冻储存的胚胎数量。

（3）冷冻储存载杆的颜色和样式。

（4）冷冻储存载杆标签上的标识信息。

5. 发现任何差异都应与实验室负责人讨论，并在可能的情况下进行修正。对纸质文件所做的任何更改都应明确标记为存储检查的结果，并由做出修改的人员签字。

在存储检查过程中发现的差异是多种多样的。可能存在的差异如下。

（1）缺少胚胎冷冻保存的同意书或是无效的同意书。

（2）超过其储存期限的胚胎。

（3）存储装置标签错误。

（4）冷冻记录或电子数据库上的抄录错误，例如冷冻载杆颜色不正确。

（5）存储位置中存在的冷冻载杆数量比预期的要少，这可能是由于记录保存不当造成的，例如记录上缺少胚胎解冻细节。这种差异也可能是由于存储装置的破损或丢失造成的。

发现的差异的性质将提示是否需要更改 SOP 或实验室工作人员是否需要再次培训。

四、医疗机构之间的胚胎转运

冷冻保存的胚胎和卵母细胞可以使用一种被称为干式液氮筒（罐）的专业运输工具在医疗机构之间进行转移（图 64-8）。干式液氮筒的中央空腔在运输过程中容纳冷冻保存的样本，空腔周围是一种可"充满"液氮的吸收性材料，待转移的样品主要通过液氮保持其冻存状态。

干式液氮筒可以保持稳定温度的时间（静态保持时间）取决于容器的样式和尺寸。可以使用数据记录仪记录运输过程中的温度，但是应注意，使用数据记录仪会减少静态保存时间。干式液氮筒应放在坚固的保护箱内，防止在运输过程中被损坏，并在整个运输过程中保持直立状态。所有用于国际运输的干式液氮筒必须符合国际航空运输协会（International Air Transport Association，IATA）规定的要求。

转移过程的安排要求两个参与的医疗机构保持密切联系。还需要与患者、快递服务公司以及监管机构或政府机构建立良好的沟通。一些国家和地区对在医疗机构之间转移样本有具体的规定，必须满足所有的监管要求，确保以合法的方式进行转移。

通用转入 / 转出协议如下。

1. 登记患者打算将冷冻胚胎转移到医疗机构或从医疗机构转出的意愿。

2. 告知患者胚胎转运的风险、成本和过程。患者填写转运同意书，确认并接受在干式液氮筒中转移胚胎的相关风险。

3. 将与患者胚胎的创建和冷冻保存有关的文件，包括胚胎储存的同意书等发送到接收机构。

4. 必要时，转出机构和接收机构共享许可和认证文件，并寻求监管 / 许可机构的转运批准。

5. 胚胎转运日期由两家医疗机构和快递公司商定。

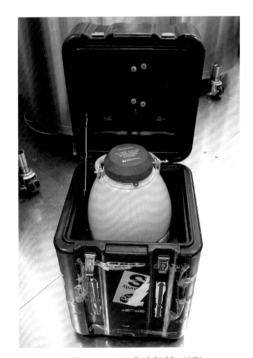

▲ 图 64-8　干式液氮筒（罐）
这种专业运输罐用于在同一国家或国际范围内的医疗机构之间运输冷冻保存的样本（图片由 Assisted Conception Service, Glasgow Royal Infirmary, Glasgow, UK 提供）

6. 干式液氮筒在转移日期前 1～2 天开始启用。

7. 在转移当天，将胚胎从储存罐中取出并转移到干式液氮筒内，此过程由两名工作人员进行，以确保转出的胚胎正确。

8. 快递公司收取干式液氮筒，并通知接收机构货物正在运输中。

9. 收到干式液氮筒后，接收机构的两名工作人员应将胚胎转移到新的储存罐中，并核实储存装置上的识别信息与实验室文件一致。

10. 接收机构应通知患者和转出机构，胚胎已被安全接收，并且应更新两个医疗机构的冷冻记录，以反映胚胎转移事件的发生情况。

五、结论

本章探讨了胚胎冷冻室管理的各个方面。描述了包括如何决定冷冻罐的类型和数量，所需的设备以及如何进行安全管理。涵盖了从冷冻室中添加和移除胚胎的全过程，包括如何通过先进的系统管理一个含有许多胚胎的冷冻室的技巧。胚胎冷冻保存在 ART 中很常见，可预见这种趋势在未来可能会继续下去。因此冷冻室在为患者带来成功的结果方面发挥着关键作用。

第七篇 咨 询
Counselling

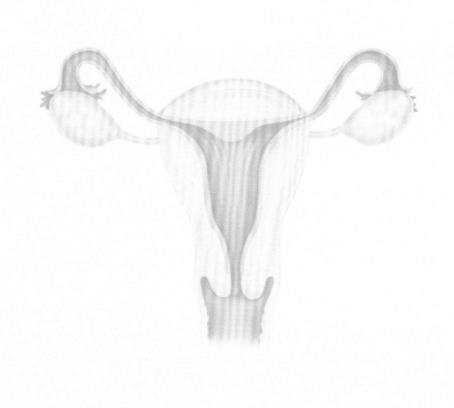

第 65 章　不孕不育的心理因素
Psychological Aspects of Infertility

Julianne E. Zweifel　Angela K. Lawson　著

何姝葶　译　周　知　校

众所周知，"妊娠早在生理上发生之前，心理上就已经发生了"[1]。也就是说，追求妊娠需要在生理和心理上都做好准备。这意味着，对不孕症心理方面的关注是对不孕患者高质量护理所必不可少的。在其他的医疗领域，患者寻求的是减轻病痛，而在生殖医学领域，患者寻求的是成为父母的机会。更具体地说，他们是在寻求与孩子之间的爱的连接，在养育孩子过程中的经历和内在满足，繁衍的自然本能，延续家庭的关系和血统的责任，以及增进与父母关系的机会[2]。寻求生育治疗的夫妇可能也有着减轻潜在的负面压力的追求，包括无子女的耻辱感、婚姻的不安全感以及被排除在与儿童有关的社会活动和关系之外的被排斥感[2]。因此，寻求生育诊疗的人承受着来自多重社会心理因素的压力。

不孕不育症通常是对有为人父母梦想的人们日常生活的意外冲击。个人的心理和生理都会受到严重影响。对许多人来说，这是第一次无法通过个人努力来实现的人生目标。因此，患者会非常积极地去寻找并纠正可能导致不孕不育的因素（不论真实的还是不真实的）。

患者寻求不孕不育治疗的过程中也会面临许多的压力，包括讨论性健康和生殖健康问题时的不适、复杂的治疗方案、不明确的疗效、经济压力、频繁的医疗机构就诊、身体的不适和潜在的道德/伦理困境[3]。参考了大量不孕不育的诊疗经验后，我们并不惊讶地发现许多不孕不育症患者会伴有显著的临床上的抑郁和焦虑。由于抑郁、焦虑和消极情绪普遍存在于不孕不育患者之中，使得一些人开始认为负面情绪是导致不孕不育的原因之一，而不仅仅是不孕不育所带来的结果。

本章的目标是让临床医生意识到患者的心理需求，认识到患者的情感上/心理上的担忧，并给予患者适合的心理帮助。本章将首次提供为患者进行压力与不孕不育症关系指导的基础理论，并给出一个在生殖门诊内提供常规心理辅导的实用模型。

一、心理压力与不孕不育

多年以来，大量科学家致力于研究不孕不育症的成因和如何有效地治疗不孕不育症。迄今，已经发现了许多经过医学验证的不孕不育症成因，但是仍然有大量的不孕不育症患者没有找到明确的患病原因。对于无法从医学上查明不孕不育症原因的患者（甚至那些已经得到医学诊断的患者）来说，在治疗不孕症时他们可能会倾向其他非传统的解释和非医学的治疗手段。这些有很大概率是与长久以来人们认为妊娠是相对容易的事情这一不正确的观念有关，由此产生了一种说法，如果难以妊娠，那就是准父母犯了错，可以通过改变准父母的某些行为来解决不孕不育的问题。人们有过这样的认知，认为女性的行为，尤其是她承受的压力情况，影响着她能否妊娠以及能否妊娠到足月。女性心情轻松而妊娠的轶事比比皆是，而女性心情轻松但没妊娠的传闻却特别少。因此，女性常常会抱怨她们被好心的家人和朋友建议要通过"放松"来提高妊娠的机会。诸如此类的言论会让女性更加相信，如果自己没有妊娠就是自己的错，这通常会导致女性更加着眼于释放压力。

（一）什么是压力，它是如何影响生育的

压力是对内部或外部的有害刺激产生的无意识生理反应的结果。虽然人们对压力的反应多种多样，但总归会引发积极（良性压力）或消极（恶性压力）的结果[4]。这些反应被描述为"或战或逃反应"，急性或慢性的压力会通过交感肾上腺髓质轴（sympathetic adrenal medullary axis，SAM）导致交感神经系统的激活，慢性压力还会额外从下丘脑 – 垂体 – 肾上腺轴（hypothalamic pituitary adrenal axis，HPA）激活交感神经系统。交感肾上腺髓质轴和下丘脑 – 垂体 – 肾上腺轴的激活会导致神经传导物质（例如：肾上腺素和去甲肾上腺素）和压力荷尔蒙（例如：皮质醇和 α- 淀粉酶）释放。这种级联效应有助于保护身体免受伤害，并回到内稳态[5, 6]。

人们认为压力和不孕不育症之间关系的生物学合理性，是与压力刺激下丘脑 – 垂体 – 肾上腺轴所产生的效应息息相关。这是因为下丘脑 – 垂体 – 肾上腺轴（HPA）的激活会抑制下丘脑 – 垂体 – 性腺轴（HPG），而下丘脑 – 垂体 – 性腺轴负责分泌对于生育至关重要的激素（例如，促黄体激素 LH 和促卵泡激素 FSH）[7]。另外，人们发现，交感神经系统的激活会抑制在生命进程中负责生殖的副交感神经系统，但这种抑制效应不会彻底阻碍副交感神经系统[8]。

（二）压力造成不孕不育的原因

一些研究表明，心理压力会对生殖过程产生影响，造成如青春期延迟和下丘脑功能性闭经的症状[7]。然而，这项研究具有其局限性，表现在其使用的是动物模型，研究结果对人体而言具有不确定性，并且没有剔除环境因素的影响，如食物的不安全性和过度运动。近期关于心理压力与不孕不育之间关系的研究更多地集中在压力激素（如 α- 淀粉酶和皮质醇）的升高与不孕不育之间的关系。

（三）压力激素

对尝试妊娠的女性体内唾液 –α 淀粉酶（s-αA）和皮质醇的研究发现，无论在有生育力还是无生育力的女性中，较高的压力激素水平会使尝试妊娠的第一个月的日常受孕概率降低，并使从备孕到妊娠的整体时间延长，但一般情况下与妊娠的总体概率无关。一项对做试管婴儿的患者的研究发现，取卵日和孕检日（检测结果出来前）的皮质醇水平与受孕成功率之间存在关系[9]。但这项研究的结果尚不清晰，特别是考虑到研究结果显示皮质醇水平和围绝经期变化之间存在正相关关系（例如，FSH 的增加和雌二醇的降低），但和消极情绪水平之间不存在关系[10, 11]。因此，目前尚不清楚皮质醇与妊娠结果之间的关系是否与患者在体外受精过程中不同程度地暴露于外源性 FSH、FSH 基线水平、E_2 低峰值所反映的较差的卵巢刺激反应，和（或）时间接近围绝经期有关。

总的来说，这些研究的结果具有以下局限性：没有试图评估激素水平升高的原因，也没有进行正式的生育评估[5, 12, 13]，因此，在激素水平可能会受到压力以外的多种变量的影响下（例如，饮食、物质使用、药物治疗、应对策略、锻炼、昼夜节律、样本采集和存储技术的可变性等），相关研究很难对压力与 s-αA 或皮质醇之间的关系做出解释[14-16]。

还应指出的是，有些人在没有充分经验支持的情况下做出假设：压力至少是一些医学上无法解释的流产的原因。这个假设提出的生物学机制与应激和不孕不育的生物学机制相似，认为应激激素的增加会引起免疫改变和（或）子宫炎症，从而导致流产[17]。由于本章篇幅的限制，无法对相关研究进行充分的探讨。然而，关于压力和流产的关系在大多数研究中是不一致的，因此，需

要更多的进行了合适的变量控制的严谨的研究来解释相关问题[18]。

二、心理压力与不孕不育的调查评估

大量的研究也聚焦在参与者对压力和负面生育结果之间关系的看法。一些研究人员确定了心理压力或负面生活事件与生育治疗结果之间的关系[19, 20]，但还有一些相关研究并没有发现这种关系[21, 22]。不幸的是，许多以调查为基础的关于压力和不孕不育症关系的研究受限于缺乏相关控制变量、没有使用经验有效的衡量负面情绪的方法、样本量小以及不合适的统计分析方法。此外，有一部分相关研究探讨了男性对压力和生育结果的看法，但这些研究也得到了不一致的结果[23]。最后，关于感知压力和生育之间关系的调查研究，虽然能够洞察参与者的痛苦体验，但本质仍旧是受限的，导致无法提供有关两者因果关系的数据。

（一）压力的减少与妊娠

考虑到设计一个严格的随机对照试验来评估压力暴露和生育结果在伦理和其他方面都存在困难，因此设计了另一种研究方法，评估在受孕过程中进行放松或其他减少压力的活动后产生的相关变化。

1. 补充与替代医学

针灸被假设能够起到治疗不孕不育和减轻压力的作用[24]。与许多关于压力和不孕症的研究一样，关于针灸和生育关系的研究结果也并不一致。针灸通常不会对患者造成伤害，而且会带来情绪的改善；因此，在生育治疗期间是允许使用针灸的[25]。

正念冥想和包括瑜伽在内的其他身心干预措施也被认为是可以改善患者情绪健康，提高受孕率的方法[26-28]。然而，相关的研究并没有得出定论，且这些研究往往存在设计缺陷，但由于这种干预可能会改善情绪健康，因此可能会继续被尝试妊娠的患者所使用。

2. 精神疗法

大量的研究调查了心理咨询与减轻不孕不育患者的痛苦之间的关系。许多研究发现，心理咨询与改善情绪健康有关[29]。心理咨询与提高妊娠率的研究结果不太一致[30-32]。与大多数关于减压干预的研究一样，心理治疗似乎不会伤害患者，而且通常会受到患者的欢迎，因此，继续适当地转诊以获得心理支持似乎是有必要的。

3. 领养

虽然从表面上看，领养并不是一种能够减轻压力的方式，但有趣的是，许多患者报告说，他们听说过朋友或家人领养了孩子，然后又怀上了孩子。而与领养和受孕之间存在矛盾关系的轶事却很少被分享。总的来说，关于领养和自然受孕的研究发现，虽然有部分女性在领养后能够妊娠，但大多数女性不能[33, 34]。

4. 停止或开始生育治疗

据推测，停止生育治疗和（或）打算开始这种治疗与压力的减少有关，压力的减少可能会增加自然受孕的概率。尽管有些女性可以在生育治疗结束后或开始前自然妊娠，但这类妊娠的可能原因似乎与这些女性的年龄较轻，不孕持续时间较短，以及生育诊断的结果较轻有关。此外，接受生育治疗的女性自然受孕的概率往往不是 0%，也有一些女性可能是被误诊为不孕，因此，不孕患者自然受孕成功并不是无法解释的[35]。不管自然受孕的原因是什么，在开始或停止生育治疗的患者中，压力和自然受孕之间并没有很强的因果关系。

（二）压力是不孕不育的原因的证据

众所周知，不孕不育症和不孕不育症的治疗过程会给女人和男人带来心理压力，这会导致不同程度的情绪困扰。不孕不育患者经常被发现伴有抑郁和焦虑的症状，婚姻不和，以及面临着其他人和社会带来的压力。研究还表明，在不孕不育治疗失败的整个过程中，这些心理症状可能会持续恶化，进而可能导致过早的终止治疗，这种心理症状也可能上升到与癌症患者相同的程度[36-38]。

综上所述，考虑到压力与不孕不育之间不一致，至多是微弱相关的关系，以及不孕不育和不孕不育治疗所带来的痛苦，在避免告诉患者"放松"的同时，最好是向患者提供高质量护理的同时提供适当的情绪关怀。

三、生育治疗中的常规心理护理的模型

高质量的护理是指有效、安全、以患者为中心、及时、高效、可实现的干预措施[39]。在生殖内分泌学和不孕不育症护理中采用"高质量 ART"一词，反映了生育治疗除活产率外也着重关注患者整体福祉的变化。对以患者为中心的护理的研究表明，医疗结构和治疗者的指导、沟通和向患者传达尊重的能力的提高，能够降低患者对治疗的担忧和整体的焦虑水平[40]。患者重视辅助生殖机构在 ART 之前、期间和之后提供的心理支持，提供这方面的支持可以防止患者因社会心理因素的负担而停止生育治疗[40]。此外，患者在选择治疗方案和治疗者时也会考虑到治疗中的愉快体验感[41]。对于临床团队的每个成员来说，敏锐地了解患者的社会心理的体验并提供有效的引导、沟通和尊重是很重要的，团队中的精神健康提供者（mental health provider，MHP）具备为患者在这些方面提供护理的独特作用。

威斯康星 / 西北大学护理模型

威斯康星大学医学与公共卫生学院和西北大学范伯格医学院的生育护理项目共享一种独特的不孕不育症护理模式，并在该模式中加入了常规化的心理服务。该模式中，所有患者在进入试管婴儿、第三方生殖和生育力保存治疗时，都需要与临床团队的 MHP 一起进行预处理心理咨询，患者可获得关于处理情绪、关系问题和治疗决定的支持性心理治疗。通过将咨询作为日常护理的组成部分，患者对咨询的抵触情绪得到了缓解，并且相关的研究还表明，试管前咨询对大多数参与者来说是可以接受的。

四、预处理的心理咨询

与生育关怀有关的心理咨询的内容包括：①筛查，确定有精神健康或社会心理问题的患者，这些问题可能需要额外的预处理；②为患者的治疗做准备，包括讨论护理中的心理和道德因素；③介绍应对和沟通策略；④就患者的不孕不育症经历给予支持性的讨论；⑤讨论具体情况 / 具体处理的问题[1, 3]。生育护理中进行结构化心理咨询的案例可以参考引用的综述[42]，这一部分内容超出了本章所讨论的范围；下面仅讨论部分相关的要点。虽然心理咨询是由 MHP 团队进行的，但熟悉咨询的内容和目的可以让所有团队成员更好地支持患者的社会心理体验。

社会心理检查

尽管接受生育指导的患者经常会经历压力、抑郁情绪和焦虑，但他们的潜在心理健康状况通常是健康的。大多数人会告知他们的家庭关系很稳定，很少有与他们的生育治疗计划有关的冲突。然而，有时心理咨询揭示的问题却需要他们的医生推迟或拒绝治疗。当心理 / 精神科干预等额外服务可补救或有效管理揭示出的心理问题时，因心理原因推迟治疗是一种适当的做法。根据 MHP 给出的关于已确定的社会心理治疗禁忌的建议（表 65-1），医生也可以出于心理原因选择拒绝生育指导[3]。

表 65-1　不孕症治疗的社会心理禁忌

- 治疗或妊娠可能会导致某种活跃的精神疾病严重恶化
- 激活因素与混乱的生活方式伴随
- 一方强迫另一方进行治疗
- 一方或双方不能或不愿意同意治疗
- 无法决定第三方生殖过程是否保密或披露
- 使用家庭成员捐献的配子将导致严重的家庭不和
- 对已知捐赠者潜在孩子的监护安排还未取得各方的一致同意
- 严重的婚姻不和

五、治疗准备和治疗过程中心理／伦理因素讨论

有效生育指导的前期准备已被证明可以减少不孕不育患者的焦虑和压力。为患者进行治疗的前期准备工作需要团队的合作，医疗提供者需要经常讨论治疗方案、辅助生殖机构政策、潜在的并发症和成功率，患者往往需要多次交流才能消化提供给他们的所有信息[3]。在心理咨询中，MHP不但要去重新呈现信息，而且还要能识别患者无法理解的信息和抱有的不现实的治疗期望。此外，不成功的治疗、要移植的胚胎数量、患者对双胞胎或性别选择的偏好、多次妊娠、多胎妊娠减胎、高龄患者的年龄限制、死后生殖、无效治疗和多余胚胎的处置等话题涉及心理、血缘、社会、伦理、宗教和道德等错综复杂的多个方面，这些都能在治疗过程的讨论中获益。这些话题中有许多是令人痛苦的，患者经常被治疗相关的风险和决策的深刻本质所震惊。在开始治疗前预测这些问题是有效的知情同意的组成部分，也可以使患者在面对这些挑战时能更有效地应对。

（一）引入应对和沟通策略

社会心理咨询也是一个引入有效应对和沟通策略的机会。研究表明，认知行为疗法、放松训练和心理教育干预能够有效地减少生育患者的心理困扰[43, 44]。虽然不可能在会诊中提供深入的应对技能训练，但一些简单的策略可以在会诊中进行，如呼吸技巧和灾难性情境构建。此外，帮助患者认识到压力水平可在体外受精周期中上升，并在取卵、胚胎移植和孕检前等待期间达到峰值，因此可以提前计划和使用应对策略[40]。此外，在压力大的时候引入有效的情感交流还可以减少婚姻不和，改善情绪健康。

（二）为支持提供场所

最后，心理咨询提供了一个初步的治疗接触，使患者有机会讨论与他们生育经历相关的感受。对于许多人来说，这将是他们第一次体验MHP。与MHP会面并揭开治疗经历的神秘面纱，可能有助于患者寻求支持性的心理治疗[45]。此外，研究表明，在医疗实践中嵌入MHP会增加患者获得心理支持的机会，这在治疗失败或失去生殖能力后，抑郁情绪显著增强时尤其重要[40]。

（三）第三方、单身、跨性别群体患者

对单身患者、跨性别（LGBT）患者和第三方生殖患者的心理咨询需要解决额外的、特定情况的问题。对这些问题的详细描述超出了本章的范围，但简要的总结也可能会有所帮助。我们鼓励那些对这些人群的心理问题以及治疗建议有更广泛兴趣的人阅读相关出版物以及相关的ASRM伦理和实践文件[46-50]。

1. 第三方

一般来说，个体建立家庭会希望使用自己的配子来受孕。虽然患者可以理解使用捐赠的卵母细胞／精子的逻辑，但许多人依然会与失落、悲伤、愤怒、担心、恐惧和羞耻的感觉做斗争。患者常常担心，他们与非遗传性的孩子的关系会比与遗传性孩子的关系要差。同样，许多人担心，由于缺乏基因的联系，在养育孩子，与孩子组成家庭经历中可能会有所缺失[51]。心理咨询提供了一个使这些担忧正常表达的机会，并通过分享接受第三方配子生育的孩子与他们的父母有着良好的关系，和他们自然受孕的同龄人一样能够与父母适应彼此[52]。重要的是，咨询也是一个讨论患者的观点和对披露／保密的担忧的时机，对捐赠者身份公开与否的担忧，以及未来与捐赠者或捐赠者兄弟姐妹联系的可能性。

2. 单亲家庭

越来越多的单身女性，以及少部分的单身男性，都在从事养育子女的工作。一般来说，相关的研究都集中在单身母亲家庭。这些研究表明单亲妈妈家庭与双亲家庭在亲子关系或儿童适应方面没有差异[53]；然而，无论家庭结构的类型如何，

儿童适应都受到家庭经济和社会资源的影响。一般来说，寻求治疗的单身母亲都是受过良好教育、经济稳定的专业人士，出生于在 20 世纪 30 年代末或 40 年代初。她们中的大多数人表示，她们因为没有伴侣而感到难过；然而，由于年龄的关系和时间的压力，以及缺少合适的伴侣，她们不得不选择独自养育子女[53]。

除了上述讨论的问题外，对未来单亲父母的心理咨询将着眼于单亲父母的决策和预期的社会支持。有时，未来的单身父母会选择不告诉家人/朋友他们的生育计划，或者意味着家人/朋友对他们的支持不足。这可能表明了，患者在物质或心理上存在困难，有待进一步商榷。最后，与所有第三方生育计划一样，心理咨询是讨论配子捐赠者的选择和使用、是否向孩子透露、了解当孩子对捐赠者和有遗传关系兄弟姐妹产生兴趣时的应对方式的好机会。

3. LGBT 患者

在许多方面，女同性恋、男同性恋、双性恋和跨性别（LGBT）女性和男性的生育指导与非跨性别异性恋患者非常相似。此外，LGBT 患者在不孕、治疗周期失败和失去生育力方面的风险与非 LGBT 患者是相同的。除此之外，LGBT 患者面临着额外的挑战，包括法律不确定性、社会偏见和医疗机构内以异性恋为规范制订的术语/政策。此外，他们还将面临额外的关于使用谁的卵子/精子以及由谁妊娠的决定。所有心理咨询师都应该传达对患者的尊重，保证咨询不是对是否适合成为父母的评价，并表示对患者心理社会体验的理解；

考虑到 LGBT 患者普遍经历的偏见和歧视，这种过程是必要的。同样重要的是，临床团队的所有成员都要意识到，没有发现父母的性取向和性别认同会对儿童的发展和心理适应产生负面影响[46]。

除了上面提到的一般性话题外，在对 LGBT 患者的心理咨询中，心理健康服务提供者要鼓励患者勇于表达自己羞于启齿的选择，帮助他们在治疗中感受到支持，并强调法律顾问对她们的重要性。

六、结论

总的来说，关于压力和不孕不育之间关系的研究结果缺乏一致性，且这些研究通常是伴随有设计缺陷的，压力最终可能只会导致妊娠时间的短暂延迟，但不会影响整体的妊娠概率。尽管坊间的传闻被广泛传播，但似乎只有支持压力和生育之间关系的轶事才会被分享，从而产生了一种认知偏差，可能会支持患者和其他人愿意相信的东西，那就是：我们作为人类对自己的生育有很大的控制力。很可能就是因为担心我们无法控制自己的生育，担心生育本身就不公平，不像我们想象的那么容易，导致不孕不育患者出现焦虑和抑郁的症状。此外，长期以来，女性在不孕和流产后一直默默承受着痛苦，因为她们害怕被指责是因为压力太大造成了这些后果。鉴于不孕不育和生育治疗的心理后遗症，高质量的生育护理团队应包括接受生殖健康培训的嵌入式心理健康专业人员，以改善患者的情绪和应对方式，改进知情同意程序，并减少过早终止治疗。

第 66 章　医学辅助生殖前的咨询
Counselling Prior to Medically Assisted Reproduction

Jody Lyneé Madeira　著

宫许诺　译　马宁　校

在辅助生殖技术（ART 或 MAR）治疗周期内，患者咨询是一个持续进行的、必需的过程。它可能被认为是医疗知情同意书中的"知情"部分，这是一项法律和伦理义务，要求医疗提供者指导患者，并在治疗前获得他们的同意。知情同意与医学伦理的四项道德原则有关：自主（尊重）、受益（有利）、非伤害（无害）和公正（公平）[1]。

本章将对 MAR 中的患者咨询进行概述。概述中将首先讨论患者咨询及其更广泛的推论，即知情同意，是如何在医疗中成为道德和法律的要求。然后，将解释 MAR 患者咨询的独特维度。最后，将探索未来改进 MAR 患者咨询的可能性。

一、患者咨询和知情同意是一项道德义务和法律原则

一般来说，MAR 前的患者咨询旨在对患者传达可能用于评估治疗方案和做出医疗决策的重要信息。这包括关于手术的目的和要素、风险、益处、不良反应、成功率、替代方案和花费等信息，以及医疗提供者的治疗建议[1, 2]。美国生殖医学学会（ASRM）概述了应向 ART 患者传达哪些信息的具体建议，以及这样做的最佳实践[3]。这些提议包括建议所有同意书都应以书面形式，由各方签署并见证，建议夫妇充分了解所有替代方案和治疗不孕不育症的非医学选择[3]。患者还应该有机会提出问题，有时间评估、了解信息并做出决定。可以预见的是，患者需要多少信息是很难准确确定的，因为信息需求因人而异。太多的信息可能会让一些患者感到困惑，而太少的信息可能不足以支持患者做出充分知情的治疗决定，并让医疗提供者承担法律责任。

知情同意是医疗关系中一个相对较新的历史补充。它根源于维护人类尊严的需要，随着纳粹政权[4, 5]和其他如塔斯基吉梅毒研究[6]等人体实验暴行的发生而变得越来越重要。这些事件最终产生了两个有影响力的资料：1947 年的《纽约堡法典》[4]和 1978 年的《贝尔蒙特报告》[7]。《纽伦堡法典》为医学研究制订了基本的国际标准，这些标准后来被纳入社会科学的伦理准则中。《贝尔蒙特报告》阐述了人体实验研究的伦理原则，包括知情同意、风险效益评估和受试者选择。

患者咨询和知情同意通常以可预测的行为顺序进行。首先，无论患者是否与医疗提供者进行解释性对话，都需要向患者描述治疗方案、表明风险以及益处（通常以文档的形式）。然后，患者审查并签署一份文件，以确认她同意接受治疗——这一过程通常被称为"合法"知情同意。这份文件通常很长，充斥着医学和法律术语，许多专家都会询问患者在签署同意书之前是否阅读或理解了他们的同意书[8]。理想情况下，患者有机会提出问题或要求更改现有的治疗方案。患者可能会在从他们的家到提供者的办公室的许多场合，以及从治疗前几周到治疗当天的不同时间节点查阅知情同意书。当然，在某些紧急情况下，不可

能给患者足够的时间阅读知情同意书、阐述和提出问题[8]。

知情同意不但是一项道德义务，也是一项法律义务，近几十年来，医疗管理人员和从业者愈发重视这些问题。

（一）知情同意的法律视角

尽管知情同意来源于伦理学，但在 20 世纪，法院对知情同意的定义越来越多，声称其医生违反知情同意原则的患者可以寻求赔偿。

在美国各州法院已经确定了各种合法的知情同意标准。其中最受欢迎的是"理性患者"和"理性医生"标准，它们要求医疗提供者披露"理性患者"[9]或"理性医生"[10]认为的对治疗决策重要的所有信息。目前，大多数州都遵守"理性医生"标准[11]。知情同意义务有一些例外情况，包括阻止患者知情同意的紧急情况和治疗特权，该特权允许医疗提供者在考虑到完全的告知会对患者造成心理伤害或导致患者放弃治疗的前提下隐瞒信息[12]。一旦患者同意，医生只能执行"同意范围"内的那些医疗方案，除非在治疗期间发生紧急情况。

这些法律标准深刻影响了美国医疗实践中的患者咨询和知情同意程序。未能披露重大信息会使医疗提供者面临侵权法中的过失民事索赔；原告患者必须证明其医生没有按照相关法律标准的要求披露信息，并且有专家证词证明这一失误侵犯了原告的合法权益。原告患者仍然需要证明，如果得到适当的告知，她不会同意该治疗，或者患者受到的伤害来源于大多数医生本应告知而未予告知的治疗相关风险。患者还可以起诉医疗提供者进行了她不同意的手术方案；在一个早期著名的知情同意案件中，一位原告成功起诉了她的医生，她的医生在她同意进行右耳手术的情况下给她进行了左耳手术[13]。

2008 年，美国律师协会的家庭法部门生殖和遗传技术委员会，制定了一项"管理 ART 的示范法"，因为担心新的生殖技术"产生一系列新的法律问题"，而这些问题之前由于"现有成文法和普通法在应用中的混乱和矛盾"而无法令人满意地解决[14]。《示范法》确立了"配子和胚胎的使用、储存和其他处置的法律标准，解决了社会对 ART 的担忧"，比如不孕不育症缺乏医疗保险，以及"知情同意、报告和质量保证的法律标准"[14]。《示范法》旨在提供一个"灵活的框架"，用以解决当前和未来的争议[14]。它要求以口头和书面形式给予知情同意；随后将讨论其他要求。

（二）抵制知情同意日益条律化

尽管知情同意既是一种伦理义务，也是一种法律义务，但一些专家指出，在过去几十年中，法律问题逐渐成为首要问题。Beauchamp 和 Childress 批评了知情同意日益条律化——他们称之为"知情同意，即告知"——因为"受到医学惯例和医疗事故法过度的影响"，并将"涉及医疗权威、医生责任和法律责任理论的可疑假设"纳入其中，而这些假设将知情同意的重点放在以上难以理解的部分[1]。相反，他们声称，知情同意应该以支持患者的自主选择权为中心[1]。否则，知情同意会与医疗提供者的利益产生矛盾，对患者和提供者都会产生不良后果。从道德意义上讲，知情同意的关注应该推动患者的自主选择，而不是专业人士的保密责任。

针对这种过分强调知情同意的法律层面的做法，Beauchamp 和 Childress 提出了一个更全面的知情同意定义，根据该定义，知情同意由患者的理解能力和做出自愿决定的能力等基本要素、告知重要信息和治疗建议等信息要素，以及决定治疗计划和授权等同意要素组成[1]。如果执行得当，知情同意书可以满足医疗提供者和患者的信息和安全需求，并鼓励创新，提供以患者为中心的医疗服务[8]。

因此，患者咨询不能简化为签署文件，应该将患者理解而不是法律责任作为患者咨询的主要目标。从这一点来看，知情同意是一个理想的对话过程，通过这种对话，患者能够真正地考虑多种治疗选择，直到治疗结束。这个过程的核心是患者和提供者之间开放、信任和沟通的医患关系。患者咨询的过程可能涉及文书，但应该以对话开始和结束。这种患者咨询和知情同意的方法得到了越来越多关于有效医患关系和互动的研究的支持，尤其是那些关注以患者为中心的护理和共享决策的研究[15, 16]。

也许是因为它对确保患者理解和限制医疗提供者的职业责任都很重要，专家们担心传统的患者咨询和知情同意方式可能会减少提供者的责任，而不会增加患者理解，也不会促进患者的知情决策。患者可能难以理解包括法律和医学术语在内的医疗文书和同意书[17]，尤其是当他们的识字水平较低或书写用语不是他们的母语时（同意书通常会以八年级水平进行书写）[18]。医疗同意书很长，平均长达12页[18]；ART的同意书通常填满整个活页夹。此外，对于医生来说，有更多的动机来纳入尽可能多的信息，而不是让同意书更短、更不全面，但可能更容易理解。但对患者来说，更多的信息并不意味着更好，患者可能会觉得这些信息多到无法理解或与她的情况无关[19]。此外，如果患者认为同意过程和辅助工具（如同意书）旨在保护提供者而不是指导患者，或者如果患者认为这些是官僚形式主义，没有学习和提问的意义，那么他们可能会无视此文书[20]。现今的知情同意可能被比作一场从签名开始到手术室结束的竞赛，与其说是患者和医疗提供者之间一个持续不断的关系和沟通过程，不如说是一种"快速完成任务"或"出于必要而进行"的活动[21]。

作为其在生物伦理学和以患者为中心的医疗中所起作用的必然结果，患者咨询和知情同意可能最好被定义为过程和沟通交流两个环节[21]。患者面对同意书不同于他们面对整个咨询过程。当患者由于文书的内容或不确定性而感到恐慌时，与患者沟通交流尤为重要[8]。也许帮助提升患者咨

询质量的第一步是学会"'如何切入'和'不断深入'这种生动的知情同意体验"，尤其是当"他们没有辩论、更改、补充或放弃文书的自主权"时[21]。将患者咨询作为一种在沟通交流前提下的法律授权，是朝着强调互动、信任的医疗关系而不是可疑、敌对和诉讼的关系迈出的第一步[8]。

二、ART 中患者咨询和知情同意的特性

尽管自世纪之交以来已经实现了许多技术进步，但令人惊讶的是，ART 中关于广义知情同意的实证研究却很少[8]。相反，研究人员解决了第三方生殖中尤其是卵子捐献者的同意问题。在法律学术界，专家们经常猜测，患者对孩子的强烈渴望可能会有损知情同意的效力，但没有引用任何研究来支持这一说法[22-24]。例如，Reame 警告说，由于"行业竞争非常激烈，而且有保持公布的高妊娠率的压力，致使获得辅助生殖知情同意的过程严重不足，尤其是多胎妊娠的相关风险"[25]。Zeiselman 还观察到，根据不孕不育症倡导组织 RESOLVE 的说法，"考虑到不孕不育症患者所经历的身体、经济和情感压力，他们可能很容易被误导性广告所欺骗，因此需要提高对体外受精（IVF）提供方的敏感性和警惕性"[26]。

实证研究直到最近才开始解决这些问题。在 ART 方面，患者咨询需求可能会有所不同；与其他患者群体相比，ART 患者通常受教育程度更高、更富有，并且可能对知情同意信息的重要性、多样化信息需求和知情同意的偏好有不同的角度。例如，最近的研究表明，绝大多数体外受精患者确实阅读并理解同意书中的信息，但仍然对医疗提供者提供的知情咨询寄托了更多的信任和信心[20]。由于 ART 是一个非急诊领域，患者有更多时间阅读并充分考虑知情同意信息。这表明，知情同意和患者咨询过程比其他医学领域更为稳健，提供了更多信息和更深层次的讨论，尽管 ART 程序的总体健康风险较低[20]。

此外，研究证实，ART 患者的积极性很高，

渴望开始治疗并优先获得信息。在 2009 年的一项研究中，Frazier 等发现 71.8% 的女性患者和 67.7% 的男性伴侣希望了解罕见的不良反应 [27]。此外，69.1% 的女性和 42.7% 的男性希望了解可能但未经证实的不良反应。这些信息需求与女性年龄较大、偏好双胞胎 / 三胞胎、移植两个以上胚胎以及在较大城市（伊利诺伊州芝加哥）而不是较小城市（堪萨斯州威奇塔）接受医疗有关。患者也更愿意在共同决策中与 IVF 团队共同做出治疗决定。

在 ART 的过程中，随着各项医疗检查能够提供越来越多的健康信息和诊断信息，患者能够更多地接触到相关的生殖技术，这会使患者咨询和知情同意的情况不断发生变化。ART 患者通常需要在一个治疗周期中同意多项生殖医疗流程，包括体外受精（IVF）手术、胚胎移植、胚胎冷冻保存和胚胎处置，以及一些更为专业的技术包括胚胎植入前遗传学诊断（PGD）、卵质内单精子注射（ICSI）和辅助孵化（AH）等。在涉及供体配子和代孕的第三方生殖情况下，甚至需要更多的咨询和文书。许多专家还认为，ART 中的知情同意是不同的，因为风险和伦理问题不同 [20]。此外，生殖医学专业人员在征得患者同意方面享有广泛的自主权，并且可能在某些做法是否可行上存在分歧，比如移植胚胎的数量，或者是否使用具有某些特定特征或有严重精神病家族史捐献者的配子。这种自主权可能会导致患者咨询工作不尽相同。像试管婴儿这样的 ART 治疗属于一段不确定的治疗过程，因为尚不清楚药物将如何影响患者的卵巢、胚胎是如何受精的以及将移植多少个胚胎，致使患者始终基于有根据的推测下接受治疗。

因此，在 ART 中，患者咨询尤其重要，因为 IVF 的治疗决定不仅涉及医学方面的考虑，还可能涉及道德、伦理和宗教价值观以及生活方式等多方面的考虑。治疗时做出的决定不仅会影响患者及其伴侣，还会影响未来的后代和潜在的第三方生殖合作者，如配子捐赠者和代孕者。此外，尽管必须在治疗前做出知情同意决定，以保护所有参与者的合法权益，但这一时间安排意味着患者可能认为这些决定为时过早。当患者做出这些选择时，他们并没有直接面对令人不安的情况，也可能不会真的相信这些情况会发生。例如，在体外受精中，夫妇必须对尚不存在的冷冻胚胎做出决定；他们最初可能将这些胚胎视为概念资源，但后来却将其视为已出生孩子的潜在兄弟姐妹。

因此，ART 患者咨询中最困难、最复杂的部分也是其薄弱环节很可能是那些在外科手术和侵入性手术之外的地方。与多胎妊娠的风险相比，患者可能更能理解取卵所涉及的内容。ART 患者可能会忽视那些似乎更具偶然性的风险，以及那些虽然严重但似乎不太可能发生的潜在后果。

为了应对 ART 中的独特问题，ASRM 和 ABA 创建了知情同意和患者咨询指南的专业模型：《ASRM 模型同意书》和《美国律师协会管理辅助生殖技术的示范法案》[14]。2006 年，ASRM 详细概述了同意书中必须包含哪些方面的 ART 程序，2008 年，ASRM 发布了一份关于 IVF、ICSI、AH 和胚胎冷冻的知情同意书范本。

根据 2008 年《美国律师协会示范法案》，患者应该被告知：他们可以在配子或胚胎移植之前随时撤回知情同意书，ART 程序中的各种风险、后果和益处，包括胚胎丢失、激素和其他药物、取卵、多胎妊娠和选择性减胎等固有风险。该法案第 201 节建议患者就这些问题寻求法律顾问，并告知患者隐私保护、医疗记录的获取、储存胚胎的拥有和支配、胚胎处置、关于移植胚胎数量的医疗规定，以及其他 ASRM 或辅助生殖技术协会（SART）指南 [14]。知情同意书必须记录在一份"记录"中，该记录需使用通俗易懂的语言，注明日期，并由医疗提供者和参与者签字，阐明患者在 ART 治疗中的权利，声明已进行告知并将在规定的时间段内保持有效，同时告知患者他们可以收到一份副本。根据《示范法》第 203 节，必须进行某些信息告知，包括卵巢刺激和取卵风险以及所用药物的信息、可能的胚胎处置、将胚胎转运至其他医疗机构的权利，以及包括胚胎质量在内的胚胎移植告知[14]。《示范法》的其他章节涉及捐赠者限制（第 204 节）和死后再生育（第 205 节）[14]。最后，《示范法》要求"ART 的所有治疗者必须接受 ASRM 和 SART 标准中指出的心理健康咨询"，不能随意剥夺任何患者的生育权利[14]。在咨询期间，《示范法》第 301 节要求医疗提供者提供额外的咨询，但患者是否接受这一建议是自愿的[14]。然而，根据第 302 节，使用供体配子或胚胎或妊娠代孕的患者必须在移植前进行心理健康评估，代孕者也是如此[14]。

尽管这些模型很有帮助，但随着新的生殖技术的发展和实施，它们必须不断更新，从而不断地改进患者咨询。如果遗漏了新技术的重要细节，导致患者获得的信息不足，医疗提供者将承担法律责任。例如，在最近有关 PGD 的诉讼中，患者辩称他们没有被告知辅助生殖机构在执行 PGD 方面缺乏经验、这往往会导致高错误率，从而影响患者对 PGD 的选择[11, 28-30]。然而，此类案件很少引起诉讼；Amagwula 等报道称，在过去的十年中的 15 125 个 PGD 周期中，"只有 24 例误诊和不良后果报告给了欧洲人类生殖与胚胎学学会 PGD 联盟"[11]。尽管医疗机构在临床实践中，对于是否实施诸如 PGD 这类技术没有太多选择权，但仍可以通过"将适当告知患者 PGD 固有的不精准等局限性，作为全面知情同意的一部分"，来降低相应的责任[11]。

随着辅助生殖技术的发展，也不断涌现一些创新性的举措，如某些保险计划，也可能产生额外的咨询。2016 年，ASRM 伦理委员会发布了关于"风险分担"或"退款"计划的指导原则，该指导原则"为患者提供一种支付模式，在这种模式下，他们支付较高的初始费用，但为后续周期提供较低的费用，如果他们没有妊娠或分娩，可能会收到退款"[31]。通常情况下，这些方案会为患者设定纳入标准和退出标准。然而这些方案也可能会造成某些想要通过留取部分资金用于领养的患者与医疗提供者之间产生利益矛盾[31]。因此，ASRM 伦理委员会建议患者必须"充分了解方案的经济成本、优点或缺点"以及替代方案，"清楚地了解"他们成功妊娠的机会，并告知该方案不保证妊娠或分娩[31]。一项研究称，从业者往往没有告知纳入或终止标准以及参与的风险和收益[32]。

三、ART 患者咨询和知情同意的前景

目前，接受 ART 治疗（如体外受精）的患者在同意接受治疗之前，会收到并被要求查看冗长的知情同意书——有时是完整的文书。除非与患者一起详细审查这些文件，否则医疗提供者无法确定患者是否阅读并理解其内容，也无法保证患者咨询的质量，这也就无法确保知情同意与患者认知的一致。尽管研究表明，大多数体外受精患者阅读了报告并理解了这些文书，[20]但通过科技可以提供比传统纸质同意书更好、更全面的替代方案[8]。

作为面对面患者咨询的补充，一些生殖医学中心已经开始使用多媒体电子学习应用程序 EngagedMD，这是生殖医学领域的第一个应用程序。EngagedMD 包含约 13 个视频，主题从基因预筛选到生殖医学和 ART 流程，再到妊娠风险和试管婴儿的子代健康，每段视频的时间都不到 10min，并附有简短的测验。错误的测验答案会生成一个"弹出式"回答，并简要解释为什么另一个答案是正确的。视频针对多种患者学习风格做出了适配，允许患者查看取卵手术和胚胎学技术等他们通常无法看到的内容，允许患者在自己选择的时间和地点查看同意信息，并且能够多次查看。医疗提供者可以使用该程序通过视频系列监控每位患者的进展，并利用他们的测验分数确定在知情同意对话中需要关注的领域。据 EngagedMD 的开发者称，该产品比传统的同意书在指导患者方面更有效，并改善了医患关系，提高了患者满意度。由于 EngagedMD 最近才在临床中推广，因

此，需要一段时间才可以通过实证研究方法，如随机对照试验来验证其对患者咨询和知情同意的影响[33]。

无论患者咨询服务如何进步，面对面的知情同意对话可能仍然是最有用的患者咨询媒介，能够同时增强患者知识、提供个性化治疗并建立信任关系。一方面，多媒体知情同意科技依然存在危险：医疗提供者将其用作人际对话的替代品，而不是补充，削弱了医患关系，并将患者定位为流水线上的产品[33]。另一方面，确保知情同意合规性的替代方法，如逐行审查患者的同意文书，可能同样无效。任何未解决的患者问题都将继续保留，或稍后由负责回复患者电话的护士或其他工作人员回答。鉴于医生预约时间短，患者和医生在一起的时间是宝贵的。虽然医生和患者之间的真正参与性是无可替代的，但创新的媒体平台产品可能有助于增加和提供合规性证据，并更有效地利用预约时间。这些技术可以回答患者的基本问题，生成新问题，并允许他们在与医生面对面时优先考虑需要解决的需求和问题。然而，如果使用不当，这些技术可能会拉远患者与其医疗提供者之间的距离——考虑到生殖医学的一系列复杂的影响和结果、患者的依从性及信任的医患关系，这种疏远是得不偿失的。

总之，患者咨询和知情同意包含法律和道德两个维度，当强调填写同意书取代了关注有效治疗的对话时，这两个层面可能会相互冲突。最好将患者咨询理解为既是一个过程也是一种关系，这种过程与关系将持续整个治疗阶段。在 ART 中，患者咨询尤其重要，治疗决策需要做出许多超越医疗决策范围的特殊选择，例如在治疗前确定剩余胚胎的情况、患者死亡或离婚的情况。尽管传统意义上，同意书是最常用的咨询工具，但由于篇幅或术语太长，同意书过于官僚主义或内容过多；同意书的其他替代方案，例如多媒体电子学习应用程序，可能有助于改善对患者的指导和咨询。

第八篇　基因检测

Genetic Testing

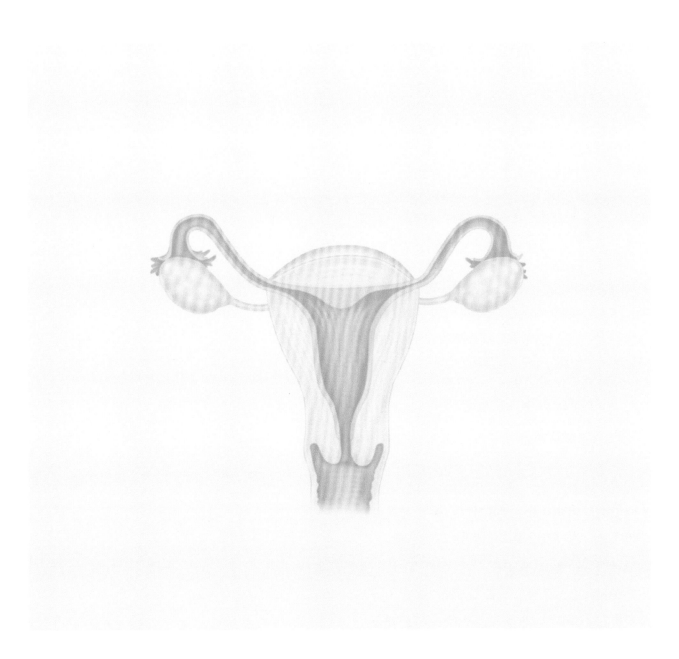

第67章　无创产前检测的现状
Noninvasive Prenatal Testing (NIPT): Current Status

K. Aparna Sharma　Neerja Bhatla　著

宋艳琴　译　　吴亚妹　校

德国病理学家 Georg Schmorl 于 1893 年对子痫孕妇行尸检时发现患者肺部有胎儿滋养细胞，首次提出母体外周血胎儿细胞的概念[1]。在这一理念提出之后的近 100 年的时间，该领域没有任何进展。随着细胞分选技术的不断发展，单个细胞的分离成为可能，聚合酶链式反应（PCR）和荧光原位杂交（FISH）技术的进一步发展使单个细胞的分析成为可能。在 20 世纪 90 年代，人们对无创产前筛查（noninvasive prenatal diagnosis，NIPT）的各种方法产生了浓厚的兴趣[2]。正是在那时，Lo 等关于胎儿游离 DNA 的论文在 NIPT 的支持者中引起了极大的反响[3]。在这项具有里程碑意义的研究中，使用敏感的 Y-PCR 芯片能检测到 80% 怀有男胎的孕妇外周血中男性胎儿 DNA。这一场革命为当今 NIPT 在产前诊断的检测方法中占据无可争议的地位铺平了道路。

一、NIPT 技术的内容和类型

（一）游离 DNA

游离 DNA（cfDNA）通常存在于所有个体中。它来源于凋亡细胞，浓度为 10~100ng/ml。cfDNA 片段长度为 100~300 个碱基对（bp），浓度为 1011 个片段 /ml，降解时间快，半衰期仅为 15min。

（二）胎儿游离 DNA

孕妇外周血中 5%~40% 的游离 DNA 片段来自胎盘，合体滋养层细胞凋亡使 DNA 片段释放入血[4]。由于 cfDNA 来源于胎盘，在胎盘早剥等异常情况下 cfDNA 增加，在分娩后数小时内检测不到[5]。cfDNA 在妊娠 7 周后可以被检测到[6]。由于母体与胎儿 DNA 甲基化的位点不同，使用特异性酶（CG 核酸酶）可以仅降解母体 DNA，从而将母体 DNA 与胎儿 DNA 区分开来[7]。

（三）无创产前筛查

无创产前筛查（NIPT）是通过检测母亲外周血中胎儿 DNA 来诊断各种胎儿疾病。高通量 DNA 测序技术［大规模平行测序（MPS）或 NGS］用于对数以百万计的 DNA 分子进行平行测序[8]。常用的检测方法有三种。

1. 全基因组测序

在这项测试中，全部的胎儿 DNA 以短片段读取的方式进行测序，并与标准的人类基因组数据库进行比较，这样每个序列都可以匹配到特定的染色体上。这里需要提到的一个重点是，并不是检测到的序列发生了改变，而是在胎儿特定序列的 DNA 数量比预期的多或少。因此，对胎儿染色体的 DNA 进行测序，以确定某一条染色体上的序列是否比其他的多。这种技术的大规模平行测序不能区分孕产妇与胎儿的 DNA，而是对血浆中的 DNA 总量进行测序和排序，以确定某些片段的数量是否高于或低于预期。本质上，这是一种定量测试，而不是定性方法。

另外，本试验需要足够数量的 DNA 片段

［（12-15）×10⁶ 映射序列］来检测非整倍体和整倍体胎儿之间的差异。

2. 靶向测序

在这种方法中，只对关注的区域 / 染色体进行测序，与全基因组测序相比，在时间和成本方面效率更高。21、13 和 18 染色体的区域通过 NGS 被选择性扩增。所需的测序量比全基因组测序要少得多。

3. 基于单核苷酸多态性的检测

单核苷酸多态性（single nucleotide pleomorphism，SNP）是 DNA 上的特定部分，每个人都是独一无二的。它们存在于 1/300 个碱基对，是临床医学中有用的标志物。在该技术中，母体血液中分离出含有母体和胎儿的 cfDNA 的血浆，和以母体 DNA 为主的白细胞层。通过 SNP 测序，确定母体基因型。通过与母体和胎儿 cfDNA 序列的结合可以推断胎儿的基因型[9]。

每种方法都有缺点。基于 SNP 的方法不适用于卵子捐献、代孕、近亲、母体移植、多胎妊娠等样本，分析失败率也较高。然而，它们在 X 单体和双胎之一停育的情况下适用。由于基于 MPS 的检测受扩增不一致的限制，因此对 13、X、Y 染色体异常的检出率较低。

（四）通过大规模平行测序检测 cfDNA 的步骤

1. 首先用 DNA 提取试剂盒从母体血浆中提取 DNA。

2. 然后用 PCR 扩增 DNA 片段。

3. 然后对这些 DNA 片段进行测序，并与人类基因组进行比对。每个 DNA 片段都有一个特定的核苷酸序列对应到特定染色体，通过对这些序列、片段的读取，在计算时被对应到染色体上。

4. 计算：计算机生成的算法将每个片段分类到一条染色体中，DNA 分布量的样本通常代表人类基因组分布，任何分布的变化，如某条染色体上的序列过多或过少分别代表是三体或单体。

二、NIPT 有效性的证据

相关研究一致报道了使用 NIPT 对非整倍体的检出率非常高[10-23]。Gil 等的 Meta 分析显示，21 三体的检出率（DR）为 99%，假阳性率（FPR）为 0.07%；18 三体的检出率为 96.8%，假阳性率为 0.15%；13 三体的检出率为 92.1%，假阳性率为 0.19%[24]。13 和 18 三体的检出率低于 21 三体，可能是由于 13 号和 18 号染色体非整倍体的发病率较低及这些染色体上的鸟嘌呤 – 胞嘧啶（GC）含量较低。

三、影响 NIPT 准确性的因素

（一）游离 DNA 检测失败的原因

当检测报告为没有结果时，说明检测失败。据报道，根据使用的检测技术，常染色体三体的综合检测失败率为 1%～5%。X 和 Y 染色体异常的检测失败率更高（4%～7%）[25-27]。检测失败的常见原因如下。

1. 胎儿 DNA 含量低

胎儿 DNA 的绝对数量相对于母体 DNA 的数量的比值是检验结果的重要决定因素。需要至少 4% 的胎儿 DNA 浓度才能得到可信的结果。高达 50% 的失败是由于胎儿 DNA 浓度较低。胎儿 DNA 浓度低有很多可能的原因，具体如下。

(1) 妊娠早期：妊娠 10 周前胎儿片段浓度较少，随着胎龄增大而增加，直至足月[28]。

(2) 肥胖：肥胖女性的胎儿片段比例较低，因为母亲的 DNA 含量相对胎儿 DNA 比例有所增加[29]。

(3) 胎儿非整倍体：胎儿非整倍体可能导致较低的胎儿片段浓度，增加检测失败率[30]。

2. 优选操作

检测的失败率随着可接受的假阳性和假阴性率变化而变化，两者之间呈负相关。如果检测报告提示没有结果，可以选择重复检测，即再一次的筛查检测，或是选择侵入性产前诊断。

（二）检测误差的原因

当检测将正常核型的胎儿标记为异常时，就会出现假阳性错误；当检测未能检测到异常核型的胎儿时，就会出现假阴性错误。

1. 假阳性结果的原因[31]

(1) 限制性胎盘嵌合体。母体血液中用于分析的 cfDNA 主要来源于胎盘。在胎盘嵌合条件下，检测到的非整倍体与胎儿核型不一致，这一点可以通过侵入性产前诊断来证实。

(2) 双胎之一胎停止发育。有时如果双胞胎之一死亡发生在妊娠早期，可能无法发现，被认为是单胎妊娠。然而，如果双胎中停育的胎儿有非整倍体，则 cfDNA 检测可能会出现假阳性结果[32]。

(3) 母体嵌合体。随着母亲年龄的增加，偶然的有一条 X 染色体缺失，在 cfDNA 检测中可能被错误地诊断为胎儿 X 单体[33]。有时，特纳嵌合体的母亲可能会妊娠，而这些母亲的 cfDNA 检测可能会出现假阳性。

(4) 母体肿瘤。肿瘤 DNA 可以是非整倍体，并可能表现为多种类型的非整倍体。多种染色体非整倍体的存在是隐匿性恶性肿瘤的标志[34]。

2. 假阴性结果的原因

(1) 胎盘嵌合。与假阳性一样，胎盘嵌合可能导致假阴性结果，因为一个非整倍体胎儿，胎盘核型可能是正常的。

(2) 低于临界值的胎儿 DNA 含量。低浓度胎儿 DNA 含量使得无法对足够数量的片段进行测序，导致筛查阴性的错误结果。

(3) 技术问题。13 号染色体鸟嘌呤胞嘧啶含量低，导致 PCR 的可信度降低，降低了非整倍体的检出率。

四、测试结果解释

任何实验室研究的优化适用取决于其临床相关性和应用到实践的能力。cfDNA 当初的确是一个革命性的概念，但是现在已经开始落后。

（一）报告

检测结果报告为非整倍体的低风险或高风险；阳性或阴性；检测到或未检测到非整倍体。

（二）阴性结果的意义

如果 NIPT 报告是阴性的，胎儿非整倍体的概率非常低，并应做相应的咨询。然而，尽管报告为阴性也应常规 18～20 周时进行胎儿超声检测。cfDNA 仅是一种排除胎儿非整倍体的检测方法。任何其他遗传学检测，如果需要（例如 NT 增厚或先天性畸形等），必须按照计划进行。

（三）阳性结果的意义

如果检测结果呈阳性，应及时进行检测后咨询，首先说明 NIPT 只是一种筛查试验。其次，应解释由于上述提到的原因而出现一定数量假阳性的可能性。鉴于这些原因，NIPT 的异常检测结果不应强制作为最终的治疗决策。在考虑终止妊娠前，应做确定性检查，如羊膜腔穿刺术或绒毛取样。

（四）没有结果

如果检测报告没有结果，可以给这对夫妇的选择包括重复检测或确定性诊断检测。虽然这两种选择都是可行的，但在做出决定时应考虑到孕周，因为重复检测需要 7～10 天，阳性结果最终将需要进一步的确定性诊断检测。另外一点需要考虑的是，非整倍体可能由于胎儿片段比例低导致检测失败。因此，进一步的计划应在详细讨论后决定。

五、NIPT 在非整倍体筛查中的整体定位

NIPT 为非整倍体筛查提供了额外的选择。NIPT 在筛选算法中的整体定位尚不明确。NIPT 可以作为：①备选筛查；②附加筛查；③主要筛查。

（一）作为备选筛查

该模式适用于根据个人情况或家族史为非整倍体高危女性提供 NIPT[35]，具体如下。

1. 孕妇分娩年龄 35 岁以上。

2. 胎儿超声检查结果提示非整倍体风险增加。

3. 个人或家族有三体病史。

4. 妊娠早期或中期非整倍体筛查试验阳性。

5. 罗伯逊平衡易位的父母增加了 T21 或 T13 风险。

NIPT 在这些情况下的定位使其成为直接侵入性检查的替代方法。

（二）作为附加筛查

在该模型中，采用常规方法进行群体筛查，包括早期唐氏筛查（β-hCG 和 PAPP-A）和 NT 筛查。随后进行风险分层，分为高、中、低风险。风险临界值可能因侵入性检查的阈值而异。一般来说，当临界值为（1∶50）～（1∶150）时，就被认为是高风险的，可以直接进行侵入性检查或像前述的将 NIPT 作为备选筛查。这部分占全部筛查人群的 3%～5%。

风险超过 1∶1000 的女性通常被归类为低风险，建议是常规产前检查。低风险人群约占 85%。

风险在（1∶1000）～（1∶250）属于中度风险组，需要进一步评估。中风险人群占 8%～10% 的人口。在提供侵入性检查之前，通常建议进行一系列的检查来对这一人群进行进一步分层。在早期唐氏筛查中有中度风险后，四联检测或超声检查已被用作附加筛查。NIPT 可以作为这种情况的附加筛查。利用其高敏感性和特异性进一步筛选人群。

（三）作为主要筛查

NIPT 作为主要人群筛查试验已被考虑取代血清筛查。虽然 NTPT 检出率比血清筛查高[36]，但仍有一些需要考虑的问题，具体如下。

1. NIPT 的费用是一个限制，尤其是如果检测过程中没有适当的检测前和检测后的咨询，会导致检测后没有正确的解释和后续操作。

2. NIPT 现在被认为是在传统非整倍体筛查中最敏感的筛查检测。然而，即使在这些非整倍体中，它对 21 三体较 18 三体、13 三体和性染色体三体更敏感。

3. 使用 NIPT 作为主要筛查不能替代 11—13+6 周进行的超声检查，因为超声检查不仅仅提示非整倍体，还有胎儿孕周和结构畸形等指标。

因此，目前不推荐将 NIPT 作为主要筛查。

六、NIPT 在双胎中的作用

初步数据表明，NIPT 对于双胎妊娠是一种可行的检测[37, 38]。由于多胎妊娠的研究报道较少，在实际应用中还需要更多的研究。

七、NIPT 的其他适应证

（一）胎儿性别鉴定

cfDNA 在临床上首次被用于有可能携带有严重 X 连锁遗传病（如杜氏肌营养不良症）孕妇的胎儿的性别测定。存在的 Y 染色体特异性序列 SRY 或 DYS14 证实为男性胎儿，这样就不需要为这些疾病进行侵入性检测诊断[39]。

（二）妊娠 RhD 阴性的处理

NIPT 已被用于检测 Rh 阴性母亲的胎儿 RhD 状态[40-42]。它在 RhD 阴性母亲的管理中的作用可能是双重的。

1. 指导产前监护

在 Rh 同种免疫的母亲（Coombs 试验间接阳性）中，胎儿 RhD 状态的测定可以指导产前监护，因为 Rh 阴性胎儿不需要用超声多普勒监测胎儿贫血，而 Rh 阳性胎儿需要监测胎儿贫血。

2. 指导抗 –D 治疗管理工作

Rh 阴性的母亲与 RhD 杂合的父亲可以生出 Rh 阴性或阳性的胎儿。无论胎儿 RhD 类型如何，抗 –D 适用于所有未进行同种免疫接种的女性。由于 NIPT 的应用，就有可能知道胎儿的 RhD 类型，这样抗 –D 治疗就可以在 Rh 阳性胎儿的女性中更有选择的进行。然而，目前检测与管理的经济可行性还不是很清楚。

（三）胎儿或新生儿同种免疫性血小板减少症

检测母体血液中的 HPA-1a 基因可以诊断胎儿或新生儿同种免疫性血小板减少症（fetal or neonatal alloimmune thrombocytopenia，FNAIT）对胎儿的影响，这种疾病是由于母体产生对抗父系遗传抗原的同种异体抗体引起的[43, 44]。

（四）单基因病

与检测胎儿性别或 RhD 类型相比，在单基因疾病中 cfDNA 的应用更具挑战性。如果母亲是携带者，那么检测就变得非常困难，因为它需要对胎儿和母亲的等位基因的突变进行定性的鉴别[7]。

目前 NIPT 可用于检测从父亲遗传来的等位基因的突变[45]或新发突变[46]。NIPT 已被批准用于临床的疾病之一是软骨发育不全[46]，其需要与致死性骨发育不良[47]和其他常染色体隐性骨骼发育不良做鉴别诊断。

（五）微缺失综合征

NIPT 目前已商业化的应用于筛查一些特定的微缺失综合征，包括 Di George（22q-）、Wolf-Hirschhorn（4p-）、Cri-du-Chat（5p-）、Prader-willi、Angelman 和 1p36 微缺失综合征[48, 49]。虽然这些检测验证数据现在越来越多，但仍需要谨慎地将它的使用限制在特定情况下，即发生微缺失综合征可能性很大的地方，而不是做全面的检测，因为这会增加假阳性率从而增加了侵入性检测概率。

八、案例应用

一名 36 岁的女性在妊娠 17 周时唐氏综合征四联检测呈阳性。NIPT 对她来说是个好的选择吗？

答：NIPT 对她来说是一个很好的选择，因为如果是阴性的检测结果会让她消除疑虑，同时避免侵入性检测。如果检测结果呈阳性，需要进行侵入性产前诊断，并有足够的时间考虑终止妊娠。

一名 40 岁第一次妊娠的女性，现孕 9 周。她是通过体外受精妊娠的，想知道如果选择非整倍体筛查，NIPT 是一个好的选择吗？

答：NIPT 是一个很好的选择，因为她的高龄具有很高的非整倍体风险。这比传统的早孕期血清学筛查有更高的检出率（血清学筛查加 NT 检查）。妊娠早期可以行 NIPT（10 周后的任何时间），这样妊娠过程就可以得到相应地管理。

一名 29 岁的患者在妊娠 12+5 周时 NT 为 4.4mm。NIPT 对她来说是一个好的选择吗？

答：NT 增厚不仅是非整倍体的标志，而且也是其他遗传病或心脏异常的标志。在这种情况下，NIPT 是不够的，患者应该进行更全面的遗传学检测，比如染色体微阵列技术，详细的结构畸形检查和胎儿超声心动图检查。

九、总结

1. NIPT 是一种高度敏感和高特异性的产前胎儿非整倍体筛查检测技术。

2. 对 21 三体检出率最高，其次是 18 三体、13 三体和性染色体三体。

3. 目前这是一种筛查检测，不能仅是根据 NIPT 的结果来做出最终的妊娠决定。

4. 随着遗传学检测技术的改进，NIPT 越来越多地用于非整倍体以外的适应证，例如微缺失综合征。

第 68 章　面向临床医生的生殖遗传学
Reproductive Genetics for the Clinician

Stephen Brown　Jennifer Dundee　著

马　宁　译　　卢　惠　郭翌晨　校

与其他大多数领域相比，临床遗传学的发展更容易受技术所驱动，过去 50 年来，可用于遗传问题临床评估的方式迅速增加，每十年都会发生新的技术革命。第一次关于人类核型和唐氏综合征的染色体基本理念约在 1960 年出现。到 20 世纪 70 年代，染色体显带技术得以发展，可以检测和确定亚染色体的缺失、重复和易位。这使得许多染色体缺失综合征得以描述。到 20 世纪 80 年代，实际研究 DNA 和 DNA 水平多态性，如"限制性片段长度多态性"或 RFLP 等相关工作变得切实可行，进而为基因检测的连锁研究打开了大门。1993 年利用连锁分析发现的亨廷顿病基因是一个重大里程碑。20 世纪 90 年代，聚合酶链式反应（PCR）的发明，DNA 测序的自动化，以及其他技术的发展对人类基因组测序至关重要，这些技术使得人类基因组测序这一目标在 2003 年已完成。21 世纪初还迎来了微阵列技术，极大地提高了基因组缺失和重复的可视化分辨率。最近，从 2011 年开始，各种超高通量或"第二代"DNA 测序技术开始出现，启动了基因知识的另一场（可以说是有史以来最大的）革命。

从实验室中出现的每一项技术，都被立即引入到临床领域，而这种技术创新的影响力在生殖医学领域尤为突出。今天，不孕不育专家使用传统的细胞遗传学、染色体微阵列、Sanger 测序和二代测序技术来评估成年患者、胎儿和植入前的胚胎。临床生殖内分泌专家每天都面临着遗传相关的难题，与此同时，这些技术知识、患者的复杂性以及他们提出的问题也在增加。本章的目的是为临床医生提供一个最新的方法来解决日常工作中出现的遗传问题。

一、减数分裂和非整倍体

减数分裂是二倍体生殖细胞前体产生单倍体配子的过程，是生殖的核心。事实上，减数分裂过程中发生的两个亲本基因组的重组被广泛认为是有性生殖的最基本的进化目标。尽管其对进化的重要性显而易见，但在人类的生殖方面却出奇的低效。据估计，在所有的受孕过程中，约有 30% 的受孕失败发生在着床过程，另有 30% 以临床前（"生化"）丢失告终，还有 10%～15% 以早期流产告终（图 68-1）。具有讽刺意味的是，在人类减数分裂过程中染色体的错误分离是成功妊娠的主要障碍。20 世纪 60 年代的经典研究表明，约 0.3% 的活产婴儿受到非整倍体的影响，但这只是冰山一角。随后在 20 世纪 70 年代和 80 年代的研究表明，约 50% 的自然流产与染色体异常有关。鉴于流产的频率，这一发现意味着在所有临床确认的妊娠中，有高达 5% 或 6% 的妊娠受到非整倍体的影响。利用染色体多态性和 DNA 多态性技术对染色体亲本来源的研究发现，胎儿染色体的异常主要来源于母亲的减数分裂过程中，提示减数分裂在男性和女性中有所不同，并且在女性中更容易出错。这一发现与流行病学资料一致，即胎

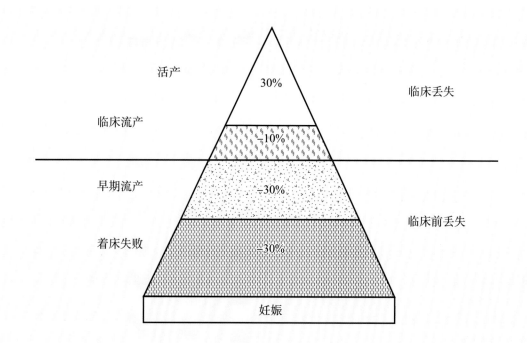

▲ 图 68-1　人类妊娠命运的概念性描述，大多数人未能达到临床概念上的妊娠，只有少数人可以获得成功妊娠

经许可转载，引自 Chard T. Frequency of implantation and early pregnancy loss in natural cycles Baillieres Clin Obstet Gynaecol 1991;Mar, 5(1):179–189.

儿非整倍体风险随母亲年龄增加而增加，而并非随父亲年龄增加而增加[1]。

在过去的 25 年中，随着新技术的发展，使得我们对非整倍体的评估能力不断提高，出现了各种各样的对植入前胚胎的研究。现代研究利用染色体微阵列评估所有 24 条染色体表明，即使在年轻女性中，仍然约有 30% 的胚胎是非整倍体。到 40 岁时，更是有高达 70% 的胚胎存在染色体异常[2]（图 68-2）。由此可见，由于减数分裂错误导致的非整倍体是人类生殖面临的主要问题。

为了达到通过筛除染色体异常的胚胎进而提高 IVF 效率的目的，植入前胚胎的非整倍体评估方法不断进步。早期利用 FISH 技术对第 3 天的胚胎进行单细胞活检来完成胚胎植入前遗传学筛查（PGS）时，被认为可以提高 IVF 的成功率。然而，随机试验结果表明，在基于 FISH 的胚胎筛查中，整体的成功率并没有明显改善，甚至在一项研究中显示，成功率是下降的[3]。这种方法失败的一个原因是，FISH 容易出错，且受限于仅能评估少量

染色体。为实现筛查胚胎非整倍体的目标，许多现代方法发生了一系列重要的革新，包括与微阵列技术相结合的全基因组 DNA 扩增的新方法，这种方法可以评估所有 24 条染色体。此外，高效囊胚冷冻技术的发展，使得现在可以对第 5 天的胚胎进行滋养层多细胞活检。最近，用于评估非整倍体的二代 DNA 测序技术正在迅速取代微阵列，成为非整倍体评估的首选方法。一些出版物声称使用 PGS 可以提高 IVF 的成功率，而且通过选择染色体正常的胚胎可以减少植入失败和早期流产，这一点似乎没什么疑问[4]。然而，对于整体成功率是否得到提高还存在很大争议[5, 6]。围绕 PGS 使用的争议和建立 PGS 适应证的指南是全球生殖内分泌和不孕不育协会亟待解决的问题。希望设计得当的随机试验可以尽快明确 PGS 的适应范围。

二、染色体平衡易位

约有 1/500 的表型正常的个体是平衡染色体重排的携带者[7]；在有流产史的夫妇中，父母一方或

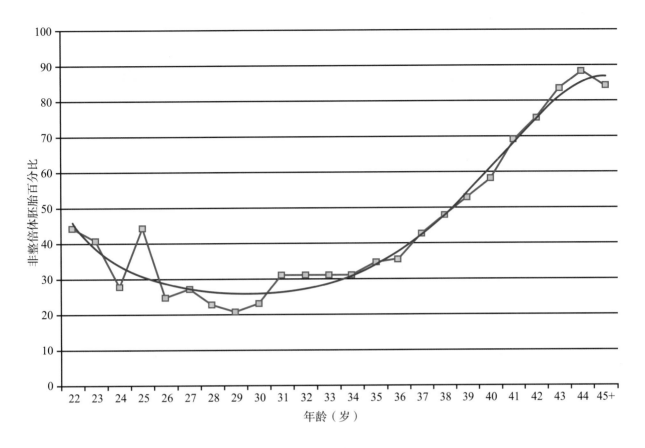

▲ 图 68-2　对超过 **15 000** 个滋养层活检样本进行的植入前基因筛查数据的总结，非整倍体的总发生率约为 **40%**

经许可转载，引自 Franasiak JM, Forman EJ, Hong KH, Werner MD, Upham KM, Treff NR, et al. The nature of aneuploidy with increasing age of the female partner: a review of 15,169 consecutive trophectoderm biopsies evaluated with comprehensive chromosomal screening. Fertil Steril. 2014;101(3):656–663 e1.

另一方为染色体易位携带者的概率大大增加。这是因为平衡染色体重排的携带者可以产生染色体不平衡的配子，进而导致胚胎无法生存，或可以生存但不能发育成正常的后代。经典的研究表明，易位携带者的发生率在一次流产后为 2.2%，两次流产后为 4.8%，三次流产后为 5.2%[8]。这使得人们普遍认为，应对反复流产的夫妇进行染色体变异的评估；然而，对于哪些人应进行这种检测并没有达成普遍共识。例如，英国皇家妇产科学院建议在连续三次流产后进行检测，而其他组织，如美国妇产科学院则建议在两次流产后进行染色体评估。基于母亲年龄的流产风险很可能是决定识别易位携带者夫妇概率的一个重要因素。事实上，这种相关性已经被证实：在 23 岁以下有两次

流产的夫妇中，易位携带者的发生率为 10%，而在女方超过 39 岁的夫妇中则不到 1%[9]。因此，对于有多次流产史的年轻夫妇来说，染色体分析是更需要考虑的。

　　尽管易位携带者夫妇流产的可能性是明显增加的，但对平衡易位群体的总体生殖情况的影响还没有达成什么共识。一项大型的病例对照研究表明，有流产史的易位携带者拥有可生育的染色体不平衡的妊娠机会很低，而拥有健康孩子的总体机会几乎与对照组相等[10]。这种类型的研究导致一些作者质疑染色体分析在复发性流产中的应用价值[11, 12]。尽管数据显示平衡易位携带者夫妇的结果可能很好，但事实经验表明，虽然一些易位不太可能导致生殖方面的问题，但仍然有一部

分易位与子代异常和复发性流产的高风险相关。与此一致的是，一些较早的研究表明，染色体不平衡的后代的风险因不同的染色体易位而有很大的不同[13]。当然，如果能知道哪些易位与不良后果的高风险有关，哪些没有，那将是非常有利的；然而，目前对于某一易位是否会导致不平衡后代的预测方法还没有成功建立。最近的一些研究在胚胎植入前遗传学诊断（PGD）过程中试图利用相互易位的断点位置去筛查可利用胚胎。这类研究表明，最不对称的易位（即易位片段之间的大小差异最大）产生染色体不平衡胚胎的概率最高；但是，这种预测并没有被证明在临床上有用[14]。因此，对于平衡易位患者而言，在生殖方面最具有指导意义的是夫妇本身的既往病史。

对于不孕不育专家来说，面对复发性流产和平衡易位的夫妇，对 PGD 作用的评估非常重要。使用 PGD 来选择整倍体胚胎的概念在思维上是令人信服的，大量的出版物报道了在父母染色体平衡易位的情况下使用 PGD 的成功案例。然而，在易位夫妇中使用 PGD 的系统性研究却不尽人意。一项文献综述认为，没有足够的数据支持对染色体平衡易位的可育夫妇使用 PGD[15]。最近的一项病例对照研究认为，对于有染色体易位的可育夫妇来说，自然受孕可能比用 PGD 妊娠更快获得活产[16]。另外，对于有复发性流产经历的夫妇，或之前有染色体不平衡妊娠史的夫妇，可能对 IVF/PGD 有非常强烈的偏好。有平衡易位的不孕夫妇也是 PGD 的适应证。显然，PGD 在平衡易位夫妇中的作用需要根据病例情况进行评估。

三、男性不育症的遗传学

（一）细胞遗传学

在寻求治疗的不孕不育夫妇中有 50% 为男性因素，因此在不孕不育的实践诊疗中，与男性不育遗传评估有关的问题每天都存在。在评估男性不育症时，首先要考虑的也是最重要的异常类型

就是细胞遗传学。大型研究发现，染色体异常发生的概率与精子数量成反比[17]。精子数量很低的男性（每毫升<500 万个精子）约有 5% 的概率出现可识别的染色体异常，而对于无精症的患者，则有高达 15% 的概率存在染色体异常。在无精症的患者中，最常见的染色体异常是性染色体的非整倍体，通常是 47，XXY 或 46，XY/47，XXY 的嵌合体。患有严重少精症的男性更有可能出现的是染色体的结构重排，如平衡易位、罗伯逊易位和倒位。鉴于发现严重异常的概率很高，目前比较明确的是对于精子数量<500 万的男性应该将染色体分析作为临床评估的一部分。甚至有些作者建议，所有精子数量少到需要 ICSI 的男性都应该进行染色体分析[18, 19]。

（二）易位携带者和染色体间效应

一些利用 FISH 技术对患有罗伯逊易位的男性患者的单个精子进行研究表明，不参与易位的染色体发生异常的概率反而增加，这种现象被称为"染色体间效应"[20]。对父亲是罗伯逊易位携带者的夫妇的胚胎研究表明，未参与易位的染色体的非整倍体发生率增加，从而验证了单精子研究的结果[21]。这种影响可能导致流产，也可能导致异常的持续妊娠，应该加入罗伯逊易位携带者与遗传学家讨论的问题范畴。

（三）Y 染色体微缺失

Y 染色体长臂无精子症因子区（AZF）微缺失是另一个导致生精失败的潜在原因，研究显示 5% 的少精症男性和 10% 的无精子症男性存在这种缺失[22, 23]。一些研究试图将 AZF 区域划分为几个亚区（AZFa、AZFb 和 AZFc），并将缺失的确切位置和范围与精子生成缺陷的严重程度联系起来[24]。然而，通常在临床实践中并不十分关注如此细微的遗传变异。更重要的是，夫妻双方要理解，如果 Yq 微缺失通过 IVF/ICSI 传给儿子，可以预料到孩子的精子生成也会有缺陷。有趣的是，大多数夫妇似乎并不为这种可能性感到困扰。临床经验

表明，少精症的男性实际上会因为 Y 染色体微缺失的确诊而感到释怀。

（四）囊性纤维化突变和先天性双侧输精管缺失

囊性纤维化跨膜传导调节因子（cystic fbrosis transmembrane regulator，CFTR）功能丧失的最轻微的表现之一是先天性双侧输精管缺失（congenital bilateral absence of the vasdeferens，CBAVD）。在典型的 CBAVD 情况下，受累的个体在其两个 CFTR 等位基因上会有两种不同的突变。一种突变是严重的，完全缺失了基因功能，而另一种突变则比较温和。这种组合导致了基因功能的显著降低。由于先天性双侧输精管缺失（CBAVD）和囊性纤维化（cystic fbrosis，CF）突变之间的关系，因此，对于睾丸大小正常和内分泌参数正常的无精症男性，其评估应包括 CFTR 突变的检测。一些研究者强调，对于输精管缺失的临床评估是不可靠的，因此，对所有可能有梗阻性无精子症的男性进行 CFTR 突变检测非常重要[25]。显然，在男性伴侣中如果发现了 CFTR 突变，就可以对女性伴侣进行相应的检测和咨询。

（五）父系年龄过高

虽然父亲年龄过大不是男性不育的原因，但许多寻求不育治疗的夫妇对父亲年龄增长的遗传影响相当关注。事实上，多年来积累的证据表明，当父亲年龄过大时，几种异常妊娠结局的发生率会增加。已知由单基因突变引起的疾病，如软骨病和阿尔法巴特综合征，以及一些其他疾病，都显示出受父亲年龄的影响[26]。当今的分子分析表明，在那些存在父系年龄效应的病例中，潜在的突变是一个点突变，而不是基因缺失或重复[27]。除了这些类型的研究外，流行病学研究表明，尽管影响的范围相当小，但诸如自闭症谱系障碍、精神分裂症、畸形、婴儿死亡和其他疾病随着父亲年龄的增长而变得更加常见[28]。

多年来，人们一直假设老年男性产生的精子有更多的突变，因为他们的生殖细胞比年轻男性经历了更多的分裂周期。据估计，青春期后，男性的生殖细胞每 23 天分裂一次。到 20 岁时，预计有 150 次分裂，而到 50 岁时，预计有 840 次[27]。细胞分裂次数的增加显然增加了突变积累的机会，但目前，这一观点还限于理论研究。随着二代 DNA 测序技术的出现，我们有坚实的数据来支持这一假设。新生突变的数量约每 16 年翻一番，因此，一个 52 岁的男性预计他的后代突变概率将是 20 岁男性的 4 倍[29]。

虽然这些观察结果对有高龄男性的夫妇来说可能是令人担忧的，但在减少风险方面没有什么方法可以提供。即使是 55 岁的男性，患新发显性疾病的总体机会仍然相当低。基因检测是不切实际的，因为必须对整个胎儿基因组进行测序。虽然这在技术上是可行的，但这并不明智，因为这将检出大量意义不明的基因变异结果。同样，产前超声检查的价值也有限，因为大多数相关情况没有超声异常表现。

（六）总结

综上所述，精子数量少于 500 万 /ml 的男性应进行染色体分析。那些在常规分析中没有明显的常规染色体异常的人可能会从 Y 染色体微缺失的分子检测中受益。有梗阻性无精症证据的男性应进行 CFTR 突变的评估。任何有染色体异常或基因突变的男性都应与遗传学家进行沟通。但尽管进行了适当的评估，在大多数受累的男性中并没有发现严重少精子症 / 无精子症的遗传病因。

四、早发性卵巢功能不全的遗传因素

早发性卵巢功能不全（premature ovarian insuffciency，POI）是指 40 岁以下女性原发性或继发性闭经至少 4 个月，同时血清 FSH 水平高于 40U/L（两次检查，至少间隔 1 个月），雌二醇水平低（低于 50pg/ml）。经典研究表明，20 岁以下的女性，POI 的受累率 1∶10 000，40 岁的女性，

POI 的受累率 1∶100[30]。临床医生在面对 POI 患者时，需要考虑几种可能的病因，包括自身免疫性疾病、环境因素、先天性和遗传因素。

（一）非整倍体

两条功能性 X 染色体是正常卵巢功能所必需的，POI 的一个常见病因是性染色体非整倍体，约 10% 的受累女性被检出性染色体的异常[31]。在与 POI 相关的非整倍体中，最常见的是数目异常，如 45X 和（或）46XX/45X 嵌合。对患 POI 女性的细胞遗传学研究也发现了 X 染色体的结构异常，如缺失和易位。对缺失病例的综述表明，X 染色体长臂上至少有两个区域，其上两个拷贝的存在是正常排卵功能所必需的，这表明 X 染色体可能包含几个与卵泡存活相关的特定基因[32]。鉴于细胞遗传学上可见的 X 染色体缺失会导致 POI，所以 X 染色体的微缺失和重复也会导致 POI 发生就不足为奇。微阵列技术显示，在相当多的病例中，微缺失可能是导致 POI 的病因[33,34]。这就提出了一个问题：是否应该对接受 POI 评估的女性进行微阵列检查。关于此问题，目前尚无普遍共识，但相关研究可能对某些病例很重要。X 染色体微小异常的鉴定为我们提出了一种可能性，即异常的 X 染色体遗传给儿子可能会导致后代发育异常。

细胞遗传学水平异常的发现会对患者产生重大影响。因此，应考虑对所有接受 POI 评估的女性进行染色体分析。在实践中，在年轻女性中发现核型异常的可能性要大得多。

（二）脆性 X 前突变

FMR1（脆性 X 智力低下基因 1）位于 X 染色体长臂远端，具有 CGG 三联体重复多态性，通常重复次数在 11～42 个。重复数在前突变范围（55～200 个重复）的女性有 13%～26% 的 POI 患病风险。一些研究表明，脆性 X 前突变的女性虽无临床异常表型，但其排卵障碍的发生率是升高的[35]。除了 POI 的风险增加外，前突变携带者女性还可能有其他健康问题，如抑郁 / 焦虑。最重要的是，携带有前突变的女性在其生育减数分裂的过程中，当前突变扩展为完全突变时，就有可能生出患有脆性 X 综合征智力低下的孩子。被确认为前突变携带者的女性还需要了解，遗传全突变的男孩会增加自闭症的风险[36]。由于以上这些原因，应该对患有 POI 的女性进行脆性 X 检测，而那些有前突变的女性应该进行遗传咨询。

（三）其他单基因病症

许多其他基因的突变可导致卵巢功能异常，这些基因已被确认和（或）提出[37]。虽然对个别基因（除 FMR1 外）的筛查不是常规临床评估的一部分，但商业化实验室可通过提供二代测序平台用以评估 POI。

用于评估 POI 的测序平台通常会包含几个或全部与 POI 相关的基因：BMP15、CYP17A1、CYP19A1、FIGLA、FMR1、FSHR、GDF9、LHCGR、NOBOX、NR5A1、POR、PSMC3IP，这对某些患者可能有益。

五、不孕不育夫妇中的隐性疾病携带者筛查

虽然隐性遗传病个别罕见，但其发生的频率却令人震惊。据筛查数据估计，约有 1/500 的孩子（取决于种族）会受到严重隐性疾病的影响，因此不孕不育专家必须与患者一起解决这个问题。多年来，携带者筛查一直基于种族和家族史的结合，在选定的患者中进行特定的检测。2017 年 ACOG 实践指南提倡对所有计划妊娠的女性 / 夫妇应进行 CF 和脊髓性肌肉萎缩症（spinal muscular atrophy，SMA）的筛查[38]。血红蛋白病的筛查也应在高危人群中进行，如非洲、地中海、中东或东南亚血统的人群。对有潜在智力低下家族史的女性应进行脆性 X 综合征的筛查，对有德系犹太人背景的人应进行适当的筛查，其中可包括多达 20 种已知在该种族群体中高发的疾病。

虽然对于携带者筛查的方法多年来一直是标准化的，但仍有部分患有隐性或 X 连锁疾病风险的夫妇未能被检测出来。随着二代测序技术的出现，上述的筛查模式正在迅速改变。一些检测公司现在可以提供"扩展性携带者筛查"检测平台，它可以同时检测多达 175 个隐性遗传病基因的突变。在接下来的几年里，这种检测预计会变得更便宜，更全面。扩展性携带者筛查的优势很明显：有 25% 的机会生出隐性遗传病严重受累的孩子的夫妇将被确定，这将允许他们进行适当的产前诊断或胚胎植入前诊断。因为突变筛查是通过测序完成的，而不是突变平台，所以这些好处适用于所有种族群体[39]。然而，这种检测也有很大的缺点。30%～50% 的被检测者将被确定为至少一个隐性遗传病基因突变的携带者，这使得一对夫妇中的两个成员接下来都有可能需要接受检测。这增加了成本，而且与患者讨论特定风险需要使用宝贵的咨询资源。一些被确诊为携带者的患者会对他们的携带者身份感到非常焦虑。此外，基于测序的检测可能会发现许多意义不明的变异，这同样可能会加重患者的焦虑。

患者对扩展性携带者筛查的态度可能因其情况而异。对于准备做试管婴儿的夫妇来说，携带者筛查可能比已经妊娠的夫妇更有意义。在没有明确的携带者筛查使用指南的情况下，不孕不育机构至少要让患者知道可以进行携带者筛查。

六、孟德尔疾病的胚胎植入前遗传学诊断

有很多夫妇来到辅助生殖机构，希望对隐性、显性和 X 连锁的疾病进行胚胎植入前遗传学诊断（PGD）。有些夫妇是通过携带者筛查被发现的，有些则是由于已经有了一个受累的孩子，而有些则是本身已经受到了显性遗传病的影响，如多囊肾病、亨廷顿病和其他疾病。随着遗传技术如扩展性携带者筛查技术使用的增多，受累夫妇的数量可能也会增加。许多这样的夫妇会转向 IVF/PGD，因为他们不想要受累的孩子，同时也不愿

意或不想承担当妊娠后才发现胎儿受累而被迫中止妊娠的风险。为了向这些患者提供适当的指导，不孕不育专家必须对单基因病的 PGD 技术有一定的了解。

首先，为了使 PGD 成为可能，患者或夫妇中明确的致病基因突变必须已经被确定。在许多情况下，确定哪些基因突变可能需要与遗传学家协调。一旦基因突变被确定，就可以咨询适当的 PGD 检测实验室，为该患者或夫妇建立一个特定的检测方法。一般来说，这种检测包括设计 PCR 引物，以扩增相关的基因组片段。然后可以对 PCR 产物进行测序。最简单和最早的 PGD 是从第 3 天的胚胎中取出一个单细胞，提取 DNA，并作为模板用于 PCR 扩增和相关基因片段的测序。虽然这种方法在概念上很简单，但它既受限又容易出错。当对极少量的 DNA 进行 PCR 时，一个基因的两个等位基因之一可能无法扩增，这种现象被称为"等位基因脱扣"或 ADO。当这种情况发生时，序列分析显示只有一个等位基因的存在。如果是突变的等位基因未能扩增，那么测序数据很容易被误判为同源正常（假阴性）。为了解决这个问题，大多数实验室开始从囊胚期胚胎的 4～6 个滋养层细胞活检中进行全基因组扩增。然后，活检的胚胎被冷冻，扩增的 DNA 被用来运行单核苷酸多态性（SNP）阵列，对整个基因组的大量 SNP 进行基因分型。利用家族信息，人们可以确定突变周围基因组区域的 SNP 单倍型。然后，SNP 单倍型被用来确定一个给定的胚胎是否继承了突变，这是一种稳健且高度准确的检测方法（图 68-3）。通过 PCR 进行直接突变分析，然后再进行测序，通常也可以提供额外的分析准确性。此外，扩增的 DNA 也可用于进行全面的染色体异常筛查。这样可以选择染色体正常同时又没有发生基因突变的胚胎。虽然单基因遗传病的 PGD 加上全面的染色体筛查在理论上是很诱人的，但也要理智地考虑到被检测胚胎的概率性。在诸如多囊肾（ADPKD）这样的显性遗传病的情况下，预计

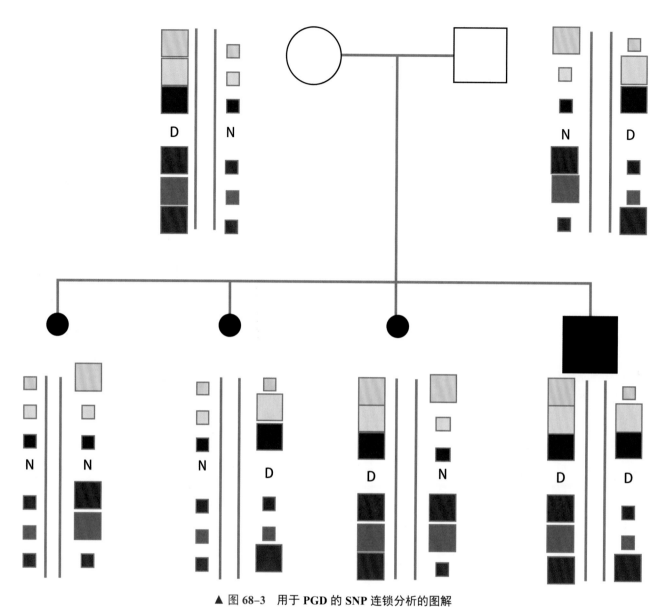

▲ 图 68-3　用于 PGD 的 SNP 连锁分析的图解

每个彩色的方块代表一个具有隐性遗传病位点的 SNP，用 D 表示疾病，N 表示正常。通过确定父母和患病儿子的 SNP 基因型，就可以推断出哪些 SNP 基因型与不受影响的植入前胚胎有关（用小圆圈描述）

PGD. 植入前诊断；SNP. 单核苷酸多态性

50% 的胚胎会受到影响。一个 35 岁的患者，预计有 35% 的胚胎是非整倍体（图 68-2），这意味着在一对 35 岁的 ADPKD 夫妇中，只有约 33% 的胚胎是可利用的。在一个周期中，倘若有 5 个胚胎被活检，那么每个胚胎有 67% 的机会是异常的，有 15% 的机会没有可利用的胚胎。因此，患者在开始进行 PGD 试管婴儿过程之前应该了解这些概率。

七、结论

遗传问题和基因检测在生殖医学中都发挥着重要作用，而且在未来 10 年，这种作用可能会显著增加。特别是，对染色体异常和单基因异常的胚胎植入前诊断可能会成为常态而非个例。此外，越来越多的不孕不育患者将选择扩展性携带者筛查，并被确定是否患有遗传性疾病的风险。生殖医学工作者将越来越多地被要求解决遗传问题。

第69章　温和的体外受精方案2020（ACCU-VIT + PGT-A）

IVF Lite 2020 (ACCU-VIT + PGT-A)

Gautam Nand Allahbadia　Goral Gandhi　Akanksha Allahbadia Gupta　A. H. Maham　著

周　璟　译　陈　琳　校

传统的辅助生殖技术方案的目的主要是为了获取更多的卵母细胞数，但是这可能会增加患者发生卵巢过度刺激综合征（OHSS）的风险，同时也会增加患者的经济负担。在过去几年中，与传统的卵巢刺激方案相比，温和的卵巢刺激方案越来越受到欢迎，这类温和的卵巢刺激方案通常使用口服片剂或者低剂量的促性腺激素（≤150U/d）达到目的，其不仅可以缩短使用促性腺激素的时间，而且可以使得每个刺激周期获得的目标卵子数少于10枚。文献指出虽然温和的卵巢刺激方案的新鲜移植周期的临床妊娠率低于传统方案，但是两者的累积妊娠率并没有差别[1]。温和的卵巢刺激方案的目标获卵数最多为5～6枚，因此有专家认为温和的IVF方案会降低临床妊娠率以及活产率。针对这一说法，有学者对卵巢正常反应和低反应患者进行了比较，两组患者均采用激动药扳机的温和卵巢刺激和全胚冷冻方案，随后进行胚胎植入前非整倍体性检测（PGT-A）并进行单胚胎移植，结论是两者的临床妊娠率及活产率相当。此外，温和的IVF治疗方案还有很多优势，例如减少就诊次数、注射次数、超声检查次数以及降低卵巢过度刺激综合征（OHSS）的发生率。温和IVF治疗2020已经作为一线疗法，尤其对于需要进行多次取卵周期的患者更为实用。

一、为什么多就是少、少就是多

众所周知，使用高剂量促性腺激素并不能改善医学辅助生殖技术的最终结局[2]，而温和的IVF方案以有效、合理地利用卵母细胞、胚胎的理念以及子宫内膜容受性原则为基础进行。越来越多的文献证实，尽管温和的IVF方案可获得的卵子数和胚胎数较传统方案更少，但是两者的临床妊娠率、累积妊娠率并无差异，而且温和的卵巢刺激方案的患者发生血栓栓塞和OHSS的风险更小、方案整体安全性更高、患者更易接受且更实惠。新的证据显示，在世界范围内，患者和医生更愿意接受温和的IVF方案[2, 3]。

Blumenfeld等查阅与温和刺激方案相关的文献，同时结合文献比较"温和"或"柔和"的卵巢刺激方案与传统卵巢刺激方案之间的差异[4]，并解释了"少即是多"的理论。

①在温和卵巢刺激方案或自然周期方案中，根据"以质取胜"的原则选择最优卵泡；②晚卵泡期女性雌二醇（E_2）激素水平的升高与小于胎龄儿（SGA）和低出生体重（LBW）婴儿发生率升高显著相关；③自然周期方案中卵泡内的雌激素、黄体生成素、血清睾酮和抗米勒管激素（AMH）显著高于传统刺激方案，表明传统刺激周期可能会引起卵泡内的代谢紊乱；④极高水平的雌二醇（E_2）可增加生长激素结合蛋白（GH-BP）和生长

激素的水平，降低胰岛素样生长因子（IGF）水平。基于以上观点，Blumenfeld 建议目标获卵数为 8～10 个为宜[4]，因此温和的卵巢刺激方案应该是一种趋势，但对于获卵数超过 10 个或过高的雌二醇水平的患者，可以强制性地执行"全胚冷冻策略"，推迟胚胎移植（remote embryo transfer，rET）[4]。

Baker 等发表了一项回顾性研究，研究促性腺激素使用剂量（U）和活产率之间的相关性[5]。本研究采用的是回归模型，比较卵泡刺激素（FSH）剂量（U）、获卵数与活产率间的关系，SART 在 2004—2012 年共计收到 658 519 个新鲜 IVF 周期报告，对其中预后良好的患者（<35 岁，体重指数<30kg/m²，无 DOR，无子宫内膜异位症，无排卵障碍）进行了详细的分析比较，包括促性腺激素的使用天数，结论发现：随着 FSH 使用剂量的增加，无论获得的卵母细胞数量如何，活产率均降低[5]。需注意的是，这一结论适用于预后良好的所有年龄范围女性，除了获卵数在 1～5 个的 35 岁以上患者。该结论具有统计学意义，故应避免使用高剂量的促性腺激素（FSH）[5]。

近年来有文献报道，卵母细胞的有效利用率与卵巢反应性呈负相关。基于此，Zhang 等[6] 做了相关的研究，对受试者采用温和刺激方案 IVF（mIVF），根据卵母细胞的数量研究 MⅡ卵母细胞的有效利用率，并评估卵母细胞数量与活产率之间的相关性。研究纳入 264 例（n=264）年龄<39 岁接受 mIVF 的卵巢正常反应的不孕症患者，均采用相同的卵巢刺激方案和玻璃化冷冻囊胚的全胚冷冻周期，在随后的 6 个月内为患者行单胚胎（第 5 天）移植。以 MⅡ卵母细胞数（低反应，1～2 个；正常反应，3～6 个；高反应，≥7 个 MⅡ卵母细胞）来定义卵巢反应性，通过以下公式计算 MⅡ卵母细胞利用率：活产数除以一次取卵后获得的 MⅡ卵母细胞总数。6 个月内的累积活产率（CLBR）是主要结局指标。最后得出结论，在 1173 个卵母细胞中［每名患者（4.4±0.2）个卵母细胞］，有 1019 个［每名患者（3.9±0.2）个卵母细胞］MⅡ

成熟卵母细胞，临床妊娠率（CPR）为 48.1%，LBR 为 41.2%。卵母细胞利用率在低反应组中为 30.3%，在正常反应组中为 9.3%，在高反应组中为 4.3%（P<0.05），提示卵母细胞利用率与卵巢反应呈负相关。着床率随着成熟卵母细胞数的增加而降低，在低反应组最高（P<0.0001）。低反应组、正常反应组和高反应组的累积活产率几乎相同（P>0.05）。虽然成熟卵母细胞的数量对预测活产率的敏感性和特异性较差，但是这一结论支持了传统方案与温和方案之间卵母细胞的有效利用率的对比[6]。

二、在禁止冷冻胚胎的国家进行温和的 IVF 方案

在过去 10 年中，阿拉伯联合酋长国（UAE）仅允许辅助生殖机构开展冷冻配子而不是胚胎。该法律于 2018 年得到修订，这些机构现在可以通过 UAE 卫生部获得冷冻个别患者胚胎的许可。经历了与世界背道而驰的 10 年后，实验室可以对卵巢反应较差和年龄较大的女性的卵母细胞采用玻璃化冷冻的方案。在该国，无论是否进行胚胎染色体筛查，温和的 IVF 方案均是通过玻璃化冷冻来积累卵母细胞和分步骤来完成方案的。在进行多个周期的取卵，成功获得所需数量的卵母细胞后，将所有冷冻的卵母细胞解冻并受精，形成胚胎后直接移植或先进行 PGT-A，然后筛选整倍体胚胎进行移植，结论是临床结局与过去 10 年相当，这归功于良好的玻璃化冷冻系统。而这一操作的限制环节是玻璃化冷冻的方法以及实验室工作人员的培训和经验。从 2014 年开始，对招募进入温和方案的 IVF 治疗的患者，我们均结合此实验的相关数据向其告知卵母细胞玻璃化冷冻的优势[7,8]。

Herero 等在 OHSS 高风险患者中比较玻璃化冷冻卵母细胞与玻璃化冷冻胚胎的妊娠结局[6]。在共计 96 名患者中进行了卵母细胞玻璃化冷冻（第 1 组）与胚胎玻璃化冷冻（第 2 组），两组患者具有相同的基本情况，两组的实验室和临床结局无

差异，获得了相同的活产率[7]。

一项美国的研究介绍了冷冻高龄女性（40 岁以上）卵母细胞的经验[8]。158 例女性［平均年龄（43.9±0.2）岁］接受了最小剂量的卵巢刺激 IVF，在方案中使用氯米芬（50mg/ 日）或来曲唑（2.5mg/d），加或不加用低剂量促性腺激素（起始剂量为 75U/d，根据需要调整剂量至 150U/d），取卵获得 584 个卵母细胞，冷冻 532 个 MⅡ卵母细胞［每名患者（2.1±0.15）个］，所有的卵母细胞解冻后行卵质内单精子注射（ICSI），共获得 344 枚胚胎［每名患者（1.9±0.1）个］，将其中的 57 个优质胚胎进行移植，得到 3 例活产（每移植周期的活产率 5.3%）、1 例生化妊娠和 3 例自然流产。因此，对于希望进行自体卵子冷冻的高龄女性，我们可以使用该数据对其进行建议[8]。

三、为什么要进行分段 IVF 治疗

无论是传统的还是微卵巢刺激方案，其延迟胚胎移植的基本原理是相同的。Roque 等[9] 对比了新鲜周期胚胎移植和冻融周期胚胎移植的临床结局，新鲜胚胎移植的前提是仅在孕酮（P）不升高的情况下进行移植。对 530 例受试者采用拮抗药方案进行卵巢刺激，351 例患者入组新鲜移植组（扳机日 P 水平≤1.5ng/ml），179 例患者入组全胚冷冻组（患者予戊酸雌二醇剂量 6mg/d 准备子宫内膜后再进行胚胎移植），两组受试者均移植第 3 天胚胎，新鲜胚胎移植组的着床率为 19.9%，冻融胚胎移植组的着床率为 26.5%，而临床妊娠率分别为 35.9% 和 46.4%，持续妊娠率分别为 31.1% 和 39.7%，结论是冻融胚胎移植组的 IVF 结局优于新鲜胚胎移植组[8]。即使在进行新鲜周期胚胎移植的患者（P≤1.5ng/ml），卵巢刺激也可能会损害其子宫内膜容受性，冻融胚胎移植的患者结局可能会得到改善[9]。

四、改良自然周期 IVF

1978 年的 Steptoe-Edwards IVF 奇迹是以自然周期的方案完成的。在早期的 IVF 中加入刺激排卵的方案能够提高获卵率，受精率甚至是总体妊娠成功的概率。随着实验室技术的进步，为降低 OHSS 发生率，临床医生开始了一系列新的探索，如采用温和的卵巢刺激方案，并在温和的刺激方案中使用人绒毛膜促性腺激素（hCG）扳机以及加用 GnRH 的双扳机触发排卵，从而准确计算取卵时间并增加获卵数。之后还发展出了加用 GnRH 拮抗药以防止提前排卵的"改良自然周期"方案（MNC-IVF）。改良自然周期方案的费用较低，且妊娠率尚可，尤其适用于 OHSS 高风险的患者或诊断为卵巢反应不良的患者以及希望避免多余胚胎冷冻的患者[10]。此方案通过加用少量激素在单个卵泡生长正常的情况下，抑制自发排卵，因此此方案没有 OHSS 的发生风险，且多胎的风险较低。有文献指出改良自然周期的平均妊娠率为 9.1%，多达 6 个改良自然周期的累积妊娠率为 33.4%[11]，包括冷冻胚胎在内的首个传统卵巢刺激周期的累积妊娠率为 37.7%[11]，改良自然周期方案的多胎率仅为 0.1%，传统卵巢刺激周期的多胎率为 18.3%，结论指出改良自然周期方案是非常好的替代方案[11]。

有文献在接受医学辅助生殖（IVF/ICSI）治疗的卵巢反应不良的患者中，对比了使用重组人 FSH（rhFSH）加用 GnRH 拮抗药的温和刺激方案与高剂量促性腺激素的 GnRH 拮抗药方案的有效性[12]，两者的临床妊娠率相似，而温和卵巢刺激方案注射的 rhFSH 剂量更少，注射天数更短，文献指出温和刺激方案是一个可行的、具有成本效益的替代方案，可作为卵巢反应不良患者采用供卵前的最后一搏[12]。

五、口服药物：氯米芬或来曲唑

在 IVF 周期中使用氯米芬（CC）和来曲唑联合促性腺激素的方案，能够减少促性腺激素的用量，尤其适用于卵巢低反应患者，同时在卵巢正常反应患者中使用也可降低 OHSS 的发生率。文

献指出在卵巢正常反应的患者中使用 CC 和促性腺激素的温和刺激方案与传统方案相比较，虽然温和方案的平均获卵数少于传统方案，但两者妊娠率相当。2000—2010 年的大多数研究得出的结论是与传统卵巢刺激方案相比，使用 CC 组的累积妊娠率较低[13]。对于乳腺癌患者而言，规范的促排卵方案为来曲唑联合促性腺激素，目的是降低血清雌二醇水平[13]。同时 CC 或来曲唑与促性腺激素联合也可用于卵巢反应较差的患者，可以减少促性腺激素的用量且不影响妊娠率，原因可能是通过优化子宫内膜整合素的表达，降低 E_2 水平，从而可以增加子宫内膜的容受性[13]。

Rose 等在 IVF 中使用 CC 或来曲唑仅获得一个或两个胚胎的周期中进行了相关因素分析[14]。采用的方案是来曲唑或 CC 与促性腺激素联合使用，而不使用 GnRH 拮抗药。入组 62 例患者，在 128 个治疗周期中接受来曲唑或 CC 联合低剂量促性腺激素治疗，在卵泡直径 17mm 时给予 hCG 触发排卵，34h 后取卵，随后行 ICSI 授精。研究发现，在两组患者中，获得的优势卵泡数量、受精率、子宫内膜厚度、临床妊娠率和活产率没有统计学差异。治疗期间的 E_2 峰值水平，来曲唑组平均为 516pg/ml，CC 组为 797pg/ml（$P=0.005$），具有统计学差异。本研究由于提前出现 LH 峰而取消周期的周期取消率为 5%。本研究中平均获得 2.8 个成熟卵母细胞，2.1 个卵母细胞受精，1.6 个胚胎进行移植，每移植周期的临床妊娠率达到 25%，每移植周期的活产率为 19.2%。结论得出使用来曲唑或 CC 进行 IVF 温和的卵巢刺激时，除雌二醇峰值水平有差异外，其他指标无临床意义的差异[14]。

Ochin 等发表了一篇回顾性研究，受试者是从 2011 年 1 月至 2014 年 12 月在中国接受 130 个周期治疗的 65 名卵巢正常反应的患者，他们均为前次使用长效 GnRH-a 方案且出现了意料外的不良结局的患者，研究人员对这类受试者采用了低剂量氯米芬联合低剂量促性腺激素的方案[15]。长

方案组（第 1 组）采用 GnRH-a 长方案联合高剂量促性腺激素注射（≥150U/d），氯米芬组（第 2 组）采用低剂量氯米芬联合低剂量促性腺激素注射（75～112.5U/d），结果得出氯米芬方案组的每起始周期的累积妊娠率显著优于长方案［9.2%（6/65）vs. 51%（33/65）；$P<0.001$］。令人惊讶的是，氯米芬方案组的获卵数也多于长方案组［（7.26±1.95）vs. .（5.98±1.31）；$P=0.03$］。在氯米芬方案中使用较低剂量的 rFSH 后，获取的卵子数量更多，累积妊娠率更高。因此，氯米芬加低剂量 rFSH 应该成为此类患者的第二周期替代方案，而不只是重复长效 GnRH 激动药方案[15]。

有文献比较了在既往 ICSI 中卵巢刺激失败的卵巢低反应患者中，氯米芬（CC）或来曲唑（L）加用人绝经期促性腺激素（hMG）在 GnRH 拮抗药方案中的有效性[16]。该研究纳入了 32 例卵巢低反应患者，这些患者既往采用微卵巢刺激或 GnRH 拮抗药方案，接受了至少 2 个医学辅助生殖治疗周期但治疗效果不佳，本研究采用氯米芬或来曲唑加用 hMG 的 GnRH 拮抗药方案，32 例卵巢低反应的患者共计进行了 42 个周期的治疗。结果发现氯米芬组的促性腺激素用量显著低于来曲唑组［（1491±873）U vs.（2808±1581）U，$P=0.005$］，hCG 日的平均雌二醇水平显著高于来曲唑组［（443.3±255.2）pg/ml vs.（255.4±285.2）pg/ml，$P=0.03$］。氯米芬组子宫内膜厚度、每周期累积妊娠率和活产率均显著高于来曲唑组，结论得出卵巢低反应者可能从 CC ＋ hMG/ 拮抗药方案中获益[16]。

一项研究比较了在卵巢储备功能减退（diminished ovarian response，DOR）的患者中采用三种不同促性腺激素剂量，同时添加或不添加来曲唑的 IVF 结局[17]。将符合 3 项博洛尼亚标准中 2 项的患者纳入研究，共计 95 例患者入组。第一组中 31 例患者接受 450U/d 的促性腺激素治疗，第二组中 31 名患者接受 300U/d 的促性腺激素治疗，第三组中 33 名患者接受 150U/d 促性腺激素

和来曲唑治疗。结果表明，在 DOR 患者中无论使用的促性腺激素剂量多少，获取的成熟卵母细胞数和受精的卵母细胞数、受精率，移植胚胎数、着床率、取消周期率、生化妊娠率、临床妊娠率和持续妊娠率相似，均无统计学差异。在卵巢刺激过程中对于卵巢反应较差的患者而言，常用的方法是增加促性腺激素的剂量，但这样做不会改善患者的生殖结局[17]。研究认为，对 DOR 的患者来说，来曲唑联合低剂量促性腺激素与单纯给予高剂量促性腺激素的刺激一样有效[17]。

Song 等研究了使用 CC 的温和的卵巢刺激方案对卵巢低反应患者的卵巢反应和妊娠率的影响[18]。这是一项比较温和的卵巢刺激方案和传统的卵巢刺激方案妊娠结局的 Meta 分析。4 项 RCT 的 Meta 分析表明，这两种类型的刺激方案在活产率（OR=0.71，95%CI 0.22～2.29，P=0.57）和临床妊娠率（OR=1.11，95%CI 0.80～1.55，P=0.52）方面无统计学差异。这项研究表明，CC 的温和刺激方案能够与传统的卵巢刺激方案获得相似的临床结局[18]。

六、微卵巢刺激与常规的卵巢刺激方案

Lazer 等研究了在卵巢储备功能减退（DOR）的患者中，与采用高剂量（HS）方案相比，微卵巢刺激（MS）方案是否能提高临床妊娠率[19]。入选标准仅包括抗米勒管激素（AMH）≤8pmol/L 和（或）窦卵泡计数（AFC）≤5 的患者。2008 年招募的患者仅采用 HS 方案，而 2010 年招募的患者仅采用 MS 方案。微刺激方案从第 2～6 天开始采用来曲唑 2.5mg，第 3 天开始加用促性腺激素每日 150U，在优势卵泡直径为 14mm 时添加 GnRH 拮抗药。高剂量组中仅用促性腺激素（≥300U/d）。结果显示，与高剂量组相比，微小剂量组的临床妊娠率和活产率明显更高（P=0.007）[14]。由此得出结论，MS 方案促性腺激素使用量较少且费用低，临床妊娠率和活产率优于 HS 方案，故更适用于 DOR 患者[19]。

Zhang 等随机比较了 1 个周期的微小剂量卵巢刺激方案 IVF 且单胚胎移植（SET）与 1 个周期的传统方案 IVF 且双胚胎移植[20]在 6 个月内受试女性的累积活产率。研究组包括 564 例首次 IVF 治疗的患者（年龄＜39 岁），将他们随机分配至微小剂量卵巢刺激方案 IVF 组或传统方案 IVF 组。次要观察指标包括促性腺激素的用量、OHSS 率和多胎率。结果得出微小剂量卵巢刺激方案组的累积活产率为 49%（140/285），传统方案组为 63%（176/279）[20]。传统方案组中有 16 例中/重度卵巢过度刺激综合征（OHSS）（5.7%），微小剂量卵巢刺激方案组无 OHSS 病例。传统方案组的多胎率为 32%，而微小剂量卵巢刺激方案组为 6.4%。与传统方案组相比，微小剂量组促性腺激素的用量显著减少 [（459±131）U vs.（2079±389）U；P<0.0001）]。结论指出与传统方案双胚胎移植组相比，单胚胎移植的微小剂量 IVF 组活产率较低，多胎率也较低，同时也减少了促性腺激素的用量且无 OHSS 病例[20]。

Borges 等研究外源性 FSH 对不同年龄段的患者 ICSI 结局的影响[21]。将接受卵巢刺激 ICSI 的患者分为不同年龄组：≤35 岁（n=1523），＞35 岁且≤38 岁（n=652），＞38 岁且≤40 岁（n=332），以及＞40 岁（n=370）。线性回归模型概括了促性腺激素剂量对 COH、临床结局和实验室结局的影响。作者观察到患者年龄越小，每个卵母细胞所需的 FSH 剂量越少。在≤38 岁的患者中，高剂量的促性腺激素对胚胎质量和原始细胞形成有不利的影响，进而导致周期取消率增加。而在 39 岁以上的患者中，促性腺激素剂量则无影响。他们认为，由于高剂量的促性腺激素可导致年轻女性（≤38 岁）的胚胎质量差、周期取消率增加，因此应避免高剂量促性腺激素的刺激，可首选温和的卵巢刺激方案[21]。

七、卵巢储备功能下降

Pilehvari 等研究比较了在 DOR 患者中采用最

小剂量卵巢刺激方案与拮抗药方案获得的妊娠结局[22]。在 77 名 DOR 患者中，42 名被纳入微小剂量卵巢刺激组（n=42），在周期的第 2 天接受 CC 100mg/d，共 5 天；随后在周期的第 5 天接受促性腺激素（hMG）150U/d。对照组为常规组（n=35）从第 2 天开始接受促性腺激素 300U/d，两组均应用灵活的拮抗药方案，结果指出两组的获卵数和妊娠率没有差异［（2.79±1.96）vs.（2.20±1.71）和 5.6% vs. 4.1%；P>0.05］，微小剂量卵巢刺激组的促性腺激素用量远低于对照组（1046±596）vs.（2806±583）。作者强调，温和卵巢刺激方案被认为可能是一种非常有利于 DOR 患者且经济的替代方法[22]。

在近期发表的一篇文献中[23]，60 例 DOR 患者随机接受来曲唑/拮抗药（温和刺激）（n=30）或激动药微量给药方案（n=30）。两组的背景和其他变量特征相同。结果得出在来曲唑/拮抗药方案组中，促性腺激素的用量和使用天数显著降低，两组的临床妊娠率相当（13.3% vs. 16.6%），在 hCG 诱导排卵日的 E_2 水平、子宫内膜厚度、获卵数、受精的卵母细胞数、移植的胚胎数和周期取消率等也相当。作者指出温和卵巢刺激方案经济有效、对患者友好，可以用于 DOR 患者[23]。

一项前瞻性研究在 165 例 DOR 受试者中开展 271 个连续的温和刺激 IVF 周期，评估在 DOR 患者卵泡冲洗液中获得的卵母细胞的生殖能力[24]。在 hCG 触发排卵 34h 后进行取卵，将获得的卵母细胞按第一个卵泡抽吸获得的卵子（FA，n=127）和随后冲洗卵泡获得的卵子（FF，n=102）分为两组。结论是两组的患者特征、卵母细胞受精率和每个卵母细胞的临床妊娠率相似，而 FF 组的优胚率（41% vs. 59%，P<0.01）和着床率（20.4% vs. 34.8%，P<0.04）更好。作者指出 DOR 患者在温和刺激方案的卵泡冲洗后获取的卵母细胞的生殖能力更佳[24]。

卵巢刺激过程中的孕酮可抑制卵巢正常反应患者的黄体生成素（LH）峰，但在低反应患者中

其作用尚未明确。Chen 等的研究共纳入了 204 例卵巢储备功能低下的不孕症女性，交替进入高孕激素方案（MPA）治疗组或自然周期对照组[25]。从卵泡早期开始每日给予醋酸甲羟孕酮（10mg），在晚卵泡期若血清 FSH 水平低于 8.0mU/ml，则加用少量 hMG。一旦优势卵泡达到适当直径，使用曲普瑞林 100μg 和 hCG 1000U 触发排卵，34～36h 后取卵，获得的胚胎予冷冻保存，随后进行 FET。以自然周期 IVF 组作为对照。结果显示，与自然周期组相比，MPA 组排卵前卵泡更大（18.7±1.8）mm vs.（17.2±2.2）mm，卵泡期更长（13.6±3.6）天 vs.（2.3±3.2）天，雌二醇峰值更高（403.88±167.16）pg/ml vs.（265.26±122.16）pg/ml，同时具有较低的 LH 水平（P<0.05），自发性 LH 峰和提前排卵的发生率显著降低，卵子数和可利用胚胎数更多（P<0.05）。此外，MPA 组的临床妊娠率略高于自然周期组，但无统计学差异。孕激素的轻微刺激可以很好地控制生长中的优势卵泡，且不会对 DOR 患者的卵子质量产生不良影响[25]。因此，在 DOR 患者的温和的卵巢刺激方案中，加用孕激素是抑制提前排卵的一种方式。

Yu 等比较了在 DOR 患者中采用 3 种卵巢刺激方案的临床变量、人口统计学特征和妊娠结局[26]。在这项研究中，DOR 患者被随机分为 3 组：（A 组）改良促性腺激素释放激素（GnRH）激动药方案、（B 组）温和的刺激方案、（C 组）拮抗药方案。B 组的周期取消率（32.69%）高于 A 组（11.11%）和 C 组（16.67%）。C 组的早期流产率（44.44%）高于 A 组（12.50%），但与 B 组（16.67%）无显著差异。各组的临床妊娠率和活产率无统计学差异。这说明温和的卵巢刺激方案的临床妊娠率与其他传统方案相当[26]。

八、高龄女性

近期有一篇罕见的病例报告，有一例 49 岁患者采用温和的卵巢刺激方案，用自己的卵子进行 ICSI 治疗后成功分娩双胞胎[27]。这对夫妇患有输

卵管因素的不孕和男性因素的不育，采用 CC 和低剂量 FSH 的卵巢刺激方案，随后进行 ICSI，移植 2 个第 5 天的胚胎。妊娠 37 周因产科因素（妊娠高血压）行择期剖宫产顺利娩出双胞胎活婴。

在 FSH 水平升高的高龄女性中，传统的卵巢刺激方案价格昂贵，且不能产生良好的临床结局。与传统的高剂量促性腺激素刺激相比，温和的卵巢刺激方案可获得质量更好的卵子（尽管数量较少）[28]。温和的卵巢刺激方案缩短了药物刺激天数，减少了促性腺激素的用量，但也减少了每个周期的平均获卵数。与传统方案相比，温和的卵巢刺激方案的优质整倍体胚胎率似乎更高，而每移植周期的临床妊娠率则与传统方案相当。此外，由于温和的卵巢刺激方案的费用更低、患者依从性更好、周期时间更短，因此更适合患者。高龄女性的可移植胚胎数较少是 IVF 治疗中的一个令人担忧的问题，解决这个问题的方法是通过多次的温和刺激方案和改良自然周期方案 IVF 获得优质的胚胎，并经过玻璃化冷冻（ACCU-VIT）积累胚胎制造一个胚胎池[29]。当达到所需的胚胎数量时，可对胚胎进行活检，并使用二代测序技术（next-generation sequencing，NGS）进行胚胎植入前非整倍体性检测（PGT-A），通过这种方法我们能够拥有具有极大成功概率的整倍体胚胎的储存池[28]。这使得高龄女性的潜在的胚胎着床能力与正常反应者几乎相同。但是，除非 IVF 中心有极好的玻璃化冷冻策略，否则这种策略是难以实现的。累积玻璃化冷冻（ACCU-VIT）胚胎的策略将在 21 世纪 20 年代成为趋势。

九、分段 IVF 的最小剂量药物刺激和单胚胎移植

Zhang 等发表的一篇具有重要意义的文献中提到，他们没有因患者的基础 FSH 水平或卵巢储备功能而拒绝治疗患者[30]，并在对其治疗的过程中获得了很好的临床妊娠率（新鲜移植周期 20%，冻融周期 41%），这些结果更加有力地说明了温和的刺激方案 IVF 和玻璃化冷冻胚胎后进行后续的胚胎移植策略作为替代传统刺激方案 IVF 的合理性[30]。

最近一项研究，根据患者不同的年龄分层（≤29 岁，30—34 岁，35—39 岁，40—44 岁，≥45 岁）进行单胚胎移植（SET）的胚胎情况和临床结局的比较[31]。共有 7244 例不孕症患者接受了 20 244 个治疗周期，治疗方案包括采用 CC 温和的卵巢刺激和自然周期以及两种方案交替使用进行周期治疗，共有 10 401 例进行第 3 天或第 5 天的新鲜胚胎或冻融胚胎的单胚胎移植。得出的结果是获卵率（78.0%），提示 45 岁之前无年龄相关性的卵子损失，尽管受精率（80.3%）和卵裂率（91.1%）无显著差异，但囊胚形成率（70.1% 至 22.8%）和总体活产率（35.9% 至 2%）呈年龄依赖性降低。FET 周期中移植第 5/6 天的胚胎的活产率最高（41.3% 至 6.1%）。作者认为尽管不考虑年龄因素获得了较高的受精率和卵裂率，但囊胚形成率和活产率仍呈年龄依赖性下降趋势[31]。研究得出对于 45 岁以下的不孕患者，采用温和的卵巢刺激方案以及选择性 SET 的策略，每移植周期均可获得可观的活产率。但在高龄不孕症患者（年龄≥45 岁）中，成功率则降至 1% 以下[31]。

有研究对未筛选的不孕症患者采用最小剂量卵巢刺激方案 / 自然周期方案的 IVF 治疗，从而计算每个取卵周期的累积活产率（CLBR）[32]。727 例的不孕症患者共计接受 2876 个周期的治疗，采用的方案包括自然周期方案 IVF 或联用 CC 的微卵巢刺激方案，采用的移植策略偏向于冻融胚胎的单囊胚移植。这项研究中，患者的年龄段分别为 26—34 岁、35—37 岁、38—40 岁、41—42 岁和 43—44 岁，累积活产率分别为 65%、60%、39%、15% 和 5%。年龄超过 45 岁的患者无一例活产，每个周期的患人流失率介于 13%～25%，在进行 6 次尝试后成功率缓慢达到平台期，仅有极少的活产。大部分成功的病例在 6 个月内完成，获得第一个卵子后的 15 个月内几乎达到最大比例。本研

究表明，通过个体化的温和的卵巢刺激 / 单胚胎移植，不仅可以在年龄＜38 岁的患者中获得可接受的活产率，而且可以在高龄患者（38—40 岁）中获得类似的结果[32]。

十、使用长效促排卵针的温和刺激方案

最近发表的一篇文章提出进行卵巢温和刺激后，在局部麻醉（LA）下进行取卵，从而增加患者的可接受性。文章采用的方案是氯米芬（CC）后加用长效促排卵针（corifollitropin alfa，CFA）的方案可以提供足够的卵巢刺激以完成周期[33]。该研究对新型 CC/CFA 方案与标准 rFSH 方案（预后良好比较队列：GPCC）的受试者按照 1∶2 的比例进行比较，25 例受试者采用 CC（从第 2～6 天使用 100mg）+CFA 的 GnRH 拮抗药方案，所有取卵手术均在局部阻滞麻醉下进行，结果得出温和的刺激方案的获卵数少于 GPCC（6.4 ± 0.7 vs. 10.7 ± 0.9，$P < 0.001$），从而导致可移植或玻璃化冷冻的优质胚胎数量减少（3.7 ± 0.6 vs. 5.7 ± 0.5，$P=0.01$）。尽管两组的胚胎质量相似，但 CC/CFA 组的子宫内膜厚度更薄。CC/CFA 组的妊娠率显著低于 GPCC 组（31.8% vs. 57.1%，$P=0.04$），44% 的 CC/CFA 患者需要额外剂量的 rFSH 以达到 hCG 触发排卵标准。作者的结论是，这种连续的氯米芬 CFA 方案似乎不是温和体外受精的最佳策略，因为它不能从单次 CFA 注射中提供足够的刺激效果，并且会导致移植新鲜胚胎的妊娠率更低，用于玻璃化冷冻的胚胎数量更少[33]。

十一、温和刺激后的新生儿结局

最近一篇文献比较了 29 944 例单胚胎移植周期中 6623 例单胎分娩的玻璃化冷冻单胚胎移植与新鲜单胚胎移植（SET）的新生儿结局。两组患者均采用温和方案 IVF/ 自然周期方案 IVF，然后进行新鲜或冻融的卵裂期胚胎或囊胚的单胚胎移植。在冻融胚胎移植组中母亲的生产年龄（38.6 ± 2 vs.

38.7），早产率（6.9% vs. 6.9%），与新鲜胚胎移植组相当。在冻融胚胎组的新生儿出生体重较大 [（3028 ± 465）g vs.（2943 ± 470）g]，低出生体重儿率较低（8.5% vs. 11.9%），小于胎龄儿率也较低（3.6% vs. 7.6%）。两组之间的新生儿出生缺陷率（包括轻微异常）（2.4% vs. 1.9%）和围产期死亡率（0.6% vs. 0.5%）相似。结论得出冻融胚胎 SET 未增加新生儿的不良结局或出生缺陷的发生率[34]。

十二、胚胎植入前非整倍体性检测

一个俄罗斯小组报告了卵母细胞第一极体（PB-Ⅰ）和第二极体（PB-Ⅱ）非整倍体的发病率[35]。对 238 份 PB-Ⅰ 和 PB-Ⅱ 活检标本进行 FISH 检测。与自然周期相比，卵巢刺激后的 IVF 治疗所获得的卵母细胞中非整倍体发生率更高。与因男性不育或进行卵子捐献而接受卵巢刺激 IVF 干预的女性相比，具有女性因素的不孕症患者接受 COH 后的非整倍体率也更高[35]。他们还推测，COS 后卵母细胞非整倍体在 35 岁以后的高龄患者中更常见[35]。

有文献比较了两种 IVF 刺激方案中受精率和非整倍体率的差异[36]。在 349 个治疗周期中使用了氯米芬（CC）和人绝经期促性腺激素（hMG），在另外两个研究组（长方案）即戈舍瑞林组（$n=73$）和布舍瑞林组（$n=43$）中加用了 hMG，结果发现激动药 + hMG 组的受精率显著高于 CC+hMG 组，但两者的卵裂率以及胚胎质量无差异。对其未受精的卵子进行细胞遗传学检查，在 736 个细胞遗传分析的卵母细胞中，256 个进行了核型分析，172 个为整倍体，84 个为非整倍体。激动药 +hMG 组的非整倍体卵母细胞数量多于 CC+hMG 组，且差异具有统计学意义[36]。

在一项检测促性腺激素剂量对胚胎非整倍体率是否有影响的研究中，纳入了 32 名对卵巢刺激有高反应的年轻卵母细胞供体[37]。对每名卵子供体进行连续的卵巢刺激：标准剂量方案为重组 FSH（rFSH）起始剂量 225U，第二周期改为减量

周期方案，重组 FSH 起始剂量为 150U。在 2 个周期中，均采用激动药降调节方案。共有 22 名卵子供体完成了两个不同促性腺激素剂量的治疗周期，而其余 10 名患者由于卵巢反应不良而被取消周期。结果发现在减量周期中染色体正常的囊胚数和受精率显著增加。在接受标准或减量组卵子的受体中，妊娠率和着床率无统计学差异。研究表明，在所有高反应患者中，必须降低促性腺激素剂量以改善受精率以及胚胎的质量[37]。

一项前瞻性随机对照研究，采用了胚胎 PGS 技术比较两种卵巢刺激方案减数分裂期间的染色体分离和早期胚胎发育[38]。38 岁以下的患者被随机分配至 GnRH 拮抗药联合治疗的温和刺激方案组（67 例患者）和传统的高剂量促性腺激素长方案组（44 例患者）。在第 3 天对胚胎进行活检，并检测 10 条染色体的拷贝数。他们在进行了囊括 61% 的患者的中期分析后，终止了研究。这次计划外的中期分析发现温和刺激组的胚胎非整倍体率较低。尽管温和刺激方案获得的卵子数和胚胎数较少，但两组产生的整倍体胚胎数量相似（1.8 个）。研究提示卵巢刺激方案都应该避免获取更多的卵母细胞数量，而是旨在使用更温和的刺激方法获得足够数量的整倍体胚胎[38]。

十三、卵泡期和黄体期的双重刺激

目前已充分证实黄体期的窦卵泡有助于卵巢刺激。有专家对 DOR 患者卵泡期和黄体期双重刺激的疗效进行了对比研究[39]，研究中共有 38 例受试者采用了温和刺激方案，取卵后继续给予来曲唑和 hMG 刺激，双刺激方案共产生 167 个卵母细胞，共 26 例患者（68.4%）成功获得 1～6 个可利用胚胎，然后进行玻璃化冷冻。21 例患者总计移植 23 个冻融胚胎，13 例获得临床妊娠。结论得出：在相同的月经周期内进行两次卵巢刺激，可以为 DOR 患者获得卵母细胞提供机会。这种类型的刺激方案可以从黄体期开始，在最短的时间内募集更多的卵母细胞。这种新策略可使 DOR 女性

和需要保留生育力的癌症患者从中获益[39]。

伊朗一项研究评估 121 名 DOR 女性在卵泡期和黄体期进行双重刺激 IVF 治疗的临床结局，在卵泡期和黄体期使用来曲唑、氯米芬、hMG 和 GnRH 激动药等药物，共有 104 例（85.9%）患者完成了研究，初步分析显示第 1 次和第 2 次刺激后获卵数相似，受精率和玻璃化冷冻胚胎数量显著升高。采用上述方案后，M Ⅱ卵数和受精率均高于标准拮抗药方案（即对照组）[40]。

一项近期研究旨在调查在高龄女性中进行卵泡期和黄体期双重刺激的有效性[41]。共计 116 例年龄≥38 岁的女性纳入研究，根据卵泡期刺激方案将 103 例患者分为 4 组，包括激动药短方案（$n=27$）、灵活拮抗药方案（$n=32$）、温和刺激方案（$n=21$）和高孕激素方案（MPA）（$n=23$）。结果发现采取双重刺激方案后的获卵数和可利用胚胎数是仅使用卵泡期刺激方案的 2 倍，同时周期取消率从 37.07% 降至 18.10%。48 例患者接受了 50 次的 FET，CPR 为 22.00%，双重刺激方案组和仅使用卵泡期刺激方案组着床率（10.53% vs. 10.67%）相当。这些结果表明，卵巢双重刺激方案可以在最短的时间内积累更多的卵子或胚胎来提高妊娠率，这对于年龄较大的患者来说可能更为有利[41]。

有研究共纳入 131 例 DOR 患者[42]，其中 33 例黄体早期和 98 例卵泡早期的患者，开始予 100mg/d CC 和 75～150U/d hMG 进行卵巢刺激。结果发现黄体期刺激组获卵数更高（2.8 ± 2.0 vs. 2.0 ± 1.2，$P < 0.05$）、胚胎数更多（1.8 ± 1.4 vs. 1.3 ± 1.1，$P < 0.05$）和优质胚胎数更多（0.9 ± 0.9 vs. 0.4 ± 0.6，$P < 0.05$），周期取消率更低（12.1% vs. 30.6%，$P < 0.05$）。两组的临床妊娠率和活产率相似（$P > 0.05$）。在 DOR 中，黄体期刺激可能是一个非常好的选择，因为这会增加获得优质胚胎的机会并降低周期取消率[42]。

十四、进展

在使用 CC 和低剂量 FSH 的温和刺激方案中，

我们是否需要黄体期孕酮支持[43]？文献报道：入选组有 15 例预后良好患者（年龄≤38 岁，卵巢储备功能正常且反应正常，BMI＜29kg/m²，首次 IVF 周期，无重度子宫内膜异位症史，无复发性流产史，无内分泌或自身免疫性疾病，排除男方手术取精）接受温和刺激方案的 IVF，在黄体期通过连续抽取血清对孕酮和 LH 进行监测，结果发现其活产率为 40%（6/15），着床率为 30%（6/20），没有患者需要进行黄体支持，因为合成甾体激素的环境与常规刺激方案有很大不同，温和刺激方案具有子宫内膜容受性增强、费用较低、患者依从性和可接受性较好等多种优势。文章认为，温和刺激方案通过减少黄体支持会产生额外的益处[43]。

当下辅助生殖技术（MAR）未来的趋势是降低卵巢刺激方案的强度，减少胚胎移植的数量，鼓励单胚胎移植（SET）。近期有文献认为卵巢刺激强度影响了整倍体胚胎的比率[28]，卵巢刺激似乎以剂量依赖的方式对卵母细胞质量和胚胎非整倍体产生不利影响。我们正在迈入一个全球单胚胎移植时代，所以现在比以往任何时候都要更加确保移植的胚胎具有较高的着床潜能，故应采取措施从而更准确地选择整倍体及具有较高着床潜能的胚胎进行移植[44]。

未来考虑将胚胎形态学与细胞遗传学相结合，对预测胚胎的着床潜能的标准进行扩展补充[28]。我们常规使用胚胎植入前非整倍体性检测（PGT-A），采用 NGS 对第 5 天胚胎进行非整倍体的检测。在高龄患者中，较少的获卵数可能代表了对卵巢产生更合适的刺激反应，仅允许最优质的卵泡和卵子发育，从而降低胚胎非整倍体的发生率。文献提示反复采用温和刺激方案获得的胚胎，随后进行囊胚玻璃化冷冻，结合胚胎植入前非整倍体性检测（PGT-A）和整倍体胚胎的单胚胎移植，对卵巢反应差以及高龄女性而言，是一种有前景的新方法[45, 46]。

十五、结论

在 FSH 较高的高龄女性中，传统的 IVF 刺激通常会导致昂贵的费用且成功率较低。与高剂量的卵巢刺激方案相比，温和的刺激方案获得优质卵子的概率更大（尽管数量较少），这一点已经得到了充分证实[2]。温和刺激方案减少了平均刺激的天数、促性腺激素的用量和平均获卵数，但是优质胚胎率和整倍体胚胎率似乎显著高于传统方案，且每次胚胎移植的妊娠率尚可。此外，由于温和刺激方案的成本较低、患者依从性更好、完成 IVF 周期的天数更少，使得此方案能够在临床上获得成功。在高龄女性的治疗中，能用于移植的胚胎数量较少一直是一个巨大的挑战。我们建议可采用温和刺激方案和自然周期方案、累积玻璃化冷冻优质胚胎来建立一个充足的胚胎储备。需要注意在玻璃化冷冻前、对第 5 天的胚胎进行活检并单独冷冻。当胚胎累积量达到特定患者所需的胚胎数量时，可采用第二代测序技术（NGS）对活检样本进行胚胎植入前非整倍体性检测（PGT-A）。这种策略对试图妊娠的高龄女性最为有效，近来发现移植 PGT-A 检测正常的单个胚胎使高龄女性成功妊娠的概率与卵巢反应正常者相似。

第70章 胚胎非整倍体与辅助生殖技术之间的相关性

Relevance of Embryo Aneuploidy in Medically Assisted Reproduction

Esther Velilla　Carmen Morales　著

吴亚妹　译　　宋艳琴　校

一、背景

2010 年公布的数据显示[1]，190 个国家中 20—44 岁女性的原发性和继发性不孕症患病率分别为 1.9% 和 10.5%。非整倍体是影响人类成功生育的主要遗传因素[2]。据报道，非整倍体胚胎至少占人类妊娠的 10%，在 35 岁以上产妇中占比可能超过 50%[3, 4]。大多数非整倍体会导致植入的胚胎在子宫内死亡，少部分非整倍体会导致早期流产或先天性出生缺陷。

辅助生殖技术（MAR）使大多数渴望生出健康宝宝的不孕不育夫妇得到了治疗。因此，体外受精（IVF）实验室面临着降低多胎妊娠相关风险的挑战。为此，大多数 IVF 中心都已采取移植染色体正常的单胚胎策略，因为仅选择形态正常的胚胎进行移植并不足以保证成功使患者生出健康的婴儿。胚胎的形态与其生存能力呈弱相关性，与胚胎自身的染色体构成也呈弱相关性。所有类型匀质非整倍体胚胎都可能存活到囊胚期[3, 5-13]。形态最佳的囊胚中有 40%～50% 可能存在染色体异常[14, 15]，此外，整倍体胚胎的形态也并不是总比嵌合体胚胎的更好[16]。另外，由于姐妹染色单体过早分离和同源染色体减数分裂不分离的增加，非整倍体与母亲年龄之间存在相关性[17]。例如，非整倍体的发生从育龄期卵子捐赠者的 40% 增加到 41—42 岁患者的 80%[18]。然而，Harton 等在 2013 年[19]表明，如果染色体正常的胚胎移植到子宫，着床率与母亲的年龄无关。IVF 周期中移植形态异常的胚胎与较高的着床失败率和流产率有关。尽管胚胎非整倍体与母亲年龄有直接关系，但也与其他因素呈正相关，如精子染色体异常、男性减数分裂异常改变或非遗传性男性因素[20, 21]。

自 20 世纪 90 年代以来，胚胎植入前遗传学检测（PGT）已被用于诊断遗传学异常的胚胎，在一定程度上确定遗传学正常的胚胎移植到子宫，可以最大限度地保证着床并达到足月的妊娠成功率。PGT 已被纳入 IVF 实验室，以提高 ART 的效率，提高着床率，同时降低妊娠丢失率[22-29]。胚胎植入前非整倍体筛查技术（PGT-AS）的成功与否不仅限于技术本身，还取决于以下因素：① PGT-AS 技术的优化；②正确选择适用 PGT-AS 的患者；③分析的染色体数量（有限或全面染色体筛查，CCS）；④卵巢刺激方案、体外胚胎培养和胚胎移植的操作流程。以 PGT-AS 技术为重点，在过去几年中，已优化出了许多不同的方法，以克服单个或少数细胞分析固有的多种技术限制。荧光原位杂交（FISH）技术是近 20 年来所选的技术。然而，正如几位作者所报道的[31-38]，以及 ESHRE PGD 协会所建议的[39]，经典的 FISH 技术分析仅适用于有限数量的染色体[30]，这限制了 PGT-AS 对 IVF 结局的改善。因此，PGT-AS 的自然演变推动了新兴 CCS 方法的开发、临床验证和应用。目前，针对 PGT-AS 开发出且经过临床验证的可用 CCS 技术包括微阵列比较基因组杂交（aCGH）[5, 11, 15, 40]、24 条染色体 FISH（FISH-

24）[41]，单核苷酸多态性（SNP）微阵列[42]，基于定量实时聚合酶链式反应（qPCR）的 CCS[43]，以及最近的二代测序（NGS）[44-50]。CCS 技术的应用还改变了活检方案，将活检时间从胚胎发育的第 3 天推迟到第 5 天，以获得更多数量和更高质量的 DNA 进行扩增，并克服卵裂期胚胎易被检测出高嵌合体率而导致误诊的问题[51, 52]。在这些技术中，NGS 在检测片段的失衡和染色体嵌合方面似乎更加准确[51, 53-55]。最近，在 3 项随机对照试验（RCT）中，对预后良好的患者进行第 5 天囊胚活检检测后，持续妊娠率似乎有显著改善[26, 27, 56]，为医生推荐用滋养外胚层样本行 PGT-AS 增强了信心。

二、是否有最佳的 PGT-AS 和胚胎移植方案

关于 PGT-AS 使用新 CCS 平台的最新讨论之一是，在最大限度地提高妊娠率方面，哪种操作方式最有效。当确定应用 FISH 进行 PGT-AS 后，大多数中心在第 3 天进行活检，并在第 5 天新鲜周期移植整倍体胚胎，但妊娠率却不如预期。最近几年，有公开证据表明，在非刺激周期内移植冷冻胚胎可提高临床着床率[57-63]，并降低低出生体重儿和早产的发生率[64, 65]。Coates 等于 2017 年[66] 发表了一项比较两种方法的 RCT 研究：将胚胎在第 5 天进行活检随后全胚玻璃化冷冻等待 PGT-AS 结果，在非刺激周期行整倍体胚胎移植；与在第 5 天对胚胎进行活检，于第 6 天新鲜移植整倍体胚胎进行对比。对于发育缓慢的胚胎在第 6 天进行活检后冷冻，在非刺激周期移植以防着床失败。这项研究由美国一家研究所开展，该研究所具有长期从事胚胎玻璃化冷冻、胚胎培养和活检过程的经验，结果表明，就持续妊娠率和活产率而言，更趋向于支持全胚冷冻策略，在非刺激周期中移植整倍体胚胎。Rubio 等[67] 发表的另一项 RCT 比较了高龄孕妇（38—41 岁）在使用和不使用 PGT-AS（应用 aCGH 进行胚胎分析）后的临床结果的有效性。他们公布，与未进行 PGD 非

整倍体筛查组相比，进行 PGD 非整倍体筛查组在首次移植后的每移植周期分娩率更高（52.9% vs. 24.2%），每患者分娩率也更高（36.0% vs. 21.9%）。

应用全胚冷冻策略时的主要问题是，实验室必须优化其培养条件，以达到最高的囊胚形成率。此外，必须优化玻璃化冷冻和解冻方案，以实现最高的复苏存活率和卵裂胚发育率。遗憾的是，并非全世界所有的体外受精实验室都有标准化的方案，即使在那些遵循最高质量标准的实验室中，结果也可能存在差异。这表明，尽管出版物支持一种特定的策略，但每个中心都应该分析自己的实验室效率，以及最适合的策略。对于一个没有建立良好的囊胚玻璃化冷冻体系，并且在复苏后出现高细胞溶解发生率和低发育率的实验室，最好的方法是进行第 5 天的活检并在新鲜周期移植，并且仅将 D6 活检的囊胚玻璃化冷冻，以便进行下次移植。另一种情况可能是实验室的胚胎培养条件较差，这样最好的方法应该是在第 3 天进行活检，然后在第 3 天 / 第 4 天新鲜周期移植，以避免胚胎失去发育潜能。

三、嵌合体

移植形态学较好的整倍体胚胎提高了妊娠率，但我们仍然面临着一些形态好的整倍体胚胎无法着床的挑战。在这种情况下，许多研究项目已经开始利用时差 PGD-AS 研究，联合形态动力学参数和非整倍体的类型，试图确定哪些胚胎具有更好的着床能力，但是这样做取得的效率仍然不是 100%。这主要是由于两个因素：嵌合体和技术限制。

胚胎嵌合体是进行 PGT-AS 时发生误差的主要原因之一[68-76]。确定植入前胚胎的嵌合比率是一项复杂的任务，因为它根据胚胎阶段、用于诊断的技术以及遗传实验室的解读能力的不同而有所差别。根据一篇已发表的综述[77]，估算在卵裂期胚胎中的嵌合比率在 15%～75%，而在囊胚中嵌合比率在 3%～24%。数据的巨大差异除了受 PGT-AS 过程本身的影响外，还可能受到不同因素的影

响，包括不孕不育症的病因、女性年龄，甚至体外培养和环境条件。所有这些因素也会影响染色体异常分离，导致胚胎嵌合体。然而，人们似乎一致认为，在胚胎发育过程中，非整倍体细胞逐渐减少很可能是由于胚胎自我校正机制和整倍体细胞优先发育。

嵌合体发生在胚胎的有丝分裂过程中，产生染色体不同的细胞系。当分析胚胎中的一个细胞时，假设结果代表整个胚胎。有两种策略可能能够避免在进行 PGT-AS 时发生嵌合体误诊。第一个是进行极体 1 和极体 2 分析。使用这种策略，只分析由母源减数分裂导致的染色体异常，而不分析父系减数分裂异常和染色体有丝分裂异常分离。第二种方法是在囊胚阶段进行滋养外胚层活检，分析发育阶段的多个胚胎细胞，与第 3 天胚胎相比，嵌合比率较低。但只有在具备良好的第 5 天胚胎培养系统以及获得大量胚胎的情况下，才能使用此策略。然而，尽管嵌合比率较低，但嵌合体仍可能存在，因此仍有误诊的风险。在囊胚阶段，已经描述了不同类型的嵌合体[78]：同时涉及滋养外胚层(trophectoderm，TFE)和内细胞(inner cell mass，ICM)，或异常细胞仅局限于 TFE 或 ICM 其中之一。我们面对的嵌合体类型和我们随机活检的 TFE 细胞将影响 PGT-AS 在囊胚期的误诊率。一些研究试图通过对同一胚胎的两组或三组不同的细胞进行生物取样来评估 ICM 和 TFE 细胞系之间的相关性。他们发现两者诊断相关性为 95%~100%，估计 ICM 和 TFE 细胞系之间的不一致性为 3%~4%[79, 80]。

另一种避免 PGT-AS 结果因嵌合体而误诊的策略是在第 3 天进行双细胞活检。然而，这一策略已被证明对胚胎发育潜能有损害，不再推荐使用。

用于 PGT-AS 的新 CCS 平台（ 如 NGS ）可以检测低水平的二倍体 / 非整倍体的嵌合体（ 低于 20%)，准确率较高。嵌合体或潜在嵌合胚胎已成为胚胎分类的一个新类别[81]。根据 PGDIS 的建议[82]，嵌合比率低于 20% 的胚胎可被视为整倍体（ 之后可移植)，而异常细胞超过 80% 的胚胎则被归类为非整倍体，其余的（ 20%~80% ）可归类为嵌合体。然而，确定胚胎是否可移植的阈值是一个有争议的问题。Simon 等最近提出，应将超过 50% 嵌合体的胚胎归类为非整倍体和不可移植的胚胎。根据一项来自 32 个国家的全球调查，所分析的胚胎中只有不到 10% 被归类为嵌合体[81]。这些胚胎在理论上降低了着床率，增加了流产率、妊娠并发症的发生风险并影响临床的活产[81, 82]。虽然移植被归类为嵌合体的胚胎会引起一些伦理上的思考，但当这对夫妇没有整倍体胚胎时，通常会接受移植嵌合体胚胎[82, 83]。其他应考虑的不同因素包括检测方法、涉及的染色体或夫妻的生育史[81-83]。关于这一问题，PGDIS 联合会发布了一份推荐指南，以确定移植嵌合胚胎的优先顺序。只有在对流产风险和可能面临的不良结局进行适当的遗传咨询后，患者才能考虑移植嵌合胚胎。

四、结论

胚胎学家面临的最重要挑战之一是辨别哪种胚胎最适合移植。在研究胚胎发育过程中的细胞质和细胞核作用、形态学和形态动力学，或在开发检测所有染色体非整倍体的最重要技术方面，已经做出了许多努力来寻找答案。然而，就在我们认为我们拥有最全面的技术可以筛选所有染色体的时候，一些新的问题出现了，不得不让我们回首过去，去质疑我们所了解的一切。胚胎嵌合体是整倍性的指标吗？我们必须丢弃嵌合胚胎吗？

第71章 单基因疾病的胚胎植入前单基因异常病诊断
PGT-M for Couples with a Single-Gene Disorder

Lawrence C. Layman 著

宋艳琴 译 卢智勇 校

一、遗传背景

对于有生育要求的患者，应从患者和配偶（如果有配偶）那里确定详细的家族史。理论上，应是从个人到血亲三代的一个完整的家谱。这需要了解父母和兄弟姐妹（一级亲属）；姑姑，叔叔和祖父母（二级亲属）；以及堂兄弟姐妹（三级亲属）的病史。最好由遗传咨询师、遗传学家、护士或接受过绘制家系图培训的专业人士来完成。重要的是要明确症状、诊断和发病年龄。例如，仅有肌营养不良症病史不足以进行基因检测，肌营养不良症有许多不同的类型，所以不能假设诊断出杜氏肌营养不良症——必须有证据支持。如果要对胚胎进行基因检测，则需要有明确的基因检测结果的记录。如果有肿瘤病史，对家族性肿瘤而言，发病年龄比死亡年龄更重要，遗传性的肿瘤大概率会在50岁以下被诊断出来。

由于遗传疾病有成千上万种，因此，临床医生不可能熟悉所有的遗传疾病。查询各种网络资源，如人类孟德尔遗传数据库（Online Mendelian Inheritance in Man，OMIM）能够提供临床概要，以及症状、遗传特征、自然发展规律和相关基因（如果已知）的详细描述。在患者诊疗时就可以很容易地进行查询，以便做出初步的遗传咨询。在考虑进行何种类型的孕前或产前诊断之前，应确定疾病的遗传方式，如常染色体显性遗传、常染色体隐性遗传、X连锁显性遗传、X连锁隐性遗传或罕见的线粒体疾病（表71-1）。

必须强调的是，拓展性携带者筛查并不能替代家族性遗传病检测。对于没有遗传病家族史的个体，拓展性携带者筛查检测主要是针对常染色体隐性遗传病。如果有遗传性疾病家族史，则应以最佳方式诊断特定疾病——而不是通过携带者筛查方法。在Genereviews.org上可以找到许多人类疾病的遗传方式的比较全面的概述。

表71-1 遗传病的遗传模式			
遗传方式	**致病的等位基因量**	**胚胎风险**	**潜在的问题**
常染色体隐性遗传	2	父母双方携带者风险为25%	血缘问题
常染色体显性遗传	1	双亲之一发病风险为50%	外显率；表现度不一；遗传早现
X连锁隐性遗传	1（男性） 2（女性，但少见）	如果母亲是携带者，50%的男性感染，50%的女性为携带者	非随机X失活对雌性的表型影响
X连锁显性遗传	1	如果双亲患病，风险为50%	外显率
线粒体遗传	同型异源性与异质性	通过母亲传给所有后代	同型异源性比异质性表型更差

二、胚胎植入前单基因异常病诊断

胚胎植入前遗传学诊断（preimplantation genetic diagnosis，PGD）现已更名为胚胎植入前遗传学检测（preimplantation genetic testing，PGT）[1]。胚胎植入前单基因异常病诊断（preimplantation genetic testingmutation，PGT-M）是指对植入前胚胎单基因疾病缺陷的诊断。作为对比，PGT-A（非整倍体）用于检测染色体异常，以前被称为胚胎植入前非整倍性检测。用于检测染色体结构重排的 PGT 被称为胚胎植入前染色体结构变异诊断（PGT-SR）[1]。PGT 最初是为了检测胚胎的遗传病风险，这样夫妻将疾病遗传给后代的风险理想状态下能够被消除。然而，统计大量的病例后发现 PGT-A 是 PGT 最常用的检测方法，而不是对单基因疾病进行检测的 PGT-M（见下文）。在本章中，我们将重点讨论适用于单基因疾病的 PGT-M。

三、PGT-M 方法

（一）用于 PGT-M 的细胞类型

要进行 PGT，必须从卵母细胞或胚胎中获得一个或多个细胞，并进行 DNA 分析。可以对第一和（或）第二极体进行极体活检；然而，该检测结果仅对评估母体基因组有用[2]。如果女性患者的致病突变是杂合的，第一极体活检的结果可以是正常的基因型（这表明胚胎将携带突变基因）或第一极体活检有突变基因（胚胎有可能是正常的基因型）。建议进行第二次极体活检诊断。然而，减数分裂 I 期染色体会发生交叉互换，如果这种交叉互换影响了相关基因就会引起误诊。基于以上原因以及可以将胚胎培养到第 5 天到囊胚阶段，在大多数情况下，极体活检已不受青睐。在过去的文献中，PGT-M 广泛应用于第 3 天卵裂胚的单个细胞活检。这种情况下相当于 12.5% 的胚胎细胞被取出（8 个细胞中的一个）。目前的囊胚活检标准是穿过透明带取出 3～5 个滋养外胚层细胞来进行检测。

（二）PGT-M 的临床应用

Handyside 等[3] 之前曾使用聚合酶链式反应（PCR）来检测在 X 连锁遗传病的胚胎中 Y 染色体长臂（Yq）上的 Y 特异性重复序列 DNA，以避免移植到患病的男性胚胎。随后，他们描述了第一例 PGT-M 在肺囊性纤维化这一常染色体隐性遗传病的单基因诊断上的应用[4]。胚胎的双亲均为杂合子，都共同的在 ΔF508 发生突变（缺失 3bp），现在注释为 c.1521_1523delCTT（p.Phe508del）。在文章中，作者使用了一种称为巢式 PCR 的方法来获取足够的 DNA 用于诊断（图 71-1）。使用这种方法进行 PCR，即使用第一个引物内部（或巢式）

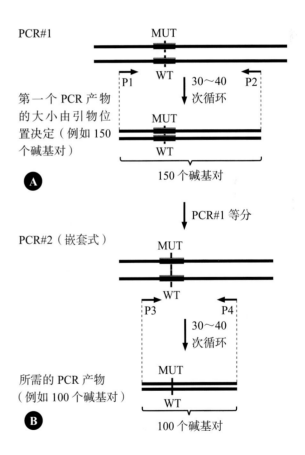

▲ 图 71-1 A. 聚合酶链式反应（PCR）是由模板变性、引物退火、聚合酶延伸等多个循环组成；B. 嵌套式 PCR 是一种两步 PCR，通过使用位于原始引物内部的引物重新扩增初始 PCR 片段，从而得到更小但更精确的产物
PCR # 1. 第 1 种 PCR 方法；MUT. 突变型等位基因；WT. 野生型（正常序列）等位基因；P1. 引物 1；P2. 引物 2；PCR # 2. 第 2 种 PCR 方法；P3. 引物 3；P4. 引物 4

的引物，对一小部分 PCR 产物进行重新扩增。该技术能够扩增期望得到的 PCR 产物用来分析。从 3 对不同的携带者夫妻中共获得 16 个囊胚；16 个细胞中有 12 个（75%）的 DNA 被成功扩增。两名患者有合适的胚胎（一个正常胚胎和一个携带者胚胎），两名患者分别移植了两个胚胎。其中一个妊娠并生下了一个正常的孩子，但另一个没有。第三名患者只有一个患病胚胎和一个无法检测的胚胎，所以她没有胚胎进行移植。从那时起，PGT-M 被用于许多不同的遗传病（表 71-2）。PGT-M 应用的第一个案例证明了 PGT 技术巨大的力量和它的局限性。

（三）PGT-M 独特的检测 DNA 的方法

虽然使用 PCR 方法检测已经被应用了多年，但正如 Handyside 等[4] 所证明的那样，一个或几个细胞中的少量 DNA 会极大地复杂化这一过程。当对成人基因组 DNA 的遗传疾病进行 PCR 检测时（如在孕前诊断或癌症检测中），通常使用 50～100ng 的 DNA 进行 30～40 个循环周期的扩增。而对于一个二倍体细胞，只有约 6pg 的 DNA。因此，对于 PCR 来说，增加循环数（35～60）或巢式 PCR 是必要的。或者使用荧光标记引物能够增强对少量 PCR 产物的检测能力[5]。

由于起始物质的数量如此之少，许多技术

遗传病	遗传方式	致病基因	注意事项
囊性纤维化	AR	CFTR	大多数点突变；缺失也有被发现
1 型肌强直性营养不良	AD	DMPK	三联体重复病
亨廷顿病	AD	HTT	三联体重复病
镰状细胞性贫血 /β 地中海贫血	AR	HBB	点突变
脆性 X 综合征	XLD	FMR1	三联体重复病
脊髓性肌萎缩症	AR	SMN1	缺失；附近的假基因
镰状细胞贫血与人白细胞抗原	AR	HBB/HLA	点突变
杜氏肌营养不良症	XLR	DMD	常见大片段基因缺失
1 型神经纤维瘤病	AD	NF1	附近的假基因
血友病甲	XLR	F8	常见大片段内含子插入
获得性疾病的人类白细胞抗原（HLA）	AR	HLA	点突变
家族性腺瘤样息肉病	AD	APC	点突变和缺失
1 型进行性腓骨肌萎缩	AD	PMP22、MPZ	点突变和缺失
家族性淀粉样多发性神经病变	AD	TTR	点突变和缺失，突变也会导致家族性淀粉样心肌病
马方综合征	AD	FBN1	点突变和缺失
结节性硬化症	AD	TSC1、TSC2	点突变和缺失
林岛综合征	AD	VHL	点突变和缺失

表 71-2　ESHRE PGD 联盟用于 PGT 的最常见遗传疾病

从表前至后，疾病使用植入前基因测试（PGT）进行检测的频率越来越低
ESHRE. 欧洲人类生殖与胚胎学会；PGD. 植入前诊断；AR. 常染色体隐性遗传；AD. 常染色体显性遗传；XLD. X 连锁显性遗传；XLR. X 连锁隐性遗传

已经被用于扩增整个基因组。全基因组扩增技术（whole genome amplifcation，WGA）并不是新技术，但其程序已经得到改进。这些技术的原理是随机扩增整个基因组，这样就有足够的目标基因拷贝数和 DNA 来重复分析。有些是基于 PCR 的，如引物延伸预扩增（primer extension preamplifcation，PEP）和简并寡聚核苷酸引物 PCR（degenerate oligonucleotide-primed PCR，DOP）。一种更常用的技术是多重置换扩增技术（multiple displacement amplifcation，MDA），它不需要 PCR。在 MDA 中，DNA 与 Φ29 DNA 聚合酶和耐核酸外切酶随机六聚体引物在 30℃ 恒温反应。模板是通过级联分支的方法复制的，在这种方法中，已完成的链会成为模板链，由聚合酶开始合成另一条链。可复制高达 70kb 的片段，并可完成 104～106 的扩增。

一种称为多次退火环状循环扩增法（multiple annealing and looping-based amplifcation cycles，MALBAC）的方法能够对形成环的 DNA 进行扩增，使每条链只扩增一次[6]。在 MALBAC 方法中，引物随机退火到 DNA 模板上。聚合酶在较高的温度下具有置换活性，并扩增模板，形成所谓的半扩增子。当这个过程重复时，半扩增子被扩增成包含互补的 3' 和 5' 末端的完整扩增子，然后杂交形成环状结构。这种环状结构不能再作为模板，但半扩增子和基因组 DNA 可以被扩增。MALBAC 已被报道可以降低扩增偏倚，更少的起始 DNA 需求，并提供更深入的覆盖范围。感兴趣的读者可参考 Huang 等的一篇综述[6]。每种方法都有其优缺点。这些技术的使用提升了基于 PCR 的 PGT-M 技术的检测水平。

（四）扩增失败、污染和等位基因脱扣

扩增失败可能会使仅有皮克量的 DNA 模板的 PCR 复杂化，在与患者沟通 PGT-M 时需要重点要考虑这个问题。当扩增如此少量的原始模板时，污染是另一个麻烦的问题。这就是为什么（在任何 PCR 中）有一个干净的工作环境和使用阴性对照是极其重要的，阴性对照包含除 DNA 以外的所有试剂（阴性对照一律在凝胶上没有条带，在电泳图上没有峰）。这也是卵质内单精子注射（ICSI）需要在这样的环境中进行的原因之一。

少量 DNA 模板会带来的另一个问题是等位基因脱扣（ADO），它指的是聚合酶在 PCR 中倾向于只扩增两个等位基因中的一个。为了避免 ADO、扩增失败和污染的问题，可以采用多重 PCR 技术，其中包括基因特异性引物，以及扩增基因多态位点临近的引物。多态性是 DNA 序列中的良性改变，但将有助于识别特异性等位基因。通过选择目标基因附近的基因多态，通过连锁分析可以筛选出突变的等位基因[7]。预期的结果要根据两个反应的产物进行判断——如果任何一个等位基因中的目的 DNA 片段发生缺失，就表明 ADO 出现。为了避免双等位基因的转移。ADO 不适用于常染色体隐性遗传病，且由于无法承受一个受影响的等位基因（或胚胎受到影响），其在常染色体显性遗传病中的应用尤其困难。

近年来，通过分析更有用的多态性类型来明确识别每个等位基因来定位 ADO。最初，这是通过使用限制性内切酶来完成的，这种酶通过所谓的限制性片段长度多态性（RFLP）来给出每个等位基因不同大小的片段，但这些片段并不总是位于特定目的基因附近（图 71-2 和表 71-3）。短串联重复序列（STR）多态性，如 CA 重复序列，具有高度多态性，能够有更多的机会来精确识别相关的等位基因（图 71-3）。STR 的使用使得高信息量的多态性选择更加容易[7]。

自人类基因组测序以来，已经发现数百万个单核苷酸多态性（SNP）的位点——据估计，人类拥有约 1000 万个 SNP（图 71-4）。即使 SNP 通常有两个不同的等位基因，如果多个临近的 SNP 可以纳入一个阵列，等位基因识别的特异性将显著增加。核型定位技术就是利用这一原理（图 71-5）[7, 8]。染色体定位利用了一个微阵列平台，整合了基因组中约 300 000 个 SNP。因此，几乎任

何遗传疾病，在目的基因附近都会有多个 SNP[7, 8]。如果在突变的等位基因附近有足够的 SNP，那么特异性突变可能不需要进行检测。与同族突变和 STR 方法相比，核型定位技术有几个明显的优势，具体如下。

1. 它不需要特定的同族阵列的检测，相同的分析可以用于所有患者。这大大缩短了开始 IVF 的时间。

2. 靠近致病基因的高密度 SNP 标记提高了诊断效率。

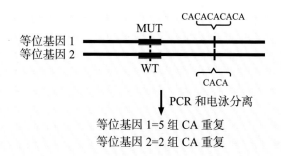

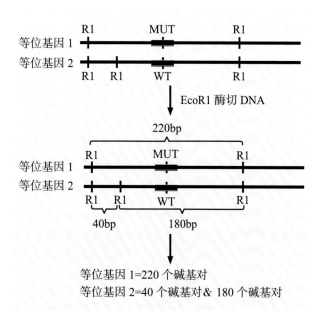

▲ 图 71-2　显示一个限制性片段长度多态性（RFLP）。以限制性内切酶 EcoRI 为例，对 PCR 产物进行酶切。注意，等位基因 1 有 2 个 EcoRI（表示为 R1）切割位点，而等位基因 2 有 3 个 EcoRI 切割位点。该 RFLP 是杂合性的，可用于植入前基因检测

bp. 碱基对；R1. EcoRI 的酶切位点；MUT. 突变型等位基因；WT. 野生型等位基因；220bp. 220 碱基对；40bp. 40 碱基对；180bp. 180 碱基对

▲ 图 71-3　显示一个短串联重复序列（STR），也被称为微卫星。等位基因 1 有 5 对 CA 重复，而等位基因 2 有 2 对 CA 重复。该 STR 为杂合子，可用于植入前基因检测

MUT. 突变型等位基因；WT. 野生型等位基因；CACACACACA. 5 对 CA 重复序列；CACA. 2 对 CA 重复序列

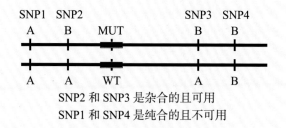

▲ 图 71-4　显示单核苷酸多态性（SNP）。注意，在这 4 个 SNP 中，每个都有一个 A 和 B 等位基因（例如，A 可以代表是 "A"，也可以是 "G"），只有 2 个是杂合的（SNP 2 和 3）

MUT. 突变型等位基因；WT. 野生型等位基因

表 71-3　多态性的类型	
多态性的类型	**描　述**
限制性片段长度多态性（RFLP）	有些限制性内切酶改变酶切位点的多态性（例如 Hind Ⅲ、EcoR1）；因为它们的频率较低，杂合性指数较低而不常用于 PGT
短串联重复序列（STR）	通常 2~5 个碱基的重复，例如 CACACA、GAAGAAGAA 等；高度多态，杂合性高，在 PGT 的应用中更有价值
微卫星	STR 的另一个名称
单核苷酸多态性（SNP）	双等位基因的多态性；杂合性的程度不像 STR 那么大，但是整个基因组中有很多 SNP

杂合性指数是指多态性杂合性的程度［这使得它应用于植入前基因检测（PGT）］。杂合性指数越高，说明多态性对家族性研究越有用

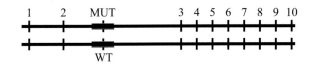

▲ 图 71-5　显示核型定位基本原理。因为微阵列上有 **300 000 个 SNP** 位点，很可能有很多 SNP 在目的基因附近（接近通常指在 **1 000 000 bp**）。图中只有 **1 个基因与 10 个不同的 SNP** 接近。事实上，这 **30 万个 SNP** 分布在整个基因组中，并且可能位于致病基因附近

MUT. 突变型等位基因；WT. 野生型等位基因；SNP. 单核苷酸多态性

3. 由于有大量的单核苷酸多态性，染色体拷贝数也可以在同一阵列中检测。

目前，PGT-A 分析通常会在 PGT-M 测试之后进行，这对避免孟德尔病的致病等位基因很重要，但也要谨慎避免出现非整倍体胚胎[7, 8]。事实上，有报道称使用了核型定位技术后分娩了正常胎儿。Konstantinidis 等对 55 例 PGT-M 病例进行了核型定位技术，发现 99.6% 的胚胎可以得到诊断，而传统 PCR 分析的结果是 96.8%[9]。

核型定位技术存在一些局限性。父母双方和至少一个其他家庭成员必须为此提供信息。核型定位通常不需要直接检测突变，但偶尔必要时也需要直接检测突变[7]。二代测序技术也被用于 PGT-M，但由于误差，通常建议用 Sanger 测序进行验证，尽管误差只占测序的一小部分，但不能错漏。迄今为止，二代测序技术常用于 PGT-A 中的拷贝数的检测，目前已开发出用于脊髓性肌萎缩症[10] 和 1A 型腓骨肌萎缩症[11] 的检测，这两种疾病通常都是由于拷贝数缺失致病。

四、检测结果：误诊、未检出

2012 年，ESHRE PGD Consortium 收集并公布了 10 年（1997—2007）涉及 PGT 的数据[12]。在 27 630 个周期中，61% 用于非整倍体筛查（PGT-A），17% 用于单基因疾病（PGT-M），4% 用于 X 连锁疾病（与 PGT-M 相关）的性别鉴定，16% 用于染色体异常，2% 用于社会性别鉴定。

86% 的患者使用了 ICSI 受精，这样就可以排除来自父亲的精子黏附在透明带所带来的父源污染。有趣的是，2/3 的夫妇同时患有不孕症。常用激光打孔后取卵裂期胚胎进行活检[12]。

PGT-M 在各种遗传疾病的应用，按发病率由多到少列在表 71-2 中。在 ESHRE 中，肺囊性纤维化最常见，其次是 1 型肌强直性营养不良、亨廷顿病和血红蛋白病[12]。在 4534 个 PGT-M 周期中，有 3727 例（82.2%）进行了胚胎移植，10/3727 例（0.3%）被误诊为单基因疾病。在 55 个因 X 连锁疾病而进行性别诊断的胚胎中，2/55（3.6%）被误诊。误诊的原因包括污染、ADO、技术失误和不明原因。每取卵周期的临床妊娠率（22%）和每移植周期的临床妊娠率（29%）通常低于近年来的水平，这可能是由于胚胎培养、囊胚移植、手术经验以及 PGT-A 后移植胚胎方法的改进[12]。虽然错误率很低，但必须注意由于可能存在的 DNA 降解、不适当的活检、扩增失败和 ADO，约 18% 的患者没有胚胎可用于移植。

（一）PGT-M 治疗特殊单基因病的经验

我们首先概述了使用 PGT-M 检测的方法和疾病类型，但重要的是考虑 PGT-M 对特定遗传疾病的效果如何。本节将介绍三种不同遗传疾病的 PGT-M 治疗经验：1 型神经纤维瘤病（常染色体显性）、脆性 X 综合征（X 连锁显性）和囊性纤维化（常染色体隐性）。正如将看到的，临床医生在安排这些检测时应该明白他能在临床应用中学到什么经验。

（二）常染色体显性疾病：1 型神经纤维瘤病

通过大量 PGT 实验室诊断特殊单基因病的经验，我们可以学到很多东西，特别是如何向患者提供咨询[13]。在 2004—2013 年，患有 1 型神经纤维瘤病（NF1）行 PGT-M 的有 77 对夫妻，156 个周期，这是一种完全外显的常染色体显性遗传病，是行 PGT-M 的第六大单基因遗传病[13]。受累患者表现为多发良性神经纤维瘤；轻度智力缺陷 / 学习

障碍；面部、视觉、骨骼和心血管异常；也容易患良性和恶性肿瘤。在95%以上的患者中，NF1是由神经纤维蛋白（NF1）基因突变引起的。

由于该研究发生于2004—2013年，分析的主要细胞类型是在胚胎第3天的卵裂期对单个卵裂球进行活检[13]。2010年以前，PGT是利用巢式引物对单细胞进行直接PCR。2010年之后，进行WGA（刚好超过半数的胚胎）获得了足够的PCR产物，因此可以检测6个不同的NF1侧链标记以确认没有发生重组。然后通过毛细管电泳分析PCR得到每个等位基因的单个基因型，并与胚胎单倍型进行比较。一些样本进行PGT-A检测是通过使用染色体微阵列检测10兆或更大片段的插入/缺失（indel），也被称为拷贝数变异（CNV）。

收集人口统计数据，包括散发性或家族性传播。NF1是常染色体显性遗传，但一半的新病例是新发突变，所以其他家庭成员可能没有受到影响（当然，发病的个体有50%的机会遗传给她/他的后代）。在81对夫妇中，有3对（3.7%）因为无法产生分子探针无法进行检测，有1对夫妇进行了IVF，但没有获得足够的胚胎进行活检。在156个周期中，对1356个胚胎进行了活检，其中1322/1356（97%）能够进行分析。然而，仅有1060/1322（80%）的胚胎得到明确的分子诊断。在无法得到诊断的20%患者中，超过一半的人没有足够的分子数据，约40%的人是不确定的结果。正如预期的那样，近一半（46%）的胚胎未受影响，可以移植。156个周期中约87%的周期产生了至少一个未受影响的胚胎（中位数：3）。在已知的NF1遗传（84%）对比散发（76%）病例以及中心有多例NF1转诊时，更有可能进行明确诊断。有趣的是，成功的分子诊断与胚胎质量、医疗中心的学术水平或WGA的使用无关。总体而言，27%的夫妻中至少有一个IVF/PGT-M周期受孕并有一个健康的活产胎儿，妊娠率与可用的健康的胚胎数量相关。

约5%的NF1夫妇想要进行PGT-M但无法做

到。有三对夫妇（3.7%）无法用分子探针，可能是因为无法区分NF1基因和NF1假基因。要完全区分这些等位基因，必须有足够的家族成员。总的来说，约80%的胚胎能够得到诊断。这稍低于ESHRE联盟报道的1型肌强直性营养不良（86.6%）和亨廷顿病（87.8%）的检出率[12]。有趣的是，后两种疾病都是三联体重复发病，也有各自的特殊性考虑。

（三）X染色体连锁显性遗传疾病：脆性X综合征

脆性X染色体综合征是导致人类智力残疾的最常见的单基因疾病。它是一种外显率较低的X连锁显性遗传疾病，见于中度至重度的不同程度的智力障碍、多动症、自闭症、面部异常、大耳朵、骨骼异常、心脏瓣膜异常和巨睾症的男性。约一半受影响的女性有轻度智力障碍或学习障碍。超过98%的患病男性和女性在Xq27.3上FMR1基因的5'-非翻译区域拥有＞200个CGG三联体重复，称为完全突变。携带基因的女性和一些男性可能有55～200次重复，这被称为前突变[14]。有前突变的女性在40岁前发生卵巢早衰的风险增加（10%～15%），男性和女性前突变携带者在以后的生活中都有发生震颤/共济失调的风险。前突变的扩展到完全突变可能发生在女性携带者胚胎有丝分裂过程中，在男性中这种扩展和随之而来的智力障碍的风险会随着三联体重复的大小而增加。

对于脆性X染色体综合征的PGT-M提出了一些必须考虑的具体问题。三联体CGG重复序列中GC含量非常高，尤其在单细胞中难以通过PCR扩增。第一例用于脆性X综合征的PGT-M是在1995年进行的，并且只基于检测未扩展的父母FMR1等位基因[15]。虽然临床医生并不普遍知道，但这种方法只能适用于有针对性的夫妻（这意味着你可以区分母系等位基因和父系等位基因）。例如，如果携带者母亲有28个和78个重复序列，而父亲有39个重复序列，由于三个重复序列的大小是不同的，这个检测是有意义的。然而，如果父亲与母亲有相同的重复次数（本例中为28次），这种分析就不能用于诊断。也许有些令人诧异，只有约63%的夫妇具有特征性的FMR1等位基因[13]。与所有其他使用少量起始DNA的疾病一样，ADO也可能发生。

2001年首次报道了脆性X染色体综合征的间接检测，作者表明他们可以为约90%患病的夫妇提供PGT。间接检测不能测量CGG重复次数，如果没有特征性标志物和（或）ADO，可能会发生误诊。因此，最好的方法是既进行直接检测也进行间接检测。一些研究人员利用MDA来扩增基因组，然后结合直接和附近的（连锁）STR标记。扩增成功率从41%提高到66%，但扩增失败率仍然很高[16]。将检测在临床应用时，他们报道了一例正常的新生儿[16]。其他研究人员也利用MDA，结合FMR1 CGG重复序列的荧光PCR、AMELY（amelogenin）对产物Y序列和两个多态标记进行分析[17]。在临床前试验中，CGG重复序列和DXS1215、FRAXAC1多态性的成功扩增率分别为84.2%、87.5%和75.0%。然而，ADO率仍然很高，从直接试验的31.3%到两种方法标记的分别为57.1%和50.0%[17]。在2个PGT周期中，他们成功地诊断了30个胚胎中的20个，正常胚胎（n=10）、患病胚胎（n=4）和前突变携带者（n=6）。虽然有3个正常的胚胎被移植，但患者没有怀上[17]。尽管有所改善，但这些研究表明，要对每一位前来就诊的脆性X染色体综合征患者进行PGT-M诊断是很困难的。

最近，其他人报道了提高等位基因扩增率和诊断检出率的方法。Kieffer等[14]传统上使用直接检测和扩增Y短臂（Yp）的SRY基因，但他们现在报道了使用4个STR（微卫星）标记结合Y染色体标记的间接多重检测。他们单独或结合直接试验进行这项试验。不幸的是，即使使用5个多态标记，也只有超过1/3的夫妇没有CGG重复的信息。

这些研究人员试图提高间接和直接检测的检出率。他们鉴定出了5个杂合度为69%~81%的新标记。在他们新的间接检测中，他们在55个循环的多路单轮PCR检测中测试了这5个标记以及之前的一个标记和AMELY。他们对"直接检测"的定义扩大到除了多重PCR检测CGG重复序列外，还包括4个新的标记和AMELY序列。

他们使用来自3个对照组男性细胞系、2个对照组女性细胞系和1个重复23次和70次（前突变）女性的淋巴母细胞通过直接和间接检测进行单细胞分析。新的间接法和新的直接法得到的PCR信号分别为94%和90%。每个标记成功扩增超过80%。非特征性的平均比率显著降低——新的间接试验为26%，新的直接试验为23%。在间接和直接检测相结合的情况下，分别有63%和64%的检测细胞具有所有检测细胞的完整基因型。在两次测试中，他们都能得到一个确定的基因型（不是用每个标记，但提供足够信息）。这些新检测方法仅在PGT周期中有初步应用，但他们采用的策略使96%的夫妇有可能得到诊断。

（四）常染色体隐性遗传病：囊性纤维化

囊性纤维化是使用PGT-M进行基因检测最常见的适应证[18]。囊性纤维化是一种常染色体隐性遗传疾病，在欧洲人中患病率约1/4000。囊性纤维化跨膜传导调节因子（CFTR）致病基因的突变，导致氯化物和碳酸氢盐通过分泌上皮细胞顶端膜的转运缺失或减少，从而导致肺、胰腺、胆管、胃肠道和输精管中的分泌物增厚。CF患者的典型表现是发育迟缓并进行性肺部疾病、胰腺功能不全、胃肠道和营养缺陷。男性可能有双侧先天性输精管缺失。汗液中氯化物增多的临床检测提示诊断，CFTR基因突变明确诊断。

欧洲人类遗传学学会（ESHG）在2016年发表的一份出版物中提出了PGT-M应用于CF的国际指南。由于CF是一种常染色体隐性遗传病，父母双方都是携带者，在检测前应该知道他们的基因型和有特征的遗传标记。目前还没有一个被普遍接受的方法，但建议将直接和间接检测相结合。目前的建议是，当基因两侧 1Mb 以内的标记和基因内标记可用时，至少应包括两个特征充分的标记。CFTR 基因内的重组很少被描述，因此，如果其他标记不确定或无特征，可以通过位于变异同侧的基因内 STR 间接方法进行 PGT-M。如果使用 MDA，因为有较高的 ADO 发生率，ESHG 建议在基因的每一侧使用两个标记。制订的流程应该经过验证。

五、总结

从脆性 X 综合征（X 连锁显性）、1 型神经纤维瘤病（常染色体显性）和囊性纤维化（常染色体隐性）的例子可以看出一些相似的问题。对可能进行的 PGT-M 夫妇在第一次沟通时应该进行综合咨询。需要强调的关键问题如下。

1. 了解疾病的表型 / 基因型。

2. 了解该疾病基因突变的频率 [例如，在 NF1 中 95% 的病例有 NF1 基因突变（不是 100%）；因此，一开始在 5% 的人身上做 PGT-M 可能是没有用的]。

3. 即使已知致病基因，分子诊断也不可能总是在周期开始之前进行。

4. 并不是所有的胚胎都能接受活检。

5. 在某些胚胎上提取不到 DNA。

6. 定性诊断不可能适用所有可用的胚胎。

7. 有些患者可能没有可移植胚胎。

临床医生应该了解用于 PGT-M 的方法，以便他们能够提供充分咨询或有遗传学家 / 遗传咨询师可用。幸运的是，随着囊胚活检的出现，误诊率变得非常低，同时有更多的细胞可以被使用，以及更为优良的方法和更有信息量的基因型将被提出。最后，正如本文所示的三种遗传疾病（脆性 X 综合征、NF1 和 CF）所证明的那样，疾病特异性检测对分析生殖助孕结局十分重要。

第 72 章　复发性流产的胚胎植入前非整倍性检测

Preimplantation Genetic Testing for Aneuploidies (PGT-A) in Recurrent Miscarriage

A. Vaiarelli　D. Cimadomo　L. Rienzi　F. M. Ubaldi　著

吴亚妹　译　　宋艳琴　郭翌晨　校

一、背景

人类繁殖是一个非常低效率的过程。每个月经周期受孕率仅为 20%[1]。此外，早期妊娠丢失，也称为流产或自然流产，被定义为妊娠 20 周前的临床妊娠丢失，或如果胎龄不详，则定义为 <400g 的胚胎 / 胎儿丢失[2]。

复发性流产（recurrent miscarriage，RM）是生殖医学领域中的一个重要问题。据估计，2%～5% 的备孕女性受复发性流产的影响，约 1% 的女性在其育龄阶段可能经历 3 次或 3 次以上的流产[1]。RM 的定义长期以来存在争议，国际社会上对 RM 的定义也有所不同。根据欧洲人类生殖与胚胎学会（ESHRE）[3, 4]，RM 被定义为连续 3 次妊娠丢失，包括非可视化的丢失。然而，美国生殖医学学会（ASRM）将 RM 定义为有超声或组织病理学评估记录的两次或两次以上临床妊娠丢失，但不一定是连续的[5]。这种定义上的差异也会影响不同国家计算发病率和患病率的方法；因此，迫切需要达成国际共识。相反，国际社会上一致认为，生化妊娠丢失（定义为与确定妊娠无关的阳性妊娠检测结果）不应被视为真正的流产[6]。

从临床角度来看，少数 RM 的病因是由单一因素导致；大多数 RM 可能为多因素共同作用的结局，包括多重遗传因素和环境因素的相互作用。因此，RM 夫妇的结局不是由单一因素决定的，应该根据每对夫妇的具体特征和临床病史详细个体化。

本章的目的是总结关于 RM 病因的现有知识，并讨论胚胎植入前非整倍性检测（preimplantation genetic testing for aneuploidies，PGT-A）和（或）胚胎植入前染色体结构变异诊断（PGT-SR）在适应证患者中的作用。

二、与复发性流产相关的主要因素

每对 RM 夫妇的预后在很大程度上取决于他们个人的临床病史、深入的诊断检查和母亲年龄。尤其是年龄，是预测女性生育潜能的最重要因素之一[7]。事实上，生育率随着女性年龄的增长而下降，流产率则呈现相反的趋势。在这方面，尼博·安德森及其同事表明，女性的流产风险会从 20—24 岁时的 8.9% 增加到 44 岁时的 74.7%。他们将 35 岁设定为年龄界限，超过这个界限，流产率的增长变得更加明显。此外，这项研究还表明，患者流产史对于在试孕后再次发生妊娠丢失具有预测作用。例如，在已经经历过 3 次自然流产的经产妇和未产妇中，可能分别会有高达 35% 和 45% 的人再次发生流产[8]。

一项对流产中核型不平衡发生率的深入调查表明，一些受少数常染色体三体或性染色体非整倍体影响的胚胎可能发展到产前发育阶段，这种情况导致了 60%～70% 的早孕期妊娠丢失[9, 10]（请参见下文讨论本话题的具体段落）。还有一些其他因素可能与 RM 风险增加有关，如子宫畸形、抗磷脂综合征、激素和代谢紊乱。此外，其他几种病因，如慢性子宫内膜炎、遗传性易栓症、黄体功能不全和精子 DNA 碎片率高，也被认为是 RM 的可能原因，但仍存在争议[1]。

在下一段中，我们将介绍对 RM 患者进行诊断检查的推荐策略。

三、反复流产患者的推荐检查

对于有 RM 病史的患者来说，孕前咨询是至关重要的，他们可能更加关注未来的试孕，并且想要得到更多的慰藉。一些研究表明，从基因检测到生活方式的调整和药物治疗可能会对获得健康婴儿的可能性产生积极影响。然而目前还没有一个普遍有效的检查方法，实际上因为每一对夫妇都有自己的病史，也应该考虑通过一些临床因素来进行个体化检查。

首先，应该准确记录双方的既往病史，以确定他们可改变的生活习惯（吸烟、酗酒、饮食等）以及不孕和流产的家族史[11]。

其次，需要进行具体的血液检查，以确定可能影响夫妇预后的因素，以及女性妊娠至足月的可能性[1]。需要检查的内容可能包括以下方面。

1. 催乳素（PRL）[12]。

2. 促甲状腺激素（TSH）水平，如果出现异常水平，还需进行甲状腺自身抗体检测[13]。

3. 抗磷脂抗体综合征也可以通过检测抗心磷脂抗体、抗 β II 糖蛋白 I 抗体和狼疮抗凝物来检查[14]。

4. 凝血因子 V、凝血酶原基因突变、蛋白 C 和蛋白 S 缺乏、抗凝血酶 III 缺乏和高同型半胱氨酸，因为易栓症是 RM 相关的病因之一[15]。

尽管如此，关于后者与 RM 的关系，一项对 9 项研究（包括 1228 名至少有过 2 次流产经历的女性）进行的 Meta 分析未能显示抗凝治疗（阿司匹林和低分子肝素，或两者结合）对备孕有任何积极影响[16]。事实上，这需要从多中心的相关研究中获得更一致的数据来解决当前关于这个话题的争议。

最后，应进行经阴道三维超声、超声子宫造影和宫腔镜检查以评估宫腔，盆腔磁共振成像也可用于解剖结构异常的复杂病例。事实上，据报道，在有 RM 经历的女性中，子宫异常的比例高达 20%[1, 17]。

除了我们能够进行的所有解剖学、内分泌和免疫学评估，依然有约 50% RM 女性的原因尚未找到，目前主要通过遗传学检测来寻找答案[5, 11]。

四、流产的遗传学病因

母亲年龄与所产生的胚胎中非整倍体的发生率之间存在明显的关联[7, 18, 19]。然而，超过 90% 的染色体异常胚胎，即使它们可能发育为完全扩张的优质囊胚，或遵循标准的体外形态动力学发育过程[20, 21]，依然会导致胚胎着床失败或是自发流产。自然流产中常见染色体拷贝数变异，如三体、多倍体或性染色体非整倍体（如 45、X 染色体核型）。具体来说，接近一半的流产组织物可能携带异常染色体，这一比例因女性年龄而异，并可能会高达 70%[7, 22, 23]。这主要是由于在卵子形成过程中减数分裂错误导致的，且可能通过不同的路径，如减数分裂 I 或减数分裂 II 不分离、姐妹染色单体过早分离或最近提出的反向分离导致的[24-26]，这是年龄造成的明显后果。卵子形成确实是一个漫长的过程：卵巢储备在出生时建立，从月经初潮到更年期耗竭，卵母细胞在第一次减数分裂后期停滞数十年，一旦被募集，它们会经历非对称分裂和受精后快速第二次减数分裂。相反，精子发生从青春期开始，持续进行着，且对称分裂。事实上，据估计只有少数精子（1%～2%）携带染色体缺陷[9, 18]，这可能也是由减数分裂沉默检查点中的性别特异性差异引起的。从本质上讲，这种机制在精子成熟过程中似乎比在卵母细胞成熟过程中更为严格，使得染色体不配对的精子发育停滞[27]。

流产的另一个重要遗传因素是染色体结构异常。最常见的是相互平衡易位，其在胎儿产前诊断中的发生率为 1/560，罗伯逊平衡易位和倒置在胎儿中发生率为 1/1200～1/1000。非平衡结构异常的发生率较低 [28, 29]。这些染色体的不平衡与母亲年龄无关，可能受配偶双方共同的影响。在这方面，年轻女性的 RM 病史提示，夫妻双方某一方患有染色体结构异常的风险增加 [29]。事实上，在普通人群中，染色体平衡结构异常的发生率为 0.7%，但在一次流产后增加到 2.2%，两次流产后增加到 4.8%，三次流产后增加到 5.2% [30]。然而，RM 更常见于母系核型异常时，而不是父系核型异常，这可能同样是由于减数分裂沉默检查点的严格程度不同造成的 [27]。正如有关于染色体平衡结构异常患者配子的细胞遗传学研究所表明的，男性的这种损伤通常会导致较低的生育力，而不是产生染色体不平衡的精子 [31]。

非整倍体片段（或部分），无论是拷贝数变异（CNV）还是微缺失和微重复（MM），都是另一类染色体失衡，这显然与母亲的年龄或性别无关，但这与 RM 有关 [32, 33]。然而，它们只有 <1% 的人是遗传因素导致的 [34]，最有可能是由于在卵子形成和精子发生期间或受精后有丝分裂期间发生的新发突变导致。在新生儿中的患病率大概为 0.5/ 万～2/ 万 [35, 36]。即使它们的发生率明显低于染色体非整倍体，如果是剂量敏感基因的拷贝数发生改变，它们也可能对生殖方面产生同样显著的影响。值得注意的是，很多非整倍体片段没有明确的致病性意义，应考虑为意义未明的变异，其流产发生率为 2%～3%，这与在自然流产和新生儿中可能分别高达 5% 和 0.5% 的致病性变异不同 [37]。

流产的其他染色体原因可能是胚胎嵌合体（我们将在本章后面讨论）、倍性障碍或单亲二倍体。对于这些人来说，流产的发生率从未超过 2% [33, 38, 39]。然而，由于生物学或技术问题（或两者兼有），无法预测或准确诊断这些问题，并且没有与父母特征相关的风险因素来预测它们。

未来对 RM 患者和（或）妊娠组织物的分子研究可能会更深入地了解流产的发生机制，并可能提供新的预防和（或）治疗策略。

五、我们能为 RM 女性做些什么

既往，染色体核型分析一直用于 RM 夫妇。然而，关于其诊断价值仍存在一些争议。支持常规核型分析的人建议将其作为 RM 夫妇提供咨询的一部分，而反对者则认为，只有部分 RM 患者可能从中受益 [29]。值得注意的是，十分建议经历 2 次以上妊娠丢失的年轻女性接受夫妻染色体核型分析的检测。

然而，总的来说，没有任何方法可以改善与年龄相关的发生非整倍体增加，以及妊娠后检出的染色体部分或结构异常的风险。在这方面，尤其是对高龄女性或有明确指征的女性来说 [40]，在 IVF 治疗过程中的胚胎植入前阶段或产前阶段（产前诊断，PND）引入了诊断流程，以阻止非整倍体妊娠的发生。目前，将这种风险降至最低的选择是①通过卵子冷冻技术保存年轻女性的生育力；②当地法规允许下的卵子或精子捐赠；③对 IVF 周期中囊胚期胚胎实施 PGT-A 和（或）PGT-SR。

PGT 是识别 ART 过程染色体正常的囊胚的一种诊断方法。这种选择胚胎的方法可以防止移植非整倍体囊胚，从而降低每次移植胚胎着床失败和因染色体缺陷而导致流产的风险 [41-43]。

最初，第一版 PGT（以前被误称为胚胎植入前遗传学筛查，PGS）中没有体现出任何临床价值 [44]，其设计是基于对从卵裂期胚胎中提取的单个卵裂球进行 9 号染色体 FISH 分析的一种方法，这种方法即使不是有害的，也基本上是无效的 [45, 46]。相反，现在通过 24 条染色体检测技术进行囊胚期的滋养层活检，方法包括微阵列比较基因组杂交（aCGH）、单核苷酸多态性阵列（SNP 阵列）、定量聚合酶链式反应（qPCR）以及二代测序（NGS），这一方法①确保了结果可靠；②

不影响胚胎发育潜能[45, 46]；③具有成本效益，因为该分析仅对具有发育成囊胚潜能的胚胎进行检测；④确保与母亲年龄无关的较高的阳性和阴性临床预测值，分别是≥50%和96%[47]；⑤根据迄今为止所有的随机对照试验（RCT），并在最近的两项 Meta 分析[41, 42]中进行回顾表明，这种方法在提高着床率和降低流产率方面提供了更有效的 IVF 治疗[41, 42]。

尽管如此，仍然需要 RCT 研究提供关于其治疗效果的第一等级数据，以及对其成本效益的分析[43]。迄今为止，只有一项研究表明，与之前未经试验的双胚胎移植策略相比，一个大型 IVF 中心采用单个整倍体囊胚移植策略的临床妊娠率相似，但多胎妊娠率和流产率较低[48]。但该研究为回顾性和观察性研究，设计存在局限性[48]。

目前，PGT 可以被认为是 RM 夫妇选择发育潜力最高、流产风险最低的整倍体囊胚的有效选择。此外，它还坚持建议采用单胚胎移植策略，从本质上降低多胎妊娠的发生风险以及降低不良的产科和围产期结局[49, 50]。

六、植入前遗传学检测技术背后的批判

在最近的一篇论文中，Murugappan 及其同事比较了 RM 患者 IVF-PGT 与期待治疗后的妊娠结局[51]，他们认为，前者在妊娠、活产和临床流产率方面与后者结果相似。这篇论文在科学界产生了巨大的影响，尤其是因为该杂志的主编强调了这一点，认为 PGT 不应被作为治疗 RM 的有效临床选择。然而，Rienzi 等[52]除了感谢对于这一缺乏明确证据和国际社会共识的问题投入的努力外，还指出其在研究设计方法上的一些纰漏，这些纰漏明确地削弱了其结果的可靠性。首先，此项研究没有随机化分组，且 IVF-PGT 组（37.1±4.1）组与期待治疗组（35.7±3.9）之间的母亲年龄有显著差异；其次，在 20%（n=40/198）的 IVF 周期中，由于囊胚数量和（或）胚胎形态质量差，因此没有实际进行非整倍体检测，因此，这些标

准 IVF 周期的流产率为 50%，而 PGT 组为 14%（P=0.003）；换言之，Murugappan 及其同事的论文并不代表 RM 患者不支持使用 PGT 的高质量数据；相反，它含蓄地提供了形态学标准对胚胎染色体结构和活力的非常差预测力的证据。事实上，如果在 IVF 周期中囊胚很少或质量较差，这不应成为取消非整倍体检测，从而使患者遭受非整倍体胚胎移植后果的理由。PGT 不是评估胚胎质量的工具；相反，它是一种诊断性检查，主要用于从胚胎群中排除生殖潜能差的胚胎，即可能导致着床失败或流产的胚胎。

还有一个问题是临床上可知道的 PGT 假阴性错误，换句话说，非整倍体囊胚被诊断为整倍体囊胚并导致流产或染色体畸形妊娠的发生风险。迄今为止，已经发表的两篇论文，用两种不同的分子技术显示了这些数据：Werner 等表明，通过基于 qPCR 对滋养层分析，每临床妊娠率和每持续妊娠率分别低至 0.32% 和 0.13%[53]，而 Tiegs 等表明，通过 array CGH，每临床妊娠率和每持续妊娠率分别为 1.5% 和 0.7%[54]。

相反，假阳性结果是一个可能导致不同结果的问题，即将整倍体囊胚诊断为非整倍体囊胚，从而阻止其移植。目前为止，只有 Scott 及其同事能够提供一些关于 PGT 阴性预测值的非常有价值的数据。一项以 SNP 微阵列进行的随机性前瞻性研究，只在胚胎移植后才对滋养外胚层进行活检和分析，并以盲法对临床结果进行分析，报道了 4% 的诊断为非整倍体胚胎被移植[47]。后来，同一课题组在 2015 年 ASRM 年会上提交了一项研究（Werner 等，2015 年，ASRM 全国会议），其中采用了相同的设计，但选择了靶向 NGS 分子分析，在这项中期分析中，41 个被诊断为非整倍体囊胚中没有一个被移植。

目前国际科学界和临床界的另一个重要热门话题是染色体嵌合体问题，它与假阳性和假阴性结果的风险密切相关。嵌合体的定义是在同一胚胎中存在不同核型的细胞系，这可能是由于受精

后发生的有丝分裂错误分离所致。在植入前发育过程中错误发生得越早，嵌合的程度就越高。重要的是，非整倍体嵌合体（存在具有不同非整倍体染色体组成的细胞）并不能被诊断为存在问题；只有整倍体 / 非整倍体的组合能被诊断为存在问题。从生物学角度来看，不可避免的取样误差限制了发现和正确诊断嵌合胚胎的可能性；从技术角度来看，目前的综合染色体检测分子技术可能通过一个给定染色体的中间 log2 比率表明嵌合现象的存在，但不可能从可能存在扩增偏差中解决真正的生物变异性[55, 56]。基础研究将捐赠用于科研的囊胚活检（内细胞团和 2～3 个滋养外胚层片段）的分析表明人类囊胚中最常见为嵌合体，它的发生率为 5%[56]。Huang 及其同事在 PND 的数千份标本上报告，无论是自然受孕还是 IVF 受孕，嵌合胚胎对不孕女性临床妊娠的影响都从未超过 1.4%，其中真正的嵌合体（不仅限于胎盘）约占 0.5%[38]。最近，Greco 及其同事在《新英格兰医学杂志》上发表的一篇文章中报道了，在 PGT 周期中没有其他可移植胚胎的夫妇中，移植 18 个根据 aCGH 诊断为嵌合的整倍体 / 非整倍体胚胎后的临床结果[57]中有 6 名染色体正常的足月儿出生。特别是随着新颖更合理的基于 NGS 的技术的应用，这篇文章介绍了在临床实践中仍有争议的嵌合胚胎移植。但有一点是很明确的，应该与这些夫妇进行全面的沟通，必须告知这种有争议的检测方法在生物学和技术上的局限性。

从活组织检查中提取的 DNA 起始量本身不足以进行下游分子分析；因此，PGT 需要预扩增实验。主要使用全基因组扩增（whole genome amplifcation，WGA）或靶向扩增方法。前者可随机扩增 40%～60% 的基因组，而后者可单独扩增每条染色体上的预先选定的序列。在《欧洲人类遗传学杂志》上发表的一篇文章中，Capalbo 及其同事对两种不同非整倍体囊胚的滋养外胚层活检进行了基于 WGA 的 aCGH 和靶向 qPCR 的盲法比较，如果结果不一致，第三次活检则使用基

于 WGA 的 SNP 阵列分析[58]；他们报告了两种方法在单染色体分析中具有 99.9% 的一致性。然而，依据诊断不一致进行的重复分析的结果，与 qPCR 相比，aCGH 更容易出现假阳性错误（7% vs. 0.5%；$P < 0.01$）。这可归因于 WGA 本身以及可能由此产生的扩增偏差，从而影响诊断的可靠性。类似地，对于使用基于 WGA 的方法诊断为"嵌合体"的部分囊胚实际上可能是技术错误仍然存在导致的结果。因此，在这种方法应用 PGT 周期之前，需要通过研究用不同分子方法对同一个嵌合囊胚的多次活检（两种方法中的最好有一种为靶向方法），来对用于此目的的技术进行更彻底的验证。

然而，靶向方法仅限于诊断所有染色体非整倍体，并且允许到妊娠足月有 0.5% 的风险出现具有临床意义的节段性非整倍体。然而，这种局限性与 WGA 技术相同，对于新生 CNV 和 MM，这些技术仅覆盖基因组的一部分（40%～60%）[59]，并且可能会因预扩增实验本身而产生偏差[58]。除此之外，CNV/MM 及其对植入前胚胎发育的影响的数据仍然缺失。因此，为植入前检测到的任何特定节段非整倍体对生殖的影响提供临床解释是复杂的。

七、未来展望

即使 PGT-A 是一种有效的诊断工具，它也不能改变胚胎固有的着床潜能或提高其生殖能力。因此，科学家们正在为此投入巨大努力。

首先，通过揭示除女性年龄以外任何其他可能导致非整倍体的因素[60]，可以为临床提供一些指南，以减少流产的发生率，并尝试延长女性的生育年龄。此外，干涉染色体错误分离的细胞过程可能可以用来阻止（或找到解决方案）非整倍体的发生。例如，Wu 等正在研究磷酸酶抑制药 salubrinal 对肥胖小鼠的影响，将其作为一种工具来抵消内质网中由饮食引起的代谢应激，并在体内和体外恢复卵母细胞成熟潜能[61]。

其次，通过全面描述减数分裂机制及其所有

不同组成部分，我们可以确定假定的关键基因 / 蛋白质靶点，必须保留其功能以防止染色体分离缺陷（例如，DNA 损伤反应基因）[62, 63]。

再次，染色体治疗是一个极有吸引力的未来前景，是对活细胞进行功能矫正。到目前为止，已经在人类 / 动物细胞模型中建立了两种方案：XIST（X- 非活性特异性转录本）驱动的 21 号染色体异染色质化[64] 和 ZSCAN4（含锌指和扫描结构域 4）mRNA 介导的 18 号和 21 号三体的校正[65]。

最后，一些在学术和临床领域的功能和分子研究正在进行中，以确定子宫内膜细胞及其容受性潜能的特征[66-70]。这些研究可能为我们增加对这一领域的认识带来新的证据，并可能引入新的手段来治疗这种情况。

八、结论

RM 是一个重要的生殖话题。多年来，人们已经确定了各种病因，并实施了成功的治疗策略。在连续两次妊娠丢失后，尤其是 35 岁以上的女性，可以开始全面的检查，以确定可治疗的原因，包括子宫畸形以及免疫、内分泌和遗传因素。还应建议改变一些生活习惯，以提高夫妇的生殖结局。尽管如此，近 50% 的 RM 病例仍无法解释，仍需要未来的具体的研究去揭示。无论 RM 的病因是什么，在心理护理的支持下进行彻底的检查和随访可能有助于许多夫妇获得成功的活产。

RM 是 PGT 的主要指征之一。然而，即使 Chen 及其同事在其 Meta 分析中报告了整倍体胚胎移植后的流产率显著降低[42]，但也存在一些局限性。具体而言，关于 PGT 按治疗意图的临床疗效和成本效益的数据仍然欠缺，而且尚未达成明确的国际共识。许多临床研究正在进行中，一些研究项目正在研究 RM 的问题，特别是与染色体原因无关的妊娠丢失的问题，这有望在未来几年提供新的依据。

第九篇　体外受精实验

IVF Laboratory

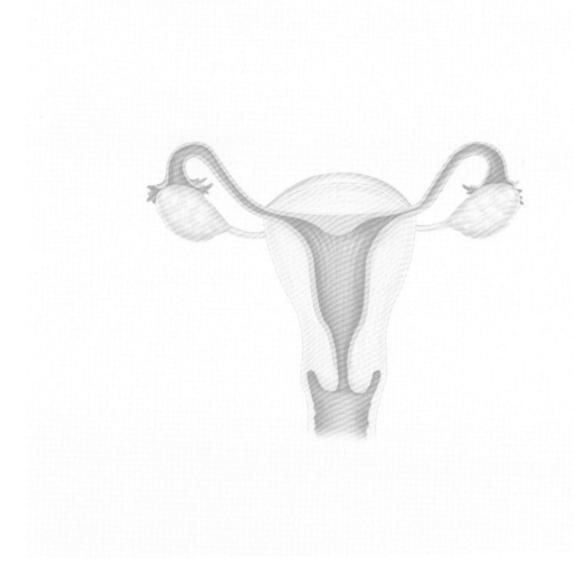

第 73 章　体外受精实验室的建立
Setting Up an IVF Laboratory

Stephen Troup　著

卢 惠 译　卢智勇 校

体外受精（IVF）实验室的设计需要考虑许多关键因素，从实验室相对于其他房间的位置，到实验室的大小、配置、容纳的设备，甚至墙壁刷什么漆（或不刷）。实验室的设计不仅会影响人们工作的环境和效率，更重要的是，它会影响患者在实验室治疗的结果。

本章旨在参照体外培养的配子和胚胎的基本生理需求，描述 IVF 实验室的一些基本设计特征，以及如何最好地满足这些需求的意见和建议。然而，必须认识到，"解决问题的方法很多"，本章的内容结合了科学证据、公认的观点和简单明了的常识。

将女性生殖道的一些特征看作是配子和胚胎发育的"最佳"环境，显得慎重（即正确之义）。简单来说，女性生殖系统提供了包括以下特征的环境。

- 温度恒定在 37℃，且温度变化很小。
- 是早期胚胎的支持环境，处于合适的 pH 并提供适当的营养。
- 保护早期胚胎免受感染因子、物理损伤、光照和毒素的潜在损害。
- 包含导致胚胎植入和活产的生物选择机制。
- 虽然看起来显而易见，但事实上它确保了婴儿属于母亲。

在考虑 IVF 实验室设计时，重点关注这些基本要求不仅有意义也很值得。我们将通过考虑以下 8 个问题来讨论 IVF 实验室的设计。

- 实验室的理想位置应该设在哪里？
- 实验室的大小和形状？
- 监管要求是什么？
- 我们如何让它干净、温暖、无毒？
- 我们如何操作和观察我们的胚胎？
- 如何确保没有混淆？
- 我们如何监控这些设施？
- 如何储存冷冻保存的配子和胚胎？

本章讨论的一些问题与新实验室的设计有关，但许多原则和想法也可以应用于现有的实验室设置。最后，在设计和实施 IVF 实验室的团队中，有一个经验丰富的临床胚胎学家是必不可少的。人们很容易低估那些与成功体外受精相关的经常被忽视的特质的重要性，而临床胚胎学家是最适合就这些问题提供建议的人。

一、IVF 实验室的位置选择

在选择 IVF 实验室的位置时，有几个因素需要考虑，当然，其中一些因素比其他因素更容易控制。理想情况下，进入实验室的空气质量应尽可能高（尽管这种风险可以通过下面讨论的空气净化系统来缓解）。因此，将实验室设在远离任何形式的制造厂的地方是有意义的，这是因为制造厂可能会向空气中释放毒素。同样，最好避免来自交通、铁路或机场的空气污染。近年来，许多中心已经从传统的医院场地，转到商业或科技园区，这样会有成本更低的优势，更重要的是，患者停车更加便捷。

二、IVF 实验室的大小和形状

在 IVF 实验室的设计中，让洁净室专家提供服务是常见且谨慎的做法，以确保满足任何特定的洁净室监管要求。无论是新建项目还是改装项目，都建议聘请洁净室专家。这些专家熟知房间的形状或其中的设备如何影响气流、从而影响房间的无菌功能；熟知空气压力级联的概念，以确保 IVF 实验室本身是房间布置中最干净的部分；也明白如何让实验室首先获得洁净的空气。

在考虑 IVF 实验室的设计时，考虑一些关键的区域连接也是极其重要的。取卵室，胚胎移植室以及实验室本身能够直接相连是最为理想的方式（图 73-1）。

这种相连方式可以采取传统的洁净室传递窗布置的形式，或者更明智地就采用门的形式，后者更容易促进胚胎学家和临床团队之间的交流。在实验室附近设立一个专门的仓库也是"好的洁净室做法"，或者理想情况下直接邻近实验室，并有一个"材料转移"传递窗直接连通实验室。同样，冷冻室和主实验室之间的传递窗通道也被认为是可取的（图 73-2）。

一些实验室还安排精液标本采集室（即取精室）直接与主 IVF 实验室相邻，并通过传递窗口相连（图 73-2B）。虽然这种安排无疑减少了患者因亲自交出精液样本而感到的尴尬，但需要考虑样本采集室内的隐私，尤其是在噪声方面，以及至关重要的是，还要考虑建立完善的监管链的要求。

很遗憾没有一个简单的标准可以用来确定 IVF 实验室的规模，除了笔者至今还没有见过一个太大的实验室这一简单事实之外。

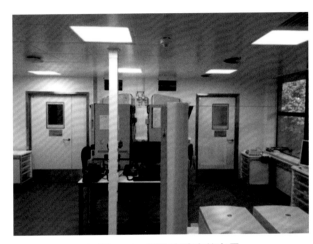

▲ 图 73-1　胚胎实验室的布局

取卵手术室和胚胎移植手术室应直接毗邻（图片由 Knutsford Hewitt Fertility Center, Liverpool Women's NHS Foundation Trust, Liverpool, UK 提供）

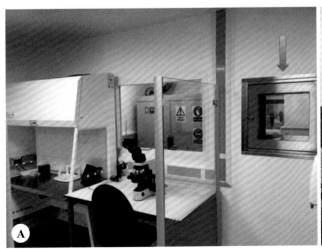
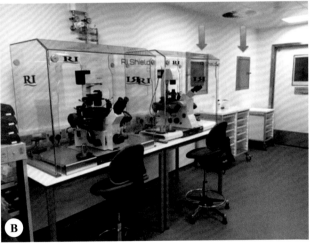

▲ 图 73-2　连通胚胎实验室的传递窗

传递窗可用于连接各个房间以确保实验室的无菌和安全，如冷冻储存库，或用于运送无菌消耗物品及男科标本。该传递窗（箭 1）将实验室与冷冻储存库连接起来；这两个传递窗把实验室清洁仓库（箭 2）和男科标本采集实验室（箭 3）连接起来（图片由 Knutsford Hewitt Fertility Center, Liverpool Women's NHS Foundation Trust, Liverpool, UK 提供）

当试图测量正确的实验室尺寸时有一些重要的考虑因素。最重要的是，需要考虑经实验室操作的配子和胚胎的安全性。因此，允许大范围的流通空间以减少偶然碰撞的可能性是有道理的——胚胎学家总是需要要携带装有配子和胚胎的容器在实验室里四处走动。同样，如果可能的话，应该避免死角。

当然，还应考虑到实验室内设备的数量、类型和位置。相对于后者，要注意进风口的位置。例如，放置于 ICSI 操作台上的皿受到的来自上方气流带来的冷却效应不应该被轻视，尽管这种效果可以作为设备验证过程的一部分进行补偿和处理，但最好在设计时就尽可能避免这个问题。

实验室需要相当数量的电源插座、数据传输口和气体出口，在这方面遵循的一个简单规则是安装超出您认为需要的数量！拥有多个冗余电源插座要比使用延长电缆（一些机构现在不赞成使用延长电缆，甚至禁止使用延长电缆）或在运行的洁净室实验室中回头安装额外插座好得多。气体出口和气体歧管的布位也非常重要，因为一旦安装，它们很难移动。例如，可以将气体歧管放在墙上更高的位置，使设备位于其下方，或者放在实验室外面。

最后，在实验室的整个使用过程中，很少使用一成不变的设备。设备替换、升级以及新设备出现一定会发生。因此，保持一定的灵活性来设计实验室似乎是明智的。例如，考虑移动式而非固定式工作台和存储设备可能更好（图 73-3）。类似地，移动式屏风可以有效地在房间内创造房间（图 73-4）。将"流动性"融入实验室也有助于清洁和去污，这是一个有效实验室的基本要素。

三、监管要求是什么

如今，很少会建造一个不符合"洁净室"设计广泛要求的 IVF 实验室，尽管实际的监管要求并不难实现。作为一个实用基准，《欧盟组织和细胞指令》（2004/23/EC）[1] 包含了一些条款，规定了

处理配子和胚胎的实验室应达到的空气质量。值得注意的是欧盟成员国对该指令的解释有所不同，一些成员国选择完全无视该指令。然而，英国人类受精和胚胎学管理局（HFEA）被指定为执行该指令的主管机构。经过专业机构咨询后，HFEA 规定配子和胚胎应在 C 级空气中处理，本底空气质量为 D 级（表 73-1）。C 级和 D 级规定了房间静止和运行期间允许的颗粒和微生物污染水平。空气质量的定义由医药和健康产品管理局（MHRA）

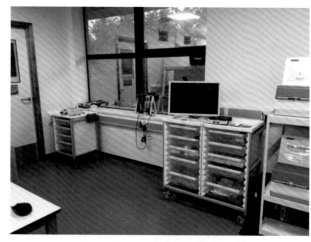

▲ 图 73-3　可移动设施
不使用固定的装置和配件，可移动设施允许实验室根据不断变化的要求进行重新设计（图片由 Knutsford Hewitt Fertility Center, Liverpool Women's NHS Foundation Trust, Liverpool, UK 提供）

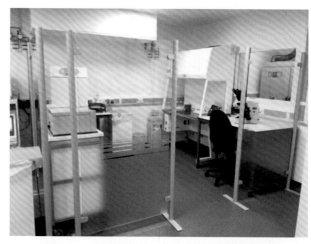

▲ 图 73-4　采用屏风在一个房间内创建新的隔间
图片由 Knutsford Hewitt Fertility Center, Liverpool Women's NHS Foundation Trust, Liverpool, UK 提供

提供[2]。重要的是，将洁净室的设计与良好的实践相结合表明把 IVF 实验室的洁净度控制在这样的水平是很容易实现的。

等　级	沉降皿（直径 90mm）CFU/4h	颗粒（0.5μm 颗粒数 / 米 ^{3}）
表 73-1　微生物污染空气等级		
A	<1	3500
B	10	3500
C	100	350 000
D	200	3 500 000

微生物污染的空气等级是暴露于空气中 4h 后，以含琼脂的沉降皿上形成的菌落形成单位（CFU）来衡量，而空气颗粒计数以 0.5μm 颗粒数 / 米 ^{3} 来衡量

表数据基于 2002 年《药品制造商和分销商 MHRA 规则和指南》；在 ISO 14644 上

四、如何让配子和胚胎的培养环境干净、温暖和无毒害物质

上述是洁净室的要求，即产生一个充满过滤高效颗粒空气（HEPA 过滤）且持续频繁补充洁净空气的环境。这种方法通常包括在实验室和相邻房间内设计正压空气级联，以使最高空气压力在实验室内，从而导致颗粒和污染物被"吹"出房间。然而，如果不严格执行有关服装（尤其是鞋类）、限制出入、个人卫生、清洁时间表和频繁定期环境监测这些确保洁净室状态得到维护的规则，洁净室的通风设计将完全无效。

如果人们接受人类女性生殖道是卵子和胚胎发育的理想环境，那么在 IVF 实验室尝试模仿其一些基本属性是有意义的。人类的卵子和胚胎尤其容易受到略低于正常体温温度[3]的损害。有几种方法可以使装有配子和胚胎的培养皿或试管尽可能接近体温，需要的设备包括孵育系统、加热块和加热板以及小型加热箱。

IVF 实验室应配备空调系统的原因有两个：不仅能提供清洁空气（如上所述），还能提供恒温空气。首先，虽然有效的程序会将配子和胚胎不在培养箱中的时间限制在最低限度，但短期暴露在环境温度下是不可避免的，因此，一个持续维持温暖环境的 IVF 实验室是非常有必要的，同时也必须考虑到在实验室内长时间工作的人员的工作环境。

也许不那么明显的事实是，大多数 IVF 实验室中常用的培养箱都无法冷却到实验室环境温度以下。事实上，当实验室的环境温度接近培养箱的设定温度时，培养箱的温度往往会开始上升到设定值以上，从而对其中的配子或胚胎产生明确的潜在有害影响。尽管在夏季和冬季温差较大的气候中，这一考虑因素很容易被忽略，但在温暖的气候中这一点尤为重要。

胚胎的体内发育得到了一定程度的保护，使其免受有毒物质的侵害，尽管血液 – 胎盘屏障是"渗漏的"，而且对化学物质的阻挡作用相对较差，这些化学物质通常是孕妇避免使用或摄入的大量物质和食物。尽管如此，在设计 IVF 实验室时，将潜在的配子毒性物质的暴露降至最低是常识。IVF 实验室特别关注的是挥发性有机化合物（VOC）的存在。

挥发性有机化合物是一种在室温下具有高蒸汽压和低沸点的化学物质。挥发性有机化合物已被证明具有胚胎毒性[4]，在 IVF 实验室的建设和运行中，有许多潜在的挥发性有机化合物来源需要考虑。一些较明显的挥发性有机化合物的来源是溶剂型涂料、胶水和密封剂。它们释放出大量的挥发性有机化合物，其中大部分都散发出一种熟悉且易于识别的气味。应不惜一切代价避免使用溶剂型产品，尤其是现在已经有了完全合适的水基无味替代品。

不太明显的是，新的 IVF 实验室设备（例如培养箱）中经常存在挥发性有机化合物（VOC）。因此，在将新设备用于配子或胚胎培养之前，要谨慎地快速拆包并安装新设备，并让其在空载状态下运行尽可能长的时间。挥发性有机化合物可

以从 IVF 实验室环境中过滤出来，出于此目的，可使用商品化的固定式、管线连接式和移动式过滤器。事实上，VOC 过滤器经常被纳入一些培养箱系统的设计中。

使用手持式检测设备可以很容易地监测挥发性有机化合物的存在。IVF 实验室 VOC 水平监测应构成实验室持续环境监测程序的一部分，而且，在施工或安装新设备后，这一点尤为重要。

五、如何操作和观察胚胎

坚持"体内的状态是理想的"这一前提，可以让我们考虑在体外操作和观察胚胎的最佳方式。本节涉及最适合 IVF 实验室的设备，以便至少接近体内环境，同时认识到以下两点。

1. 一定程度的配子和胚胎操作仍然是不可避免的。

2. 有必要观察胚胎发育，以评估发育能力，并选择那些具有最高植入潜力的胚胎。

鉴于上述情况，理想的 IVF 实验室就应是"实验室就是一个培养箱"，有稳定的温度和过滤气体供应，在胚胎环境保持完全稳定的情况下（恰如在体内），胚胎学家可以轻松从容地观察和操作配子及胚胎。在这种情况下，环境变化对胚胎造成的应激将降至最低。然而，这样的安排显然是不切实际的，我们面临的挑战是通过设计 IVF 实验室和使用相关设备——这样的方式来尽量减少对胚胎的应激，从而尽可能接近体内的状态。

就能够在保持稳定环境的同时观察胚胎而言，近年来商用时差成像（time-lapse imaging，TLI）系统的出现使我们离实现理想的稳定培养环境更近了一步。现在有许多商业上可用的 TLI 系统，尽管关于形态动力学胚胎选择算法有效性的证据基础仍存在争议，但这种培养箱系统提供的稳定培养条件依然比较理想。在实验室设计方面，TLI 培养箱可以节省空间，方便远程获取成像，并在一定程度上有助于有效利用胚胎学家的时间。

六、如何确保没有混淆

几乎现代社会的所有领域都会认为，作为人类，明确知道我们的亲生父母是谁是我们生存的一项基本权利。然而，互联网和媒体提供了丰富且令人惊讶的持续性文章来源，其中描述了 IVF 实验室的"混乱"（通常是耸人听闻的）。事实上，在过去 20 年中，全球 IVF 实验室每年至少出现一次"严重"混淆，尽管发生率可能被认为很低，但混淆持续发生的事实十分令人担忧。此外，似乎可以合理地假设，所报道的事件只是"冰山一角"，有人想知道，在 IVF 实验室中，有多少混淆仍然在发生，但没有被报道，甚至没有被注意到！

IVF 实验室应包含尽可能降低混淆风险的系统。在英国，2002 年因 IVF 实验室发生混淆导致一对白种人夫妇生下黑种人双胞胎，为了应对此类广为人知的事件，HFEA 在 IVF 实验室内引入了要求，即在进行任何可能发生混淆的操作时，必须由经过适当培训的人员进行核对[5]。这一要求现已写入 HFEA 的实践规范中，英国的 IVF 实验室都必须遵守该规范[6]。

尽管在英国这是一项监管要求，但任何 IVF 实验室的设计和运营都应遵循程序核对原则。然而，要求同事"人工"核对操作程序的效果并不理想，因为这可能会分散注意力并耗费时间（在体外受精周期中，仅仅核对关键的实验室程序就需要花费 20min）。幸运的是，伴随核对 IVF 实验室关键程序的监管要求，电子核对系统应运而生，这方便了 IVF 实验室日常工作中的核对的施行。

商业上开发了两种电子见证核对方法，使用条形码或射频识别（radio frequency identification，RFID）技术。利用这些技术，现在市面上有几种系统可供使用，因为条形码和 RFID 系统各有利弊，参与实验室设计和操作的胚胎学家可以选择最适合他们需求的系统。

令人欣慰的是，在将这些系统引入英国 IVF

实验室之前，HFEA 进行了大量研究，不仅研究了系统的有效性，还研究了它们的安全性[7]。在作者看来，在 IVF 实验室的设计中不加入任何电子见证系统是很不明智的。

七、如何监控这些设施

IVF 实验室内配子和胚胎的宝贵性质要求我们确保在实验室无人看管的情况下，以及在实验室配备人员的情况下，对所有设施和设备进行远程监控。一些国家对适当、持续监测设备的必要性提出了监管要求。例如，在英国，HFEA 对 IVF 中心的许可证设定了一个条件，规定如下。

如果设备或材料影响关键处理或储存参数（例如温度、压力、颗粒计数、微生物污染水平），则必须对其进行识别，并对其进行适当的监测、警告和警报[8]……

市面上有许多警报监控系统，大多数系统都具有能够监控关键参数、记录数据，同时如果参数超出预设范围，则在本地和远程触发警报的功能。随着技术的进步，警报监控系统越来越远程化，安装也越来越简单，适配性也更好。

八、如何储存冷冻保存的配子和胚胎

IVF 实验室中最难有效设计和建立的地方可能是冷冻库设施，这主要是由于不可避免地使用液氮（LN2）所带来的重大健康和安全隐患。制造和安装低温储存设施的公司拥有丰富的专业知识。此外，负责实验室的胚胎学家和供应商之间的积极沟通在这方面尤为重要。

向冷冻库提供液氮主要有两种方法。也许最常用的方法是由专业供应商向中心提供液氮。然后，它可以储存在中心以供使用，或者是在较小的、可移动的加压储存容器中，或者是在更大的"固定"加压容器中，这些容器往往位于实验室外部，LN2 通过管道进入实验室。

移动式储罐的优点是更容易保存在低温储存室内。然而，它们的移动性本身可能会造成一些问题，如使用电梯在楼层之间移动此类容器需要严格的标准操作程序来保护相关人员。

通过安装外部固定储罐，可以避免在中心内移动液氮。虽然这在很多方面都是非常理想的，但很容易忽略将液氮输送到实验室的管道冷却所涉及的相当大的成本。重要的是要记住，每次打开实验室中的液氮龙头时，整个管道（尽管它是专门设计的，并且有真空衬里）都需要冷却到 −196℃，之后才能有液体出现在实验室中。

近年来，许多 IVF 实验室选择安装自己的液氮生产器。这些设备的大小和产出能力各不相同（每天生产 20L 以上液氮），体积通常不超过一个大型文件柜，因此可以很容易地放置在冷冻库内。这种机器能够从大气中提取氮气，并将其直接转化为液氮。此类设备的商业制造商很少，LN2 生产器克服了上述许多困难，（根据使用情况）产生 LN2，以"每升价格"为基础，可以比商业来源的 LN2 便宜得多。

在建立冷冻库时，平衡实验室的需求、工作人员的健康和安全，成本不仅包括最初建立实验室的成本，还包括持续的运行成本。

九、结论

综上所述，在设计 IVF 实验室时，有许多因素需要考虑，但从本质上讲，一个成功的 IVF 实验室设计将遵循一个简单的前提，即尽可能地让"形式"服从"功能"。

因此，在这方面，参与 IVF 实验室的建立，尤其是日常操作的人，在他们的考虑中占据首要地位的应该是 IVF 实验室的运行应该尽可能地模拟体内环境。

尽管妥协是不可避免的，这可能是由于配置、监管或财务限制的结果，但最成功的 IVF 实验室的设计和设置应使其中的配子和胚胎受到最低程度的损害。

第74章　体外受精实验室的空气质量
Air Quality in the IVF Laboratory

Normand Brais　著

赵立强　译　　卢智勇　校

多年来积累的证据表明，遵循医疗机构通风系统设计的标准指南和规范远远不足以确保无菌环境[1-4]。无菌通常定义为微生物种群减少99.9999%。这意味着在消毒后，仍有1/100万的微生物能够存活下来。

在临床通风系统中，已广泛采用带有高效空气（high-efficiency particulate air，HEPA）过滤器或超高效空气（ultralow penetration air，ULPA）过滤器的标准传统空气过滤器，来控制空气中的病原体。然而，多项研究表明，尽管使用了此类过滤器，但病毒和细菌污染仍然普遍存在于这些通风系统的空气中[5-7]。

过滤器失效的最常见原因与过滤器齿条密封接头旁通、过滤器穿刺泄漏以及安装或维护不当有关。此外，在一定粒径范围内，所有过滤器的捕获效率都显著下降。在这个临界尺寸范围内，颗粒要么太小而无法通过拦截或撞击捕获，要么太大而无法通过扩散或静电停滞去除。这是过滤物理学基本原理的直接结果[8]。

如图74-1所示，HEPA过滤器在0.1~0.4μm之间的临界粒径时，效果也会大打折扣。对于尺寸约为0.2μm被称为最具穿透性颗粒（most penetrating particles，MPP），HEPA过滤器的过滤效率在临界点时降至99.95%的最小值。

如果HEPA过滤器主要应对的是在其易受污染的颗粒尺寸范围内的颗粒，每立方米空气中每小时就会有500个微粒通过过滤器。这样仅一天

的时间，一个1000m³/h的"新风"通风系统会使得1200万个活粒子污染无菌区。

还值得注意的是，为了符合执行规范，面向过滤器的空气流速必须低于规定值。对于HEPA过滤器，一般建议进风速度不要超过1.3m/s。由于许多空气处理装置通常设计以更高的速度运行，因此HEPA过滤器的性能可能不符合标准。

在0.02~0.7μm这一过滤器其易受污染的颗粒尺寸范围内，通常会发现一些微生物（也称为"活颗粒"）。在这个临界尺寸范围内的许多生物污染物在医疗环境中是非常不受欢迎的。

当受到100万个颗粒的挑战时，一些约为0.2μm大小的活微生物可以穿透过滤器。考虑到无菌被定义为100万个微生物中少于一个活菌，很明显HEPA空气消毒过滤对于IVF实验室来说是不够的，因此需要一个最后的步骤。

与过滤不同，紫外线照射杀菌（ultraviolet germicidal irradiation，UVGI）不会捕获或保留微生物，而是在微生物经过强杀菌紫外线区时，通过破坏其DNA/RNA链进行杀菌。与过滤器会积聚颗粒直到压降增加到需要更换的程度相反，紫外线消毒系统的压降可以忽略不计，需要维护成本相对非常低。

一、紫外线消毒过程的基本原理

（一）紫外光谱

我们看不到100~400nm的紫外光谱。紫外线

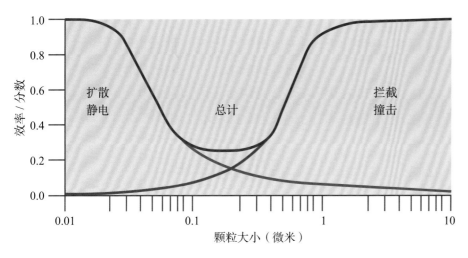

◀ 图 74-1 空气过滤基本原理
经许可转载，引自 Da Roza RA, Particle size for greatest penetration of HEPA filters and their true efficiency. National Technical Information Service, U.S. Department of Commerce, 5285 Port Royal Road, Springfield, VA 22161, USA.

直径小于 0.1μm 的小颗粒，被扩散和静电机制捕获
中等颗粒，直径范围为 0.1～0.4μm，通常被认为是最具穿透性的，
中等颗粒很难被所有 4 种机制捕获
直径大于 0.4μm 的大颗粒，被拦截和撞击机制捕获

光谱被分为四个部分。

1. UV-A 波段（400～315nm）——主要来自到达地球表面的阳光，没有被臭氧层吸收。

2. UV-B 波段（315～280nm）——导致皮肤变红，主要是被臭氧层吸收。

3. UV-C 波段（280～200nm）——杀菌效果最有效，被臭氧层完全吸收。

4. 远紫外或真空紫外（200～30nm）——产生臭氧和电离辐射。

（二）紫外线对 DNA 和 RNA 的破坏

紫外线杀菌这一发现可以追溯到 1877 年[9]。后来，在 1928 年，F.L.Gates[10] 确定了紫外线的特定波长，正是这种波长实现了杀菌的效果。在 20 世纪上半叶，量子力学帮助解释了 DNA/RNA 如何与特定波长的紫外线发生相互作用。

我们现在知道，核酸的吸收光谱峰值为 265nm 的波长；因此，这些是最有效的杀菌波长[11]，会对微生物的遗传物质造成最大的损害。

紫外线消毒是通过对 DNA 和 RNA 链中的分子造成累积性分子损伤而起作用。紫外线对核酸的破坏能够影响整个微生物谱，在足够剂量的情况下使它们全部死亡，使它们无法感染宿主。在实验准确性的范围内，杀菌紫外线的致死作用似乎与生物体的性质无关，而且与抗生素不同，在饮用水消毒领域广泛使用了近一个世纪后，还没有出现适应性抗性的迹象。

大多数商业上可用的杀菌光源都是基于荧光管技术，在 253.7nm 处以 30%～35% 的输入功率发射，这个波长非常接近 265nm 的峰值杀菌波长。

因此，在实践中以低成本和广泛可用的 253.7nm 波长实现了微生物的紫外线照射杀菌。由 UV-C 光子携带的量子能量高到足以分解碳、氢、氧和氮原子之间的大多数单一化学键。这些高能光子引起的分子破坏会对微生物的核酸造成不可逆转的损害，直到它不再存活。

紫外线辐射是通过引起环丁烯嘧啶二聚体（cyclobutene pyrimidine dimer，CPD）和嘧啶 - 嘧啶酮 6-4 光产物（pyrimidine-pyrimidone 6-4 photoproduct，6-4 PP）的形成来损伤 DNA[12]。CPD 在嘧啶之间形成共价键，UV-C 导致胸腺嘧啶形成的二聚体最多，胞嘧啶形成的二聚体最少，而混合二聚体则处于中等水平[13]。

对于 RNA 病毒，紫外线照射导致核苷酸尿嘧啶形成嘧啶光产物。

如果紫外线剂量高到足以阻止任何修复机制，那么核酸就会永久性变性，基因复制和转录受损，最终导致病毒死亡。

想了解更多信息，请参阅 Kowalski 的深入评论，其中详细描述了核酸是如何被紫外线破坏的[13]。

（三）紫外线剂量：响应计算

从数学上讲，紫外线照射杀菌消毒可以被认为是光子对微生物的攻击。每个光子携带一定量的能量，称为量子 E_λ。根据 Planck-Einstein 方程，每个量子 E_λ 都有一个与光波长相关的值。

$$E_\lambda = hc / \lambda \qquad （公式 74-1）$$

h= 普朗克常数，6.626×10^{-34}J/s

c= 真空中的光速，2.998×10^8m/s

λ= 波长，m

利用这个方程，每个 UV-C 光子传递波长为 253.7nm 的能量，等于 7.83×10^{-19}J。因此，每焦耳的光子数为倒数，即 1.28×10^{18} 光子每焦耳。假设 1W 的功率等于每秒 1 焦耳的能量，那么 100W/m^2 的紫外线强度将导致每秒每平方米 1.28×10^{20} 光子的流动。

对于直径为 0.2μm 的病毒，靶区仅为 3.14×10^{-14}m^2。然而，尽管这种病毒体积很小，但它每秒钟就会受到多达 400 万个光子的轰击！

如果微生物受到足够的光子轰击，累积的光化学损伤将使其功能失调。但实际上，大量光子中只有少数会真正击中了病毒。紫外线消毒对病毒特定区域的有效性取决于许多因素，例如其 DNA 序列的特定分布、其蛋白质外壳以及被破坏的分子数量与病毒吸收的光子数量的比值。基于上述光子轰击概念和成功命中概率的一种可用的预测方法已经发表，使用这种以函数的方法预测微生物基因组的紫外线敏感性，而不使用经典的生物实验室测试程序[14]。

综上所述，微生物对紫外线剂量的反应也可以根据特定时期内微生物死亡率与成功命中次数的关系来考虑。如果将成功命中描述为单位面积紫外线功率 I、生物数量 N、生物有效紫外线灭活截面 k 和曝光时间 t 的乘积，则如下所示。

$$命中率 = dN / dt = kNIt \qquad （公式 74-2）$$

对公式 74-2 整合得到下式。

$$N(t) = N_0 e^{-kt} \qquad （公式 74-3）$$

N_0= 初始微生物数量

N_t= 任意时刻 t 后存活的微生物数量

k = 微生物依赖的紫外敏感性常数（m^2/J）

I = 微生物接受的辐照度 UV 强度（W/m^2）

t = 曝光时间（s）

在任何给定的时间内存活下来的最初存在的微生物的比例称为存活率 S，可表示为下式。

$$S = \frac{N_t}{N_0} \qquad （公式 74-4）$$

灭菌分数就是所谓的消毒率，它是 1 减去存活率。

$$消毒率 = 1 - S = 1 - e^{-kt} \qquad （公式 74-5）$$

如上所述，我们可以用单位面积在一段时间内发射的紫外光子总数来定义有效杀菌的紫外线剂量，可以写成下式。

$$UV 剂量 = I \times t \ \text{ in Joule} / m^2 \qquad （公式 74-6）$$

将公式 74-6 代入公式 74-5，我们最终得到了经过充分验证的紫外线杀菌剂量与响应关系。

$$消毒率 = 1 - e^{-k \, UV \, Dose} \qquad （公式 74-7）$$

公式 74-7 表明，无论暴露时间或强度如何，特定剂量提供特定的消毒率。表面消毒与空气消毒的暴露时间不同。进气管中空气的消毒暴露时间取决于气流速度，因此可能仅为几毫秒。这与固定表面（如墙壁、地板或空气冷却或加热盘管）的较长暴露时间（几分钟 / 小时）形成鲜明对比。因此，要想有效，空气中的微生物需要受到远高于表面消毒强度的紫外线照射。

在恒定的紫外线杀菌辐照强度为 10mW/cm^2 时，某些微生物存在指数衰减关系。对紫外线最敏感和最不敏感的微生物在相同水平的消毒所需的暴露时间方面存在显著差异。紫外线系统的强度需要以最不敏感的微生物所需剂量来确定。

（四）微生物对紫外线能量的敏感性如何

紫外线灭活效果取决于微生物类型。真菌孢子最不敏感，其次是细菌孢子和分枝杆菌，细菌繁殖体的敏感性最高。然而，这是一个宽泛的指南，因为各个物种的抗性可能会有所不同，并且形成孢子的细菌和真菌可能也具有繁殖形式，它们具有更大的敏感性。病毒的分类存在更多的问题，因为它们易感性的变化范围最大。

如果我们看一下公式74-5，需要较高的紫外线剂量来消灭具有较低k值的微生物，注意k的单位是m^2/J，这是紫外线剂量中使用的单位的倒数。例如，1964年Jensen计算出甲型流感病毒对紫外线的敏感性为$0.011\ 9m^2/J$。鉴于此，对甲型流感病毒群体达到90%消毒所需的紫外线剂量可计算如下。

$$D90 = \frac{\ln(10)}{k} = \frac{2.303}{k}\ \ in\ J/m^2 \qquad （公式74-8）$$

这给出了甲型流感病毒的D90值为$19.3J/m^2$。可以计算出达到所需消毒水平所需的紫外线剂量，即紫外线剂量为D90的2倍或3倍时，应分别达到99%和99.9%的消毒水平。消毒LOG值，即9s数，等于给予的紫外线照射剂量除以D90值。

为了达到无菌状态，即定义的6 LOG或99.9999%的消毒水平，必须至少达到最抗性微生物D90值的6倍。有关已发表的UV敏感性k值的进一步信息，请参阅Kowalski[13]的参考著作。

二、IVF实验室实现充分空气消毒所需紫外线照射剂量

鉴于IVF实验室内进行的敏感内容的性质，在体外操作植入前胚胎时，目标空气消毒水平应尽可能接近完全无菌。要确定IVF实验室所需的紫外线剂量，我们应该首先检查属于HEPA过滤器易受污染尺寸范围内的微生物列表，并比较它们的紫外线敏感性k以找出最具耐受性的物种。

最具耐受性的微生物是土拉热弗朗西丝菌，它需要$25.59mJ/cm^2$的紫外线剂量才能达到90%的消毒。因此，为了使过滤后的整体消毒达到6 LOG，紫外线系统设计时必须使500个剩余细菌中至少有499个被消灭，即消毒率499/500=99.8%，略低于3 LOG（99.9%）。因此，紫外线系统选型标准包括提供略小于$25.59mJ/cm^2$的3倍紫外线照射剂量。精确计算表明，空气在进入无菌空间之前，必须以$75mJ/cm^2$的紫外线剂量照射。

该紫外线剂量可确保所有相关微生物的总体消毒至少达到6 LOG。

当过滤与UVGI消毒同时使用时，联合消毒效率计算公式如下。

$$消毒率_{overall} = 1-\left(1-Filter_{eff}\right)\left(1-UV_{eff}\right) \qquad （公式74-9）$$

因此，要达到99.9999%的整体消毒效果，即6 LOG的无菌当量，对于给定的过滤效率，需要以下紫外线消毒效率。

$$UV_{eff} = 1 - \frac{10^{-6}}{1-Filter_{eff}} \qquad （公式74-10）$$

由公式74-10可知，如果HEPA过滤器对穿透性最强的粒径的MPP效率为99.95%，则紫外消毒效率必须设计为优于99.8%，以便实现99.9999%或6 LOG以上的整体消毒。

以公式74-7和土拉热弗朗西丝菌的控制紫外线敏感性值为依据计算，达到99.8%的消毒效果所需的最低紫外线剂量为$75mJ/cm^2$。

重复上述计算，使用性能更高的ULPA过滤器，使MPP效率等于或大于99.99%，则完成消毒并确保空气无菌所需的紫外线剂量降至$50mJ/cm^2$。

（一）体外受精紫外线照射杀菌空气消毒系统设计指南

那么在一个给定的气流中需要多大的紫外线能量才能达到保证无菌的目标紫外线剂量呢？

在讨论这种设计的例子之前，需要注意的是，公式74-7没有给出任何关于紫外线能量的分布的

x、y 和 z 坐标的函数的指导，这些函数给出了风道内安装紫外线等位置的信息。

更复杂的是，空气管道会导致微生物流动，它可以是湍流的，也可以是分层的，最坏的情况是分层的"层流"气流。管道的物理几何形状和光强度随距离的平方反比定律衰减这一点也很重要。因此，需要考虑导管内紫外线灯的数量和位置，因为这些因素将影响最终的紫外线剂量。需要一个计算机程序来计算管道内的紫外线照射场。管道壁表面对紫外线的反射所提高的性能也应纳入考虑。

最初的紫外线照射杀菌气流消毒系统设计指南基于灯具和反光表面的平均紫外线照射杀菌剂量[15]。然而，这种设计方法有几个缺陷，如下所示。

① 实际的三维强度场没有定义，而是根据灯的额定功率进行评估。

② 灯具的规定没有考虑灯具的位置。

③ 根据反射率进行校正时，没有考虑管道尺寸。

遗憾的是，即使在今天，仍有太多的紫外线系统使用粗略的规则来确定尺寸，例如用一连串的灯来包装所有管道系统。这种误用总是以性能不佳而告终，并欺骗了一些紫外线系统用户。

如今，计算能力允许足够的定制尺寸的任何管道内紫外线消毒系统的设计。为了预测应用的紫外线剂量，正确的计算必须考虑到相关的输入参数：灯的特性、位置和方向，以及管道的几何形状和表面反射率。需要考虑以下参数。

① 气流速度。

② 管道的高度、宽度和长度。

③ 内表面反射率 %。

④ 灯具紫外输出功率（W），灯具长度和直径。

⑤ 每个 UV 灯的三维定位坐标（x_i，y_i，z_i）。

⑥ 目标微生物敏感性常数 k（m^2/J）。

考虑到所有这些关键的变量，Kowalski[16] 提出了一个维度分析，以评估紫外线系统提供消毒

的有效性。这将产生一个实用的简化的通用测定方程，以提供基于气流、紫外线输出功率和管道长度的紫外线剂量计算公式。公式如下。

$$UV 剂量 e \sim P \times L / Q \qquad （公式 74-11）$$

$P=$ 紫外线光源输出功率，单位 W

$Q=$ 气流，单位 m^3/s

$L=$ 紫外线灯管曝光长度

公式 74-11 显示，如果在相同的管道尺寸下，流量增加 1 倍，那么紫外线功率或灯的数量也必须增加 1 倍，以确保相同的消毒性能。同样风管紫外线曝光长度 L，如果为了使系统更紧凑而减少一半，那么紫外线输出功率将不得不加倍来补偿。

将这种数学关系应用到前面的例子中，250W 的紫外线输出功率在 2m 灯管曝光长度可以使 1000m^3/h 流速的气流达到消毒水平，那么对于同一曝光长度但流速达到 2000m^3/h 的气流，可以计算出对应的紫外线输出功率才能确保达到与之前相同的消毒水平，答案就是 2 倍的紫外线输出，也就是 500W。

通过观察公式 74-11，气流 Q 是风管截面 A 与风速 V 的乘积，而紫外线暴露时间 t 仅仅是风管长度 L 与风速 V 的比值，可以将其改写为下式。

$$UV 剂量 \sim P \times t / A \qquad （公式 74-12）$$

这种比例关系简明地表达了这样一个事实，即输出的紫外线剂量是紫外灯输出功率（W）与曝光时间（s）除以管道横截面积的乘积。图 74-2 显示了本例中描述和计算的紫外线照射杀菌消毒系统的实际图像。

值得一提的是，管道内壁反射率对总紫外场有显著影响。由表面之间的反射回波引起的相互反射，将有助于以光速达到稳定状态。收敛到一个有限值，这取决于管道的内表面反射特性和几何形状。计算机模型也考虑了相互反射的物理过程。缺少高反射性管道内衬表面（如抛光铝）的使用，会严重影响紫外线系统的性能。

应该注意的是，与可见光反射率相比，紫外线波长的反射特性非常不同。尽管不锈钢具有

可见光反射特性，但其紫外线反射率很低，仅为20%。反射率为 73%～87% 的铝是最佳的低成本材料，可作为空气管道内衬以提高紫外线消毒性能。紫外线反射率数据已发布，必须包含在适当的计算中，以最大限度地提高紫外线消毒系统的能源效率。

（二）风速、温度和灯老化对紫外系统输出的影响

在通风系统内，空气温度和速度可能在很大范围内变化，导致紫外灯输出的显著变化。因此，必须充分考虑到这些因素。

最大紫外线输出要求紫外灯表面温度为38～50℃。如果空气在流动，紫外灯温度会变得太低，紫外线输出就会下降。为了最大限度地减少冷却效应，并在冷气流条件下提高工作效率，最好将紫外灯与气流平行安装，而不是垂直交叉安装。

紫外线灯的额定值为紫外线发射的有效小时数，由于灯的老化，紫外线灯的输出也会随着时间的推移而降低。在使用寿命结束时（20 000h），与在 100h 运行时测得的紫外线灯强度相比，紫外线灯的强度约为 80%。即使继续发出蓝光，杀菌效果也会降低。因此，考虑基于"有效寿命结束时"的强度设计紫外线照射杀菌系统是很重要的。

除了老化，其他需要考虑的因素包括灯的类型和使用时的环境条件。

对于通风系统而言在以上因素的综合作用下，减少的紫外线有效发射量高达 50%[17]。

三、表面紫外线消毒

病原体可通过环境表面传播，但观察到医疗设施的表面消毒效果不理想，达不到标准[17]。紫外线照射杀菌表面消毒系统分为移动式和固定式。

（一）移动式紫外线照射杀菌表面消毒装置

移动紫外线照射杀菌装置可随时放置在污染区域，对整个房间表面进行消毒。图 74-3 中所示的装置具有足够的紫外线照射杀菌功率，可在15min 内对方形房间（5m×5m）的所有暴露表面上的艰难梭菌孢子进行 6 LOG 消毒。一个移动装置可以配备多个运动传感器，如果有人在灭菌周期内进入房间，它就会关闭。它还配备了一个数据记录器，可以记录在给定时间段内执行的每个消毒循环的时间和位置。

（二）固定式自动紫外线照射杀菌消毒装置

在关键区域，例如卵子收集室和 IVF 实验室，可以使用永久性自动紫外线照射杀菌装置（图74-4）。当房间在每次进入前或使用后无人时，这些单元会自动激活。它们包括带有定时器的可编程逻辑控制器、冗余运动检测器和用于人员安全的门开关。

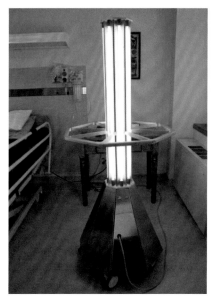

▲ 图 74-3　用于整个房间表面消毒的移动紫外线装置
图片由 Sanuvox Technologies, Montreal, Canada 提供

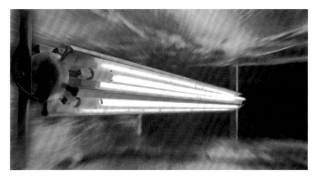

▲ 图 74-2　Biowall™ 消毒装置照片
图片由 Sanuvox Technologies, Montreal, Canada 提供

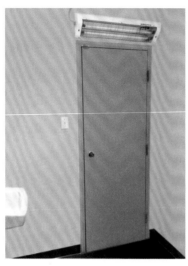

▲ 图 74-4　带运动传感器的自动卫生间紫外线消毒装置

图片由 Sanuvox Technologies, Montreal, Canada 提供

与房间大小相关的设计得当的紫外线输出，可确保目标表面上的最小紫外线照射杀菌强度为 $30mW/cm^2$，5～10min 的消毒周期时间表明，可对最常见的病原体进行了高达 6 LOG 的消毒。表74-1 为典型的预期消毒结果。

表 74-1　使用固定紫外线照射杀菌单位的典型预期消毒

消毒百分率	5min 循环	10min 循环
	9.0mJ/cm²	18.0mJ/cm²
艰难梭菌	96.872%	99.9022%
大肠杆菌	99.9999%	100.0000%
阴沟肠杆菌	96.0766%	99.8461%
肺炎克雷伯菌	99.2788%	99.9948%
嗜肺军团菌	100.0000%	100.0000%
单核细胞性李斯特菌	100.0000%	100.0000%
抗甲氧西林金黄色葡萄球菌	99.9962%	100.0000%
结核分枝杆菌	100.0000%	100.0000%
铜绿假单胞菌	99.9919%	100.0000%
沙门菌	100.0000%	100.0000%
黏质沙雷菌	99.9806%	100.0000%
表皮葡萄球菌	100.0000%	100.0000%
万古霉素耐药肠球菌	97.6971%	99.9470%

（三）空调冷却盘管消毒

大量的细菌和真菌孢子可以在供暖、通风和空气调节（heating，ventilating，and air conditioning，HVAC）系统提供的潮湿环境中生长，高相对湿度有助于其滋生。微生物营养物质可以由灰尘和环境细菌的生物膜提供。因此，以下霉菌和细菌在 HVAC 中无处不在：曲霉、青霉菌、毛霉菌、卡氏枝孢霉、镰孢菌、链格孢霉、铜绿假单胞菌、大肠杆菌、沙门菌和军团菌。

当 HVAC 技术人员打开设备时，他们会在盘管和排水盘上遇到黏糊糊的霉菌生物膜残留物。这削弱了系统的传热能力，导致更高的运行成本，也会产生不良气味。

定期清洁线圈会有一定的作用，注意清洁时不要使用不安全或易燃的清洁剂。也不鼓励使用酸和高压清洗，因为它们会缩短线圈的使用寿命。即使经常清洁，霉菌也会在 1 个月内重新生长。

空调冷却盘管翅片在恒温下构成营养丰富的湿表面区域，最终成为主要的细菌和霉菌孵育箱。消除冷却盘管 HVAC 系统内的真菌生长是固定式紫外线照射杀菌系统的常见应用。消除空调中的微生物可显著减少空气传播感染。由于涂有生物膜的盘管也会损害传热性能，因此，也可以降低能耗，从而获得可观的节能回报。

由于紫外线灯可以每天 24h 运行，因此，空气处理机组的消毒只需要很少的电力。图 74-5 显示了保持冷却盘管生物清洁的典型安装以及工程尺寸软件计算，以确保在盘管表面和翅片之间有足够的紫外线剂量。

为了保持盘管没有生物污染物，其表面需要恒定的最小 $0.25mW/cm^2$ 紫外线强度。过去 20 年进行的简单培养皿接触试验表明，这种强度足以确保 99% 的最具韧性的黑曲霉在接触 3600s 后被彻底消杀。由此可见，每平方米线圈所需的平均紫外线输出功率仅为 2.5W，考虑到标准的 33% 紫外线灯效率和 1.33 的整体均匀性补偿乘数，每平

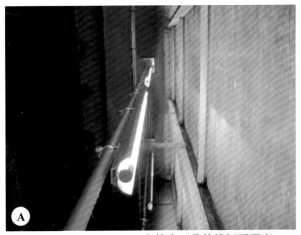

盘管表面紫外线辐照强度，
单位 μW/cm²

最大 UVC=1663μW/cm²
最小 UVC=475 μW/cm²
平均 UVC=979 μW/cm²

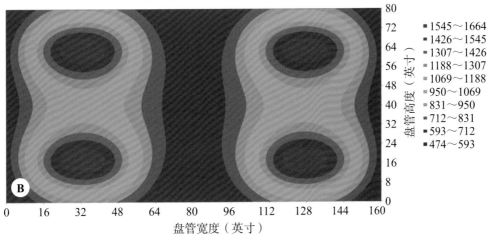

- 1545～1664
- 1426～1545
- 1307～1426
- 1188～1307
- 1069～1188
- 950～1069
- 831～950
- 712～831
- 593～712
- 474～593

盘管宽度（英寸）

▲ 图 74-5　用相应软件设计的空调冷却盘管紫外线照射杀菌消毒系统
图片由 Sanuvox Technologies, Montreal, Canada 提供

方米线圈的总输入功率消耗为 10 瓦时，就足以始终保持其无菌和清洁。

四、紫外线照射杀菌系统维护指南

（一）更换灯

紫外线灯更换应符合制造商的建议。尽管灯可以连续使用 2 年，但每年更换一次（连续使用 8760h）可确保始终提供正确的紫外线剂量。应该注意的是，虽然灯的使用寿命可能超过 2 年，但杀菌紫外线输出会降低。频繁打开 / 关闭也会导致灯故障。

（二）灯泡处置

紫外线灯应作为有害废物处理，可以按照常规商用荧光灯泡的处置指南进行处置，需要注意的是它们是含汞设备。虽然一些国家允许常规丢弃低汞灯泡，但应咨询国家和地方司法管辖区，以确认这些灯泡是否被归类为有害废物。

美国环境保护署针对包括汞灯泡在内的多种有害废物颁布了"通用废物"法规。汞灯可以作为常规废物处理，以便运输到回收设施。

（三）检查

如果紫外线灯发生故障，紫外线照射杀菌系统要可以自动报警，这一点很重要。任何故障灯都应被立即更换。由于预过滤不足或空气中的生物气溶胶而弄脏的灯可以更换或清洁，使用异丙醇或商用玻璃清洁剂或者异丙醇和无绒布清洁。

（四）安全设计指南

防止紫外线"泄漏"到 HVAC 设备之外非常重要。因此，管道内紫外线系统应完全封闭，所有检修面板都应带有外部标签，突出显示紫外线暴露的潜在危险[18]。

所有灯都应安装可锁定的强制断开装置，这些应位于灯室外部的主检修面板旁边。如果打开任何检修面板，紫外线系统应自动关闭。只有经过授权的人员才能使用紫外线"开/关"开关，并且应将其锁定以防止意外关闭。重要的是不要将紫外线"开/关"开关放置在一般房间照明开关旁边。

五、结论

如果设计得当，紫外线杀菌系统可以为 IVF 实验室提供极其有效的消毒，包括设备、表面和空气供应系统。进一步的应用包括对 HVAC 中的手术室、墙壁和地板、医疗设备和冷却盘管的消毒。公共卫生机构，如美国疾病控制中心，建议使用紫外线照射杀菌来破坏建筑物通风系统中病原体的传播。

目前，紫外线消毒不常见的主要原因是由于人们错误地认为 HEPA 空气过滤器足以提供经过消毒的空气。多年积累的现场经验表明，过滤器当然是必要的，但还不够。在处理 0.1～0.4μm 大小的亚微米级生物污染物时，即使是最好的过滤技术也无法阻止它们。与过滤器不同的是，紫外线照射杀菌技术不会捕获生物污染物，但当施加适当剂量的紫外线时，它可以有效地对它们进行消杀。紫外线照射杀菌技术能够对气流中以及受污染的墙壁和物体上的大量微生物进行消毒。

第75章 pH、温度和光照
pH, Temperature, and Light

Kimball O. Pomeroy　Michael L. Reed　著
赵立强　译　　卢智勇　校

一、卵母细胞和胚胎中的 pH 稳态

在临床的体外受精中，培养箱是输卵管和子宫的替代物。其目的是为受精和着床前胚胎的生长提供理想的环境。在这一阶段，胚胎通常通过一个动态的环境从输卵管到达子宫。温度、pH、渗透压和许多其他环境因素在这个过程中会发生变化。目前的培养箱和培养基都相当静态。培养箱通常必须提供一个折中的环境——适合于精子、卵母细胞和着床前胚胎发育的各个阶段。这个系统不应该只解决理想的生长，还应该允许理想的胚胎基因表达。它应提供必要的化学物质、生长因子、蛋白质、渗透性、温度和 pH。目前几乎所有的培养基都是针对小鼠配子和胚胎开发的，然后应用于人类。此外，我们常常不知道人类配子和胚胎的理想条件。

（一）pH

pH 是溶液中氢离子（H^+）浓度，反之则是氢氧根离子（OH^-）浓度的测量值。它是 H^+ 活性的负对数。由于这是一个对数刻度，pH 5 与 pH 6 之间的浓度差是 10 倍，pH 7.35 与 pH 7.55 之间的浓度差增加了 60%。

（二）细胞对 pH 变化的反应

维持适当的内部 pH（internal pH，pH_i）对于所有细胞的存活都很重要。许多细胞内酶的活性受 pH 调节。蛋白质合成[1]、DNA 和 RNA 合成[2]以及肌球蛋白的收缩性[3]都受 pH 影响。pH 的变

化甚至被认为是多种类型的细胞控制其细胞周期和细胞分裂的重要因素[4]。正是质子梯度（H^+）的产生驱动 ATP 合酶产生 ATP，这是大多数细胞的"能量货币"。要使这些过程发生，必须精确调节 pH。

除无核红细胞外，所有已研究过的动物细胞都能有效地调节它们的 pH_i[5]。它们通过感知 pH_i 的变化，然后适当地增加或减缓在质膜上运输酸或碱的转运蛋白的活性。pH_i 稳态的重要过程受到代谢酸生成速率和质膜中酸或碱转运蛋白活性之间微妙的平衡调节。当细胞内施加酸或碱负荷时，这些转运蛋白将发生反应并通过将酸或碱运送到细胞内或细胞外来维持稳态。

在卵母细胞和胚胎中已鉴定出三种转运蛋白（表 75-1）。两种转运蛋白通过提高 pH 来克服酸负荷，第三种转运蛋白通过降低 pH 来克服碱负荷（图 75-1）。

Na^+/H^+ 逆向转运蛋白（转运体）在维持从细菌到人类的 pH_i 方面发挥着重要作用。这些蛋白质将 Na^+ 交换为 H^+。当细胞内 pH 下降（酸负荷）时，这种蛋白质会吸收一个 Na^+ 并排出一个 H^+，从而增加细胞内的 pH。参与细胞质碱化的第二种蛋白质是钠依赖性氯化物碳酸氢盐转运蛋白。钠和碳酸氢盐被转运到细胞内，以换取氯化物的外部转运。用于酸化胞质的主要转运蛋白是阴离子转运蛋白（HCO_3^-/Cl^- 转运蛋白），它泵出碳酸氢盐以换取氯化物的泵入。

表 75-1　用于 pH 平衡的转运蛋白列表，它们起作用的生殖细胞及其保护作用				
转运蛋白	缩 写	卵母细胞	胚 胎	帮助恢复
氢钠转运蛋白（逆向转运蛋白）	NHE		X	酸中毒
钠依赖性氯化物 – 碳酸氢盐转运蛋白	NDCBE		X	酸中毒
阴离子转运蛋白（碳酸氢盐 – 氯化物转运蛋白）	AE	X	X	碱中毒

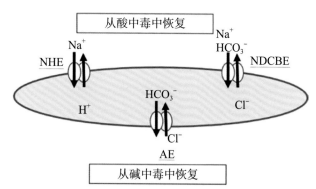

▲ 图 75-1　3 种转运蛋白分子的功能示意图

NHE. 氢钠转运蛋白；NDCBE. 钠依赖性氯化物 – 碳酸氢盐转运蛋白；AE. 阴离子转运蛋白

（三）输卵管和子宫 pH/ 卵母细胞和胚胎 pH

在试图确定培养卵母细胞和胚胎的最佳 pH 时，输卵管和子宫的 pH 是一个良好的开端。但这些有关于羊、牛和老鼠的数据，是否真的与人类的生殖道有关还有待商榷。在过去，培养基的 pH 一直设计在血液 pH 7.35～7.45。只有人类的输卵管在这个范围内[6]。

在生殖过程中，卵母细胞作为卵丘 – 卵母细胞 – 复合物（cumulus- oocyte- complex，COC）的一部分，必须离开 pH 为 7.5～7.7[7] 的卵泡。然后进入 pH 为 7.28～7.7[6] 的输卵管，在那里它可能完成受精，然后横向进入子宫，胚胎最有可能作为桑椹胚进入 pH 为 7.0～7.2[11] 的子宫[8-10]。当胚胎在不同的外部 pH 范围内游走时，它必须能够维持细胞内环境所需的适当的内部 pH。经测量，卵母细胞的 pH_i 为 7.0～7.1，卵裂胚的 pH 为 7.12[12]。上述各种运输蛋白的作用是将 pH 调节到细胞可接受的范围内。还应该认识到，这不是没有代价的。外部 pH 的过多波动可能增加胚胎能量储存的消耗，导致胚胎死亡。小鼠胚胎的研究表明，将 pH_i 提高 0.1～0.15pH 单位可导致糖酵解增加和氧化代谢降低[13, 14]。

人类卵裂期胚胎似乎能够对碱性和酸性负载做出反应，并具有活性的 Na^+/H^+ 反向转运蛋白、阴离子转运蛋白和钠依赖的碳酸氢盐转运蛋白[7, 12]。相比之下，人类卵母细胞似乎能够调节碱性负荷，但不能调节酸性负荷。它们似乎具有活性阴离子转运蛋白，但削弱了 Na^+/H^+ 反向转运蛋白和钠依赖的碳酸氢钠转运蛋白活性。因此，人类卵母细胞似乎不能有效地调节酸负荷。

作为 Na^+/H^+ 反向转运蛋白，碳酸氢盐是充分控制酸负荷所必需的。它只有在 pH 低于 6.8 时起作用。依赖于钠的碳酸氢盐转运蛋白对胚胎内部 pH_i 进行精细的 pH 控制，即 pH 7.1[12]。这就是为什么处理培养基（和冲洗培养基）应该包含一些碳酸氢盐的重要原因之一。如果处理培养基不含碳酸氢盐，则会剥夺胚胎调节 pH 至高于 pH 6.8 的能力。由于卵母细胞没有一个完全有效的机制来改变其内部 pH，必须注意确保：①培养基中存在碳酸氢盐；②外部 pH 与卵母细胞的 pH（约为 7.1）相差不大。

关于玻璃化冷冻，已有研究表明玻璃化冷冻的仓鼠 2 细胞胚胎在复苏后失去有效调节 pH_i 的能力长达 6h[14]。这些胚胎的 pH_i 在复苏后从 7.24 变为 7.34，导致 Na^+/H^+ 逆向转运蛋白和阴离子交换系统的活性降低。这是否会发生在其他哺乳动物，比如人类，还有待观察。但在玻璃化的人类胚胎复苏后应谨慎操作，以便优化外部 pH，可以避免 pH 偏移。

（四）培养基的 pH

多种培养基已成功被用于培养人类胚胎。这些培养基的制造商建议的 pH 目标范围在 7.2～7.5。第一个用于人类体外受精的培养基是基于组织培养的培养基。这些通常是简单的盐溶液（如 Earle 的）或复杂的培养基（如 Ham 的 F10）。这些培养基的 pH 被设置为应用于参考细胞系的相同水平。后来，主要是基于人体输卵管成分的研究，更复杂的培养基被开发出来了[15]。尽管如此，在大多数情况下，胚胎学家仍坚持使用先前 pH 约为 7.35 的组织培养基。

后来，开发了试图模仿输卵管和子宫动态特性的某些方面的培养基。这些序贯培养基[16, 17] 在胚胎培养的前 3 天使用一种培养基，在随后的几天直至第 7 天使用另一种培养基。通过添加氨基酸，胚胎学家终于能够将人类胚胎常规地培养到囊胚阶段。值得注意的是，这些较新的培养基最初是为小鼠胚胎配制的，然后应用于人类胚胎。此时缺乏对 pH 的关注，这些研究甚至都没有提到培养基的 pH。

IVF 培养基的 pH 主要由培养箱中 CO_2 的浓度和培养基中碳酸氢盐的浓度决定。二氧化碳由连接在培养箱上的气瓶提供，必须先渗透并平衡覆盖的油，然后才与实际的培养基平衡。接着溶液中的二氧化碳与培养基中的碳酸氢盐反应生成碳酸。形成碳酸的量主要取决于培养基中碳酸氢盐和二氧化碳的量。在实验室中，可以通过改变输送到培养箱的 CO_2 的量来调节培养基的 pH——CO_2 越多，产生的碳酸就越多，pH 就越低。对培养箱 pH 进行适当的质量控制应不仅仅包括设置 CO_2 和测量其浓度。

Fyrite 二氧化碳测定仪是一种不准确的测量 CO_2 的方法[18]，不能很好地替代实际的 pH 测量。为确保培养基的适当 pH，必须使用 pH 探头直接测量。当人们试图解决培养基问题时，这一点尤其重要。胚胎学家 Pool 在 2004 年的一篇综述中，详细讨论了关于如何进行 pH 的测量[18]。简单地说，应使用小于 1 年的甘汞或双结银 / 氯化银探头。所有用于培养的培养基中所含有的蛋白质浓度应相同。校准和测试测量应在 37℃下进行。

蛋白质的添加和实验室的海拔高度是影响 pH 的另外两个因素。这意味着每个实验室都需要调整其培养箱中的二氧化碳，以便在培养基中产生所需的 pH。添加蛋白质后应再次测量 pH，因为这会改变培养基的 pH。图 75-2 显示了含有蛋白质的两种培养基（个人通信 Jason Swain）。银灰色柱代表制造商补充了蛋白质的培养基（在补充蛋白质后调整了 pH）。蓝色条与银灰色条中的培养基相同（制造商未添加蛋白质），但实验室补充了蛋白质源（10% v/v SSS）。请注意，当实验室添加蛋白质时培养基的 pH 较制造商添加的低了接近 0.1，这很可能是由于添加的蛋白质溶液对碳酸氢盐的稀释所致。

不适当的 pH 不仅会影响细胞的 pH_i，而且可能对培养基中发现的主要蛋白质白蛋白的某些性质产生间接影响。不适当的 pH 会影响白蛋白作为螯合剂、pH 调节剂、抗氧化剂、脂肪酸载体等的作用[19]。

人们通常不了解的是 pH 也受温度的影响（这与温度对 pH 探头提供准确 pH 的影响不同）。纯水在 0℃时的 pH 为 7.47，但在 25℃时为 7.00，在

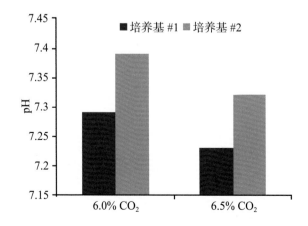

▲ 图 75-2　y 轴是培养基 pH。#1 是实验室添加 10% 蛋白质（SSS）的培养基，#2 是在生产过程中添加蛋白质的培养基（图片由 Jason Swain，2017 提供）

100℃时为 6.14。在考虑使用非 CO_2 缓冲培养基（处理或改良培养基）以及在玻璃化冷冻解冻时，温度控制不佳的情况下使用这些缓冲液时，记住这一点很重要。

如前所述，应避免 pH 偏差以提高胚胎的生存能力。这规定了 IVF 中使用的所有培养基的精确范围。取卵培养基（冲洗培养基）、胚胎培养基、操作培养基等均应遵循此范围，任何例外情况都应以生理学为基础。还应注意胚胎和卵母细胞不要暴露在 pH7.45 以上的碱性条件下。

目前，许多胚胎学家使用的培养基更接近胚胎的 pH_i（pH 7.2）。这可能是慢慢改进的结果，因为胚胎学家观察到使用较低 pH 的胚胎比以前推荐的 pH 的胚胎发育的更好。有人提出，在接近胚胎 pH_i 的恒定 pH 下，对胚胎施加的应激较小，这可能是以 ATP 形式使用的能量供应相对有限导致的[20]（译者注：即节省能量）。

（五）辅助培养基和 pH

不仅必须在胚胎培养基中保持最佳 pH，冲洗培养基、ICSI 培养基、操作培养基和玻璃化培养基等辅助培养基的使用也很重要。合成有机缓冲液，如 HEPES 或 MOPS，通常用于 IVF 中 CO_2 培养箱外的配子或胚胎的操作。可能没有意识到的是，温度会影响这些缓冲液的 pKa 以及培养基的 pH[21]。当这些缓冲液从 37℃到 25℃时，其 pH 可降低约 0.2pH 单位。

还应检查卵母细胞收集过程中培养基的 pH，以确保在常规使用期间获得适当的 pH。应特别注意培养基温度可能发生变化的情况。当为 IVF 制作培养皿时，让培养皿有足够的时间与培养箱平衡是很重要的。一项研究[22]表明在四孔培养皿中加入 50μl 或 500μl 培养基和 500μl 的油，培养基至少需要平衡 10h 才能达到所需的 pH。而液滴的大小对此没有影响。如果使用预平衡油，则平衡时间减少到不到 1h。他们还发现，移动已平衡的培养皿长达 5min 对培养基的 pH 影响很小。

一些实验室使用便携式可移动的培养箱（最初这些设备被一些人称为保育箱，实际上是改良的新生儿培养箱）来帮助他们取出或转移胚胎。这些设备装有一个显微镜，并有温度、二氧化碳和湿度的控制器。其中，许多培养箱使用热导装置来确定培养箱内气体的 CO_2 浓度。如果室内的湿度发生变化，这种类型的设备将不能提供准确的读数。设备 CO_2 的读数可能为 6.2%，而实际上，湿度因加湿不当或频繁开关已经降低了。实际上，胚胎学家可能是在一个二氧化碳浓度更低的环境中工作。因此，外部 pH 更碱性，红外 CO_2 控制器在这些情况下会更准确。

为了在配子和胚胎的研究中取得一致的结果，重要的是要时刻注意所做的事情会如何影响外部 pH。IVF 的各个方面都应具有 pH 波动的特征，首先确定培养基的目标 pH，然后确保以最小的 pH 偏移达到目标 pH。当向系统中加入新的大量培养基、更换气瓶或培养环境或方法发生任何重大变化时，应验证 pH。在模拟过程中，通过测试培养基的 pH 变化，可以根据经验确定一个培养皿在实验台上停留的最长时间。

二、温度

处理人类配子和胚胎的理想温度还没有明确的定义，但大多数胚胎学家将努力使所有表面、培养基和设备保持 37.0℃，以减少"生理和遗传应激"以及其他可能影响体外发育的因素[23-26]。

1936 年，胚胎学家 Gregory Pincus[27] 说：在获得体外培养的未受精卵和受精卵时，最好使用温洗涤液。这在实际操作中通常很困难，在室温下处理数小时的兔子卵子至少不会受到实质性影响。

在此期间，Pincus 一直在研究卵母细胞冷却和孤雌激活。

1968 年，另一位胚胎学家 Ralph Brinster[28] 写道：培养温度尚未得到很大量的研究，但 Alliston（1965 年）研究表明，在 40℃培养 6h 的兔卵转移到养母体内时，发育不如在 37℃培养的对照组。在缺乏相互矛盾的证据的情况下，一般认为 37～37.5℃的温度是维持培养的最佳温度。

实际控制温度为 38℃[29]，但整体来说是正确的。需要认识到的是，胚胎培养的许多信息，包括温度，都是从对其他物种的研究中转换过来的，如小鼠、大鼠和兔子[30]；因此，必须根据不同物种的要求和考察结果对研究进行评估。

（一）体内温度

在排卵、受精、发育以及胚胎最终沉积到子宫环境的过程中，卵巢、输卵管和子宫的体内核心温度已经被详细讨论过[31]。针对雌性（非人类）生理，Hunter[32, 33]描述了卵巢的温度梯度，以及峡部和壶腹输卵管的温度差异，并指出任何物种的直肠深处温度都可能具有误导性，可能不会转化为体外条件。排卵前卵泡比周围组织温度低，兔峡部和壶腹温度相差 0.9～1.6℃，猪峡部和壶腹温度相差 0.2～1.6℃。

关于输卵管的一个可能的解释是，越来越多的证据表明哺乳动物（包括人类）的精子具有趋热性。精子似乎对温度梯度特别敏感[34]。El-Sheikh Ali 和他的同事[35]描述说，牛从阴道到子宫深角的温度梯度相对于类固醇激素浓度不断增加，尽管在小于 0.5℃的非常狭窄的温度范围内。

如果人体的温度为 36.6～37.3℃（直肠温度），那么这一范围的什么温度最适合体外操作，什么温度最能代表生理生殖温度？体外温度应保持不变还是根据体内条件动态变化？ Hunter 表达了对与 ART 相关的人类可接受的、深层的身体和生理温度的担忧，并提议扩大对温度影响生殖过程分子方面的研究[32]。

（二）体外温度控制

在体外，卵母细胞和胚胎处理和维持的温度由设备和技术控制。关于这个话题已经有很多研究和讨论。两个优秀的资源是 McCulloh（2012）（实验室管理和质量控制[36]）和 Elder 等（2015）（详细描述了温度控制和设备管理，以及书中的其他主题[37]）。

（三）精子

大多数哺乳动物的睾丸和附睾结构在体腔外（人类，牛，绵羊，山羊）或靠近身体（兔子，啮齿动物、猪）。精子产生并存在于比核心体温略低的器官中。河马、大象和水生（淡水和海洋）哺乳动物除外，它们都有内化的睾丸和存储结构。

精子在低于体温的温度下耐受并发挥作用；将生发和储存器官（外化）暴露于体温（和高于体温）可能对精子造成损害，例如对体外顶体功能产生不利影响[38]。此外，温度升高与人类精索静脉曲张相关的不利影响已得到广泛认可[39]。精子功能（运动、获能、受精和受精后事件）可以通过适当的技术和（或）延长剂在室温和较低温度下维持和延长[40-43]。事实上，人类 ART 和用于授精的精子处理的许多指南都涉及对人类精子的室温处理。

（四）卵母细胞

卵母细胞纺锤体已在几个物种中被广泛研究，特别是与温度和卵母细胞能力的关系的相关研究。在一项经典的研究中，Pickering 等[44]冷却了少量的人类卵母细胞，以观察细胞骨架的变化。在室温下，将卵母细胞加热 10min 或 30min 至 37℃后，并非所有纺锤体结构都能完全准确地重新形成；这一结果被广泛认为是人类体外受精过程的关键。Sathananthan 等[45]将小鼠卵母细胞从 37℃迅速冷却到 15℃、4℃、0℃和 –7℃，随后用光学和电子显微镜进行评估。15℃以下的冷却可诱导纺锤体解聚和细胞质成分的一些可逆变化。Zenzes 等[46]的一项详细研究表明，人类卵母细胞纺锤体在 0℃下 2～3min 后缩短，10min 后，纺锤体完全解聚，然而染色体并没有分散。作者讨论了两种不同的微管类别并得出的结论是，解聚是时间依赖性的，微管蛋白重组可能取决于受影响的微管蛋白类别。在此背景下，这些论文代表了基础研究，评估了在没有低温保护剂的情况下卵母细胞的极端冷却。

在一项研究中，冷却卵母细胞后使用偏振光显微镜评估活细胞（不固定的）纺锤体动力学。在 25℃和 28℃条件下，升温后微管重组被延迟，而 33℃或 37℃则没有延迟[47]，而在 37℃条件下进行 ICSI 时，下游指标（如受精率）更高[48]。

Lenz 等[38] 证明，对于奶牛，对精子和卵子共培养或显微操作的不当处理可能会影响结果。顶体功能在 40℃时受损，但在较低温度（35℃和 37℃）时，与在 39℃（39℃为奶牛体温）时的对照组相比，受精能力受损。在人卵母细胞中，观察到时间随温度的相互作用，涉及卵母细胞纺锤体和染色体能力[49]。Sun 等[50] 发现，在 37℃时，人卵母细胞纺锤体在 20min 内保持稳定，但微管在 39℃（10min）和 40℃（1min）时解聚。虽然没有评估较低的温度，但人类卵母细胞似乎不应暴露在≥38℃的温度。

有可信的证据（未发表，Swain 和 Pool，个人通信）表明人类卵母细胞可以在显微操作期间冷却至室温，而不会影响下游事件。Swain 和 Pool 采纳了两个采取类似方案实验室的大量卵母细胞的数据，共同发表的受精和发育指标数据（表 75-2 和表 75-3）是令人信服的。虽然没有进行直接比较（37℃与室温 ICSI），但似乎卵母细胞的能力和减数分裂纺锤体微管的保真度可能比想象的更可靠。

表 75-2 IVF 和 ICSI 在 10 年内的受精率

	IVF & ICSI	ICSI（室温）
主实验室	12 545/18 002（69.7%）	7076/10 124（69.9%）
卫星实验室	6688/9172（72.9%）	2499/3589（69.6%）
结合	19 233/27 174（70.8%）	9575/13 713（69.8%）

IVF. 体外受精；ICSI. 卵质内单精子注射
经许可转载，引自 Swain and Pool, unpublished

表 75-3 室温下 ICSI 的临床结局（第 3 天移植）

	患者年龄 23—45 岁	患者年龄≤35 岁
临床妊娠率	407/740（55.0%）	244/389（62.7%）
分娩率	348/740（47.0%）	214/289（55.0%）
着床率	531/1607（33.0%）	333/804（41.4%）

ICSI. 卵质内单精子注射
经许可转载，引自 Swain and Pool, unpublished.

Yang 的团队[51] 发现猪完整的 COC，卵母细胞可以在室温下培养长达 3 天，并在升温和受精后保持其减数分裂和细胞质的能力。未成熟的马 COC 也可以在缓冲培养基中模拟室温运输的条件下保存，在 ICSI 后获得可接受的囊胚率[52]。

根据现有信息，在卵母细胞收集、体外操作和显微操作过程中，尽量减少极端温度的时间（低于或高于体温）似乎是谨慎的做法。最重要的是，任何将人类卵母细胞暴露在≥38℃的温度下的时间都应降至最低。

（五）胚胎

大多数胚胎学家认为人类胚胎应该保持在一个（相对）恒定的温度，在培养、常规评估、显微操作、移植准备等过程中，尽量减少不同阶段环境变化的影响。然而，在冷冻保存技术普及之前，各种物种、实验室和牲畜配子和胚胎的储存和运输是一个重要的课题[53]。

小鼠胚胎在 4℃下封闭的输卵管内成功运输[54]，卵裂期的牛胚胎在 0℃保存 30min[55]。牛胚胎可以在 4℃下保存长达 7 天，无须冷冻保存，妊娠率为 24/32[56]。Grau 等[57] 将人三原核卵裂和囊胚期胚胎在 4℃条件下保存 48h，显示 48h 后发育形成囊胚或囊胚再扩张减少，但 24h 后则不会。另一项[58] 研究表明，在将人类囊胚运输到另一个设施进行低温保存的过程中，在升温后，运输组的临床妊娠和分娩率都有所提高（注意，30min 后，培养基温度从 33℃下降到约 24℃）。

关于人类胚胎的体外培养，Hong 等[59] 描述了一项对照良好的研究，其将同一周期的人类卵母细胞前瞻性地随机分配到 36℃ 和 37℃ 这两种不同的温度中培养，使用多个培养箱，并在所有步骤中小心谨慎地将研究差异降至最低。培养箱温度分别稳定在（36±0.07）℃ 和（37±0.04）℃。受精率和胚胎非整倍体率无显著差异。然而，与 36℃ 相比，37℃ 培养的卵裂期细胞数量、囊胚形成率和"可用"囊胚数量显著增加。有趣的是，每个胚胎移植的着床率没有差异。

Hong 等没有解决高于身体温度的问题，但体内和体外的热应激确实引起了关注[60-63]。McCulloh 在他的关于实验室质量控制的章节[36] 中描述了一个案例，受精、多原核率和随后的胚胎卵裂由于培养箱操作"失控"而受到不利影响——一个不准确的温度计报告 37℃，而实际温度是 41℃。

Choi 等[64] 将单细胞小鼠受精卵暴露在高温（37℃、39℃、40℃ 和 41℃）中，时间间隔分为短时间（8h 时）和长时间（96h）。严重的短期热应激损害了早期卵裂，而长期热应激导致滋养外胚层细胞数量和质量减少，尽管已形成囊胚期胚胎。基因表达也发生改变，如移植后胎儿指标也发生改变。Youssef 等[65] 研究了小鼠胚胎的理想培养温度（体温为 37℃）。他们发现在 36℃、37℃、37.5℃、38℃ 和 39℃ 的培养条件下，囊胚和孵化中的囊胚转化率是不同的。37.5℃ 时囊胚孵化率最高，但是 37℃ 时结合囊胚和囊胚孵化率更高。

受精后的卵母细胞似乎比受精前的卵母细胞更能忍受低温，特别是在晚期胚胎形成时。在人类 IVF 实验室，这对以下事件可能是令人欣慰的，①计划的事件［例如，在不同天的评估（未使用时差培养），辅助孵化，移植，活检或冷冻保存］；②计划外的事件（例如，断电，胚胎移植需要比平常更长的时间）。

综上所述，卵母细胞的细胞骨架和细胞质成分似乎对比体温更低的温度敏感，特别是当长时间低于 33℃ 时（除非有冷冻保护剂支持）。COC 可能比裸露的卵母细胞更耐低温。

人类的卵母细胞和胚胎对高于正常体温的温度很敏感。体外温度偏高（计划外）可以通过一系列确定的专用设备和技术方案在很大程度上避免。

考虑到人类培养基和产品是在 37℃ 下进行性能验证的，生物测定和人类体外受精过程类似，在不同的温度下可能无法达到预期的效果（制造商不太可能在这些温度条件下验证）。

无论实验室的生物学（结果）表现如何，质量管理与法规遵从性和医疗或法律直接相关。因此，应该为人类体外受精过程的每个阶段选择可接受的温度目标，并采取措施维持和监控这些目标。

三、光照对胚胎及胚胎培养的影响

为了在实验室中处理胚胎，必须在不同阶段对它们进行检查，这需要将它们暴露在光照下。光照时间最长、强度最大的时候是在显微镜下进行 ICSI 或评级时。当它们从培养箱移动到平台和返回时，它们也会短暂暴露在房间内的环境光中。通常，在体内培养过程中，它们不会暴露在光线下。胚胎可能没有通过进化形成保护措施来保护它们免受光照。在取卵、配子处理、胚胎操作和分级、受精检查中以及胚胎移植过程中都存在光照。

开创性的胚胎学家 Robert Edwards 担心光线对胚胎的影响：自从体外受精开始以来，光也是我主要关心的问题之一。我们知道胚胎学家发表了许多关于哺乳动物的论文，讨论活性氧在光照下的进化及其对胚胎生长的有害影响。我们无法承担将人类胚胎植入母亲体内的任何风险，因此我们经常使用绿色滤光片来去除一些光辐射，降低光强度，并通过改变显微镜中刺眼的人造光来产生眼睛更容易接受的颜色。光的潜在影响也引起了我的关注。在移植过程中，妇科医生经常使用强烈的手术室灯照射宫颈口。然而，这是胚胎在移植过程中通过的地方。在经过激素刺激、卵母细胞收集、受精和体外卵裂后的最后时刻，这些珍贵的胚胎暴露在强光下可能会影响它们的持续发育。因此，我们在移植过程中调暗了这种光线，以避免胚胎在子宫外存在的最后阶段受到任何损害。一些研究人员对我的态度不屑一顾，他们甚至可能是对的，他们声称人类胚胎可以忍受这种程度的强光照射。但我从未从这些调查人员那里看到关于这一点的任何证据，当然安全总比后悔好。所以我仍然使用这些预防措施[66]。

据我们所知，目前还没有设计良好的关于光对人类配子和胚胎影响的研究。我们所掌握的关于光照类型、暴露持续时间或暴露于特定波长的信息仅在兔子、仓鼠和小鼠等动物模型上进行过。

在测量光时，最重要的变量是曝光时间、曝光强度，最后是光的波长。光照强度通常以 lux 为单位进行测量，但这种测量是用人眼测量的强度，对不可见波长不起作用。lux 也没有考虑曝光的长度。更好的强度测量方法是辐照度（W/m²）。作为能量的衡量标准，它包括暴露的时间。大多数关于光对细胞影响的研究都不包括对这种辐照度的测量。这使得我们很难确定这些细胞在光线下的暴露程度。

光可能在几个方面影响生殖细胞。可能存在一种直接的效应——光对细胞产生压力并激活应激基因。光可以通过电离直接损伤 DNA。光也可以间接影响细胞——氧化培养基或油的成分，甚至将一种成分变成有毒物质。这个间接的过程可以通过光氧化发生，光氧化是光与培养基和油脂成分之间的化学反应。光照与培养人类胚胎所用的油的氧化有关[67]。同样的光氧化也会使精子和卵母细胞的脂质膜发生变化，抑制受精过程。当含有 HEPES 和核黄素的培养基暴露于光下时，也可以产生过氧化氢这种有毒物质[68-72]。

最早指出光对细胞的破坏作用的观察结果之一是，光暴露会杀死放置在吖啶染料溶液中的原生动物[68]。光照改变了吖啶，导致光合作用减弱，复制和生长受到抑制。这种光将培养基成分转化为有毒物质的效应已经被其他人证实了[69, 70, 72]。

光线已被证明会损害兔子[73]、仓鼠[74-77]和小鼠[78]的配子或胚胎。即使牛胚胎在光照下没有出现对生长产生负面影响，但它们确实在诱导应激蛋白 HSP70 方面表现出较高水平[79]。

最具破坏性的光谱是可见的蓝光到紫外光（范围为 445～500nm）（图 75-3）。迄今为止，还没有研究检测过可能会损害人类配子或胚胎 DNA 的波长，但 UVB 辐射（290～300nm）已被证明会损害海胆胚胎的 DNA[80]，并损害蛋白质和膜脂[81]。过氧化物的级联反应可通过暴露于光和（或）热引发，导致培养液滴中产生水溶性毒物[82-84]。

四、结论

虽然有大量证据表明，光线会对非灵长类哺乳动物的配子和胚胎有害，但几乎没有确凿的证据表明光照会对人类的配子或胚胎有害。光可以通过改变油和培养基成分（包括 HEPES 等缓冲液）来影响油和培养基的质量。最具破坏性的光谱出现在蓝色可见光谱和紫外光谱（＜500 nm）。通过加入抗氧化剂或排除光氧化培养基成分，有可能减少光对胚胎的影响。通过限制暴露在任何光线下，使用环境光过滤器，以及避免使用荧光灯，减少 IVF 实验室中有害波长的数量，也可以最大限度地减少光的这些负面影响。

在建造胚胎学实验室时，应注意避免阳光直射。这可能需要在任何外部窗户上覆盖反射膜。应该减少使用罩灯、环境灯、前照灯和显微镜灯。绿色旁路滤光器可能有助于最大限度地减少显微镜灯的潜在损害。延时成像技术的最新发展意味着，目前了解光在体外培养人类胚胎中可能发挥的作用更为重要。

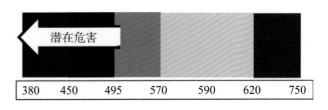

▲ 图 75-3　可见光波长（nm）

第76章 体外受精实验室中胚胎培养箱的比较

A Comparison of Embryo Culture Incubators for the IVF Laboratory

Jason E. Swain 著

胡嘉嘉 译 卢 惠 校

在胚胎培养过程中，尽可能地减少环境应激因子和胚胎培养环境的反复变化，是实现最佳胚胎发育和最大限度提高辅助生殖技术（ART）结局的必要条件。需要考虑的关键环境变量包括培养基的二氧化碳浓度/pH、温度稳定性、氧气浓度、培养基的蒸发/渗透压和空气质量。重要的是，所有这些潜在的环境应激因子和其他因素都会受到实验室培养箱的影响和调节，体外培养的配子/胚胎大部分时间是培养在这些培养箱中。因此，培养箱是 IVF 实验室最重要的设备，可以维持培养系统内部的环境稳定性。因此，培养箱的选择和正确地使用/管理对于体外受精项目的成功至关重要。

随着制造业和技术的进步，现在市场上存在几种具有不同容量、功能以及以不同方法控制其内部环境的培养箱类型（表 76-1），这导致了为 IVF 实验室选择合适的培养箱变得越来越复杂。

一、培养箱功能

在 IVF 实验室，培养箱的主要功能是为配子和胚胎在体外培养和发育期间提供一个稳定的环境。为了实现这一目标，培养箱必须可以调节几个环境变量，包括气体浓度（氧气和二氧化碳）、温度和湿度。这必须在没有污染和挥发性有机化合物（VOC）的洁净环境中进行，因为它们会损害胚胎的发育。重要的是，不同的培养箱会利用各种方法来保持这种稳定性。此外，IVF 实验室在选择培养箱时还需要考虑很多因素。

（一）气体环境和传感器

实验室培养箱的主要功能是持续可靠地提供合适的气体环境。具体而言，调节二氧化碳（CO_2）的浓度至关重要，因为这种气体有助于调节培养基的 pH。培养基 pH 是一个显著影响配子功能和胚胎发育的重要变量[1-4]。

现代的胚胎培养箱还必须能够提供一个氧气（O_2）浓度降低的环境。虽然大气中的 O_2 浓度约为 21%，但长期以来的研究表明，在植入前胚胎发育过程中，将培养箱中的氧气浓度降低至 5% 更有利于多种动物物种以及人类胚胎发育和活产[5-7]，尤其是在培养到囊胚期的整个培养期间使用效果更显著[8-10]。降低 O_2 浓度最常见的方法是通过提供氮气置换大气中的 O_2 以实现平衡，从而在培养箱内达到所需的 O_2 浓度。进一步降低 O_2 浓度至 <5% 是否有益人类胚胎的发育尚不清楚，但这是目前的研究热点[11, 12]。

培养箱需要快速准确地测量 CO_2 和 O_2 浓度，以便及时达到目标设定值并确保维持合适的生长条件。对此基本功能有重要影响的是安装的传感器的类型。IVF 培养箱中用于监测 CO_2 浓度的两种主要传感器类型是热导（thermal conductivity, TC）或红外（infrared, IR）传感器（图 76-1）。

TC 传感器通过测量两个热敏电阻之间的电阻来工作，一个热敏电阻封闭在一个不透水的培养

表 76-1 评估和选择实验室设备时应考虑的培养箱技术变量	
	选 项
气体类型	• 仅有 CO_2 • 低 O_2 混合器 • 低 O_2 预混缸
二氧化碳传感器	• 红外 • 热导
氧气传感器	• 锆 • 原电池（燃料电池）
温 度	• 气套式 • 水套式 • 直接加热式
体积 a, b	• 桌面培养箱：2-室、复式、其他（即时差培养箱） • 小型箱 • 大型箱
湿 度	• 有 c • 无
污染控制 d, e	• 高温 • 内部紫外线 • H_2O_2 • 铜合金 • 外部/内部高效粒子空气过滤器 • 外部/内部挥发性有机化合物过滤器
其 他	• 数据记录 • 价格 • 患者容量 • 维护 • 技术整合（动态培养、延时摄像机、警报器连接、实时 pH 传感器等）

a. 实际体积将因设备不同而不同

b. 还有其他新的设计，但这些是指代体外受精实验室中最常用的培养箱的通用术语

c. 有些装置通过水盘冒气，以加速重新加湿

d. 拆卸内部零件和（或）擦拭内部零件的方便性也很重要

e. 有/无内部风扇或其他功能也会造成影响

箱腔室中，另一个热敏电阻暴露在培养箱内[13]。培养箱中二氧化碳的存在会改变两个热敏电阻之间的电阻，从而可以测量气体浓度。重要的是，温度和湿度会影响 TC 传感器的电阻并影响其测量结果。

与 TC 传感器相比，IR 传感器在很大程度上不受湿度和温度的影响。IR 传感器发射光，并利用专门的光学设备来检测 IR 光的吸光度，测得的吸光度与培养箱内的二氧化碳水平有关[14]。与 IR 传感器相比，由于 TC 传感器在温度和湿度稳定之前，无法完全确定气体浓度并进行调整，所以使用 TC 传感器的培养箱往往需要更长的时间来测量。同时因成本降低和 IR 传感器使用寿命的延长，IR 传感器已经成为许多胚胎特定/现代 IVF 实验室培养箱的首选。

与培养箱的二氧化碳传感器类似，有两种主要类型的气体传感器用于评估培养箱氧气浓度，分别是原电池/燃料电池传感器或锆传感器[15]（图 76-2）。尽管现代电流传感器提高了响应速度，但与锆传感器相比，它们响应时间仍然较慢。此外，与锆传感器相比，电流传感器往往需要更频繁地更换以确保功能正常。

重要的是，对于培养箱氧气和二氧化碳读数，不应仅依靠培养箱外部的数字显示器来判断重新平衡期间气体恢复的速度。某些型号培养箱通过出厂前编程，在实现内部气体浓度重新平衡之前会显示气体设定值。如果要评估 IVF 培养箱腔室内的环境稳定性或气体恢复速度，建议使用放置在腔室内的独立测量装置，以便进行更准确的评估或比较。这些独立的测量装置可能包括独立的如 fyrite 气体传感器，也可以将其作为报警系统的一部分。此外，实时 pH 计可以准确评估二氧化碳气体浓度的恢复速率（图 76-3）。

还应该提到的是，在没有气体传感器或培养箱内没有气体混合器的情况下，可以通过使用医用级预混合气体钢瓶，实现准确的气体水平。这些预混合气体可以直接供应给培养箱或放置在培

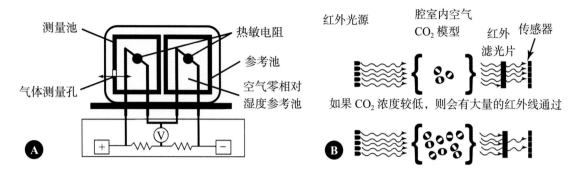

▲ 图 76-1　培养箱中常用的二氧化碳传感器类型
A. 热导传感器；B. 红外传感器

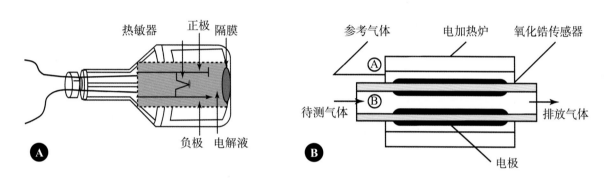

▲ 图 76-2　培养箱中常用的氧气传感器类型
A. 原电池 / 燃料电池；B. 锆

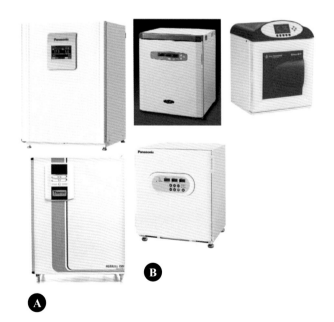

▲ 图 76-3　体外受精实验室常见的培养箱类型
A. 大型培养箱的尺寸可能有所不同，但通常约为 150L；
B. 小型培养箱的尺寸通常在 30～55L

养箱内的密封模块化腔室内，而无须培养箱配备内部气体混合器来将气体调整到适当的比例。使用这种预混气体方法，一旦培养箱中充满预混气体，就可以迅速达到适当的二氧化碳 / 氧气浓度。重要的是，实施适当的质量控制对于确保气瓶内的预混合气体浓度 / 比例，并在特定实验室所需的特定培养基中产生适当 / 所需的 pH 和生长条件至关重要。使用的培养基、蛋白质类型和浓度以及实验室海拔高度等因素，将决定获得理想的培养基 pH 时所需的二氧化碳浓度。

（二）培养箱腔室的大小和数量

腔室容积和数量是培养箱功能和选择的重要因素。无论使用何种气体传感器或供气方法，培养箱腔室的容积都会影响气体平衡和恢复时间。传统的"大箱体"培养箱（150～200L）由于需要开门，可能需要较长时间才能重新将二氧化碳和

（或）氮气充满。因此"小箱体"培养箱（14～50L）在 IVF 实验室中得到越来越多的使用。根据实验室工作流程的不同，这些小型培养箱可能有助于提高气体浓度恢复速率并减少环境应激，与大型培养箱相比，能够获得更好的结果[16]。对于"箱式"培养箱，通常每个架子放置一名患者样本，这些装置可用于培养基的平衡和存放试管，以便进行精子制备等过程。

目前普遍使用的新型培养箱包括各种尺寸 / 配置的桌面 / 顶置式培养箱，这些培养箱是专门为临床 IVF 设计的，具有极小的腔室（0.3～0.5L），进一步缩短了气体 / 环境恢复时间（表 76-2）。这些现代桌面培养箱通常能为单个患者提供多个单独的培养室（图 76-4）。

表 76-2　现代桌面体外受精孵化器类型和湿度选项		
品牌 / 型号	类 型	湿度控制
K 系统 G210	多室	无
K 系统 G185	多室	无
Astec EC-6S	多室	无
Astec EC-9	多室	无
ESCO Miri Multiroom	多室	无
IKS DS-1	多室	可选择
Synvivo CNC-I091	多室	无
ESCO Miri TL	延时拍摄	无
Vitrolife Embryoscope	延时拍摄	无
Vitrolife Embryoscope plus	延时拍摄	无
Genea Biomedx Geri	延时拍摄	可选择
Cook K-MINC	双室	有
Planer BT-37/INC-A20	双室	有
Labotect Labo C-Top	双室	有
Astec IVF Cube	多室可拆卸	有
Planer CT37stax	多室可拆卸	有

在 IVF 实验室中经常会混合使用各种类型的培养箱，并且正如将要讨论的，无论培养箱的数量或大小如何，培养箱管理是优化培养箱功能的一个关键组成部分。

（三）空气过滤和质量

影响培养箱气体环境功能的另一个相关变量是空气质量。空气质量，特别是挥发性有机化合物（VOC）的存在以及含量，尽管相关水平仍然未知，仍然可能会对植入前胚胎发育产生负面影响[17-20]。因此，大多数实验室都有专用的空气处理系统来过滤颗粒物和 VOC。各种研究表明，空气质量的改善有利于胚胎发育或结局[20, 21]。然而，虽然 IVF 实验室内的空气质量很重要，但培养箱内本身的空气 / 环境质量更值得关注。

实验室空气质量将影响培养箱内的空气质量，尤其是在仅含 CO_2 的培养箱中，其携带约 94% 的室内空气。另外，还必须考虑来自供应罐的气体质量，特别是在低氧培养箱中，这些培养箱用这些罐中的氮气填充其内部，以将氧气含量降低到约 5%。在用于 IVF 培养箱的气体供应罐中可检测到 VOC[18]。为了应对这一情况，在进入培养箱之前通过串联式过滤器过滤供应气体是改善培养箱气体环境的有效方法。这些串联式过滤器包含 HEPA（高效微粒气体）过滤，以减少微粒数量。此外，减少 VOC 的其他过滤方法包括活性炭过滤或高锰酸钾过滤。至少有一项初步研究表明在使用内置气体 VOC 过滤器后，胚胎发育有所改善[22]。

在培养箱内放置专门的 VOC 过滤装置也可以改善空气质量和结果[19, 23, 24]，尽管情况并非总是如此[25-27]。它们的有效性取决于它们的大小，安装在更小的培养箱中可能会有问题。目前一种改善空气质量的新方法正在被应用到一些培养箱中，例如通过紫外光源循环气体，减少可能的微生物的同时光催化分解 VOC[28, 29]。

应该提到的是，使用预混气体钢瓶的培养箱要具备在气体进入培养箱之前过滤全部供气的能力。相比之下，自行混合气体培养箱（如纯 CO_2

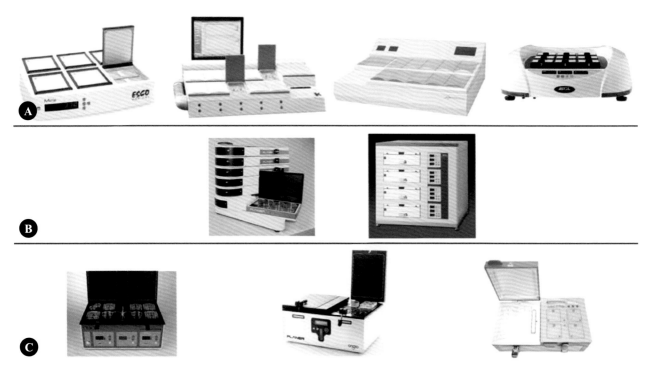

▲ 图 76-4　各种现代桌面培养箱可供体外受精实验室使用，不同型号则尺寸、腔室数量和各种附件各不相同
A. 多室系统；B. 带有可拆卸培养腔室的多室系统；C. 双室系统

或低 O_2 培养箱）至少有一部分室内空气存在，如果在室内空气质量高的情况下，可能不会造成什么问题。此外，需要注意的是塑料器皿或培养箱内部组件可能会在培养箱的高温下"释放 VOC 气体"[17]。因此，尽管具有可接受的外部空气质量或预过滤的气体供应，但培养箱内仍然可能有 VOC 的存在。在这种情况下，对培养箱进行适当的初始清洁并对设备和用品进行 VOC 释放可能有助于解决问题。此外，在培养箱中放置模块化 VOC 过滤装置或通过外部过滤器使箱内气体环境再循环也可能是有效的。

（四）温度控制和稳定性

众所周知，温度会影响配子和胚胎功能的各个方面，最显著的是会影响卵母细胞减数分裂纺锤体的稳定性[30-32]，可能还会影响胚胎代谢[33] 和细胞有丝分裂的时间[34]。然而，数据表明在女性生殖道中可能存在温度梯度[35-37]。因此，尽管对于培养不同细胞类型和处于不同发育阶段胚胎的 IVF 培养箱的最佳目标温度仍然未知[27, 38]，但为了

减少有害的环境应激，当细胞还在培养箱内时保持可控 / 稳定的温度是必需的。

IVF 培养箱主要采用三种加热方法。箱式培养箱的两种方法包括水套式和气套式，这两种方法都可以加热培养箱内的空气，并且可以包括或不包括内部风扇循环。第三种加热方法主要用于较新的 IVF 专用桌面 / 顶置式培养箱，使用时需要接触加热的培养箱表面并直接将热量传递到培养皿和密闭的培养基上。一些培养箱可能会加热其底部，而另一些培养箱可能会加热顶部和底部。培养箱中使用的三种加热方法各有优点和局限性。

水套式培养箱在培养箱打开后或断电时保持热量的时间更长。然而，这些装置很重，往往有较高的电力消耗，并且可能会加重应急电源的负担。也有人担心水套式的内部会引起污染。相反，气套式的培养箱升温迅速，但在电源中断的情况下不能长时间保持热量。第三种加热方法，是利用直接加热 / 接触，可在培养箱打开后非常快速地恢复温度，但与气套式装置类似，很难在断电期

间保持该温度。

重要的是，无论采用何种升温方法，任何类型的培养箱内都可能存在温度梯度。这种温度梯度在使用水套式或气套式的箱式培养箱中最为常见。初步报告显示，当培养皿放置在大型水套式培养箱的不同位置时，温度会在 36.97℃、37.17℃和 37.23℃ 之间变化[39]。这种微小的波动是否有害目前尚不清楚，但建议在箱式培养箱的托架之间进行独立的温度测量，这被称为温度分布。此外，验证各个腔室之间或各种桌面 / 顶置式培养箱的加热表面之间的温度，可以提供有关温度准确性和稳定性的关键信息，这些信息可能会影响配子和胚胎的发育和功能。

（五）湿度和蒸发

许多培养箱会提供较高的湿度，以减少培养过程中较高培养温度下的培养基蒸发。这有助于避免培养介质渗透压的有害上升，从而影响植入前胚胎的发育[40, 41]。培养箱内的加湿通常以被动方式实现，通过放置在培养箱腔室底部的储水器蒸发或冒泡进气。需要注意的是，潮湿的储水器的存在也是潜在的污染源，应定期监测并更换水。

需要注意的是，培养胚胎并不一定需要特定培养箱内的湿度，许多新的 IVF 专用桌面培养箱不提供加湿功能（表 76-2）。如果使用足够量的油覆盖并适当地更换 / 补充培养基，则可以在非加湿培养箱中实现高质量的胚胎发育。要注意的是，尽管在非加湿培养箱中使用矿物油覆盖，但仍会发生培养基蒸发[42]。因此，应考虑培养基体积和油量以及连续培养天数等变量，并测量渗透压以确定培养条件的适宜性。更为重要的是随着一步培养基和不间断培养的使用增加，随着时间的推移，蒸发更有可能发生。

有趣的是，最近的一项研究表明，与完全干式的培养箱相比，对干式桌面培养箱进行加湿处理可以改善胚胎的发育[43]。虽然该研究未对培养基的蒸发量进行评估，但认为干式培养箱中渗透

压增加，甚至培养基 pH 的升高可能是胚胎发育欠佳的原因之一。然而，将水加入正常干式培养箱中可能引起一系列问题，包括培养箱内部会出现冷凝现象，并且内部电气部件可能会受到影响，因为这些部件不是为在潮湿环境中使用而开发的。

（六）其他注意事项

选择培养箱需要考虑的其他因素包括可用的清洁和消毒方法，以减少污染的发生。各种培养箱都是由含铜合金制成，因为铜可以作为抗菌剂和抗真菌剂[44, 45]。然而，至少一项研究表明，培养箱壁上的氧化铜颗粒可能对牛胚胎发育产生不利影响[16]，尽管所采用的实验设计无法证明任何明确的相关性，并且一些含铜的培养箱已成功用于人类胚胎培养。

作为污染控制的替代方案，一些气套式培养箱具有热净化循环能力。其他类型的培养箱可由制造商配备过氧化氢灭菌功能。对水盘的紫外线处理也可以减少某些装置的污染发生率，但是这一功能经常被关闭以避免对培养箱内培养的细胞造成损害。大多数培养箱可以通过拆卸内部部件，以便进行高压灭菌，并使用胚胎安全产品擦拭培养箱内部。例如过氧化氢或其他商品化的 IVF 清洁溶液，最好用 VOC 含量低的产品进行消毒和（或）清洁。可拆卸部件较少或没有内部循环风扇的培养箱更容易清洁，并有助于降低污染风险。

选择实验室培养箱时的另一个需要考虑的因素是对质量控制 / 保证的日常监测。当处理桌面培养箱中的多个腔室时，每天测量每个腔室中的气体水平或温度可能很耗时。然而，新技术正开始解决这些问题，每个腔室都有小型实时温度传感器[46]或实时 pH 传感器。

培养箱选择的标准还包括其他实用项目。涵盖所占用的空间、室门开关及上锁的方式，气体浓度的测量方式、培养箱或腔室激活当前报警系统的能力，以及预防性维护和服务的有效性。建

议在购买和临床应用之前，对培养箱的"展品"设备进行试用，或在展厅或其他实验室对设备进行仔细检查。

二、比较研究与临床结果

在同行评审的文献中，很少有关于特定培养箱装置的环境稳定性和恢复情况的比较研究，而关于胚胎发育或辅助生殖结果的比较研究更少。此外，需要仔细审查现有文献，以了解各种报告的差异，这种审查往往指出在解释结果时需要考虑研究的设计局限性。

比较直接加热的小型双室桌面 / 顶置式培养箱（约 0.43L）和水套式且没有内门的大型箱式培养箱（约 170L）的研究，结果发现桌面 / 顶置式装置且直接加热的培养箱的温度恢复速度明显更快[47]。桌面 / 顶置式培养箱的温度根据培养基体积的不同，可以在 5.5～6.5min 内恢复到 37℃，而大型箱式培养箱 20min 未能达到设定值（36.2℃和 36.7℃）。该结果对于小型或大型的气套式箱式培养箱或使用密封内门的培养箱是否同样适用尚不清楚。有趣的是，使用研磨铝块将培养皿固定在箱式培养箱内，有助于保持培养皿内稳定的温度[47]。这些数据表明了适当的培养箱管理对优化培养箱稳定性和性能方面至关重要。这是否会导致胚胎发育或临床结局的差异尚不清楚。

将具有两个顶置式腔室的小型桌面培养箱（约 0.43L）和一个小型箱式培养箱（约 32L）进行比较时，发现在打开 5s 后，桌面 / 顶置式培养箱有更快的温度恢复速度（5min vs. 30min）和氧气恢复速度（3min vs. 8min），提高了"优质"早期胚胎的发育（40% vs. 38%），并提高了"优质"囊胚的形成率（15% vs. 8%）[48]。有趣的是，这项研究测量的是氧气恢复速度，而不是二氧化碳恢复速度。使用预混合气体供应时，在桌面培养箱中氧气和二氧化碳的恢复速度相同，但在使用单独气体供应的箱式培养箱中，由于体积较大，需要的

氮气量较大，因此氧气的恢复速度比二氧化碳慢得多。如果测量二氧化碳是否还会存在如此大的差异尚不清楚，虽然这可能更重要。此外，研究使用的小型箱式培养箱配备了过时的技术，使用了 TC 二氧化碳传感器并采用了水套式。如果使用更快的 IR 二氧化碳传感器和气套式加热装置，是否会出现相同的差异尚不清楚。重要的是，在本研究中没有使用油覆盖，而且在两个培养箱中的总体囊胚形成率都很低。使用油覆盖可能会稳定pH 和温度，并可能改善次优生长条件。因此，虽然桌面 / 顶置式培养箱可能更快地恢复供气和温度，但对研究设计的更详细审查表明，使用更现代 / 优化的方法，两个培养箱之间的差异可能不会那么明显。

在另一项研究中，比较了一个箱式培养箱和一个小型双室桌面 / 顶置式装置培养箱，检查了温度、二氧化碳和湿度的恢复情况。此外，还比较两种类型培养箱的受精率、胚胎质量、临床妊娠率和着床率[49]。在培养箱打开 10 s 后，发现在温度恢复（1min vs. 180min）、二氧化碳恢复（8min vs. 120min）和湿度恢复（12min vs. 180min）方面均存在显著差异，且都是在桌面 / 顶置式装置培养箱中恢复更快。值得注意的是，大型箱式培养箱配备了非密闭的内门，与采用这种稳定措施的新型培养箱设备相比可能无法提供稳定的气体环境。此外，研究中使用的大型箱式培养箱使用了较慢的 TC 传感器和采用水套式装置。最后，桌面 / 顶置式培养箱通过预混气体进行低氧培养，而大型箱式培养箱仅使用二氧化碳。如前所述，与高氧培养相比，低氧培养似乎能改善植入前胚胎发育和临床结局[5-7]。此外，与在大型箱式培养箱中使用约 94% 的室内空气相比，在桌面 / 顶置式培养箱中使用预混合医用气体可以获得更好的空气质量。在一项初步研究中可以找到对这一理论的支持，该研究比较了相同类型的大型箱式培养箱和小型桌面 / 顶置式培养箱。这项研究的结果表明，与大型箱式培养箱相比，在桌面设备的五种不同

培养基中，有两种观察到空气质量 / 气体成分确实可能是改善小鼠囊胚发育的部分原因。有趣的是，虽然培养箱之间可能存在其他培养系统变量，但尚不清楚为什么没有在所有的培养基类型中观察到这种结局[50]。在另一项对同类型大型箱式和桌面培养箱进行比较的研究中，在培养系统中存在以上相同的混杂变量[51]，因此无法准确评估培养箱是否是独立的影响因素。尽管在这些研究中，大型箱式培养箱提供的培养参数和次优培养条件存在差异，但在人类胚胎发育、临床妊娠率和着床率方面均未见显著差异的报道[49]。

在一项使用人类供体卵母细胞检验培养箱的比较研究中，评估了桌面 / 时差培养箱和大型箱式培养箱之间的临床结果（通过 M.Cruz 的个人信件沟通确认了大型培养箱的尺寸）。尽管胚胎处理方法存在显著差异，包括在桌面培养箱中的不间断的胚胎培养模式，同时至少两次从大型箱式培养箱中处理 / 取出胚胎，以及在桌面培养箱中使用低氧而在大型箱式培养箱中使用高氧，结果表明在囊胚形成、囊胚评分 / 质量或持续妊娠率方面无明显差异[52]。此外（在该研究中），胚胎在大型箱式培养箱中以微滴的形式单独培养，同时在桌面培养箱单独的微孔中培养（与 M.Cruz 的个人信件沟通），培养皿的这种差异是值得注意的，因为所使用的培养平台类型可以创造独特的微环境并对胚胎发育产生不同的影响[53]。虽然基于特定培养箱的第 3 天或第 5 天的胚胎移植周期数之间的报道显示没有显著差异（桌面 / 时差培养箱和箱式培养箱）[52]，但在使用不同的统计软件对报告的数据进行重新分析后，与小型的时差培养箱相比（19/50），从大型箱式培养箱（34/58）进行的第 5 天胚胎移植周期似乎更多。对第 5 天的胚胎进行移植是一种常见的做法，取决于可获得的胚胎的质量或数量，尽管没有临床结局差异的报道。因此，使用小型的桌面培养箱并不一定意味着获得的胚胎质量更好，因为其他几个培养系统的变量可能也会影响发育（图 76-5）。

另一份已发表的报道比较桌面 / 时差培养箱与标准的大型箱式培养箱（通过与 M.Cruz 的个人信件沟通确认了大型培养箱尺寸）的胚胎发育、临床妊娠率和着床率的关键指标。即使在两种培养箱处理之间存在几个混杂变量，如不同的培养皿（Embryoslide™ 与 Nunc 4 孔）和胚胎培养密度（单独 vs. 成组），在任何检测点均未发现统计学上的显著差异[54]。两种培养箱都没有使用低 O_2（pers. comm. K. Kirkegaard），也未报道培养箱使用其他条件，如湿度或 pH 相同 / 不同。如果不能正确地控制培养箱之间所有这些有影响的培养系统变量，就不可能真正确定特定培养箱相对于另一个培养箱的"优势"。因此，虽然这些已发表的报道有助于证明时差成像（TLI）系统对胚胎的安全性，但是使用小型的培养箱并不能保证获得更好的临床结局。同样的数据可以支持下面的观点，即经过适当管理的大型培养箱可以产生与 TLI 桌面设备

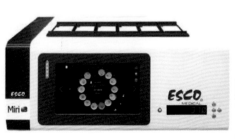
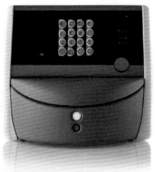
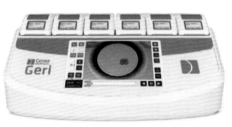

▲ 图 76-5　3 个包含时差成像（TLI）的现代培养箱，利用单独腔室为每个患者提供环境稳定性，患者容量和可用配件因系统而异

相似的结局。

最近的一项回顾性观察性多中心队列研究，比较 TLI 培养箱与配备 TC 传感器的大型 CO_2 培养箱培养的胚胎移植后的临床妊娠率。该研究表明，每取卵周期的临床妊娠率增加 20.1%，或每移植周期的临床妊娠率增加 15.7%[55]。然而，正如本文所指出的，这可能是由于多种因素造成的，包括但不仅限于是通过 TLI 改进了胚胎选择，以及 TLI 培养箱中使用的不间断培养方法。重要的是，TLI 培养箱的医用气体供应通过 HEPA、活性炭和紫外线进行了广泛过滤，而大型箱式培养箱的气体没有进行过滤。将培养箱影响因素分开的改进方法包括在大型培养箱中使用 TLI，同时其空气质量与桌面 TLI 培养箱一样，然后再比较两者的结局。

对 TLI 系统和大型培养箱进行的另外一个回顾性配对分析[56]，在大型箱式培养箱中约有 50% 患者的胚胎使用高 O_2 培养，而 TLI 培养箱使用低 O_2 培养。在大型培养箱中使用四孔培养皿，而 TLI 培养箱中使用专用培养皿，比较两者的临床结局。研究中没有关于植入前胚胎发育的比较。研究结果显示与大型培养箱相比，TLI 系统具有更高的临床妊娠率、着床率和活产率。重要的是，由于回顾性研究的局限性，培养体系中的几个变量（胚胎选择方法、各种培养耗材的批号、氧含量等）在培养箱之间是不同的，导致很难确定一个培养箱在改善胚胎质量方面是否真的比另一个培养箱更有效，或者培养体系作为一个整体是造成报告差异的主要原因。

一项采用患者随机分组的前瞻性研究，比较 TLI 培养箱和标准箱式培养箱中培养 2 天后的胚胎结局[57]，两个培养系统都使用低 O_2 和相同的培养基，箱式培养箱的胚胎培养在 20μl 微滴中，TLI 系统使用专有的 TLI 培养皿。在 TLI 系统中培养的胚胎没有受到外界干扰，而在箱式培养箱中培养的胚胎在三个时间点被取出进行观察。第 2 天，观察到培养箱之间形成的优质胚胎数量无明

显差异，以及妊娠率或着床率无发现差异，但在 TLI 系统培养的胚胎移植的患者流产率较高。而延长培养至囊胚期后是否会观察到类似的结果尚不清楚。

另一项对箱式培养箱和 TLI 系统的前瞻性比较研究是在预后不良的患者群体中进行的。箱式培养箱的标准培养皿使用 20μl 滴液，或 TLI 培养箱的锥形培养皿使用 25μl 培养基；对患者进行随机分组，比较培养 3 天后的结局[58]。两种培养箱系统都使用低 O_2 和相同的培养基，箱式培养箱的胚胎被取出观察三次，TLI 培养箱的胚胎不受外界干扰并使用 TLI 监控系统进行成像拍摄。观察发现 TLI 培养箱中的 16 名患者（44 个受精卵）和箱式培养箱中的 15 名患者（42 个受精卵），在第 3 天胚胎质量无明显差异，以及妊娠率也没有差异（18.8% vs. 20.0%）。作者指出，TLI 培养箱与标准培养箱相比，使用方面需要花费更多时间。7 名卵母细胞捐献者也被随机分配到这两个培养系统中，值得注意的是，在 TLI 系统培养的 36 个胚胎中，获得的 A 级胚胎的水平较低，而两个培养系统之间 A 级 +B 级胚胎没有差异，应注意到该研究未培养到囊胚阶段。

为说明除培养箱类型或腔室大小外，其他调节胚胎发育的因素的重要性，通过添加一个水盘在一个培养箱中提高湿度，另一个培养箱不加湿，对两个相同的 10 室桌面培养箱进行比较。采用患者随机分组，确保患者群体之间没有差异，所有其他情况都相似。作者报道称，在非加湿培养箱中培养的胚胎在第 3 天和第 5 天发育受损，并且移植后产生的妊娠率较低[43]。

虽然新的培养箱技术应该是有益的，但应该注意的是技术不太先进的"更生理学的"方法也可能有助于改善胚胎发育。将患者随机分组后，对阴道培养胶囊和箱式低 O_2 培养箱进行比较研究[59]。虽然箱式培养箱中获得了更多的卵裂期胚胎（88% vs. 69%）和更多的 >2BB 总体囊胚（51% vs. 31%），但作者指出可用于移植的高质量

囊胚数量两者并没有差异，只有在体内培养（阴道培养胶囊）的胚胎产生了完全孵化的囊胚，观察到移植后的妊娠率或着床率均无差异。因此，虽然着床前胚胎通常不会接触阴道，而且在阴道培养过程中，患者之间的环境条件可能存在差异，但是这种方法似乎能够获得高质量的胚胎以供使用。如果与现代桌面培养箱相比，同样的结果是否成立尚不得而知。

综上所述，对胚胎培养箱的比较研究表明，在环境恢复（包括气体环境和温度）等终点事件方面，各培养箱之间存在明显差异。这些环境恢复的差异在很大程度上取决于培养箱腔室大小和使用的技术，如气体传感器类型或温度控制方法。重要的是，必须注意为每种类型的培养箱使用最佳可用技术／方法，以便更好地对设备之间进行评估比较。许多现有报告将新的小型桌面培养箱或 TLI 培养箱与过时的大型箱式培养箱进行比较。虽然这反映了许多真实世界中的系统变化，但将新的小型培养箱与"优化"的大型箱或小型培养箱进行比较，可能会更深入地了解培养箱本身的影响。

此外，通过前瞻性研究明显发现，虽然小型培养箱能够更快地恢复气体环境和温度，这无疑会减少环境应激，但这并不一定就意味着临床结局会更好。此外，已发表的比较研究未能正确控制混杂变量，如气体环境、使用的培养皿类型和胚胎选择方法，这使得很难确定特定培养箱类型的潜在影响或优势。

三、培养箱管理

对现有比较培养箱研究的批判性审查表明，无法确定哪种是"最佳"培养箱。培养箱的优势会因每个实验室的特定用途和需求而异。如前所述，由于各种原因，不同类型的培养箱之间的结局可能会有所不同 [16, 27]。这加强了对实验室 IVF 培养箱进行严格质量控制和正确管理以优化其功能和结局的必要性 [27]。深入了解特定的培养箱，

对桌面／顶置式和标准箱型培养的功能和潜在缺陷可能会有所帮助 [60]。无论实验室使用何种类型的培养箱，如果没有正确的培养箱管理，即使是采用最新技术的最先进的设备，环境稳定性和胚胎发育也可能受到影响。

适当的培养箱管理旨在维持培养箱内环境稳定性。实现这一点的关键方法包括分配患者样本和适当的工作流程，以避免过度使用特定的培养箱。如果不采取这些措施就会导致"过度拥挤"，并且由于反复开门／关门而无法维持稳定的培养环境。因此，培养箱管理需要足够数量的培养箱设备，不仅基于总周期量，还基于执行这些周期的时间范围。如 12 个月期间执行 300 个周期的 IVF 实验室对培养箱数量的要求与全年按时间间隔执行相同 300 个周期的 IVF 实验室的要求不同。进行囊胚培养的实验室和不进行囊胚培养的实验室所需的培养箱数量也不同。

除了考虑所需培养箱的数量外，还必须考虑培养箱之间的使用或工作流程。因更近的位置／距离而优先使用特定的培养箱，可能会因增加开／关次数而影响单个培养箱的环境稳定性。研究表明，使用带有 TC CO_2 和电流 O_2 传感器的水套式小型箱式培养箱，在 6 天的时间内开门的次数从 6 次减少到 4 次，可显著改善人类囊胚的形成（53% vs. 43%）和"优质"质量囊胚的比例（60% vs. 1%），尽管第 3 天胚胎质量、着床率和临床妊娠率没有发现差异 [61]。使用气密性模块化腔室放置在培养箱内稳定气体环境，与每天打开约 11 次的标准箱式培养箱培养的胚胎相比，前者小鼠囊胚发育得到了显著的改善，并增加了细胞数量 [62]，这进一步支持减少培养箱开门对改善胚胎发育有益处。使用大型封闭隔离器培养系统后，小鼠胚胎发育和临床结局也有类似的改善，部分原因可能是环境稳定性的改善 [63]。因此，无论培养箱的大小或类型如何，IVF 病例应尽可能均匀地分布在所有可用的培养箱之间，以避免过度使用特定培养箱或过多的开门。

另一种减少培养箱门打开的方法包括使用"暂放"培养箱，该培养箱可用于短暂的操作，如培养皿平衡、精子上游 / 获能，甚至在当天 / 立即移植前对解冻的胚胎进行短暂培养。为这些目的使用较旧的"过时"培养箱，如许多大型箱式培养箱，可能有助于减少过度使用主要用于延长胚胎培养的培养箱。

最后，使用各种商品化的培养箱配件可以帮助培养箱的管理并改善环境稳定性。包括使用气体或空气过滤器来改善空气质量。此外，在箱式培养箱上使用内门有助于减少气体损耗。使用干燥罐或模块化培养腔室可以在反复打开 / 关闭时保持箱式培养箱内的气体环境，专门设计用于放置培养皿的研磨铝块可以帮助保持稳定的温度。

四、整合新技术和未来发展方向

培养箱选择的另一个重要考虑因素是实施新技术的能力。该领域不断出现新的培养箱，包括TLI，每个患者都有单独的小腔室。这些培养箱通常需要较少的开门次数，并提供更稳定的生长环境。然而，未来有些改进可能是可以实现的。

动态胚胎培养的最新进展包括电动倾斜装置、振动平台，甚至是压电驱动销系统[53, 64, 65]，所有这些都需要标准箱式（大型或小型）培养箱来进行放置。在适当的管理下，这些创新旨在改善胚胎发育和选择，并可以以类似桌面装置的方式进行。事实上，也许新型动态培养设备可以按比例缩小，以便将其纳入小型桌面 / 顶置式培养箱中（图 76-6）。

例如，新兴的 TLI 设备会进行改进以纳入动态振动培养。可以设想一个小型振动电机，类似于用于振动手机的电机，安装在胚胎培养皿区域，在图像采集之间的短暂时间内提供温和的机械刺激。以往研究表明，以 44Hz 或其他类似的低频率下振动 5s 可以改善胚胎发育和结局[66-69]，由于对照样本的比例很少，并且存在有益效果的分歧[70]。

此外，微流控功能可用于帮助培养基的交换或新型器具的使用，其中冻干培养基在培养箱内通过自动移液系统自动配液，并在适当的时间进行平衡。然后胚胎可以沿着微流体路径移动到这种新培养基中，从而实现不间断的胚胎培养，这不仅适用于使用一步培养基的情况，同时减轻对氨积累的潜在担忧。此外，可以采用更具潜力的无创成像技术来补充目前常用的正常暗场或明场图像[71]。

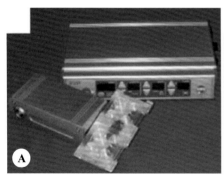
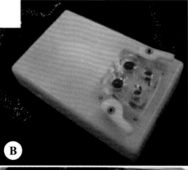
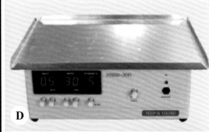
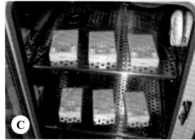
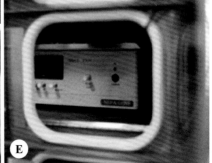

▲ 图 76-6　新型动态胚胎培养平台，这些平台可能需要特定的培养箱 / 空间要求才能用于临床

A. 电动倾斜装置；B 和 C. 压电驱动微流控平台；D 和 E. 振动平台

五、结论

培养箱的选择可能是 IVF 实验室最重要的决定之一，因为这些设备通过调节几个环境变量控制植入前胚胎的生长环境。虽然更新颖的培养方法可能会减少对传统培养箱的需求[63, 72-81]，但目前这些实验室内运行的培养箱仍然是现代 IVF 实验室的核心部分。培养箱功能，如气体含量和传感器类型，以及温度控制和大小 / 患者容量都是重要的考虑因素。小型培养箱，尤其是桌面 / 顶置式设备，可以更快地恢复温度和气体。然而，尚未发表的研究表明，任何特定类型的培养箱在人类植入前胚胎发育或临床结局方面都有明显的益处。无论何种类型的培养箱，都应使用低 O_2 的功能，而 $IRCO_2$ 传感器更适合用于那些内部使用混合气体的设备，以实现最快的气体恢复。还必须考虑成本和空间要求等实际问题。需要合适数量和类型的培养箱来充分支撑患者的周期量，这一要求必须根据实验室基础工作流程来确定。不同培养箱类型的组合，包括实验室内的大型箱和小型箱和桌面 / 顶置式培养箱，有助于涵盖多个场景并提供多种应用选项，包括一些新兴技术的实施。

重要的是，为改进培养箱的功能并帮助优化性能，适当的培养箱管理至关重要。无论培养箱的大小或采用 / 使用的技术如何，如果未能对案例工作流程实施适当的管理，或未能进行适当的日常质量保证 / 控制，可能会影响任意培养箱提供的培养条件。正确的培养箱管理应考虑每天的周期数，而不是每年的周期数，以避免不必要的高频次培养箱门打开 / 关闭，从而保持稳定的内部生长环境。随着技术的不断进步和新的培养平台，以及胚胎选择技术的出现，培养箱无疑需要继续发展以满足该领域不断变化的需求。

第 77 章　质量管理体系
Quality Management Systems

Linsey White　Bryan J. Woodward　著

卢　惠　译　　卢智勇　郭翌晨　校

一个成功的辅助生殖机构需要一个强大的质量管理系统（quality management system，QMS）以达到理想中的卓越水平。质量管理体系应包括质量方针、质量保证和质量控制。维持质量是一个持续的过程，应定期进行风险评估和审核，以确保满足患者和员工的最高期望。此外，质量应该在组织内部得到充分的管理监督和支持。这可以通过一个持续改进的周期来进行故障排除，从而提高质量，提高患者满意度，同时提高投资者和员工的满意度。拥有完善且运行良好的 QMS 的辅助生殖机构能够每天都实施有效的质量管理。所有领域都可基于能达到的最高标准的结果进行评估和审计。

"计划—执行—检查—处理"这迭代的四步质量管理工具被称为 Deming 循环，在许多行业用于控制和持续改进流程和程序[1]（图 77-1）。"计划"阶段包括评估和决定需要改进的流程，并树立一个明确的目标。"执行"阶段允许实施行动计划并收集数据，以查看变更或新流程的有效性。在"检查"阶段，数据与计划和预期结果一起评估，形成差距分析或评估。最后，"处理"阶段表明，只要达到预期结果，新的和改进的流程可以成为基线。综合起来，Deming 循环是连续的，有许多过程完成了多次循环，以不断地完善过程。

一、建立质量管理体系

英国人类受精和胚胎学管理局（HFEA）要求所有获得许可的辅助生殖机构都要有 QMS[2]，说明如下。

中心必须建立 QMS 并实施该系统，以根据本许可证的条件和 HFEA 行为准则中规定的最佳实践指南不断提高所提供服务的质量和有效性。（指导说明 T32，HFEA 行为准则，2019 年）

HFEA 对 QMS 的定义如下。

实施质量管理的组织结构、明确职责、程序、流程和资源（即与质量有关的协调活动以用于指导和控制组织机构），包括直接或间接有助于质量的所有活动（HFEA 行为准则，2019 年，第 23.1 节）

所有获得 HFEA 许可的辅助生殖机构都必须根据 HFEA 对欧盟组织（EU）与细胞指令 2004/23/EC 的解释来调整其 QMS[3]。该指令影响了所有欧盟成员国，各国对该指令的解释各不相

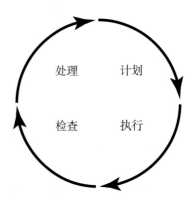

▲ 图 77-1　Deming 循环使用"计划—执行—检查—处理"四步质量管理工具来控制和持续改进程序

同。无论辅助生殖机构在哪个地方，有效的质量管理体系需要被定期审查，也需要随着新的地方立法的变化而进行调整。

（一）外部标准

许多辅助生殖机构参考外部标准以补充其QMS，例如国际标准化组织（ISO；www. ISO. org），该组织为特定的质量水平提供了一套标准。与辅助受孕相关的ISO标准包括以下几个。

1. ISO 9000：2000. 质量管理体系：基础和词汇。

2. ISO 9001：2008. 质量管理体系：要求。

3. ISO 15189：2012. 医学实验室：质量和能力要求。

QMS开发的其他方法，如"精益 &5S"和"六西格玛"，都源于成功的汽车制造公司。例如，"精益 &5S"是丰田最初提出的一种运营理念，旨在帮助降低成本和周转时间。同样，摩托罗拉开发了"六西格玛"，这是一种减少"可变性"以帮助解决问题的哲学。"六西格玛"使用五步DMAIC流程解决所有问题：定义、测量、分析、改进和控制。

仅在客户追求产品完美时通过产品提升来持续改进，从而识别和消除浪费的一种系统方法（美国商务部的国家标准 & 技术研究所制造业扩展合作伙伴关系）。

外部标准往往是具有广泛声明的简短文件，以允许不同行业进行解释。辅助生殖机构也可能需要考虑特定组织的要求，例如在英国，医疗机构需要考虑HFEA、护理质量委员会、国民医疗服务体系（NHS）诉讼机构和英国认证服务机构。

如果执行外部标准，辅助生殖机构内可以始终保持高水平的质量。这确保了患者在整个治疗过程中获得一致认可的护理标准，同时机构也可以持续运行以改善提供的服务。因此，QMS提供了一个管理框架来监控和提高绩效。

（二）质量手册

质量手册应完整描述辅助生殖机构及其采取的医疗行为。它还应该是一份所有员工都可以输入的流动文件，并随着流程的发展和改进，定期进行审查和更新。因此，质量手册是QMS的重要组成部分。

质量手册应包括对医疗机构运营所必需的流程和程序的指导，如员工管理、不符合项、纠正和预防程序、文件控制、内部审计和记录。每一部分的写作方式都应使所有员工理解。当所有团队成员都意识到质量的好处时，那么质量手册就成为辅助生殖机构管理的重要文件。在英国，质量手册的重要性与HFEA的实践规范并存，两者协同工作。

二、组织结构、管理和责任

辅助生殖机构应指定一人全面负责所有相关活动。在英国，这个人被称为"负责人"或"PR（负责人的英文缩写）"。在高级管理团队（通常由医疗、护理、科学和行政团队的高级员工代表）的支持下，PR通过向所有员工分配明确的角色、工作描述和责任，并确保他们具备履行这些角色所需的技能，来指导组织结构。

质量手册中应包括一份组织结构图，以表明辅助生殖机构拥有适当数量的具有足够级别、技能和经验的员工，以执行所需的质量水平的治疗。它还定义了责任和报告关系（图77-2）。

组织内的每个职位都应通过职位描述明确界定，具体说明要求，例如需要的教育、技能、培训和经验。职位描述可以作为招聘流程的一部分，这可以确保员工有足够的技能，并意识到他们的责任，以在整个服务过程中实现辅助生殖机构的目标。所有工作人员都应具备岗位所需的关键技能，这些技能应在其受雇期间得到提升，并对此实行评价制度，以监督和评价每个人的服务。评估或定期员工审查应强调培训需求，个人应拥有个人培训档案，包括绩效和能力评估，以及包含改进建议的评估报告，最终使辅助生殖机构受益。为了提供高标准的患者护理，医务人员的参与是必不可少的。当存在质量问题时，个人应能完成 SOP 指定的任务，并继续参与到临床异议和质量政策中。

组织结构图（图 77-2）需要及时审查，以确保其在不断变化的临床需求方面的有效性。例如，周期数的波动可能会导致某些类型员工的数量发生变化，应在整个管理和质量评估及审计过程中进行定期审查。

所有员工都应遵守道德行为，这通常包含在各自专业机构的行为准则中，如在英国，有皇家护理学会（RCN）、皇家妇产科医师学会（RCOG）和皇家病理学家协会（RCPath）的准则，此外，实验室工作人员还签署了健康与护理专业委员会（HCPC）和生殖与临床科学家协会（ARCS）的相关行为规范。

（一）质量负责人

质量负责人必须深入了解 QMS 的各个方面，以及要达到的内部和外部标准的要求。通常情况下，质量负责人可能在辅助生殖机构内承担其他职责，虽然质量管理体系的实施不应被视为优先事项，但质量的重要性不容忽视。质量负责人的职责包括以下内容。

1. 确保符合行为准则要求，并按要求与国家监管机构沟通。

2. 确保资源可用于实施和维护 QMS，并确保员工了解相关任务。

3. 监控培训合规性，确保员工技能达到要求标准，并在必要时提供额外支持和再培训。

4. 完成审核并确定变更需求和改进机会。

5. 建立质量方针和目标。

6. 监控关键运行指标（KPI）并实施数据驱动的改进。

（二）质量方针和目标

质量方针是一份表明辅助生殖机构致力于关键领域的工作意图的声明，例如实现患者满意度、培训员工以及与供应商合作，以实现患者治疗的最佳结果。在英国，HFEA 将质量方针定义如下。

中心管理层正式表达的与质量有关的组织的总体意图和方向。质量方针文件定义或描述了组织的对质量的意图和承诺，并为制订质量目标和规划提供框架。（2019 年 HFEA 实施规程第 23.6 节）

经批准的质量方针应展示在辅助生殖机构内，供员工和患者查看。为确保质量目标满足患者需求，质量目标应是可评估的，并定期审查，以实现和保持目标。

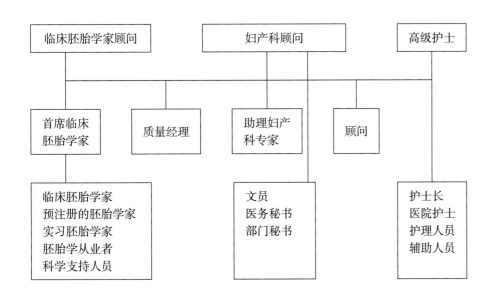

▲ 图 77-2 辅助生殖机构典型组织结构图

三、设备管理

（一）验证

应对所有关键设备和流程进行校验或验证，以验证其是否符合规范的要求，从而确保系统的可靠性。典型的验证文档包括以下内容。

1. 验证主计划（validation master plan，VMP）。本文件规定了完整验证过程的范围、规划和管理。VMP 总结了设备的细节和整个验证过程的策略。应完成并分发给所有高级员工，以确保验证了正确的变量被核实。

2. 用户需求规范（user requirement specifcation，URS）。本文件说明了设备或流程的需求和用途。本文件确保设备和流程具备所有必要的要求，以确保其适合应用。

3. 资格。这些是支持设备或流程的安装、操作和处理的文件，包括以下几点。

(1) 安装资格（installation qualifcation，IQ）——验证设备或过程的安装是否正确，并确保设备按照制造商的指导运行。

(2) 操作资格（Operation qualifcation，OQ）——证明设备或流程的运行能力符合 URS 的规定。

(3) 工艺资格（Process qualifcation，PQ）——为了证明 OQ 的圆满完成，证明过程的输出符合所有规范。

4. 验证报告（validation report，VR）。本文件将所有文件汇集在一起，并验证是否满足 VMP 的所有要求。VR 需给出改进和风险缓解建议。VR 还应规定维护、校准和再验证的时间表。

（二）校准和维护

通过检查设备并将其与已知标准进行比较来进行校准。此过程可能需要调整仪器，使其达到标准或重置值。大多数设备都需要某种维护和校准，其频率通常由制造商规范或质量手册规定，具体取决于设备对流程的重要性。应评估使用频率、设备的重要性，以及设备故障或偏离预期水平的频率，因此需要的维修和校准。应记录计划

外维护和故障记录，因为这可能会使人注意到设备未达最佳标准。性能不佳的设备应闲置，在进行校准和重新验证之前不得使用。

（三）第三方协议

第三方协议（third-party agreement，TPA）是辅助生殖机构与设备、耗材和服务供应商之间的合同。TPA 涵盖了双方为提供所需服务而需满足的条件。这允许批准和监督供应商，以确保满足机构的需求和期望。TPA 有时被称为服务等级协议（servicelevel agreement，SLA），这通常是针对同一组织内各部门之间的服务而非产品。在英国，HFEA 行为准则将 TPA 定义为以下内容。

持有许可证的人与另一人之间的书面协议，该协议是根据管理局为确保遵守第一条指令第 24 条（与第三方之间的关系）的要求而施加的许可条件签订的，另一人根据该协议可以：①代表许可证持有人获取、测试或处理配子或胚胎（或两者），或②向许可证持有人提供可能影响配子或胚胎质量或安全的任何商品或服务（包括分销服务）。（强制性要求 2A，HFEA 行为准则，2019 年）

（四）可追溯性和标识

在辅助生殖机构，需要高水平的标识和可追溯性，以便对所有设备和耗材进行验证。这允许对不合格材料进行调查和隔离并进行回顾性调查。所有耗材应通过记录产品标识、批号和有效期进行批次控制。可追溯性可以被用来调查一些情况，比如观察到性能变化的趋势或者制造商发布安全领域的通报。

所有设备和耗材应标识为"批准使用"，以符合法律要求。应检查这些物品，以确保从供应商到辅助生殖机构的运输过程中不会出现质量恶化。与提供培养基的公司签订的 TPA 应规定"冷链"（从工厂到医疗机构的整个运输过程中的温度）不受影响。这可以通过测量整个运输过程中的温度数据记录器来进行监控，以确认培养基的质量在临

床使用是最佳的。如果未经临床事先同意的情况下改变运输方法，则说明 TPA 也未被遵守，该培养基不应在临床上使用。

在欧洲，进货耗材应由供应商通过产品 CE（符合欧洲标准）标记批准。CE 标识是制造商声明产品符合相关欧洲健康、安全和环境保护法规的基本要求。CE 标识通常表明该产品已合法投放市场，且该产品可在欧盟内符合要求的国家自由流通。然而，并非所有产品都有 CE 标识，在这种情况下（即无 CE 标识），应进行内部测试。HFEA 实施规程规定如下。

中心应仅使用已按适合其预期用途分类进行 CE 标记的培养基和耗材。修改现有策略（例如，向培养基中添加钙离子载体）或"未经批准"将其用于制造商未指定的目的（例如，使用与指定用途不同的培养基）都具有安全隐患。根据《医疗器械条例》，这种行为也可能被视为制造新器械。（2019 年 HFEA 实施规程第 26.4 节）

四、文件管理和记录保存

辅助生殖机构内的文件管理至关重要，以确保所有程序的一致性。文件通常通过质量管理软件进行电子管理，该软件旨在监控所有文件，并确保按照质量手册的规定进行培训、审查和定期审核。

良好的文件管理应确保所有员工以相同的方式执行标准操作程序（SOP），使用相同的记录方法（例如表格或工作表），以尽量减少不同操作员之间的差异（图 77-3）。应仅提供文件、表格和任何其他文件的最新版本和批准版本。当文件被审查和更改时，所有员工都应该能够访问最新版本，以确保所有流程都按照更改执行。遵守旧版的未在管理行列的 SOP 可能会影响患者、其配子和（或）胚胎以及工作人员的安全。

任何与规定流程有偏差的（事件）都应记录为不符合项（non-conformance，NC），以确保所有事件的可追溯性。应允许员工有机会证明偏差的合理性，并在需要时更新适当的 SOP。尽管偏差是 NC，但它可能会优化现有流程，因此可能有助于质量反馈的改进循环。文件管理建议如下。

1. 分配每个文档。

(1) 允许对其进行管理和跟踪的代码，例如 SOP-XXX，表格 –YYY。

(2) 每次审查和更改文件时都应更新数字或字母版本。由于以前的版本存档仅供参考，应限制访问，以防止遵循以前的文档。

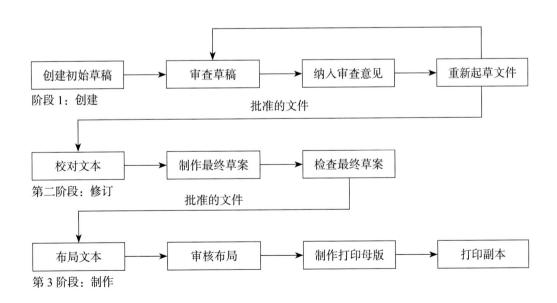

▲ 图 77-3 文件控制流程

2. 文件更改应由具有流程专业知识的人员执行。在批准使用之前，所有变更都应经过同行审查。

3. 为了实现可追溯性，应记录变更原因的完整理由，评估变更的可能影响，包括风险级别的任何更改和记录的验证。

4. 文件应始终以无法修改的格式提供给操作员，例如 PDF 版本。

5. 文档应遵循相同的模板，以确保整个过程的一致性和易用性。

6. 如适用，可引用其他文献，例如 SOP 中相关文件的参考文献或文献链接。

7. 如果不是电子文件，则应适当地保存文件以实现可追溯性，并建议将文件保留一段特定的时间。

五、审查和质量改进

质量指标也称为关键绩效指标（KPI），应持续监测以便对临床程序进行评估并得出结果。数据趋势应推动改进；因此，准确记录数据以进行统计分析非常重要。HFEA 行为准则规定如下。

必须为本许可证授权的所有活动以及在提供无需许可证的治疗服务过程中开展的其他活动以质量指标的形式制订所需的质量和安全标准。（指导说明 T35，HFEA 行为准则，2019 年）

KPI 的例子包括收集的卵子相对于卵泡数量的百分比、受精的卵母细胞相对于收集的卵母细胞数量的百分比，以及活产相对于执行的胚胎移植数量的百分比。

审查用于监控被记录程序的输出，并提供客观评估，以确定程序是否按照医疗机构的规定执行。这是通过审查计划来管理的，以查看尽可能多的领域，重点关注最近引入或更改的流程。审查计划通常在合理的时间段内运行，例如 2 年（图 77-4）。计划外的审查也可以在任何时候进行，尤其是在对某个流程存在担忧的情况下。

审查可确定员工是否正确有效地开展了所有

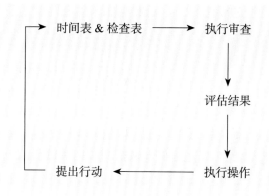

▲ 图 77-4　连续审查循环

影响质量的活动。审查应由经过培训的审核员进行，建议审查员不要直接参与被评估的流程，以使他们能够客观地审查流程。审查可以在内部进行（在组织内由受过培训的员工进行），也可以在外部进行（通过外部评估，例如 HFEA 或供应商审核）。审查应该受到欢迎，因为它们会带来持续改进，使患者和工作人员对辅助生殖机构更加信任。

审查结束后，应在必要时填写一份报告，其中包含部门高级职员讨论和采取行动的任何 NC 或意见。它们可用于衡量是否符合政策、程序或要求（例如 HFEA 行为准则）。HFEA 行为准则规定如下。

审查至少每 2 年进行一次，由经过培训的称职人员独立进行。调查结果和纠正措施必须记录并实施。（指导说明 T36，HFEA 实施规程，2019 年）

应调查审查结果，并制订行动计划，以解决和纠正任何问题。解决问题所需的时间根据所需更改的数量而有所不同。在实施纠正措施之前，必须进行全面调查，以确保问题的根本原因得到解决。

六、不符合项报告、纠正措施和预防措施

报告 NC 时，应生成一份文件，以确保查明并解决根本原因。应立即采取补救措施，以允许操作员 / 流程继续进行。随后应进行调查并采取适当行动及时解决问题。

纠正措施预防措施（corrective action preventive action，CAPA）通常用于解决 NC，并降低未来再

次发生的风险。纠正措施（CA）是在对 NC 进行初步调查后提出并实施的。可以使用解决问题的调查方法，例如"5 个为什么"。"5 个为什么"通过问"为什么"不少于 5 次，从而深入根本原因来解决问题。

预防措施（PA）通常更难实施，因为它们要求在任何 NC 发生之前采取措施。这考虑到，如果不先对流程进行测试，通常很难预见流程中的问题。在日常审查中，可将 Pas 定义为改进意见。

七、风险管理

风险管理是识别和减轻生育服务所有潜在风险的过程，以便将其影响降至最低。既包括可能会对患者及其配子或胚胎造成的风险，也包括可能会对任何过程中的员工造成的风险。当引入或发生重大变化时，应在辅助生殖机构内对所有主要流程进行风险评估，以确保其安全性和适用性。

故障模式影响分析（failure mode effects analysis，FMEA）是一种常用的风险评估方法。这是一种用于对风险进行数字分析的逐步方法，根据风险发生的可能性和严重程度，依次讨论每个风险并进行评分。然后通过交通灯系统对这些独立得分进行排名，红色风险需要立即采取有效措施，橙色风险需要采取纠正措施以降低风险，绿色风险也应该采取纠正措施，尽管不是那么关键。关键性矩阵见 FMEA 网站。

风险管理应整合到整个 QMS 的所有流程中，以尽可能降低风险。在早期阶段识别所有潜在危险，可以确定适当的管理措施并将其纳入业务发展中（图 77-5）。这是一个积极主动的过程，所有员工都应该参与风险管理，并鼓励他们识别潜在风险。

八、患者满意度和投诉

辅助生殖机构应监测患者满意度，以识别、评估和应对新出现的问题，并确定持续改进服务

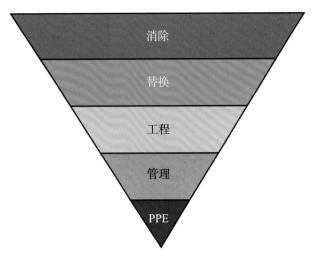

▲ 图 77-5 风险评估导引

蓝色. 物理消除危险；绿色. 更换危险；黄色. 将人员与危险隔离；橙色. 改变人们的工作方式；红色. 使用个人防护设备（PPE）保护工人

的方向。这使得辅助生殖机构能够做出改进并提供高标准的护理。

投诉是不可避免的，辅助生殖机构应该有明确的投诉程序。患者投诉使辅助生殖机构有机会在治疗前、治疗过程中和治疗后得到反馈。应充分调查和评估投诉，并在适当的情况下制订适当的 CAPA。不应忽视投诉，应制订行动计划，并对每个案例进行跟进。还应每年对投诉进行审查，以便观察趋势，从而提高质量。

九、管理评审会议

管理团队应至少每年召开一次正式会议，以评估 QMS 和辅助生殖机构总体组织的有效性。这次会议为团队提供了一个机会，以检查是否达到了预期的结果以及功能是否符合预期。然后可以考虑组织的能力和未来的需求。

管理评审会议（management review meeting，MRM）是一个让一组高级决策者聚在一起审查组织质量并在必要时进行改进和更改的机会。应对 NC 和投诉进行审查，并在未来可能发生的情况下采取预防措施。因此，MRM 是辅助生殖机构举行的最重要会议之一。

十、结论

本章的目的是展示辅助生殖机构成功实施 QMS 的一些关键方面。质量管理对所有服务和业务都至关重要。质量有助于保持患者满意度和降低风险，从而产生良好的商业意义。希望在正确的指导下，每个人都能意识到为什么必须将质量融入辅助生殖机构的各个方面，因为提高质量可以为患者和工作人员带来更好的结果。

第78章　医学辅助生殖的风险管理

Risk Management in Medically Assisted Reproduction

Ajibike Oyewumi　著

周　知　译　马　宁　校

医疗保健本身即需要处理风险。为了应对患者出现的疾病或挑战，必须采取某种侵入或改变身体或身体反应的补救措施。预期的获益使得采取这些措施是合理的。然而，补救措施可能会产生一些有害的后果。有益补救措施的潜在有害后果就构成了风险。所有医疗机构的总体目标都是提供尽可能高质量的治疗，不对患者、员工、机构和社会造成错误或伤害。

现代医疗保健，包括辅助生殖技术（ART），非常复杂。美国退伍军人事务卫生系统前负责人Kenneth Kizer 表示，现代医疗保健已经是人类所处理过的最复杂的事业之一[1]。医疗保健复杂性的原因包括使用高度复杂的技术、使用许多强效药物、医疗提供者的不同教育和培训背景、经常混淆的职权范围、高度变化的身体环境以及多个医疗提供者负责患者的不同方面并需要多次交接。此外，可能存在沟通障碍、医疗多样化的患者、各种各样的治疗流程以及医疗提供者工作时间紧迫的环境等因素。所有这些复杂性都会带来风险，并使系统容易出错[1, 2]。

与 ART 相比，医疗保健的其他领域对风险和不良事件的研究更多。世界卫生组织（WHO）估计，在全球范围内，约 1/10 的患者在接受医疗保健时受到过伤害[3]。这是一个估计的平均数字，将因地区和提供的治疗而异。健康基金会 2011 年发布的一份研究速览包括 100 多项研究和评论，主要来自美国、澳大利亚、欧洲和英国。最近的这项研究表明，在急性医疗照护中，伤害程度为 3%～25%。这些事件中有 1/3～1/2 被认为是可以预防的[4]。

除了上述原因，由于临床实验室使用高科技设备和流程，包括配子和胚胎的显微操作、冷冻保存和植入前基因检测，ART 治疗方案非常复杂。正在接受治疗的患者群体也在不断扩大，且经常会涉及有既往疾病史的患者和多方群体，包括未来的父母、配子捐赠者或代孕者[5]。此外，ART 需要整合多个学科，就像医疗保健的许多方面一样。有人认为，这种多学科的性质，需要对患者和患者材料进行多次交接，可能意味着发生事故的风险远高于其他临床领域[6]。

荷兰 2011 年发表的一项研究表明，IVF 妊娠的总体死亡率为每 10 万名女性 42 例，而所有妊娠的死亡率为每 10 万名女性有 6 例[7]。在美国波士顿 IVF 男科和胚胎学实验室进行的一项为期 10 年的研究中显示，每个流程和每个周期的中度和显著错误（中度：对一个周期产生了负面影响，但没有达到丢失周期的程度；显著：由于配子或胚胎丢失 / 错误处理导致的周期丢失；重大：影响多个患者的系统性问题）的总发生率分别为 0.05% 和 0.18%。与其他医学领域实验室错误导致的 2.7%～12% 的比例相比，这些比例非常有优势[5]。

在英国，人类胚胎学和受精管理局（HFFEA）报告，当每年超过 60 000 个 IVF 周期时，平均可发生 500～600 起事故[8]。

所有这些数据都表明，尽管风险很低，但与 ART 相关的不良事件风险却不容忽视。这些不利结果还增加了负责 ART 的机构被诉讼和索赔的风险。

医疗保健中的风险管理可以追溯到历史上的 Ignaz Semmelweis 和 Florence Nightingale。Semmelweis 要求医生和学生在进入产房前，尤其是从尸检室进入产房时，要用氯化石灰水洗手。然而，风险管理直到第二次世界大战后才真正开始受到重视，有据可查的现代风险管理始于 1955—1964 年[9-11]。

医疗风险管理出现于 20 世纪 70 年代中期，当时医疗机构的诉讼和索赔成本迅速上升[9, 10]。在此期间，企业界找到了一种通过购买保险解决风险管理的办法。随着医疗事故裁决和解决方案的不断增多，一种更加积极主动的风险管理方法开始演变和发展，最终发展成了医疗风险管理[10, 11]。

一、危害、风险及其后果

了解危害和风险这两个密切相关但又截然不同的概念之间的区别很重要。危害可定义为潜在危害源或可能造成损失的情况。它是一种固有属性，是给定情况或活动的不变条件。这意味着危险无法改变。

风险是指不受欢迎或不愉快的事情可能导致伤害或损失的可能性。医疗风险可能是临床风险或非临床风险。非临床风险通常涉及行政、财务、技术、环境、人力资源、员工安全以及健康和安全等领域，所有这些都可能影响公众舆论和声誉。临床风险源于与患者直接或间接相关的临床过程。临床风险的后果被称为"不良事件"。不良事件有些是可预防的，而有些是不可预防的。当这些事件具有灾难性的、不可逆转的影响时，如残疾或死亡，它们被称为哨兵事件。好在这些是罕见的。在英国，HFEA 将不良事件定义如下。

"对患者、其胚胎和（或）配子或准入机构的工作人员造成或被确定为可能造成伤害、损失或损害的任何事件、情况、活动或行为"。这些事件包括临床、实验室或行政事件[8]。

ART 环境中要考虑的风险涉及临床、实验室和管理以及财务、法律和道德方面。考虑这些问题很重要，因为可能会出现与获得治疗有关的问题，以及可能对员工、公众和未来后代的健康产生的影响[6]。生育实践中发生的不良事件可分为以下几个方面。

① 临床方面（如因卵巢过度刺激综合征入院）。

② 实验室方面（如精子、卵子或胚胎丢失和 IVF 错配）。

③ 管理错误（如违反保密规定和记录保存错误）[8]。

应通过采取积极主动的方法来管理风险，防止发生医疗实践和 ART 中已知风险的后果。

风险管理（RM）是一个可以衡量或估计风险，然后制订预防或管理风险的策略的过程。

随着 RM 的发展，重点从单纯管理专业责任转移到管理患者安全和预防损失[12]。然而，风险管理原则适用于医疗策略和运营的所有领域，这促进了更广泛和全面的企业风险管理（enterprise risk management，ERM）方法的推广[13, 14]。

1. "RM 是所有机构流程的组成部分"[15]。

2. "这不是与机构的主要活动和流程分离的独立活动。RM 是管理层职责的一部分，也是所有机构流程的一个组成部分，包括战略规划、所有的项目与管理流程的变更"[16]。

尽管在机构的 RM 中使用了这种方法，但首要目标应该是减少伤害并提高患者的生活质量。

二、风险管理和质量管理

在确定所有运营领域时，应将 RM 和质量改进视为一个整体，而不是单独的流程。这些包括临床实践、设备采购和设计、资本开发、承包商和员工的管理、工作场所健康和安全、信息技术和财务规划[15, 16]。

三、风险管理的目标

RM 有助于突出易出错的情况，并有助于系统性地防止错误发生；在错误造成伤害或损失之前解决错误，或在错误影响患者、员工或机构之前减轻其伤害。RM 的其他目标包括提高患者疗效、有效管理资源、支持立法和监管合规性、保障财务安全和机构的持续运行能力[15, 16]。

RM 的好处对于涉及 RM、质量和患者安全的人员来说是显而易见的。然而，过度工作的员工可能会认为这只是另一项任务或负担。不追求 RM 的后果包括以下几点[17]。

1. 机构将总是要对风险做出反应，并以对未来风险和后果的不充分信息和理解为依据做出决策。

2. 稀缺资源将耗费在纠正本可以避免的问题上。

3. 灾难性问题将在没有预警的情况下发生，机构可能无法快速响应此类事件。

4. 之后的恢复可能非常困难和（或）成本高昂，甚至变得不可能。

四、风险类别

风险管理计划的范围：制订全面的 RM 计划不仅需要考虑临床和患者相关风险，为了真正全面的应对，风险管理计划还应包括表 78-1[17-19] 中所示的风险类别或领域。

五、风险管理策略

风险管理的最终目标是确定适当的策略，尽可能避免或消除已识别的风险。如果存在无法消除的风险，就必须对其进行管控。

表 78-1　风险类别	
患者护理	设备
财务	资产
策略	操作
法律 / 监管	医疗产品和技术
人力资源——包括医疗和非医疗	自然灾害

（一）风险管理的关键组成部分

在制订 RM 战略时，需要落实三个关键要素：机构委员会、整合和利益相关人员。

（二）机构委员会

机构委员会[17, 18] 涉及包括董事会在内的各级领导团队，他们应向所有员工清楚明确地表明其对 RM 和安全的责任。这可以通过在需要时提供许可和主动参与到方案中来实现。它还涉及建立问责制和责任分配，进而为系统内的各种角色提供支持。安全的重要性应在机构的政策中明确说明，这会涉及机构的各个方面。

（三）整合

RM 计划应与机构的其他系统包括机构文化和战略相结合，尤其是在质量和安全方面（见上文）。应努力建立不同系统之间的业务联系，避免重复工作。应向机构内所有级别的员工提供访问权限，确定岗位职责和可使用的资源。

（四）利益相关人员

所有利益相关人员都应了解安全措施并明白其重要性。有必要将安全措施纳入机构的日常运营中。应对所有利益相关人员说明 RM 政策及其面临的挑战。在整个过程中，应征求临床人员的意见，并将其纳入 RM 计划。应努力明确临床工作人员的义务，并鼓励所有工作人员拥有对方案的主人翁意识。

（五）风险管理流程

RM 流程（临床和非临床）涉及多个步骤。不同的机构和实体对这些步骤的定义不尽相同。一般来说，它们遵循识别风险的相同原则；风险评估、风险响应、进行相应 RM 流程以及方案的评估[16-20]。

ISO 31 000：2009[16-18] 主要基于 AS/NZS 4360：2004，将 RM 分为以下五个步骤。

1. 风险识别。

2. 风险分析。

3. 风险评估和优先级排序。

4. 风险应对或处理。

5. 审查评估和监督。

它还包括一些其他组成部分：建立风险管理的预案；与所有相关人员进行沟通和协商，并在此过程中监督和审查 RM 方案。

虽然该过程被描述为逐步的，但实际上它通常是在不同步骤之间反复。除了步骤之间能想得到的反复之外，还必须想到要持续进行"沟通和协商"以及"监督和审查"。这两个附加内容贯穿 RM 流程的五个步骤。这两者对于有效的 RM 至关重要，需要与 RM 流程的每个环节同时进行。

（六）建立预案

在流程开始时，非常清楚地建立 RM 流程的预案非常重要。该步骤在同时考虑了内部和外部的环境的前提下，定义了管理风险的参数，并阐明了流程的目标、目的和范围。

建立预案包括全面了解可能影响机构实现预期结果的能力的所有因素。然后，必须定义一套关键风险标准，用于结构化识别和应对已识别风险。此类标准可能基于临床、监管、运营、技术、财务、法律、社会和人道主义因素。

1. 外部环境

在定义外部环境时，重要的是考虑外部相关人员是谁以及他们与机构的关系。ART 中心应在政府法规、专业指导方针、许可和认证要求的范围内考虑。此外，应在行业竞争的背景下考虑它们（患者口碑、医疗结果、定价等）。英国、日本、欧盟和澳大利亚的一些州已经制定了全面的法律法规来管理 ART 的大部分方面。然而，其他国家，如美国，则未建立相关监管系统，仅依赖专业的临床和伦理指南以及医疗实践的一般规则来管理这一领域[21, 22]。

2. 内部环境

理解内部环境需要考虑内部相关人员和环境。ART 中心存在于不同的环境中。一些是更大的多专业机构的一部分，而另一些则作为单一专业单元存在。作为更大机构的一部分存在的中心将受到所在机构的文化、结构、政策和流程的影响[16, 17]。

（七）风险识别

风险识别是使用结构良好的系统流程来发现、识别和描述医疗环境或流程中会对机构构成潜在损失的风险。风险识别不是一次性的过程，而应该是持续的和动态的。持之以恒地识别、评估、处理和监控机构面临的所有重大风险。然而，由于不可能同时应对所有风险，因此应确定并优先考虑对内部或外部具有威胁的风险。

为了识别风险，应考虑表 78-1 中风险类别中的风险敞口。应了解以下部分。

- 可能出现的问题是什么，可能的地点和时间，以及在什么情况下？
- 可能发生的前提是什么？
- 可能涉及的人员是谁？
- 如何收集有关已识别风险的信息？
- 信息来源的可靠性如何？
- 是否所有利益相关人员都参与了识别风险的过程？

用于识别风险的可能信息来源见表 78-2。

有多种方法、流程和工具可用于协助风险识别。工具包括回顾性的或前瞻性的[17, 18, 22]。

以下是几种可用的工具。

- 根本原因分析（root cause analysis，RCA）。
- 故障模式和影响分析（failure mode and effects analysis，FMEA）。
- 事件树分析（event tree analysis，ETA）和危险识别。
- 调查问卷。
- 头脑风暴。
- 焦点小组。
- 采访。
- 患者满意度调查。

表 78-2	风险识别信息来源
哨兵事件报告	以前的风险登记簿
满意度调查	头脑风暴
患者反馈	战略和业务计划
投诉数据	SWOT 分析（识别可能事件的优势、劣势、机会和威胁）和环境扫描
临床审计；发病率和死亡率回顾	流程图、系统设计回顾
访谈 / 焦点小组讨论	系统工程
质量 / 性能改进数据	工作分解结构分析
医疗法律数据	操作建模
审计或客观检查	决策树
许可或认证报告	个人经历或机构既往经验

必须进行彻底和全面的风险识别，一方面，未识别的风险将不会被纳入风险分析中。另一方面，限制已识别风险的数量很重要，因为很难应对一系列风险。只关注最重要的风险可以限制风险的数量。确定"重要性"的标准可能因机构而异。可以使用的一种方法是考虑哪些风险是会引起高层领导关注的[23]。

英国 HFEA[24] 和欧洲人类生殖与胚胎学会（ESHRE）[25, 26] 综合一段时间内报告的事件圈定了 ART 的关键风险领域。这些风险包括与配子或胚胎相关的风险（例如错误识别、交叉感染、损坏或丢失）和与患者相关的风险（包括知情同意程序错误、多胎妊娠、交叉感染和供体信息错误）。

（八）风险分析

风险分析是用于了解已识别风险的性质、来源和原因的过程。它还涉及对风险识别过程中收集的信息进行评估，以确定风险发生的后果（可能性）以及与已识别风险相关的潜在伤害或损失的严重程度[16, 18, 19]。风险分析应考虑现有的控制措施。

分析类型

风险分析有三种方法。

- 定量方法——如果数据可用，这些方法是最准确的。包括概率分析、生命周期 Cos 分析、影响图等。

- 定性方法——这些方法取决于评估员的经验和判断。因此，应该由那些对流程或情况以及机构背景有深刻了解的人来执行。例如头脑风暴和专家判断。

- 半定性方法——这些方法涉及将数字或字母分配给定性排名，例如 A、B、C 或 1、2、3 代表高、中、低。应注意确保排名仅被理解为近似值，因为它们并不精确。

使用可能性类别表（表 78-3）、后果类别表（表 78-4）和风险评估矩阵（图 78-1）对风险进行排序。表格和矩阵将用作分级指南，每个事件都应在考虑过所有可用信息的背景下进行分级。

表 78-3	可能性表	
可能性水平	风险可能性描述符	定 义
5	几乎肯定	可能多次发生
4	很可能	可能但不持续
3	可能	可能偶尔发生
2	不太可能	预计不会再次发生，但可能再次发生
1	罕见	很难相信它会再次发生

引自 HFEA: Adverse incidents in fertility clinics: lessons to learn, 2010–2012 report. [8]

机构可以选择调整或采用其他机构开发的表格，也可以开发一个满足其需要的表格。

下表由 HFEA 提供，用于指导英国的强制性报告系统[24]。对于包含机构所有方面的表格，您可以参考《西澳大利亚卫生系统临床风险管理指南》[15]。

表 78-4 后果类别表

严重程度	描述符号	对个人的实际或潜在影响	对机构的实际或潜在影响	受影响的数量	投诉或诉讼的可能性
5	严重	患者/员工死亡，大量患者的所有样本丢失	多机构调查、负面宣传、起诉、英国人类受精和胚胎学管理局（HFEA）许可证被吊销	一个（如死亡）或多个（如大型低温储罐故障）	预期/确定诉讼可能的起诉
4	重大	重大伤害、职业不端行为、少数患者的所有样本丢失、反复严重违反 HFEA 实施规程（COP）	成本、声誉受损、对员工士气的负面影响、纪律听证会、HFEA 执照或执业条件被吊销	较小的数量，2～5	预期/确定诉讼。专业机构采取的行动，如健康与安全执行局（HSE）、MHRA* 或通用医疗委员会（GMC）
3	中度	半永久性伤害、1 名患者所有样本丢失或部分患者大多数样本丢失、严重违反 COP	RIDDOR± 或 MHRA* 通报，补偿花费（如提供免费治疗周期）	1～2	诉讼可能，但不确定。投诉可能性高
2	轻度	短期伤害，轻微违反 HFEA COP，可避免的风险，丢失 1 名患者的很多样本之一	对机构产生最小风险	1	投诉可能，诉讼不太可能
1	无	无伤害或不良结果	对机构无风险	1	投诉和诉讼不太可能

RIDDOR. 伤害、疾病和危险事件报告条例；MHRA. 药品和保健品管理局
引自 HFEA: Adverse incidents in fertility clinics: lessons to learn, 2010–2012 report [8].

可能性 → 严重性 ↓	几乎肯定 5	很可能 4	可能 3	不太可能 2	罕见 1
严重 5	25	20	15	10	5
重大 4	20	16	12	8	4
中度 3	15	12	9	6	3
轻度 2	10	8	6	4	2
无影响 1	5	4	3	2	1

◀ 图 78-1 风险估计器（矩阵）
引自 The HFEA website www.hfea.gov.uk.

- 如果事故落在红色区域（最严重），则为 A 级；如果事故落在黄色区域，则为 B 级；如果事故落在绿色区域，则为 C 级。
- 红色区域是最严重的，而绿色区域被称为"未遂"，这种区分方法考虑到了结果或潜在结果的严重性，以及再次发生的可能性（可能性 × 严重性）[8, 24]。

（九）评估风险并确定其优先级

在这一阶段，机构应根据开始时制订的标准审查识别出的风险，同时建立 RM 流程的预案。目的是确定哪些风险是可接受的或不可接受的，制订优先顺序列表，并确定哪些风险需要处理、处理方式以及应在机构的哪个级别进行管理。

（十）风险的处理或响应

有许多选项可用于处理或应对风险，在特定情况下这些方法需要考虑其是否适用（图 78-2）。

1. 风险接受

这是一个有意识去承担风险后果的决定。重要的是要注意，接受并不表示风险微不足道。这也不意味着风险可以被忽视。

风险被视为可接受的原因包括以下几点。

- 潜在好处大于潜在后果。
- 风险超出了机构的控制，因此没有可用的控制或处理方法。
- 风险等级低到不值得投入资源去管理。

如果发现风险不可接受，则必须予以应对。例如，在地震多发地区，接受地震风险及其对机构和实验室的影响。

风险处理选项包括风险规避、减低和转移。

2. 风险规避

可通过选择以下方式避免风险。

- 不参与可能产生风险的活动。
- 用对机构风险较小的活动代替。
- 采用能够完成所需活动或消除危险的风险较小的替代方法、途径或过程。

例如，禁止在体外受精实验室使用香料和喷香水，或将血清阳性患者转诊到设备更好的中心进行管理，以避免交叉感染的风险。

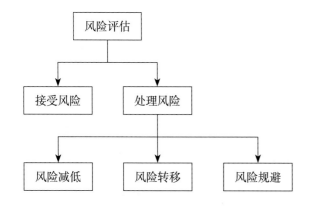

▲ 图 78-2　应对风险的选项

3. 风险减低

这包括采取适当措施降低不良事件发生的可能性及其后果或两者兼而有之。确定身份或核对流程是风险减低技术的一个例子。核对可以确保所有配子或胚胎在实验室和治疗过程的所有阶段都是可识别的，从而防止配子或胚胎的错配[28]。IVF 机构和实验室中 RM 的另一个例子是，在多胎妊娠概率较高的患者中进行选择性单胚胎移植（eSET），需建立早期预警或检测系统，例如在冷冻罐上安装报警装置，以指示低水平和（或）高温报警[25]。

4. 风险转移

表示将风险负担转移给能够更好地管理或控制风险的另一方。最常用的方法是保险。其他风险转移方法是通过立法、合同和行政程序实现。

在辅助生殖机构和实验室建立质量管理体系（QMS）是管理或应对 ART 风险的方法之一。一些司法管辖区已将生殖机构建立 QMS 作为颁发许可的先决条件，例如英国的 HFEA[26]。

质量管理体系涉及文件和记录的控制；不符合项的控制；制订纠正和预防措施；人力资源管理和质量监控与测量[27, 28]。这些领域与 ART 中记录的风险和不良结果有关。

（十一）审查和监督

总的来说，领导层有责任监督和评估机构 RM 计划的各个方面。应制订机制，评估机构各级 RM 系统和流程的结果和影响。应制订关键绩效指标（KPI），以监督和证明方案的有效性。这些 KPI 应定期报告给监督人员，以便迅速确定需要关注和采取行动的领域。这一行动还应与团队分享，尤其是那些负责质量改进和患者安全的团队，因为他们是改进的因素。

还应根据以下方面评估方案的进展。

1. 预期效益，如改善资源分配。

2. 提高机构对危机的准备。

3. 识别可能遗漏的区域的风险[23]。

机构内部的风险并非一成不变，已识别风险和风险评级也会随着时间而变化[23]。

六、风险管理活动和结果的记录

风险评估活动中的发现和结果应记录在风险登记簿中，风险登记簿是机构对已识别风险的管理相关的所有文件的中央存储库[16, 17, 23]。风险登记簿提供了一种比较和评估不同类型风险的方法。此外，还可以按照优先级顺序对重大风险列表进行排序。

风险登记簿被视为一份动态文件，需要定期审查，并且随着新的风险信息的披露进行更新。它将构成向高级领导层报告 RM 计划的基础。

风险登记簿也是设定机构优先事项的宝贵资源，应纳入机构的战略规划过程。

七、结论

越来越多想要妊娠的人选择使用 ART。尽管记录的不良事件数量非常低，但 ART 患者发生不良事件的风险高于一般人群[2, 5, 27]。这些事件可能会使患者、他们的配子和胚胎、工作人员和机构处于危险之中。因此，制订一项全面有效的方案来减少风险是非常必要的。识别风险（临床和非临床）领域是制订无风险 IVF 计划的第一步。

制订成功的 RM 计划的基本要素包括明确领导层对该计划的责任、将风险计划与机构的战略目标、质量和患者安全相整合以及充分的相关人员参与。在机构实验室建立 QMS 是帮助管理风险的好方法。然而要注意的是风险管理的理念是最重要的，而非 QMS 的文件。

第 79 章　医学辅助生殖助孕前的感染筛查
Screening for Infections Prior to Medically Assisted Reproduction

Ciara Hughes　Tim Dineen　Bryan J. Woodward　著

王婷婷　译　　周　知　校

辅助生殖机构应致力于为夫妻或个人提供以尽可能安全的方式生育健康孩子的机会。生殖专家特别关注的一个方面是治疗期间交叉污染和感染的风险。

如果配子或胚胎在孵育、处理和冷冻保存过程中的隔离被破坏，就会有感染的风险，这种风险可能以垂直或水平方式传播，从伴侣到伴侣、从女性到胎儿、从供体到受体以及从患者到患者。许多感染有可能导致严重的甚至危及生命的疾病。机构有责任确保他们有足够的筛查机制和合适的流程来避免这一问题。此外，诊治血源传播病毒（blood-borne virus，BBV）阳性者或其他性传播感染阳性者的机构应具备必要的规程（包括临床和实验室）、基础设施和设备。这是为了确保患者、患者的伴侣、受体或其他患者，以及提供治疗的医护人员的安全。

2004 年，欧盟（EU）向欧洲经济区（EEA）的所有国家发布了一项总指南，名为欧洲组织和细胞指南（EUTCD）（2004/23/EC）[1]。随后又发布了两个技术指南（2006/17/EC）[2]，（2006/86/EC）[3]。这些指南通过为人体组织和细胞的捐赠、采购、检测、处理、保存、储存和分配设定质量和安全标准，协调整个欧洲的监管方案。

指南中备受争议的一个领域在于辅助生殖技术（ART 或 MAR）筛查的时间和频率[4]。这一讨论导致另一项指南（2012/39/EU）[5]的发布，新的指南专门针对 ART 的筛查要求做了进一步修改。

本章回顾了欧洲目前的筛查指南：应该筛查谁，什么时候筛查，筛查的目的是什么？

一、为什么有必要筛查

无论是从个人的角度，还是从医学、伦理和法律的角度来看，筛查都是重要的，因为在筛出阳性结果后，可以采取一些措施，如将患者转诊给专科医生，以了解他们的状况、预后和治疗。他们可以得到关于生育选择的咨询[4]。

（一）法律法规要求

1995 年，欧洲人类生殖与胚胎学会（ESHRE）建议在接受 ART 之前对伴侣双方进行乙型肝炎病毒（HBV）、丙型肝炎病毒（HCV）和人类免疫缺陷病毒（HIV）筛查[6]。对所有欧洲经济区国家而言，这个建议在 2004 年 4 月 7 日成为一项法律要求，并要求在 2006 年 4 月 7 日前纳入国家法律。接下来的争论主要涉及检测的时间和频率，不同的国家对"捐赠时间"有不同的解释[7]。

2015 年，ESHRE 修订了他们的体外受精实验室标准操作流程，指出"必须根据国家和国际法规对患者进行传染病筛查"[8]。

2008 年，美国生殖医学学会（ASRM）公布了降低 ART 期间病毒传播风险的建议[9]。这些建议在 2013 年进行了更新，考虑到该文件专门涉及自体配子的使用，对标题进行了修改，而且注明"美国食品药品管理局（FDA）强制要求的病毒感染筛查和检测不包括性伴侣"[10]。根据联邦法律，配子或胚胎捐赠者的筛选是强制性的，然而每个州和地方政府都有自己的标准。

一直以来，人们都很关注 ART 的污染和感染传播风险[11]，因为男性能够通过其受感染的精液将 HIV、HBV 或 HCV 传播给他们的伴侣[12, 13]。也有报告称在生育治疗过程中出现了 HCV 污染，尽管这最终并没有追溯到实验室操作[14]。

来自冷冻保存骨髓的 HBV 传播凸显了冷冻保存过程中的交叉感染风险[15]；然而，ART 报告的交叉感染事件的总数仍然相对较低。但是，交叉污染可导致慢性终身感染，应尽一切努力将风险降至最低。

（二）筛选的优点和缺点

从临床角度来看，捐赠前的生物学筛查是有利的，因为它有助于预防以下方面。

1. 病毒和其他生物从供体传播给：①受体（如性伴侣）；②非受体（如配子、胚胎捐赠，或配子、胚胎混淆）。

2. 辅助生殖技术设施中的交叉污染，这可能导致以下人员感染：①其他患者；②工作人员。

3. 病毒从供体传播到胚胎。

4. 精子库中样本之间的交叉污染。

筛查的缺点主要与费用和不便有关。如果想要接受 ART 助孕的人得不到政府的资助，他们可能会面临巨大的经济成本。即使他们已经为 IVF 或 ICSI 治疗的主要费用做了预算，但也可能没有将额外的化验、诊查、交通、住宿、药物和其他"附加"费用考虑在内[16]。对于生殖机构和夫妇来说，进行重复筛查的预约也是耗时的，并且可能会给夫妇带来额外的压力。

二、应该对哪些人进行筛查，某些人是否需要更详细的筛查

（一）用自己的配子寻求生育治疗的夫妇

寻求生育治疗的同居夫妇的筛查要求，与捐赠配子或胚胎的个人或夫妇有明显差别。在大多数情况下，试图妊娠的夫妇在没有避孕的情况下性生活活跃。因此，如果一方有性传播的感染，另一方很有可能已被传染[17]。在已知一方为 BBV 阳性的情况下，ART 可能会降低水平传播的风险[18-20]。

仅用于诊断目的的常规精液检查人群不要求感染筛查，前提是在专用于此类评估的实验室，或在主实验室内的指定空间检查样本，并采取适当的操作防护措施[7]。

对于使用自己的配子进行 IVF 或 ICSI 治疗周期的夫妇，现在公认的标准做法是在开始 ART 前应对双方进行感染筛查。对于接受宫腔内人工授精（IUI）的夫妇，人们一直在争论是否有必要对双方进行筛查，或只对男性进行筛查，还是两者都不进行筛查。欧盟 2006/17/EC 2.2 附件三规定：对于为 UI 而处理的精液，如果机构能够证明交叉污染和工作人员暴露的风险已经通过验证能够得到规避，则可能不需要进行生物学检测。

大多数 ART 实验室可能会使用处理 IVF 和 ICSI 精液的相同设备和区域来处理 IUI 精液，即使设备在每次操作后都进行消毒，但这样也会增加交叉污染的风险。因此，许多机构通过对 IVF 或 ICSI 的男性进行常规筛查来降低这种风险。

然而，在审阅的各项立法或条例中，都没有发现要求女性必须接受筛查。机构可以选择自愿对女性进行筛查，也可以选择在尝试妊娠前进行病毒筛查来作为标准临床规范。通常，能够通过精子洗涤降低女性感染的风险（与自然性交相比）[18-20]。考虑到所涉及的费用和时间，许多机构选择不对接受 IUI 的女性进行筛查。

（二）向第三方捐赠配子或胚胎的个人

在世纪之交，英国男科学会发表了精子捐赠者筛选指南[21]，英国生育学会发表了卵子和胚胎捐赠者筛选指南[22]。2008 年，这些英国指南被整理并更新为一份文件，以反映 EUTCD 的引入和精子捐赠的法律变化[23]。筛查不仅包括 BBV 和性传

播感染，还包括年龄、病史（遗传、医疗和手术、生殖和性相关）和染色体核型。

可以理解的是，规定还对捐赠者的筛选有额外的要求，以减少受赠者的感染风险。2013 年，ASRM 实践委员会发布了配子和胚胎捐赠的最新建议，概述了配子和胚胎捐赠非常具体的筛选要求[24]。

（三）第三方捐赠中的女性接受者和男性伴侣

从迄今为止的文献来看，没有法律法规要求对接受捐赠配子的女性，或与治疗无生物学关系的男性伴侣进行强制性检测。2013 年 ASRM 指南承认捐赠者筛查不是联邦要求，但对接受捐赠配子的女性和男性伴侣的筛查提出了非常具体的建议[24]。

根据标准临床规范，不管女性通过何种方式受孕，大多数产科医生都会对妊娠期女性进行生物学筛查[25]。然而，当男性在生物学意义上没有参与时，可以认为男性筛查是过度和浪费的。ASRM 认为，如果伴侣在捐赠期间或之后发生血清转化，对双方进行筛查将解决潜在的医疗和法律问题。如果临床医生发现男性伴侣呈阳性，就有机会对他进行适当的治疗，给他提供预防传播的建议[24]。类似的论点可以用于筛选接受捐赠授精治疗的同性夫妇中的女性伴侣。

（四）ART 中的医、技人员

医护人员在处理 BBV 阳性患者的血液取样、配子和胚胎时，存在感染暴露风险。迄今为止，据我们所知，还没有向机构工作人员报告过被样本感染的病例[26]。

世界上许多机构选择不治疗 BBV 阳性患者，将他们转诊到其他地方。如果机构没有额外的培训、隔离设备或单独的冷冻储存设施，那么这可能是最安全的方法。虽然这样做降低了员工感染的风险，但仍应始终坚持通用的预防措施，以将风险降至最低。

相反，虽然迄今为止还没有报道，但理论上 BBV 阳性的医护人员可能会感染患者或患者的配子和胚胎。然而，医护人员筛查可能会引起争议，因为如果他们检测出 BBV 阳性，可能会影响他们的职业和职责。

从法律上讲，员工不必透露他们是否接受过 BBV 检测或他们的状况[27]，不同国家和医疗机构有不同的员工筛查政策。在英国和爱尔兰，根据相关的职业健康和安全法，雇主有法律责任保护他们的员工和任何可能有感染风险的人，并已发布指南，概述了适当的风险评估和为医护人员提供的免疫建议。ESHRE 2015 年实验室标准操作指南特别为 ART 环境中的工作人员提出了建议[8]（表 79-1）。

表 79-1　对辅助生殖技术工作人员的建议

- 对于员工
  - 接种乙型肝炎病毒疫苗（以及其他病毒疫苗）
  - 被告知病毒阳性患者何时接受治疗，以便他们在处理潜在传染性生物样本时采取措施
- 标准的操作流程应包括可能发生感染的紧急处理，例如针刺伤
- 病毒阳性患者的治疗，应仅在有专用区域或设备的体外受精实验室中进行，或在特定的时间段进行，随后对分配的区域和设备进行消毒

三、何时筛查以及多长时间筛查一次

当 EUTCD 实施时，整个欧盟对检测"捐赠时间"的解释和 ART 患者重新检测的频率都没有一致的建议[7]。ESHRE 工作组报告指出，在 19 个对调查问卷做出答复的国家中，筛查间隔为 3～24 个月，最常见的是每 12 个月一次[28]。

（一）初次检测时间

欧盟指令 2006/17/EC 附录Ⅲ规定，对于伴侣捐赠，"必须在捐赠时进行生物学筛查"。在当时的爱尔兰，经过与爱尔兰主管当局的大量辩论，同意这可以延长到每个周期治疗的 30 天内，但这仍然是昂贵和耗时的，特别是如果周期被取消或推迟。其他国家对捐赠时间有不同的解释[7]（表 79-2）。

表 79-2 不同欧洲国家对配偶间捐赠的"捐赠时间"解释的初始差异

国　家	捐赠时间
爱尔兰	30 天内
意大利	90 天内
德国、希腊和比利时	治疗时
法国和西班牙	治疗前 6 个月
荷兰和挪威	治疗前最多 12 个月

经许可转载，引自 Dineen T, Woodward BJ. Chapter 10—Other factors to consider with sperm preparation for treatment. From "Male infertility: sperm diagnosis, management and delivery". Publishers Jaypee, India. ISBN 678-1-907816-46-8.

在美国，配子捐赠受 FDA 监管，筛查的最低要求仅适用于作为第三方捐赠者的个人或夫妇[29]。检测最初必须在"捐赠时"进行，这与 EUTCD 相同。然而，在各利益攸关方提出意见后，一项修正案促使该裁决发生变化，规定必须在采集前 30 天内对卵母细胞捐赠者进行筛查。这样就可以进行适当的捐赠者资格评估，但这不适用于当天就取卵的患者。精子捐赠者应在捐赠时或捐赠前 7 天内接受评估。

由于有亲密关系的夫妇不需要筛查，他们可能有意愿捐赠胚胎给其他夫妇，他们的胚胎由于不符合最初版本的筛查准则而不能捐赠。鉴于胚胎捐赠的减少，FDA 发布了一项规定，允许胚胎捐赠，而无须在捐赠时进行筛查。

理想的情况是，如果在决定捐赠胚胎时进行了适当的检测，并对夫妇进行了相应的咨询，捐赠就可以进行。然而，在没有任何筛查的情况下，接受捐赠的夫妇可以在知情同意的情况下使用捐赠者的胚胎进行治疗，因为他们知道胚胎上贴着"未评估传染性物质"的标签，并且被告知了传染病风险[30]。

（二）筛查频率

ART 的筛查频率，尤其是对于同居夫妇的筛查频率，成为 EUTCD 中备受争议的一个方面。EUTCD 实施后发表的几篇论文显示，在同居夫妇中没有 HIV、HBV 或 HCV 血清转化的报告，并且最初的筛查频率过高[17, 31-33]。

2010 年，欧盟委员会向欧洲疾病预防和控制中心（ECDC）发出请求，要求其协助调查欧盟关于组织和细胞的立法变化可能存在的健康风险。在此之前，许多成员国认为，与定期筛查捐赠生殖细胞的伴侣相比，母体 EUTCD 中的检测要求并没有提高该过程的安全性[34]。该报告建议，委员会应将检测要求改为每年一次，前提是机构能够证明，通过使用有效的质量和安全流程，已将员工暴露、交叉污染和潜在配子混淆的风险降至最低。

还建议通过欧盟内部的标准协议，来集中报告 BBV 检测，作为组织和细胞捐赠机构质量保证的一部分。它进一步建议审查 BBV 感染胚胎的可能性和冷冻储存中 BBV 病毒传播的风险，以及配子混淆的可能风险。迄今为止，这些建议都没有施行。

2012 年，欧盟指令 2006/17/EC 更新了针对 ART 的检测频率，从"捐赠时"改为"必须在首次捐赠前 3 个月内采集血样"。如果同一名捐赠者进行了额外的伴侣捐赠，则需要进行更多的血液抽取，频率由国家立法规定，但必须在距离上次采样至少 24 个月之内[5]。这在 2012 年被列入到爱尔兰和英国的法律中。大多数机构现在进行为期 3 个月的治疗前初步筛查。许多机构已经制订了每年筛查一次的政策，基于特定诊区的人员统计和流行情况，选择继续采用这一时间框架。

虽然同居夫妇在使用他们自己的配子时血清转化的风险已经被评估并认为是很低的，但理论上仍然存在可能发生血清转化的风险。

四、应进行哪些生物学筛查检测

2013 年欧盟委员会根据 2011 年报告的数据，对所有成员国进行了一项关于生殖组织和细胞捐赠者检测的调查[35]。大多数提交报告的国家都遵守 2006/17/EC 附件Ⅲ的要求，除了立陶宛和波兰，原因是他们对 ART 部门的指南进行了不适当的转换。据报道，三个成员国（奥地利、比利时和芬兰）的要求比指南中概述的更为严格，因为它们要求对艾滋病毒、HBV 和丙型肝炎病毒进行强制性核酸检测[35]。表 79-3 显示了 2011 年每个成员国进行的检测。

许多已发布的指南或行为准则都有这样的声明，如"必须根据国家和国际法规对患者进行传染病筛查"[8]。对于大多数病毒的筛查都直接采纳了 EUTCD 的要求[36, 37]。除了众所周知的 BBV（艾滋病毒、HBV 病毒和丙型肝炎病毒），机构现在还需要持续关注那些发病率增加的可能对健康构成风险的新病毒［如西尼罗河病毒（WNV）和寨卡病毒］，并进一步更新要求。

爱尔兰和英国的 ART 机构分别受益于健康产品管理局（HPRA）及人类受精和胚胎学管理局（HFEA）的定期更新。对于那些可能没有通知流程的国家，机构可以定期查阅 ECDC[38]、疾病控制和预防中心（CDC）[39] 和世界卫生组织（世卫组织）[40] 的网站，以便及时了解疾病暴发和检测建议。

EUTCD 在伴侣和非伴侣捐赠所需的筛查方面有显著差异。应根据特定地区的地理区域和疾病流行情况评估和调整特定的检测指南[41]。应对生殖器感染（即梅毒、淋病、衣原体、单纯疱疹、人乳头瘤病毒和阴道感染）进行常规筛查，同时评估双方的完整病史 / 体检和疾病流行情况[41]。应根据这些信息设计风险评估问卷，并应要求提供近期旅行史信息，以检查感染的可能性，如 WNV、寨卡病毒、COVID-19 等。还应评估近期潜在的风险暴露，如近期手术、输血或身体穿刺伤。这些风险评估通常类似当地输血组织使用的问卷，可以作为生殖筛查问卷的模板。

对每一种已知的病毒或感染进行筛查是不切实际且昂贵的。然而，如果因为没有检测到病毒或感染，导致发生了交叉污染，结果可能非常严重，会引起接受者或其后代的慢性长期健康问题。

（一）伴侣捐赠

2012 年更新的 EUTCD 指出，对所有个人或夫妇的最低生物学筛查要求，是针对艾滋病毒、HBV 病毒和丙型肝炎病毒进行筛查。这些也是欧洲经济区所有国家的法律要求[2]。

关于夫妇使用自己的配子进行筛查的建议，全球仍存在差异，但大多数国家把自愿进行 HIV、HBV（译者注：原文此处为 HBC，结合上下文，考虑为书写错误）和 HCV 检测作为临床规范。

2012 年，欧盟委员会除了改变筛查时间外，还更新了关于人类嗜 T 淋巴细胞病毒 Ⅰ～Ⅱ（HTLV Ⅰ～Ⅱ）检测的 2006/17/EC 指南。最初的指南要求在高发区进行检测。然而，事实证明很难确定何处为"高发区"，因此筛查政策并没有在整个欧洲统一实施[5]。术语"患病率"衡量新发病例的频率，而"流行率"是在特定时间受特定疾病影响的人口百分比。由于患病率数据更容易获得，2012/39/EU 指南更新反映了这一变化。

关于伴侣捐赠的额外筛查，应与夫妇一起完成风险评估问卷。审查这些信息后，可以决定是否需要进一步检测或是否需要推迟治疗。

（二）非伴侣捐赠

虽然一些指南对基因检测、血型鉴定和 Rh 状态提出了建议[2, 23, 24]，但这里只考虑那些针对 BBV 和其他性传播感染的建议。2013 年 ASRM 配子和胚胎捐赠实践委员会指南，概述了关于女性接受者和男性伴侣的具体筛查要求，即使在精子捐赠的情况下也是如此（表 79-4）。

在英国，联合专业机构发布了供体筛选指南[23]。这些措施旨在保护接受捐赠配子和胚胎的人免受来自捐赠者的感染，同时保护捐赠者受孕的后代免受感染或患有严重的遗传疾病。建议进行 HTL 病毒和传染性海绵状脑病（TSE）的筛查，如克雅病（CJD）。尽管没有有效的检测来确诊死前的 CJD，但有人建议，如果捐赠者被诊断患有朊病毒相关疾病，或其一级亲属有类似的诊断，如做过侵入性神经外科手术，或接受侵袭性垂体衍生生长激素、角膜、巩膜或硬脑膜，则应拒绝捐赠者。

表79-3 欧盟成员国对生殖组织和细胞捐赠者进行的检测数据（2011年）

针对生殖组织和细胞捐赠者的检测（国家）	抗HIV 1 抗体	抗HIV 2 抗体	HIV 抗原	NAT HIV 1	HBsAg	抗HBc 抗体	NAT HBV	抗HCV 抗体	NAT HCV	NAT 衣原体	梅毒 螺旋体	HTLV 1	NAT HTLV 1
奥地利	Y	Y			Y	Y	Y	Y		Y	Y		
比利时	Y	Y		Y	Y	Y	Y	Y	Y	Y	Y		
保加利亚	Y	Y		Y	Y	Y	Y	Y	Y	Y	Y		
塞浦路斯	Y	Y			Y	Y		Y		Y	Y		
捷克共和国	Y	Y	Y		Y	Y		Y		Y	Y		
德国	Y	Y			Y	Y		Y		Y	Y		
丹麦	Y	Y			Y	Y		Y		Y	Y		
爱沙尼亚	Y	Y	Y	Y	Y	Y		Y	Y	Y	Y		
西班牙	Y	Y	Y	Y	Y	Y	Y	Y	Y	Y	Y	Y	Y
芬兰	Y	Y	Y	Y	Y	Y	Y	Y	Y		Y		
法国	Y	Y	Y	Y	Y	Y		Y	Y	Y	Y		
克罗地亚	Y	Y			Y	Y		Y		Y	Y		
匈牙利	Y	Y			Y	Y		Y			Y		
爱尔兰	Y	Y			Y	Y		Y		Y	Y		
意大利	Y	Y			Y	Y		Y			Y		

（续表）

针对生殖组织和细胞捐赠者的检测（国家）	抗 HIV 1 抗体	抗 HIV 2 抗体	HIV 抗原	NAT HIV 1	HB sAg	抗 HBc 抗体	NAT HBV	抗 HCV 抗体	NAT HCV	NAT 衣原体	梅毒 螺旋体	HTLV 1	NAT HTLV 1
列支敦士登	Y	Y			Y	Y		Y					
立陶宛	Y	Y									Y		
卢森堡公国	Y	Y			Y	Y		Y				Y	
拉脱维亚	Y	Y			Y	Y		Y		Y	Y		
马耳他	Y	Y			Y	Y		Y			Y		
荷兰	Y	Y			Y	Y		Y		Y	Y		
挪威	Y	Y			Y	Y		Y		Y	Y	Y	
波兰	Y	Y			Y	Y					Y		
葡萄牙	Y	Y			Y	Y		Y		Y	Y	Y	
罗马尼亚	Y	Y	Y		Y	Y		Y			Y	Y	Y
瑞典	Y	Y	Y		Y	Y		Y			Y	Y	
斯洛文尼亚	Y	Y	Y		Y	Y		Y			Y		
斯洛伐克	Y	Y			Y	Y		Y			Y		
英国	Y	Y			Y	Y		Y			Y	Y	

HIV.人类免疫缺陷病毒；HBsAg.乙型肝炎表面抗原；HBcAb.乙型肝炎核心抗体；HBV.乙型肝炎病毒；HCV.丙型肝炎病毒；NAT.核酸扩增检测；HTLV.人类嗜 T 淋巴细胞病毒；Y.是

表 79-4 ASRM 2013 年公布的配子和胚胎供者、女性受者和男性伴侣生物筛查指南概要

生物检测	ASRM 精子捐赠			ASRM 卵母细胞捐赠			ASRM 胚胎捐赠至少在冷冻保存后 180 天内进行 [a]	
	捐赠者	女性受者	男性伴侣	捐赠者	女性受者	男性伴侣	女性（供者）	男性（供者）
人类免疫缺陷病毒（HIV1 NAT 和 HIV2 Ab）HIV 0 组抗体	推荐	推荐	推荐	推荐	推荐	推荐	推荐	推荐
乙型肝炎（HBsAg 和抗 HBc IgG, IgM）	推荐	推荐	推荐	推荐	推荐	推荐	推荐	推荐
丙型肝炎（HCV）抗体和核酸扩增检测（NAT）	推荐	推荐	推荐	推荐	推荐	推荐	推荐	推荐
人类嗜 T 淋巴细胞病毒（HTLV-I）	推荐	请求可由临床医生自行决定	请求可由临床医生自行决定					推荐
巨细胞病毒（CMV IgG, IgM）	推荐	推荐						
衣原体（沙眼衣原体）	推荐	推荐	推荐	推荐	推荐		推荐	推荐
梅毒（梅毒螺旋体）	推荐	推荐	推荐	推荐	推荐	推荐	推荐	推荐
淋病（淋病奈瑟菌）	推荐	推荐	推荐	推荐	推荐		推荐	推荐
西尼罗河病毒（WNV）	没有要求，但如果有任何病史或症状，请推迟 120 天			没有要求，但如果有任何病史或症状，请推迟 120 天				
传染性海绵状脑克雅病（CJD）	没有要求，但如果有任何诊断已经做出，则拒绝			没有要求，但如果有任何诊断已经做出，则拒绝				
检疫时间——180 天	未进行讨论			被认为是不实用的卵子，但应考虑到该产生的胚胎				

a. 美国生殖医学学会（ASRM）建议受者接受与精子捐赠者相同的传染病血液检测

此后进行了大量的研究，以解决关于缺乏有效的血液检测来对无症状 CJD 供体进行常规筛查的问题。虽然一些研究显示了前景[42, 43]，但没有检测方法被确认为有效。表 79-5 显示了 EUTCD、HFEA、英国联合专业机构和爱尔兰立法（包括克雅病）之间推荐的供体检测的比较。

五、巨细胞病毒筛查应该成为常规吗

（一）CMV 的背景

历史上，风疹是世界范围内胚胎 - 胎儿病最普遍的感染因素。然而，系统性的疫苗接种和筛查计划显著降低了其患病率，现已被巨细胞病毒（cytomegalovirus，CMV）所取代[44]。根据 EUTCD[2]，对 CMV 筛查的需求与捐赠者最近去过的地方及其暴露的可能性有关。

在欧洲，0.5%～0.9% 的儿童出生时患有先天性 CMV 感染[44]，其中约 11% 的婴儿有症状[45]。妊娠期间原发性母体 CMV 感染有 30%～40% 的垂直传播风险，其中 10%～20% 的婴儿在出生时有感染迹象[46]。妊娠前三个月的初次感染可导致后代视力受损、进行性感觉神经性听力损失和智力迟钝[44]。考虑到病毒的流行和潜在的不良胎儿影响，是

生物试验	EUTCD 根据 2006 年欧盟组织和细胞指令附件Ⅲ第 2 节的规定	HFE 法案和第九条业务守则	英国联合协会指南[a]	爱尔兰法定文书第 158/2006 号第 209/2014 号
表 79-5　建议对除伴侣外的捐赠者进行生物筛查				
人类免疫缺陷病毒（HIV1 和 HIV2）	法律要求	法律要求	推荐	法律要求
乙型肝炎（HBsAg 和抗 HBc）	法律要求	法律要求	推荐	法律要求
丙型肝炎（HCV）	法律要求	法律要求	推荐	法律要求
人嗜 T 淋巴细胞病毒（HTLV-I）	法律要求，但只有当捐赠者 / 性伴侣居住在或来自高流行地区时要求	法律要求，但只有当捐赠者 / 性伴侣居住在或来自高流行地区时要求	推荐	法律要求，但只有当捐赠者 / 性伴侣居住在或来自高流行地区时要求
巨细胞病毒（CMV IgG、IgM）	无特别要求；在进行医疗 / 身体评估后，可能会要求进行一般的性传播感染调查	无特别要求；在进行医疗 / 身体评估后，可能会要求进行一般的性传播感染调查	推荐	无特别要求；在进行医疗 / 身体评估后，可能会要求进行一般的性传播感染调查
衣原体（沙眼衣原体）	法律要求核酸扩增检测（NAT）	法律要求只对精子进行 NAT	推荐	法律要求只对精子精进行 NAT
梅毒（梅毒螺旋体）	法律要求	法律要求	推荐	法律要求
淋病（淋病奈瑟菌）	无特别要求；在进行医疗 / 身体评估后，可能会要求进行一般的性传播感染调查	无特别要求；在进行医疗 / 身体评估后，可能会要求进行一般的性传播感染调查	推荐	无特别要求；在进行医疗 / 身体评估后，可能会要求进行一般的性传播感染调查
人乳头瘤病毒（HPV）	无特别要求；在进行医疗 / 身体评估后，可能会要求进行一般的性传播感染调查	无特别要求；在进行医疗 / 身体评估后，可能会要求进行一般的性传播感染调查	体格检查：必要时推迟	无特别要求；在进行医疗 / 身体评估后，可能会要求进行一般的性传播感染调查

（续表）

生物试验	EUTCD 根据 2006 年欧盟组织和细胞指令附件Ⅲ第 2 节的规定	HFE 法案和第九条业务守则	英国联合协会指南 [a]	爱尔兰法定文书第 158/2006 号第 209/2014 号
单纯疱疹病毒（HSV）	无特别要求；在进行医疗 / 身体评估后，可能会要求进行一般的性传播感染调查	无特别要求；在进行医疗 / 身体评估后，可能会要求进行一般的性传播感染调查	体格检查：必要时推迟	无特别要求；在进行医疗 / 身体评估后，可能会要求进行一般的性传播感染调查
Epstein-Barr 病毒（EBV）	无特别要求；在进行医疗 / 身体评估后，可能会要求进行一般的性传播感染调查	无特别要求；在进行医疗 / 身体评估后，可能会要求进行一般的性传播感染调查	无要求	无特别要求；在进行医疗 / 身体评估后，可能会要求进行一般的性传播感染调查
西尼罗河病毒（WNV）	基于人口统计数据、医疗旅行史和近期旅行史的请求检测	基于人口统计数据、医疗旅行史和近期旅行史的请求检测	无要求	基于人口统计数据、医疗旅行史和近期旅行史的请求检测
寨卡病毒	基于人口统计数据、医疗旅行史和近期旅行史的请求检测	基于人口统计数据、医疗旅行史和近期旅行史的请求检测	无要求	基于人口统计数据、医疗旅行史和近期旅行史的请求检测
埃博拉	基于人口统计数据、医疗旅行史和近期旅行史的请求检测	基于人口统计数据、医疗旅行史和近期旅行史的请求检测	无要求	基于人口统计数据、医疗旅行史和近期旅行史的请求检测
疟疾	基于人口统计数据、医疗旅行史和近期旅行史的请求检测	基于人口统计数据、医疗旅行史和近期旅行史的请求检测	无要求	基于人口统计数据、医疗旅行史和近期旅行史的请求检测
美洲锥虫	基于人口统计数据、医疗旅行史和近期旅行史的请求检测	基于人口统计数据、医疗旅行史和近期旅行史的请求检测	无要求	基于人口统计数据、医疗旅行史和近期旅行史的请求检测
隔离时间为 180 天，建议重新检测	法律要求，除非已进行了 NAT 或经过验证的病毒灭活步骤	法律要求，除非已进行了 NAT 或经过验证的病毒灭活步骤	• 精子推荐 • 卵母细胞不推荐 • 建议告知胚胎受者相关风险 • 尽可能对胚胎进行回顾性筛查	法律要求，除非已进行了 NAT 或经过验证的病毒灭活步骤
传染性海绵状脑病克雅病（CJD）	无要求	无要求	推荐。目前没有可用的检测，但采用了排除标准	无要求

比较《欧盟组织和细胞指令 2006，HFEA，英国联合指南》的附件Ⅲ第 2 节所规定的 EUTCD

a. ABA/ACE/BAS 和 BFS 指南及爱尔兰立法

否在妊娠期间常规筛查 CMV[47-49]，或者在 ART 之前更具体地筛查 CMV，是一个值得探讨的问题[44]。

（二）CMV：应该筛查谁，什么时候筛查

正在考虑妊娠或已经妊娠的女性至少应该考虑进行 CMV 筛查。回顾文献发现，没有明确的政策要求对打算使用自己配子的夫妇进行 CMV 筛查，除非临床医生确定病史中存在风险，需要进行此类筛查。有些人可能会认为，对已经妊娠或打算妊娠的女性进行全面筛查是一种资源浪费。然而，如果有一种经证实的干预措施可以帮助治疗感染，那么普遍筛查将是首选，并被认为是最具成本效益的策略[47]。目前，这种方案仍在讨论中。

（三）CMV 实验室检测

CMV 感染可以通过 CMV 特异性 IgG 和 IgM 抗体来检测。一般情况下，IgM 抗体在原发感染的早期最先出现，IgG 抗体在最初感染后几周内产生，但通常在一生中作为既往感染的持续指征。然而，CMV 抗体反应是不一致的，特别是 IgM 抗体在初次感染后持续数月，甚至在病毒复制的重新激活期间浓度增加[50, 51]。此外，有报道称商业化 CMV IgM 检测结果不一致，并且结果多为假阳性[52]。这种不确定性引起了人们对这些结果解释的担忧。

疾病控制中心和英国国家筛查委员会不建议对妊娠期 CMV 进行系统性人群筛查[53, 54]。美国医学研究所早在 1999 年就将 CMV 疫苗开发确定为主要的公共卫生优先事项[55]，但文献综述表明，在实施之前，CMV 的强有力疫苗接种仍需要更多的研究和安全性验证。

作者认为，在尚无安全和成功的 CMV 疫苗接种项目时，目前不强制对所有接受 ART 的夫妇（使用自己的配子）进行常规筛查。然而，所有考虑妊娠的人都应该得到关于 CMV 传播的建议，特别是在卫生方面。

（四）伴侣以外的捐赠者进行 CMV 检测

EUTCD 规定，只有在有近期旅行史或暴露史的情况下，才应进行 CMV 筛查。在理想的情况下，只应招募阴性捐赠者，但由于捐赠者严重短缺，这是否是一种合理的方法一直存在很多争论[56]。

几乎没有数据可以证实 CMV 是否可以通过捐赠卵子或胚胎进行传播，但人们一致认为，这种传播方式的可能性比捐赠精子的传播方式要低得多。英国联合指南建议招募 CMV 阴性捐赠者，如果数量足够，则应避免招募阳性捐赠者[23]。CMV 阳性捐赠者只能用于 CMV 阳性受赠者。任何血清转化或 CMV IgM 阳性的人应该推迟捐赠。这些指南适用于所有精子、卵子和胚胎捐赠者。

ASRM 指南同意这种精子捐赠策略，而对于卵子捐赠者，不要求进行 CMV 检测，对于胚胎捐赠者，只要求男性进行 CMV 检测。

六、结论

欧洲委员会的一份报告表明，EUTCD 的实施被认为是"充分的"，所有成员国现在都认可其权威性[35]。然而，一些成员国在实施中有不同的做法，这限制了各国之间移植配子和胚胎日益增长的需求。安全部门要求机构建立标准化的筛查方法。EUTCD 声明如下。

用于治疗目的的人体组织和细胞的可用性取决于准备捐赠它们的社区公民。为了安全地保护公众健康，防止这些组织和细胞传播传染病，在捐赠、获取、检测、加工、保存、储存、分发和使用过程中需要采取所有安全措施[1]。

这项立法迫使欧洲的机构尽最大努力降低交叉污染的风险。总之，每个机构都应该开发一个强大的系统，从医学和身体上评估个体，以识别额外的风险。筛查政策应符合当地和国家立法，并考虑当地人口统计和 BBV 及其他性传播感染的流行情况。质量管理系统应支持机构的运行，以确保培训、流程、筛查和隔离的协议到位。

还应建立一种机制，确保在发现新的风险（如

寨卡病毒）时，能够将信息有效传达给员工，让他们了解可能需要采取的额外防护措施。对于已知的阳性病例，实验室必须有隔离设施（包括冷冻储存）。如果设施不允许这样做，他们应该有专门的时间分配，用有效的净化方案处理这些情况。通用预防措施应适用于处理潜在传染性样本的所有情况，但应为已知的阳性病例提供额外的指导，因为它们可能需要额外的处理步骤。

ART 机构可能需要重新审查其筛查方案，以便对 BBV 阳性患者进行治疗，从而最大限度地降低夫妇之间以及与机构其他工作人员之间的传播风险。考虑到这种感染的治疗已经取得进展，以及其预期寿命的提高，阻止其进行 ART 可能不再是解决办法[57]。

第 80 章 携带血源性病毒患者的实验室处理
Treating Patients with Blood-Borne Viruses

Michael Bright Yakass　Bryan J. Woodward　Osbourne Quaye　著

黎业娟　译　卢惠　校

学习目标

在本章结束时，读者将会了解以下内容。

1. 与生殖健康重要性有关的病毒的基本病理生物学。

2. 如何处理血源性病毒感染患者的样本。

3. 处理血源性病毒感染患者的样本的实验室基础设施。

4. 如何制订生物安全控制措施。

病毒感染是全球育龄人口中的一个公共卫生问题，其流行率因不同地点和对危险因素的暴露程度而有所不同（表 80-1）。据估计，约有 3700 万人感染了人类免疫缺陷病毒（HIV），其中 50%~60% 处于育龄期[1]。个体中的病毒合并感染很常见，约有 300 万艾滋病病毒感染者也感染了乙型肝炎病毒（HBV）[2]。由于高效抗逆转录

表 80-1　病毒感染的危险因素

- HIV/ 乙型和丙型肝炎
- 不安全的性行为——与受感染者进行阴道或肛门性交
- 注射——消遣性吸毒
- 母婴垂直传播
- 输血
- 职业——卫生工作者
- 多个性伴侣
- 移民——前往流行病国家

病毒治疗（highly activated antiretroviral therapy，HAART）、公众意识和健康饮食的有效改善，艾滋病病毒感染者的寿命比 10 年或 20 年前更长，他们中的许多人希望实现自己生育下一代的人权[3]。为了安全起见，很多人选择人类辅助生殖技术，尽量减少伴侣和子女感染的风险。

为了接受病毒感染者的生育治疗，实验室应采取安全措施，以防止或避免实验室人员和接受治疗的患者遭受污染和感染。

欧洲人类生殖与胚胎学会（ESHRE）[4] 和美国生殖医学学会（ASRM）[5] 均发布了关于在处理病毒感染患者的配子时如何降低风险的指南。

一、病毒的基础生物学

病毒是专门寄生在活细胞内的非细胞型生物，这意味着它们需要一个活的宿主来繁殖和感染新的宿主细胞。大多数病毒的大小在 30~500nm，只能用电子显微镜观察到。病毒的命名有些随意：有时以最初分离出病毒的人的名字命名（如，Epstein-Barr 病毒是以英国科学家 M.A.Epstein 和 Y.M.Barr 命名的），有时以该病毒是从谁身上分离出来的而命名（例如黄热病病毒的亚洲毒株，是以一名加纳患者的名字命名的），或病毒分离的城镇来命名（例如寨卡病毒，以乌干达的寨卡森林命名）。根据病毒的遗传物质（RNA 或 DNA）、大小和形状，病毒被重新分类为科、属和种。

大多数病毒都会经历一个共同的生命周期，

即附着、进入、脱壳、复制、蛋白质合成、组装和释放来感染其他细胞。大多数病毒有一件事是常见的：它们控制宿主的转录和翻译装置来增殖更多的病毒。像其他病原体一样，病毒往往会优先感染某些类型的细胞。例如，HBV 主要感染肝细胞，而 HIV 感染 CD4+ T 辅助细胞。

病毒基因组和复制

病毒的遗传物质可能是 DNA 或 RNA。有七种不同的病毒基因组：双链 DNA（dsDNA），缺口双链 DNA，单链 DNA（ssDNA），双链 RNA，正（＋）链 ssRNA，负（－）链 ssRNA，以及带有 DNA 中间体的（＋）链 ssRNA。由于病毒缺乏翻译装置，所有病毒基因组必须使 mRNA 被宿主核糖体阅读和翻译。

根据病毒基因组和相关蛋白质，一些病毒可能会整合到宿主 DNA 中，或作为非整合物留在感染细胞的细胞核或细胞质中。一些 RNA 病毒称为逆转录病毒（如 HIV），含有一种被称为逆转录酶的酶，它产生一条互补的 DNA 链，在病毒蛋白的转录和翻译发生之前插入宿主 DNA

（图 80-1）。

二、影响生殖健康的重要病毒

在子宫内或围产期，许多病毒对生殖健康有着很重要的影响，因为会通过性传播。在本章中，我们将讨论一些已充分研究的具有生殖健康重要性的病毒。其他病毒也可能影响生殖健康，但研究较少，比如 2018 年在法国和斯洛文尼亚的患者中发现的西尼罗河病毒。

（一）人类免疫缺陷病毒

人类免疫缺陷病毒（HIV）是一种逆转录病毒，主要感染免疫细胞 CD4+ 辅助性 T 细胞。HIV 的 RNA 通过逆转录酶转录成 DNA，利用病毒内切酶将其整合到宿主 DNA 中。HIV-1 在全世界流行，而 HIV-2 主要分布在西非。目前，没有 HIV 疫苗，感染者可以使用抗逆转录病毒疗法。在精液[6]和卵泡液[7]中检测到 HIV 病毒；精液是主要的传播途径。

感染艾滋病毒的男性精子质量普遍下降（浓度和活力）。通过对 HIV 男性感染者（经过抗逆转

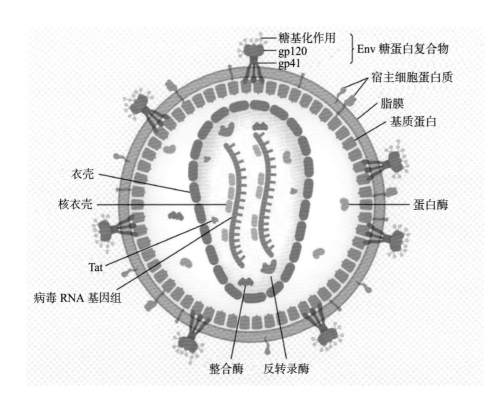

◀ 图 80-1　一种典型的病毒［人类免疫缺陷病毒（HIV）］

该图展示了一种病毒的典型结构，病毒的核酸物质包裹在核衣壳中

gp120. HIV 壳膜蛋白结构；Gp41. HIV 胞膜蛋白；Tat. 反式激活蛋白

录病毒疗法）产生的精液进行蛋白组学分析，显示 14 种精子活力相关蛋白的表达减少[8]。在 ART 治疗中，HIV 已得到充分研究，因此，在本章节中，被广泛用作示例。

（二）乙型肝炎病毒

乙型肝炎病毒（HBV）是一种属于肝病毒科的 DNA 病毒，其主要传播途径是性交和共用注射毒品针头。由于有 HBV 疫苗，建议所有患者在接受 ART 治疗前都要接种疫苗，所有卫生保健人员也要接种疫苗。

在感染者的精液中检测到 HBV[9]。在一项病例对照研究中，在接受体外受精 / 卵质内单精子注射（IVF/ICSI）治疗后，与未感染对照组[10] 相比，精液参数（精子数量和活力）、受精率、胚胎质量、着床率和临床妊娠率显著降低。

（三）丙型肝炎病毒

丙型肝炎病毒（HCV）是属于黄病毒科的一种单链 RNA 病毒，通过感染者的体液传播。目前还没有获得许可的 HCV 疫苗，但有高效的抗病毒治疗。在血液、唾液、卵泡液、精液以及用感染者精液制备的精子所获得的受精胚胎的培养液中均检测到 HCV。然而，每天用多滴培养液进行连续冲洗[11, 12]，在胚胎移植时，培养液中未检测到 HCV。

（四）寨卡病毒

寨卡病毒（ZIKV）是一种正义单链 RNA 病毒，属于黄病毒科，该病毒通过感染了 ZIKV 病毒的伊蚊叮咬传播。目前，没有已获许可证的 ZIKV 疫苗。感染 ZIKV 病毒的成年人大多是无症状，但随着南美洲有 ZIKV 暴发，这种病毒在欧洲和北美的许多国家蔓延。有许多关于 ZIKV 感染者所生孩子有先天性畸形（小头畸形）的报告。ZIKV 与精子数量减少有关，梯度密度离心洗涤程序后[13]，通过 RT-PCR 仍可检测到 ZIKV 病毒的存在[14]，甚至症状出现 6 个月后依然可测到。

（五）埃博拉病毒

埃博拉病毒（EBOV）是一种负义 RNA 病毒，属于丝状病毒科，通过感染者的体液传播。目前，还没有获得许可的埃博拉病毒疫苗。2013—2016 年，西非埃博拉病毒疫情夺走了很多条生命，但数千人在这种出血性疾病中幸存下来，而且这种病毒可能仍在非洲休眠。这会给他们自己和他们的性伴侣带来风险。埃博拉病毒 RNA 在愈后 12 个月后，仍可通过 RT-PCR 在精液中检测到[15]（表 80-2）。

表 80–2　影响生殖健康的重要病毒

病毒类型	精液中检测（REF）	卵泡液中检测（REF）
人类免疫缺陷病毒（HIV）	+[6]	+[7]
乙型肝炎病毒（HBV）	+[9]	+[16]
丙型肝炎病毒（HCV）	+[11]	+[12]
丁型肝炎病毒（HDV）	+[17]	+[17]
寨卡病毒（ZIKV）	+[14]	ND
埃博拉病毒（EBOV）	+[15]	ND
人类疱疹病毒（HHV）	+[18]	ND
单纯疱疹病毒（HSV）	+[19]	+[20]
巨细胞病毒（CMV）	+[21]	+[20]
Epstein-Barr 病毒（EBV）	+[19]	ND
人乳头瘤病毒（HPV）	+[18]	ND

ND. 似可信但无数据

三、血液检测

寻求 ART 治疗的个人应根据国家和国际准则进行病毒检测。考虑到得知自己病毒阳性结果的心灵创伤，给予患者必要的宣教是很重要的，以及在进行此类检查之前须获得患者的知情同意。一些人认为，在进行此类筛选检查之前应该提供咨询，虽然这可能不现实。

所有寻求 ART 治疗的患者都应该接受 HIV、HBV 和 HCV 的检查。配子捐赠者可能还需要进行巨细胞病毒（CMV）筛查，但在生殖中心，使用自体配子的患者没有得到广泛接受。如果患者生活或来自高发病率地区，一些国家也要求做人类 T 细胞嗜淋巴病毒（HTLV-1）抗体的检查。

由于病毒潜伏期（一个人感染病毒到实验室诊断实际检测到病毒的这段时间），一些中心希望每个人至少在取出配子和受精前 3 个月接受检查。这样，可以在 3 个月后复检以确认患者样本中没有病毒。

四、治疗携带血源性病毒感染患者的实验室配置

大多数具有生殖健康重要性的血源性病毒（HIV、HBV 和 HCV）可以在生物安全 2 级（BSL-2）环境中处理。IVF 实验室处理血源性病毒（BBV）感染患者的样本时，必须尽量减少对医务人员（水平传播）、受感染夫妇的配子和胚胎（垂直传播）、其他在同一实验室接受治疗患者配子和胚胎，以及其他在实验室可能与患者互动的非临床工作人员等感染的风险。这样的实验室应具有解决有关人员、主要屏障和相关程序问题的实践方法和设施配置。

（一）人员

1. 实验室负责人深入了解病毒对生殖健康的重要性，并能够正确领导整个实验室。

2. 所有实验室人员都应接受全面、有效的处理污染源的培训。

3. 应定期对所有员工进行执行该机构的生物安全手册的能力检查，在流程有更新时，所有员工也要跟着改进。

4. 应编制一份全面的生物安全手册，方便在实验室里阅读，所有人员在进行任何操作前都应阅读本手册。该手册应描述实验室中待处理的传染源种类，允许哪些人处理此类传染源样本，处理有传染性疾病的配子和胚胎的详细方案，预防感染的措施，以及有效的废物处理方法。

5. 如果实验室人员怀疑他们意外接触过任何感染性样本，比如针扎伤，应该有明确的程序来遵循。

（二）主要屏障

1. 应建立一个符合 BSL-2 标准的独立体外受精实验室，以处理病毒感染患者的标本。如果无法进行物理隔离，可购买单独的实验设备，如离心机和 II 级生物安全柜（BSC）等，用于处理特定的样品，如来自病毒感染患者，或"及时"分离患者，如通过安排病毒感染患者在不同的日期接受治疗。如果在同一天同时治疗感染病毒和未感染病毒的患者，也要将他们"及时"分开，将所有感染患者排在最后，以便在处理后对实验室和设备进行有效的消毒净化。

2. 实验室的设计应使其在必要时，易于从墙壁清洁到地板。

3. 应该有专门的培养箱来放置携带有血源性病毒感染患者的配子和胚胎，并用胚胎实验室专用清洁剂进行定期清洁，并在清洁后进行培养箱特定的去污循环。

4. 在实验室或相邻的消毒室应配置便携式高压灭菌器，可以在焚化炉处理前对生物废物进行高压灭菌。

5. 所有针头和锐器都应安全地放在利器盒中。

6. 在治疗期间应佩戴一次性隔离衣、口罩、头套、手套和其他个人防护设备。

7. 应提供独立液氮罐用于储存感染病毒的患者配子和胚胎，从液氮罐取放的权限应受到安全保护。

（三）相关程序

1. 包括生物安全柜在内的工作台面处理配子和卵子后，立即用 70% 酒精或其他胚胎实验室专用的清洁剂（双蒸水配制）彻底消毒清洁。注意，在使用清洁消毒剂之前，处理过的精液、卵母细

胞和胚胎应安全地存放在培养箱中。

2. 工作日结束时，处理过病毒标本的专用离心机，应使用清洁剂彻底清洁。用于配平的试管也要在工作结束后丢弃。

3. 所有操作，如离心、拣卵，操作要特别小心，尽量减少气溶胶的形成。

4. 所有感染性废物，包括试管、有培养基的培养皿、卵泡液和精液应予以安全地放入可高压灭菌的塑料袋中。在焚烧炉处理垃圾之前，所有密封袋必须在实验室或附近的灭菌室进行高压灭菌。

5. 体外受精实验室处理 BBV 阳性患者标本的入口，仅限实验室人员使用，通往实验室的门应该标记"禁止入内"和生物危害标志（图 80-2）。

6. 根据标准操作，针头和注射器不得回帽。

7. 在治疗 BBV 阳性患者时，应尽量减少使用玻璃器皿和针头。玻璃器皿应该尽可能用塑料制品代替。

8. 应戴口罩和护目镜，尤其是在执行可能导致感染性液体飞溅的操作时，如取卵时的卵泡液。

9. 在处理感染样本时，应佩戴一次性隔离衣和双手套（图 80-3）。应更换沾有污渍的手套——要求是戴双手套（2 副），所以在处理受感染样本需要更换手套时，您可以轻松地取下第二层套，而无须暴露裸露的手。双手套还增加防止针扎伤的额外保护。

10. 即使戴手套，也不能处理破碎的玻璃巴斯德移液器。这些破损的物品应该使用刷子和簸箕进行清扫，并丢弃在利器盒中。

11. 任何对人员构成感染风险的过度溢出、针头和事件应立即向实验室负责人汇报，并登记此类暴露症状的治疗情况和监测记录[22]。

五、治疗血清不一致的夫妇

寻求 ART 治疗的血清不一致的夫妇（注：一人感染一人未感染），首先是需要传染病专家确认疾病状态并建议适当的药物治疗方案。血清不一致的夫妇中，未被感染的一方需要在寻求 ART 治疗前，开始暴露前预防（pre-exposure prophylaxis，PrEP）治疗[23]。

（一）血清阳性女性

阳性夫妇中，女方有病毒感染，精子来源于

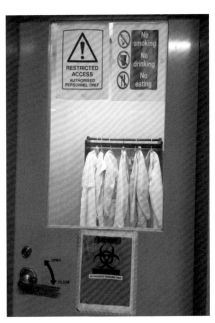

▲ 图 80-2　处理病毒感染患者的体外受精实验室的入口

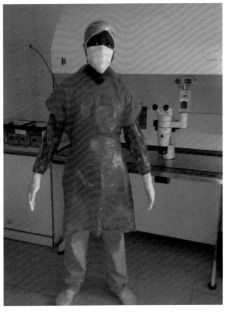

▲ 图 80-3　实验室工作人员穿着合适的工作服，处理感染病毒的样本

未受感染的男方，可以采用自体精授精、宫腔内人工授精、IVF 或 ICSI，这样可以彻底消除男方被感染的风险。高效的抗逆转录病毒法（highly active antiretroviral therapy，HAART）[24]，可以将母婴传染降低至＜2%。

一般认为，卵冠丘复合物及颗粒细胞会携带病毒[25]；因此，建议在感染女性患者取卵后，立即尽可能将卵颗粒细胞剥离干净，并采用 ICSI 授精而非 IVF 授精，减少卵子与颗粒细胞的接触[25]。

处理病毒感染女性的卵子时，应遵守以下注意事项，防止污染与感染。

1. 所有的操作应在 Ⅱ 级生物安全实验室进行，并穿戴合适的个人防护装备（PPE）。

2. 取卵后，至少洗两次，并尽快进行脱卵。

3. 病毒感染的女性胚胎应该在单独的专用培养箱中进行培养。

4. 对于多胎妊娠，垂直传播的风险可能会增加，推荐选择单胚胎移植（eSET）[25]。囊胚培养可能有助于单胚胎移植的选择。

（二）血清阳性男性

对于血清阳性男性和血清阴性女性，有 4 种可能的治疗方法。

- 夫妻可以进行无保护的性交，但仅限于排卵期前后。这是最危险的方法。因为它会让未受感染的女性受到不必要的感染。一份报告显示，其丈夫是 HIV 感染的 92 位未受感染的女性中，有 4 位 HIV 阳性，其中 2 位是 7 个月后随访检测到阳性，另 2 位是产后检测阳性[26]。据报道，HIV 阴性女性与 HIV 阳性伴侣进行无保护性交的血清转化率，依据受感染男性的疾病严重程度和阶段而有所不同。在一项前瞻性纵向研究中，血清转化率为：每 1000 次无保护性交有 0.7 到 5 次阳性转化[27]。通过不受保护的性交病毒传播的风险，是切实存在的，怎么强调都不过分。
- 采用改良的 DGC 技术，通过宫腔内人工授精

（UI）技术将洗涤过的精液，注射进未受病毒感染的女性的子宫。在一项 8212 血清阴性女性的 Meta 分析中，将 HIV 阳性的男性精液洗涤后，进行 UI，全部女性血清均未转阳[28]。与 UI 授精（通常为 0.3～0.5ml）相比，体外受精量（通常为 10～20μl）较小，可以认为 UI 感染未感染女性的风险可能比体外受精高，但没有经验数据支持这一观点。在精液洗涤后，UI 和体外受精都不会将艾滋病毒传播给未感染的女性及其新生儿，即使在分娩 6 个月后[29]。

- 对洗过的精液样本进行 IVF/ICSI 授精。这是一种可选择的方法，特别是在血清病毒阳性的男性精液质量差和血清阴性的女性输卵管阻塞的情况下。考虑到感染或污染的风险，ICSI 已被认为是比传统 IVF 更好的受精技术[30]。
- 完全避免使用来自 BBV 阳性伴侣的精子。虽然清洗 BBV 阳性精子技术是有效的，但这项技术可能不能完全清除病毒。因此，另一种选择是使用捐赠的精子。HIV 阳性的男性与阴性女性的夫妇中，接受捐赠的精子将消除感染母亲和未来的孩子的可能风险。然而，根据我们的经验，大多数受感染的男性更喜欢有自己的基因的孩子，特别是当他们有良好的精子参数时，所以很少选择使用供精。其他的选择也可以是收养或不要孩子。

1. 改良的密度梯度离心（DGC）方法

如下所述的稍作改良的 DGC 方法用于处理病毒感染男性的精液，但建议每个实验室根据国家和区域指南建立自己的操作规程。

(1) 为了确保有效去除受感染的白细胞和细胞碎片，建议 DGC 三层梯度（90%/70%/40%）各为 1ml。

(2) 使用一次性巴斯德移液管将精液从标本容器转移到梯度的上层。300g 离心 10min。

(3) 离心后，小心地吸上清液（用巴斯德移液管），以防止混合，然后丢弃。

（4）用新的巴斯德移液管小心地将底部的精子悬液吸入含有精子洗涤培养液的新鲜试管中。200g 离心 10min。

（5）丢弃上清液。然后上游：用加热的受精 / 精子处理液覆盖，并保持在 45° 的倾斜。活动的精子应该迁移到覆盖的培养液中。小心地吸出培养基的上液，其中包含上游的精子，轻轻地吸出以防止混合，接着行 IUI、IVF/ICSI。

（6）使用一次性计数板来评估精子的浓度和活力。

有关 DGC 成功清除精液中病毒的相关报道。例如，在 DGC 后，741 份精液样本中[31]，HIV、人类疱疹病毒（HHV6/7）[32] 完全清除，而单纯疱疹病毒（HSV）和巨细胞病毒（CMV）的清除却明显失败。

2. 双层试管技术

双层试管装置，ProInsert（奈达康，瑞典）在使用 DGC 处理受病毒感染的精液时，旨在最大限度地降低精子沉淀或洗涤过的精子再污染的风险。使用该装置，精子可以在不接触精液和梯度液以及细胞碎屑、白细胞和病毒而被分离出来。在一项研究中，103 例 HIV 感染的精液使用了该方法，PCR 检测发现，只有 2 例精液发现病毒的 DNA[33]。

六、精子洗涤后样本的病毒检测

在治疗血源性病毒感染的 IVF 患者精液时，精子清洗处理后样本中的病毒检测的质控是必不可少的，因为洗涤过程不能保证产生无病毒样本。简单的横向检测病毒蛋白的存在或缺失并不是理想的质量控制工具，因为这种方法需要非常高的病毒蛋白阈值来检测（低灵敏度）。PCR 提供了更好的特异性和敏感性，能够检测到非常微量的病毒核酸，因此推荐用于精子清洗后样本的质量控制检测。例如，扩增 HIV-1 检测仪（Roche）是一种基于 PCR 的检测方法，据报道，在检测 7.5 个 HIV-1RNA/DNA[34] 拷贝或反应时具有 100% 的敏感性。

由于基于 PCR 的检测可以在几个小时内进行，洗涤后的精液可以在室温下同时保存，如果 PCR 表明病毒 RNA 或 DNA 没有扩增，则可以冷冻保存并解冻进行 IUI 或 ICSI。当清洗后的精液中有残留的病毒 RNA 或 DNA，可以从男性那里获得新鲜的精液，采用另一种清洗方法，也可以使用供体的精液，或者可以使用含有残留病毒核酸的清洗后的精液，所有推荐的选择都要得到夫妇的同意。

核酸检测（nucleic acid testing，NAT）是基于 PCR 原理来扩增病毒的特定目标序列，已广泛应用于输血前献血者的筛查。NAT 是一种具有高度灵敏度和特异性的分子生物学工具，能够检测样本中微量滴度的病毒。NAT 可以对样本进行混检，因此，处理大量或批量 BBV 感染男性的中心进行这种检测节省了很多时间和资源[35]。

七、低温保存配子和胚胎

一些研究已经调查了储存在液氮中的配子和胚胎之间的病毒污染的可能性。然而，迄今为止，还没有关于在临床体外受精应用的冷冻精液中病毒传播的报道[36]。在含有 HIV、HCV 和 HBV 感染夫妇的胚胎的液氮存储罐中未检测到病毒核酸[37]。然而，在实际的实验环境中，病毒传播或交叉感染（液氮中牛胚胎）的风险已被证实[38]。由于存在风险，特别是当低温保存来自病毒感染夫妇的配子和胚胎时，相比开放系统，更推荐封闭的低温保存系统。欧洲的一些中心，目前在使用热密封冷冻生物系统（cryobiosystem，CBS）吸管冷冻保存配子和胚胎，以减少或防止液氮中病毒交叉污染的风险。

精液，特别是来自捐赠者的精液，应该被单独存放，直到重复对捐赠者血清病毒进行 HIV、HBV 和 HCV 检测，然后将样本转移到适当的液氮罐中。用于独立存放的液氮罐在检测隔离感染病毒的配子或胚胎后应进行消毒。

八、病毒感染对 ART 结果的影响

病毒感染可能对 ART 治疗结果产生影响，有学者对此进行了研究，结果有所不同。在一项病例对照研究中，<35 岁的艾滋病毒血清阳性女性，与年龄匹配的血清阴性对照组的妊娠率和活产率相似，而高龄（＞35 岁）艾滋病毒血清阳性女性的活产率显著降低[39]。在另一项病例对照研究中，与匹配的对照组相比，感染艾滋病毒的女性的着床率和活产率显著降低[40]。这种结果的减少部分归因于受病毒感染的女性，在使用高效抗逆转录病毒疗法，这会消耗卵母细胞线粒体 DNA[41]。产科结局（早产、出生体重、流产）通常有利于血清不一致的夫妇[42]。但建议所有围产期暴露于艾滋病毒的婴儿应在分娩后至少 6 周内接受抗逆转录病毒治疗[43]。

九、关于病毒感染配子的争议

研究显示，精子细胞可作为向卵母细胞和胚胎传播 HIV 病毒的载体。虽然精子细胞表面缺乏 CD4+ 受体，而这是 HIV 靶细胞所必需的，但人类甘露糖受体（hMR）在精子细胞表面含量丰富。研究证实，精子表面的 hMR 可以与 HIV 结合，从而导致 HIV 在精子细胞中的内化[44, 45]。已经证明，HIV 原病毒被整合在精子细胞的基因组中，而这种精子可以像未受影响的精子细胞一样实现受精。对 2 细胞的胚胎（精子来源含有整合的艾滋病毒原病毒的精子细胞）进行荧光原位杂交（FISH），结果检测到了 HIV 病毒结构蛋白 gag 及反转录基因 pol DNA[46]。

在另一项对血清不一致夫妇的研究中，8 名 HBV 感染的男性，他们未感染的伴侣，以及他们流产的伴侣通过巢式 PCR 检测到 HBV C 基因。所有 8 名女性 HBV 感染的所有标志物检测均为阴性，但流产胎儿的 PCR 扩增了 HBV C 基因。作者报道，HBV C 基因在父 / 胎对中扩增的序列与父 / 胎中相同核苷酸位置的某些特定点突变有很大的相似性，这表明可能是通过受感染的精子细胞从父到子的垂直传播。

十、结论

病毒感染在 ART 治疗的安全性和结局中发挥着关键作用，因此，寻求此类治疗的人应该根据国家和国际准则进行病毒检测。建立和执行机构生物安全规范将有助于在处理 BBV 感染夫妇样本时，降低配子、患者、工作人员感染的风险。

第 81 章　体外成熟技术的实验室操作事项
Laboratory Aspects of In Vitro Maturation Cycles

Weon-Young Son　Sara Henderson　Jin-Tae Chung　著

卢智勇　译　卢惠　校

患有多囊卵巢的不孕女性是卵母细胞体外成熟技术（IVM）的主要人群，此类患者以此避免外源性促性腺素刺激引起的卵巢过度刺激综合征（OHSS）。然而，IVM 的适应证目前已经扩大，包括各种原因的不孕不育，特别是卵巢储备不足[1, 2]和生育力保存的患者[3]。改进 IVM 的研究仍在继续，最近，若干医疗机构报道妊娠率有所提高[4, 5]。尽管如此，与传统的 IVF 相比，IVM每周期的妊娠率较低是影响 IVM 广泛使用的主要障碍。这表现在多个层面：特别是较低的 M Ⅱ卵率（一般为 40%～60%），以及随之导致的低胚胎发育率[6]，而且一些医疗机构报道了更高的流产率。

因此，了解卵母细胞成熟过程和人类 IVM 的细节对于改进结果至关重要。我们将回顾卵母细胞成熟机制和 IVM 周期中实验室方面的程序。

一、卵母细胞成熟

深入了解卵母细胞成熟过程是体外培养"高质量卵母细胞"的必要条件。卵母细胞成熟是指细胞核和细胞质的成熟。卵母细胞的核成熟意味着第一次减数分裂的恢复，并进展到第二次减数分裂中期（M Ⅱ）。细胞质成熟涉及受精和早期胚胎发育所需的细胞器的代谢和结构变化。

即使各生长卵泡之间的染色质构型和转录活性不同，在黄体生成素（LH）峰之前，卵泡内的卵母细胞在前期 Ⅰ［生发泡（GV）阶段］停止。

众所周知，这种减数分裂停滞是由高浓度卵母细胞内的环磷酸腺苷（cAMP）水平维持的。卵母细胞、卵丘细胞及卵丘细胞存在缝隙连接调节 cAMP水平，减数分裂停滞的调节分子及营养物质和代谢物通过缝隙连接双向转运。在 LH 峰之前，卵母细胞内的高 cAMP 水平由三种机制维持。首先，通过缝隙连接从卵丘细胞（CC）进入卵母细胞[7]，其次卵母细胞本身也通过卵胞膜上的 G 蛋白偶联受体产生 cAMP[8]，最后磷酸二酯酶 3A（PDE3A：卵母细胞特异性磷酸二酯酶）抑制剂环磷酸鸟苷（cGMP）穿过缝隙连接进入卵母细胞[9]，防止PDE3A 水解 cAMP。卵巢内高浓度的 cAMP 使促减数分裂因子（meiosis-promoting factor，MPF）失活，并阻止减数分裂进程。

LH 峰后，排卵前卵泡体积迅速增大，卵丘 –卵母细胞复合体（cumulus oocyte complex，COC）中的 CC 生理性扩张。透明质酸（hyaluronan，HA）主要在 CC 的质膜中合成，并参与卵丘细胞的扩张[10]。卵丘扩张破坏 COC 中的 Cx43 缝隙连接，抑制 cAMP 从卵丘细胞运输到卵母细胞，从而激活 MPF 和卵母细胞的减数分裂恢复[11]。有人认为，卵母细胞分泌可溶性因子与体外 HAS2（hyaluronan synthase 2）mRNA 表达、HA 合成和卵丘扩张有关。可能的卵母细胞分泌因子包括生长分化因子 –9（GDF-9）、骨形态蛋白 15（BMP-15）和 BMP-6[12]。

图 81–1 显示了参与体内卵母细胞成熟的信号

通路。LH 受体（LHR）在壁颗粒层中的表达比在 CC 中高得多，LH 激活壁颗粒细胞（GC）可诱导表达 EGF 样生长因子、双调节蛋白、β 细胞素和表皮调节因子，作为第二信号[13]。CC 是 EGF 诱导减数分裂恢复的主要靶点。LH 峰导致卵泡和卵母细胞 cGMP 水平下降[14]，给予 EGF 后，CC 中的丝裂原活化蛋白激酶（MAPK）立即被激活，卵泡体细胞中 MAPK 活性的增加可能通过诱导下游减数分裂恢复诱导因子的合成以及缝隙连接蛋白的磷酸化而导致减数分裂的恢复。总之，cAMP 介导的减数分裂阻滞被解除，卵母细胞成熟被诱导。

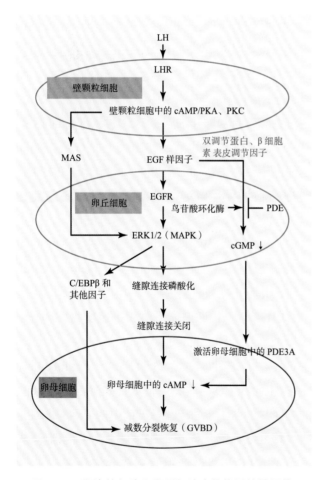

▲ 图 81-1　卵泡体细胞和卵母细胞中的信号转导调节 LH 峰后的卵母细胞减数分裂

LH. 黄体生成素；LHR. 黄体生成素受体；cAMP. 环磷酸腺苷；PKA. 蛋白激酶 A；PKC. 蛋白激酶 C；EGF. 表皮生长因子；EGFR. 表皮生长因子受体；PDE. 磷酸二酯酶；PDE3A. 磷酸二酯酶 3A；ERK1/2（MAPK）. 细胞外调节蛋白激酶（丝裂原活化蛋白激酶）；cGMP. 环磷酸鸟苷；C/EBPβ. CAAT 增强子结合蛋白；GVBD. 生发泡破裂

因此，卵母细胞本身和 GC 都在卵母细胞成熟和发育的调节中发挥作用[12]。

二、人类未成熟卵母细胞成熟的临床应用

体内卵母细胞成熟是一个由激素信号、周围体细胞和转录因子协调的复杂过程。然而，从窦卵泡中取到的未成熟卵母细胞在体外以非激素依赖的方式自发启动减数分裂成熟过程。体外成熟与卵母细胞 – 卵丘细胞缝隙连接的过早破坏有关，阻止有益因子（如核苷酸和营养物质）从 CC 进入卵母细胞。这可能会损害卵母细胞细胞质的组成。

环 AMP 类似物、激酶或 PDE 抑制药已被用于通过模拟体内机制延迟自发 IVM[15, 16]。然而，这种影响并不显著，尤其是在人类身上。最近，一个澳大利亚研究小组提出了一种称为"模拟生理卵母细胞成熟（SPOM）"的 IVM 系统，使小鼠和牛模型的结果获得改善[17]，它是否适用于人类 IVM 系统仍有待确定。

在人类 IVM 项目中，卵巢促性腺激素被广泛用于提高卵母细胞的质量和数量[18]。

三、体外受精的实验室程序

（一）卵母细胞提取

卵泡抽吸物收集于含有 2U 肝素的冲洗培养基的管中，以防止取卵过程中形成血凝块。由于卵泡很小（2～13mm），需要多次穿刺，血性抽吸物可能会在较低的抽吸压力下阻塞细针腔。与剖宫产术中从体外卵巢组织或卵巢直接抽吸未成熟卵母细胞一样，用一只手握住组织 / 卵巢，使用一个简单的 5ml 或 10ml 注射器（含蛋白的 HEPES 缓冲的 IVF 培养基）和 22 号针头直接抽吸含有未成熟卵母细胞的小卵泡。

（二）卵母细胞识别

首先在体视显微镜下检查卵泡吸出物以确定 COC。由于与控制性卵巢过度刺激（COH）周期

相比，从 IVM 周期中抽取的 COC 细胞数量较少，因此它们很容易被胚胎学家忽略。由于卵母细胞很可能会沉到管底，因此，保留少量卵泡吸液于管底部，可便于识别卵母细胞。

在人绒毛膜促性腺激素（hCG）诱导的 IVM 周期中，一些 COC 的 CC 已经开始在体内扩张，从而促进其与卵泡的分离。它使临床医生和胚胎学家的卵母细胞提取和 COC 识别比非 hCG 启动的 IVM 周期更容易。这种方法可以使临床医生和胚胎学家对获取的卵母细胞的数量和形态进行更有效和及时的沟通。

另一种方法是使用由 70μm 孔的尼龙网制成的细胞过滤装置（图 81-2）[19]。将管中的卵泡吸出物用细胞过滤器过滤，过滤掉卵泡液后，用新鲜培养基（含蛋白的 HEPES 缓冲的 IVF 培养基）清洗未过滤的物质，以去除红细胞和小细胞，然后将它们转移到一个新的培养皿中，在体视显微镜下寻找 COC。这种方法主要在没有 hCG 启动的 IVM 周期中进行，如未启动、FSH 启动的 IVM 周期或卵巢组织的卵泡抽吸物，因为 COC 显示出与无 CC 扩张的壁 GC 相似的颜色（图 81-3A）。

在体视显微镜下直接识别出具有膨大 CC 的卵母细胞后，为避免膨大的 COC 堵塞滤孔，仅用细

胞滤网过滤剩下的吸出物，以方便识别少量或致密 CC 的卵母细胞。

（三）卵丘卵母细胞形态与 hCG 暴露的关系

COC 形态在有或无 hCG 启动的周期中存在差异[20]（图 81-3）。具有分散 CC 的卵母细胞仅在 hCG 诱导的 IVM 周期中被发现（图 81-3B）。在非 hCG 刺激的 IVM 周期中，被多层 CC 环绕的未成熟卵母细胞比没有多层 CC 的卵母细胞具有更高的胚胎发育潜能[21]。在 hCG 诱导的 IVM 周期中，分散 CC 的卵母细胞比不分散 CC 的卵母细具有更高的体外成熟率，成熟速度也更快[22]。在 COH 周期中收集的未成熟卵母细胞也有类似的结果[15]。事实上，从 COH 周期获得的大多数未成熟卵母细胞都有扩张的 CC，如果 CC 附着并培养 24h，超过 80% 的卵母细胞会达到体外成熟（个人经验）。总的来说，与 IVM 周期晚成熟的卵母细胞相比，成熟更快的卵母细胞可以产生更好的发育潜能和更低的非整倍体率[23-26]。因此，与晚熟卵母细胞相比，移植的胚胎来自更快的体外成熟卵母细胞的 IVM 周期可以获得更高的妊娠率[27]。

（四）hCG 诱导的 IVM 周期中的体内成熟卵母细胞

在 hCG 诱导的 IVM 周期中，体内成熟卵母细胞可以与未成熟卵母细胞一起收集。所有排出

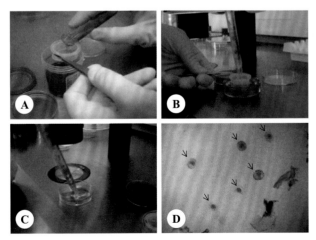

▲ 图 81-2 过滤方法
A. 卵泡抽吸物的过滤；B. 用新鲜培养基清洗过滤物；C. 将清洗过的过滤物转移到新培养皿中；D. 培养皿中的卵丘 - 卵母细胞复合体（箭）

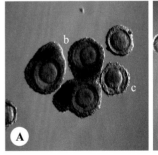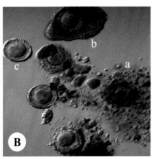

▲ 图 81-3 刚回收卵母细胞后的卵丘 - 卵母细胞复合体（COC）
A. 从非人绒毛膜促性腺激素（hCG）启动的体外成熟（IVM）周期回收；B. 从 hCG 启动的 IVM 周期回收。a 为具有分散卵丘细胞的卵母细胞，b 为具有致密卵丘细胞的卵母细胞，c 为具有稀疏卵丘细胞的卵母细胞

第一极体（PB）的卵母细胞都有扩张的 CC，这意味着其中一些已经恢复减数分裂和（或）排出 PB[20, 24, 27, 28]。体内成熟卵母细胞产生的优质卵裂胚胎或囊胚数量显著高于体外成熟卵母细胞[20, 25]，这导致移植胚胎源自体内成熟卵母细胞的周期其临床妊娠率更高[24, 29]。有时，可以从小于 10mm 的卵泡中收集到体内成熟的卵母细胞。多个体内成熟卵母细胞通常可以在 hCG 诱导的 IVM 周期中获得[28]。最近，Jeppesen 等[30] 表明，在人类中，排卵前卵泡的 GC 中 LHR 的表达值最高，而直径为 3～10mm 的窦卵泡 LHR 的表达量约为最大值的 10%。该研究可以解释在 hCG 诱导的 IVM 周期中，即使是从小窦卵泡中也可回收到成熟卵母细胞的原因。

为了评估与 hCG 启动相关的 IVM 周期中的卵母细胞成熟度，铺展法是简单可行的方法：识别出扩展型 COC 后，将其从培养皿中取出；将培养皿中大部分的卵泡抽吸液弃去，仅保留少量液体；然后将扩展 COC 铺展到培养皿中，在立体显微镜下观察卵母细胞胞质（图 81-4）。以上步骤需在少量卵泡液晾干之前迅速完成。用这种方法很难识别出含有第一 PB 的卵母细胞，但能很容易分辨出卵胞质中是否含有 GV 的卵母细胞。当在胞质中未观察到 GV 时，应剥除 CC 以评估成熟度。如果在拣卵时忽略了 M II 卵母细胞，它们将在剥除 CC 时（24h 后）老化，其发育潜能可能会削弱。因此，这在 hCG 诱导的 IVM 周期中体内成熟卵母细胞的识别非常重要。一些 IVF 中心会在取卵后 6h 剥除扩展的 CC，以精确评估卵母细胞的成熟度[31]。

（五）IVM 培养基和补充剂

大多数人类 IVM 培养基成分是通过其他哺乳动物物种的经验得到的。最近，商品化的 IVM 培养基（SAGE 或 Medi Cult）开始出现。然而，使用过基于 TCM 199 的培养基、Medi Cult 品牌 IVM 培养基[32, 33]，或 SAGE 商业 IVM 培养基和囊胚 IVF 培养基[34] 后，发现其 IVM 率、受精率、胚胎发育率和妊娠率都相似。因此，尽管有商业化的人类 IVM 培养基，但与复合培养基或常规体外受精培养基相比，未成熟卵母细胞的发育潜能没有得到改善。人类未成熟卵母细胞的最佳培养基仍有待开发，常规 IVF 囊胚培养基可能是一个不错的选择，尤其是对于没有常规进行 IVM 周期的中心。

目前，大多数 IVM 方案都是基于血清、FSH

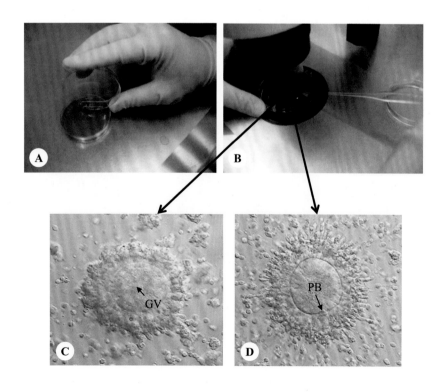

◀ 图 81-4　用扩散法评估卵母细胞成熟度的过程

A. 去除大部分卵泡液；B. 将识别的具有分散卵丘细胞的 COC 置于培养皿上；C. 卵丘细胞扩张的 GV 期卵母细胞；D. 卵丘细胞分散的第二次减数分裂中期（M II）卵母细胞。GV. 生发泡；PB. 第一极体；COC. 卵丘 - 卵母细胞复合体

或其他添加剂如 LH/hCG 和（或）EGF 模拟在体内卵母细胞成熟中的生理作用。由于来自其他患者或动物的血清具有潜在的感染源，患者自身血清、人血清白蛋白（HSA）或合成血清替代物已被用作 IVM 培养基中的蛋白添加剂。

因为 FSH 参与体内排卵前卵泡的发育[35]，FSH 通常被添加到培养基中用于诱导 LH 受体和诱导 EGF 样生长因子。据报道，FSH 和 LH 可促进人类卵母细胞成熟和胚胎卵裂[36, 37]。hCG 和 LH 在促进卵母细胞体外成熟方面同样有效[38]，然而在一项研究中，培养基中的 hCG 并没有改善 IVM 和胚胎发育[39]。因此，促性腺激素的作用及其在培养基中的最佳浓度仍需研究。由于缺乏壁颗粒细胞，促性腺激素在体外卵母细胞成熟中可能不具有相同的作用。壁颗粒细胞对参与体内 EGF 样生长因子上调的 LH/hCG 信号做出反应，EGF 本身可以帮助卵母细胞体外成熟。事实上，据报道添加 EGF 的 IVM 培养基可以提高去卵丘人类 GV 期卵母细胞的核成熟，并提高卵丘完整的未成熟卵母细胞的受精率[40]。

（六）评估未成熟卵母细胞体外成熟的培养时间

由于在培养皿上第一 PB 的方向会变化，如果不进行 CC 剥脱仅依靠第一极体将 MⅡ卵母细胞与生发泡破裂（germinal vesicle breakdown，GVBD）期卵母细胞分离是非常困难的。去除 CC 后，GVBD 卵母细胞可在同一天变成 MⅡ并受精。在第 1 天早晨再次评估卵母细胞成熟度，如果有 MⅡ卵母细胞则立即进行卵质内单精子注射（ICSI）。到第 1 天结束时，将评估合子的受精情况，因为老化的卵母细胞可能比普通卵子更早显示受精迹象，并与同时注射但未显示受精迹象的其他卵母细胞分离。如果没有观察到受精情况，第二天早上会再次检查受精迹象。

在 hCG 诱导的 IVM 周期中，GV 期卵母细胞的成熟状态不需要在同一天重新评估。在非 hCG 刺激的 IVM 周期中，从窦卵泡回收到的 COC 通常有大量 CC，卵母细胞处于 GV 期，因此无须在收集日评估卵母细胞成熟度。

在 hCG 诱导和非 hCG 诱导的 IVM 周期中，收集的一些 GV 期卵母细胞在成熟 24h 后可以达到 MⅡ卵母细胞[20, 33, 39]。大多数研究据报道，IVM 周期第 1 天培养（24～30h）后的体外成熟率为 40%～60%[20, 39]。然而，在未诱导的 IVM 周期中，评估成熟度后 48h 或 56h 对卵母细胞授精，在早期研究中甚至在第 1 天没有评估卵母细胞成熟度[41, 42]。因此，在过去，很多卵母细胞授精前肯定在 MⅡ已停滞 24～30h，这使他们远远超过了最佳受精时间，也是开始人类 IVM 项目最初几年临床结果不佳的主要原因之一。

不建议使用培养 2 天后成熟的 MⅡ卵母细胞，除非第 1 天没有足够的成熟卵母细胞，因为晚期成熟卵母细胞（第 2 天）产生的胚胎发育潜力较差，非整倍体率较高。

自时差培养系统（TLS）问世以来，可以观察到 GV 期卵母细胞 IVM 时间段的变化，尽管 GV 期的大多数 CC 被移走以便于在 TLS 中观察第一 PB 的排出，其表现可能不同于 CC 完整的卵母细胞。从 FSH-hCG 刺激的 IVM 周期中获得的 GV 期卵母细胞，在 IVM 培养基中培养[43]，从 GV 期到 GVBD 期的平均时间为 3.3h（±2.3，范围：0.5～9.3h），从 GBVD 期到 MⅡ的平均时间为 12.5h（±1.5，范围：7.7～15.6h）。

因此，在整个 IVM 项目中，应在第 1 天培养后评估卵母细胞成熟度。

（七）IVM 周期产生的成熟卵母细胞的受精

由于理论上担心未成熟卵母细胞体外培养过程中透明带硬化，无论是否检测到男性因素，ICSI 都被用于增加受精的机会[44]。在一些研究中，ICSI 的受精率高于 IVF 授精率[33, 45]。然而，Walls 等[46] 最近报道称 IVF 和 ICSI 在 IVM 卵母细胞中的受精率相似。因此，在不考虑精子因素的情况下，ICSI 对 IVM 卵母细胞的有效受精是有益的或绝对必要的仍然存在争议。尽管如此，在大多数 IVM 研究中，ICSI 是提高受精率的常用方法。

（八）ICSI 时机

未成熟卵母细胞的非同步成熟是人类 IVM 周期的典型特征。因此，最佳的 ICSI 时机对于确保最大程度的受精和胚胎发育非常重要。

Balakier 等[47] 认为，从 COH 周期获得的 IVM 卵母细胞在排出第一 PB 后需要至少 3h 才能受精，以获得合理的受精率。同时，如果 IVM 卵母细胞成熟后老化，其发育潜能将受到负面影响。因此，在人类 IVM 中，第一 PB 排出和 ICSI 之间的最佳时间间隔至关重要。Hyun 等[48] 报道称，人类卵母细胞在体外成熟需要在第一 PB 排出后至少 1h 才能完成核成熟，在 hCG 诱导的 IVM 周期中，在第一 PB 排出后 3h 进行 ICSI 时，可以产生质量更好的胚胎。最近，Gunasheela 等[49] 报道，在 FSH-hCG 启动的 IVM 周期中使用 TLS，观察到第一极体排出后 3～6h 的 ICSI 与较高的受精率（83.1%）相关，而不是 <3h（40%）或 >6h（64%）。同样，在第一 PB 排出后 <3h 内进行 ICSI 时，没有发育出质量良好的桑椹胚 / 囊胚。

值得注意的是，第一次 PB 排出后完成核 / 细胞质成熟的时间取决于未成熟卵母细胞的来源（来自 COH 周期或 IVM 周期）以及 IVM 培养系统。实际上，为了避免 IVM 循环中多次 ICSI，在第 1 天下午去除 CC 并在观察到第一 PB 排出后 3h 进行 ICSI 会比较容易。

（九）体外成熟胚胎的培养

一旦受精卵形成，剩下的胚胎学工作与体外受精周期相同，如胚胎培养、移植和胚胎冷冻保存。

四、IVM 周期获得的卵母细胞的冷冻保存

基于"卵母细胞玻璃化冷冻"的成功，美国生殖医学学会（ASRM）已经认可卵母细胞冷冻保存作为癌症和其他需要生殖毒性治疗情况下的女性生育保存策略[50]。然而，体外受精的 COH 禁用于激素依赖性癌症的女性，此外，在许多情况下，化疗或放疗不能推迟进行体外受精周期，在这些条件下，收集未成熟卵母细胞是一种选择[51]。在 IVM 卵母细胞冷冻保存后，已有少数活产报告[52-56]，但在撰写本文时，未有使用作为生育保存的冻存 IVM 卵母细胞的活产报告。据报道，一些活产使用玻璃化冷冻 / 复苏的 IVM 胚胎，这些胚胎是从离体卵巢组织中提取的未成熟卵母细胞产生的[57-59]。

未成熟卵母细胞可以在 GV 期（IVM 前）或成熟后（IVM 后）进行冷冻保存。在解冻后的存活率和胚胎发育潜力方面，达到 M Ⅱ 后似乎比 GV 期的玻璃化冷冻效果好[60, 61]。

因此，IVM 或冷冻技术仍然需要改进，以实现更小 GV 期卵母细胞的最佳冷冻保存。通过优化体外条件，提高体外生产的卵母细胞的质量，和（或）根据卵母细胞体外成熟前后的细胞特性调整冷冻保存方法来改善结果。

五、结论

与刺激 IVF 周期相比，从 IVM 周期收集的卵母细胞的操作在技术上要求更高，也更耗时。胚胎学家在开始 IVM 周期之前，应该由经验丰富的主管进行充分培训[19]。实验室程序也需要优化[19]。最近，3D 培养系统[62-64]，向培养基中添加 EGF 样生长因子（双调节蛋白和表皮调节因子）[65] 或卵母细胞分泌因子（GDF-9 和 BMP-15）[66, 67] 已用于尝试改善人类 IVM 培养系统。然而，它们在支持人类未成熟卵母细胞的 IVM 方面仍然效果欠佳，需要进一步研究以开发最佳的人类 IVM 培养基。不仅培养基很重要，而且培养的物理方面也很重要，例如具有适当压力的三维培养系统，以模拟卵泡内部。同样重要的是，IVM 培养基 / 系统应易于管理，以便于胚胎实验室的胚胎学家进行处理。

第 82 章　取卵术的相关并发症
Complications of Oocyte Retrieval

Funda Gode　Suleyman Akarsu　Ahmet Zeki Isik　著

陈　琳　译　周　璟　校

取卵术是体外受精（IVF）周期的重要环节之一。1973 年第一例取卵术是通过剖腹获取卵母细胞的，同时获得了首例 IVF 成功妊娠[1]。在过去常常采用腹腔镜手术获取卵子，从 1985 年开始经阴道超声引导下进行取卵的方法开始应用于临床[2-4]。目前，这一操作已成为全球首选的手术方式，与腹腔镜手术相比，它有许多优点，如易于学习和应用，良好的安全性和有效性，对临床医生而言是更实用的日常手术[5]。

虽然超声引导下取卵是一个简单的过程，但也可能会造成一些严重的并发症，包括出血、感染和邻近盆腔器官的损伤。此外，还会在一些病例中观察到罕见的并发症，包括输尿管梗阻，输尿管阴道瘘和椎体骨髓炎[6-8]。因为手术通常是在局部或全身麻醉下进行的，也有可能发生麻醉并发症。为了确保取卵术更加安全，在本章，我们就取卵术过程中常见的和罕见的相关并发症进行讨论，并提出可行的建议。

一、出血

在经阴道取卵过程中，常见的微小出血可自发停止。对于难度系数较小的取卵术，术后 24h 内估计出血量在 230ml 以内被认为是正常的[9]。然而，如果取卵针直接损伤到盆腔脏器（子宫、膀胱或卵巢）的血管或髂血管，可能会造成严重的出血。

最常见的出血部位是阴道，据报道占所有穿刺的 1.4%～18.4%[10]。幸运的是，这种类型的出血往往会自行停止，也可以通过局部加压和局部外用止血药来控制[11]。出血时应该避免使用窥器，因为窥器可能会导致阴道皱襞的拉伸以及延长出血的时间[12, 13]。在出血严重的情况下，缝合出血部位是必要的。因此，对于此类病例而言，阴道探查是更为合适的处理方法[14]。

腹腔内出血常常与卵巢表面和卵泡膜内层的血管网受损有关，往往会导致不同程度的出血[15]。与盆腔器官或盆腔血管损伤有关的出血可能更为严重。严重的腹腔内出血是罕见的，在取卵术中的发生率为 0%～1.3%[12-16]。大多数病例是在取卵后数小时确诊的，据报道，取卵术后至发生出血、手术干预的时间间隔为 3～18h[16-18]。在怀疑腹腔内出血的情况下，应立即评估生命体征、症状和血红蛋白水平。超声检查有助于确定出血程度和腹腔积液情况。血红蛋白迅速下降、血流动力学不稳定或腹腔内大量积液需要通过输血和腹腔镜或剖腹探查等方式进行紧急处理[14]。另外，如果有血管介入设备，可以在血流动力学稳定的患者中进行盆腔动脉栓塞。Kart 等报道了取卵术后出现危及生命的腹腔内出血的患者，经双侧子宫动脉栓塞成功救治的病例。作者提到，如果出血的确切来源不能确定，则可以进行髂内动脉前部的经验性栓塞[15]。

防止腹腔内出血最重要的方法是娴熟的手术技术以及取卵过程中的谨慎仔细。利用超声设备来观察卵巢时，可通过将超声探头牢牢贴紧阴道壁来缩短取卵针与卵巢之间的距离。助手可以通过对患者腹部施加压力来帮助移动位置异常的卵巢。单次穿刺以及在同一穿刺点对多个卵泡进行连续的抽吸可降低出血风险。此外，对周围组织的横向及纵向的直观性观察，以及对髂血管的探查是保障手术安全的一个重要步骤[13]。将髂血管误认为是卵巢卵泡会导致严重的并发症。另外建议用彩色多普勒超声区分大血管和小血管，尽量减少卵泡抽吸时出血[17]。在手术结束时，应检查盆腔内是否有过多的液体或血液[13]。

穿刺针的尺寸也可能是造成出血的原因之一，最近有报道指出，新设计的针头尺寸越小阴道出血越少[18, 19]。含有肝素的卵泡冲洗液与卵泡内血管出血有关，还会引起腹腔内积血[16]。因此，快速抽吸且避免冲洗卵泡，可能有助于避免卵泡内出血。

腹膜后出血是灾难性的，因为术后超声检查也许不能及时发现出血，而临床症状也出现得较晚。Azem 等报道了由于骶中静脉损伤而导致大量腹膜后出血，最后利用软管固定夹成功止血的病例[20]。有报道提及闭孔动脉假性动脉瘤引起的危及生命的出血，在计算机断层扫描血管造影的指导下，植入支架成功地控制住出血，同时作者也提到腹膜后出血通常是隐蔽的，需要及时有效的处理[21]。

对经阴道取卵的凝血功能障碍患者的管理也相当重要。出血性疾病患者发生并发症的总体风险尚不清楚，但曾有报道血管性血友病、原发性血小板减少症和凝血因子XI缺陷的患者发生严重腹腔内出血的病例[22-24]。Peavey 等报道在取卵前使用新鲜冷冻血浆、重组因子、静脉注射免疫球蛋白和去氨加压素成功地预防了血管性血友病患者和血友病携带者的腹腔内出血[25]。对于有异常出血家族史的患者，应特别注意，这有助于在经阴道取卵前纠正异常出血倾向，可以最大限度地降低该人群的出血风险。然而，单独检测凝血功能障碍需要多达 534 次凝血试验来完成。所以，对所有患者在取卵前进行凝血功能异常的筛查的方法，对预测出血意义不大[26]。

部分患者由于解剖变异，可能需要将穿刺针穿过肌层和子宫内膜取出卵母细胞，这会增加出血和感染风险。在这种情况下，建议借助器械固定子宫，以稳定卵巢，便于取卵操作[13]。

二、盆腔感染

感染是经阴道取卵术后的另一个重要并发症。经阴道取卵后盆腔感染的发生率一般<1%，严重的盆腔脓肿或输卵管卵巢脓肿发生率<0.3%[27-30]。感染的严重程度从轻微感染伴发热、白细胞增多和急腹症，如盆腔脓肿[12, 31]。经阴道取卵后导致盆腔感染发生的潜在高危因素是合并子宫内膜异位症、盆腔炎性疾病（pelvic inflammatory disease，PID）、盆腔手术和盆腔粘连[12, 16, 30]。

从盆腔脓肿中分离出来的微生物是阴道里的常见菌群[12, 13]。由于腹腔镜或腹部取卵术后盆腔感染的病例未见报道，阴道微生物的直接种植被认为是盆腔感染的潜在原因。因此，一般建议尽量减少阴道穿刺的次数以减少感染的风险[12]。其他预防策略包括在操作之前对阴道探头、穿刺针进行消毒，在超声探头、机器、患者的腿部和围术区使用无菌敷料[13, 32]。对于取卵前的阴道准备工作，目前还没有达成共识，消毒液，包括聚维酮碘和氯己定，已被用作预防感染的策略。Van Os 等报道当使用含碘溶液消毒阴道时会降低妊娠率[33]。相比之下，Tsai 等报道，用聚维酮碘水溶液进行阴道冲洗，然后在取卵前再次用生理盐水冲洗，可以有效预防盆腔感染而不影响体外受精治疗的结局[34]。作者认为，可以通过用生理盐水冲洗来消除碘对卵母细胞潜在的有害影响。

预防性使用抗生素在预防盆腔感染方面的作用也存在争议。抗生素的使用似乎不会影响盆腔感染率。在一项包括 2670 例手术的研究中，没有预防性使用抗生素的盆腔感染的发生率为 0.6%[12]。

预防性使用抗生素后，取卵周期的盆腔感染率从0.4%下降到0%；然而，这项研究由于样本量不够大，不具有统计学意义[31]。Tureck 等报道，即使患者接受了预防性抗生素治疗，其感染率仍为1.3%[10]。虽然没有标准的抗生素使用指南，但对于有子宫内膜异位症病史、盆腔粘连、盆腔手术等高危因素的患者，一般建议预防性使用抗生素[35]。

通过对子宫内膜异位症患者取卵后提供的细菌培养基检测，明确了子宫内膜异位症是导致盆腔感染的危险因素。Moini 等报道了 5958 例经阴道取卵病例中有 10 例发生急性 PID（0.12%），这10 例患者中有 8 例检测到子宫内膜异位症，证实了子宫内膜异位症会增加盆腔感染的发生率这一说法[36]。近来有一项研究对 214 名患有子宫内膜异位囊肿的女性进行 IVF 周期治疗，在该研究中，统一加用头孢曲松钠进行 4 天的预防性治疗，穿过子宫内膜的发生率为 3%，无一例盆腔感染。在该研究建议在手术过程中避免对子宫内膜异位囊肿的抽吸[35]。

取卵后对盆腔感染的处理原则取决于病情的严重程度，应评估腹痛、发热和白细胞的数值。对轻度 PID 患者，住院和静脉注射抗生素可能是有效的。然而，对卵巢脓肿的准确诊断和及时干预是极其重要的，因为患者的临床症状可能会迅速恶化，仅 34%～87.5% 的盆腔脓肿患者单用药物就能成功治愈[34]。当药物治疗 72h 后无效，应及时行腹腔镜手术或剖腹探查术。超声引导下对盆腔脓肿进行穿刺引流是另一种替代手术的方法，但据文献报道这些病例中残余脓肿的发生率为6.6%[37]。

盆腔感染的另一个重要问题是着床率的降低。在胚胎种植的关键时期如发生 PID 会导致着床失败[38]。原因可能是盆腔感染的患者因内毒素血症、前列腺素持续释放、局部炎症反应及体温的升高会影响胚胎的着床以及妊娠[14]。因此，在盆腔感染的情况下，建议进行胚胎冷冻和后续周期的胚胎移植。

三、盆腔损伤

在经阴道取卵过程中，穿刺针可能会损伤盆腔组织，包括肠道、输尿管和血管。肠管损伤的风险似乎非常低，因为在大数据中没有该类病例报道[12, 39]。然而，有一些关于经阴道取卵后出现穿孔性阑尾炎的病例报道[27, 40]，既往手术史、盆腔感染、子宫内膜异位症和粘连可能是诱发因素。

有文献报道了盆腔损伤还包括输尿管损伤、输尿管阴道瘘和梗阻[7, 41, 42]。输尿管位于阴道穹隆的上前外侧、子宫内膜异位症或盆腔手术引起的盆腔解剖结构改变、阴道探头的机械压力以及取卵过程中难以识别输尿管是发生输尿管损伤的潜在诱因[41]。建议穿刺前经多普勒超声的引导下，将穿刺针从侧面穿刺，避免损伤前方的组织[43]。取卵术后的患者可能表现为发热、恶心、呕吐、下腹部和肛门疼痛、耻骨上疼痛和刺激性尿路症状[7]。这些一般症状不能作为鉴别盆腔损伤、卵巢炎或卵巢过度刺激的依据。因此，可采用肾脏超声和腹部影像学检查帮助诊断。输尿管损伤可被认为是直接针刺伤所致，也可继发于积液和梗阻引起的坏死，这些损伤可能导致严重的后遗症，如输尿管阴道瘘管或肾功能不全。因此，出现持续发热和阴道渗漏的症状时应引起注意。大多数病例可采用输尿管支架植入术或肾造瘘进行保守治疗，文献报道有 2 例患者行输尿管膀胱再植术。因此，及时评估和及早发现有助于决定微创手术的方式。

取卵也可导致膀胱损伤。然而，膀胱阴道瘘的形成是极其罕见的。Al - Shaikh 等报道了取卵后出现膀胱阴道瘘管的病例。患者在胚胎移植后出现水样阴道分泌物。对患者采取膀胱导管插入术保守治疗 3 周。作者指出，及早使用导尿管进行早期干预可以治愈该疾病，不会导致症状的持续存在[44]。

文献报道了一些非常罕见的取卵术后并发症。Almog 等报道了 1 例使用抗生素治疗椎体骨髓炎的病例[45]。Bentov 等报道了 2 例因腹膜后出血导致脐周血肿发生的病例[46]。此外，还有在经阴道取卵后出现了假性动脉瘤伴大量血尿的病例[47]。

四、结论

经阴道取卵术是 IVF 周期中的常规操作。阴道和腹腔内出血、盆腔感染和脓肿，以及盆腔组织损伤是术后可能出现的并发症。虽然据报道这些并发症很罕见，但是它们也有可能会危及生命。因此，应该认真制订预防策略，包括消毒和合适的设备，对工作人员的培训也极为重要，同时手术前应详细告知患者并发症的发生情况，并征得患者的知情同意。

第83章　医学辅助生殖中卵母细胞提取时的卵泡冲洗

Follicular Flushing at Oocyte Retrieval in Medically Assisted Reproduction

Pinar Caglar Aytac　Bulent Haydardedeoglu　著

陈　琳　译　　周　璟　校

在整个 20 世纪 70 年代，主要是通过腹腔镜进行取卵。在 20 世纪 80 年代中期，在引入经超声引导下取卵术（OR）后，开始是在腹部超声的引导下，穿过膀胱进行取卵。然而所有这些艰难的尝试都需要很昂贵的费用，而且容易出现许多并发症。在 20 世纪 80 年代末和 90 年代，随着经阴道超声引导下取卵术的发展，我们能够以一种更容易、更方便的方式获取卵母细胞。因此，OR 成了门诊手术。随着技术的进步，阴道探头分辨率得到提升，使我们能够可视化的观察由于盆腔炎或手术后粘连导致位置较远的卵巢，并安全的获取卵子。

引入双腔取卵针进行取卵后，一些非随机研究表明，卵泡冲洗可以增加获取卵母细胞的数量[1-3]。Bagtharia 和 Haloob 认为，与获卵率为 40% 的卵泡抽吸相比，冲洗卵泡 6 次可以将获卵率提高至 97%[3]。卵母细胞的获得是辅助生殖技术（MAR）中超促排卵的成果，活产率是体外受精（IVF）的终点，它与卵母细胞的数量相关，卵母细胞数量在 15 个左右为最佳[4]。一项调查显示，澳大利亚超过 50% 的 IVF 机构在 MAR 中使用卵泡冲洗来防止卵母细胞滞留在卵泡中[5]。同样，尽管存在争议，但许多 IVF 机构还是开始使用双腔取卵针来获取更多的卵母细胞。

前瞻性对照研究和 Cochrane 分析显示，与标准单腔取卵针相比，卵泡冲洗没有好处[6-10]。其中，有一项样本量庞大的关于活产率的研究，指出冲洗卵泡没有获得更多的卵母细胞，而且活产率与没有冲洗卵泡的患者的活产率相似[6]。随后，两项综述和 Meta 分析报道与传统的单腔取卵相比，卵泡冲洗对卵母细胞数量和活产率没有影响；而且还延长了取卵时间，增加了 IVF 的费用[11, 12]。

一、卵巢低反应者的卵母细胞回收

大多数关于卵泡冲洗的研究都涉及不明原因不孕的女性。然而，卵巢储备功能差或卵巢低反应的女性获取的卵母细胞较少，因此，在这些人群中，尽可能多的获取成熟卵子至关重要。首次针对卵巢低反应的患者进行的随机对照研究显示，卵泡冲洗组和对照组的卵母细胞回收数、着床率和持续妊娠率无显著性差异[8]。值得注意的是，本研究的样本量较小，每组仅 15 例患者，据计算，每组应抽取至少 162 名卵巢低反应患者，才能证实通过卵泡冲洗可改善获取卵母细胞的结局[13]。在获取卵母细胞的数量方面，其他 Meta 分析未能证实在卵巢低反应的患者中使用冲洗法优于抽吸法[14-16]。

在 Von Horn K 等的一项研究中，比较了卵巢低反应的患者分别使用改良的双腔针（17G, Gynetics®）和另一种双腔针（17G, Steiner-Tan Needle®）进行卵泡冲洗，得出的结论是两组获取的卵母细胞数量无显著性差异[16]。但是，Mok-LinE 等指出，在使用双腔针的卵泡冲洗周期中，卵母细胞的质量、着床率和临床妊娠率都较低[14]。

他们推测冲洗时卵泡内压力增加，麻醉时间的延长或抽吸全部颗粒细胞可能会影响卵母细胞质量和妊娠率。然而其他的 Meta 分析并没有证实在卵巢低反应患者中，采用卵泡冲洗对于卵子质量及活产率有不利的影响[15, 16]。von Wollf 等的研究显示，自然周期 IVF 中冲洗卵母细胞不缩短黄体期的时间也不影响孕酮、雌二醇浓度[17]。因此，认为冲洗颗粒细胞不会影响自然周期 IVF 的着床率和妊娠率。总之，现有的研究表明，对卵巢低反应患者进行卵泡冲洗并不会增加卵母细胞数量、着床率或活产率。

二、体外成熟

卵母细胞体外成熟（IVM）周期针对的是直径小于 14mm 的卵母细胞，这部分未成熟的卵母细胞可能因为与致密颗粒细胞分离而受到损伤。然而，对于 IVM 周期中进行卵泡冲洗的研究，目前仅有一篇仅 4 名受试者的研究，结果指出 4 名受试者中，3 名女性的卵母细胞提取率为 100%，1 名女性为 71%，同时还减少了经阴道穿刺的次数[18]。然而，目前还没有足够的数据来研究卵泡冲洗在 IVM 中的作用。

三、自然周期和温和刺激 IVF

在 von Wolff M 的一项研究中指出，在单卵泡自然周期 IVF 中，3 次卵泡冲洗可使卵母细胞获取率从 44.5% 增加到 80.5%。同时，也增加了胚胎移植的数量[19]。在另一项采用温和刺激方案 IVF 的研究中指出，卵泡冲洗可获取相似的卵母细胞数量和临床妊娠率，同时卵细胞质量和着床率也有所提高[20]。然而，这些不是随机对照试验，在这两个研究中，采用卵泡冲洗均是在卵泡抽吸后未发现卵母细胞的补救措施。这种方法并不能排除在首次抽吸后卵母细胞位于穿刺针管或导管内的可能。因此，需要精心设计和更大规模的试验来证明在自然、半自然或温和刺激的 IVF 周期中进行卵泡冲洗是否会带来益处。

四、生殖结局

另一个关于卵泡冲洗的问题在于它是否会对卵母细胞造成损害，或造成任何其他影响，从而直接影响 IVF 的结局。在 von Wollf 等的研究中指出，在 IVF 周期中进行卵泡冲洗后，黄体期持续的时间、黄体期的雌激素或孕激素水平并没有发生变化[17]。Lozono Mendez DH 等[20]认为卵泡冲洗可提高卵母细胞质量和着床率，而 Mok-Lin E 等的研究否认了这个结论[14]。大部分的随机对照研究提示经过卵泡冲洗后，卵母细胞质量、妊娠率或活产率没有下降[6, 7, 15, 16]。

五、取卵准备

通常，在镇静麻醉下进行经阴道超声引导下穿刺取卵术。首先，用生理盐水清洗阴道。对于需要用碘液进行阴道消毒的患者，随后须用生理盐水再次进行阴道清洗以清除残留液体，防止碘对卵母细胞的毒性作用[21, 22]。在临床上，我们用温的生理盐水冲洗阴道后再用纱布清洁宫颈分泌物。对于子宫内膜异位囊肿的患者，在手术前半小时静脉给予 2g 头孢唑啉钠。在我们的机构，经阴道取卵术后的患者每日常规口服阿奇霉素 500mg，连续 3 天，以预防感染。

六、卵泡抽吸技术

在大多数 IVF 中心，取卵的技术普遍相似。患者在麻醉下采取膀胱截石位，利用灭菌塑料套完全覆盖超声探头，将穿刺针架套在灭菌塑料套上，并固定在指定位置。穿刺针架可以是一次性使用的或可重复使用的。穿刺抽吸针与无菌管相连，无菌管放置在恒温试管架上以保持与腹腔相似的温度。无菌管的两个出口，一侧连接抽吸针，一侧连接抽吸装置。抽吸装置由临床医师通过踏板来控制。

在我们的机构，我们喜欢将抽吸压力维持在 80～100mmHg 左右，也可以使用较高的压力来去除吸入针中的堵塞物。在单腔针中，有一个塑料管腔连接导管和针头。在双腔针中有两个塑料管腔，一个用于抽吸，另一个用于冲洗卵泡。冲洗卵泡的管腔连接在装有卵泡冲洗液的注射器上（Quinn's Advantage，Medium with HEPES；USA）。

放置好探头，使卵巢和侧穹窿之间的距离最短，从而减少并发症的发生。然后，将针放入穿刺架中，并穿刺入最近的卵泡，吸出卵泡液直至卵泡壁完全塌陷。如用双腔穿刺针冲洗，则在穿刺针固定位置的同时，逐一向每个卵泡腔注射 37℃的冲洗液 2ml。注射 - 抽吸过程重复 3 次，抽吸压力严格保持在 80~100mmHg[15]。

Sasamoto Y 等的一项研究表明，在卵泡中旋转单腔针可以提高对卵丘复合体和卵母细胞的提取[23]。在我们的机构中，我们使用 17G（规格）的单腔针头（Cook，爱尔兰）和 16.5G 的双腔穿刺针（Vitrolife，瑞典）来完成这件事。

虽然不同团队习惯使用的抽吸压力可能有所不同，但通常在 80~220mmHg。一项研究表明，与 120mmHg 的抽吸压力相比，140mmHg 的抽吸压力不会影响卵母细胞的质量[24]。

两项动物研究表明，增加抽吸压力可以提高卵母细胞的回收率，但在较高压力下获得的卵细胞更有可能丢失卵丘细胞[25, 26]。

七、结论

在 MAR 治疗中，相对于卵泡抽吸而言，经阴道取卵的患者行卵泡冲洗并没有优势。特殊人群如卵巢低反应者或接受自然周期 IVF 的患者，也不会因卵泡冲洗而受益。此外，卵泡冲洗由于增加麻醉及耗材的使用，从而延长了手术时间且增加了治疗费用。

第 84 章　医学辅助生殖实验室中异常或质量差的精子样本的处理

Handling Unhealthy or Poor-Quality Sperm Samples in a Medically Assisted Reproduction Laboratory

Sheryl Homa　著

万邦贝　译　　钟静静　校

接受辅助生殖技术（MAR）治疗的大部分男性精子质量较差。尽管许多导致精子质量差的因素可以通过医疗干预和改变生活方式来解决，但不可避免地会有男性持续表现出精液质量不佳，并且需要 MAR 帮助来建立家庭的情况。

MAR 实验室中任何精子处理程序的目的都是从给定的样本中选择最具活力、遗传健康和功能活跃的精子，因为这些精子最有可能导致健康的持续妊娠。常规方案可能必须针对"困难"样本进行调整，并实施特定方案以从逆行射精或手术取出的睾丸样本中获取精子。

虽然有许多关于精子样本常规处理的分步指南[1, 2]，但本章重点介绍可用于优化 MAR 精子质量的多样性和适应性精子处理技术。

一、处理精液参数异常的样本

难处理样品的处理主要依赖于不同的标准非连续密度梯度离心（DGC）技术。然而，在 600g 及以上的速度下，精浆的去除和广泛离心的机械剪切力会导致氧化应激和精子 DNA 损伤的增加[3]，因此尽可能减少这些步骤非常重要。建议使用最小离心速度（g）和最短离心时间，并减少重复离心步骤的次数。

（一）黏度增加

黏性样本会极大地阻碍从精液中回收精子。有几种方法可以降低黏度，具体如下。

1. 将精液在（36±1）℃下孵育 30min，以促进液化和降低黏度。

2. 用培养基按 1∶1 v/v 稀释精液。该过程包括通过轻轻倒置或用无菌巴斯德吸管上下吸取样品进行混合。稀释的精液可以在离心之前直接分层到不连续的密度梯度上。因为这种方法对精子的危害最小，应将其作为首选方法。

3. 用蛋白水解酶（如菠萝蛋白酶、α- 糜蛋白酶、胰蛋白酶或 α- 淀粉酶）处理精液以改善样品处理[2, 4]。蛋白酶有效降低精液黏度而不影响精子活力；然而，存在精子受损的风险，并且缺乏证据证明此方法处理过的精子可以在 MAR 中安全使用。尽管蛋白酶可能有助于诊断男科实验室进行精液分析，但在 MAR 中只能使用经过彻底测试的化合物。在欧洲需要带有临床使用的 CE 标志。

4. 增加离心力和（或）离心时间可以提高精子的回收率。但是不应超过 500g 离心 20min（见上文）。

请注意，切勿使用针头和注射器进行机械操作来降低黏度，因为这会增加精子结构和 DNA 损伤的风险。

（二）大量碎片

如果样品有大分子碎片，包括细胞或非细胞聚集体或凝胶体，建议让样品在 15ml 离心管中短时间沉淀。然后可以将上层精液转移到梯度液上，留下大的聚集体和凝胶体。

带有大量碎片的精液会导致在密度梯度之间的界面处形成"筏"，从而阻止精子通过并导致离心后形成可忽略不计的沉淀。

为了减轻这些影响，建议采用以下程序。

1. 离心前将精液与少量"上层"轻轻混合。

2. 在梯度上分层少量精液，如在 1ml 40%/45%：1ml 80%/90% 两步胶体层上分层不超过 1ml（图 84-1A 和 B）。

3. 在 DGC 中包括一个 60% 胶体的中间层（图 84-1C）。

4. 增加每个梯度层的体积，例如最多 2ml（图 84-1D）。更长的柱子长度或额外的密度层有助于防止筏子的形成，增加精子回收率。

（三）低运动能力（弱精子症）和活率（死精子症）

精子活力差或死精子症通常是由于附睾的有毒环境引起的，如男性副腺感染、附睾功能障碍或部分梗阻，或由于性活动不足或脊髓损伤（spinal cord injury，SCI）造成的精液淤积。

结果，大量老化、凋亡的精子聚集在附睾和输精管中。引起射精精浆 pH 的改变，伴随着碎片、多形核白细胞（polymorphonuclear leukocyte，PMN）和氧化应激的增加。

反复射精会消耗附睾中的衰老精子，提高活力和活率[5, 6]。因此，要求患者提前几天每天射精两次，将有助于清除残留的老精子，提高射出精液中新形成的精子的比例。此外，在 3h 内提供第二个样品可最大限度地减少新产生的精子暴露于不利的附睾环境中，增加活力和活率[5, 6]并减少活性氧（reactive oxygen species，ROS）和 DNA 损伤[5, 7]。即使是完全的弱精子症或死精子症，这种

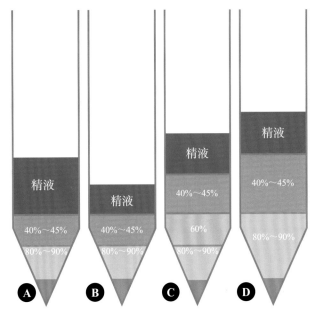

▲ 图 84-1　从含有大量碎片的样本中制备精子
A. 具有微不足道碎片的样品的常规密度梯度，在 1ml 上层和 1ml 下层上分层最多 2ml 精液；B. 减少精液量；C. 附加密度层；D. 增加密度层的体积

技术也可以提供帮助。如果患者发现难以维持这种强烈的射精频率，则在治疗当天 1h 后采集第二份样品也是可行的。

弱精子样本应与正常运动的精子一样通过 DGC 制备。有时，弱精子症与结构缺陷有关。通过用培养基 9 : 1 v/v 稀释来调整低密度层，可能会提高精子回收率，但很可能会降低得到的精子的运动性。如果不能运动是由抗精子抗体引起的，则应建议直接射精到培养基中。

凋亡精子与非凋亡精子的分离可以通过磁激活细胞分选（magnetic-activated cell sorting，MACS）实现（图 84-2）。这个过程包括通过一个亲和柱清洗精子，该柱装有涂有膜联蛋白 V 抗体的超顺磁珠。暴露于磁场后，膜联蛋白 V 与凋亡过程中暴露在精子质膜表面的磷脂酰丝氨酸残基结合。MACS 是一种相对安全的方法，已被证明可以提高样品的运动性和活力，尤其是在与 DGC[8] 结合使用时，尽管 DGC 后上游可能更有效。然而，关于使用这种技术改善临床结果的数据还存在争论[9]。

对于运动性可忽略不计的样本，低渗性肿胀（hypo-osmotic swelling，HOS）试验可用于选择用于卵质内单精子注射（ICSI）治疗的精子[10]（图84-3）。通过这种方法选择精子可以提高受精率和妊娠率。然而，在使用HOS试验时应谨慎，因为它无法区分已经卷尾的死精子。

另一种刺激精子活力的方法是在洗涤过的样品中加入非特异性cAMP磷酸二酯酶（PDE）抑制药，例如己酮可可碱。PDE抑制药增加总运动力和向前运动精子的运动能力以及渗透宫颈黏液的能力[4, 10]。然而，它们可能会干扰获能并过早的诱发顶体反应[11]。由于这些化合物在临床上使用的安全性尚未得到充分验证，PDE抑制药应仅在必要的ICSI治疗时使用。不建议将这些化合物用于IVF或宫腔内人工授精（IUI）治疗以及精子储

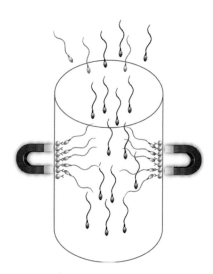

▲ 图 84-2 磁激活细胞分选（MACS）
精子通过含有与膜联蛋白 V 抗体结合的胶体超顺磁珠的柱。凋亡精子（红色）与膜联蛋白 V 结合，而健康有活力的精子（蓝色）通过梯度

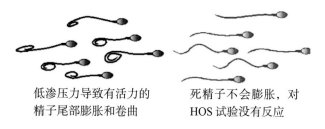

低渗压力导致有活力的精子尾部膨胀和卷曲　　死精子不会膨胀，对 HOS 试验没有反应

▲ 图 84-3　用低渗性肿胀（HOS）试验来确定活力，带有卷曲尾巴的精子（蓝色）是可用的

存之前。

如果尝试了所有提高运动能力的方法后精子仍然不能运动，则可以对将用于治疗的一小部分样本使用伊红 Y 或伊红 – 苯胺黑进行诊断活力测试。如果决定继续进行 ICSI，这将提供对存活精子数量的测量。这可能比一开始就使用捐献的精子更容易被患者接受。同时，在这种极端情况下也应考虑卵母细胞冷冻保存。

（四）低计数（少精子症）

少精子样本需要处理后进行 ICSI 治疗。只要有足够的精子用于 ICSI 治疗，建议使用正常的 DGC 方法。精子在 300g 离心 20min 后达到其等密度（浮力密度）点[1, 12]，因此增加超过该点的离心速度或时间 ka 增加回收精子的数量都可能是多余的。

或者，可以对常规方案进行一些调整，以增强 MAR 对极少量精子的回收率，例如：

1. 要求禁欲 5 天而不是 2～3 天，因为每天可能会增加精子数量。

2. 要求提供两个样本以增加用于治疗的精子数量。

3. 稀释下层（9∶1 v/v 培养基）以促进获得更多的精子。这可能会降低最终准备过程中的运动精子的百分比并产生更高比例的异常精子。

4. 减少梯度层的体积以减少精子移动的距离以增加活动精子的产量。

5. 在单层密度胶体（40%）上分层样品，而不是标准的两步梯度（如果计数非常低）。

6. 仅对从 DGC 回收的沉淀进行一次洗涤。

玻璃过滤是制备少弱精子样品的另一种方法[4]。该技术根据玻璃棉的过滤效果和精子自身通过玻璃棉的能力来分离精子。这种方法需要后续的离心步骤来去除精液。据报道，这种方法产量很高，回收的精子有较好的 DNA 的完整性[13]；但是，玻璃棉价格昂贵，在洗涤过程中可能会碎裂。

最困难的病例必然是隐匿精子样本。在这种

情况下，精子非常稀少，以至于通过标准 DGC 进行处理可能会丢失所有精子。一种选择是对整个精液样本进行直接离心。但是，并不推荐使用这种方法，因为健康的精子会与受损的精子和多形核白细胞（PMN）一起聚集在沉淀中。尤其是在处理被诊断患有不育症的男性样本中，这可能会对健康的精子造成不可逆转的损害，从而对受精能力产生不利影响。在精子数量极少的情况下，接受这种风险可能是找到足够的精子进行治疗的唯一选择。

（五）形态不良（畸形精子症）

在精液测量的所有主要参数中，形态学（图 84-4）可能与生育力的相关性最弱。除了大头畸形和球形精子症等单形态异常外，畸形精子症与遗传异常之间无直接相关性[14]。

据报道，DGC 是富集具有正常形态的精子的最佳技术，它利用了异常精子往往具有较低密度且不太可能形成沉淀的原理。

MSOME（活动精子细胞器形态检查）的发展实现了通过实时高分辨率微分干涉对比光学和计算机辅助放大，评估活动精子的核形态[15]。根据精子头部存在的空泡，在 6000× 放大倍数下选择精子。这些空泡被认为代表异常形态，尽管这一直存在争议[16]。

早期的研究[15] 报道使用 MSOME 与 ICSI（IMSI——卵质内形态选择单精子注射）提高了妊娠率并降低了流产率，这是令人鼓舞的结果。然而，最近的研究显示了与 IMSI 益处相互矛盾的证据[17, 18]。此外，该技术可能会损害精子的安全性，因为在选择过程中精子可能会暴露长达 5h，从而产生 DNA 损伤和氧化应激的风险。

（六）细胞污染

多形核白细胞（PMN）（图 84-5）是精子质量的重大风险，因为它们是 ROS 的主要来源。高活性氧不仅是精子 DNA 损伤的主要原因，而且会损害精液参数和受精，并对囊胚发育和 IVF 妊娠率产生不利影响[19]。在将精子用于 MAR 之前，必须尽量减少 PMN 污染。PMN 的典型原因是感染、炎症（例如前列腺炎）、精索静脉曲张、吸烟等。

如果在临床干预后 PMN 仍然存在，建议通过 DGC 离心处理精液以去除它们。在离心前添加玻璃棉过滤可去除高达 90% 的精液白细胞[4]。也可以使用直接上游；然而，回收精子的数量极有可能比 DGC 低得多。

（七）遗传完整性差

不育男性含 DNA 受损[20] 或非整倍体[21] 的精子比例要高得多。这与胚胎发育不良、着床率和妊娠率降低以及流产率增加有关[22]。

使用 300g 的 DGC 制备精子可富集一部分精子，改善 DNA 完整性和形态[23]。联合使用 DGC 和 MACS[8] 可以进一步富集具有良好染色体质量的精子。然而，使用 MSOME 来筛查精子以减少 DNA 损伤的精子仍然存在争议[17]。

最近引入了新的方法，使用微流控分选技术

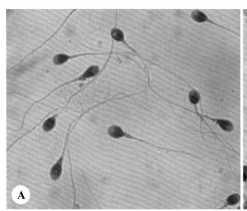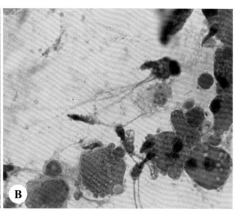

◀ 图 84-4　正常（A）与异常（B）精子样本。使用巴氏染色法对精液样本进行染色

分离高度运动、形态正常的精子，最小化的 DNA 片段化[9]。该平台由一个微芯片组成，芯片上有两个通道，由微孔网组成的膜隔开（图 84-6）。该膜允许有功能的活动精子迁移，同时防止受损精子穿透，模拟了女性生殖道中精子的自然选择过程。精液在膜下方的下通道中分层，培养基在膜上方的通道中分层。然后将平台在 37℃ 下孵育 30min。通过膜迁移的活动精子从顶层收集并准备在 MAR 中使用。这种技术消除了对 DGC 的需求并最大限度地减少了准备时间，这两者都可能导致暴露于氧化应激和精子 DNA 片段化。初步结果振奋人心，表明与其他方法制备的精子相比，具有显著

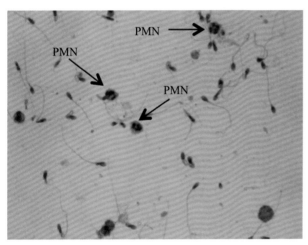

▲ 图 84-5 每毫升含有超过 100 万个多形核白细胞（PMN）的精液样本（样品用巴氏染色剂染色）

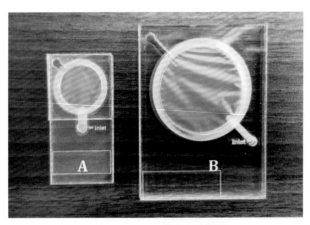

▲ 图 84-6 微流控分选芯片
腔体有两种尺寸可供选择，可容纳 0.85ml（A）或高达 3ml（B）的容积

更高的运动性，并且减少了 DNA 损伤，具有良好的回收率[9, 24]。然而，尚待确定该技术是否能够有效地改善临床结果。

使用涂有透明质酸的培养皿与成熟精子结合的技术（PICSI）已成功地用于增加整倍体精子[25]和减少精子 DNA 碎片的精子[26]的选择。这种技术背后的原理是，与成熟的精子相比，未成熟的精子更可能是具有片段化 DNA 的非整倍体，并且只有成熟的精子才会表达透明质酸受体。因此，仅使用与培养皿结合的精子进行 ICSI。虽然 PICSI 的早期结果很吸引人，但两项大型多中心随机对照研究显示，与标准 ICSI 相比，着床率、临床妊娠率[27]或活产率[28]没有增加。然而，值得注意的是，流产的发生率显著降低[27, 28]表明这种技术可能对经历反复流产的夫妇有益。显然这需要更多的研究来确认临床获益。

最后，对于已知具有严重 DNA 片段化的精子样本，一种新的方法是要求患者仅禁欲 1 天，然后在第一次射精后 3h 内进行第二次射精，在精子数量足够的情况下用于 ICSI 治疗。这种技术应该可以减少精子制备中的 DNA 损伤水平（参见前文）。

二、处理受损精液

（一）感染性疾病的精液样本

对于在男性伴侣患有传染病的情况下接受生育治疗的不育夫妇，存在将病毒传播给伴侣或未出生的孩子的风险。尽管这种风险总是存在于尝试自然受孕的此类伴侣之间，但在 MAR 期间将病毒传播的风险降至最低是有利的。患者应该在可能的情况下接种预防其伴侣感染的疫苗，并且必须继续进行保护性的性交。由于病毒更可能存在于精浆中而不是附着在精子上，因此来自受感染男性的精子在 DGC 后要经过充分的洗涤和上游，以在使用前尽可能去除所有的精浆残留[29, 30]。应通过 PCR 评估新鲜精液和后续的精子洗涤后的病毒载量，以确定方法的有效性。制备好的样本

可以冷冻保存以备后用，只有无病毒样本可用于ICSI。虽然该方法可能会降低细菌或病毒感染的传播，但不能保证样本完全不含感染因子。然而，迄今为止，还没有报道使用这种技术会将 HIV 传播给女性伴侣或后代的案例。

（二）脊髓损伤男性的精液样本

脊髓损伤（SCI）常导致神经源性生殖功能障碍，表现为勃起功能障碍、无法射精和精液质量下降，特别是弱精子症伴死精子症[31]。虽然精子发生可能受 SCI 影响，但精子数量通常不受影响。由于长时间的性禁欲和异常的睾丸环境导致附睾停滞被认为是导致 SCI 男性精液质量差的因素，其中主要是精浆因素，包括残留 PMN 产生的ROS[31]。SCI 患者表现出精子线粒体活性降低和精子 DNA 碎片增加[32]。此外，SCI 患者可能会因导尿而发生膀胱感染，从而影响精子质量。

可以使用阴茎振动（penile vibration，PV）或电刺激诱导射精（electroejaculation，EEJ）获得SCI 男性的精液，以便在后续的 MAR 使用[32]。从患有 SCI 的男性身上采集的射精精子的质量通常不足以用于 IUI 治疗，尽管有报道称使用这种方法取得了成功的结果[33]。

精液质量在受损后 2 周内持续下降。因此，如果有可能，应在此时间范围内收集和储存精液，以确保能够获得最高质量的精子。精液应在收集后立即进行处理，因为随着精子在精液中停留的时间延长，其质量会迅速变差。

PV 收集的精子质量被认为优于 EEJ 收集的精子质量。但是，如果要使用 EEJ，则应事先用HEPES 缓冲液清洗膀胱，以防没有顺行射精。然后可以向膀胱插入导管并用另外的 HEPES 缓冲液冲洗以收集逆行精液。

严重的 SCI 可能导致无法射精。在这种情况下，可以考虑进行睾丸取精手术。

（三）逆行精液样本

不射精或无精的一个主要原因是逆行射精（retrograde ejaculation，RE），使患者无法生育。当射精时膀胱括约肌闭合不完全，导致射精进入膀胱。RE 是由周围神经损伤引起的，如糖尿病或腰椎手术后，以及脊髓损伤和骨髓增生异常引起的中枢神经系统损伤。

某些药物与 RE 相关，如 α 受体拮抗药、抗抑郁药、抗精神病药和抗高血压药。有趣的是，伪麻黄碱（Sudafed）已被发现对许多患有 RE 的男性是一种有效的治疗方法[34]。这可以被纳入精子收集方案中，如下面框中所述。

> **逆行射精样本采集的推荐方案**
>
> 1. 在样品采集前一天，该人员应：
>
> (1) 早晚各取一汤匙碳酸氢钠溶解于水中。从药房获得的尿液碱化药可能适合使用。
>
> (2) 每 6 小时服用一次伪麻黄碱，每次60mg。
>
> 2. 样品采集当天，应：
>
> 患者早餐后服用 2 次 60mg 的伪麻黄碱和一汤匙碳酸氢盐。患者早餐可以喝一杯牛奶并排尿。
>
> 3. 患者到达实验室后，应：
>
> (1) 等到患者觉得需要再次排尿时取样品。
>
> (2) 尝试射精并收集所有产生的精液。然后患者应该立即将尿液样本收集到一个单独的容器中。重要的是，患者要收集全部尿液样本。
>
> 4. 在实验室中，尽可能迅速地离心尿液。将混合的沉淀重悬于培养基中，然后像平常一样在密度梯度上分层洗涤（见 1）。

RE 可能是部分的或完全的，这取决于是否有任何顺行射精。射精后，从尿道冲出的射精后尿液中总会有残留的精子。正常射精后尿液中可能有多达 15% 的精子[35]。如果尿液中精液的百分比增加，这是 RE 的证据。

如果顺行射精中有足够的精子用于 MAR，那么膀胱中的精子数量就不重要了。但是，如果顺行射精中精子不足或有完全的 RE，则应从射精后的尿液中提取精子用于治疗。

RE 精子可成功用于 IUI 和 ICSI 治疗[36, 37]，据报道活产率分别约为 14%[36] 和 28%[37]。制备的 RE 样品在解冻后往往回收率较差，因此如果可能，最好在处理当天制备新鲜样品。

处理从尿液中收集的精子有两个基本组成部分。

1. 接触尿液可能会损害精子，因为尿液中的许多成分都是有毒的。pH 是酸性的，对精子也有害，因此在精子进入之前必须中和膀胱 pH。

2. 必须尽量减少接触尿液的时间，以防止精子死亡。必须尽快从尿液中取出精子并转移到培养基中。基于现实因素，让两名男科医生一起处理样本可能会更好。

三、处理睾丸精子

（一）PESA 样本

从附睾取出的精子活力相对较好，通常不会被其他细胞污染。然而，一旦从生理环境中取出，它们往往会很快失去活力。因此，要在抽吸后尽快处理这些精子。由于样品相对干净，因此可以通过简单的离心和再悬浮步骤对其进行清洗，而不会增加氧化应激的风险。或者，使用 40% 胶体的单层密度梯度离心抽吸物。

（二）睾丸活检

众所周知，睾丸活检样本难以处理。在操作台或 II 级机柜处理样本时，所有处理过程都必须在缓冲液中进行，以保护样品。

不建议在取卵当天进行首次睾丸精子提取术（testicular sperm extraction，TESE），因为这对当天没有精子的夫妇会造成身体及情感上的伤害而且成本昂贵。仅当具有卵母细胞冷冻保存设施及条件时才应进行此操作。

外科医生可能会选择在接受辅助生殖治疗前进行 TESE，尤其是在无法保证找到精子的情况

下。然后可以将这些样品冷冻以备后用。使用新鲜或冷冻睾丸精子的 ICSI 结果没有显著差异[38]。但是，如果精子数量极少，则无法保证在解冻后能找到活的精子。在这些情况下，应告知患者他们可能需要在取卵当天安排同步 TESE。

或者，可以在取卵前一两天重复取精，并在用于 ICSI 之前培养样本[38]。这种方法的一个优点是它可以减少同步取精时遇到的困难。然而，在培养基中培养精子可能增加精子 DNA 损伤的风险[31]，尽管长时间的睾丸精子培养似乎不会影响 ICSI 结果[39]。另外，如果精子在冷冻保存前经历长时间培养，精子活力和妊娠率会显著降低[40]。

> **执行和处理睾丸精子的技巧**
>
> 1. 手术取精可以在 MAR 实验室的替代位置进行。样本应在温控培养箱中的适当缓冲培养基中运输，避免影响精子质量[41]。
>
> 2. 睾丸温度范围在 32～34℃。理想情况下，培养箱和温板应设置在此温度以处理此精子。如果无法做到这一点，环境温度也是合适的[42]。
>
> 3. 必须将生精小管中的精子挑出到少量的培养基中。如果精子数量很少，取大量液体会稀释精子，导致可能无法找到它们。
>
> 4. 必须要谨记保持组织和细胞悬液湿润。使用液体过少可能会使样品变干，导致液体蒸发时溶质浓度升高，进而导致 pH 和渗透压升高，从而对精子造成无法弥补的损害。确保始终将样品放置在封闭的试管或加湿的培养箱中，同时处理剩余的组织或检查载玻片上的精子。
>
> 5. MicroTESE 样品应在浅培养皿（最好是盖子）中进行处理，因为这样可以使用较浅的角度，为处理仪器提供最佳处理条件。
>
> 6. 用无菌小规格针梳理曲细精管，并使用无菌钝器，例如拆线刀片的钝侧，从边缘移过小管以梳理出精子（图 84-7）。

7. 不建议将显微镜盖玻片用于睾丸组织处理，因为手离培养皿太近，有污染的风险。盖玻片易碎且容易破裂，成为安全隐患。

8. 绝不能使用胶原酶或机械组织匀浆对组织进行酶消化，因为这些方法会刺激 ROS 的产生，严重影响精子质量和 DNA 完整性。

（三）寻找睾丸精子

在活检组织时，必须对培养皿或载玻片进行彻底检查以寻找精子。这涉及从角落位置向上查找，然后穿过一个视野并向下扫描到盖玻片或培养皿的底部，这样所有的位置都被查找了。这个过程需要相当长的时间，最好由一位男科医生处理组织，而另一位则用显微镜检查细胞悬液中的精子（图 84-8）。如果可能，应与同事确认精子的存在。

如果精子数量非常少，可能需要几个小时才能彻底寻找精子。如果没有发现精子，冷冻保存

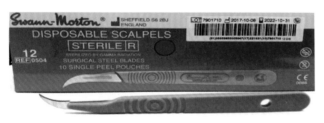

▲ 图 84-7　一次性手术刀的钝侧可用于打断曲细精管以挑出精子

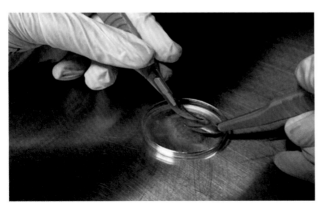

▲ 图 84-8　寻找睾丸精子需要相当长的时间，最好由一名男科医生处理组织，而另一名男科医生用显微镜检查细胞悬液中的精子

细胞悬液并要求组织学报告以确认结果，可能会更好。

在无精子症的情况下，非常重要的是要记住，胚胎学家如何描述这些信息可以完全改变一个人的一生。告诉一个男人他没有可用于治疗的精子是毁灭性的，因此必须花费所有必要的时间来确保在寻找可用精子的过程中不遗余力。

在确定用于 ICSI 的重要精子时需要小心。显然，有活动的精子是理想的，但是睾丸精子在到达附睾之前并没有完全获得移动运动的能力，所以大多数是不动的。活动精子可能只会偶尔出现抽搐，如果移动载玻片和观察的速度过快，很容易错过。如果没有看到有活力的精子，如上所述可以通过使用 HOS 测试 [10] 或己酮可可碱 [4, 10] 来识别有活力的精子。或者，可以将 TESE 样品培养长达 72h 以提高运动性（参见前文）。

四、质量差精液样本的冷冻保存

冷冻保护剂（cryoprotecting agent，CPA）的选择以及冷冻和解冻的方法对于良好的精子恢复至关重要。关键是要缓慢地逐滴添加 CPA，以防止渗透性损伤。与使用甘油作为唯一的 CPA [43] 相比，在 TEST- 蛋黄缓冲液（TEST-yolk buffer，TYB）中冷冻对于保护精子活力、活率和形态方面可能更有效，这可能是因为 TYB 在冷冻过程中保护精子膜的流动性和完整性，并在解冻过程中起到保护作用。

然而，由于蛋黄来源于鸟类，因此人们担心 TYB 可能携带病毒或其他生物。出于这个原因，生殖中心倾向于选择不含蛋黄的 CPA，仅在精子质量特别差并且存在解冻后恢复非常差的风险时才使用 TYB。如果使用 TYB，TYB 应取自经认证的无病毒禽类，经 56℃热灭活，经内毒素检测并被批准用于临床。

（一）质量差精子的冷冻保存

冷冻未处理的隐匿精子样本的困难在于，在

解冻之后需要更长的时间来定位精子，如果有精子的话。对于此类样品，将单个精子冷冻保存在各种冷冻保存载体（例如塑料微珠）中可能是有利的。然而，这种技术的安全性值得怀疑[44]。或者，按照上述上文中的建议在冷冻保存之前浓缩精子数量。

患有男性副腺病变、部分 RE 或性腺功能减退症的男性通常精液体积严重不足。一种选择是让患者射精到一个装有 1~2ml 缓冲培养基的样本容器中，以扩展样本，以便将其冷冻在多个吸管或小瓶中。

由于来自不育男性的精液可能含有凋亡的精子、细菌和白细胞（它们是 ROS 的主要来源），因此在冷冻保存之前进行精子制备，去除精浆以保护精子免受损伤，以及保护 DNA 完整性可能是有利的[45]。

（二）睾丸精子的冷冻保存

附睾精子缺乏所有蛋白质、脂质、碳水化合物以及抗氧化剂以防止 ROS 引起的损伤。因此，应将这些精子冷冻在可提供最大保护的 CPA 中，例如 TYB[46]。使用这种冷冻保存方法的经验表明，使用新鲜和冷冻附睾精子的受精率和妊娠率之间没有显著差异。

在可能的情况下，冷冻手术取出的睾丸精子有助于最大限度地储存生精小管的数量，从而最大限度地减少重复手术的必要性。应在每个小瓶/吸管中提供足够数量的精子，以便在解冻后为找到精子增加可能性。

如果有足够的精子，建议对冷冻保存的样本进行"测试解冻"。这为临床医生和 MAR 实验室提供了有关患者管理的基本信息。它有助于确定在取卵当天是否会在解冻的样本中发现精子，以及是否应提供供精作为备用。

（三）癌症患者精子的冷冻保存

被诊断患有癌症的男性可能会在即将进行的手术和（或）可能使他们不育的放射或化学疗法之前被紧急转诊以保留生育力。通常，这些患者到医院进行精子储存的时间非常有限，并且可能不符合样本制备的要求。

有几种方法可以最大限度地处理此类样品以供后续使用。可以减少每根冷冻管的样品体积，以冻存更多的冷冻管。此外，如果患者有能力，可以要求他在就诊时提供多个样本：第二个样本的计数可能较低，但对于 ICSI 来说可能仍然足够。

在 ICSI 治疗当天，可以重新冷冻剩余的样本以供后续使用[47]。虽然精子在每轮连续的冷冻和解冻中不断失去活力，但可能会保留足够的存活精子以供后续在另一个 ICSI 治疗周期中使用（来自 Royle 和 Homa，未发表的研究）。然而，尚不清楚此类样本中的 DNA 损伤是否会升高到临床显著水平。

五、结论

有许多方法可用于提高低质量样本中活跃精子的数量。然而，确保这些方法使用安全并且不影响精子的遗传完整性或功能能力是非常重要的。应始终选择侵入性最小，机械操作暴露最少的方法。此外，处理精子的时间应保持在最短。改进处理低质量样品的方法可能只涉及对已建立的指南的简单更改。另外，新方法的实施可能涉及将精子暴露于其他生化物质，这种生化物质必须经过安全验证。此外，它们可能需要昂贵的设备，这将增加成本。因此，这些技术先进方法的安全性和临床结果必须有明确的证据基础，以证明它们在 MAR 中的使用是合理的。

第 85 章　常规体外受精
Conventional IVF

Cornelia G. A. Meyer　著

王安国　译　　卢智勇　校

如今，体外受精是一种成熟而有效的治疗方法，可以帮助世界各地的不育夫妇。常规体外受精（cIVF）的临床技术是由英国生理学家 Robert Edwards 及其同事 Patrick Steptoe 和 Jean Purdy 开发的。Edwards 的设想是，人类卵母细胞可以在体外受精，由此产生的胚胎可以在移植到子宫后继续妊娠。1978 年，随着世界上第一个 cIVF 婴儿 Louise Brown 的出生，他的愿景得以实现。又过了 30 年，Robert Edwards 才因其杰出的工作最终获得诺贝尔医学奖。

生命中最重要的事情是有一个孩子，没有什么比孩子更特别了（Robert Edwards）。

1992 年，辅助生殖技术（MAR）取得了另一个里程碑，当时引进了卵质内单精子注射（ICSI）技术，使精子数量少且质量差的男性能够生育一个孩子。自那以后的几年里，有一种趋势是过度使用 ICSI 技术来治疗所有类型的不孕不育症，尽管这种方法的益处值得怀疑[1]。许多人认为，受精方法的选择应基于精确的适应证，而不是"全民 ICSI"方法。

一、体外受精适应证

18 世纪，德国内科医生兼解剖学家 Martin Naboth 认识到了输卵管阻塞与不孕症之间的联系，并于 1707 年在《女性不孕症》一书中发表了自己的观点。cIVF 最初是为了帮助因输卵管问题而不孕的女性而开发的。据估计，输卵管不孕症约占所有低生育率病例的 1/3，在性传播感染（STI）更为普遍的人群中，发生率可能更高[2]。获得性性传播感染或手术损伤可能导致输卵管功能受损和阻塞。除了帮助治疗输卵管周围粘连外，输卵管手术通常被认为比 cIVF 对帮助受孕的作用要差[2]。

与输卵管性不孕症相反，标准的不孕症评估可能无法揭示一些不孕症的明显的原因。这种情况发生在 15%～30% 的不孕不育夫妇身上，被称为"原因不明"或特发性不孕症[3]。对于原因不明的不孕症，cIVF 可能不是最具成本效益的治疗方法，但可以作为首选治疗方法，尤其是在成本较低的治疗方法，如宫腔内人工授精（IUI）失败的情况下[4]。

子宫内膜异位症是不孕症的另一个常见原因，有 10%～15% 的女性在生育期受到影响[5]。这种情况可能对生殖周期的多个方面有害，对所有阶段都有不利影响，包括发育中的卵泡和由此产生的卵母细胞的质量，因为胚胎质量和子宫内膜可能会阻止孵化囊胚的植入[6]。与 ICSI 相比，对严重的子宫内膜异位症相关不孕症患者实施 cIVF 可能会导致完全的受精失败（12.7% vs. .1.8%），或无法阻止多精受精的形成，导致三倍体发生率更高（3.9% vs. 0.9%）[7]。据报道，诊断为多囊卵巢综合征（PCOS）的不孕症患者也存在类似情况，这导致一些生育团队在怀疑透明带功能异常时，提倡使用 ICSI 而非 cIVF[8]。

对于许多被诊断为中度男性因素不育症的夫

妇，丈夫的精子功能没有严重缺陷，但表现出中度少弱精子症，cIVF 可能是一种选择。Tournaye 及其同事表明，中度男性生育力低下的病例可以用 cIVF 有效治疗[9]。当使用高授精浓度（HIC）时，受精结果与使用显微注射的同胞卵母细胞获得的受精结果没有显著差异（HIC 为 800 000 个活动精子 /ml，而标准授精浓度为 200 000 个活动精子 /ml）[9]。

对于精液质量处于临界状态的男性患者，很难确定最佳治疗方案，总体目标是在不诉诸 ICSI 的情况下最大限度地增加受精机会。在这种情况下，如果只收集了几个卵母细胞，更谨慎的方法是将一半的卵母细胞分配给 cIVF，一半分配给 ICSI[10]。

精液质量的严重缺陷是 cIVF 的明确禁忌证。因此，在精子形态欠佳[11]、抗精子抗体滴度高[12] 或前向运动精子浓度低于 100 万 /ml 的情况下，ICSI 将是首选的授精方法[13]。

二、需要考虑 cIVF 与 ICSI 的案例

对同周期同胞卵母细胞的研究表明，拥有更多的不成熟卵母细胞的患者可能受益于 cIVF[14]。常规授精允许不受限制的卵母细胞 – 精子相互作用，以至于未成熟卵母细胞待在卵丘 – 卵母细胞复合体（COC）内的同时继续完成成熟过程，受精时机得以优化。

虽然在收集的 COC 数量较低的情况下可以建议 ICSI，但已经证明，这样做的受精率、妊娠率和流产率并不比使用 cIVF 更好[15]。

收集 35 岁以上女性的卵母细胞在接受 cIVF 时显示出与年轻女性相似的受精结果[16]。事实证明，这些"较老"卵母细胞中可能导致受精率受损的可疑结构缺陷是错误的，因此，孕妇年龄过大不是 cIVF 的禁忌证。

关于冷冻保存的解冻 / 复苏卵母细胞的受精结果，尽管 ICSI 似乎是受精的首选方法，但文献中的结果是矛盾的，由于皮质颗粒过早释放，冷冻

保存可能导致透明带变硬，采用 cIVF 会阻碍精子入卵[17, 18]。然而，这些发现可能取决于冷冻保存方案和冷冻保存介质的组成，而不是冷冻保存方法本身[19]。据报道，玻璃化后的受精率很高，但这又受到放射冠完好程度的影响[20]。对于经过缓慢冷冻然后解冻的卵母细胞，在 cIVF 后报告了良好的受精率和妊娠率，与 ICSI 后报告的结果相当[21]。

体外成熟的卵母细胞由于暴露于较长培养期，推测存在透明带硬化，这被认为会对 cIVF 的受精结果产生负面影响。然而，对多囊卵巢综合征患者体外成熟的同周期同胞卵母细胞的另一项研究表明，与 ICSI 相比，cIVF 的使用对受精率没有显著影响[22]。

一个值得注意的例外是胚胎植入前单基因异常病诊断（PGD）的 ART 周期，应避免常规受精卵母细胞。这是因为 cIVF 增加了活检细胞样本污染的风险，因为通常会有额外的精子附着在透明带上。

三、预测 cIVF 成功的因素

cIVF 治疗成功的可能性受不孕不育原因的影响[23]。也受到一对夫妇不孕不育时间的影响，因为不孕不育时间与接受 cIVF 治疗的夫妇的妊娠率呈负相关[24]。女性年龄也会影响 cIVF 的成功，因为当女性年满 35 岁时，卵母细胞质量会急剧下降。还应考虑女性对卵巢刺激的反应，因为较高的妊娠率与获取大量 COC 的治疗相关[24]。除了各种不孕不育症适应证外，影响 cIVF 结局的另一个因素是先前尝试 IVF 失败的次数，人们已经注意到这与 cIVF 成功呈反比关系[23]。

四、常规体外受精流程：卵母细胞受精

（一）精液样品制备方法

使用常规受精时，有几个因素对受精结果有重大影响。获得足够数量功能完善的精子是其中之一。为此，已经建立了各种精子制备技术，如简单的洗涤程序，随后精子再悬浮、上游、密度梯度

离心或微流控精子分选（图85-1和图85-2）[25, 26]。

所有这些技术都是为了从精浆、非运动或受损精子、精子碎片、白细胞、细菌和其他失活因子中纯化活精子而发展出来的。总体目标是保护和改善精子功能，防止损伤。与此同时，精子制备技术旨在减少功能失调精子的百分比，并减少精子可能产生的活性氧（ROS）的有害影响。每种精子制备方法的效率都有所不同，这取决于精液样本的质量。因此，在每种情况下，技术选择都需要经过仔细和具体考虑。治疗前，建议进行精子制备方法的试验，以便"当天"选择最适合的精子制备技术。

为避免精子长时间暴露于精浆，精液分析和制备应在取精后60min内开始。一般来说，对于初始精液参数正常的精液样本，最终制备的样本理想情况下应具有高比例最佳形状的精子，每毫

简单洗涤（从左到右）：
精液样本 / 洗涤 / 沉淀 / 重悬

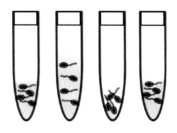

上游（从左到右）：
精液样本 / 洗涤 / 沉淀 / 覆盖和倾斜45°/ 吸出

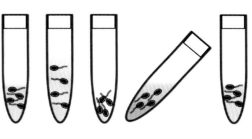

密度梯度（从左到右）：
精液样本 / 梯度 / 沉淀 / 洗涤 / 沉淀 / 重悬

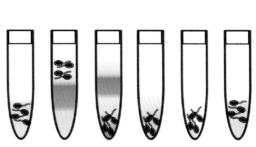

◀ 图 85-1 常用的精子制备技术及其经典纯化步骤

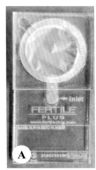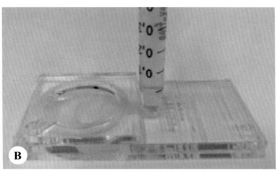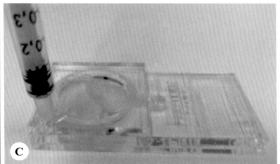

▲ 图 85-2 微流控精子分选
A. Fertile Plus® 精子分选芯片；B. 精液样本应用；C. 用精子制备液覆盖

升＞100 万个活动精子[11]。通常，使用的总运动计数在 $0.2 \times 10^6/ml$ 和 $0.5 \times 10^6/ml$ 之间[9, 27]。最终的精子悬浮液应提供足够的前向运动的精子，以提高正常受精的机会。目前，没有可靠的临界值可以精确预测受精结果。

在授精之前，应将纯化和浓缩的活精子转移到特殊的受精介质中，该介质需要在缓冲系统和 pH 方面与卵母细胞培养基兼容。

（二）卵母细胞成熟度分级

在卵泡抽吸过程中可以获得减数分裂成熟各个阶段的卵母细胞，因为它们是在排卵前取出的[28]。卵母细胞成熟是一个复杂的过程，其中必须同时发生细胞质和基因组的变化。然而，在 cIVF 治疗的超排卵周期中，细胞质成熟度有时与核成熟度并不同步[29]。为了让卵母细胞在卵泡抽吸后完成成熟过程，以达到最大的受精潜力，建议在 cIVF 之前进行预孵化[30-32]。

在取回 COC 后，首先根据 COC 的视觉特征评估卵母细胞成熟度，包括对卵母细胞（如果可见）、放射冠和卵丘的评估（表 85-1）。微观 COC 评估可以提供有关何时进行授精以及受精结果可能性的有效信息（图 85-3）。例如，致密的放射冠层与卵母细胞成熟度降低有关[33, 34]。在这种情况下，为了优化成熟卵母细胞受精的可能性，可能需要考虑延迟授精时间。

除了卵丘成熟和扩张，其他形态异常可能提供有关卵母细胞发育潜力的有用信息。例如，在原始卵丘基质中观察到血凝块，较低的受精率和囊胚期发育与源自此 COC 的卵母细胞有关（图 85-4）[33]。虽然从 COC 中分离血凝块可能很有用，但这实际上可能不会提高卵母细胞的质量，因为 COC 可能只是源自劣质卵泡并因此受到不利影响。然而，对于 cIVF，仍然建议解剖掉任何血液内含物，以去除任何潜在的 ROS 来源。

（三）卵母细胞受精

受精时间取决于诱导排卵（如扳机时机）和卵泡抽吸的时间。建议在 cIVF 之前，将新收集的 COC 体外培养 2～6h，以优化受精和妊娠结果[31]。

在此之后，使用无菌移液管将一定体积的准备好的精子添加到已经含有 COC 的液滴中（图 85-5）。活精子的实际最终浓度可能取决于几个因素，例如 COC 是在覆盖油的液滴中培养还是在无油的开放培养基中培养。每个液滴中 COC 的数量也值得考虑。含 COC 的培养基中的最终精子浓度

形态特征	1 级 成熟或排卵前	2 级 大致成熟	3 级 不成熟	4 级 过于成熟	5 级 闭锁
卵丘	非常扩张	扩张	密集而紧凑	非常扩张；经常有团块	很少出现
放射冠	非常清晰，显示出明显的透明带	略微紧凑	如果存在：非常黏附、致密的冠状细胞	放射状；但通常是结块的、不规则的或不完整的；透明带可见	如果存在：结块且非常不规则；透明带非常明显
细胞质	透明		如果可见：揭示生发泡的存在	轻微颗粒状或深色	黑色且经常畸形
分离的颗粒细胞	扩张和良好聚合	扩张和良好聚合	紧凑和非聚合	规模小且相对非聚合	非常小的细胞团

表 85-1 根据卵丘 – 卵母细胞复合体的形态学特征预测的卵母细胞成熟度分级

分级考虑了卵丘致密度、放射冠密度和卵母细胞细胞质的颗粒性（如果可见）
经许可转载，改编自 Lin YC, Chang SY, Lan KC, Huang HW, Chang CY, Tsai MY, et al. Human oocyte maturity in vivo determines the outcome of blastocyst development in vitro. J Assist Reprod Genet. 2003; 20: 506–512.

应为每毫升 100 000 个左右前向运动精子。然而，如果先前的 cIVF 周期导致多精子率较高，则可降低授精浓度。

对于常规授精，通常使用受精培养基，因为它含有比正常培养基更高浓度的葡萄糖，以优化精子活力和运动特性。

五、共培养期

在标准的 cIVF 授精方案中，精子和 COC 的不间断共培养要一直持续到第二天早上的受精检查时间。然而，有人提出，将 COC 长时间暴露于精子中可能对卵母细胞有害[35]。过长的共培养

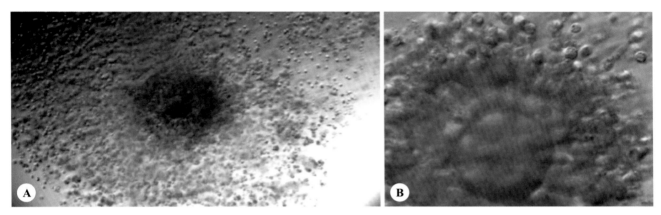

▲ 图 85-3　扩张的卵丘卵母细胞复合体（A）；MⅡ卵母细胞具有放射冠和透明带（B）

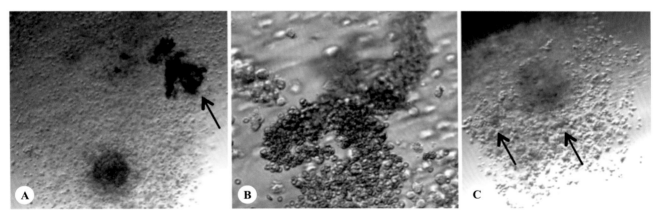

▲ 图 85-4　含血块的卵丘卵母细胞复合体（A 和 B）；具有成熟后卵母细胞和无定形团块的卵丘 – 卵母细胞复合体（C）

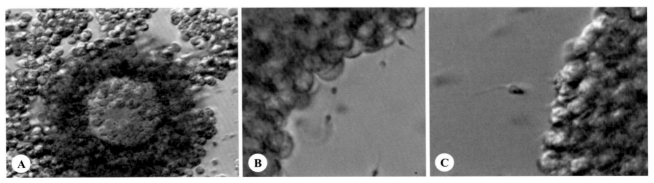

▲ 图 85-5　A. 卵丘 – 卵母细胞复合体；B 和 C. 卵丘 – 细胞 – 精子相互作用

时间可能会由于精子代谢废物，如 ROS 的积聚导致培养条件欠佳。据报道，在短短 2h 的共培养时间后[35]，受精结果是令人满意的，而有些人甚至认为 30s 的非常短暂的暴露就足够了[36]。在改变标准操作规程之前，需要进一步研究以确定共培养期在最终结局方面的相关性，例如流产率和活产率。

六、受精评估

完成授精程序后，仔细剥除卵丘 – 卵母细胞复合体（COC），以便详细观察卵母细胞。这一过程通常发生在授精后 16～18h，包括在将卵母细胞从受精培养基转移到新鲜胚胎培养基之前，对所有卵丘细胞进行剥除（图 85-6）。如果细胞质包含两个原核（PN）和卵黄周间隙包含两个极体（PB），则必须对每个卵母细胞进行显微镜检查。如果是这样，卵母细胞被一个精子成功受精是可以接受的。如果只观察到一个 PN，建议在 4h 后对 PN 状态进行第二次评估，以防出现第二个 PN。

完全受精失败

cIVF 是一项成熟的技术，通常可以实现约 67% 的高受精率，其正常值为"正常体外受精率"≥60%[37]。然而，同时接受常规体外受精（cIVF）和卵质内单精子显微注射技术（ICSI）的夫妇仍可能发生受精失败（cIVF 为 5%～10%，而 ICSI 为 2%～3% ）[38]。

完全受精失败（total fertilization failure，TFF）的可能病因很复杂，但大多数情况下，精子无法穿透卵母细胞是公认的原因。对失败受精卵母细胞的分析表明，常规授精后，大多数卵母细胞不含精子尾和染色质[39]。尽管存在这些与精子相关的因素，但 PN 形成或卵母细胞激活的缺陷可能是受精失败的另一个原因[38]，以及染色质无法在细胞质内进行所需的改变[39]。

此外，必须考虑周期特异性参数，例如在第二个 cIVF 治疗周期后，这些参数偶尔会导致意外的 TFF，即使在第一个治疗周期中可能已经实现受精。

精液质量通常根据世界卫生组织规定的程序和较低参考限进行评估[40]。该评估可以帮助生育专家预测 cIVF 受精的可能性，并接受一些男性可能因精子功能缺陷而不育，而这些缺陷无法通过基本精液分析确定[41]。

根据不孕症的指征，在男性精液参数正常和管性不孕的不孕症患者中，cIVF 后 TFF 的风险估计约为 13%，而在原因不明的不孕症患者中，TFF 的风险约为 17%。然而，如果精子前向运动存在问题，那么 TFF 风险可能高达 50%[42-44]。为了优

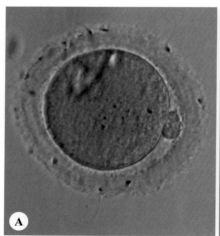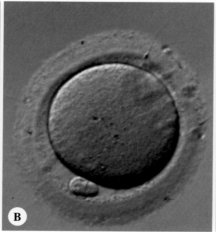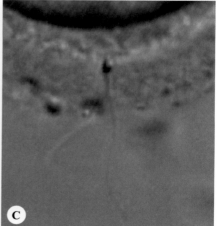

▲ 图 85-6 受精后的去颗粒 MⅡ 卵母细胞显示出精子与透明带的相互作用良好（A）和中等（B）；精子到达卵周间隙（C）

化患者咨询和未来的治疗结果，有必要阐明 TFF 的病因。

对于不明原因不孕不育的夫妇，cIVF 伴 TFF 的发病率可能更高。虽然这些发病率的确切病因尚不完全清楚，但最可能的解释是精子无法进入卵母细胞和精子染色质缺陷[45]。虽然 ICSI 可以降低 TFF 的风险，但仍无法预见哪些夫妇可能从 ICSI 而非 cIVF 中获益更多。在考虑采用哪种授精技术时，重要的是考虑 ICSI 可能提供的改善措施，以避免显微操作可能带来的程序危害和额外成本。

七、Half-ICSI

为了避免做出有利于 cIVF 或 ICSI 的选择，有一种被称为"分割"或"半 cIVF- 半 ICSI"的替代方法。按照这种做法，一半的 COC 被分配给 cIVF，而剩下的 COC 接受 ICSI。在怀疑存在轻度男性因素的情况下，分割式 cIVF-ICSI 的策略也许是一种可能的策略，并防止 1/4 周期的 TFF[46]。

八、未来

本章考虑了与 cIVF 相关的各个方面。虽然 cIVF 的实施方式取得了进展，但与体内受精相比，这一过程仍然不太理想。因此，尚需进一步改进。例如，包括微流控等技术可能有用，这些技术可以更接近地模拟输卵管子宫环境中的自然精子选择过程[47]。

本章的一个重要信息是，与其屈服于对所有周期进行 100% ICSI 以避免 TFF 风险的诱惑，不如考虑将 cIVF 作为一种治疗选择，因为这种更自然的受精方法是可能的。cIVF 应继续在 ART 中发挥重要作用，未来 cIVF 实验室的发展会进一步提高成功率。

第 86 章　卵质内单精子注射：昨天、今天、明天
ICSI: Yesterday, Today, and Tomorrow

Henry E. Malter　著

王安国　译　　卢智勇　校

卵质内单精子注射（ICSI）是一种看似简单的技术的繁琐名称，20 多年来一直是人类辅助生殖医学实践的主要支柱。关于 ICSI 还有什么要写的吗？开始这一章之前，笔者不是很确定。然而，总有必要进行全面分析以便排除任何一种潜在错误的甚至有害的现状。笔者将尽最大努力对 ICSI 及它在辅助生殖技术（ART）中的适当位置进行目前最新的总体评价。希望在我们进入第四个十年，帮助患者实现生下健康后代时，这将具有一些即时价值和实用价值。我们将从 ICSI 之前工作的历史性讨论开始，然后考察当前的临床状况以

及 ICSI 在男性因素患者之外的扩展应用。我们将简要回顾 ICSI 的历史和现状以及与之有关的研究和批评，然后展望该技术的潜在未来。图 86-1 提供了一些讨论主题的直观总结。

一、历史观点

卵子和精子之间的相互作用一直是一个值得研究的诱人的生物学问题，而这一过程的具体细节仍有待完全阐明。它在人类生殖和农业 / 研究的动物繁殖中也非常重要。

精卵融合及其导致的后续受精是一个高度复

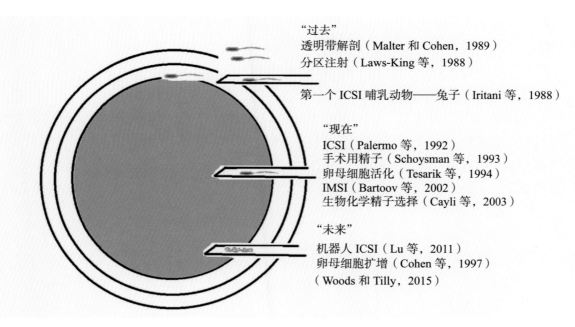

"过去"
透明带解剖（Malter 和 Cohen，1989）
分区注射（Laws-King 等，1988）

第一个 ICSI 哺乳动物——兔子（Iritani 等，1988）

"现在"
ICSI（Palermo 等，1992）
手术用精子（Schoysman 等，1993）
卵母细胞活化（Tesarik 等，1994）
IMSI（Bartoov 等，2002）
生物化学精子选择（Cayli 等，2003）

"未来"
机器人 ICSI（Lu 等，2011）
卵母细胞扩增（Cohen 等，1997）
（Woods 和 Tilly，2015）

▲ 图 86-1　卵质内单精子注射（ICSI）的过去、现在和未来简要示意图
IMSI. 卵质内形态选择精子注射

杂的生物学过程，涉及独特的细胞间相互作用、识别、信号传递、膜融合、激活、染色质重塑和其他分子成分。精子从其在睾丸中的产生部位开始，经过男性生殖道、女性生殖道，然后钻过成熟卵子外的细胞覆盖物后，达到了它的长途旅行的终点。绕过所有这些复杂过程，简单地将精子细胞强行插入卵子中的想法似乎值得怀疑，但这一直是发育生物学和动物研究的一项长期活动。

Lin 在小鼠中首次报道了将精子成功注射到哺乳动物卵子中的实例[1]。后来，这项工作于 1976 年在柳町隆实验室的金仓鼠身上得到了重复和扩展[2]。他们的实验证实，在精子注入细胞质后，可能会发生正常的精子去浓缩和原核（PN）形成。这是一个非常令人惊讶的里程碑式的结果，因为睾丸仓鼠甚至冷冻干燥的人类精子都发生了明显的正常受精，这一物理场景避开了正常受精过程的大部分方面。

美国的 Carol Keefer，日本的 Iritani 和 Hosoi 几乎同时发表文章报道了 ICSI 的第一个哺乳动物后代出现在兔子身上[3, 4]。他们的工作实际上与 Susan Lanzendorf 及其同事关于人类的第一例直接精子注射导致 PN 形成的报告同时进行[5]。不幸的是，该研究的结果并不乐观，导致人们对直接注射的兴趣减弱。

在人类临床 ART 中，由于精子数量少和活力低而导致的男性因素生育问题可追溯到 IVF 的第一天[6]。早期的尝试涉及用各种技术来分离活动精子并将它们集中在微滴培养中的卵子附近。考虑到复杂和困难的动物注射方案以及令人失望的人类直接注射的结果，人们提出了促进精卵融合的替代概念，并在临床上流行。

只需切开透明带或在透明带下方和靠近透明带的地方注射精子，就可以在轻度男性因素病例中取得轻微改善[7-12]。然而，这些技术的临床应用确实永久地改变了人类 ART 实验室，证明了人类卵子和胚胎的显微操作与良好的结局和健康儿童的出生是相容的[13]。

透明带切开程序还展示了人类受精过程的一些有趣方面，因为多精受精（在小鼠透明带切开时未观察到）是这些技术的一个主要问题，甚至使这些技术基本上无法使用[14]。但胚胎透明带开口依然是促进孵化和活检的重要技术[15, 16]。

透明带开口和透明带下精子注入持续了很短的一段时间，但在 20 世纪 90 年代初，Gianpiero Palermo 和布鲁塞尔的同事偶然发现，在尝试透明带下注射的过程中，人类卵子的质膜明显被刺穿，从而成功地受精[17]。布鲁塞尔研究小组研究并参考了这项技术，制订了一项有效的直接注射方案，从而实现了第一次人类出生。他们有点笨拙地将这项技术称为卵质内单精子注射（ICSI），以将其与透明带下注射技术相区分[18]。

使用单精子直接注射，受精率和胚胎发育率都很高，即使是最严重的男性因素病例也可以在临床上得到治疗。使用 ICSI，几乎所有男性因素不育的现象都可以解决，雌雄配子比低到 1∶1（译者注：即 1 个卵子只需 1 条精子）。

二、当前实验室事项

在 ICSI 调研中，精子和卵子质量的巨大差异似乎不会导致结果的巨大差异[19, 20]。有一些因素更为关键，包括正确的精子制动和确认卵母细胞膜破裂，从而实现真正的卵质内注射。

ICSI 显然可以通过使用单个存活精子实现受精，因此，即使是来自极端男性因素患者的严重受损的精液也可以成功使用。很快，该技术也成功用于最具挑战性的无精子症病例，其中通过手术和活检获得的附睾或睾丸精子非常有限[21, 22]。即使在无法获得完全成熟的精子的情况下，也可以注射通过手术获得的未成熟精子细胞，促进其发育，尽管成功率大大降低[23, 24]。

ICSI 的一个明显特征是，胚胎学家绕过精子和女性生殖道之间数百万年的共同进化，成为精子的选择者。在最初的程序中，在标准倒置显微镜上以 200～400 倍的放大倍数观察精子。选择形态和活动力明显正常的精子进行注射。结果使用这种水平的"选择"相当好，并且即使是高度受损的样本，包括标准精液分析中无正常形态的样本，依然可以实现受精 / 发育。多年来，人们提出了对精子选择过程的各种潜在改进。

第一个问题涉及精子活力。优先选择活动精子，但是在某些情况下，特别是通过手术取到的样本，精子可能很少且相差甚远或明显缺失。最初不动的活精子可以通过使用各种影响细胞能量代谢的药物来刺激运动，例如甲基黄嘌呤（磷酸二酯酶抑制药）、细胞内 Ca 调节剂或 ATP 本身[25-27]。应该注意的是，所有这些药物对卵母细胞和随后的发育都有潜在的严重负面影响，因此必须谨慎使用[28]。

通过用注射针轻轻探测以确认尾巴的灵活性和活力，可以简单地识别不动的活精子[29]。可能最常见的技术是使用稀释的 50% 培养基进行低渗处理，通过其特有的溶胀行为描绘出具有完整活膜的细胞。一种更现代的替代方法是通过将激光能量"射"到精子尾部的末端来刺激单个细胞[30]。

当然，如果不通过使用黏性介质来降低精子的运动能力，那么精子的运动能力本身就使得 ICSI 在某种程度上成为一个挑战。大多数 ICSI 是使用含有聚乙烯吡咯烷酮（PVP）的商用介质进行的。然而，有一些证据表明这对精子和胚胎具有毒性，并产生有害影响[31, 32]。另一种选择是使用含有透明质酸的介质作为增黏剂，这似乎提供了一种更为生理的选择[33]。

在活精子中，最好选择最有可能实现受精和正常足月发育的精子。在这一领域，人们提出了各种各样的方案，尽管对这种"完美的"或至少具有发育能力的精子细胞的构成还缺乏全面的了解。

显然，选择过程本身对随后的精子功能必须是良性的。一个想法是更仔细地"观察"每个精子细胞，以确定可能与功能或下游发育问题相关的形态异常。Bartoov 及其同事最初描述的几种临床技术是运动精子细胞器形态学检查（motile sperm organelle morphology examination，MSOME）或卵质内形态选择精子注射（intracytoplasmic morphologically selected sperm injection，IMSI），使用复杂且昂贵的视频显微镜装置进行高倍（6000×）精子观察是这些技术的基础[34, 35]。一些个体形态学方面与精子功能障碍有关。头部 / 颈部区域的缺陷与随后的中心粒功能障碍和早期发育异常有关，尽管这些缺陷不一定需要高放大率观察[36]。

精子头部空泡的存在是另一个与下游发育问题相关的形态学指标[37]。高倍放大观察和图像分析揭示的精子头部异常（头部几何形状和空泡）与 DNA 碎片有关[38]。据报道在临床上，针对此类异常的高倍镜下精子选择可提高着床率[39]。虽然其他研究未能证明任何真正的积极效果，但最近的一项 Meta 分析确实支持在男性因素夫妇的治疗中能够提高着床率和妊娠率并降低流产率[37, 40, 41]。然而设备和时间的高成本使得这种有前途的技术仅在有限的临床应用中得以使用。

基于对精子表面 HspA2 透明质酸受体蛋白的测定，可以对用于 ICSI 的精子进行生化选择。这种蛋白质的存在与精子成熟有关，而其缺陷与成熟停滞和染色体异常有关[42, 43]。这一概念已被纳入 HA 结合活性的临床试验和一种活动精子的选择装置，该装置可识别结合 HA 的用于注射的精子。然而，2016 年对这一概念的一项重大 Meta 分析表明，其临床应用并未提高受精率或妊娠率，但有一些证据表明胚胎发育有所改善，并得出结论认为有必要进行进一步研究[44]。

另一种生化精子选择技术涉及识别与膜联蛋白 V（annexin-V）结合的精子[45]，膜联蛋白 V 是膜磷脂酰丝氨酸和凋亡的分子标记。然而，目前尚不清楚这种烦琐的涉及活精子的磁珠细胞分选的技术是否比标准的精子制备技术更有益处[46, 47]。

如之后会讨论到的，由明显的精子缺陷如 100% 圆头精子症引起的卵母细胞激活缺陷，可以通过 ICSI 和人工卵子激活方案成功地预先解决[48]。Neri 及其合著者对涉及 ICSI 的精子特异性问题进行了极好的综述[26]。

三、ICSI 的临床方面：非男性因素患者

在过去的 20 年中，ICSI 显然已经从最初的男性因素不育症的适应证中扩展出来。根据 2014 年美国疾病控制中心对超过 200 000 个 ART 周期的总结，男性因素占了约 50% 的周期，而 ICSI 总共应用于 69% 的周期。这种高于男性因素不育症水平的 ICSI 周期优势在世界其他地方越来越多地被观察到[49]。

尽管许多诊所，包括作者的完全数据显示，目前基本上在所有周期都进行 ICSI[50]，但关于 ICSI 是否应该应用于非男性因素的病例中仍存在相当大的争论。有传闻称，一些非常大的诊所在人员和资源方面以高度管制的方式运作，而 ICSI 似乎在逻辑上允许更严格地控制日常运作的流程和时间。一个明显的原因是避免受精失败，这种受精失败会在 5%～15% 的 ART 周期中自发发生，但也会在 3%～5% 的初始 ICSI 周期中发生[51, 52]。

一些数据支持这样的观点，即 ICSI 将导致此类失败周期的自发减少。例如，在一项关于完全受精失败后的授精周期的多周期研究中，相较于此后的常规授精增加 11% 的受精率，ICSI 确实使每取回的卵母细胞的受精率显著增加了 48%[53]。对于低反应患者仅能获得少数成熟卵的情况下，特发性受精失败尤其麻烦。

然而，在一项涉及少于 6 个卵子的非男性因素周期的随机试验中，ICSI 和授精之间的胚胎产量、着床率和妊娠率没有差异[54]。在患有原发性不孕症（另一个潜在的 ICSI 适应证）的夫妇中，一项 Meta 分析表明，ICSI 确实导致更高的受精率，并且在常规受精周期中受精失败的风险更高[55]。

导致 ART 失败的一个方面是卵母细胞激活失败，理论上这可能由精子或卵子缺陷引起，ICSI 可揭示此失败并可部分解决该失败。毫无疑问，在所有治疗周期中都普遍存在偶发受精失败，尽

管幸运的是这种情况很少发生，但 ICSI 特别揭示了这一点，因为 ICSI 可以确保将活精子引入成熟卵子。

人们提出了各种策略来人工激活 ICSI 后的卵子，通常是在疑似激活失败导致受精失败后的后续周期中。这些策略包括机械、电和直接化学刺激，以触发细胞内钙离子振荡[56-58]。许多妊娠和健康足月分娩都是通过这些侵入性方案实现的，对由此产生的后代的随访研究正在进行中[53, 59]。

2012 年，美国生殖医学学会（ASRM）就 ICSI 在非男性因素不孕症中的应用发表了一份优秀的实用的协会共识观点[60]。

四、跟进和批评

考虑到 ICSI 的侵入性，它已成为分析、追踪后代以及承受相关批评的主题。基于已证实的临床成功和一些早期随访研究，该技术很快被采用。然而，ICSI 显然绕过了受精中的许多细胞学过程，这可能会导致隐性畸变和对发育下游的影响。

对圈养非人灵长类动物的后续基础研究表明，注射精子和自然精卵融合介导受精在精子解聚行为和时间上存在一些差异[61]。虽然证明纺锤体形成与在受精卵母细胞中观察到的纺锤体形成基本相同，但各种精子细胞成分在卵内异常存在并持续存在，包括尾部、顶体内容物和核周膜。尽管存在这些早期区别，但在受精后 20h，ICSI 和已受精的猕猴卵母细胞在超微结构上已无法区分[62]。显然，用于详细阐明 ICSI 后超微结构所需的致死性显微镜观察对于人类临床材料存在很大问题（译者注：超微结构观察会导致卵子死亡）。

在一项关于 ICSI 后体外成熟卵母细胞超微结构的小型研究中，观察到一些注射相关的质膜损伤和可能的独特事件，如卵质内发生的顶体反应。然而，精子成分在细胞质中并不明显存在，精子 DNA 解聚和原核形成似乎相对正常。一般来说，人类 ICSI 后早期发育的时间点异常似乎并不显著。

值得注意的是，尽管观察到了这些超微结构

方面的情况，但在恒河猴和狒狒中使用 ICSI 的 ART 已经产生了健康的后代[63, 64]（还有一些后续工作）。还须注意的是，人类卵子和胚胎在发育上与其他模型系统有着深刻的区别。根据作者在研究和大型动物繁殖相关方面的个人经验，与其他哺乳动物物种相比，细胞质精子注射似乎在人类中是一种更为直接和"宽容"的技术。

一个基本问题显然涉及 ICSI 对相关受孕后代的可能影响。从采用后的第一年到今天，针对从第一次临床应用中受孕的年轻人进行了一项大规模运作良好的随访研究，但目前只能讨论该研究中的一个亚组。

2012 年的一项 Meta 分析确定了 24 项研究，比较了 27 000 多名 ICSI 受孕儿童和 46 000 多名通过标准授精受孕的儿童，并证明应用 ICSI 不会增加出生缺陷的风险[65]。自该技术问世以来，许多此类随访研究基本上每隔几年进行一次，结果表明，与选择的自然受孕儿童类似队列相比，ICSI 后代在广泛的生长和发育方面、染色体方面和生理方面没有差异或只有微小差异[66-68]。

这就提出了这类研究的真正"对照"问题，因为在经历不孕不育问题的夫妇中，尤其是严重男性因素的夫妇中，妊娠的孩子的遗传背景可能与在一般人群中生育的夫妇中妊娠的孩子相比是非常独特的。这一问题对大多数此类后续研究提出了挑战。

然而，一些研究的证据表明 ICSI 后代存在独特的明显缺陷。在首次使用 ICSI 10 年后进行了一项重大的前瞻性研究，并从 16 周开始监测了 3000 多例 ICSI 妊娠。与类似的一个大型队列研究中的自然受孕儿童相比，严重畸形的发生率（8.6%）实际上是显著增加了的，相对风险为 1.25[69]。一项对 300 名 5 岁 ICSI 儿童的研究（再次与来自普通人群的匹配对照相比）显示对生长和总体健康没有影响，有趣的是，这项研究中的 ICSI 受孕儿童确实有更高的手术和治疗性医疗干预率[70]。

一个具体的关注领域直接来自某类 ICSI 的初步成功，该类 ICSI 对患有严重男性因素异常和潜在相关遗传病变的男性可助其获得孩子。与正常人群发生率相比，ICSI 后代的性染色体异常和一般结构异常的发生率似乎略有增加[71, 72]。此外，严重的男性因素患者在 Y 染色体的无精子症因素区域中微缺失的发生率也会增加，这些可以肯定地通过 ICSI 遗传给由此产生的男性后代，在大多数情况下可以说是特异的[73, 74]。

从 ICSI 受孕的年轻男性青春期的正常发育，与自然受孕的男性相比，大多数生殖激素水平相当，尽管观察到抑制素 B 和促卵泡激素水平存在轻微异常[75, 76]。最近，该研究组报告了经 ICSI 受孕的年轻男性的精液质量，发现与自然受孕的对照组相比，他们的精子浓度和活动精子总数（两者都基本减半）较低。有趣的是，父亲和 ICSI 受孕的儿子之间的精液质量没有直接的相关性。

总之，在大多数情况下，与自然受孕的孩子相比，ICSI 后代中存在各种微小的差异，但这是一个受到质疑的对照。因为在大多数情况下，在大范围的发育指标中没有观察到显著差异。严重的男性因素相关问题似乎更多地体现了基于人群的咨询方面，而不是建议在应用中谨慎。男性因素患者理应有机会成为父亲，在许多情况下，ICSI 是实现这一目标的唯一可能。在这一点上，数百万健康的 ICSI 婴儿的出生在各个方面都是令人放心的，毫无疑问，随着第一代 ICSI 子女进入成年期，随访研究也会继续进行，也许将来会有更精细的指标。

五、未来

ICSI 的未来可以从技术本身的潜在"改进"和潜在应用的角度来考虑。ICSI 的基本技术近 20 年来一直保持不变。然而，这是一项耗时的活动，需要大量的培训和技能。

辅助生殖实验室方面的机器人自动化无疑即将实现。事实上，在实验上，已经开发出一种基本上自动化的 ICSI 系统，以及使用实时视频图像引导的机器人显微操作装置成功注射的案例[77]，该系统包括视频能够引导精子捕获和固定、多个卵子的真空驱动定位。

毫无疑问，随着图像分析、微流控和机器人技术的进一步发展，可以开发出具有改进结果和实用性的新系统。ICSI 精子选择的潜在改进将继续进行。虽然目前的技术变化（如高倍放大或透明质酸结合选择）未能完全占有主流的临床捕获精子技术的市场，但如果基于对遗传和其他患者变异的更好理解进行更好地靶向，这些或类似技术可能会显示出临床重要性。

也许有一些方法可以促进其他涉及人工卵丘细胞或透明带表面的精子选择方法，如先前的实验工作所示[78, 79]。

最终，笔者认为可以追求的一个概念，可能是"人工智能"驱动的一个视频系统，通过微流体识别具有所需"正常"形态或其他选择特征的筛选精子细胞到注射的系统[80]。

同样，在 ICSI 的未来，实际上已经在追求的是使用基本 ICSI 技术来实际修改及在理论上"增强"患者卵子的临床方案。有研究试图改变细胞质发育决定因素或操纵卵胞质线粒体构成，以期达到对卵胞质的操纵[81, 82]。

基于这些实验和其他实验中卵质操作的有效性和积极影响的证据，在一项临床试验中，使用一种改良的 ICSI 形式尝试改善人类卵胞质[83]。首先从一个健康的年轻供体卵子中提取少量细胞质，然后与精子一起注入理论上受损的患者卵子中。在一项精心挑选的夫妇进行的初步试验中，这些夫妇在先前的辅助生殖尝试中表现出一贯的完全失败，该技术取得了相当大的成功[84, 85]。不幸的是，由于卵质转移导致个体间线粒体 DNA 转移的受限情况，该情况确定属于美国食品药品管理局的监管范围，该局要求在继续应用之前执行广泛的调查性新药议定书。该方案远远超出了相关团队的能力，他们自愿终止了该技术的进一步应用。

一种称为自体生殖系线粒体能量转移（autologous germline mitochondrial energy transfer，AUMMENT）的技术被采用，将一种可能含有患者自身"卵巢干细胞"线粒体的专有制剂注射到卵子中，主要通过 ICSI，以改善后续 ART 程序的结果[86, 87]。尽管最初的临床试验结果很有希望，但对该技术的持续评估表明，使用标准 ART 未能改善先前失败患者的结局，并且与整倍体胚胎的减少有关[88, 89]。然而，在多个中心收集的初步结果确实表明，仍然可以通过卵质内注射获得解决卵质缺陷的切实可行的解决方案。显然，线粒体扩增并不能解决所有可能的潜在缺陷来源，这些缺陷可能来自其他卵质，最近也有研究报道了提供完整细胞质交换的核移植实验[90, 91]。如果进一步的话，也许可以识别出患者特异性的卵质缺陷，也许可以从干细胞衍生的来源开发出合适的增强材料，那么通过 ICSI 直接注射似乎可以提供侵入性最小、潜在最有效的引入方法。

六、结论

ICSI 对人类辅助生殖的效用和成功产生了巨大影响。基本上所有男性配子缺陷和功能障碍都可以通过 ICSI 来促进受精，随后得到健康的后代。如果没有 ICSI，这些夫妇中的许多人永远无法怀上健康的孩子。

这项技术可能会提供进一步的实用性，使 ART 成为一个超越男性因素问题的更有效和成功的过程，但这一概念将继续得到评估。总的来说，尽管对由此产生的后代有一些相同的担忧，尤其是与严重男性因素患者相关的担忧，但 ICSI 似乎与正常的人类发育完全兼容，尤其是当考虑到不孕不育夫妇所需的其他侵入性较小的治疗形式时。将 ICSI 与正常生育力人群的比较总是有问题的，在适当的咨询下，ICSI 应该仍然是一种有效的治疗选择。ICSI 的未来当然是一个假设性主题，但这项技术已经在试图"改善"人类卵母细胞方面提供了实用性，毫无疑问，用于男性不育治疗的 ICSI 的进展也将出现。

第 87 章　卵质内单精子注射中的精子筛选技术
Sperm Selection Techniques for ICSI

Necati Findikli　Ciler Celik-Ozenci　Munevver Serdarogullari　Mustafa Bahceci　著

黎业娟　译　卢智勇　校

虽然在自然受精过程中，精子 – 卵母细胞融合的时机存在物种特异性，但人类的受孕只能在排卵时发生，且只有少数精子能够到达壶腹和受精部位。在一次射精排出的数以百万计的精子中，只有少数精子能到达受精部位。与其他物种相比，人类精子的质量似乎较差，而且在结构和功能上也存在明显的异质性。然而，人类的精子可以成功授精，这可能是因为与其他物种相比，精子竞争较少[1]。

卵质内单精子注射（ICSI）挑战了"适者生存"的进化论范式[2]，许多目前可用的与 ICSI 相关的技术（如睾丸精子提取）"迫使"在自然生育时永远不会相遇的配子相遇。

在自然受孕过程中，精子首先进入女性生殖系统的阴道前部附近，然后克服宫颈黏液的阻力迅速穿过子宫颈管进入子宫，接着迅速移动到输卵管，使卵母细胞受精。有许多独特的分子参与调节这些事件，这些分子的存在及其特异性功能会对早期胚胎的发育产生重要影响[3, 4]。ICSI 使精子几乎绕过所有可能阻止精卵结合的生物屏障和筛选步骤。

目前的精子制备技术，如简单洗涤（SW）、上游法（SU）或密度梯度离心（DGC），本质上是通过消除精液中静止和形态异常的精子来改善整体质量。然而，这些方法都已经被证实与体内发生的自然选择相去甚远[5-7]。

除了基本的形态学和生存能力参数，如运动能力，这些技术并不能特别消除伴有 DNA 碎片的精子。多个离心步骤也可能导致精子本身产生氧化应激，这可能会无意中在体外增加了 DNA 碎片水平[8]。很明显我们需要将新的精子挑选技术应用到目前的临床实践中，以得到具有最佳的膜 / 细胞器结构和健康的基因 / 基因组的成熟精子。

一、当前 ICSI 技术的成功应用

虽然 ICSI 是一项成功的技术，但仍然有对选择"质量较差"的精子进行显微注射的担忧。精子发生缺陷可能导致染色体、细胞核、细胞膜和线粒体异常。精子可能在睾丸生成、睾丸生成后转运和附睾储存时获得这些异常。精子发生相关的细胞凋亡、由染色质重组导致的精子发生相关的 DNA 链断裂以及由活性氧（ROS）诱导的睾丸生成后精子转运相关的 DNA 碎片，可对精子健康产生深远的负面影响[9]。

目前可用的可靠的精子诊断性测试，对评估多种形态学或遗传异常非常有益，但它们还不能选择用于 ICSI 的功能性精子。因此，世界各地的医疗机构通常将间接标志物作为多数情况下的主要的选择标准，即使这可能导致显微注射质量差的精子[10]。

多年来，自然受孕的成功一直与精子的形态有关，而使用形态正常的精子对 ICSI 能够成功致孕至关重要[11]。然而，选择形态正常的精子并不一定会排除精子基因缺陷。制备好的活动精子可

能含有大量形态正常的精子，但其中一些精子可能仍有高水平的 DNA 碎片[12, 13]。一项研究表明，精子形态异常并不会消除妊娠的可能，因为 29.2% 的病例可以通过自然受孕实现妊娠，这表明精子形态本身对于体内成功受孕来说，可能不是一个有力且有效的选择标准[14]。

目前，在 ART 治疗中，ICSI 已经成为最广泛使用的授精方式。即使是精子质量很差，也可以从射出的精液或者睾丸活检样本中挑选出单一精子进行 ICSI 注射，以实现成功妊娠[15-17]。然而，当具有高 DNA 碎片和非整倍体的不良精子被显微注射到卵母细胞中时，潜在的流产和后代可能存在的缺陷的风险就会增加。

最近的一篇综述（Pereira 等发表）以过去 25 年的数据为基础，对 ICSI 的长期安全性进行了分析，结果包括：新生儿、儿童、青少年和成人的先天性畸形率、认知发育水平和生殖健康状况[18]。在比较 ICSI- 受孕和自然受孕（SC）的儿童时，没有发现围产期结局或先天性畸形风险的差异。

虽然有研究报道了 ICSI 对围产期结局的不良反应，但这些研究的结果似乎受到了混杂因素的干扰，主要是多胚胎移植。只有少数研究通过国家登记处报告了与 ICSI 儿童相关的较高的畸形率[19, 20]。总的来说，ICSI 儿童的生长、发育、认知功能以及一般医疗和生殖健康（仅限于小型研究人群）似乎与 SC 对应的儿童相似。然而，重要的是，ICSI 儿童中印记缺陷增加与自闭症之间可能存在关系，但还需要进一步的研究。

二、先进的精子选择技术

如前所述，目前可用的分析精子 DNA 完整性、非整倍体和组蛋白 / 鱼精蛋白含量的诊断性检测，涉及整个精液样本的评估，因此不能被用来挑选用于 ICSI 的单个精子。换句话说，尽管这些诊断性测试可能有助于理解给定样本中精子的关键特征，但这些被分析的精子不能用于之后的

ICSI，因为这些分析需要化学固定样本，这会影响精子的活力。为了克服这个问题，几种基于精子某些特性（抗原、电学、光学、超微结构、动力学）的新检测方法被提出，用以帮助选择具有最高遗传完整性的精子。

（一）电泳 / 静电分离系统

这些系统主要基于这样一个事实：成熟精子通过附睾时，需要通过在精子表面结合负电荷蛋白来获得负电（−20～−16mV）。这被称为 "zeta 电位"。

John Aitken 博士于 2007 年在同一组报告中报道了电泳精子分离方法，以及第一例使用该方法后成功获得妊娠的病例[21]。对射精获得的精子、睾丸来源的精子和冷冻精子样本以本方法进行筛选后，所获得的精子的 DNA 损伤减少了。然而，一项前瞻性对照临床试验未能显示电泳分离的精子与 DGC 后的精子在受精率、胚胎卵裂率、优胚率和临床妊娠率方面有统计学上的显著性差异[22]。因此，需要更多的研究去探究依据 "zeta 电位" 进行精子筛选在 ART 应用中的益处。

Chan 及其研究团队开发了一种简单的 "zeta 测试" 来筛选成熟的精子[23]。这种方法先对精子样本用无血清培养基清洗，然后放入带正电荷的锥形离心管中，使带负电荷的成熟精子附着在离心管壁上。然后用含血清培养基洗脱附着在管壁上的精子[24, 25]。最近的两项研究表明，与传统 DGC 相比，该方法在选择无 DNA 碎片的精子，改善受精和临床结局方面可能更为优秀[26, 27]。"zeta 测试" 易于使用，而且似乎成本也很低。然而，为了确定其益处，还需要更多的随机对照临床试验（RCT）的支持[28]。

（二）磁激活细胞分选

细胞凋亡是一种程序性细胞死亡，其特征是特定的细胞形态特征和能量依赖型生化机制，包括细胞膜的结构变化和 DNA 碎片[29]。在细胞凋亡过程中，膜完整性的丧失导致磷脂酰丝氨酸外化，并使其对膜联蛋白 V 具有很高的亲和力[30]。

膜联蛋白 V 与磁珠结合，可以作为精子标志物，被用于一种称为磁激活细胞分选（MACS）的方法中，以筛去样本中凋亡的精子[31]。利用膜联蛋白 V-MACS 和 DCG 被证明能有效分离具有更高活力和受精潜力的非凋亡精子，进而提高 ICSI 周期的临床妊娠率[31-33]。

然而，对于使用伴有中度至重度精子 DNA 碎片的夫精或供精进行 ICSI 治疗的夫妇，使用 DGC 和膜联蛋白 V-MACS 联合筛查时，并不会使活产率发生具有统计学差异的变化。此外，使用 MACS 也不会降低流产率[34]。另一项研究显示，MACS 辅助的精子筛选方法并没有对一项卵子捐助项目中接受 ICSI 治疗的夫妇的活产率产生显著影响[35]。

除了因纯化非凋亡精子需要进行多个离心步骤外，通过显微注射 MACS 筛选的精子，有可能将外来颗粒（磁性微球）注射到卵母细胞中，这点也引起了一些担忧。

目前，尽管成功分娩的报告令人鼓舞，但这种方法还需要大型前瞻性随机对照试验的验证，以便在全球范围内进行更广泛的临床应用[36, 37]。

（三）透明质酸结合

卵母细胞被卵丘细胞包围，卵丘细胞的细胞外基质中含有大量透明质酸（HA）[38]。精子质膜中含有 HA 结合位点，表明精子已经实现了特定的发育和成熟[25, 39, 40]。此外，与 HA 结合的精子已被证明具有更完整或轻微能力的顶体，更少的 DNA 异常，更少的染色体非整倍性，以及高运动能力和生存能力[39]。

目前，有两种商业化的方法可以利用精子与 HA 结合，即"生理性卵质内单精子注射"（PICSI™）和""Sperm Slow™"（Origio）。值得注意的是，这两种方法在筛选 HA 结合的精子之前都需要传统的精子制备技术来制备样本。

在过去的十年里，已经进行了一些研究来分析 HA 选择的精子在临床中的作用，尽管有些研究结果是互相矛盾的。一项研究表明，虽然受精率随着 HA 精子选择而增加，妊娠率却没有变化[40]。Parmegiani 等认为，HA-精子选择增加了没有 DNA 碎片的精子数量，进而提高了胚胎质量，而受精和妊娠率却不受影响[41, 42]。然而，在 2015 年，Huang 等发现，从 PVP 或 HA 挑选出来的用于 ICSI 的精子，在精子 DNA 完整性上没有明显差异，是因为一个经验丰富的胚胎学家可以通过常规显微镜选择没有 DNA 异常的精子[43]。

2013 年，一项多中心、双盲随机对照试验表明，通过其结合能力选择精子可以显著改善临床结局，并减少流产[44]。在这项研究中，802 对夫妇根据精液中具有 HA 结合能力的精子比率分组治疗，分为 HA 低结合组（<65%）与 HA 高结合组（>65%）。关于着床率和临床妊娠率，低 HA 结合的夫妇显示出"有希望的"但"不显著的"的增加，而当 HA 结合的精子用于 ICSI 时，流产率显著降低。

一项回顾性和前瞻性研究的 Meta 分析显示，当使用 HA 选择的精子时，虽然胚胎质量和着床率提高了，但受精率和妊娠率没有提高[45]。在最近的一项研究中，HA-ICSI 被认为可以提高受精率和活产率，但由于样本量较小，差异没有统计学意义[46]。

相比之下，因男方因素行 ICSI，Erberelli 等比较了传统的精子形态选择和 PICSI，发现 PICSI 获得了相当高的妊娠率（几乎是 5 倍）。此外，畸形精子症患者从 PICSI 中获益最多[47]。

目前，为了进一步评估利用 HA 选择的精子的效果，仍需要以活产率为首要评价标准，对男性不育患者进行更大样本量的多中心 RCT 研究。

（四）运动精子细胞器形态学检查

运动精子细胞器形态学检查（motile sperm organelle morphology examination，MSOME）技术是利用高倍放大（6600×）精子来实时评估它们的核形态，从而确定具有正常的染色体、染色质凝聚和（或）DNA 完整性的精子[48]。通过这种技术，可以评估精子颈部、尾部、线粒体、顶体、顶体后板和细胞核。图 87-1 为高倍镜下选择 ICSI 的精子。

MSOME 标准定义正常精子的核是光滑、椭圆形、对称、无空泡（最多小于核区的 4%）。然而，在不同的年份，其他的 MSOME 分类被引入了文献中。

1. 根据空泡的存在和大小，有四种等级[49]。

2. 根据头部形状、空泡和头部基底部，分为三类[50]。

3. 五级分类法[51]。

4. 三型分类法[52]。不同的分类方法对产生可重复性的结果具有高度的主观性。

只有一项研究报道了 MSOME 评价的可重复性，这是基于占精子头部＞50% 的空泡[53]。研究发现，利用高倍放大技术，小的人类精子空泡会刺激异常的染色质凝结[54]。与空泡相关的精子缺陷包括顶体异常和染色质凝聚异常[55-57]。目前并没发现，空泡与精子的 DNA 碎片和染色体非整倍性的增加相关[56, 58]。

对于既往至少有两次 ICSI 失败经历的患者，

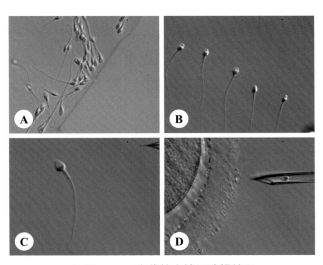

▲ 图 87-1 高倍放大镜下选择精子

A. 未选择的精子；B. 精子显示大的头部空泡；C. 卵质内形态选择精子注射（IMSI）选择形态正常的精子；D. 显微注射 IMSI 选择的精子

Bartoov 等采用 MSOME 技术为 ICSI 选择活动精子，并命名为"卵质内形态选择精子注射"，简称 IMSI[59]。有人认为，IMSI 技术可以去除弱精症患者中常见的有多个小空泡的精子，从而选择具有更好染色质的精子。

根据一篇系统的文献综述，IMSI 技术尚存在分歧[54]。可能只有反复着床失败的患者才能受益于这项技术。但就目前而言，可以得出结论，目前没有证据支持常规使用 IMSI 可以增加临床妊娠率和活产率，并减少流产和先天性异常。另外，反复 ICSI 失败并伴有高比例的精子非整倍体率和 DNA 碎片的患者，IMSI 可能是适合的。目前，仍需要更多的前瞻性随机对照试验，证实 IMSI 的其他临床适应证。

（五）双折射率

这种方法利用了偏振光显微镜，基于通过将偏振光定向到精子顶体后区域的纵向定向蛋白纤维上，产生的双折射性的原理。精子密度、活力和生存能力已被证明与精子的双折射性相关[60]。此外，该技术还可以区分与顶体已反应的精子。

虽然该技术还需要进一步的评估，但通过双折射和 MSOME 的结合筛选的精子可能减少了 DNA 碎片。理论上，通过使用这种组合可以提高在单一显微镜下选到 DNA 完整的精子的概率[61]。

（六）基于微流体的精子筛选

基于微流体的设备在模拟体内精子筛选的过程中越发重要。微通道根据密度、形状和运动性对精子进行分类，从而舍弃了离心步骤[62-64]。

与传统的精子制备方法相比，微流体可以提供更低水平的 DNA 损伤，并避免活性氧（ROS）的产生，而上游或密度梯度分离过程中的离心步骤会产生活性氧[63-65]。

然而，尽管获得了这些有希望的结果，目前基于微流体的精子选择方法面临着两个重要的挑战。

1. 虽然在概念验证研究中的选择效率很高，

但数量通常太少，不适用于目前的临床实践。

2. 对这些方法仍然需要进行全面的验证。需要进一步的研究和广泛的随机对照试验来评估这些方法的安全性和有效性。

（七）ICSI 中选择不动但存活的精子

对于 ICSI，应使用活精子，而运动性是活性的主要指标。在 ICSI 期间，不活动精子对基于遗传的卡塔格纳综合征患者和几乎所有与非梗阻性无精子症相关的睾丸精子都是一个挑战。

世界卫生组织（WHO）描述了通过伊红 – 黑罗辛染色和低渗肿胀（HOS）试验进行的活性测试[66]。在 ICSI 当天，使用激光辅助对不动精子进行筛选（laser-assisted immotile sperm selection，LAISS）[67] 也是可行的。这是一种替代 HOS 试验和精子尾部活动能力测试（STFT）的方法，但还需要更多的随机对照实验来支持。

化学运动增强剂，如己酮可可碱或茶碱，也是可以使用的，但对配子的长期潜在危害还需要进一步的研究。

三、精子筛选新技术的发展

本节将介绍应用于 ART 的新、旧精子筛选技术以及先进的精子制备技术。

（一）拉曼光谱学

拉曼光谱的基础原理是：当受到光的直射时，每个原子粒子在频率和波长上都会产生独特的变化或移动（拉曼效应）。最近有报道称，通过使用这种创新的无创技术，可以识别出 DNA 完整的精子。

由于形态正常的精子可能有严重的 DNA 碎片，拉曼光谱可能提供有关精子染色质和细胞核的重要信息[24, 68, 69]。已有文献报道了与 DNA 碎片相关的某种模式的可重复检测性[69]。然而，由于该方法要求精子样本必须固定，因此这种新型精子筛选技术的临床应用尚未见报道。

（二）共聚焦光吸收和散射显微镜

共聚焦光吸收和散射显微镜（类）结合了共聚焦显微镜和光散射光谱（light scattering spectroscopy，LSS）[70, 71] 的特点。该技术使用不同于其他显微镜[24, 71] 的物理参数，以高度特异性的对比度检查细胞内部结构。此外，该类技术允许对活细胞中的单个细胞器进行无创观察[71]。然而，此类显微镜尚未用于分析精子的超微结构[24]。

（三）精子趋化性

最近的研究表明，在哺乳动物中有两种活动精子引导机制。精子的趋化性是指在自然受孕时，精子被引导向卵子转移的机制。精子的趋热性，精子细胞沿着温度梯度的运动，也可能发挥了[24, 72, 73] 重要作用。

精子趋化性在多个物种包括人类中都有表现，热稳定蛋白和孕酮是这一反应的潜在引诱剂[72, 74, 75]。Xie 等研究开发了一种基于微通道的设备，来监测精子的活动力和趋化性，旨在模拟哺乳动物的雌性生殖道[75]。然而，到目前为止，还没有关于通过趋化性选择的精子对 ART 结局影响的报道。

四、结论和未来的发展方向

从基于形态学的技术到可区分健康与异常精子的分子特性的非侵入性检测系统，选择最合适的用于 ICSI 精子的方法进展缓慢。每种方法都有其自身的优点和局限性。虽然有些方法已经被报道能够改善临床治疗的结局，但几乎所有目前可用的精子选择方法都缺乏适当设计的大型前瞻性 RCT 来验证其在常规临床用途中的潜力。

加上在体内模拟自然精子选择的技术，毋庸置疑的是，未来的研究将继续设计和改进新的方法来检测生理能力正常、形态正常和基因健康的精子，并被验证可用于临床的方法。

第88章　透明质酸选择精子：有效性和实用性的证据基础

Selecting Sperm with Hyaluronic Acid: Evidence Base for Efficacy and Practical Applications

David Miller　著

阮海玲　译　卢惠　校

自1978年报道首例试管婴儿诞生以来，辅助生殖技术（ART或MAR）已成为治疗不孕症的一项主要临床服务，预计影响了15%有生育需求的夫妇。2008—2010年的数据显示，全球进行了近470万个治疗周期，超过114万个婴儿出生[1]。每个治疗周期的成功率约为24%，这个数据在过去10年中一直相对稳定。

年轻女性的自然周期成功率与MAR成功率相近，自然周期和MAR的失败都有许多共同的原因（包括生命不相容的先天性异常）[2]。尽管如此，仍有很大一部分妊娠失败是未知因素造成的[3]。如果我们能够更好地识别和避免这些因素，那么就可以从生物学的角度提高MAR总体成功率。在这方面，精子质量和卵子质量的影响显然很重要，许多研究旨在了解如何评估配子质量，帮助识别和选择质量更好的配子用于MRA。

对于IVF和宫腔内人工授精（IUI），精子必须具有运动和使卵子受精的能力，良好的前向运动是一个被认可的质量指标。虽然卵质内单精子注射（ICSI）完全消除了这种需求，但精子活力对大多数胚胎学家来说仍然是一个很好的定性指标。即使两种主要授精方式（IVF和ICSI）的成功率相当[4]，但由于胚胎学家对每个卵子只有一次选择最好的精子进行注射的机会，因此对用于ICSI的精子采用无创伤性的方法进行质量评估仍然是可取的。如果（IVF和ICSI）成功率同时提高，那么每个治疗周期总妊娠率估计提高约35%。除了妊娠率上升之外，流产率还需要相应的下降，这预计将对8%的ART周期[5]和高达20%的临床妊娠[6]产生影响。

本章重点介绍一种有前景的、无创伤性的生理学方法，用于选择更高质量的精子并提高成功率，该方法基于以下证据支持：与天然多糖透明质酸（HA）结合的精子质量优于无法与这种天然聚合物结合的精子[7-9]。有证据表明，该方法获得的精子用于ICSI似乎可以改善临床妊娠结局[8, 10-12]。虽然需要进一步的验证，但作者认为，该方法是有效的，如果进一步的优化，可能会给患者带来益处。

一、透明质酸和透明质酸反应蛋白

透明质酸（hyaluronic acid，HA）是一种非硫酸化糖胺聚糖（GAG），由d-葡萄糖醛酸和N-乙酰基d-葡萄糖胺的重复双糖单元组成（图88-1）。与硫酸化多糖、皮肤素、角蛋白和硫酸软骨素一样，HA广泛分布于全身，是细胞外基质的重要组成部分，包括子宫颈和卵丘复合物的糖萼基质[13, 14]。

精子表达两种不同类型的HA相互作用蛋白：即消化或降解HA的透明质酸酶[15, 16]和可以识别

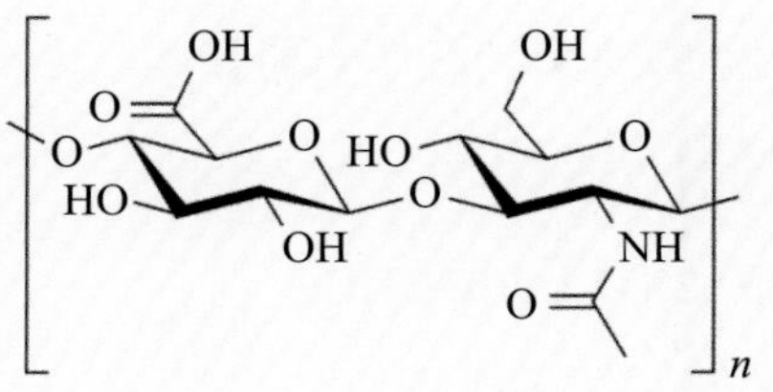

▲ 图 88-1　透明质酸的基本双糖重复单元

重复次数（n）基于来源和位置的不同，从数百次到数百万次不等（图片由 Wikipedia Commons 提供）

并将精子"连接"到富含 HA 的支持结构上的 HA 结合蛋白（HABP）[17, 18]。这两种类型蛋白质的作用方式相反，虽然已经鉴定出一些包括 PH20 或 SPAM1 的精子透明质酸酶[19]，但对精子 HABP 却知之甚少。

CD44[20] 和 RHAMM[21] 这两种蛋白已在精子中被发现，最近还报道了其作为精子 HABP 的证据[22]。CD44 被认为是协调体细胞迁移的重要介质，这取决于蛋白质与 HA 的相互作用。虽然这种相互作用很强，但这种交互需求也是暂时的，允许细胞运动发生并以一种有组织的方式进行同样很重要。与透明质酸的紊乱结合或其他异常结合（或缺乏）被认为会导致或促进病理表型的发生，如恶性肿瘤[23]。然而，精子 HABP 的确切作用尚不明确，它们的表达与精子的成熟度和质量有关，可能在生理上与精子在女性生殖道上升游动期间暂时"停留"的能力有关[24]。

与 HA 结合潜力相关的质量指标来源于富含 HA 的宫颈内膜中富集的精子的形态学方面，这与 Tygerberg 严格的标准最接近[25, 26]。尽管最新的 WHO 精液分析指南将精子形态的正常形态参考下限下调至 ≤ 5%[27]，但精子形态仍然是一个有用的指标，因为形状与密度（译者注：是比重，非精子浓度）密切相关，而密度是导致精子在不同密度梯度下沉降的主要物理特性[28]。

早期的研究报告显示，从 HA 涂层表面获得的精子类似于那些包裹在宫颈黏液中获得的精子[29]。例如，HA 获得的精子残留细胞质较少，染色质更紧密，非整倍体率更低，DNA 碎片水平更低，所有这些都被认为是具有受精能力精子的重要指标[26]。因此，HA 结合精子实际上等同于或至少类似沉积在典型非连续性密度梯度 80%～90% 梯度液部分的精子[30]。

关于这种联系的实验证据有几个来源。Huszar 使用细胞遗传学方法报告了从精液和 80% 梯度液部分回收的非整倍体精子比率的差异[31]。他后来发现，与 HA 结合的精子的非整倍体水平低于原始的精液样本中的精子[32]。在 HA 结合的精子中，DNA 碎片化水平较低，更多凝聚的 DNA，残留的细胞质更少[33, 34]。

最近，我们同时对密度梯度分离和 HA 结合 / 非结合精子群体中的 DNA 碎片和 DNA 凝聚程度进行了分析，为这些发现提供了进一步的佐证[30]。这些实验表明，最初在 20 世纪 90 年代，早期开发用于制备 ART 治疗精子的常规密度梯度分离法在富集优质精子方面做得相当好，这些优质精子也更有活力，可能是因为这些精子在生理上更为成熟[28]。更高的活性也意味着精子与 HA 相互作用和结合的机会更大，这一特性被临床相关商业产品所应用，这些产品开发的目的是利用精子 HA 结合特性用于 ICSI 注射[35]。

二、为 MAR 研发的 HA 相关产品和方法

由于具有很强的吸湿性，以 HA 为基础的配方在化妆品行业中作为保湿霜和其他药剂的重要添加剂的需求量很大[36]。HA 也广泛用于缓解由关节炎引起的机械性炎症，通常是直接注射到受影响的关节中[36]。证据表明，更成熟和更有活力的精子，就更有识别和结合 HA 的能力，这种精子在分子水平上更有可能支持成功的受精和后续发育，这些都推动了 HA 在 ART 临床的应用和商业研发。

究其根本，这主导了高黏度的、成分类似 EmbryoGlue™ 的含 HA 产品的发展。"Sperm Catch"

和"Sperm Slow"这两种产品被认为是更生理的、比聚乙烯吡烷酮（PVP）更安全的替代品，PVP通常用于减缓精子的速度，以便在 ICSI 操作之前更容易捕获精子[37]。PVP 是一种生物惰性化合物，没有毒性报道，早在其适用于 ART 实践和程序之前，就已被广泛应用于食品和制药行业[38]。

"Sperm Catch"是针对 PVP 不可避免地注入卵子和胚胎后的潜在毒性的担忧而研发的[37]。除了其运动阻滞的特性外，"Sperm Slow"也被形容为一种能够帮助胚胎学家通过与 HA 的动态相互作用选择质量更好的精子进行注射的替代产品。通过在培养皿中加入一滴这种产品，并将其与一小滴经过适当处理的在典型洗涤液或体外操作液中的精子悬液相接触，胚胎学家可以挑选那些游向洗涤液或"Sperm Slow"界面的精子（图 88-2）。

与界面保持接触的精子被认为具有与上述 HA 结合精子相似的性质。虽然可能如此，但本文作者认为，通过"Sperm Slow"和相关产品观察到的精子与 HA 相互间的作用，更多的是黏度差异的影响，而不是生理上的 HA 结合[39]。

"生理 ICSI"（PICSI）培养皿是一种更具工程化的产品，它使用 HA 滴或斑块，位于一个狭窄通道的一端并与该通道直接相连，该通道凹槽式嵌入到典型 ART-培养皿的塑料表面（图 88-3）。用合适的培养基重新水化 HA 微滴后，将准备好的精子悬液引入通道，并给予精子足够的时间游向 HA 斑块并与之相互作用。然后，胚胎学家可以选择黏住的精子进行注射。

一项与之相关但又独立的 PICSI 平台的开发，可以以常规计数类似的方式确定样本中 HA 结合

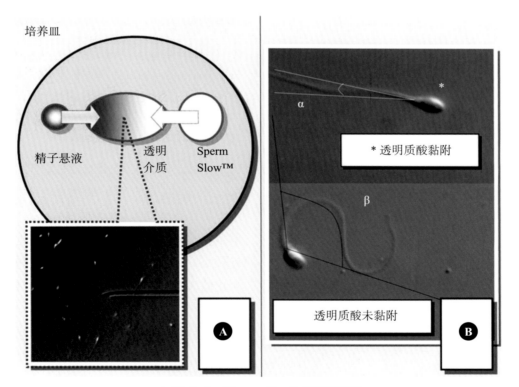

▲ 图 88-2　"Sperm Slow"的临床使用

A. 精子悬液的液滴和"Sperm Slow"精子接触并相互作用，选择接触面的精子进行注射。B. 精子与精子相互作用的特写。相互作用的精子尾部是直的，并且相对不动（α），自由游动的精子高振幅地拍打尾部（ß）［经许可转载，引自 Parmegiani L, Cognigni GE, Bernardi S, Troilo E, Taraborrelli S, Arnone A, et al. Comparison of two ready-to-use systems designed for sperm-hyaluronic acid binding selection before intracytoplasmic sperm injection: PICSI vs. Sperm Slow: a prospective, randomized trial. Fertil Steril. 2012 Sep;98(3):632-637.］

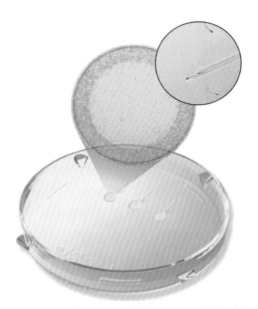

▲ 图 88-3　生理性 ICSI 皿显示 3 个 HA 斑块中的一个，3 个斑块位于嵌入塑料表面的 3 个通道的一端。放置在通道中的精子悬液游向 HA 底物并与之相互作用，在那里的精子可以被选择用于 ICSI

HA. 透明质酸；ICSI. 卵质内单精子注射（经 Biocat Incorporated 许可转载）

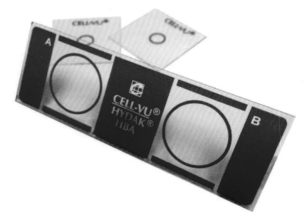

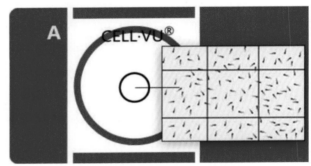

▲ 图 88-4　Hydak 透明质酸结合计数玻片显示了 2 个计数室，网格用于帮助精子计数和评估结合精子与未结合精子

经 Biocoat Incorporated 许可转载

精子的百分比（例如，使用计数室，如 cell-vu）（图 88-4）。将准备好的精子悬液引入载玻片室，在其表面上蚀刻微米网格并附着 HA。与底物接触的精子要么与透明质酸结合，要么继续畅通无阻地游动。计数被黏住的精子数和总精子数可以计算出结合精子的比例。

经验得出的数据显示，大多数有生育力（根据 WHO 标准）男性的正常精子的 HA 结合评分（HBS）≥65%。另外，少精子症和弱精子症的男性得分较低（<65%），而少弱精子症男性的得分尤其低[40-42]。一般来说，虽然精子数较低的男性往往数值较低，作为一种频率估计方法，HBS 必须考虑到背景精子数和活力测量。由于在抽样人群中观察到的高差异，65% 作为 HBS 正常值与低值间的分界点在某种程度上有点武断。然而，已发表的数据显示，精子浓度和活力的增加与 HA 结合评分的增加之间存在直接的正相关[40-42]，至于 HA 结合评分与 ART 临床结局的联系，已报道的研究有支持的[11, 41]，也有不支持的[40, 42, 43]。

三、使用 HA 结合精子的 MAR 临床疗效的证据

显然，ICSI 是基于 HA 的选择策略的目标技术，并且 HA 结合精子被认为具有更高的整体质量，因此在 ART 背景下对 HA 结合功效的临床评估是完全合理的。理想情况下评估应该采取足够有效的随机临床试验（RCT）。遗憾的是，迄今为止的大多数报告证据不够有力或不是随机对照试验[7, 11, 12, 35, 44]。

来自四项随机对照试验的数据[10, 44-46]，其中一项从一开始就得到了充分的支持[46]。Parmegiani 等[45] 报道说，在精子选择过程中，与 PVP 相比，ICSI 使用 "Sperm Slow" 的 I 级胚胎数量在统计学上更高，并且着床率显著提高了。Parmegiani 还报道了精子 DNA 碎片率、形态和 HA 结合能力之间的关系[47]。虽然样本量很小，但据报道来自原始上游样本的 PVP 中的精子和 "Sperm Slow" 中

的精子在 DNA 碎片和形态方面在统计学上存在显著差异。Parmegiani 等[35] 后来报道了一项小型随机对照试验，将 "Sperm Slow" 与 PICSI 进行比较，表明使用两者都没有特别的优势，但这项研究没有与基于 PVP 的标准方法进行比较。

在 PICSI 与 ICSI 的一个更大的多中心随机对照试验中，Worrilow 等[10] 报道了 PICSI 组的流产率显著降低。该研究在干预前将其队列进行前瞻性分层，并分为低 HBS 和正常 HBS 亚组，在未参与 RCT 的正常 HBS 亚组中使用相同的队列（以控制季节性和地点间差异）。通过对原始精液样本和密度梯度离心制备的精子样本的分析，发现低流产率仅限于 HBS 较低的夫妇（90% 源于 ICSI）。其他结果无差异，活产未报道。

Mokanski 等通过 HBS 对夫妇进行回顾性数据分层后发现，低 HBS（≤60%）亚组的 LBR 有统计学意义上的显著改善，＞60% HBS 亚组的 LBR 在 PICSI 后略有下降。这些数据表明，PICSI 可能对那些精液特征不明显的人有轻微的危害（Worrilow 的研究小组也表明，他们的 PICSI 亚组的临床妊娠略有下降）。PICSI 组的流产率也显著降低，但在本研究中，仅限于＞60% HBS 组。因此，报道的 LBR 的增加和流产的减少可能是 PICSI 的相互排斥作用。Mokanski 的 PICSI 组临床妊娠率明显较高，但与 HBS 无关。

在迄今为止进行的最大的 PICSI 疗效试验中，Miller 等也报道了 PICSI 组流产率显著减少（HABSelelect[48]）。本研究的设计没有包括在实验前对夫妻进行分层，也没有对 HBS 随机分配，从而避免了潜在的患者预选偏倚。将常被忽视的治疗效果及其相互作用纳入考虑后[49]，该随机对照试验的主要结局指标报告了 PICSI 后 LBR 的临床改善，但没有统计学意义。在次要结局指标中，PCISI 组的流产率显著降低，临床妊娠率无显著差异。一项与临床妊娠相关的因果分析显示，其对足月活产率的增加具有统计学意义。

HABSelect 从优化处理后的精子样本中获得 HBS，期望能得到更高的精子评分；然而，处理后的精子样本仍然可以分为正常和亚正常的结合组。与之前由 Mokanski 和 Worrilow 小组的研究不同，PICSI 似乎只对 HBS 较低的夫妇有益处，而 HABSelect 报告的 HBS 亚类别中，PICSI 和 ICSI 组之间没有明显的临床疗效，在统计学上无显著差异。尽管 PICSI 倾向于 HBS 较低的人，但本研究中报道的 HBS 和流产率之间也没有统计学意义上的关联，这与 Worrilow 等的研究一致[41]。

HABSelect 研究的不同寻常之处在于报告了某些机制方面的主要临床表现之外的结果，与患者年龄和精子 DNA 完整性有关。机制分析通过纳入对试验结果的分层分类树询问[50] 区别于临床分析，结果显示，高龄女性的结局通常较差，流产率最高。然而，分析还显示，PICSI 的保护作用主要表现为降低了高龄患者的流产率。

通过精子染色质分散试验[51] 和苯胺蓝染色[52] 的组合测量的精子 DNA 凝聚度也与临床妊娠有关，无论 PICSI 如何，凝聚度越好，统计学上支持临床妊娠的可能性越大。通过 TUNEL[53]、吖啶橙[54] 和彗星实验[55] 方法检测精子 DNA 碎片，在流产结果相关的样本中仅略高，这表明 PICSI 不选择 DNA 碎片率较高的精子，因为这些精子对持续妊娠有潜在的不利影响。

HABSelect 的机制结果表明，如果想要测量精子 DNA 完整性，原始精液和处理过的样本都应该被检测。这一建议可以追溯到处理的主要目的，即富集更高质量的精子[30]，并表明在选择用于 DNA 完整性测试的精子取样时需要谨慎[56]。

另外一些使用 PICSI 的小型研究报道，要么流产率降低[7, 44]，要么干预组和对照组之间没有差异[12]，这形成了一个普遍的共识，即 HA 结合的精子选择在减少妊娠失败方面是有效的。这种干预很有可能选择了 DNA 碎片程度较低的精子，尽管这一解释尚不明确，还需要进一步的验证。

HABSelect 的明显矛盾是，流产的显著减少并没有转化为活产的显著增加，当考虑到相对的人口规模和这些临床结局的发生率时，可以解决这个问题。流产（约占所有启动治疗周期的8%）相对于足月活产（约25%）来说是一种相对少见的结果，因此，统计学上来说，流产率的变化将不成比例的对较小的人群产生在统计学上更大的影响。HABSelect 的研究报告了这一效应，该研究通过只考虑已确定的临床妊娠来减少样本量，使有利于 PICSI 的足月活产率的微小差异具有统计学意义。

四、关于未来

综上所述，最近对相关文献的系统综述和数据 Meta 分析强调了精子 DNA 损伤对 ART 结局的有害影响[57-61]，但对于旨在抵消这种损害的精子选择的有益影响则较为模糊[12, 62]。在这些报告的几乎所有案例中，研究本身在设计和结果方面的高变量使其结论不太可靠，因此需要进一步研究。

本文作者认为，迄今为止的临床证据明确支持通过 HA 结合来选择精子可以降低流产风险的有效性（特别是对高龄夫妇）。PICSI 平台为这种效应提供了主要证据，但原则上，如果做了适当的设置和评估，没有理由解释其他 HA 结合平台或方法不能执行类似的操作。其操作方法似乎是直接选择 DNA 碎片水平较低（可能是一种特定类型）的精子进行注射，而这对高龄夫妇最有可能受益的原因是高龄女性的卵子修复精子 DNA 的能力较弱[63]。随着越来越多的夫妇推迟组建家庭的计划，寻找合适的方法来抵消生育率下降的影响可能会变得更加紧迫。

在过去十年左右的时间里，ICSI 技术快速崛起，临床对它的使用超出了合理的预期。假设传统的 IVF 技术可以提供一些保护作用，以防止受损的精子受精，因此有理由将 ICSI 的使用限制在真正需要的人上[64]。然而，明显的趋势是，一些中心现在已经完全放弃了常规 IVF 技术[65]。

IVF 失败的精子 DNA 碎片化和不良 ART 结果之间的关系比 ICSI 更强，在 ICSI 中，经验丰富的胚胎学家相对能避免精子受损[58]，IVF 失败的原因是卵母细胞没有受精或者移植的胚胎没有着床。然而，尽管胚胎学家的经验丰富，但在 ICSI 之后，与精子 DNA 碎片化相关的流产仍会发生[60, 61, 66]。因此，开发新的、更稳健的方法来增加 ICSI 精子选择是完全合理的[12, 67]。精子 HA 结合用于 ICSI 是迄今为止，唯一在临床中经过严格和真实测试并显示有一定成效的方法。与其他方法相比，像 PICSI 这样基于 HA 的方法相对便宜，即使考虑到胚胎学家进行额外干预所花费的时间，也不太可能增加太多的周期成本，不过需要进行成本效益分析来证实这一预测。

所有配子选择方法的目的都是为了克服以下三个阻碍，从而在临床上显著提高 ART 的活产率。第一个是受精，它决定了卵子激活和随后的早期胚胎发育。第二个是植入和临床妊娠，这决定了是否有活产的机会。第三个是流产，这决定了最终的出生率（包括死胎）。聚焦于流产（的研究），只有 HABSelect 是一项足够大的研究，显示流产率与[5] 医疗机构记录的常规 ART 治疗所见的流产率相匹配。流产是 ART 治疗中一种相对不常见的结局，然而，除非采取措施来抵消年龄增加相关的风险，否则流产的发生率可能会随着生殖年龄的增长而上升。

关于 HA 结合的大型研究都没有报告受精率或临床妊娠率显著增加，因此，我们可以假设，被 HA 结合抵消的精子 DNA 完整性受损的形式在这些"较低"水平的进展上几乎没有影响。HABSelect 确实提供了一些证据表明 DNA 修饰，特别是更好的凝聚度对于建立临床妊娠很重要（约占所有治疗周期的35%）。考虑到与年龄有关的影响，并假设通过 HA 选择等干预措施尽可能降低流产率，提高临床妊娠率是增加整体活产率的唯一途径。

因此，笔者认为 ICSI 是克服男性因素的最佳方法。ART 成功率的提高将取决于卵子的质量、维持胚胎生长的培养条件和对最终移植到的子宫环境有更深入的认识。

第89章　精子优选处理方法
Sperm Separation Protocols

Rajesh K. Srivastava　著

钟静静　译　　卢智勇　校

　　研发一种有效的精子分离技术是辅助生殖技术能够实现成功受精的关键。人类精液样本是一种由不同数量的细胞碎片、生殖细胞和白细胞组成的复杂混合物，精子在射精后不能立即使卵母细胞受精。它必须通过经历一系列称为获能的复杂生理生化变化，获得顶体反应的能力，才具有使女性生殖道中的卵母细胞受精的能力[1-2]。包括从精子细胞表面去除甾醇（如胆固醇）和非共价结合的糖蛋白。这使得精子膜的流动性和Ca^{2+}的渗透性增加，精子细胞表面受体变得容易接近。由于Ca^{2+}的渗透性增加，细胞内cAMP也增加，这有助于精子发生超活化[1-4]。体内精子在射精后通过从精浆游到宫颈黏液中进行获能过程，但在体外，为了能够获能，必须使用本章所述的不同方法将精子从精浆中清洗出来。研究表明，精子长时间处于精浆中（＞60min）是有害的，会损伤受精潜能[5]，培养基重悬精子后残存的微量精浆也可能是有害的[6]。

　　因此，当精子样本要应用于临床时，如宫腔内人工授精（IUI）、治疗性供体授精（TDI）、体外受精（IVF）或卵质内单精子注射（ICSI）时，需要从精液中提取精子，此处理过程尽可能做到对精子的创伤最小，处理过的精子样本必须重新悬浮在能够维持获能的合适培养基中。

一、简单洗涤法

　　这是最早处理精子的方法之一，将精液样本用含有5mg/ml人血白蛋白（human serum albumin，HSA）的Hepes-HTF培养基稀释后离心。

操作步骤

　　1. 充分混匀精液样本。

　　2. 用含血清的Hepes-HTF培养基稀释整个精液样本（按1:2比例），以稀释精浆。

　　3. 如果总体积超过3ml，则将稀释后的样品转移到更多的试管中。每管的样品不应超过3ml。

　　4. 300～500g，离心5～10min。

　　5. 小心吸出并弃去上清液。

　　6. 如需要将多个离心管中的样品汇入一个离心管中，则轻柔吹吸并重悬离心后的精子沉淀，将其转入含有约1ml培养基的离心管中。

　　7. 再次以300～500g，离心3～5min。

　　8. 小心吸出并弃去上清液。

　　9. 根据沉淀多少，可将所得沉淀重悬在0.3～0.5ml的培养基中。

　　尽管该方法可以获得好的精子回收率，但其他细胞、死精子和白细胞的积累产生大量的活性氧[7]，从而损害精子功能和DNA完整性。因此，这不是一种最优选择的方法。然而，如果是使用卵质内精子注射（ICSI）实现受精，仅需要回收少数活动的精子，这种方法可能是有用的。

二、上游法

　　这种方法是基于活动精子从精浆游到精子洗涤缓冲液中的能力而设计的，缓冲液通常是含

5mg/ml HSA 的 Hepes 缓冲的 HTF。用洗精缓冲液将样品稀释一次后，将产生的沉淀置于培养管中培养基的下层，或将培养基轻轻覆盖在沉淀上，静置 30～45min，使运动的精子游入培养基中。然而，不建议在上游之前进行清洗和离心，因为可能会对精子膜造成过氧化损伤，并且离心后产生的沉淀中会积聚白细胞和细胞碎片[8]。因此，建议使用液化精液直接上游的方法[9, 10]。我们在此介绍直接上游技术。

1. 将 2.5ml 含 5mg/ml HSA 的 Hepes-HTF 培养基放入 3～4 个 12×75mm 的 5ml 无菌管中。

2. 将约 0.5ml 等份的液化精液放入这些试管的底部。高浓度的精液可能需要多管。

3. 用永久性标志物在精液样本与培养基接触的试管表面做半圆形标记。

4. 盖紧试管盖，并在 37℃ 的培养箱中培养 60min。管应倾斜 45°，这有助于活动精子的较好回收。

5. 根据样品的初始计数和运动性，培养时间在 30～90min 变化，即正常样品通常只需要 30min 钟即可在培养基层中达到良好的浓度。

6. 用移液管吸出半圆形标记上方的上层培养基——注意不要吸到任何精液。将吸出的上层液放入一个无菌的 15ml 锥形管中，对所有管重复此操作。加入约 4 ml 含 5mg/ml HSA 的 Hepes-HTF 培养基。

7. 300～500g 离心 10min，用无菌巴斯德吸管去除上清液。轻敲试管使沉淀松散，添加 3ml 培养基，在 300～500g 的条件下再次离心 5min。

8. 弃上清后可将所得沉淀重悬在 0.2～0.5ml 的培养基中，并评估精子浓度和活力。

这种方法有一个简单的变体，可以使用器官培养皿（organ culture dish，OCD），将上游的时间减少到 15min[11]。将 0.7ml 未洗涤的液化精液转移到装有 2.5ml 含 HSA 的 Hepes-HTF 培养基的器官培养皿中心孔中，并确保其位于培养基下方，37℃培养 15min。之后，用细尖枪头抵着中心孔的

边缘取出约 2ml 含有活动精子的培养基，将吸入的培养基在 300g 下离心 7min，将所得沉淀重新悬浮在 1ml 培养基中，并在 300g 下再次洗涤 5min，然后将所得沉淀重悬在 0.5ml 的培养基中，并评估精子浓度和活力。此方法效果良好，回收率高，同样适用于冷冻精子。与多管孵育上游相比，耗时更少。

如果精子浓度和活力足够好，精液样本不含细胞污染物和白细胞，则用直接上游法可以较好地回收活动精子，并且成功用于 IVF 和 IUI 的精子制备。

三、非连续密度梯度离心法

这种方法在胚胎实验室中是最流行和使用广泛的一种方法，它提供了精子与其他细胞碎片和精液污染物的最佳和最完全的分离。它易于标准化，结果一致。这种方法根据密度和比重来分离精子。成熟和形态正常的精子密度大于 1.12g/ml，而不成熟和形态异常的精子密度在 1.06～1.09g/ml。几年前，瑞典乌普萨拉法玛西亚生物技术公司（Pharmacia Biotech）提供的商用梯度液 Percoll 被广泛用于精子制备。Percoll 是一种含有聚乙烯吡咯烷酮的胶体二氧化硅，其中 80%（密度）约为 1.10g/ml。由于这种密度，只有高度成熟的精子才能穿透 80% 体积比的 Percoll 层，从而分离出最成熟且形态正常的精子。但是，Percoll 不再被推荐用于临床，如今已经有各种商品化的梯度液可以被安全、成功地使用。最受欢迎的品牌是来自欧文科学公司的 Santa Ana 和来自瑞典哥德堡尼达康国际的 PureSperm，这些产品经过测试，结果与 Percoll 一样好[12]。这里我们描述了使用这种梯度液分离精子的方法[10]。

1. 精液液化 30min 后，对精液样本进行精子浓度计数和活力评估。

2. 在 Falcon 聚苯乙烯 15ml 离心管（#2095）内加入 2ml 80% PureSperm，离心管不要使用聚丙烯管，因为它可能对精子有毒。

3. 在其顶部缓慢加入 2ml 40% PureSperm。

4. 通过移液管将相同体积精液置于 40% 梯度液的上层。如果精液量超过 2ml，再准备一管含有 80%：40% 的密度梯度液。

5. 在 400g 条件下离心 15min。

6. 不扰动沉淀，吸出梯度液，使用大口径无菌移液管将沉淀移到含有 4ml 精子洗涤缓冲液的干净试管中，并在 200g 下离心 10min。

7. 使用移液管吸出上清液，加入 2ml 精子洗涤缓冲液，200g 重复离心 5min。

8. 用 500～1000μl 的精子洗涤缓冲液重悬洗涤后的沉淀。

对于不液化的精液样本，很难获得高浓度的活动精子。因此，建议在开始制备精子之前，采取一些措施来降低黏稠度，如用等体积的精子洗涤液稀释样本，在无菌移液管内将其混合，可在一定程度上降低样本黏稠度。让样本静置 5～10min，并使用无菌巴斯德吸管从底部去除沉降的碎屑，如尚有浮在培养基中的任何黏性物质，可使用细孔巴斯德移液管小心地去除。

近年来，越来越多的人将凋亡标志物作为精子完整性的指标[12-17]，一些研究比较了通过上游法和密度梯度离心制备的精子中的凋亡情况[18]，因此，有人寻求开发涉及最小创伤的精子制备方案，因为离心产生的剪切力会刺激人类精子样本中 ROS 的生成[8, 19]。

四、静电电荷分选的精子

利用精子表膜的电动学特性，提出了一些新的精子选择方法。成熟的精子通常带有 –16mv 到 –20mv 的净负电荷[20]。精子表面的这种高负电荷是由高水平的唾液酸残基带来的，唾液酸残基在精子获能和精子膜蛋白与卵母细胞之间的结合桥的形成中发挥作用[21]。基于精子表面膜净负电荷特性的精子选择程序将分离出更成熟、有活力、有运动能力、形态正常、没有 DNA 损伤的精子[22, 23]。基于这些特点，提出了两种精子分离方

法。一个简单的版本是 Zeta 方法[24-26]，另一种是更复杂的通过电泳分离精子的方法[27, 28]。

五、Zeta 精子选择法

该方法在文章[26]中有详细描述。建议在精液液化后立即进行此方法，因为随着时间的推移，精子开始失去静电。为此，使用聚苯乙烯 15ml 离心管。如果事前先检查离心管是否有足够的正电荷，电压表读数为每平方英寸 204kV，则会更好。精子应该用双密度梯度法洗涤。将 0.1ml 制备好的精子放入试管中，并用 5ml 无血清 Hepes-HTF 培养基稀释。握住管子的盖子部分（切勿触摸其他任何地方），盖子以外的部分用乳胶手套包裹。抓着盖子顺时针方向轻轻旋转试管 2～3 次，然后让其孵育 1min，让带电精子黏附在试管壁上。孵育后，缓慢倒转试管，倾空所有不黏附的精子。以 300g 离心试管 5min，然后将试管倒置在纸巾上，控干试管口多余的液体。向底部逐滴加入 0.2ml 含 3% 或更多血清的 Hepes-HTF 培养基，使黏附的精子分离。用细孔移液管再次将培养基沿管壁加入，并在底部收集含已分离精子的培养基，评估其浓度和活力。使用 Zeta 方法选择精子提高了受精、着床和妊娠的概率[29, 30]。

六、电泳精子分离法

利用电泳技术[27]，根据精子的大小和电荷来分离精子。需要用到由四个腔室组成的特殊装置。四个腔室分为两个内室和两个外室。使用两张孔径为 15 kDa 的聚丙烯酰胺膜将内腔和外腔隔开。尽管水、小分子和离子可以在内腔和外腔之间自由流动，但精子细胞悬浮液会保留在内腔中。外部腔室中有一个铂涂层钛网电极。每个电极装有两个 12V 的泵以 1.6L/min 的速度循环缓冲液。每个内室的容量为 400μl。一个是精液存放的加精室，另一个是仅包含缓冲液的收集室。两个内腔由 5μmol 聚碳酸酯膜隔开。孔径仅允许精子通过，但不允许精液样本中存在的较大白细胞和前体生

殖细胞通过。

将精液样本和缓冲液装入两个腔室中，并在施加电场之前平衡 5min。分离和电泳缓冲液由 10mM Hepes、30mM NaCl 和 0.2 M 蔗糖组成。调整缓冲液的 pH 为 7.4，渗透压为 310osm/l。样本在室温下以 75 mA 的恒定外加电流和 18～21V 的可变电压下流动。收集纯化样本，并对其浓度、活力和前向运动能力进行评估。用这种方法采集的分离样本含有运动的、形态正常的精子，并且 DNA 损伤程度降低，也避免了白细胞和生殖细胞的污染。这是一种不需要任何离心的快速方法，回收方式类似密度梯度分离或上游法等常用方法。

七、使用微流控技术分离精子

近年来，微流控精子分选器（MFSS）被开发出来，基于流体动力学可将活动精子从不动精子和其他细胞碎片中分离出来 [31-33]。该装置有样品入口、出口和分选通道，以及一种新型的被动驱动泵送系统，可提供稳定的液体流动。这些设计良好的两个平行的层流通道将活动精子与不动精子分开。研究表明，使用这种方法可以使成熟和形态正常的精子浓度增加两倍 [32]，它不需要外部电源或控制装置。该系统不需要任何离心，可以分离出活动精子且分离的精子不存在 DNA 损伤 [34]。

八、免疫磁珠细胞分选制备精子

该方法背后的原理是利用膜联蛋白 V 结合带有凋亡标记蛋白的精子。因此，与需要离心的常规精子制备方案相比 [35, 36]，该方法制备的精子显示凋亡标记蛋白水平降低，例如 Fas、磷脂酰丝氨酸、Bcl-XL、p53 等。将密度梯度分离的精子与膜联蛋白 V 结合磁珠混合（Miltenyi Biotec，Auburn，CA）在室温下孵育 15min（每千万个精子孵育 100μl 磁珠），形成悬浮液。然后将悬浮液上样到分离柱上，一些铁球被埋在分离柱中的细胞基质内，铁球依次在磁场中固定（MiniMACS，

Miltenyi Biotec）。具有凋亡标记的精子保留在分离柱中（膜联蛋白阳性部分），膜完整的精子通过分离柱洗脱（膜联蛋白阴性部分）。荧光标记染料和流式细胞仪证实，这些精子显著降低了凋亡标志物的水平 [37]。因此，有人认为，使用这种方法，正如一些试验所揭示的那样，很有可能能够提高受精潜能 [38, 39]。

九、透明质酸结合试验选择精子

根据精子结合透明质酸的能力进行精子选择，结果表明这对胚胎着床 [40] 和临床妊娠 [41] 都有所改善。这项技术是基于精子与透明质酸结合完成精子生成的概念。在精子发生过程中，质膜发生改变，出现透明质酸结合位点。与透明质酸结合的人类精子的 DNA 碎片较少，形态正常，单倍体最少，它可比作与透明带结合的精子，这对成功受精很重要 [42]。这种精子选择方法可以在带有透明质酸液滴的专门设计的培养皿中成功地和 ICSI 结合使用。精子头可以与透明质酸点结合，可以很容易地取出注射到卵母细胞中。

十、逆行射精的精子处理

精液量严重减少的无精子症可能与逆行射精有关，逆行射精是指精子被推入膀胱（逆行射精），而不是通过尿道排出（顺行射精）。如果大量精子进入膀胱，那么可以从尿液中提取精子并应用于 ART 中 [10]。采样前，患者应禁欲 2～3 天。

- 在采集样本之前，患者应在 2 天前开始口服碳酸氢钠（Alka Seltzer）650mg，每天 4 次，以及每天 2 次口服伪麻黄碱（Sudafed）60mg，每次 8 盎司。不得饮酒或服用其他药物（必要药物除外）。
- 收集样本的早晨，患者应排尿，然后服用两片碳酸氢钠，并喝一到两杯水。
- 在采集标本前约 1h 清空膀胱。

患者应使用手淫产生顺行精液标本（如果可能）。性高潮后 5min 内，患者应在另一个样本杯

中排尿。顺行射精的精液（如果有的话）和射精后的尿液都应该提供给实验室。这些患者应该在实验室收集所有标本，以便能够快速从尿液中分离出精子。

- 将所有尿液分入 15ml 无菌锥形管中，每管 10～15ml。
- 记录尿液标本的总体积。
- 以 550g 离心 10min，丢弃上清液。

根据所获得沉淀的大小（大沉淀，2～3ml），用 1～2ml 精子洗涤缓冲液重悬沉淀。将所有等分样品合并到一个 15ml 锥形离心管中。如果精子活力足够，可以用非连续密度梯度法处理。取出 10μl 进行精子计数，并依照精液分析方法评估精子活力和前向精子浓度。

如果获得顺行样本，则根据标准精液分析方案评估 10μl 精液样本的精子数、活力和前向精子浓度。

十一、附睾穿刺和睾丸活检

自从 ICSI 出现以来，如果因阻塞性或非阻塞性无精子症导致射出的精液中没有精子，现在可以通过附睾精子抽吸或睾丸活检获得精子。附睾抽吸物通常是用穿刺针从附睾获得的细胞悬浮液。如果附睾吸出物中含有一些活动精子，则可以使用非连续密度梯度离心法分离精子[43]。然而，如果附睾吸出物中的大多数精子是不动的，那么非连续密度梯度分离将是无效的，用简单的洗涤法将是更好的选择。这些样本的活力通常很差，在精子洗涤缓冲液中用己酮可可碱（2mg/ml）孵育精子会非常有帮助。

十二、睾丸活检的精子制备

睾丸活检组织应放在含有足量精子洗涤缓冲液（Hepes HTF 含 5mg/ml HSA）的无菌容器中运送至实验室。

1. 使用无菌镊子将活检组织从容器中取出，在精子清洗缓冲液中彻底冲洗以去除血液，将组织放在一小滴精子清洗缓冲液中的 60mm 皿盖上，并用一对一次性手术刀彻底切碎。有时，使用一对弯曲成 90° 角的 26 号针头与 1ml 一次性注射器连接，非常有助于快速撕碎生精小管[10, 44]。一旦组织完全切碎，就将 60mm 的皿底部放在切碎的组织上，将手指放在皿内侧的不同部位按压几下，从小管中挤出精子。不能（边按压边旋拧皿）对活检物扭转运动，因为这可能会使精子头部与尾部断裂。

2. 一旦组织被充分挤压，用精子洗涤缓冲液冲洗盖子；将样本收集到 15 ml 离心管中，并在 800g 下离心 5min。

3. 弃上清液，并将所获得沉淀重悬在 0.5～1ml 精子洗涤缓冲液中，具体取决于所获得沉淀的大小，震荡混匀悬液 20～30s，以便精子从细胞中脱出。取一份等分试样（5～10μl），转入皿盖上的覆油的 20～30μl 己酮可可碱溶液（终浓度 2mg/ml 溶解于含 HSA 的 Hepes-HTF）中，保持在 37℃。在高倍倒置显微镜下彻底检查液滴是否存在活动精子。如果能看到活动精子，那么就可以成功地使用精子悬液。通常建议对样本进行冷冻保存，以备将来使用。

十三、结论

多年来，常规的精子分离方案已经从简单的洗涤发展到梯度分离，普遍的共识是，上游法和梯度分离方案都同样有效，梯度分离方案更可取，因为即使从次优样本中也能有效分离活动精子[45, 46]。不过，Cochrane 数据库系统综述没有发现不同精子处理方案的临床结果存在差异[47]。目前，在运用静电荷分离精子和一些新的微流控技术分离精子方面取得了一些进展，精子的凋亡标志物显著减少。然而，这些技术仍未被常规使用。将来，从影响胚胎发育的精子 DNA 甲基化模式[48]和精子 RNA 分析[49]中收集到的知识可能有助于设计特定的方案，帮助选择精子以获得更好的临床结果。

第90章　胚胎的发育：从合子到囊胚
Embryo Development: From Zygote to Blastocyst

Amy Barrie　著

卢智勇　译　　卢　惠　校

本章的目的是描述胚胎植入前从合子期到囊胚期的发育过程。这将从定义关键的发育里程碑开始，讨论确定胚胎活力的新方法（例如形态学和代谢组学），并以胚胎在体外和体内发育的比较作为结束。本章将讨论胚胎发育的每个关键阶段，包括胚胎基因组的激活，以及细胞分配和极性的概念。在目前的实践中，由于科技在人类胚胎培养中发挥着重要作用，因此将特别关注通过延时成像（TLI）实现的胚胎发育的形态动力学要素。

一、发育里程碑

（一）原核形成、分解和评分

由于辅助生殖技术（ART）最初几十年的工作积累，着床前发育的合子阶段得到了很好的研究。合子（受精卵母细胞）由包含两个原核（2PN）的卵母细胞组成。2PN 的存在表明正常受精，其中一个原核源自父系，另一个源自母系。PN 有三个主要成分，即脂质双层、单倍体染色体组和多核仁。核仁是微小的球形结构，主要由蛋白质和 RNA 组成。它们驱动核糖体 RNA 的产生，并参与核糖体的形成。核糖体负责在细胞周期的 G_1 和 G_2 期，将母体来源的 mRNA 翻译成蛋白质，为 DNA 复制和有丝分裂做准备[1]。

PN 的出现通常是不同步的，但它们的消失一般是同步的。雄性 PN 在精子进入的位置附近形成，而雌性 PN 起源于减数分裂纺锤体的卵质极[2]。PN 一旦形成，就会相互对立，并通常位于合子中央（图 90-1）。在哺乳动物中，这种运动是由精子星状体调节的，它协调着内质网的辐射基质，内质网与微管捆绑在一起，由卵黄体、线粒体和脂滴簇隔开[3]。通过使用化学物质破坏微管结构来阻止 PN 的移动和结合证实了这一点[4]。

第一次 TLI 受精观测使用了 Nomarski 差分干涉对比度（differential interference contrast，DIC）光学元件和特制的开关盒，每分钟都能捕捉到一幅图像[5]。这一详细分析揭示了一个明确的事件过程。首先，观察到细胞质内颗粒化的环形波（称为胞质颗粒），然后是第二极体（PB）的排出。随后，雄 PN 的形成集中在第二个 PB 的排出部位附近，雌 PN 同时形成或不久之后形成。早在受精后 2h 就可以看到 PN 的出现，然后 PN 互相接近，增大，核仁在 PN 内移动，以及部分核仁融合。然后，细胞器从卵质皮质区收缩，留下一个明显的皮质区。最后，在观察过程中，卵母细胞的直径减少了 6μm。雄 PN 的直径明显大于雌 PN，且核仁较少。

胚胎质量已被证明与受精事件和细胞质波的周期性有关。例如，高质量的胚胎来自时间更一致、胞质波更长的卵母细胞。早期的一项调查（不使用 TLI）发现，80% 的卵母细胞在卵质内单精子注射（ICSI）后 8h 内有 2PN，16h 后 99% 的卵母细胞有 2PN，有些卵母细胞早在 ICSI 后 6h 就出现了 2PN[6]。这项研究后来被重复验证，但也发现 100%

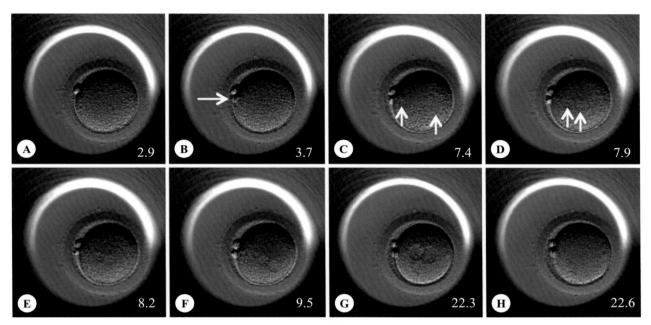

▲ 图 90-1　原核外观的图示

A. 未受精卵母细胞显微注射后 2.9h（hpi）；B. 在 3.7hpi 处可以看到第二极体的排出（用箭表示）；C. 2 个原核的最初迹象可以在 7.4hpi 处看到，一个原核出现在极体排出部位，另一个出现在极体排出部位的对面；D. 2 个原核的毗邻始于 7.9 hpi；E. 8.2hpi 时原核毗邻；F 至 G. 原核随后在细胞质内移动超过 12h；H. 到 22.6 hpi 时，原核消失。
hpi. 授精后小时数

的 IVF 来源胚胎在体外受精后 14h 可见 PN[7]。

PN 形成后，当细胞周期的各个阶段完成时，约有 13h 的"静息"时间。一旦完成，PN 膜就会分解，使母系和父系染色体在赤道板上排列。PN 消失时间与胚胎的质量和生存能力有关。研究显示，1782 个移植胚胎在合子阶段发生了早期 PN 消失，与卵裂球数量和临床妊娠率显著增加相关[8]。然而，应该注意的是，本研究没有使用 TLI，因此观察结果不太准确。

最近对受精事件的 TLI 分析显示，在 1448 个胚胎中，96.4% 的合子同时出现 PN，还确定了第二 PB 排出、PN 消失和 S 期的最佳时间范围。然而，着床成功和失败的胚胎在第二 PB 排出或 PN 靠近所需的平均时间长度上没有显著差异。在 ICSI 后 22.2～25.9h PN 消失的合子中观察到较高的着床率，并有较短的 S 期（5.7～13.8h）[9]。此外，ICSI 后 PN 消退时间早于 20h 45min 的胚胎不会导致活产[10]。

在 TLI 出现之前，以及在 IVF 治疗的早期，胚胎学家使用 PN 内核仁（也称为核前体）的数量、大小和排列来评估胚胎质量，并将其与妊娠率联系起来。以下是两种相互结合发展起来的评分系统（表 90-1 和图 90-2）。

核仁分布、PN 大小和方向与胚胎形态、妊娠率和染色体正常胚胎有关的观察结果得到了进一步的证实[13]。随着囊胚培养基的开发使用，其他胚胎形态特征能够更好地预测着床能力[14-16]。PN 评分几乎被遗忘了，而且当 TLI 被引入临床实践时，很明显 PN 和核仁在受精卵内都是可移动的，使用静态观察得出的评分可能每小时变化一次。

在没有 TLI 的情况下，无论是否有文献质疑其意义，都应在授精 / 注射后 16～18h 进行一次观察，以确定正常受精和 PN 评分。PN 通常分为三类：对称、非对称和异常。然而，目前有 TLI 证据表明，卵母细胞在 ICSI 后受精事件的形态动力学时间线可能与 IVF 后的形态动力学时间线有很大差异[17]。因此，胚胎观察时间的标准化可能不适用于同时使用 IVF 和 ICSI 作为受精方法的项目。

表 90-1	2 种原核分级方案的描述		
Scott 等[11]		**Tesarik 和 Greco[12]**	
评 分	描 述	评 分	描 述
Z1	核前体（NPB）（3～7 个），2 个原核均极化	P0	2 个原核的 NPB，3～7 个核仁且均极化，≥7 个核仁且未极化
Z2	NPB（3～7 个），2 个原核均未极化	P1	>3 个核仁且 2 个原核有差异
Z3	核仁数改变和（或）一个原核极化，另一个原核未极化	P2	<7 个核仁且 1 个原核未极化
Z4	2 个原核不对称和（或）分离	P3	至少 1 个原核>7 个核仁
		P4	至少 1 个原核<3 个核仁
		P5	一个原核极化，一个未极化

这些评分方案是在常规使用临床时差成像法之前，源于并用于人类合子和胚胎的静态观察中。观察基于核仁的数量和分布

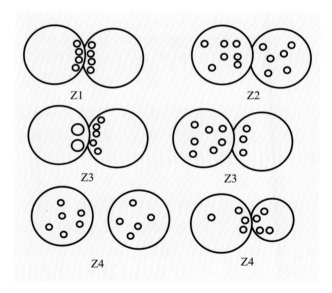

▲ 图 90-2 原核评分系统的示意图

Z1 代表 3～7 个核前体（NPB），2 个原核（PN）极化；Z2 的特点是有 3～7 个 NPB，2 个 PN 都是非极化的；Z3 的 PN 表现出 NPB 数量的变化和（或）一个 NPB 极化及一个非极化 PN；Z4 表示 PN 不对称和（或）PN 分离（改编自 Scott 等[11]）

（二）胚胎卵裂和评分

PN 消失后，胚胎经历一系列卵裂事件（图 90-3）。可以说，确定胚胎植入潜力的最初方法是评估早期卵裂。Shoukir 等首次证明，在受精后 25h 内分裂的人类合子比那些晚分裂的合子具有更

高的生存能力[18]。

最近，早期卵裂被证明在植入方面的预测能力较低[19]，这可能是由于胚胎选择方面的进步，以及现在有大量的胚胎学特征可用于评估胚胎活力。就早期卵裂与胚胎质量之间的联系而言，几乎没有文献对此给出解释；可以合理地假设，由于早期发育受母体基因组的控制[20]，早期卵裂可能是卵母细胞质量和母体 RNA 转录必要工具的能力的一个指标，以允许胚胎及时进行胞质分裂。

在胚胎发育的第 2 天和第 3 天，进一步的卵裂发生，直到胚胎达到 8～16 个细胞，而后开始下一阶段的胚胎发育。这时应该考虑决定胚胎质量和生存能力的金标准：碎片率和卵裂球均匀度。长期以来，人们一直认为胚胎发育的这些特征显著反映了胚胎获得妊娠的能力[21, 22]。卵裂球大小的差异也被证明与非整倍体率增加和着床潜能降低有关[23, 24]。这些关键标准在英国国家评级方案[25]中有描述。

（三）细胞周期

细胞周期可大致分为两个阶段：分裂间期和有丝分裂期（M 期）。然后，分裂间期可进一步分为三个阶段：第一个间隙期（G_1）、合成期（S 相）

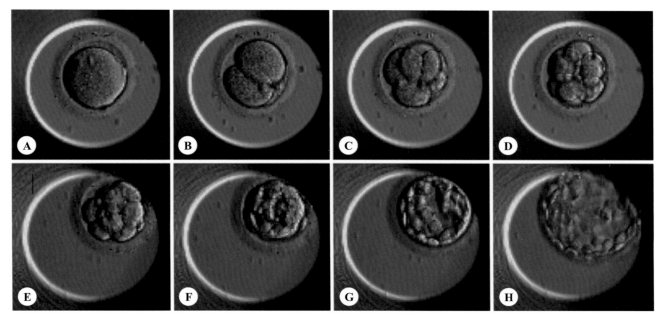

▲ 图 90-3　体外胚胎发育的一系列时差图像

A. 原核（PN）形成和毗邻已在约 24 授精后小时数（hpi）时完成；B. 胚胎应该有 2 个不同的、大小均匀的卵裂球，分裂率小于 10%；C. 在胚胎发育的第 2 天，每个卵裂球应分裂产生 4 个卵裂球；D. 在第 3 天，4 个卵裂球中的每一个都应紧密连续地再次分裂，形成一个八细胞胚胎；E. 卵裂球开始致密化，细胞膜开始分解；F. 当胚胎开始形成囊胚时，空腔应在约 94 hpi 时开始；G. 空腔开始扩大，可见 2 个细胞系，内细胞团（ICM）和滋养外胚层；H. 胚胎应在 118 hpi 时完全扩张，当胚胎准备孵化和植入时，透明带变薄

和第二个间隙期（G_2）（图 90-4）。

在 G_1 期，细胞生长并复制细胞器。G_1 阶段需要 5～6h 才能完成。然后在 S 期完成细胞核中 DNA 的完整拷贝，需要 3～5h。接着 G_2 期构成细胞质内容物的重组，为分裂事件做好准备，需要 4～6h 才能完成。在 M 期和胞质分裂期间，将复制的 DNA 和细胞质分裂成两个子细胞[27, 28]。胞质分裂涉及分裂平面的确定、微管结构重排和收缩环的组装，然后是环收缩[29]。

相反地，核分裂分为四个不同阶段：前期、中期、后期和末期（图 90-5）。广义上讲，核分裂的过程包括纺锤体的出现和核膜的解体（前期）；染色体向赤道平面上排列的细胞中心移动（中期）；染色体分裂形成姐妹染色单体（后期）；最后，染色体到达两极，核膜重新出现，纺锤体消失（末期）。有丝分裂的最终目的是，在 DNA 复制后，由胞质分裂产生的子细胞分裂成两个相等的部分。

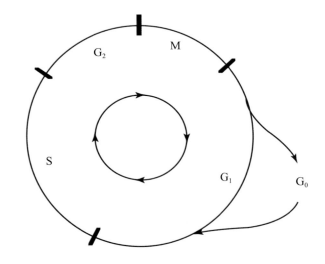

▲ 图 90-4　哺乳动物细胞周期的示意图

在每个细胞分裂周期中，染色体在 S 期复制，并在 M 期分离以产生 2 个基因相同的子细胞。这些活动被增长和重组的间期分开（间隙期 G_1 期和 G_2 期）。细胞分裂后停止细胞周期进程，并可进入静息状态（G_0 期）（改编自 Collins et al. [26]）

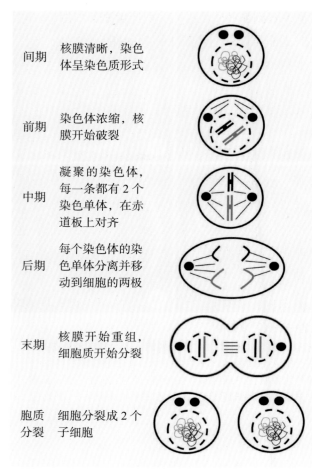

间期	核膜清晰，染色体呈染色质形式
前期	染色体浓缩，核膜开始破裂
中期	凝聚的染色体，每一条都有 2 个染色单体，在赤道板上对齐
后期	每个染色体的染色单体分离并移动到细胞的两极
末期	核膜开始重组，细胞质开始分裂
胞质分裂	细胞分裂成 2 个子细胞

▲ 图 90-5　核分裂示意图

细胞经过从间期到胞质分裂的阶段，产生的细胞携带二倍体染色体组。为了便于说明图像仅显示 2 条染色体

值得注意的是，在卵母细胞成熟和受精过程中，PB 的形成过程也涉及核分裂和胞质分裂这两个方面。

（四）胚胎基因组激活

胚胎发育的初始阶段依赖于在前期 I 期停滞期间在卵母细胞中积累的蛋白质和转录物[30]。胚胎基因组激活（embryonic genome activation，EGA）是持续发育到囊胚阶段所必需的，要成功实现这一点，需要满足三个主要条件：母体 mRNA 降解、胚胎基因转录激活和表观遗传学改变[31]。

尽管多年来一直认为 EGA 发生在 4 细胞阶段[32]，但有趣的是，EGA 与细胞数量无关，因此推测 EGA 发生在植入前胚胎发育的第 3 天，而不

是达到特定细胞数量[33]。

1988 年 EGA 首次被报道，发现了 4 到 8 细胞阶段与转录激活相关的蛋白质合成的不同方面[34]。其他人则通过检测 3 细胞和 4 细胞阶段的父系转录本来支持这一观点[35]。

现在人们普遍认为，EGA 是一个逐步的过程[36]，小鼠至少有四个主基因转录周期[36]。在人类中，也有证据表明存在多层次的基因诱导过程[35, 37, 38]。

已经有许多研究对早期胚胎发育阶段与囊胚阶段不同基因的差异表达进行了仔细研究。其中一项最新研究证实，人类卵母细胞具有良好的转录物和蛋白质，以支持着床前发育[39]。此外，结合其他研究已经证实在 EGA 期间，母体基因的下调远远超过胚胎基因的上调，其中 147 个母体基因缺失，只有 6 个胚胎起源的基因上调[31, 33]。利用 TLI，一些研究人员认为，从观察到的 4 细胞期的形态动力学可以预测囊胚期的发育[40]，这表明成功的植入受到母体因素的高度影响[41]。

（五）致密化、细胞分配与极性

致密过程是胚胎分化的第一个证据。关于人类的胚胎致密化细节，包括控制致密化的潜在机制和过程，我们知之甚少。

对人类致密化过程的许多结论都是对小鼠模型充分研究后推断出来的。致密化始于卵裂球的扁平化和微绒毛的重新分布[42, 43]。细胞黏附、间隙和紧密连接出现，同时伴有细胞质极化。因此，下一轮卵裂产生的卵裂球分离到内部（非极性）细胞和外部（极性）细胞[44-46]，分别形成内细胞团和滋养外胚层[47]。

使用扫描电子显微镜（scanning electron microscopy，SEM）发现，第 4 天的非致密细胞与致密细胞相比微绒毛显著减少。极化也被认为是一个扁平的无微绒毛区域，在细胞之间的接触部位有明显的边界，通常含有小的细胞质泡。与卵裂期胚胎相比，卵裂球的自由表面被密度增加

的微绒毛覆盖。此外，研究还表明，致密化与卵裂球总数和胚胎年龄有关；第 3 天，有 10～12 个卵裂球的胚胎表现出一些极化，但没有一个被归类为致密型。然而，相比之下，大多数第 4 天的胚胎都很致密，包括一些只有 10 个卵裂球的胚胎[48]。

SEM 已经证明，人类胚胎在 8 细胞期[49] 之前不会形成表面极性，其他研究也证实了这一点[50]。

在人类中，第 4 天还没有致密的胚胎被证明发育潜能降低[51-53]。早于预期（8 细胞期）致密化的胚胎也被证明具有较高的植入潜能[54, 55]，早期致密化可能是胚胎潜能的积极指标，其中 20% 的胚胎被认为质量良好，而 12.5% 的胚胎被认为质量较差[56]。

TLI 显示 22.6% 的胚胎在 8 细胞期开始致密化，13.9% 在 8 细胞期之前开始致密化，86.1% 在 8 细胞期或之后开始致密化[54, 55]。其中，49.5% 的胚胎发育成了高质量的囊胚，而与 Desai 等[54] 和 Skiadas 等[55] 的报道相反，只有 18.8% 的胚胎在 8 细胞阶段之前致密化，而后发育成高质量的囊胚[57]。此外，93.8% 在 8 细胞期之前开始致密化的胚胎具有显著较高的多核卵裂球比例。

在小鼠模型中，植入前胚胎内细胞的命运已被大量研究。因此，细胞命运存在以下两种假设。

1. 极性预测发生在 2 细胞阶段之前，其中细胞的位置取决于沿动物 – 植物轴的细胞分裂方向[58]。

2. 胚胎完全对称，没有动物 – 植物轴，也没有模式倾向[59]。

一项基因研究表明，在 5、6 和 8 细胞期胚胎中分析的卵裂球中有一种常见的转录模式[31]，支持了后一种假设。然而，TLI 允许对正在致密化的胚胎的细微形态特征进行研究，也可以通过观察卵裂面来建立 Edwards 和 Hansis 提出的假设。

（六）囊胚腔的形成和扩张

致密化完成后，囊腔开始形成（图 90-6）。随着

胚胎发育到囊胚阶段，ATP 的产生显著增加[60]。这反映在桑椹胚和囊胚阶段之间的耗氧量增加[61, 62]。ATP 的两个主要消耗者之一是 Na^+/K^+ ATP 酶泵[63]，它允许 Na^+ 和 K^+ 通过细胞膜运输，将水运输到细胞和囊胚腔内，促进囊胚腔的形成[64]（图 90-7）。

Na^+/K^+ ATP 酶泵对人类胚胎囊胚腔产生的贡献通过泵活性与扩张阶段之间的关系得到证实。桑椹胚和早期囊胚阶段的泵活性相似（分别为 27.7 pmol/ 胚胎 /h 至 24.5pmol/ 胚胎 /h），然后在扩张期囊胚阶段增加到 94.5pmol/ 胚胎 /h，然后在扩张后囊胚阶段下降到 33.5pmol/ 胚胎 /h[66]。

在扩张过程中，一些胚胎会经历一系列的"皱缩"，其目的在很大程度上是未知的。有人认为，这些皱缩和随后的扩张有助于孵化[67]。关于这一现象的重要性的研究很少；然而，一项针对 277 个胚胎的 TLI 调查发现，54% 的胚胎没有发生皱缩，22% 的胚胎发生了一次皱缩，24% 的胚胎发生了多次皱缩（平均 2.9 次，范围为 2～9 次）。就这些皱缩的重要性而言，活产率按无皱缩、一次皱缩和多次皱缩逐渐降低（36%，31%，14%），表明多次皱缩的存在与活产率的降低有关[68]。

（七）囊胚孵化

囊胚孵化是着床前胚胎发育中的一个关键事件，是实现着床的必要条件。然而，支持孵化机制的确切分子过程仍不清楚[69]。

孵化主要是由囊胚腔生长引起的液体静压引起的，辅之以蛋白酶的分泌来消化透明带（ZP）[70-72]。人类囊胚在完全扩张的状态下孵化，ZP 基本上保持完整和未消化[69]。在其他物种，如仓鼠，ZP 完全溶解，囊胚在皱缩状态下孵化[73]。哺乳动物囊胚孵化过程的常见因素涉及基于肌动蛋白的动态滋养外胚层膨出，以及各种自分泌和旁分泌分子[71]。

哺乳动物的孵化过程仍然是一个热门话题。最近的一项综述强调，促炎细胞因子和抗炎细

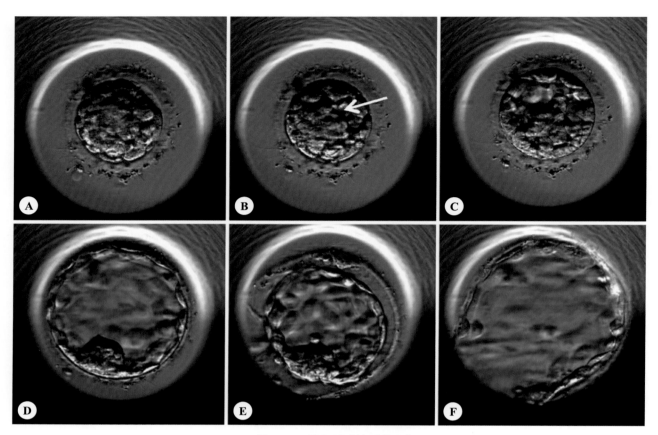

▲ 图 90-6　囊胚形成的时差图像

A. 胚胎在第 4 天形成桑椹胚，卵裂球胞膜融合消失；B. 箭所示，水经 Na$^+$/K$^+$ ATP 酶泵流入，空腔开始形成；C. 透明带（ZP）开始变薄，因为空腔增大，形成 2 个细胞系；D. 胚胎完全扩张，ZP 几乎看不见，内细胞团和滋养外胚层形成良好；E. 在体外，一些胚胎被认为经历了皱缩过程，在这张照片中，胚胎经历了快速的皱缩和重新膨胀；F. 在一系列皱缩之后，胚胎突破 ZP 开始孵化

因子是维持正常胚胎发育和囊胚孵化的潜在必需因子[69]。可能存在功能关键且不可或缺的细胞因子，如 LIF[74]，以及细胞因子受体，如 IL-11R[75, 76]，它们协同孵化，可能是胚胎生存能力的重要指标。

通过 TLI，可以更大程度地依据兴趣可视化观察孵化过程。已有大量文献报道由于潜在的非典型孵化导致单卵双胞胎[77-79]。TLI 可以突出显示具有非典型孵化模式的胚胎，这可能与胚胎质量或生存能力有关，并可能取消选择这些胚胎进行移植[80]。

二、形态动力学

TLI 在胚胎学中的首次应用记录于 1968 年，当时对暴露于致畸剂量缺氧的鸡胚进行了分析[81]。

此后，发表了有关植入前胚胎发育的研究[82-84]。

TLI 最早的临床应用之一是 1997 年关于 PB 排出和 PN 形成的报道[5]。随后，两项 TLI 研究报道了人类胚胎的内部碎片[85] 和小鼠胚胎中的囊胚皱缩[86]。

从 2008 年起，已经有许多关于人类植入前胚胎发育的 TLI 研究，以帮助确定胚胎的存活力[17, 87, 88]。虽然 TLI 的临床应用目前在全球范围内使用，但 Cochrane 的一篇综述显示，与不使用 TLI 的标准培养相比，使用 TLI 随机分组的每对夫妇的临床妊娠率、流产率、活产率和死胎率没有明显差异[89]。

基础胚胎分级（卵裂球数量 / 大小 / 均匀度和碎片比例）仍然是胚胎选择的金标准。然而，静

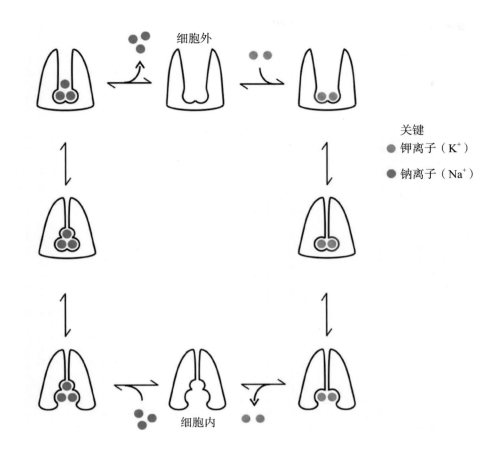

◀ 图 90-7　钠 / 钾（Na⁺/K⁺）
ATP 酶泵的示意图
通过使用 ATP，这种蛋白结合转运体能够使钠离子和钾离子逆其浓度梯度跨膜运动，这种活动导致水通过渗透作用移动，这由细胞内和细胞外的钠离子和钾离子浓度决定（改编自 Castillo et al.[65]）

关键
● 钾离子（K⁺）
● 钠离子（Na⁺）

态观察不可避免地会使胚胎暴露在并非最适宜的温度和气体浓度下（在培养箱外）进行观察，并妨碍了胚胎发育的总体评价。

（一）识别有用的形态动力学参数

胚胎发育的 TLI 观察被称为形态动力学，即与胚胎达到特定细胞阶段的时间有关。例如，胚胎到达两个细胞的时间被称为 t2，到达三个细胞的时间被称为 t3、四个细胞 t4，依此类推。许多形态参数都与胚胎在人类[90]和动物体内获得妊娠的能力有关。其中包括以下内容。

1. 每个细胞阶段 PN 和细胞核的出现和消失[5, 10, 17, 91]。

2. 早期胞质分裂之间的时间长度[92-94]。

3. 囊胚形成的开始[95]。

（二）胚胎评分算法的发展

在识别出可以预测胚胎植入能力的各种形态动力学参数后，这些参数被用于开发胚胎评分算法（embryo scoring algorithm，ESA）。ESA 为用户提供了一套说明，根据所问问题的答案，给出了有助于选择最佳移植胚胎的结果。

已经发表了许多 ESA，每个 ESA 都包含不同的形态动力学参数和形态动力学参数的最佳时间[40, 94, 95]。由于许多中心记录形态动力学的方式不同，因此明显需要达成共识，这一共识于 2014 年发表[96]。然而，有人提出，不开发 ESA 的实验室直接使用这些 ESA 可能会导致它们失去评估能力。此外，这也可能是由于微妙的环境、治疗和患者特定的参数，例如不同的刺激方案和不同的治疗类型（IVF 或 ICSI）、患者的内源性激素水平以及年龄。这是目前许多人在研究中采取的方向，越来越明显的是，没有适用于所有患者的 ESA。

（三）TLI 技术鉴定胚胎发育异常

使用 TLI 观察到了更多的胚胎学现象，包括从一个细胞直接分裂到三个细胞（图 90-8）[97] 和逆分裂（图 90-9）[98]。已经证明，这种胚胎的妊娠率显著降低[99]。奇怪的是，据报道，表现出卵裂异常（如逆分裂）的胚胎有 40% 的利用率[100]。

基于 TLI 可能会获得更多关注的其他形态动力学现象，具体如下。

1. 缺失分裂（一个卵裂球经历伪分裂，即被视为"滚动"）的过程，该过程不会产生两个可识

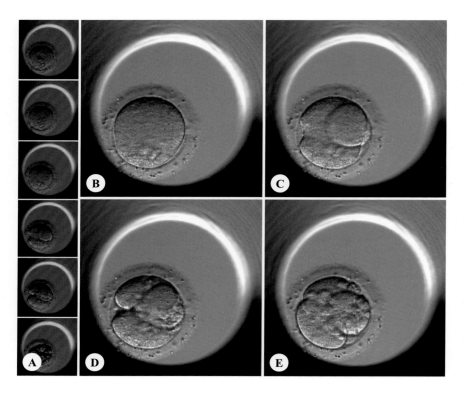

◀ 图 90-8 正在进行直接卵裂的胚胎的时差图像

A. 胚胎的时间线为 22.9～112hpi，最后的图像显示了胚胎在培养 5 天后达到的阶段；B. 放大图像为 28.9 hpi；C. 0.2h 后（29.1hpi）的放大图像，可以看到分裂为 3 个细胞的分裂沟；D. 29.4hpi 的放大图像，可以清晰地看到 3 个细胞；E.33.1hpi 的放大图像，其中分裂事件已完成，可以清晰地看到 3 个细胞。hpi. 授精后小时数

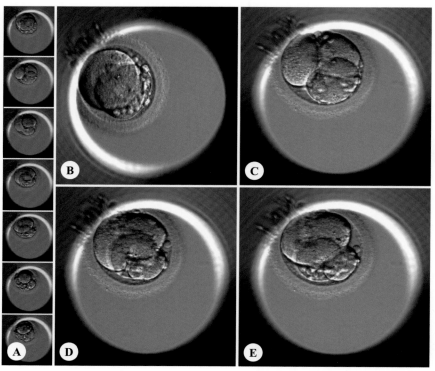

◀ 图 90-9　正在进行逆分裂的胚胎的延时图像

A. 时间线为 43.3～121.8hpi，最后一张图显示胚胎在培养 121.8hpi 后达到的阶段；B. 43.3hpi 的放大图像，其中胚胎有 2 个卵裂球；C. 49.4hpi 的放大图像，其中一个卵裂球分裂产生 3 个细胞；D. 51.6hpi 的放大图像，图像 C 后 2.2h，可以看到 2 个卵裂球逆分裂；E. 60.3hpi 的放大图像是图像 D 后的 8.7h，2 个卵裂球现已完全融合，胚胎有 3 个卵裂球（译者注：原文是 2 个卵裂球但根据图片考虑为 3 个）。hpi. 授精后小时数

别的卵裂球，而是产生一个包含多个核的单个卵裂球（图 90-10）。

2. 混乱分裂（明显的分裂不会产生分离的卵裂球，但似乎有许多碎片）（图 90-11）。

3. 细胞溶解。

所有这些都可以为胚胎学家提供更多关于患者队列中最有活力的胚胎的信息。

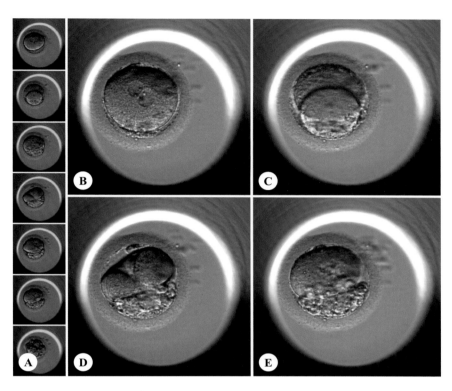

◀ 图 90-10　胚胎经历异常分裂事件的时差图像，称为缺失卵裂

A. 时间线为 26.6～139.1hpi，最后的图像显示胚胎在培养 139.1hpi 后达到的阶段；B. 26.6hpi 的放大图像，其中可以看到 2 个原核，表明受精正常；C. 29.9hpi 的放大图像，其中似乎已形成 2 个卵裂球；D. 仅仅 1h 后，这 2 个卵裂球不再明显；E. 39.9hpi 的放大图像，仅能看到一个清晰的卵裂球和多个细胞核，表明未发生有效分裂。hpi. 授精后小时数

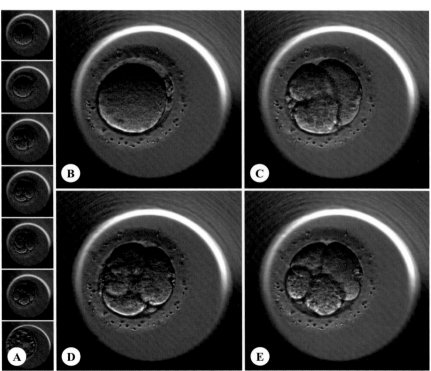

◀ 图 90-11　胚胎经历异常分裂事件的延时图像，称为混乱分裂

A. 胚胎发育时间为 21.9～138.6hpi，最后的图像显示胚胎在培养期结束时达到的阶段；B. 27.4hpi 的放大图像，显示了卵裂事件之前的画面；C. 29.1hpi 的放大图像，其中观察到 3 个卵裂球；D. 30.9hpi 的放大图像，可以看到多达 5 个卵裂球；E. 35.0hpi 的放大图像，其中胚胎已完成分裂，并与 4 个大小不均的卵裂球融合。hpi. 授精后小时数

三、胚胎代谢

代谢可以说是着床前胚胎发育研究最多的领域之一，自20世纪70年代初以来一直受到广泛关注。长期以来，人们都知道，新陈代谢从无氧到有氧的变化符合EGA[101]，底物需求也相应地发生变化[60, 102]。囊胚期丙酮酸摄取量超过了早期发育阶段的需求，葡萄糖成为囊胚中的主要底物[103]，这很可能是由于形成囊胚腔所需的 Na^+/K^+ ATP酶泵的能量需求[104]。氨基酸对胚胎代谢也很重要，不仅作为蛋白质合成的前体，而且还是细胞膜转运蛋白等[105, 106]。

2002年提出的"安静"胚胎假说表明，代谢相对较低的胚胎具有较高的胚胎存活率[107]。这一假设后来被发展为"安静范围"的概念[108]，其中考虑了安静的类别，因为太安静的新陈代谢可能代表胚胎即将停止发育。这进一步发展为"金发姑娘原则"。这表明，胚胎的新陈代谢并非安静的代谢，而是必须在一定范围内，不是像金发姑娘的童话故事那样达到极端。有人提出存在一个"金发区"（暗示"恰到好处的数量"），在这个区域内可以对具有最大发育潜力的胚胎进行分类[104]。

利用代谢组学测定胚胎存活力

这是一个有吸引力的原则，能够量化胚胎的基质使用和废物产生，并将其与着床的可能性联系起来。因此，使用废培养基样本对胚胎代谢组进行了大量研究，每项研究都发现着床潜能与胚胎代谢组学参数或"生存能力评分"（viability score，VS）之间存在显著相关性[109, 110]。

更确切地说，核磁共振波谱（NMRS）已被用于推断特定代谢物（如氨基酸周转）与胚胎着床潜能之间的关系。结论如下。

1. 废胚胎培养基中天冬酰胺的增加、甘氨酸和亮氨酸的减少与存活妊娠相关[111]。

2. 植入胚胎的谷氨酸和丙氨酸/乳酸之间的比率更高[112]。

还提出了五种氧化代谢生物标志物与植入潜力之间的显著相关性[113, 114]。然而，在氧化代谢和妊娠结局方面，形态学评分与胚胎代谢活动无关，超过85%的移植胚胎被归类为最高形态学评分，但只有27%获得妊娠[114]。

虽然作为胚胎选择方法的代谢组学研究仍然是一个研究领域，但这种胚胎选择方法的临床应用尚未取得任何重大进展。

四、体外与体内环境

为了胚胎能够成功发育，体外环境应该尽可能地模拟体内环境，这是合乎逻辑的。然而，在实践中，首先不可能了解特定的体内环境因素，其次不可能实施这些因素。渗透压就是这种差异的典型例子。

商用培养基的渗透压范围为255～298mOsm/kg，但体内环境的渗透压可能高达360mOsm/kg[115]。有趣的是，体外渗透压>300mOsm/kg已被证明会导致后代严重的发育迟缓[116, 117]。

氧浓度是体外和体内环境差异的又一个例子。历史上，胚胎是在大气氧浓度（20%）下培养的。然而，研究表明，体内的氧气浓度远低于大气水平（5%）[118]。包括Cochrane综述在内的大量证据表明，在低氧浓度下培养胚胎（使用三气系统）可提供临床益处[119]。

五、结论

本章的目的是描述从合子到囊胚的胚胎发育过程。显然，关于着床前胚胎发育还有很多需要学习的地方，不仅在某些领域缺乏基本的科学知识，而且各种胚胎过程的重要性尚待阐明。随着TLI和非侵入性代谢等新技术的引入，一些不太明确的现象可以得到解决，例如致密化、孵化和囊胚皱缩。生殖技术的成功在很大程度上取决于植入前的胚胎，在胚胎发育的最初几天收集到的关键信息越多，后续成功治疗的可能性就越大。

第91章 时差监控系统
Time-Lapse Monitoring

Csaba Pribenszky　Peter Kovacs　著

胡嘉嘉　译　　卢　惠　校

一、背景

自第一例体外受精（IVF）治疗成功以来，已经过去了近 40 年[1]。从那时起，IVF 的许多方面不断发展并经历了重大变化。其中包括控制性超促排卵（COH）方案，以增加卵母细胞和胚胎数量。培养条件也已经得到改善，可以将胚胎培养延长至囊胚阶段，并且剩余胚胎的冷冻保存使患者能够在只进行一个周期的 COH 和取卵的情况下就可以进行多次胚胎移植。

遗憾的是，IVF 结局水平仍然相对较低，根据美国辅助生殖技术学会（SART）2014 年的报告，活产率从 35 岁以下每取卵周期的 54.4% 到 42 岁以上每取卵周期的 3.9% 不等。根据欧洲人类生殖学会 2012 年的报告，全年龄段的女性每取卵周期的分娩率为 23.7%。显然，增加能够导致成功结局的周期数是至关重要的。试管婴儿的成功可以用很多方式来衡量，但大多数人认为健康、足月单胎的出生是最终的衡量标准[2]。然而，为了进一步获得更好的结局，通常会选择移植多个胚胎，这往往会导致多胎妊娠。此外，与妊娠相关的孕产妇、胎儿和新生儿并发症在多胎妊娠中更为常见[3, 4]。单胎妊娠后的新生儿结局可以预期是理想的。因此，单胚胎移植（SET）为单胎妊娠提供了最高的机会。

然而，SET 仍然没有被普遍接受。根据 2014 年 SART 数据报告，35 岁以下平均移植胚胎数为 1.6 个，42 岁以上平均移植胚胎数为 2.6 个，而 35 岁以下的移植周期中只有 1/3 的周期选择性

SET[5]。根据 2012 年 ESHRE 数据，只有约 30% 的周期涉及 SET[6]。

在实践中，对这种趋势有几种可能的解释。许多夫妇认为，移植多个胚胎能够增加他们的生育机会，而有些夫妇只能负担起一次治疗费用，希望最大限度地提高他们的机会。此外，由于 IVF 医疗机构之间的相互竞争，他们通常只会报告妊娠率（PR）等中间结局参数，但不报告围产期结局，以吸引潜在的患者[7]。最后，目前的胚胎评估方法依赖于每天一次的卵裂率和形态学评估，其无法识别具有最高着床潜力的胚胎[8]。

寻找更好的胚胎质量评估工具有可能减少多个胚胎移植的情况。时差监测（TL）是一种实验室工具，旨在满足改进胚胎评估的需求。它的使用提供了更多关于胚胎发育动力学和形态学的数据，而无需将胚胎从最佳培养条件中取出观察。这些额外的信息有助于最佳胚胎的选择。本章将回顾我们目前关于 TL 监测临床应用方面的知识，并讨论使用该技术的未来方向。

二、时差技术

为了实现最佳的受精和胚胎发育，胚胎在严格控制的条件下培养（温度、pH、培养基成分、气体浓度等）[9-12]。每当它们从培养箱中被取出时，最佳环境都会受到影响。根据目前的标准，胚胎需要每天或每隔一天在光学显微镜下进行细胞分裂和形态学评估[8]。时差培养箱使得胚胎在培养过

程中尽可能长时间不受干扰，但也限制了可以确定的信息。

在过去的 20 年里，各种技术的创新旨在了解更多关于早期体外胚胎发育的信息，包括代谢组学、蛋白质组学、植入前遗传学筛查（PGS），以及最近的 TL 监测[13]。TL 监测依赖于对相机拍摄的数字图像分析，相机要么是培养箱的一部分，要么是放置在标准培养箱中。图像以预设的 5～20min 间隔拍摄。现在的时差设备配备了定制软件，可以根据图像制作短片，并允许通过快进、倒带、放大图像以及在多焦平面上分析胚胎。有些程序提供算法，帮助胚胎学家选择最佳胚胎进行移植。计算机辅助图像分析使我们能够测量动力学事件的精确时间，并观察瞬时形态变化及其动态。这一切都是在不需要从培养箱中取出胚胎的情况下实现，甚至在胚胎培养的整个过程中都不需要取出胚胎[14]。

三、时差参数

作为起点，受精时间通常定义为卵母细胞群与卵质内单精子注射（ICSI）的时间间隔的中点，或在 IVF 期间将精液滴添加到卵母细胞群的时间。然后可以在分析过程中对各种参数进行评估和注释。如受精后原核消失 / 分解的时间以及 2、3、4、5、8 个细胞阶段（tpnf、t_2、t_3、t_4、t_5、t_8）的出现时间。细胞周期的持续时间（CC；CC_1：2PN → 2 个细胞；CC_2：2 → 3 个细胞，CC_3：4 → 5 个细胞分裂），以及分裂的同步性（S_1：分裂沟→ 2 个细胞，S_2：t_4～t_3；S_3：t_8～t_5）可以测量。此外，还可以测量桑椹胚期、囊胚形成的开始以及达到扩张期囊胚阶段的时间。这些动力学事件以及基于它们的数学公式可用于构建胚胎选择算法[15-19]。除了动力学参数的精确计时之外，瞬时或永久的形态变化（碎片化、空泡化、囊胚扩张）也可以通过 TL 监测来追踪。这包括异常的早期胚胎事件，如多核、直接卵裂或卵裂球大小不均匀，传统的每日一次观察可能会忽略这些事件（图 91-1）[16, 20]。

四、时差设备

有各种商用的 TL 设备。虽然他们使用的是相同的胚胎观察概念，但也存在重要区别。有些是配备内置摄像头的培养箱（例如 Embyoscope，Geri，ESCO Miri），而另外一些设备则必须放置在更大的培养箱中（Primo Vision）。有些设备需要单胚胎培养，而另一些设备允许在特殊的培养皿（"皿中之皿"）中进行群体培养，这种方法可以在观察单个胚胎的同时增加了胚胎之间沟通的益处（图 91-2）[21]。有些设备使用暗场技术，而另一些设备使用明场成像。可以同时监测的胚胎数量也不同。表 91-1 比较了当前可用 TL 设备的技术差异。

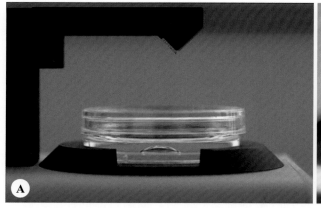
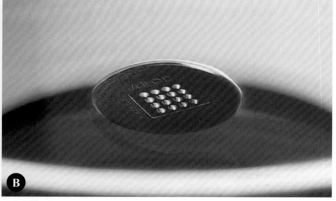

▲ 图 91-1　除了动力学参数的精确计时之外，瞬时或永久的形态变化（碎片化、空泡化、囊胚扩张）也可以通过时差监测来追踪。这包括异常的早期胚胎事件，如多核、直接卵裂或卵裂球大小不均匀，常规的每日一次观察可能会忽略这些事件

五、安全性

确定任何新技术的安全性都是很重要的。在拍摄图像时的周期性曝光是一个值得忧虑的点。尽管如此，与标准培养箱的取出评估的方式相比，所有可用设备的曝光量都显著降低，并且也避免使用有害的短波长[16, 22]。其他问题，如可能的电磁效应、润滑剂产生的烟雾以及设备运动部件的热量积聚，由于技术差异，市场上的各种设备可能在这些方面存在差异。

迄今为止，研究尚未发现 TL 技术对受精率、卵裂或囊胚期形态以及着床率或妊娠率有任何不利影响[16, 22-26]。以下是对现有文献的回顾。

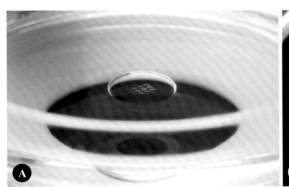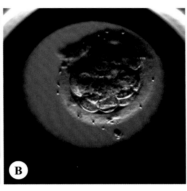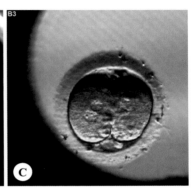

▲ 图 91-2　有些设备需要单胚胎培养，而另一些设备允许在特殊的培养皿（"皿中之皿"）中进行群体培养，这种方法可以在观察单个胚胎的同时增加了胚胎之间沟通的益处

表 91-1　商用时差系统的技术参数比较					
	照　明	显微镜培养箱	培养皿	胚胎培养	软　件
Primo Vision Evo http://www.vitrolife.com/en/Products/Primo-Vision-Time-Lapse-System/	明场	显微镜放置在标准培养箱中	9~16 孔；Primo Vision 胚胎培养皿	群体培养，11 个焦平面评估，多达 96 个胚胎	附带软件，通用胚胎评估算法
Embryoscope/Embryoscope+ http://www.vitrolife.com/en/Products/EmbryoScope-Time-Lapse System/	明场	配备有完整时差系统的培养箱	胚胎玻片（12~16 个胚胎/玻片）；同时评估多达 15 名患者	单个培养，7 个焦平面，6×12 或 15×16 个胚胎	附带软件，通用胚胎评估算法
GERI Genea	明场	配备有完整时差系统的培养箱，6 个腔室，每个腔室都配备一个摄像头	Multi- 孔 Geri 皿	单个培养	附带软件
ESCO Miri http://www.escoglobal.com/product/art-equipment/time-lapse-incubator/MRI-TL/	明场	配备有完整时差系统的培养箱；6 个独立腔室，最多 84 个胚胎	培养金属皿	培养皿 14 个胚胎（单个培养）	附带软件
EEVA	暗场	显微镜放置在标准培养箱	EEVA 皿	群体培养，单焦平面评价	自动化软件评估囊胚形成潜力

六、前瞻性和回顾性观察数据

早期使用 TL 技术的工作纯粹是描述性的[23, 27]。最近的研究收集了有关形态学变化的信息，并测量了某些卵裂事件的时间。从多个周期收集的数据形成了大型数据库的积累，其中实验室和临床结局与 TL 参数相关。为了最好地评估这些数据集，应只将特定标记和具有已知着床胚胎（known implantation data，KID）的相关数据纳入考虑范围。

尽管如此，各研究小组在他们的研究中测试了不同的终点（表 91-2 和表 91-3）。Wong 等检验了胚胎成为优质囊胚的潜力。使用 EEVA 系统观察冷冻的原核期胚胎，但达到囊胚期的胚胎未被移植[15]。由 Marcos Meseguer 领导的 IVI 小组在一系列临床试验中测试了各种临床结局（着床率、妊娠率、活产率）的早期动力学和形态学标志物[16, 28, 29, 39]。其他人则更多地关注于晚期囊胚阶段标志物的分析，以及与非整倍体相关的动力学事件[18, 19]。对可用数据的综合分析会因患者群体不同（自体卵母细胞与供体卵母细胞、新鲜卵母细胞与冷冻卵母细胞）、移植日期（第 2 天、第 3 天、第 5 天的移植）、所用设备类型（暗场与明场评估、带内置摄像头的培养箱与放置 TL 装置的培养箱），以及不同的培养条件（气体和低氧浓度，使用的培养基）而变得更加复杂。因此，在各种研究中鉴别出的不同的动力学和形态学标志物，对所选结局的预测不同，也就不奇怪了。

表 91-2 评估时差技术的前瞻性和回顾性队列研究

	研究类型	研究结果	参数研究	结　果	时差系统
Wong 等[15]	冻融胚胎队列研究（受精卵时期冷冻保存）	BC 发育（胚胎未移植）	S_1，CC_2，S_2	研究在最佳范围内预测 BC 发育的参数	EEVA
Meseguer 等[16]	回顾性分析，使用自体卵母细胞和供体卵母的细胞周期正常反应患者；247 个已知着床的胚胎	着床率	$CC_2 < 5h$，排除多核和不均匀的卵裂球大小，t_5，CC_2，S_2（基于范围内外动力学参数 Meseguer 决策树）	在最佳着床预测范围内研究参数	Embryoscope，21% O_2
Rubio 等[28]	回顾性研究，供体卵母细胞和自体卵母细胞（N=1659 移植胚胎）	着床率	直接卵裂：$CC_2 < 5h$	$CC_2 < 5h$ 的胚胎着床率（1.2%）	Embryoscope，21% O_2
Cruz 等[29]	回顾性分析，供体卵母细胞治疗，D5 ET	BC 发育着床率（已知着床的胚胎）	t_5、S_2（根据范围内外的值分为四类）；两细胞阶段卵裂球不均匀，直接分裂 1~3 个细胞	对称的卵裂球和无直接卵裂可预测 BC 的发育，t_5/S_2 不能预测着床	Embryoscope，21% O_2
Conaghan 等[30]	通过 D3 预测可用囊胚形成的前瞻性研究	囊胚形成率	S_1，CC_2，S_2	CC_2 和 S_2 处于可用囊胚发育的最佳预测范围	EEVA，O_2 浓度未指定
Meseguer 等[24]	回顾性研究，自体和供体卵母细胞，TL 培养箱与标准培养箱	临床妊娠率	TL 周期中的标准形态学与 t_5、CC_2、S_2（Meseguer 决策树）	CPR 平均改善 20.1%	Embryoscope，21% O_2
Azzarello 等[31]	来自 39 岁以下女性的 159 个受精卵的前瞻性队列研究	活产（已知着床数据的胚胎）	原核消失，原核破裂（PNB）	当移植导致活产时，PNB 较高；PNB<20h：45min 时无活产	Embryoscope，5% O_2

（续表）

	研究类型	研究结果	参数研究	结 果	时差系统
Chamayou 等[32]	回顾性分析，患者 <40 岁	着床、临床妊娠	各种动力学参数	BC 发育预测：t_1、t_2、t_4、t_7、t_8、可见原核时间，S_3 着床参数预测：CC_3	Embryoscope，5%O_2；不同的参数预测 BC 的发育和着床
Dal Canto 等[33]	回顾性分析时差数据，27—42 岁的女性，D3 和 D5 ET（n=71 个周期）	卵裂时间	BC 发育	多达 6 个细胞没有差异；达到 BC 期的胚胎中 t_7 和 t_8 较短；达到 BC 期的胚胎中 $t_8 \sim t_4$ 和 $t_8 \sim t_5$ 较短；着床的胚胎中 t_8 较短，但 t_5 没有差异	Embryoscope，5% O_2
Basile 等[34]	两阶段研究 I：算法构建（N=765 个周期），II：算法测试（N=885 个周期）；供体卵母细胞，自体卵母细胞；D3 ET	直接卵裂、多核、卵裂球不均匀；t_2、t_3、t_4、t_5、CC_2、S_2，仅具有已知着床数据的胚胎	着床率	第一阶段：t_3、CC_2 和 t_5 最相关（基于创建的范围内外的 8 类）第二阶段：sig. 随着从范围内的所有三个参数变为范围内的无参数，着床率下降	Embryoscope，21% O_2
Siristatidis 等[35]	239 个 ICSI 周期的前瞻性队列研究 [169 个周期基于标准培养和形态学的选择，而 70 个周期使用时差（TL）培养和基于动力学标记的选择]	临床和持续妊娠率；活产率	t_2，CC_2，t_3，S_2，t_4，CC_3，t_5，S_3，t_8（在 TL 组中，选择范围参数最多的胚胎进行移植）	临床妊娠率（TL vs. 对照组）：65.7% vs. 39.0%（$P<0.001$）；持续妊娠率（TL vs. 对照组）：55.7% vs. 31.3%（$P<0.001$）；活产率（TL vs. 对照组）：45.7% vs. 28.4%（$P=0.01$）	Primo Vision，大气 O_2
Motato 等[36]	回顾性分析，分三个阶段：①构建预测 BC 的算法；②构建预测着床的算法；③着床算法的验证，包括自体和捐赠的卵母细胞	BC 发育	t_2，t_3，t_4，t_5，t_6，t_7，t_8，t_9，tM，tBC，t 扩张 BC，t 孵化 BC，$t_3 \sim t_2$，$t_5 \sim t_3$，$t_5 \sim t_2$，$t_8 \sim t_5$	对于 BC 发育的最佳模型是基于 tM 和 $t_8 \sim t_5$（根据范围内外分为 4 类），但对预测 BC 效果不大。对于 IR 的最佳模型是基于 tEB 和 $t_8 \sim t_5$（根据范围内外分为 4 类），表现不佳	Embryoscope，O_2 未指定
VerMilyea 等[37]	根据 6 个诊所的数据进行回顾性分析，331 个已知着床数据的胚胎；新鲜 IVF、ICSI 周期	临床妊娠率，着床	CC_2，S_2，9.33≤CC_2≤11.45h 和 S_2≤1.73h 两个类别结果：当两者都在范围内时 EEVA 最高，当 1 个或 2 个超出范围时 EEVA 为低。三个类别输出：高，CC_2 和 S_2 在范围内；EEVA 中等，9.33≤CC_2≤12.65h 和 S_2≤4h；EEVA 低，超出上述范围	两类结果：EEVA 高 vs. 低 IR：37% vs. 23%（P=0.003）三类结果：高 vs. 中 vs. 低 IR：37% vs. 35% vs. 15%（P：sig. 在高 vs. 低和中 vs. 低之间）	EEVA 系统不同的临床特定方案、培养基、O_2 浓度

（续表）

	研究类型	研究结果	参数研究	结 果	时差系统
Milewski 等[38]	对发育到 BC 阶段（$n=156$）和未发育到 BC 阶段（$n=276$）的胚胎进行回顾性分析	BC 发育	t_2、t_3、t_4、t_5；CC_2；S_2	根据 t_2、t_5 和 CC_2 创建的分数可以预测 BC 的发育	Embryoscope，5% O_2
Petersen 等[17]	回顾性分析；数据来自 24 个诊所	着床	$t_3 \sim tPNf$；t_3；（$t_5 \sim t_3$）/（$t_5 \sim t_2$）；66h 细胞计数	根据延时参数和 66h 的细胞计数分配 5 分；从 1 分到 5 分，着床率提高了 7 倍；无论 IVF vs. ICSI 或低 O_2 vs. 大气 O_2，模型都是可预测的	TL 系统未指定；5% 和大气 O_2 浓度

BC. 囊胚；ET. 胚胎移植；D5. 第 5 天；D3. 第 3 天；CPR. 临床妊娠率；ICSI. 卵质内单精子注射；IVF. 体外受精

经许可转载，引自 Kovacs P. Time-lapse embryoscopy: do we have an effcacious algorithm for embryo selection? Journal of Reproductive Biotechnology and Fertility. 2016; 5: 1–12.

表 91–3　评估非整倍体和时差技术的研究结果

	研究类型	研究结果	参数研究	结 果	时差系统
Campbell 等[18]	回顾性分析：接受 ICSI-PGS 的患者	非整倍性	tSC（开始紧实）、tSB（囊胚开始形成）、tB（完成囊胚发育）	非整倍体胚胎的所有参数均延迟	Embryoscope，5% O_2
Campbell 等[19]	基于 tSB 和 tB 的非整倍体风险模型回顾性分析	着床（已知着床的胚胎）	低风险：tSB<96.2h，tB<122.9h；中等风险：tSB≥96.2h，tB<122.9h；高风险：tB≥122.9h	高风险：无着床 低风险：与所有三种风险类别相比，着床率增加 74%	Embryoscope，5% O_2
Basile 等[39]	接受 PGS 患者的回顾性分析	整倍体 - 基于时差参数的非整倍体风险	$t_5 \sim t_2$ 和 CC_3；根据范围内和范围外的值建立 4 个类别	整倍体胚胎的比例在各个类别中降低（当 $t_5 \sim t_2$ 和 CC_3 在范围内时最高，当两者都超出范围时最低）	Embryoscope
Chavez 等[40]	冻融受精卵培养至 D2 的群体	非整倍性	S_1，CC_2，S_2	大多数非整倍体胚胎的时间间隔超出正常范围；非整倍体胚胎更容易出现碎片化	EEVA，5% O_2

因此，分析多个标记并创建胚胎选择算法，可以提高标记的预测能力。一些研究小组根据自己的数据集提出了不同的算法，这些数据集是从患者群体在临床上特定的胚胎发育和移植方案中获得的。其中三个最著名的模型是 Wong 模型、Meseguer 分层模型和 Petersen KID 评分（表 91–2）。Wong 模型使用暗场 TL 技术，根据三种早期标记（S_1、S_2、CC_2）预测囊胚形成[15]；Meseguer 模型以相关参数是否处于范围内（t_5、CC_2 和 S_2 时间范围）以及异常的早期形态逻辑参数被作为排除标准[16]，而 Petersen 模型（KID 评分）基于 5 个动力学事件和一个形态事件[17]。Petersen 模型的数据是从具有本地实验室协议的多个医疗机构收集而来，这些医疗机构具有不同的患者群体，因

此被认为是普遍适用的。其他模型是针对临床的，在引入日常实践之前，建议进行本地评估和（或）调整。然而，这需要收集数百个 KID 胚胎观察的数据，这对于较小的医疗机构并不适用。

在实施这些算法之前，必须对这些模型（不同的医疗机构、不同的患者群体、不同的培养条件）进行外部验证。可惜的是，迄今为止，所有外部验证的尝试均未成功[41, 42]。到目前为止，有许多回顾性和观察性研究讨论了时差监测在常规实验室实践中的价值[22, 41, 43-45]。一些人认为，投资时差系统和改变日常生活习惯不会带来临床效益[25, 46]。

七、前瞻性随机研究、Meta 分析

有人建议任何新技术在常规临床应用之前都应该通过随机对照试验（RCT）进行验证和测试[47]。2015 年，Cochrane 对 994 名患者进行了三项随机试验[28, 48, 49]，结果表明，没有足够的证据证明时差成像的益处[50]。自其发表以来，又有 4 篇 RTC 发表，表明 TL 干预是支持临床实践变化的最佳证据。研究的结论是 TL 胚胎监测提供了不受干扰的培养条件，与标准的每日一次培养箱外胚胎评估相比，提供了更多的形态动力学数据，需要加以考虑[35, 51-54]（表 91-4）。以下是对这些研究的回顾，其中考虑了全部效益的利用。

Kahraman 等进行了一项单中心 RCT，在卵母细胞收集时按 1∶1 的比例随机分组。Embryoscope TL 设备使用的是 5% O_2，并在第 5 天（D5）进行新鲜选择性 SET。招募 35 岁以下反应良好的患者。TL 组的胚胎选择是根据 D5 形态学和 Meseguer 分层模型与对照组的 D5 形态学相比（持续 PR：60.6%TL vs. 61.3% 对照组）[49]（表 91-5）。

Rubio 等在收集卵母细胞的前一天进行了一项 1∶1 随机分组的多中心 RCT。他们还使用了 Embryoscope，但气体中的 O_2 浓度为 21%。这些移植包括第 3 天（D3）或第 5 天进行新鲜和冷冻 eSET 或双胚胎移植（DET）。包括 38 岁以下使用自体卵母细胞或接受供体卵母细胞治疗的患者。TL 组的选择是依据 Meseguer 分层模型 vs. 对照组的 D3 或 D5 形态学（持续妊娠率：TL 组 51.4% vs. 对照组 41.7%）。然而，TL 组和对照组之间的培养条件不同，这不仅是因为对照组中使用了不同的、未定义的标准培养箱，还因为两组之间使用的培养基数量不同。有人可能会批评这项研究，因为对照组的胚胎至少两次从培养箱中取出进行形态学观察，而时差组没有进行培养箱外的评估，但这一功能是 TL 系统的固有优势，可以最大限度地减少胚胎处理[28]（表 91-5）。

Park 等报道了一项检索后以随机比例为 2∶1 的单中心 RCT。在本研究中，"时差"组在 21% O_2 下使用 Embryoscope 进行孵育，并在第 2 天（D2）

表 91-4　在可能符合 Meta 分析条件的 7 项随机对照试验中，随机分组患者和完成方案的患者人数

随机对照试验	随机分组患者人数	完成方案的患者人数	包括在分析中[a]
Kahraman 等[49]	76	64	是
Rubio 等[28]	856	843	是
Park 等[53]	364	361	否
Siristatidis 等[35]	244	239	是
Goodman 等[51]	300	235	是
Wu 等[52]	49	31	否
Kovacs 等，2017	161	139	是

a. 使用未受干扰的培养和时差成像信息进行评估

研 究	干预（事件 / 总数）	对照（事件 / 总数）	优势比	95%CI	权重（%）
表 91-5　个体研究的临床结果及持续妊娠率和活产的累积结果（OR）					
持续妊娠率					
Kahraman 等 [49]	20/33	19/31	0.97	0.36~2.65	6.82
Rubio 等 [28]	226/438	169/405	1.49	1.13~1.96	42.80
Siristatidis 等 [35]	39/70	53/169	2.75	1.55~4.88	17.60
Goodman 等 [51]	81/119	73/116	1.26	0.73~2.15	19.28
Matyas 等 [54]	34/68	26/71	1.73	0.88~3.41	13.50
总数	400/728	340/792	1.59	1.21~2.10	100.00
活　产					
Kahraman 等 [49]	18/33	17/31	1.00	0.64~1.55	27.41（随机）
Siristatidis 等 [35]	32/70	48/169	1.61	1.13~2.28	38.84（随机）
Matyas 等 [54]	34/68	26/71	1.37	0.93~2.01	33.75（随机）
总数	84/171	91/271	1.33	1.02~1.74	100.00（随机）

进行 eSET 或 DET。40 岁以下的患者均符合受试条件。在 364 名随机参与者中，361 人完成了该方案。两组患者胚胎的选择均基于形态学，因此 TL 提供的视觉信息不用于胚胎评估 [53]。结果表明传统培养优于 TL。然而，本研究中有几个缺点需要仔细考虑，如移植 D2 的胚胎。短暂的 2 天培养期不足以表明不受干扰培养概念的好处。此外，据报道，在 TL 组有一个无法解释的异常高的早期妊娠丢失率（33.3% vs. 10.2%）。最后，胚胎评估仅基于形态学，没有利用任何形态动力学算法进行胚胎选择。由于这项研究没有充分利用 TL 系统的优势，因此它被排除在后面详述的最新 Meta 分析之外。

Siristatidis 等发表了一项单中心 RCT，在取卵后以 3 : 7 的分配比例进行随机分组。本研究使用 Primo Vision 延时监测系统，O_2 浓度为 21%。

在 D2 或 D3 上进行新鲜 eSET、DET 或三胚胎移植（TET）。年龄在 42 岁以下的患者均符合这项研究的条件。TL 组的胚胎选择基于范围内外的动力学标记（t_2、CC_2、t_3、S_2、t_4、CC_3、t_5、S_3、t_8），而对照组使用 D2 或 D3 时的形态学（持续 PR：TL55.7% vs. 对照组 31.3%）[35]（表 91-5）。

Goodman 等进行了单中心 RCT，检索时采用 1 : 1 进行随机分组。Embryoscope 在 5.5% O_2 下使用，在 D3 或 D5 进行 eSET 或 DET。年龄在 43 岁以下的患者均符合这项研究条件。TL 组的胚胎主要使用标准形态学进行评估，然后根据 TL 标志物（CC_2、t_5 和 S_2、S_3、tSB）加上异常卵裂进行进一步排序，而对照组的胚胎则使用标准形态学进行评估（持续 PR：TL68% vs. 对照组 62.9%）[51]（表 91-5）。

Wu 等将患者随机分组（1 : 1），实验组患者的胚胎在 Embryoscope 下 5% O_2 的气体环境中培养，对照组在标准培养箱中进行培养，至 D3 后移植。移植胚胎的选择基于 TL 组和对照组的形态学[52]。这项研究被认为是一项 RTC；然而，这是一项试点研究，最终因动力不足，在胚胎评估和选择时没有考虑到 TL 信息，因此没有考虑将其纳入评估 TL 系统益处的最新 Meta 分析中。

Kovacs 等报道了一项多中心 RCT，在体外受精 COH 开始前，患者以 1∶1 的比例随机分组。Primo Vision 时差系统在 5% O_2 下使用，在 D5 进行 eSET。36 岁以下预后良好的患者符合研究条件。胚胎选择基于由动力学参数（CC_1、CC_2、S_1、S_2、t_5）和 TL 组囊胚形态学评分组成的综合评分与对照组 D5 形态学评分进行比较，持续 PR：50%TL vs. 36.6% 对照组（表 91-5）。

累积结果的分析及结果综合

在一项最新的 Meta 分析中，排除了 7 项已确定 RCT 中的 2 项，纳入了 1637 名完成该方案的随机患者的数据（共 1528 个周期）。结局指标为妊娠率（PR），其定义为 β- 人绒毛膜促性腺激素（βhCG）的升高，持续妊娠率（ongoing pregnancy rate，OPR）定义为第 5 周至第 16 周通过超声检测到孕囊或胎儿心跳的存在，早期妊娠丢失的定义为 β-hCG 阳性且未持续到临床妊娠。对现有的活产数据进行评估，适当时应用随机效应模型，汇总结果以优势比（OR）表示。分类变量以百分

比表示。累积分析结果见表 91-5 和表 91-6。

在干预组中同时使用 TL 培养和基于 TL 算法的胚胎评估的结果显示，与固定时间点的常规每日胚胎评估相比，使用 TL 进行连续胚胎评估的 OPR 从 42.9% 增加到 54.9%（OR=1.59；95%CI 1.208～2.096；$P<0.001$）。此外，早期妊娠丢失率从 21.3% 显著降低至 15.3%（OR=0.66；95%CI 0.469～0.935；$P=0.019$）。在报告妊娠结局的三项研究中，两组之间的死胎率没有差异（2.6% vs. 5.3%；OR=2.388；95%CI 0.694～8.215；$P=0.167$）；然而，使用 TL 系统对活产率有显著差异：33.6% vs. 49.1%（OR=1.741；95%CI 1.165～2.600；$P=0.007$）。

八、总结意见及未来发展方向

越来越多的证据表明，在人类体外受精中使用成像系统的临床益处。通过 TL 进行胚胎评估后，持续妊娠率的增加、早期流产风险的降低以及更高的活产率的综合效应，表明其对临床结局有益处，可能需要改变胚胎评估的常规做法。需要对第 3 天或第 5 天移植的任何新算法进行外部验证。此外，其他需求包括注释的自动化，使时差成为人类 IVF 治疗中无干扰培养和胚胎评估的一个强大和通用工具。除了这些临床益处之外，TL 还简化了胚胎学家实验室的日常工作量，使其更加灵活，并可用于质量控制、培训和患者宣教。

表 91-6　卡方检验累积结果分析					
	绝对数量（事件 / 总数）	平均值（%）	绝对数量（事件 / 总数）	平均值（%）	P 值
持续妊娠	400/728	54.9	340/792	42.9	<0.001
早期妊娠丢失	72/472	15.3	92/432	21.3	0.02
死胎	9/171	5.3	7/271	2.6	0.14
活产	84/171	49.1	91/271	33.6	<0.00

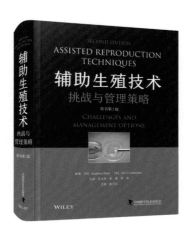

主译　石玉华　李蓉　李萍
定价　398.00元

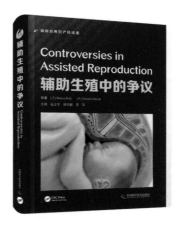

主译　石玉华　郝桂敏　李萍
定价　108.00元

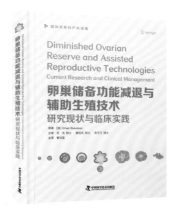

主译　曹云霞
定价　198.00元

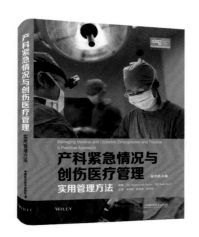

主译　李映桃　陈娟娟　梁伟璋
定价　258.00元

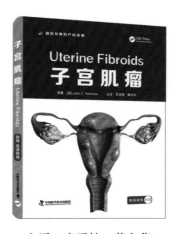

主译　李亚楠　黄向华
定价　138.00元

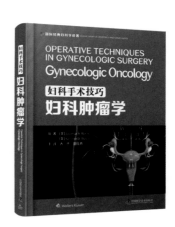

主译　乔杰　郭红燕
定价　180.00元

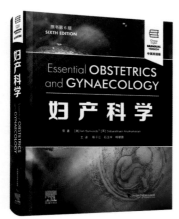

主译　陈子江　石玉华　杨慧霞
定价　458.00元

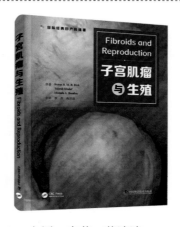

主译　李萍　蒋清清
定价　108.00元

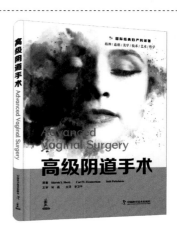

主译　李卫平
定价　158.00元